M. Soyka, A. Batra, F. Moggi, M. Walter (Hrsg.)

Suchtmedizin

M. Soyka, A. Batra, F. Moggi, M. Walter (Hrsg.)

Suchtmedizin

2. Auflage

Mit Beiträgen von: Anil Batra, Tübingen; Oliver Bilke-Hentsch, Winterthur; Angela Buchholz, Hamburg; Carlo Caflisch, Zürich; Sandro Cattacin, Genf; Kenneth Dürsteler, Basel; Kai Fischer, München; Andreas G. Franke, Mannheim; Marcus Gertzen, Augsburg; Euphrosyne Gouzoulis-Mayfrank, Köln; Robert Hämmig, Bern; Martin Härter, Hamburg; Andreas Heinz, Berlin; Marcus Herdener, Zürich; Thomas Hillemacher, Nürnberg; Eva Hoch, München; Andreas Jähne, Bad Säckingen; Sabine Kagerer-Volk, München; Thorsten Kienast, Hamburg; Heinrich Küfner, München; Tomislav Majić, Berlin; Inge Mick, Berlin; Franz Moggi, Bern; Stephan Mühlig, Chemnitz; Christian A. Müller, Berlin; Jochen Mutschler, St. Urban; Anja Neumann-Thiele, Chemnitz; Kay Uwe Petersen, Tübingen; Ulrich Preuss, Herborn; Boris Quednow, Zürich; Olaf Reis, Rostock; Tobias Rüther, München; Hans-Jürgen Rumpf, Lübeck; Egemen Savaskan, Zürich; Michael Schaub, Zürich; Kolja Schiltz, München; André Schmidt, Basel; Michael Soyka, München/Bernau; Marc Vogel, Basel; Marc Walter, Windisch; Stephanie Witt, Mannheim; Klaus Wölfling, Mainz; Lea Zillich, Mannheim

ELSEVIER

Elsevier GmbH, Bernhard-Wicki-Str. 5, 80636 München, Deutschland
Wir freuen uns über Ihr Feedback und Ihre Anregungen an kundendienst@elsevier.com

ISBN 978-3-437-21074-7
eISBN 978-3-437-05574-4

2. Auflage 2025

Wichtiger Hinweis
Die medizinischen Wissenschaften unterliegen einem sehr schnellen Wissenszuwachs. Der stetige Wandel von Methoden, Wirkstoffen und Erkenntnissen ist allen an diesem Werk Beteiligten bewusst. Sowohl der Verlag als auch die Autorinnen und Autoren und alle, die an der Entstehung dieses Werkes beteiligt waren, haben große Sorgfalt darauf verwandt, dass die Angaben zu Methoden, Anweisungen, Produkten, Anwendungen oder Konzepten dem aktuellen Wissensstand zum Zeitpunkt der Fertigstellung des Werkes entsprechen.
Der Verlag kann jedoch keine Gewähr für Angaben zu Dosierung und Applikationsformen übernehmen. Es sollte stets eine unabhängige und sorgfältige Überprüfung von Diagnosen und Arzneimitteldosierungen sowie möglicher Kontraindikationen erfolgen. Jede Dosierung oder Applikation liegt in der Verantwortung der Anwenderin oder des Anwenders. Die Elsevier GmbH, die Autorinnen und Autoren und alle, die an der Entstehung des Werkes mitgewirkt haben, können keinerlei Haftung in Bezug auf jegliche Verletzung und/oder Schäden an Personen oder Eigentum, im Rahmen von Produkthaftung, Fahrlässigkeit oder anderweitig übernehmen.

Für die Vollständigkeit und Auswahl der aufgeführten Medikamente übernimmt der Verlag keine Gewähr.
Geschützte Warennamen (Warenzeichen) werden in der Regel besonders kenntlich gemacht (®). Aus dem Fehlen eines solchen Hinweises kann jedoch nicht automatisch geschlossen werden, dass es sich um einen freien Warennamen handelt.

Bibliografische Information der Deutschen Nationalbibliothek
Die Deutsche Nationalbibliothek verzeichnet diese Publikation in der Deutschen Nationalbibliografie; detaillierte bibliografische Daten sind im Internet über https://www.dnb.de abrufbar.

25 26 27 28 29 5 4 3 2 1

In ihren Veröffentlichungen verfolgt die Elsevier GmbH das Ziel, genderneutrale Formulierungen für Personengruppen zu verwenden. Um jedoch den Textfluss nicht zu stören sowie die gestalterische Freiheit nicht einzuschränken, wurden bisweilen Kompromisse eingegangen. Selbstverständlich sind **immer alle Geschlechter** gemeint.

Planung: Dr. Bernhard Gall, München
Projektmanagement: Birgit Pietzsch, München
Redaktion: Sonja Hinte, Bremen
Rechteklärung: Elisabeth Pilhofer, München
Herstellung: Dietmar Radünz, Leipzig
Satz: Thomson Digital, Noida/Indien
Druck und Bindung: Drukarnia Dimograf Sp. z o. o., Bielsko-Biała/Polen
Umschlaggestaltung: SpieszDesign, Neu-Ulm
Titelfotografie: Hauptbild: ©Petair/stock.adobe.com; Einklinker: Cannabisblatt, Tablette, Bier, Zigarette, Spielkonsole, Spritze ©lapencia/stock.adobe.com; Handy/Kokain-Karte: ©colourbox.de

Aktuelle Informationen finden Sie im Internet unter **www.elsevier.de**

Vorwort zur 1. Auflage

Als sich vor einigen Jahren das Interesse des Elsevier-Verlags an einem umfassenden Lehrbuch zum Thema Suchterkrankungen verdichtete, war von Anfang an klar, dass mehrere Herausgeber und zahlreiche Autoren notwendig sein würden, um ein so weitläufiges und komplexes Thema einigermaßen umfassend darstellen zu können. Tatsächlich haben die Befunde zu den Grundlagen und zur Therapie einzelner Suchterkrankungen in den letzten Dekaden enorm zugenommen, und das frühere Nischenthema wird nicht nur als klinisch und volkswirtschaftlich wichtiges Gebiet wahrgenommen, sondern auch in der Medizin, in der Psychologie und in der Öffentlichkeit breit diskutiert. Die Akzeptanz einzelner Suchtstörungen ist dabei sehr unterschiedlich – Zigarettenrauchen und Nikotinabhängigkeit werden heute ganz anders wahrgenommen als noch vor einigen Jahren und Rauchverbote sowie restriktive Konsummöglichkeiten heftig gefordert. Auf der anderen Seite wird die Entkriminalisierung oder zumindest nicht weitere Stigmatisierung sogenannter illegaler Drogen gefordert, und die Substitutionsbehandlung bei Opioidabhängigkeit hat einen vor einigen Jahren noch kaum vorstellbaren Siegeszug durch die Therapielandschaft angetreten. Es gibt auch rechtliche Änderungen: So hat sich das Betäubungsmittelrecht in einigen Ländern stark gewandelt, ebenso die Versorgungs- und Therapiekonzepte. Weiterhin wird den sogenannten Verhaltenssüchten wie etwa dem pathologischen Spielen oder den internetbezogenen Störungen, auch durch die technischen Fortschritte bedingt, ein größerer Stellenwert in der Suchtmedizin eingeräumt als noch vor einigen Jahren.

Die biologischen Grundlagen von Suchterkrankungen werden heute viel besser verstanden und stellen eine fruchtbare Ergänzung psychologischer Modelle der Sucht dar. Zahlreiche Befunde zur Neuropharmakologie, zur Genetik oder zu Neuroimaging-Verfahren haben das Verständnis für die Wirkungsweise von Drogen im Gehirn stark erweitert; im Tiermodell können Suchterkrankungen recht gut repliziert und basale Suchtmechanismen dargestellt werden.

Nicht in allen Teilbereichen hat die Therapieforschung mit dem Wissenszuwachs im Grundlagenbereich Schritt halten können, wobei es heute gute evidenzbasierte Behandlungsstrategien für die meisten Suchterkrankungen gibt – ihre Darstellung ist ein Schwerpunkt dieses Buches. Weniger dynamisch ist der Fortschritt im Bereich Medikamente und Pharmakotherapie, obwohl es auch hier einige interessante Neuentwicklungen gibt, vor allem in der Substitution bei Opioidabhängigkeit.

Erfreulicherweise konnten wir zahlreiche international ausgewiesene Experten als Autoren für dieses Buch gewinnen, die ihr fundiertes spezifisches Fachwissen für dieses umfassende Lehrbuch zur Verfügung stellten. Ihnen sind wir zu großem Dank verpflichtet, haben sie doch viel Zeit und Energie in das Erstellen und Überarbeiten ihrer Kapitel gesteckt, um den hohen Anforderungen von uns Herausgebern zu genügen. Auch in umfangreichen Lehrbüchern können nicht alle Aspekte der Diagnostik und Therapie von Suchterkrankungen angesprochen werden, dazu ist das Thema zu weitläufig. Die Herausgeber hoffen aber, einen aktuellen und umfassenden Überblick über die einzelnen Suchtformen, ihre Diagnostik und Therapie bieten zu können und viele interessierte Leser aus der Medizin, der Psychologie, der Sozialarbeit und verwandten Gebieten vorzufinden. Die Herausgeber und Autoren wünschen und glauben, dass das Lehrbuch auch zur Entstigmatisierung und verbesserten Therapie von Menschen mit Suchterkrankungen und ihren Angehörigen beitragen wird.

München, im August 2018

Prof. Dr. Michael Soyka (München und Bernau)
Prof. Dr. Anil Batra (Tübingen)
Prof. Dr. Andreas Heinz (Berlin)
Prof. Dr. Franz Moggi (Bern)
Prof. Dr. Marc Walter (Basel)

Vorwort zur 2. Auflage

Der große Erfolg der 1. Auflage der „Suchtmedizin" hat den Verlag – und die Herausgeber – veranlasst, nach 5 Jahren eine erheblich überarbeitete und erweiterte Neuauflage zu wagen. 5 Jahre beträgt auch die Verfallsdauer medizinischer Leitlinien, von denen es in der Suchtmedizin mittlerweile einige gibt – für Alkoholstörungen bereits in überarbeiteter Version, erstmals auch auf für Medikamentenabhängigkeit und in Kürze für Opiatabhängigkeit. In einigen Bereichen haben sich die gesetzlichen Grundlagen erheblich geändert (Cannabis!), neue Süchte sind dazugekommen. Diesem evidenzbasierten Wissenszuwachs will auch das Lehrbuch gerecht werden. Leider liegt immer noch keine deutsche Fassung der neuen ICD-11 vor, trotzdem werden die veränderten diagnostischen Perspektiven angesprochen.

Die meisten Herausgeber, Autorinnen und Autoren der Erstauflage sind bei der Neuauflage an Bord geblieben, einige neue sind dazu gekommen. Ihnen allen gilt unser Dank für ihre große Mühe und oft auch Geduld. Suchtmedizin bleibt ein wissenschaftlich spannendes und klinisch faszinierendes Gebiet. Wir hoffen, dass dieses Lehrbuch dies auch widerspiegelt

München, Juli 2024
Michael Soyka
für die Herausgeber

Autorinnen und Autoren

Prof. Dr. med. Anil Batra
Universitätsklinik für Psychiatrie und Psychotherapie
Sektion Suchtforschung und Suchtmedizin
Calwer Str. 14
72076 Tübingen

Dr. med. Oliver Bilke-Hentsch, MBA LL.M.
Chefarzt KJPD
Luzerner Psychiatrie AG
Areal Kantonsspital 13
CH-6000 Luzern 16

PD Dr. phil. Angela Buchholz, Dipl.-Psych.
Zentrum für Psychosoziale Medizin
Institut und Poliklinik für Medizinische Psychologie
Universitätsklinikum Hamburg-Eppendorf
Martinistr. 52
20246 Hamburg

Dr. med. Carlo Caflisch
Psychiatrische Universitätsklinik Zürich
Zentrum für Abhängigkeitserkrankungen
Selnaustr. 9
CH-8001 Zürich

Prof. Dr. Sandro Cattacin
Institute of Sociological Research (ISR) der Universität Genf
Bd. du Pont-d'Arve 40
CH-1211 Genf 4

Dr. phil. Kenneth Dürsteler
Universitäre Psychiatrische Kliniken Basel
Zentrum für Abhängigkeitserkrankungen
Wilhelm Klein-Str. 27
CH-4002 Basel

Dr. med. Kai Fischer
Abt. für forensische Psychiatrie
Klinik und Poliklinik für Psychiatrie und Psychotherapie
der Ludwig Maximilians Universität München
Nußbaumstr. 7
80336 München

Prof. Dr. med. Dr. disc. pol. Andreas G. Franke, M.A.
Hochschule der Bundesagentur für Arbeit (HdBA)
Seckenheimer Landstr. 16
68163 Mannheim

Dr. Marcus Gertzen
Psychiatrie und Psychotherapie
Medizinische Fakultät
Universität Augsburg
Geschwister-Schönert-Str. 1
86156 Augsburg

Prof. Dr. med. Euphrosyne Gouzoulis-Mayfrank, MHBA
LVR-Klinik Köln
Akademisches Lehrkrankenhaus der Universität zu Köln
Wilhelm-Griesinger-Str. 23
51109 Köln

Dr. med. Robert Hämmig
Psychiatrie & Psychotherapie FMH
Spez. Psychiatrie & Psychotherapie der Abhängigkeitserkrankungen
Zieglerstr. 30
CH-3007 Bern

Prof. Dr. med. Dr. phil. Martin Härter, Dipl. Psych.
Zentrum für Psychosoziale Medizin
Institut und Poliklinik für Medizinische Psychologie und
Institut für Psychotherapie (IfP)
Universitätsklinikum Hamburg-Eppendorf
Martinistr. 52
20246 Hamburg

PD Dr. med. Marcus Herdener
Zentrum für Abhängigkeitserkrankungen
Erwachsenenpsychiatrie und -psychotherapie
Psychiatrische Universitätsklinik Zürich
Selnaustr. 9
CH-8001 Zürich

Prof. Dr. med. Thomas Hillemacher
Universitätsklinik für Psychiatrie und Psychotherapie der
Paracelsus Medizinischen Privatuniversität
Klinikum Nürnberg
Prof.- Ernst-Nathan-Str. 1
90419 Nürnberg

Prof. Dr. rer. nat. Eva Hoch
Klinik und Poliklinik für Psychiatrie und Psychotherapie
Klinikum der Universität München Campus Innenstadt
Nußbaumstr. 7
80336 München

PD Dr. med. Andreas Jähne
Oberberg Fachklinik Rhein-Jura
Schneckenhalde 13
79713 Bad Säckingen
und
Oberberg Tagesklinik Lörrach
Georges-Köhler-Str. 2
79539 Lörrach

Dr. hum. biol. Sabine Kagerer-Volk, Dipl.-Psych.
TÜV SÜD Life Service
Westendstr. 199
80686 München

Prof. Dr. med. Thorsten Kienast, MBA
Praxis für Psychiatrie und Psychotherapie
Poststr. 3
20354 Hamburg
und
Medicalschool Hamburg
Dept. für Humanwissenschaften
Am Kaiserkai 1
20457 Hamburg

Dr. phil. Heinrich Küfner, Dipl.-Psych., approb. Psychotherapeut
Pulverturmstr. 49
80935 München

Dr. med. Tomislav Majić
Psychiatrische Universitätsklinik der Charité
im St. Hedwig Krankenhaus
Große Hamburger Str. 5-11
10115 Berlin

PD Dr. Inge Maria Mick
Psychiatrische Universitätsklinik der Charité
im St. Hedwig Krankenhaus
Große Hamburger Str. 5-11
10115 Berlin

Prof. Dr. phil. Franz Moggi, EMBA
Universitätsklinik für Psychiatrie und Psychotherapie Bern
Bolligenstr. 111
CH-3000 Bern 60

Prof. Dr. phil. Stephan Mühlig, Dipl.-Psych.
Psychologischer Psychotherapeut (VT)
Direktor Psychotherapeutische Hochschulambulanz
Technische Universität Chemnitz
Professur Klinische Psychologie und Psychotherapie
Wilhelm-Raabe-Str. 43
09107 Chemnitz

PD Dr. med. Christian A. Müller
Charité – Universitätsmedizin Berlin
Klinik für Psychiatrie und Psychotherapie
Campus Charité Mitte
Charitéplatz 1
10117 Berlin

Prof. Dr. med. Jochen Mutschler
Luzerner Psychiatrie AG
Schafmattstr. 1
CH - 4915 St. Urban

Dipl.-Psych. Anja Neumann-Thiele
TÜV SÜD Life Service
Westendstr. 199
80686 München

Dr. phil. Kay Uwe Petersen, Dipl.-Psych.
Universitätsklinik für Psychiatrie und Psychotherapie
Sektion Suchtmedizin und Suchtforschung
Calwer Str. 14
72076 Tübingen

Prof. Dr. med. Ulrich W. Preuss
RKH Klinikum Ludwigsburg
Posilipostr. 4
71640 Ludwigsburg

Prof. Dr. rer. nat. Boris B. Quednow
Psychiatrische Universitätsklinik Zürich
Klinik für Erwachsenenpsychiatrie und Psychotherapie
Lenggstr. 31
CH-8032 Zürich

PD Dr. phil. Olaf Reis
Klinik für Psychiatrie, Neurologie, Psychosomatik
und Psychotherapie im Kindes- und Jugendalter
der Universitätsmedizin Rostock
Gehlsheimer Str. 20
18147 Rostock

Dr. med. Tobias Rüther
Klinik für Psychiatrie und Psychotherapie
Nußbaumstr. 7
80336 München

PD Dr. phil. Hans-Jürgen Rumpf, Dipl.-Psych.
Klinik für Psychiatrie und Psychotherapie
Ratzeburger Allee 160
23538 Lübeck

Prof. Dr. med. Egemen Savaskan
Psychiatrische Universitätsklinik Zürich
Klinik für Alterspsychiatrie
Minervastr. 145
CH-8032 Zürich

Prof. Dr. phil. Michael P. Schaub
ISGF Schweizer Institut für Sucht- und Gesundheitsforschung
Konradstr. 32
CH-8005 Zürich

Prof. Dr. med. Kolja Schiltz
Abt. Forensische Psychiatrie
Klinik und Poliklinik für Psychiatrie und Psychotherapie
der Ludwig Maximilians Universität München
Nußbaumstr. 7
80336 München

PD Dr. sc. nat. André Schmidt
Translational Neuroscience
Universitäre Psychiatrische Kliniken Basel
Wilhelm Klein-Str. 27
CH-4002 Basel

Prof. Dr. med. Michael Soyka
Psychiatrische Klinik
Universität München
Nußbaumstr. 7
80336 München

PD Dr. med. Marc Vogel, MScPH
Universitäre Psychiatrische Kliniken Basel
Zentrum für Abhängigkeitserkrankungen
Wilhelm Klein-Str. 27
CH-5210 Windisch

Prof. Dr. med. Marc Walter
Psychiatrische Dienste Aargau AG
Königsfelderstr. 1
CH-5210 Windisch

PD Dr. Stephanie Witt
Zentralinstitut für Seelische Gesundheit
Abteilung Genetische Epidemiologie in der Psychiatrie
J5
68159 Mannheim

Dr. sc. hum. Klaus Wölfling, Dipl.-Psych.
Psychologische Leitung – Ambulanz für Spielsucht
Klinik und Poliklinik für Psychosomatische Medizin und Psychotherapie
Universitätsmedizin der Johannes Gutenberg-Universität Mainz
Untere Zahlbacher Str. 8
55131 Mainz

Dr. Lea Zillich
Zentralinstitut für Seelische Gesundheit
Abteilung Genetische Epidemiologie in der Psychiatrie
J5
68159 Mannheim

Nach der 1. Auflage ausgeschiedene Autorinnen und Autoren:
Lynn Dressel, Hamburg
Melanie Düerkop, München
Dr. med. Stefan Gutwinski, Berlin
Prof. Dr. med. Dr. phil. Andreas Heinz, Berlin
Dr. med. Maria Kensche†, Erkner
Prof. Dr. med. Thomas J. Müller, Meiringen
Dr. med. Nikola Schoofs, Berlin

Abbildungsnachweis

Der Verweis auf die jeweilige Abbildungsquelle befindet sich bei allen Abbildungen im Werk am Ende des Legendentextes in eckigen Klammern.

H353-002 Zhou H, Kember R.L, Deak J.D. et al. Multi-ancestry study of the genetics of problematic alcohol use in over 1 million individuals. Nat Med 2023; 29:3184–3192.

H432-002 Goldman D, Oroszi G, Ducci F. The genetics of addictions: uncovering the genes. Nat Rev Genet. 2005;6(7):521–32.

H453-001 Whiffin N, Houlston RS. Architecture of Inherited Susceptibility to Colorectal Cancer: A Voyage of Discovery. Genes. 2014;5(2):270–84.

H461-001 Gravielle M.C.: Activation-induced regulation of GABAA receptors: Is there a link with the molecular basis of benzodiazepine tolerance? Pharmacological Research 2016; 109:92–100.

L231 Stefan Dangl, München.

P1469 Dr. Michael Schaub, Zürich.

W798 World Health Organization (WHO), Genf.

Fehler gefunden?

An unsere Inhalte haben wir sehr hohe Ansprüche. Trotz aller Sorgfalt kann es jedoch passieren, dass sich ein Fehler einschleicht oder fachlich-inhaltliche Aktualisierungen notwendig geworden sind.

Sobald ein relevanter Fehler entdeckt wird, stellen wir eine Korrektur zur Verfügung. Mit diesem QR-Code gelingt der schnelle Zugriff.

https://else4.de/978-3-437-21074-7

Wir sind dankbar für jeden Hinweis, der uns hilft, dieses Werk zu verbessern. Bitte richten Sie Ihre Anregungen, Lob und Kritik an folgende E-Mail-Adresse: kundendienst@elsevier.com

Abkürzungen

2-AG	2-Arachidonoylglycerol
2C-B	2,5-Dimethoxy-4-brom-phenylethylamin
5-HT	5-Hydroxytryptamin (Serotonin)
AAK	Atemalkoholgehalt
AAT	Atemalkoholtest
Abs.	Absatz
ACT	Acceptance-and-Commitment-Therapie
ACTH	Adrenocorticotropin
ADHS	Aufmerksamkeitsdefizit-/Hyperaktivitätsstörung
AEA	Arachidonoylethanolamid
AkdÄ	Arzneimittelkommission der deutschen Ärzteschaft
ALDH	Aldehyddehydrogenase (Kap. 7)
AMPH	Amphetamin
ARDS	Acute Respiratory Distress Syndrome
Art.	Artikel
ATS	Amphetamin-Type Stimulants (amphetaminartige Stimulanzien)
AUDIT	Alcohol Use Disorders Identification Test
AWMF	Arbeitsgemeinschaft der Wissenschaftlichen Medizinischen Fachgesellschaften
BAK	Blutalkoholkonzentration
BfArM	Bundesinstitut für Arzneimittel und Medizinprodukte
BGB	Bürgerliches Gesetzbuch
BOPST	Bundesopiumstelle
BtMG	Betäubungsmittelgesetz
BtMVV	Betäubungsmittelverschreibungsverordnung
BTSAS	Behavioral Treatment for Substance Abuse in Severe and Persistent Mental Illness
BZD	Benzodiazepine
BZgA	Bundeszentrale für gesundheitliche Aufklärung
cAMP	cyclisches Adenosinmonophosphat
CBD	Cannabidiol
CDT	Carbohydrate-deficient Transferrin
CI	Konfidenzintervall
CM	Contingency Management, Kontingenzmanagement Case-Management
CRA	Community Reinforcement Approach
CRH/CRF	Corticotropin-Releasing-Hormon/-Faktor
CYP	Cytochrom P
DALY	Disability-Adjusted Life Year
DAR	Disulfiram-Alkohol-Reaktion (Kap. 7)
DAT	Dopamintransporter
DBT	dialektisch-behaviorale Therapie
DDP	Doppeldiagnosepatienten
DFST	Dual Focus Schema Therapy
DMT	Dimethyltryptamin
DSM	Diagnostic and Statistical Manual of Mental Disorders
DSU	Drogenscreening im Urin
DyDP	Dynamic Deconstructive Psychotherapy
EBDD	Europäische Beobachtungsstelle für Drogen und Drogensucht
ECA	Epidemiologic Catchment Area (study)
EKT	Elektrokonvulsionstherapie
EMCDDA	European Monitoring Centre for Drugs and Drug Addiction
ENDS	Electronic Nicotine Deliverance Systems
ESA	Epidemiological Survey on Substance Abuse (Epidemiologischer Suchtsurvey)
EtG	Ethylglucuronid
EU	Europäische Union
evtl.	eventuell
FAS	fetales Alkoholsyndrom
FeV	Fahrerlaubnisverordnung
FI	Familienintervention(en)
FIDD	Family Intervention for Dual Diagnosis
fMRT	Funktionelle Magnetresonanztomografie
FSG(-GV)	Führerscheingesetz(-Gesundheitsverordnung), Österreich
FSH	Follikelstimulierendes Hormon
FTCD	Fagerström Test for Cigarette Dependency
FTND	Fagerström Test for Nicotine Dependence
GABA(A)-R	Gamma-Aminobuttersäure(-Rezeptor vom Typ A)
GBL	Gamma-Butyrolacton
gem.	gemäß
ggf.	gegebenenfalls
GGT	Gamma-Glutamyltransferase
GH	Growth Hormone (Wachstumshormon)
GHB	Gamma-Hydroxybuttersäure
GMD	gewichtete mittlere Differenz
GOT	Glutamat-Oxalacetat-Transaminase
GWAS	genomweite Assoziationsstudien
h	Stunde(n)
HHNA	Hypothalamus-Hypophysen-Nebennierenrinden-Achse
HPA	Hypothalamic-Pituitary-Adrenal Axis (Hypothalamus-Hypophysen-Nebennierenrinden-Achse)
HPPD	Hallucinogen Persisting Perception Disorder
HR	Hazard Ratio
HWZ	Halbwertszeit
i. m.	intramuskulär
i. v.	intravenös
IABG	integratives, aufsuchend-gemeindenahes Behandlungsprogramm
IBP	integrative(s) Behandlungsprogramm(e)
ICD	International Classification of Diseases
IGD	Internet Gaming Disorder
IP3	Inosiltriphosphat
ISRT	Interpersonal and Social Rhythm Therapy
JGG	Jugendgerichtsgesetz
Jh.	Jahrhundert
KI	Kurzinterventionen
KM	Kontingenzmanagement
KVT	kognitive Verhaltenstherapie
LD	Linkage Disequilibrium
LH	luteinisierendes Hormon
LSA	Lysergsäureamid
LSD	Lysergsäurediethylamid
MAM	Monoacetylmorphin
MAO	Monoaminoxidase
MAS	Mehrebenendiagnostik
MBRP	Mindfulness Based Relapse Prevention

MCV	mittleres korpuskuläres Volumen
MDMA	Methylendioxy-N-methamphetamin
MDPV	Methylendioxypyrovaleron
ME	Mood Enhancement
MET	Motivational Enhancement Therapy
Met-AMPH	Methamphetamin
MI	Motivational Interviewing (motivierende Gesprächsführung)
min	Minute(n)
Mio.	Million
MPH	Methylphenidat
MPU	medizinisch-psychologische Untersuchung
Mrd.	Milliarde
MRT	Magnetresonanztomografie
NAC	N-Acetylcystein
NAc	Nucleus accumbens
NESARC	National Epidemiological Survey on Alcohol-Related Comorbidity
NET	Noradrenalintransporter
NMDA	N-Methyl-D-aspartat
NO	Stickstoffmonoxid
NpS	neue psychoaktive Substanzen
OCE	oraler Cannabisextrakt
OFC	orbitofrontaler Kortex
OR	Odds Ratio
OTC	Over-the-Counter
PCP	Phencyclidin
PET	Positronenemissionstomografie
PEth	Phosphatidylethanol
PFC	präfrontaler Kortex
PGS	Polygene Score
PN	pharmakologisches Neuroenhancement
PS	psychische Störung(en)
PTBS	posttraumatische Belastungsstörung
RCT	Randomised Controlled Trial (randomisierte kontrollierte Studie)
RP	Rückfallprävention
s. c.	subkutan
SAM	sympathisch-adrenerg-medullär
SD	Standardabweichung
SERT	Serotonintransporter
SGFP	Schweizerische Gesellschaft für Forensische Psychiatrie
SIDS	Sudden Unexpected Infant Death
SKS	Substanzkonsumstörungen
SMG	Suchtmittelgesetz
sog.	sogenannt
SPECT	Single Photon Emission Computed Tomography
SSRI	selektive Serotonin-Wiederaufnahmehemmer
StGB	Strafgesetzbuch
StPO	Strafprozessordnung
StVG	Strafvollzugsgesetz
StVG	Straßenverkehrsgesetz
TCA	trizyklische Antidepressiva
THC	Tetrahydrocannabinol
TSH	Thyreoidea-stimulierendes Hormon (Thyreotropin)
TTM	transtheoretisches Modell
u. U.	unter Umständen
UAW	unerwünschte Arzneimittelwirkungen
UbG	Unterbringungsgesetz
UNODC	United Nations Office on Drugs and Crime
VMAT2	vesikulärer Monoamintransporter 2
VPU	verkehrspsychologische Untersuchung
VTA	ventrales tegmentales Areal
WADA	World Anti-Doping Agency
WHO	World Health Organization (Weltgesundheitsorganisation)
z. B.	zum Beispiel, beispielsweise
z. T.	zum Teil, teilweise
ZGB	Zivilgesetzbuch
Ziff.	Ziffer

Inhaltsverzeichnis

I Grundlagen

KAPITEL

1

Michael Soyka

Diagnostische Kriterien für Suchterkrankungen

Kernaussagen

- In diesem Kapitel geht es um die diagnostischen Grundlagen und die Klassifikation von Suchterkrankungen. Das klinische Erscheinungsbild bei Konsum der einzelnen Substanzen und ihrer Folgestörungen werden im Teil II des Buchs behandelt.
- Einleitend folgt eine kurze historische Perspektive zur Entwicklung des Suchtbegriffs, ohne Anspruch auf Vollständigkeit zu erheben.
- In der ICD-10 wird eine kategoriale Unterscheidung zwischen schädlichem Gebrauch und Abhängigkeit vertreten, die in der aktuellen Revision ICD-11 trotz einiger Nuancierungen im Prinzip beibehalten wird.
- Demgegenüber vertritt das DSM-5 einen dimensionalen Ansatz. Substanzkonsumstörungen werden anhand von 11 Kernsymptomen definiert.
- Ein bestimmter Schwellenwert zum Konsummuster (z. B. Trinkmenge) wird weder in ICD-10/11 noch DSM-5 explizit definiert.
- Demgegenüber wird in den meisten Screening- und Diagnoseinstrumenten (z. B. AUDIT für Alkohol, Fagerström-Test für Nikotin) das jeweilige Konsummuster erfasst.

1.1 Begriffsbestimmungen

Man kann nur Störungen und Symptome beschreiben, für die man Worte und Begriffe hat. Das gilt auch für Krankheiten und insbesondere für suchtassoziierte Störungen. Es ist schwierig zu rekonstruieren, wann genau sich erste Vorstellungen zum Krankheitskonzept für Suchterkrankungen gebildet haben; am ehesten ist dies noch für den Alkoholismus nachvollziehbar. Sicher ist: Der Begriff „Sucht" leitet sich im Deutschen etymologisch von dem Wort „siech" ab, das die Doppelbedeutung Krankheit (z. B. Gelbsucht) und Laster hat (z. B. Habsucht, Eifersucht, ➤ Box 1.1).

BOX 1.1

Definition I (Pfeifer 1997)

„Sucht": krankhaft gesteigertes Verlangen und Bedürfnis, Gier
- 8. Jh.: „Suht-Krankheit, auch „Siech-Krankheit"
- Bis 17. Jh.: Sucht als Synonym für „Krankheit, Siechtum, Seuche"
- Noch üblich in: Fallsucht, Gelbsucht, Schwindsucht
- Unter dem semantischen Einfluss von „suchen":
  - Gefallsucht (18. Jh.)
  - Trinksucht (17. Jh.)
  - Trunksucht (19. Jh.)
- Ab 1. Hälfte 20. Jh.: Verbreitung als Bezeichnung für „krankhafte Abhängigkeit von Betäubungs- und Rauschmitteln"

Der Begriff „Alkohol" hatte ursprünglich verschiedene Bedeutungen, in seiner heutigen Bedeutung wird er seit ca. Mitte des 16. Jh. als „Weinessenz" verstanden (➤ Box 1.2). Auch „Saufen" bzw. „Sauferei" kann man bis ins 15./16. Jh. zurückführen (➤ Box 1.3).

BOX 1.2

Definition II (Pfeifer 1997)

Alkohol (Spiritus, Weingeist)
- Ursprünglich verschiedene Bedeutungen
- Paracelsus (1526/27): *alcool wini* („Essenz des Weins")
- Seither oft als Synonym für „Ethylalkohol" gebraucht
- 2. Hälfte 19. Jh.: Begriffe „Alkoholiker", „Alkoholismus", „Trunksucht"

BOX 1.3

Definition III (Pfeifer 1997)

„Saufen"
- Herkunft: von *sufan* (9. Jh.) oder *sufen* („schlürfen, trinken")
- Ab 16. Jh.: „hastig und viel, maßlos trinken"
- „Sauferei" für „Trinkgelage" (15. Jh.), „Säufer" (16. Jh.)
- „Besoffen" für „betrunken" (16. Jh.)

Der Begriff „Sucht" ist weitgehend durch die Begriffe Missbrauch/schädlicher Gebrauch/psychische und körperliche Abhängigkeit oder – im DSM – Konsumstörung (substance use disorder) ersetzt worden. Da „Sucht" schwer zu definieren ist, hat die Weltgesundheitsorganisation (WHO) bereits 1964 vorgeschlagen, im Zusammenhang mit der Einnahme von Drogen auf diesen Begriff zu verzichten und ihn durch **„Abhängigkeit"** zu ersetzen. Der Begriff Sucht hat sich, insbesondere auch in seiner englischen Form „addiction", aber gehalten und sogar eine gewisse Renaissance erlebt, insbesondere im Kontext „neuer" Süchte. Unterschieden werden heute **stoffgebundene** von **nicht stoffgebundenen Süchten**. In der ICD-10 und im DSM-5 taucht der Begriff allerdings nicht auf.

Konzeptuell geht man heute, zumindest in der ICD-10 und in DSM-IV und DSM-5, davon aus, dass es sich bei Abhängigkeit um ein Cluster von biologischen, sozialen und psychologischen Variablen handelt. Die definierten Symptome charakterisieren also ein eher heterogenes Störungsbild, für das keines der Symptome allein zwingend notwendig ist. Viele Autoren gehen heute allerdings davon aus, dass Kontrollverlust (bzw. Kontrollverminderung und Suchtverlangen) und der Drang zu konsumieren („Craving") relativ zentrale psychologische Dimensionen bei Suchtentwicklungen sind.

Keines der gängigen Klassifikationssysteme enthält genaue Angaben zum Einnahmeverhalten bzw. Konsummuster und keine Definition, ab wann eine Suchterkrankung definitiv vorliegt (z. B. Gramm Alkohol pro Tag). Auch sog. biologische Marker finden in den Klassifikationssystemen keine Erwähnung, obwohl in anderen Bereichen der psychiatrischen Forschung sehr intensiv danach gefahndet wird und sie im

Bereich der Suchterkrankungen zumindest hinsichtlich toxikologischer Nachweise durchaus vorhanden und etabliert sind (➤ Tab. 1.1).

1.2 Aktuelle Klassifikationssysteme: diagnostische Kriterien für Missbrauch und Abhängigkeit

Es existieren weltweit zwei wesentliche psychiatrische Klassifikationssysteme: Zum einen die von der WHO herausgegebene 10. Auflage der **International Classification of Diseases (ICD-10)**, deren Neufassung ICD-11 aktuell ansteht, zum anderen das 2013 in seiner 5. Auflage von der American Psychiatric Association (APA 2013) herausgegebene **Diagnostic and Statistical Manual** (**DSM-5**; dt. Fassung Falkai und Wittchen 2015). In Europa wird überwiegend nach den ICD-10-Kriterien diagnostiziert.

Die ICD-10 nennt verschiedene Substanzgruppen, die psychische Verhaltensstörungen auslösen können (➤ Tab. 1.2).

Das aktuelle DSM-5 (➤ Kap. 1.2.3) führt auch Koffein als relevante Substanzklasse auf.

An vierter oder fünfter Stelle der Diagnosecodes ist das klinische Erscheinungsbild zu diagnostizieren, und zwar die verschiedenen Formen von akuten Intoxikationen, schädlicher Gebrauch, Abhängigkeitssyndrom, Entzugssyndrom (evtl. mit Delir), psychotische Störungen, mnestisches Syndrom sowie einige Reservekategorien (➤ Kap. 1.2.5).

Tab. 1.1 Klinische Nachweismöglichkeiten von Suchtstoffen

Alkohol*	
Direkt	• Blutalkoholkonzentration (BAK) • Atemalkoholtest (AAT) • andere (Schweiß etc.)
Indirekt	
• Stoffwechselprodukte	• Ethylglucuronid (EtG) (in Serum, Haaren, Urin, Mekonium) • Phosphatidylethanol (PEth) (Vollblut) • Ethylsulfat (Urin, Serum) • Fettsäureethylester (Haare, Mekonium)
• „Biologische Marker" (klinisch-chemisch)	• GGT, GOT, GPT ↑ • MCV ↑ • CDT ↑
Drogen	
Direkt	Blut, Urin, Haare, andere Körperflüssigkeiten

* Topic und Djukic (2013), Helander (2003), Hartmann et al. (2007), Thon et al. (2013), Wurst et al. (2015)

Tab. 1.2 Substanzgruppen, die psychische Verhaltensstörungen auslösen können

ICD-10-Code	Psychische und Verhaltensstörungen durch
F10	Alkohol
F11	Opioide
F12	Cannabinoide
F13	Sedativa und Hypnotika
F14	Kokain
F15	Andere Stimulanzien einschl. Koffein
F16	Halluzinogene
F17	Tabak
F18	Flüchtige Lösungsmittel
F19	Konsum anderer psychotroper Substanzen

1.2.1 Schädlicher Gebrauch/Substanzmissbrauch

Nach der ICD-10 beschreibt die Kategorie „Schädlicher Gebrauch" ein Konsummuster psychotroper Substanzen, das zu einer körperlichen oder psychischen Gesundheitsschädigung führt (WHO 1993, z. T. nach Dilling et al. 2015; ➤ Box 1.4), z. B. eine Hepatitis durch Selbstinjektion von Substanzen oder eine depressive Episode, z. B. nach massivem Alkoholkonsum. Andere typische Störungen wären etwa Lebererkrankungen oder kognitive Beeinträchtigungen.

In der ICD-10 heißt es dazu anschaulich:

„Schädliches Konsumverhalten wird häufig von anderen kritisiert und hat auch häufig unterschiedliche negative soziale Folgen. Die Ablehnung des Konsumverhaltens oder einer bestimmten Substanz von anderen Personen, oder einer ganzen Gesellschaft, ist kein Beweis für den schädlichen Gebrauch, ebenso wenig wie etwaige negative soziale Folgen, z. B. Inhaftierung oder Eheprobleme."

BOX 1.4

ICD-10-Kriterien F10.1 „Schädlicher Gebrauch"

A. Ein unangepasstes Muster von Substanzgebrauch führt in klinisch bedeutsamer Weise zu Beeinträchtigungen oder Leiden, wobei sich mindestens eines der folgenden Kriterien innerhalb desselben 12-Monats-Zeitraums manifestiert:

1. Wiederholter Substanzgebrauch, der zu einem Versagen bei der Erfüllung wichtiger Verpflichtungen bei der Arbeit, in der Schule oder zu Hause führt …
2. Wiederholter Substanzgebrauch in Situationen, in denen es aufgrund des Konsums zu einer körperlichen Gefährdung kommen kann …
3. Wiederkehrende Probleme mit dem Gesetz in Zusammenhang mit dem Substanzgebrauch …
4. Fortgesetzter Substanzgebrauch trotz ständiger oder wiederholter sozialer oder zwischenmenschlicher Probleme, die durch die Auswirkungen der psychotropen Substanz verursacht oder verstärkt werden …

B. Die Symptome haben niemals die Kriterien für Substanzabhängigkeit der jeweiligen Substanzklasse erfüllt …

Die Diagnose erfordert eine tatsächliche Schädigung der psychischen oder physischen Gesundheit des Konsumenten. Schädliches Konsumverhalten wird häufig von anderen kritisiert und hat auch häufig verschiedene negative soziale Folgen. Die Ablehnung des Konsumverhaltens oder einer bestimmten Substanz durch andere Personen oder eine ganze Gesellschaft ist kein Beweis für den schädlichen Gebrauch, ebenso wenig wie etwaige negative soziale Folgen (z. B. Inhaftierung oder Eheprobleme). Das Vorliegen einer Intoxikation allein ist kein hinreichendes diagnostisches Kriterium für die Diagnose eines schädlichen Gebrauchs von Medikamenten nach ICD-10.

Gemäß ICD-10 sind soziale Folgeschäden kein ausreichendes diagnostisches Kriterium für schädlichen Gebrauch (➤ Box 1.4), anders als im DSM-IV (➤ Box 1.5). Hier werden auch soziale und legale Probleme genannt. Da viele Therapiestudien auf DSM-IV-Kriterien basieren, sollen diese noch dargestellt werden.

BOX 1.5

DSM-IV-Kriterien für „Substanzmissbrauch"

Es handelt sich um eine Gruppe körperlicher, Verhaltens- und kognitiver Phänomene, bei denen der Konsum einer Substanz oder einer Substanzklasse für die betroffene Person Vorrang hat gegenüber anderen Verhaltensweisen, die von ihr früher höher bewertet wurden. Ein entscheidendes Charakteristikum der Abhängigkeit ist der oft starke, gelegentlich übermächtige Wunsch, psychotrope Substanzen zu konsumieren.
Es gibt Hinweise darauf, dass die weiteren Merkmale des Abhängigkeitssyndroms bei einem Rückfall nach einer Abstinenzphase schneller auftreten als bei Nichtabhängigen.

Diagnostische Leitlinien

Die sichere Diagnose „Abhängigkeit" sollte nur gestellt werden, wenn irgendwann während des letzten Jahres drei oder mehr der folgenden Kriterien gleichzeitig vorhanden waren:

1. Ein starker Wunsch oder eine Art Zwang, psychotrope Substanzen zu konsumieren
2. Verminderte Kontrollfähigkeit bezüglich des Beginns, der Beendigung und der Menge des Konsums.
3. Ein körperliches Entzugssyndrom bei Beendigung oder Reduktion des Konsums …
4. Nachweis einer Toleranz …
5. Fortschreitende Vernachlässigung anderer Vergnügen oder Interessen zugunsten des Substanzkonsums, erhöhter Zeitaufwand, um die Substanz zu beschaffen, zu konsumieren oder sich von den Folgen zu erholen
6. Anhaltender Substanzkonsum trotz Nachweises eindeutiger schädlicher Folgen …

Es ist evident, dass Alkoholkonsum in Saudi-Arabien oder im Iran gesellschaftlich anders bewertet wird als in Deutschland, Luxemburg oder in den USA, während umgekehrt in westlichen Ländern zahlreiche Drogen verboten sind, die in anderen Ländern legal erhältlich sind.

1.2.2 Abhängigkeitssyndrom

Eine Abhängigkeit liegt nach ICD-10 vor, wenn im Zeitraum von 12 Monaten drei oder mehr der folgenden Kriterien erfüllt sind (➤ Box 1.6).

- Es besteht ein starker Wunsch bzw. Zwang, die psychotrope Substanz zu konsumieren
- Es besteht eine verminderte Kontrollfähigkeit im Umgang mit der Substanz
- Beim Absetzen der Substanz liegt ein körperliches Entzugssyndrom vor
- Nachweis einer Toleranzentwicklung
- Fortschreitende Vernachlässigung sozialer und beruflicher Aktivitäten (Vergnügen oder Interessen)
- Anhaltender Substanzgebrauch trotz eindeutiger schädlicher Folgen

BOX 1.6

ICD-10-Kriterien für Abhängigkeit

Ein unangepasstes Muster von Substanzgebrauch führt in klinisch bedeutsamer Weise zu Beeinträchtigungen oder Leiden, wobei sich mindestens drei der folgenden Kriterien manifestieren, die zu irgendeiner Zeit in demselben 12-Monats-Zeitraum auftreten:

1. Toleranzentwicklung, definiert durch eines der folgenden Kriterien:
   a) Verlangen nach ausgeprägter Dosissteigerung, um einen Intoxikationszustand oder erwünschten Effekt herbeizuführen.
   b) Deutlich verminderte Wirkung bei fortgesetzter Einnahme derselben Dosis.
2. Entzugssymptome, die sich durch eines der folgenden Kriterien äußern:
   a) Charakteristisches Entzugssyndrom der jeweiligen Substanz …
   b) Dieselbe (oder eine sehr ähnliche Substanz) wird eingenommen, um Entzugssymptome zu lindern oder zu vermeiden.
3. Die Substanz wird häufig in größeren Mengen oder länger als beabsichtigt eingenommen.
4. Anhaltender Wunsch oder erfolglose Versuche, den Substanzgebrauch zu verringern oder zu kontrollieren.
5. Viel Zeit für Aktivitäten, um die Substanz zu beschaffen.
6. Wichtige soziale, berufliche oder Freizeitaktivitäten werden aufgrund des Substanzmissbrauchs aufgegeben oder eingeschränkt.
7. Fortgesetzter Substanzmissbrauch trotz Kenntnis eines anhaltenden oder wiederkehrenden körperlichen oder psychischen Problems, das wahrscheinlich durch den Substanzmissbrauch verursacht oder verstärkt wurde …

In der ICD-10 heißt es: *„Als wesentliches Charakteristikum des Abhängigkeitssyndroms gilt ein aktueller Konsum oder ein starker Wunsch nach der psychotropen Substanz."*

MERKE

Kontrollverlust oder starkes Verlangen (Craving) nach Einnahme einer Substanz sind die Leit- oder Kernsymptome eines Abhängigkeitssyndroms.

1.2.3 „Substanzkonsumstörungen" nach DSM-5

Das aktuell vorliegende DSM-5 weicht von den bisherigen diagnostischen Kriterien für Suchterkrankungen deutlich ab (➤ Box 1.7; Vergleich s. ➤ Tab. 1.4).

Im DSM-5 heißt es zu den zehn aufgeführten Substanzklassen:

„Allen diesen Substanzen ist gemein, dass sie bei exzessivem Konsum direkt das neuronale Belohnungssystem aktivieren, welches auch an der Verstärkung von Verhaltensmustern sowie an der Konsolidierung von Gedächtnisspuren beteiligt ist. Die Aktivität des Belohnungssystems kann so ausgeprägt ausfallen, dass normale Alltagsaktivitäten vernachlässigt werden. Während normalerweise das Belohnungssystem durch entsprechende adaptive Verhaltensweisen indirekt aktiviert wird, erfolgt dies bei psychotropen Substanzen mit Missbrauchspotenzial direkt …"

Das DSM-5 folgt also in seiner Klassifikation explizit neurobiologischen Konzepten. Darüber hinaus werden auch Störungen durch Glücksspielen unter die Substanzkonsumstörungen subsumiert, da *„Glücksspielen ähnliche neuronale Belohnungssysteme aktiviert wie psychotrope Substanzen …"* (Falkai und Wittchen 2015: 661f.).

Bei der Klassifikation ist wichtig, dass im DSM-5 ähnlich wie in der ICD-10 zwei Gruppen unterschieden werden:

1. Störung durch Substanzkonsum (Substanzkonsumstörungen) und
2. substanzinduzierte Störungen.

Letztere umfassen, ähnlich wie in der ICD-10, Intoxikation, Entzug, substanzinduzierte psychische Störungen (z. B. Psychosen, aber auch Delir und neurokognitive Störungen). Die Unterscheidung zwischen Missbrauch (schädlicher Gebrauch) und Abhängigkeit wurde aufgegeben und stattdessen ein dimensionales Konzept eingeführt (Baumgärtner und Soyka 2013).

Nach DSM-5 ist die Substanzkonsumstörung durch ein charakteristisches Muster kognitiver, verhaltensbezogener und körperlicher Symptome sowie den fortgesetzten Gebrauch der Substanz trotz klinisch bedeutsamer substanzbezogener Probleme charakterisiert. Die Diagnose kann für alle zehn Substanzklassen (mit Ausnahme von Koffein) verwendet werden. *„Für bestimmte Substanzklassen sind einige Symptome weniger bedeutsam, und in einigen Fällen sind nicht alle Symptome zutreffend."* Gemeint ist z. B. das Fehlen von Entzugserscheinungen bei Halluzinogenen oder Inhalanzien.

Im DSM-5 werden als „Orientierungshilfe" die sog. **A-Kriterien** aufgeführt:

- Beeinträchtigte Kontrolle (Kriterien 1–4)
- Soziale Beeinträchtigung (Kriterien 5–7)
- Riskanter Konsum (Kriterien 8 und 9)
- Pharmakologische Kriterien, Toleranz und Substanzentzug (Kriterien 10 und 11)

Zu den assoziierten Laborbefunden heißt es, dass Laboranalysen von Blut- und Urinproben dabei helfen können, einen kürzlich zurückliegenden Gebrauch in den spezifischen Substanzen zu bestimmen. *„Allerdings ist ein positiver Laborbefund allein kein Indiz dafür, dass die Person ein Substanzkonsummuster aufweist …"*.

Die Aufgabe des Abhängigkeitsbegriffs im DSM-5 ist nicht unumstritten (Heinz und Friedel 2014). Das DSM-5 nennt elf diagnostische Kriterien für Suchterkrankungen (➤ Box 1.7). Beim Vorliegen von zwei bis drei Kriterien kann von einer leichten und bei vier bis fünf Kriterien von einer mittleren („moderaten") Substanzkonsumstörung ausgegangen werden. Bei sechs oder mehr Symptomen liegt eine schwergradige Störung vor. Im Vergleich zum DSM-IV ist Craving (Suchtverlangen) neu zu den diagnostischen Kriterien hinzugekommen; dies blieb im DSM-5 so. Rechtliche Probleme als Symptom werden, anders als in DSM-IV, nicht mehr aufgeführt.

BOX 1.7

Diagnostische Kriterien für Substanzkonsumstörungen

A. Ein problematisches Konsummuster führt in klinisch bedeutsamer Weise zu Beeinträchtigungen oder Leiden, wobei mindestens zwei der folgenden Kriterien innerhalb eines Zeitraums von 12 Monaten vorliegen:

1. Die Substanz wird häufig in größerer Menge oder länger als beabsichtigt konsumiert.
2. Anhaltender Wunsch oder erfolglose Versuche, den Substanzkonsum zu verringern oder zu kontrollieren.
3. Hoher Zeitaufwand, um die Substanz zu beschaffen, zu konsumieren oder sich von ihrer Wirkung zu erholen.
4. Craving oder ein starkes Verlangen, die Substanz zu konsumieren.
5. Wiederholter Substanzkonsum, der zu einem Versagen bei der Erfüllung wichtiger Verpflichtungen bei der Arbeit, in der Schule oder zu Hause führt.
6. Fortgesetzter Substanzkonsum trotz ständiger oder wiederholter sozialer oder zwischenmenschlicher Probleme, die durch die Auswirkungen von Alkohol verursacht oder verstärkt werden.
7. Wichtige soziale, berufliche oder Freizeitaktivitäten werden aufgrund des Substanzkonsums aufgegeben oder eingeschränkt.
8. Wiederholter Substanzkonsum in Situationen, in denen der Konsum zu einer körperlichen Gefährdung führt.
9. Fortgesetzter Substanzkonsum trotz Kenntnis eines anhaltenden oder wiederkehrenden körperlichen oder psychischen Problems, das wahrscheinlich durch Alkohol verursacht wurde oder verstärkt wird.
10. Toleranzentwicklung, definiert durch eines der folgenden Kriterien:
    a) Verlangen nach ausgeprägter Dosissteigerung, um einen Intoxikationszustand oder einen unerwünschten Effekt herbeizuführen.
    b) Deutlich verminderte Wirkung bei fortgesetztem Konsum derselben Menge der Substanz.

11. Entzugssymptome, die sich durch eines der folgenden Kriterien äußern:
    a) Charakteristisches Entzugssyndrom.
    b) Die Substanz (oder eine sehr ähnliche Substanz) wird konsumiert, um Entzugssymptome zu lindern oder zu vermeiden.

Ergänzende Kriterien

- **Früh remittiert:** Nachdem die Kriterien einer Substanzkonsumstörung vollständig erfüllt waren, wird seit mindestens 3, aber weniger als 12 Monaten keines der Kriterien für eine Substanzkonsumstörung erfüllt.
- **Anhaltend remittiert:** Nachdem zuvor die Kriterien für eine Substanzkonsumstörung vollständig erfüllt waren, wird zu keinem Zeitpunkt der letzten 12 Monate oder länger eines der Kriterien für eine Substanzkonsumstörung erfüllt.

Des Weiteren ist der aktuelle Schweregrad zu codieren.

Für die einzelnen substanzinduzierten Störungen (z. B. Alkoholintoxikation, Alkoholentzug) gibt das DSM-5 dann auch noch klinische Symptome vor, die hier nicht alle im Einzelnen wiedergegeben werden können. Die Codierungen selbst im DSM-5 sind relativ komplex, es wird auf die Originalpublikation verwiesen.

Verschiedene Suchtstoffe können verschiedene Folgestörungen auslösen, die zusätzlich diagnostiziert werden können (➢ Tab. 1.3).

Psychotische, depressive sowie bipolare und Angststörungen, Schlafstörungen, sexuelle Funktionsstörungen und Delire können z. B. bei Sedativa und Hypnotika entweder im Rahmen einer Intoxikation oder eines Entzugs auftreten. Für Opioide werden depressive Störungen, Angsterkrankungen, Schlafstörungen, sexuelle Funktionsstörungen und Delire als Folgestörung genannt, auch für Stimulanzien. Für diese erwähnt das DSM-5 auch Zwangssymptome als Folgestörungen im Entzug oder im Rahmen einer Intoxikation. Neurokognitive Störungen werden im DSM-5 nicht für Opioide, aber für Sedativa, Hypnotika oder Anxiolytika angenommen.

ICD-11 wird bei der diagnostischen Unterscheidung von Missbrauch und Abhängigkeit bleiben.

In ➢ Tab. 1.4 sind die DSM-IV- und DSM-5-Kriterien für „Missbrauch“, „Abhängigkeit“ und „Substanzkonsumstörung“ vergleichend zusammengefasst.

Zum Störungsbegriff bei Verhaltenssüchten siehe auch ➢ Kap. 15 und ➢ Kap. 16.

Ausblick: ICD-11

Die neue Fassung der ICD-11 (WHO 2019) ist auf Deutsch noch nicht publiziert worden und wird gegenüber ICD-10 einige Änderungen bringen (Heinz et al. 2022). Bislang liegt nur eine vorläufige deutsche Übersetzungen vor des Bfarm von 2023, die allerdings nicht offiziell ist und nicht heruntergeladen oder verwendet werden soll (Preuss et al. 2024), so dass ärgerlicherweise keine deutschsprachige Fassung zur Verfügung steht. Die einzelnen Störungsbilder werden in der ICD-11 etwas anders hierarchisiert und kodiert. „Disorders due to substance use or addictive behaviors“ sind unter GC4 aufgeführt (Alkohol 6C40, Cannabis 6C41, synthetische Cannabinoide GC42 usw.). ICD-11 wird bei der diagnostischen Unterscheidung von schädlichem Gebrauch und Abhängigkeit bleiben (Saunders et al. 2019). Stoffungebundene Abhängigkeiten werden in Glücksspiel (gambling disorder) und Computerspielsucht und Internetgebrauchsstörungen (gaming disorder) differenziert. Zu letzteren gehören z. B. auch digitale und Videospiele. Gaming disorder war in ICD-10 nicht enthalten.

Neu definiert wird ein riskanter/gefährlicher Konsum (psychoaktive Substanzen: QE 11; andere spezifische Substanzen: QE 1Y; gefährlicher Alkoholkonsum z. B. QE10) im Kapitel „Probleme in Verbindung mit dem Gesundheitsverhalten“ (ICD-11 24). Riskanter Konsum wird durch Menge und Konsumfrequenz, Konsumart und den Kontext des Konsums definiert, wenn sich daraus schädliche physische oder psychische Konsequenzen ergeben können.

Außerdem können zahlreiche substanzinduzierte Erkrankungen kodiert werden, z. B. alkoholische Fettleber DB94.2, Alkoholbedingte Leberzirrhose DB94.z usw.

Ein schädlicher Gebrauch (86c 3x.1) liegt nach ICD-11 vor, wenn über mindestens einen Monat kontinuierlich oder innerhalb eines Jahres wiederholt ein Konsummuster besteht, das zu einer physischen oder psychischen Schädigung infolge einer Intoxikation oder direkter oder indirekter toxischer Effekte bei der betroffenen Person oder anderer Personen im Umfeld geführt hat.

Substanzen und Substanzgruppen in der ICD-11:

- Alkohol
- Cannabis
- Synthetische Cannabinoide
- Opioide
- Sedativa, Hypnotika und Anxiolytika
- Kokain
- Stimulantien
- Synthetische Cathinone
- Koffein
- Halluzinogene
- Nikotin
- Flüchtige Lösungsmittel
- MDMA und verwandte Substanzen
- Dissoziative Drogen: Ketamin, PCP
- Andere psychoaktive Substanzen
- Andere nicht psychoaktive oder unbekannte Substanzen

Das Kapitel „Mental, Behavioral or Neurodevelopmental Disorders“ in der ICD-11 führt aus, dass zukünftig für die Diagnose einer Abhängigkeit (6c 4x.2) von drei definierten Merkmalspaaren (Doppelkriterien) mindestens zwei erfüllt sein müssen, wobei von den Merkmalspaaren nur jeweils ein Merkmal erfüllt sein muss. Die bisherigen 6 Diagnosekriterien in der ICD-10 sind also zu 3 Paaren gebündelt worden, von denen jeweils ein Kriterium erfüllt sein muss.

Tab. 1.3 Diagnosen im Zusammenhang mit psychotropen Substanzen (Abdruck mit Genehmigung des Hogrefe-Verlags Göttingen aus dem *Diagnostic and Statistical Manual of Mental Disorders*, 5th ed., © 2013 American Psychiatric Association, deutsche Version © 2015, Hogrefe)

	Psychotische Störungen	Bipolare Störungen	Depressive Störungen	Angststörungen	Zwangsstörung und verwandte Störungen	Schlafstörungen	Sexuelle Funktionsstörungen	Delir	Neurokognitive Störungen	Störungen durch Substanzkonsum	Substanzintoxikation	Substanzentzug
Alkohol	I/E	I/E	I/E	I/E		I/E	I/E	I/E	I/E/P	X	X	X
Koffein				I		I/E					X	X
Cannabis	I			I		I/E		I		X	X	X
Halluzinogene												
• Phencyclidin	I	I	I	I				I		X	X	
• Andere Halluzinogene	I*	I	I	I				I		X	X	
Inhalanzien	I		I	I				I	I/P	X	X	
Opioide			I/E	E		I/E	I/E	I/E		X	X	X
Sedativa, Hypnotika, Anxiolytika	I/E	I/E	I/E	E		I/E	I/E	I/E	I/E/P	X	X	X
Stimulanzien**	I	I/E	I/E	I/E	I/E	I/E	I	I		X	X	X
Tabak						E				X		X
Andere (oder unbekannte) Substanz	I/E	I/E	I/E	I/E	I/E	I/E	I/E	I/E	I/E/P	X	X	X

X = Die Kategorie wird im DSM-5 verwendet.
I = Die Zusatzcodierung „mit Beginn während der Intoxikation" kann für diese Kategorie angegeben werden.
E = Die Zusatzcodierung „mit Beginn während des Entzugs" kann für diese Kategorie angegeben werden.
I/E = Die Zusatzcodierung „mit Beginn während der Intoxikation" oder „mit Beginn während des Entzugs" kann für diese Kategorie angegeben werden.
P = Die Störung persistiert.
* Auch halluzinogeninduzierte persistierende Wahrnehmungsstörung (Flashbacks)
** Schließt Substanzen des Amphetamin-Typs, Kokain und andere unspezifische Stimulanzien ein

Tab. 1.4 Vergleich der DSM-IV- und DSM-5-Kriterien für „Missbrauch", „Abhängigkeit" und „Substanzkonsumstörung" (nach Baumgärtner und Soyka 2013)

	DSM-IV		DSM-5
	Missbrauch (substance abuse) (mind. ein Kriterium)	Abhängigkeit (mind. drei Kriterien)	Substanzkonsumstörung (mind. zwei Kriterien)
Vernachlässigung von Pflichten	X	–	X
Konsum trotz körperlicher Risiken	X	–	X
Konsum trotz psychosozialer Probleme	X	–	X
Konsum trotz Problemen mit der Polizei oder mit dem Gesetz	X	–	–
Toleranzentwicklung	–	X	X
Entzugssymptome	–	X	X
Kontrollminderung	–	X	X
Zwanghafter Konsum	–	X	X
Hoher Zeitaufwand für die Beschaffung	–	X	X
Vernachlässigung anderer Aktivitäten	–	X	X
Konsum trotz des Wissens um negative Folgen	–	X	X
Craving	–	–	X

All das gilt für den Zeitraum von mindestens 12 Monaten oder für mindestens einen Monat, über den die Merkmale kontinuierlich (täglich oder fast täglich) vorgelegen haben müssen (Heinz et al. 2022). Die Merkmale sind:

1. Beeinträchtigte Kontrolle über den Substanzkonsum – bezogen auf Beginn, Menge und Umstände oder Ende des Konsums. Dieser wird oft, aber nicht notwendigerweise von subjektiven Empfindungen von Drang oder Verlangen, die Substanz zu konsumieren, begleitet.
2. Physiologische Merkmale (indikativ für substanzbezogene Neuroadaption) manifestiert sich als: (i) Toleranz, (ii) Entzugserscheinungen nach Konsumstopp oder -reduktion oder (iii) wiederholter Konsum der Substanz, um Entzugserscheinungen zu mindern oder zu verhindern. Entzugserscheinungen müssen dem Entzugssyndrom der Substanz entsprechen und sind nicht auf anhaltende Substanzeffekte zurückzuführen.
3. Substanzkonsum wird fortschreitend zur Priorität im Leben, so dass die Substanz Vorrang über andere Interessen, Vergnügungen, alltägliche Aktivitäten, Verpflichtungen oder die Gesundheits- oder persönliche Pflege erhält. Der Substanzkonsum nimmt zunehmend eine zentrale Rolle im Leben der Person ein und verdrängt andere Aspekte des Lebens in den Hintergrund und wird oft trotz des Auftretens von Problemen fortgeführt.

Einige Befunde deuten darauf hin, dass die Abhängigkeitskriterien in ICD-11 etwas „breiter" gefasst sind als in ICD-10. In Feldstudien zeigte sich, dass die Rate der Erwachsenen, die die Diagnose einer Alkoholabhängigkeit erfüllten, unter Anwendung der ICD-11-Kriterien etwa 10 % höher lag als nach ICD-10 (WHO 2019). Das wären auf Deutschland bezogen immerhin rund 300.000 Menschen (Heinz et al. 2022). Bei Jugendlichen waren die Unterschiede sogar noch größer (Chung et al. 2017).

Für weiterführende Informationen zu Neuerungen in der ICD-11 siehe auch: Hölzel L, Berger M (Hrsg.) ICD-11 Psychische Störungen.Innovationen und ihre Bewertung. Heidelberg: Springer 2024 und Tyrer P (Hrsg.) Die wichtigsten Neuerungen der ICD-11 zu psychischen Störungen. Bern: Hogrefe 2024.

1.2.4 Entzugssyndrom

Es handelt sich um einen Symptomkomplex von unterschiedlicher Zusammensetzung und wechselndem Schweregrad, jeweils bei absolutem oder relativem Entzug einer Substanz. Das Entzugssymptom ist eines der Kriterien für ein Abhängigkeitssyndrom. Zeitlicher Verlauf, Beginn und Ende sind unterschiedlich.

Das Vorliegen von Entzugssyndromen ist einer der Indikatoren eines Abhängigkeitssyndroms, allerdings nicht zwingend notwendig. Es gibt aber auch psychotrope Substanzen mit Abhängigkeitspotenzial, die geringe oder gar keine Entzugserscheinungen hervorrufen (z. B. Halluzinogene). Entzugssyndrome sind individuell und auch situativ sehr unterschiedlich ausgeprägt und treten definitionsgemäß bei absolutem oder relativem Entzug (Absetzen oder Dosisreduktion) einer Substanz auf, die zuvor wiederholt oder zumeist über einen längeren Zeitraum und in hoher Dosis eingenommen wurde. Beginn und Verlauf des Entzugssyndroms sind typischerweise zeitlich beschränkt und in hohem Maße von der Substanz und der vor dem Absetzen eingenommenen Dosis abhängig.

Nicht verwechselt werden dürfen Entzüge mit anderen psychischen Störungen, z. B. Angstzuständen oder depressiven Störungen. Auch ein Tremor aus anderen Gründen (Morbus Parkinson, essenzieller Tremor) darf nicht mit einem Zittern im Rahmen eines Entzugs verwechselt werden; ebenso wenig beweist ein „Kater" ein Entzugssyndrom.

Entzugssyndrom mit Delir

Das Delir gilt als lebensbedrohlicher toxischer Verwirrtheitszustand, der von somatischen Störungen begleitet wird. Typischerweise tritt das Delir bei absolutem oder relativem Entzug auf. Delire finden sich nicht nur beim Alkoholismus, sondern auch beim Absetzen einiger anderer psychotroper Substanzen. Allerdings führen nicht alle Medikamente beim Absetzen zu Deliren.

Es handelt sich um einen meist kurz dauernden Verwirrtheitszustand. Typische Prodrome sind Schlaflosigkeit, Zittern und Angst, auch epileptische Anfälle.

Das Delir ist durch Bewusstseinstrübung und Verwirrtheit, lebhafte, optische und auch akustische Halluzinationen und Tremor (klassische Symptomtrias) gekennzeichnet. Unruhe, Schlaflosigkeit, Umkehr des Schlaf-Wach-Rhythmus und vegetative Übererregbarkeit treten hinzu.

1.2.5 Psychiatrische und andere Folgeschäden

Amnestisches Syndrom

Die substanzinduzierten psychischen Störungen aus ICD-10 finden sich auch in ICD-11 wieder.

Beim amnestischen Syndrom liegen ausgeprägte chronische Schädigungen des Kurzzeitgedächtnisses vor. Auch das Langzeitgedächtnis kann beeinträchtigt sein, während das Immediatgedächtnis erhalten bleibt. Häufig sind Störungen des Zeitgefühls sowie des Zeitgitters und auch der Fähigkeit, neues Lernmaterial aufzunehmen. Konfabulationen können vorliegen, sind aber nicht obligat. Andere kognitive Funktionen sind oft gut erhalten.

Amnestische Syndrome sind für die Alkoholabhängigkeit unter dem Synonym **Wernicke-Korsakow-Syndrom** beschrieben worden (Übersicht in Soyka 2013). Die diagnostischen Leitlinien sind:

1. Vor allem Störungen des Kurzzeitgedächtnisses
2. Fehlende Störungen des Immediatgedächtnisses, des Wachbewusstseins und fehlende allgemeine Beeinträchtigung kognitiver Funktionen
3. Anamnestische oder objektive Befunde für einen chronischen und besonders hoch dosierten Missbrauch von psychotropen Substanzen

Differenzialdiagnostisch sind vor allem organisch bedingte amnestische Syndrome oder sonstige hirnorganische Psychosyndrome inkl. Demenz und Delir sowie depressive Erkrankungen auszuschließen.

Persönlichkeits- und Verhaltensstörungen

Es gibt weiter substanzbedingte Veränderungen der kognitiven Fähigkeiten des Affekts, der Persönlichkeit und des Verhaltens, die auch bei Abstinenz persistieren können und unter dieser diagnostischen „Reservekategorie" zusammengefasst werden. Ihr Auftreten wird auf eine Residualwirkung der Substanz zurückgeführt und ist unabhängig von Entzugssyndromen. Differenzialdiagnostisch müssen andere organische Schädigungen oder psychische Erkrankungen ausgeschlossen werden.

Weiter kann man nach ICD-10 sog. **Nachhallzustände (Flashbacks)** diagnostizieren. Dabei handelt es sich um psychotische Zustände von z. T. sehr kurzer Dauer, die durch die Wiederholung früherer Erlebnisse unter Substanzeinfluss charakterisiert sind. Typisch sind diese Flashbacks für Halluzinogene.

Weiter definiert die ICD-10 **residuale Persönlichkeits- und Verhaltensstörungen**, welche die diagnostischen Kriterien einer **organischen Persönlichkeitsstörung** (ICD-10 F07.0) erfüllen (➤ Box 1.8). Die Diagnose wird klinisch eher selten gestellt. Gleiches gilt für die residuale affektive Störung, die die diagnostischen Kriterien der ICD-10 F0.63 erfüllt. Die substanzinduzierte Demenz unterscheidet sich klinisch nicht von den allgemeinen Kriterien für eine Demenz. Weiter kennt die ICD-10 die anhaltende kognitive Beeinträchtigung, die nicht die Kriterien einer alkohol- und substanzinduzierten amnestischen Störung oder einer Demenz erfüllt, sowie die verzögert auftretende psychotische Störung.

Alle diese Diagnosen sind insgesamt hinsichtlich Prävalenz, Klinik und Pathophysiologie im Bereich Medikamentenmissbrauch und -abhängigkeit kaum untersucht worden. Soweit von klinischer Relevanz, werden sie bei den einzelnen Störungen besprochen.

Für das Vorliegen einer organischen Persönlichkeitsstörung nach ICD-10 sind mindestens zwei der folgenden Merkmale notwendig, außerdem Hinweise für eine Hirnerkrankung (➤ Box 1.8). Vor allem in der forensischen Literatur wird häufiger auch der Begriff Deprivation im Sinne eines Persönlichkeitswandels benutzt. Er beschreibt einen Abbauprozess hin zu einen kritikschwachen, labilen, zunehmend entdifferenzierten Persönlichkeit, oft auch mit zunehmenden sozialen Defiziten..

BOX 1.8

Diagnostische Kriterien der organischen Persönlichkeitsstörung (nach ICD-10)

1. Andauernd reduzierte Fähigkeit, zielgerichtete Aktivitäten über längere Zeiträume durchzuhalten und Befriedigungen aufzuschieben
2. Verändertes emotionales Verhalten (z. B. emotionale Labilität, flache und ungerechtfertigte Fröhlichkeit, Reizbarkeit, kurz andauernde Wutausbrüche oder Aggression)
3. Äußerung von Bedürfnissen und Impulsen meist ohne Berücksichtigung von Konsequenzen oder sozialen Konventionen
4. Kognitive Störungen in Form von Misstrauen oder paranoidem Denken
5. Auffällige Veränderung der Sprachproduktion und des Redeflusses
6. Verändertes Sexualverhalten

Psychotische Störungen durch psychotrope Substanzen

In der ICD-10 wird unter der Diagnose F1x.5 die psychotische Störung durch Alkohol oder andere psychotrope Substanzen aufgeführt. Gemeint sind hier schizophrenieähnliche, akut auftretende Psychosen mit Wahn, vor allem aber akustischen oder seltener optischen Halluzinationen, gelegentlich auch mit depressiven oder manischen Symptomen.

Vor allem bei Alkoholismus muss diese relativ seltene Störung differenzialdiagnostisch von der Schizophrenie abgegrenzt werden. Sehr wenige Befunde liegen für andere Rauschdrogen vor. Am ehesten treten psychotische Störungen bei Psychostimulanzien (z. B. Amphetamine) auf (Bramness et al. 2012; Wang et al. 2016).
In der ICD-10 heißt es dazu:

„Mit besonderer Sorgfalt ist zu vermeiden, irrtümlich eine schwerere Störung wie z. B. eine Schizophrenie zu diagnostizieren, wenn die diagnostischen Voraussetzungen für eine substanzinduzierte Psychose vorliegen. Viele substanzinduzierte psychotische Störungen dauern nur kurz, falls die Substanz nicht erneut eingenommen wird, wie es z. B. bei Amphetaminen und Kokain Psychosen gibt. In solchen Fällen können Fehldiagnosen unangenehme und teure Folgen für den Patienten und das Gesundheitswesen haben."

1.3 Einige wichtige Diagnoseinstrumente

Für die Diagnostik von Suchterkrankungen steht eine breite Palette an Diagnoseinstrumenten zur Verfügung, oft spezifisch für einzelne Suchtformen. Einige wichtige sollen an dieser Stelle erwähnt werden.

Als verbreitetes **standardisiertes Interview** ist das Composite international Interview (CIDI) zu nennen, das sich auf die ICD-10 bezieht. Es wird klinisch, vor allem aber in wissenschaftlichen Untersuchungen eingesetzt.

Um den **Konsumschweregrad** bei Substanzkonsumstörungen zu bestimmen, liegt der recht umfangreiche EUROP-Asi, der sich vom Addiction Severity Index ableitet, vor. Er erfasst systematisch den Suchtmittelkonsum in allen Lebensbereichen (Gesellhofer er al. 1999).

Zur **Erfassung der Konsummuster** liegt speziell für Alkohol der von der WHO entwickelte und empfohlene Alcohol Use Disorder identification Test (AUDIT) vor (Saunders et al. 1993), der klinisch häufig eingesetzt wird. Der AUDIT ist ein Selbstbeurteilungsinstrument und enthält 10 Fragen – 3 beziehen sich auf Konsummuster (AUDIT_C subscore), 7 auf Folgestörungen/Probleme (AUDIT-P subscore). Ein anderer wichtiger Test ist z. B. der Lübecker Alkoholismis-Screening-Test (LAST, Rumpf et al. 1997). Goldstandard bei Nikotinabhängigkeit ist der Fagerström-Test für Nicotine Dependence (Heatherton et al. 1991).

Andere Untersuchungsinstrumente sind reine Selbstbeurteilungstests, Fragebögen zur Entzugssymptomatik oder Gründen bzw. Funktionalität des Konsums oder motivationaler Faktoren. Hier sei auf die einzelnen Kapitel bzw. einzelne Substanzkonsumstörungen verwiesen.

1.4 Ausblick

Die Diagnostik und das Verständnis für Suchterkrankungen sind in ständigem Wandel begriffen. Die zuletzt in der ICD-10 und früher im DSM-IV getroffene kategoriale Unterscheidung von schädlichem Gebrauch/Missbrauch und Abhängigkeit ist im DSM-5 zugunsten eines dimensionalen Konzepts von „Substanzkonsumstörungen" aufgegeben worden. ICD-11 wird im Prinzip an der kategorialen Unterscheidung von ICD-10 festhalten. Gemein ist allen Diagnosesymptomen, dass sie gleiche Kriterien für alle Substanzen anwenden – trotz sehr unterschiedlicher Wirkweise verschiedener Rauschdrogen. Die neuropsychiatrischen Folgeschäden bei einzelnen Substanzen (z. B. Delir, Psychose, Entzug) sind sehr unterschiedlich, und gerade die psychiatrischen Folgestörungen gehören zu den besonders schlecht untersuchten psychischen Störungen. Biologische oder toxikologische Befunde spielen in den aktuellen Klassifikationssystemen bislang (leider) kaum eine Rolle.

LITERATUR

APA – American Psychiatric Association Diagnostic and Statistical Manual of Mental Disorders. 5th ed. 2013; American Psychiatric Publishing. Arlington.

Baumgärtner G., Soyka M. DSM 5 – Was ändert sich für die Suchttherapie und -forschung?. Fortschr Neuro Psychiatr. 2013; 81: 648–659.

Bramness J. G., Gundersen Ø.H., Guterstam J. et al. Amphetamine-induced psychosis – a separate diagnostic entity or primary psychosis triggered in the vulnerable?. BMC Psychiatry. 2012; 12: 221.

Chung T, Cornelius J, Clark D, Martin C (2017) Greater Prevalence of proposed ICD-11 alcohol and cannabis dependence compared to ICD-10, DSM-IV and DSM-5 in treated adolescents. Alcohol Clin Exp Res 2017; 41: 1584–1592.

Dilling H. Mombour W. Schmidt M. H. Weltgesundheitsorganisation. Internationale Klassifikation psychischer Störungen, ICD-10 Kapitel V (F). Klinisch-diagnostische Leitlinien. 10. überarb. A. 2015; Hogrefe. Bern.

Falkai P. Wittchen H.-U. Diagnostisches und statistisches Manual psychischer Störungen DSM-5. 2015; Hogrefe. Göttingen, Berlin, Wien.

Gesellhofer B, Küfner H, Vogt Me at al. Manual für Training und Durchführung mit dem EuropASI (deutsche Version). Baltmannsweiler: Schneider-Verlag hohengehren; 1999.

Hartmann S., Aradottir S., Graf M. et al. Phosphatidylethanol as a sensitive and specific biomarker: comparison with gamma-glutamyl transpeptidase, mean corpuscular volume and carbohydrate-deficient transferrin. Addict Biol. 2007; 12: 81–85.

Heatherton TF, Kozlowski LT, Frecker RC et al the Fagerström Test for Nicotine Dependence: A revision of the Fagerström Tolerance Questionnaire. Br J Addict 1991; 9: 1119–1127.

Heinz A., Friedel E. DSM-5: Wichtige Änderungen im Bereich der Suchterkrankungen. Nervenarzt. 2014; 5: 571–577.

Heinz A, Gül Halil M, Gutwinski S, Beack A, Liu S. ICD-11: Änderungen der diagnostischen Kriterien der Substanzabhängigkeit. Nervenarzt 2022; 93: 51–58.

Helander A. Biological markers in alcoholism. J Neural Transm Suppl. 2003; 66: 15–32.

Pfeifer W. Etymologisches Wörterbuch des Deutschen. 1997; dtv. München.

Preuss UW, Hoch E, Wong JWM. Alkohol- und substanzbezogene Störungen im Vergleich von ICD-10 und -11. Suchtmed 2024; 26: 7–19.

Rumpf HJ, Hapke U, Hill A, et al. Development of a screening questionnaire for the general hospital and general practices. Alcohol Clin Exp Res 1997; 21: 894–898.

Saunders JT, Aasland OG, Babor TF, et al. Development of the Alcohol Use Disorders Identification Test (AUDIT): WHO collaborative project on early detection of persons with harmful alcohol consumption II. Addiction 1993; 88:791–804.

Saunders J, Degenhardt L, Reed G, Pozhyak V. Alcohol use disorder in ICD-11: past, present, and future. Alcohol Clin Exp Res 2019; 43: 1617–1631.

Soyka M. Update Alkoholabhängigkeit – Diagnostik und Therapie. 2013; uni-med. Bremen.

Thon N., Weinmann W., Yegles M. et al. Direkte Ethanolmetaboliten als Biomarker für Alkoholkonsum: Grundlagen und Anwendungen. Fortschr Neurol Psychiatr. 2013; 81: 493–502.

Topic A., Djukic M. Diagnostic characteristics and application of alcohol markers. Clin Lab. 2013; 59: 233–245.

Wang L. J., Lin S. K., Chen Y. C. et al. Differences in clinical features of methamphetamine users with persistent psychosis and patients with schizophrenia. Psychopathology. 2016; 49: 2. 108–115.

Weltgesundheitsorganisation (WHO) Internationale Klassifikation psychischer Störungen. Kapitel V (F), 10. Auflage. Bern: Hogrefe.

World Health Organization (WHO). ICD-11: International classification of diseases (11th revision) 2019. https://icd.who.int.

WHO World Mental Health Survey Collaborators, Degenhardt L, Bharat C, Bruno R, Glantz MD, Sampson NA, Lago L, Aguilar-Gaxiola S, et al. Concordance between the diagnostic guidelines for alcohol and cannabis use disorders in the draft ICD-11 and other classification systems: analysis of data from the WHO's World Mental Health Surveys. Addiction 2019; 114: 534–552.

Wurst F. M., Thon N., Yegles M. et al. Ethanol metabolites: their role in the assessment of alcohol intake. Alcohol Clin Exp Res. 2015; 39: 2060–2072.

1

KAPITEL

2

Thomas Hillemacher, Hans-Jürgen Rumpf

Epidemiologie

Kernaussagen

- Tabak- und Alkoholkonsum sind weitverbreitet, ebenso deren abhängige Konsumformen.
- Der Pro-Kopf-Konsum von Alkohol ist nur geringfügig rückläufig und hält sich auf einem hohen Niveau im internationalen Vergleich.
- Der Tabakkonsum ist insgesamt weiter rückläufig, der Rückgang schwächt sich etwas ab und neue Konsumformen nehmen zu.
- Pathologisches Glücksspielen weist eine Prävalenz zwischen 0,3 und 2,3 % auf.
- Ältere Daten zu Internetnutzungsstörungen mit einer Prävalenz zwischen 1 und 2,1 % stellen vermutlich eine Unterschätzung dar; insbesondere in jungen Altersgruppen steigt die Prävalenz.
- Beim Konsum illegaler Substanzen steht der Cannabiskonsum mit einer Lebenszeitprävalenz von 27,3 % der 15- bis 64-Jährigen in Europa klar an erster Stelle, gefolgt vom Kokainkonsum bzw. dem Gebrauch neuer psychoaktiver Substanzen (NPS).
- Der Konsum von Opioiden ist weiterhin der wesentliche Faktor für das Auftreten von Todesfällen beim Konsum illegaler Substanzen, in den letzten Jahren in Deutschland mit steigenden Zahlen.
- Die Konsumhäufigkeiten unterscheiden sich zwischen den verschiedenen europäischen Ländern dabei deutlich.

2.1 Alkoholkonsum und Alkoholkonsumstörungen

2.1.1 Einleitung

Deutschland gehört zu den Ländern mit einem vergleichsweise hohen Alkoholkonsum. In den Jahren von 1990 bis 2010 ist zwar insgesamt ein Rückgang des Pro-Kopf-Konsums in Litern reinen Alkohols von 12,1 auf 10,7 Liter zu verzeichnen. Zwischen 2010 und 2020 ist das Niveau jedoch insgesamt stabil, schwankt zwischen 10,2 und 11,0 Litern bis 2019 und liegt für 2020 bei 10,0 Litern (John et al. 2023).

2.1.2 Alkoholkonsum und riskanter Alkoholkonsum

In Entsprechung zu dem hohen Pro-Kopf-Gesamtkonsum ist der Anteil der Abstinenten relativ gering und die Zahl der riskanten und abhängigen Alkoholkonsumierenden vergleichsweise hoch. Nach den Daten des Epidemiologischen Suchtsurveys aus dem Jahr 2021 gaben 70,5 % der Befragten an, in den letzten 30 Tagen Alkohol konsumiert zu haben (Rauschert et al. 2022). Der Anteil war mit 74,8 % bei den Männern etwas größer als bei den Frauen mit 66,0 %.

Episodisches Rauschtrinken, definiert als der Konsum von mindestens fünf alkoholischen Getränken an mindestens einem der letzten 30 Tage, war bei der Gesamtgruppe der 18- bis 64-Jährigen bei 41,9 % der Männer zu verzeichnen und damit fast doppelt so häufig wie bei Frauen (23,3 %). Insgesamt gaben 33,3 % der Befragten episodisches Rauschtrinken an. Der **Konsum von riskanten Alkoholtrinkmengen** wurde definiert als 12 g Reinalkohol bei Frauen und 24 g bei Männern (Burger et al. 2004) und kam bei 21,9 % der befragten Altersgruppe vor; hierbei lagen die Zahlen für Männer und Frauen mit 21,1 % bzw. 22,9 % nahe beieinander (Rauschert et al. 2022). Hochgerechnet auf die Bevölkerung Deutschlands in der Altersgruppe 18–65 Jahre weisen fast 12,0 Mio. Personen ein episodisches Rauschtrinken auf und 7,9 Mio. einen riskanten Konsum.

In der Drogenaffinitätsstudie zeigte sich für 2021 bei den 12- bis 25-Jährigen, dass insgesamt 11,6 % einen für Erwachsene gesundheitlich riskanten Alkoholkonsum aufwiesen (Orth und Merkel 2022). Das entspricht einem durchschnittlichen täglichen Konsum von 12 g Alkohol bei Frauen und 24 g bei Männern. Bei den weiblichen Befragten betrug dieser Anteil 11,5 %, bei den männlichen 11,7 %. Über die Jahre zeigte sich seit 2004 mit einem Höchststand von 15,4 % für die Gesamtgruppe der 12- bis 25-Jährigen ein Rückgang, allerdings ist dieser nicht linear und zeigt z. B. für die Jahre 2011 bis 2021 Schwankungen zwischen 10,1 % und 14,0 %. Die jeweiligen Anteile der riskanten Konsumierenden waren 2021 in der Gruppe der 12- bis 17-Jährigen mit 3,6 % deutlich geringer als in der Gruppe der 18- bis 25-Jährigen mit 16,7 %. In der jüngeren Altersgruppe überwog der Anteil leicht bei den weiblichen Befragten mit 3,8 % den bei den männlichen mit 3,3 %. Regelmäßiger Alkoholkonsum war bei den 12- bis 17-Jährigen mit 8,7 % und bei den 18- bis 25-Jährigen mit 32,0 % verbreitet. Auch hier war über die vergangenen Jahre insgesamt ein Rückgang zu verzeichnen.

Die 30-Tage-Prävalenz des **Rauschtrinkens** (fünf oder mehr Gläser Alkohol bei einer Gelegenheit für männliche und vier für weibliche Personen) ist seit dem Höchststand von 34,5 % in 2004 deutlich auf 21,9 % zurückgegangen (Orth und Merkel 2022). Rauschtrinken war 2021 in beiden Altersgruppen bei männlichen Befragten etwas häufiger als bei weiblichen. So lag die Rate bei den 12- bis 17-Jährigen bei 9,4 % für die weiblichen und bei 10,4 % für die männlichen Befragten.

2.1.3 Alkoholmissbrauch und Alkoholabhängigkeit

Nach den Daten des vom Robert Koch-Institut (RKI) erhobenen Deutschen Gesundheits-Surveys (DEGS) weisen 1,8 % der Bevölkerung im Alter von 18 bis 79 Jahren einen

Tab. 2.1 12-Monats-Prävalenz von Alkoholmissbrauch und Alkoholabhängigkeit nach DSM-IV in der Allgemeinbevölkerung im Alter von 18 bis 79 Jahren (Daten des DGS-1)

	Frauen	Männer	Gesamt
Alkoholmissbrauch	0,4	3,1	1,8
Alkoholabhängigkeit	1,6	4,4	3,0

2

Alkoholmissbrauch auf und 3,0 % eine Alkoholabhängigkeit (Jacobi et al. 2014), wobei die Prävalenz bei den männlichen Befragten jeweils höher ist (➤ Tab. 2.1).

Nach den Daten des Epidemiologischen Suchtsurveys 2021 lag bei 24 % der Befragten im Alter zwischen 18 und 64 Jahren ein klinisch relevanter Alkoholkonsum vor (Rauschert et al. 2022), der definiert wurde als ≥ 8 Punkte im *Alcohol Use Disorders Identification Test* (AUDIT; Babor et al. 2001). Dieser Anteil war bei Männern mit 32,3 % gegenüber Frauen mit 14,4 % etwa zweifach erhöht.

2.2 Tabakkonsum und Tabakabhängigkeit

2.2.1 Einleitung

Tabakkonsum ist nach wie vor weitverbreitet, auch wenn insgesamt der Anteil der rauchenden Bevölkerung rückläufig ist. Der Konsum von Tabakprodukten ist mit hoher Morbidität und Mortalität assoziiert. Insgesamt führt Tabak zur höchsten Rate von Abhängigkeiten bezogen auf eine psychotrope Substanz.

2.2.2 Tabakkonsum

Im Epidemiologischen Suchtsurvey aus dem Jahr 2021 waren in den letzten 30 Tagen 27,2 % der Befragten Konsumierenden von konventionellen Tabakprodukten, Wasserpfeifen, elektronischen Inhalationsprodukten oder Tabakerhitzern in der Altersgruppe 18–64 Jahre (Rauschert et al. 2022). Das entspricht 13,9 Millionen Menschen, wobei konventionelle Tabakprodukte den größten Anteil mit 11,6 Millionen ausmachten, gefolgt von elektronischen Inhalationsprodukten (2,2 Mio.), Wasserpfeife (2,1 Mio.) und Tabakerhitzern (665,000). Der Anteil der Raucher von konventionellen Tabakprodukten war bei Männern (25,7 %) höher als bei Frauen (19,5 %), der Anteil täglichen Rauchens war mit 14,3 % bei den Männern nur leicht höher als bei den Frauen mit 13,2 %.

Betrachtet man die Entwicklung von 1995 bis 2015, so ging der Konsum von Tabak innerhalb der letzten 30 Tage bei Männern von 42,8 auf 28,1 % und bei Frauen von 29,3 auf 23,4 % zurück (Kraus et al. 2016). Die oben genannten Zahlen des Epidemiologischen Suchtsurvey von 2021 zeigen für den Gebrauch eines der genannten Produkte insgesamt einen weiteren Rückgang an (Männer: 25,7 %, Frauen: 19,5 %), wobei dieser moderat ausfällt und neue tabak- und nikotinhaltige Produkte zu berücksichtigen sind.

Nach den Daten der Drogenaffinitätsstudie rauchten im Jahr 2021 6,1 % der befragten Jugendlichen zwischen 12 und 17 Jahren (Orth und Merkel 2022). Bei den weiblichen Personen waren es 6,8 %, bei den männlichen 5,5 %. Bezogen auf die Altersgruppe der 18- bis 25-Jährigen waren es 29,8 % insgesamt, 24,1 % der weiblichen und 34,9 % der männlichen Personen.

Zwischen 1979 und 2015 ging der Gesamtkonsum von 43,9 auf 20,6 % zurück (Orth Merkel 2022). In der Gruppe der 12- bis 17-Jährigen waren es 30,2 % im Jahr 1971 und 6,2 % im Jahr 2021. In der Altersgruppe 18–25 Jahre ist ein Rückgang von 59,2 auf 29,8 % zu verzeichnen. Insgesamt ist der Rückgang bei den weiblichen und männlichen Befragten ähnlich stark ausgeprägt.

2.2.3 Tabakabhängigkeit

Laut dem *Fagerström Test for Nicotine Dependence* (FTND; Fagerström und Schneider 1989) im Epidemiologischen Suchtsurvey von 2021 bestand der Verdacht auf eine Tabakabhängigkeit (konventionelle Rauchprodukte) bei 8,8 % der Männer und 6,8 % der Frauen und 7,8 % bei allen Befragten (Rauschert et al. 2022). Hochgerechnet auf die Gesamtbevölkerung wiesen somit 4,0 Mio. Menschen einen Tabakkonsum auf, der mit hoher Wahrscheinlichkeit auf eine Abhängigkeit hinweist. Die entsprechenden Prävalenzen für E-Zigaretten betrugen insgesamt 2 %, bei Männern 2,6 % und bei Frauen 2,2 %. Für Tabakerhitzer ergaben sich jeweils 0,2 % für alle drei Gruppen (Rauschert et al. 2022).

2.3 Problematisches und pathologisches Glücksspielen

2.3.1 Einleitung

Glücksspielen ist in der Bevölkerung weitverbreitet. Ein Teil der Glücksspieler entwickelt problematisches oder pathologisches Glücksspielen. Einige Glücksspielformen sind nicht mit einer Abhängigkeitsentwicklung verbunden, dazu gehört z. B. das Lottospiel. Andere Spiele mit einer höheren Ereignisfrequenz wie das Automatenspiel oder Wetten haben dagegen ein hohes Suchtpotenzial.

2.3.2 Problematisches und pathologisches Glücksspielen bei Erwachsenen und Jugendlichen

Der Glücksspiel-Survey von 2021 zeigt eine deutlich erhöhte Prävalenz einer Glücksspielstörung im Vergleich zu vorangegangenen Erhebungen. Insgesamt wiesen 2,3 % der Bevölkerung zwischen 18 und 70 Jahren eine solche Störung auf, zudem 5,7 % ein riskantes Spielverhalten, das durch das Vorliegen von 2 bis 3 Kriterien nach DSM-5 definiert wurde (Buth, Meyer und Kalke 2022). Eine Glücksspielstörung trat mit 3,5 % bei Männern deutlich häufiger auf als bei Frauen mit 1,1 %. Bei 16- bis 17-Jährigen ergaben sich für Männer und Frauen die Prävalenzen von 2,1 und 1,3 %. Die Daten sind insoweit bemerkenswert, als das Glücksspiel für diese Altersgruppe verboten ist. Insgesamt sind auch bei den Erwachsenen eher jüngere Altersgruppen betroffen sowie Menschen mit einem Migrationshintergrund. Der vorangegangene Glücksspielsurvey der Bundeszentrale für gesundheitliche Aufklärung (BZgA) wies für das Jahr 2019 einen Anteil von 0,39 % für problematisches Glücksspielen in der Bevölkerung zwischen 16 und 70 Jahren auf (Banz 2019). Dabei ist zu berücksichtigen, dass die Methodik in der Erhebung von 2021 deutlich geändert wurde. Hierzu gehörte unter anderem die Hinzuziehung einer Onlinebefragung.

Besonders zuverlässige Daten aufgrund eines klinischen Interviews in der Allgemeinbevölkerung von 14 bis 64 Jahren stellte die 2010 durchgeführte PAGE-Studie „Pathologisches Glücksspiel und Epidemiologie“ bereit (Meyer et al. 2015). Hiernach betrug die Lebenszeitdiagnose 1 %. Darüber hinaus wiesen 1,4 % problematisches Spielen (Erfüllen von 3–4 DSM-IV-Kriterien) auf. Hochgerechnet bedeutet dies, dass 530.000 Personen die Lebenszeitdiagnose „pathologisches Glücksspielen“ erfüllten (Rumpf et al. 2013). Es zeigte sich weiterhin, dass 1,5 % der Jugendlichen pathologisches und 1,1 % problematisches Glücksspielen (Erfüllen von 3–4 DSM-IV-Kriterien) aufwiesen (Meyer et al. 2011).

Die Unterschiede zwischen dem aktuellen Glücksspielsurvey und früheren Erhebungen sind gravierend und lassen keinen eindeutigen Schluss zu. Ganz sicher spielt die jeweils gewählte Methodik hierbei eine Rolle. Dabei ist abschließend nicht zu klären, ob frühere Studien unterschätzt haben, die aktuellen überschätzt oder tatsächliche Erhöhungen der Prävalenz - z. B. durch die Öffnung des Online-Marktes – hierbei maßgeblich sind.

2.4 Internetabhängigkeit

2.4.1 Einleitung

Die Nutzung von Computern, Laptops, Smartphones und anderen Endgeräten ist weitverbreitet und wird zunehmend ein Teil des täglichen Lebens. Neben den angenehmen und das Leben erleichternden Aspekten stellen Anwendungen für einen Teil der Nutzer jedoch auch einen solchen bedeutsamen Reiz dar, dass die anderen Bereiche des Lebens in den Hintergrund geraten und eine klinisch auffällige Störung entsteht. Die existierenden Definitionen ähneln denen von substanzbezogenen Störungen oder pathologischem Glücksspielen.

2.4.2 Internetnutzungsstörungen

Bislang existiert keine einheitliche Definition von Internetnutzungsstörungen, allerdings ist in der ICD-11 die Computerspielstörung aufgenommen und mit klinischen Merkmalen beschrieben worden. Darüber hinaus werden die Bereiche der sozialen Netzwerke, des Online-Shoppings und des Konsumierens von Online-Pornografie als weitere Störungsbereiche angesehen (vgl. Rumpf et al. 2022). Prävalenzschätzungen beziehen sich häufig auf den Sammelbegriff der „Internetabhängigkeit“. Nach der bundesweiten Studie „Prävalenz der Internetabhängigkeit“ (PINTA) von 2010 weist 1,0 % der Bevölkerung im Alter von 14 bis 64 Jahren eine Internetabhängigkeit auf (Rumpf et al. 2014). Dabei gab es ein nichtsignifikantes leichtes Überwiegen bei den männlichen Befragten (1,2 vs. 0,8 %) in der Gesamtgruppe, was sich jedoch in jüngeren Altersgruppen verlor (➤ Kap. 2.4.1). Aus Mangel an einer allgemeingültigen Diagnostik wurden in PINTA latente Klassen bestimmt. Neben der als abhängig definierten Gruppe wies eine weitere Gruppe eine problematische Internetnutzung auf. Die Prävalenz dieser latenten Klasse betrug 4,6 % für die Gesamtgruppe, 4,4 % für die weiblichen und 4,9 % für die männlichen Befragten. Andere Schätzungen von bevölkerungsbasierten Studien in Deutschland gehen von bis zu 2,1 % für die Gesamtbevölkerung aus (Müller et al. 2014).

Die Daten der Drogenaffinitätsstudie von 2019 schätzen die Verbreitung von Internetnutzungsstörungen mithilfe eines Screeningfragebogens und weisen auf, dass unter den 12- bis 17-Jährigen bei 8,4 % eine solche Störung vorliegt, bei den 18- bis 25-Jährigen betrifft dies 5,5 % (Ohrt und Merkel 2020). Mädchen in der jüngeren Altersgruppe sind mit 10,0 % gegenüber 7,0 % bei den männlichen Befragten häufiger davon betroffen. Ein Vergleich mit den Erhebungen aus den Jahren 2011 und 2015 zeigt einen deutlichen Anstieg in den Prävalenzen. Eine große Studie in Schulen weist für die Computerspielabhängigkeit eine Prävalenz von 1,2 % (Jungen 2,0 %, Mädchen 0,3 %) aus (Rehbein et al. 2015).

Tab. 2.2 Prävalenz der Internetabhängigkeit und problematischer Internetnutzung aus der PINTA-Studie

Alter	Gesamt (%)	Weiblich (%)	Männlich (%)
Internetabhängigkeit			
14–24	2,4	2,4	2,5
14–16	4,0	4,9	3,1
Problematische Internetnutzung			
14–24	13,6	14,8	12,4
14–16	15,4	17,2	13,7

Tab. 2.3 Gebrauch ausgewählter Medikamente in der Allgemeinbevölkerung

	Gesamt (%)	Männer (%)	Frauen (%)	Hochrechnung
Nicht-Opioid-Analgetika	47,4	38,0	57,1	24,2 Mio.
Opioid-Analgetika	2,1	2,0	2,3	1,1 Mio.
Schlafmittel- und Beruhigungsmittel	5,4	4,3	6,5	2,8 Mio.
Antidepressiva	5,3	4,7	6,0	2,7 Mio.
Neuroleptika	1,4	1,4	1,3	716.000
Anregungsmittel	0,8	1,0	0,6	409.000
Appetitzügler	0,4	0,2	0,7	205.00

Insgesamt fehlt es an neueren epidemiologischen Studien. Angesichts der ansteigenden Zahlen in den Erhebungen der Drogenaffinitätsstudie ist damit zu rechnen, dass die Prävalenzen in den älteren Studien unterschätzt werden (➤ Tab. 2.2).

FAZIT FÜR DIE PRAXIS

- Ziel von Maßnahmen sollte die Reduzierung der Prävalenzraten des problematischen Gebrauchs und der abhängigen Konsumformen darstellen.
- Neben Prävention und Behandlung sind Frühinterventionen zur Senkung der Prävalenz besonders geeignet.
- Risikomerkmale wie Arbeitslosigkeit oder Migrationshintergrund weisen auf die Notwendigkeit der besonderen Beachtung spezifischer Zielgruppen hin.

2.5 Medikamentenmissbrauch und -abhängigkeit

2.5.1 Einleitung

Die Einnahme von Medikamenten mit Abhängigkeitspotenzial ist ein zunehmendes Problem vor allem der alternden Gesellschaft. Im Epidemiologischen Suchtsurvey von 2015 wird eine Gebrauchsprävalenz (letzte 30 Tage) von 47,7 % für Schmerzmittel (Nicht-Opioid-Analgetika), von 5,4 % für Schlaf- und Beruhigungsmittel, 0,6 % für Anregungsmittel (insb. Amphetamine), 5,3 % für Antidepressiva, 1,3 % für Neuroleptika und 0,7 % für Appetitzügler beschrieben (Rauschert et al. 2022). Der Großteil der angegebenen Zahlen des Epidemiologischen Suchtsurveys zu Schmerzmitteln bezieht sich daher auf die Einnahme von nicht opiathaltigen Arzneien. Die Entwicklung einer Abhängigkeit bei diesen Präparaten ist jedoch klinisch sehr umstritten, ebenso bei der Gruppe der Antidepressiva und Neuroleptika. Die Zahlen des Epidemiologischen Suchtsurveys geben daher Hinweise auf den Gebrauch bestimmter Medikamente in der Allgemeinbevölkerung, lassen jedoch nicht direkt auf die Häufigkeiten von Medikamentenabhängigkeiten schließen (➤ Tab. 2.3).

2.5.2 Medikamentenabhängigkeit

Die Deutsche Hauptstelle für Suchtfragen e. V. (DHS) geht davon aus, dass in Deutschland ca. 1,4–1,5 Mio. Personen die Kriterien einer Medikamentenabhängigkeit erfüllen. Nach Schätzungen der DHS ist zu vermuten, dass zwei Drittel der Betroffenen Frauen im Alter von < 65 Jahren sind. Der größte Teil der Medikamentenabhängigkeit entfällt dabei mit ca. 70 % auf die Gruppe der Benzodiazepine, wobei die Gruppe der sog. Z-Substanzen (Zolpidem, Zopiclon, Zaleplon) zunehmend an Bedeutung im Zusammenhang mit Arzneimittelabhängigkeit gewinnt (DHS 2015). Der Epidemiologische Suchtsurvey 2021 schätzt die Häufigkeit eines problematischen Medikamentengebrauchs, basierend auf dem Kurzfragegogen für Medikamentengebrauch, auf insgesamt 2,9 Mio. Personen in Deutschland (Rauschert et al. 2022), was einer 12-Monatsprävalenz von 5,7 % entsprechen würde. Aussagekräftige epidemiologische Erhebungen über spezifische Formen der Medikamentenabhängigkeit (z. B. Appetitzügler etc.) liegen aktuell nicht vor.

2.6 Konsum illegaler Substanzen

2.6.1 Einleitung

Der Konsum illegaler Substanzen ist in der gesamten Europäischen Union (EU) weitverbreitet. Nach einer Erhebung der Europäischen Beobachtungsstelle für Drogen und Drogensucht (EBDD) haben ca. 83,4 Mio. der erwachsenen EU-Bürger (entspricht ca. 29 % der Bevölkerung) schon einmal in ihrem Leben (Lebenszeitprävalenz) illegale Substanzen konsumiert (EBDD 2022). Dabei nimmt der Konsum von Cannabis den statistisch größten Stellenwert ein. Der Konsum illegaler Substanzen ist dabei generell höher bei Männern als bei Frauen, ebenso bei jüngeren Menschen. Dabei zeigt sich für die meisten Substanzen eine Dominanz des männlichen Geschlechts unter den Konsumierenden (ca. 50,5 Millionen Männer vs. ca. 33 Millionen Frauen, EBDD 2022), verbunden wahrscheinlich nicht nur mit einer höheren Prävalenz, sondern auch mit einem ausgeprägteren Konsumverhalten bei Männern. In den letzten Jahren konnte zudem eine Zunahme des polyvalenten Drogenkonsums beobachtet werden, d. h. ein (häufig unregelmäßiger) Konsum verschiedener illegaler Substanzen und eine Abnahme der Anzahl der Abhängigen, die nur eine Substanz konsumieren. Ein Überblick über die Häufigkeiten des Konsums in Ländern der Europäischen Union für ausgewählte Suchtmittel zeigt ➤ Tab. 2.4.

Für Deutschland zeigen sich im Epidemiologischen Suchtsurvey (2021) geringfügig andere Zahlen. Für die Altersgruppe der 18- bis 64-Jährigen ergaben sich 12-Monats-Prävalenzen von 8,8 % für Cannabis, 1,4 % für Amphetamine, 1,0 % für Ecstasy (MDMA), 0,6 % für LSD, 0,5 % Heroin oder andere Opiate, 1,6 % Kokain oder Crack, 0,5 % für halluzinogene Pilze und 1,3 % für sog. neue psychoaktive Substanzen (Rauschert et al. 2022). Der vorausgegangene Suchtsurvey von 2015 beschrieb geringere Zahlen. In dieser Erhebung betrug der Konsum von Cannabis in den letzten 12 Monaten noch 6,1 %, der von Amphetaminen 1,1 % und der von Kokain 0,6 % (Gomes de Matos et al. 2016). Diese zeigt verglichen mit den aktuellen Zahlen insbesondere einen Anstieg im Konsum von Cannabis und Amphetaminen. Die unterschiedlichen Ergebnisse der verschiedenen epidemiologischen Erhebungen sind dabei nicht nur auf unterschiedliche soziokulturelle Rahmenbedingungen in verschiedenen Ländern zurückzuführen, sondern auch auf die Verwendung unterschiedlicher Erhebungsinstrumente bzw. die unterschiedliche Klassifizierung der Daten. Auch fehlen in den Untersuchungen meist Angaben über die Gruppe der über 65-Jährigen.

Tab. 2.4 Geschätzter Konsum illegaler Substanzen in der Europäischen Union (modifiziert nach EBDD 2022)

Substanz	Konsum in den letzten 12 Monaten	
	15- bis 64-Jährige (%)	15- bis 34-Jährige (%)
Cannabis	7,7	15,5
Kokain	1,2	2,2
MDMA	0,9	1,9
Amphetamine	0,7	1,4

2.6.2 Opioidabhängigkeit

Die Opioidabhängigkeit ist nach der Alkohol- und Tabakabhängigkeit eine der klinisch und gesellschaftlich bedeutsamsten Suchterkrankungen weltweit. Im Mittelpunkt steht dabei der Konsum von Heroin, aber auch anderer Opioidderivate. Zunehmend gerät aber auch die abhängige Einnahme opioidhaltiger Schmerzmittel, vor allem bei älteren Menschen, in den Blickpunkt.

Weltweit betrachtet gehen Studien von ca. 15,5 Mio. Opioidabhängigen aus. Die Analyse des Verlusts an Lebensjahren ohne Behinderung (Disability-Adjusted Life Years, DALYs) zeigt einen Anstieg um 73 % seit 1990 (Degenhardt et al. 2014). Global nimmt die Bedeutung der Opioidabhängigkeit damit deutlich zu. Der Europäische Drogenbericht dagegen findet keine Belege für eine Zunahme der Anzahl neuer Heroinkonsumierender in den Ländern der Europäischen Union, allerdings scheint sich der in den letzten Jahren beschriebene Rückgang bei Erstkonsumenten aktuell abzuschwächen und der Heroinkonsum in Europa im Vergleich zu den Vorjahren stabil zu bleiben (EBDD 2022). Dabei sieht es so aus, als verändere sich das Konsummuster. Lange Zeit galt Heroin als die klassische Substanz für eine i. v. Applikation. Zunehmend werden in den letzten Jahren aber auch andere Substanzen wie Kokain oder Amphetamine intravenös injiziert und andererseits Heroin „geraucht" bzw. nasal konsumiert (ca. 60 % der Heroin-Konsumenten, EBDD 2022). Durch die Fortschritte in der medizinischen Versorgung kommt es zu einer zunehmenden Alterung der Substitutionspatienten (EBDD 2010), was zu notwendigen Veränderungen in der Versorgung der Betroffenen führt.

Nach dem Europäischen Drogenbericht wurden bei 74 % der drogenassoziierten Todesfälle Opioide nachgewiesen, davon waren ca. 78 % Männer. Insgesamt ist in den letzten Jahren ein leichter Anstieg der Anzahl der drogenassoziierten Todesfälle in den EU-Ländern zu verzeichnen, was jedoch zumindest teilweise auch mit einer verbesserten Meldepraxis in einigen Ländern zusammenhängen könnte. In Deutschland ist nach Informationen des Bundeskriminalamts die Anzahl der Drogentoten nach einem deutlichen Rückgang in

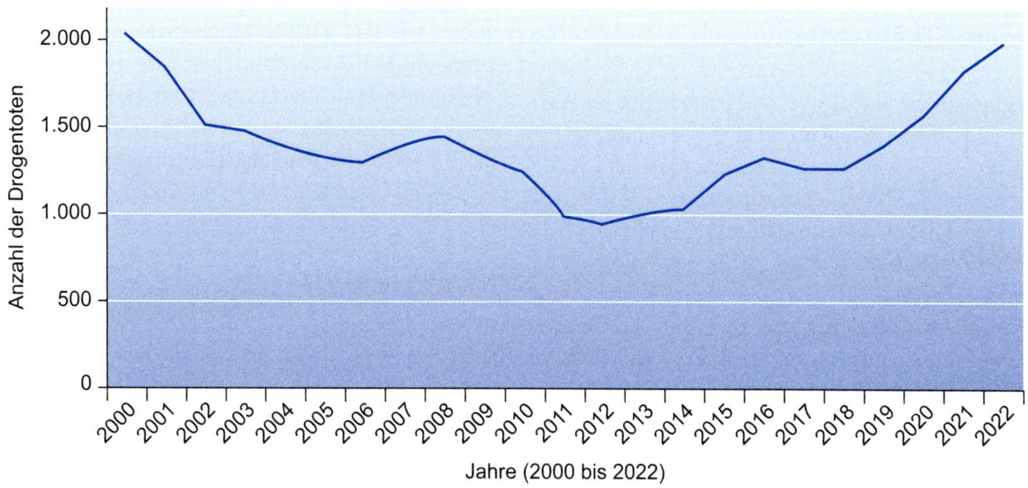

Abb. 2.1 Anzahl der Drogentoten in Deutschland im Verlauf der letzten Jahre (nach Bundeskriminalamt) [L231]

den letzten Jahren zuletzt wieder angestiegen (2014: 1.032; 2017: 1272, 2020: 1.581). Die Entwicklung ist in ➤ Abb. 2.1 dargestellt.

EU-weit geht man etwa einer Millionen Hochrisiko-Opioidkonsumierenden aus, von denen ca. die Hälfte im Jahr 2014 eine Substitutionstherapie erhielt (EBDD 2022). Dabei zeigen sich laut dem Europäischen Drogenbericht deutliche Unterschiede zwischen den verschiedenen Ländern: Während sich in Lettland, Litauen, Zypern und Finnland weniger als 40 % der Hochrisiko-Opioidkonsumenten in Substitutionsbehandlung befinden, werden in Norwegen, Spanien und Frankreich über 80 % der Betroffenen erreicht. Deutschland liegt mit ca. 50 % im Mittelfeld der europäischen Länder (EBDD 2022).

Nach Informationen des Bundesinstituts für Arzneimittel und Medizinprodukte (BfArM) befanden sich 2022 in Deutschland ca. 81.200 Personen in Substitutionsbehandlung, weitgehend unverändert im Vergleich zu den Vorjahren. Die Anzahl der gemeldeten substituierenden Ärzte geht dabei von 2.613 im Jahr 2015 auf 2.444 in Jahr 2022 kontinuierlich zurück. In den kommenden Jahren ist mit einer weiteren Abnahme der Anzahl der substituierenden Ärzte in Deutschland zu rechnen, was zu deutlichen Problemen in der Versorgung opiatabhängiger Patienten führen könnte. Im Bereich der Substitutionsmittel zeigt sich ein Rückgang der Verwendung von Methadon 72,1 % im Jahr 2002 auf 44,0 % im Jahr 2015 und 34,5 % im Jahr 2022 bei entsprechender Zunahme von Levomethadon und Buprenorphin (BfArM 2023). Der Anteil von Patienten in Diamorphinbehandlung ist in Deutschland im Verhältnis gering, nimmt aber in den letzten Jahren deutlich zu und wird zum Stichtag 1.7.2022 von BfArM mit 1447 Patientinnen und Patienten angegeben.

2.6.3 Kokainabhängigkeit

Der Altersgipfel für den Konsum von Kokain und Crack (Mischung aus Kokainsalz und Natriumhydrogencarbonat) liegt zwischen 25 und 39 Jahren und damit deutlich später als bei anderen Substanzen wie Cannabis oder Amphetamine. Die Konsumprävalenz (letzte 12 Monate) wird dabei auf 1,6 % für Kokain bzw. Crack geschätzt, mit einem Überwiegen des männlichen Geschlechts unter den Konsumenten (2,1 vs. 1,1 %). Für den klinisch relevanten oder problematischen Konsum von Kokain, erhoben mit der Severity of Dependence Scale, schätzt der epidemiologische Suchtsurvey 2021 ca. 205.000 Betroffene in Deutschland (Rauschert et al. 2022). Für die Europäische Union geht der Europäische Drogenbericht für die Altersgruppe der 15- bis 64-Jährigen von einer Jahresprävalenz von 1,2 % (3,5 Mio. Personen) aus sowie von einer Lebenszeitprävalenz von 5,0 % (14,4 Mio. Betroffene). Für junge Erwachsene (Altersgruppe 15–34 Jahre) wird von einer Jahresprävalenz von 2,2 % ausgegangen. Demnach war nach Schätzungen der EBDD der Kokainkonsum nach dem Konsum von Cannabis die zweithäufigste Gebrauchsform illegaler Substanzen bei Erstkonsumierenden in der Europäischen Union (EBDD 2022). Für den Konsum von Kokain oder Crack wird von einem Durchschnittsalter bei Erstkonsum von 20 Jahren ausgegangen, ein erstmaliger Kontakt für eine Behandlung im Alter von im Mittel 29 Jahren. Im Ländervergleich schätzt der Europäische Drogenbericht die höchsten Prävalenzraten (15- bis 64-Jährige, Lebenszeitprävalenz) für Spanien (11,2 %), Irland (8,3 %) und Dänemark (8,1 %). Die Prävalenzraten für Deutschland (4,1 %) liegen dabei unter dem europäischen Mittel (5,0 %), von Österreich darüber (6,5 %).

2.6.4 Amphetamine, Amphetaminderivate und andere Stimulanzien

Der epidemiologische Suchtsurvey 2021 beschreibt für Amphetamine und andere Stimulanzien eine Konsumprävalenz von 1,4 % für den Konsum von Amphetaminen, 0,2 % für Methamphetamin („Crystal“, Pervitin) und 1,0 % für den Konsum von MDMA (Methylendioxy-N-methylamphetamin, „Ecstasy“) (Rauschert et al. 2022). Der Europäische Drogenbericht (EBDD 2022) geht für die Europäische Union von 2,6 Mio. (Jahresprävalenz) bzw. 10,6 Mio. (Lebenszeitprävalenz) Konsumierende von MDMA und 2,0 Mio. (Jahresprävalenz) bzw. 8,9 Mio. (Lebenszeitprävalenz) von Amphetaminderivaten in der Altersgruppe der 15- bis 64-Jährigen aus. Das Durchschnittsalter für den Erstkonsum wird laut Europäischem Drogenbericht auf 20 Jahre geschätzt. Auch beim Amphetaminkonsum zeigen sich deutliche Unterschiede bezüglich der geschätzten Prävalenzen zwischen verschiedenen Ländern. Innerhalb der Europäischen Union zeigt Dänemark mit 7,9 % Lebenszeitprävalenz für den Konsum von Amphetaminen unter den 15- bis 64-Jährigen den höchsten Wert, gefolgt von Estland (6,1 %) und den Niederlanden (5,3 %). Deutschland (4,1 %) und Österreich (5,1 %) liegen bezüglich der Lebenszeitprävalenz mittlerweile oberhalb des Durchschnitts der Europäischen Union (3,1 %). Der Konsum von MDMA ist in den Niederlanden am höchsten (Lebenszeitprävalenz der 15- bis 64-Jährigen 11,9 %), gefolgt von Irland (10,3 %). Deutschland (3,9 %) und Österreich (4,9 %) liegen auch hier mittlerweile knapp über dem Durchschnitt der Europäischen Union (3,7 %).

Eine Sonderstellung nimmt die Substanz Methamphetamin ein, die vornehmlich in der Tschechischen Republik, der Slowakei und den angrenzenden Ländern in größeren Mengen konsumiert wird. Hier zeigt insbesondere die Zahl der Sicherstellungen und der beschlagnahmten Mengen in den letzten Jahren eine steigende Tendenz, zuletzt 2020 jedoch eine Abnahme an Sicherstellungen zu verzeichnen, die ggf. auch mit der COVID-19-Pandemie in Verbindung zu bringen ist (EBDD 2022).

2.6.5 Halluzinogene und andere Suchtstoffe

Der Konsum von Halluzinogenen ist im Verhältnis zu den anderen genannten Substanzen vergleichsweise gering. Der epidemiologische Suchtsurvey geht von einer 12-Monats-Prävalenz von 0,6 % für LSD (Lysergsäurediethylamid) aus, von 0,5 % für den Konsum von halluzinogenen Pilzen (Rauschert et al. 2022). Zu dieser Gruppe werden häufig auch Substanzen wie Ketamin und Gamma-Hydroxybutyrat (GHB) gezählt.

Der Europäische Drogenbericht 2022 geht davon aus, dass die Jahresprävalenz für den Konsum von LSD und halluzinogenen Pilzen sich in den letzten Jahren wenig verändert hat und für die Mitgliedstaaten der Europäischen Union im Mittel von einer 12-Monats-Prävalenz der 15- bis 64-Jährigen von < 1 % anzunehmen ist. Höhere Prävalenzen werden für einzelne Staaten beschrieben, insbesondere für die Tschechische Republik (Konsum halluzinogener Pilze: 5,3 %) und Österreich (3,8 %) für das Jahr 2020 (EBDD 2022).

2.6.6 Cannabis

Cannabis ist die in Europa mit Abstand am häufigsten konsumierte illegale Substanz. 1 % der europäischen Erwachsenen konsumiert täglich oder fast täglich Cannabis. In der Europäischen Union haben 7,7 % der 15- bis 64-Jährigen in den letzten 12 Monaten Cannabis konsumiert, in der Gruppe der 15- bis 34-Jährigen sogar 15,5 % (EBDD 2022), was eine erneute Steigerung der Prävalenzzahlen in den letzten Jahren bedeutet. Der Europäische Drogenbericht 2022 geht von einer Lebenszeitprävalenz von ca. 27,3 % aus, was 78,6 Mio. Betroffenen in der Altersgruppe der 15- bis 64-Jährigen entspricht. Die höchsten Prävalenzzahlen finden sich dabei in Frankreich (Lebenszeitprävalenz der 15- bis 64-Jährigen 44,8 %), Dänemark (37,9 %) und Spanien (37,5 %). Für Deutschland und Österreich schätzt der aktuelle Europäische Drogenbericht die Lebenszeitprävalenzzahlen für die Gruppen der 15- bis 64-Jährigen auf 28,2 % bzw. 22,7 % (Europäische Union: 27,3 %).

Der epidemiologische Suchtsurvey 2022 beschreibt eine 12-Monats-Prävalenz für Cannabiskonsum von 8,8 %. Dabei zeigt sich ein Geschlechterverhältnis Männer zu Frauen von fast 2 : 1 (10,7 vs. 6,8 %). Davon sollen nach der Schätzung des epidemiologischen Suchtsurveys auf der Basis von Screeninginstrumenten ca. 1,3 Millionen Betroffene unter einem problematischen Cannabisgebrauch leiden (Rauschert et al. 2022).Im Verlauf der letzten Jahre zeigt sich dabei ein leichter Rückgang der Anzahl der jungen Cannabis-Konsumierender nach einem deutlichen Anstieg während der 1980er- und 1990er-Jahre (Vergleich epidemiologischer Suchtsurveys, 18- bis 24-jährige Männer; Prävalenz 1980: 7,4 %; 2003: 26,0 %; 2012: 17,5 %; Kraus et al. 2013).

2.6.7 Neue psychoaktive Substanzen

Unter der Kategorie „neue psychoaktive Substanzen“, meist synonym auch als „Legal Highs“ bezeichnet, werden häufig (so auch im Europäischen Drogenbericht) verschiedene, zum Teil sehr unterschiedliche chemische Verbindungen zusammengefasst, die neu auf den europäischen Markt kommen und noch nicht im Betäubungsmittelgesetz aufgeführt sind. Ein großer Teil dieser Substanzen sind synthetische Cannabinoide, die zentral an Cannabinoid-Rezeptoren binden und dort ihre psychoaktive Wirkung entfalten. Zahlen über den

Konsum dieser „neuen psychoaktiven Substanzen“ sind gegenwärtig kaum verfügbar. Die Zahl der Sicherstellungen im Rahmen des EU-Frühwarnsystems zeigt jedoch insbesondere in den letzten Jahren nach einen deutlichen Anstieg bis 2016 eher einen Rückgang (EBDD 2022), was ggf. mit geänderten Transportwegen in Verbindung stehen könnte. Von den im Jahr 2020 in Europa durchgeführten Sicherstellungen von Verbindungen dieser Gruppe entfielen ca. 65 % des beschlagnahmten Materials auf Cathinon-Pulver. Die EBDD überwachte dabei Ende 2021 ca. 880 neue psychoaktive Substanzen, von denen im genannten Jahr 52 erstmalig im Bereich der Europäischen Union gemeldet wurden (EBDD 2022). Bezüglich der geschätzten 12-Monats-Prävalenzen für junge Erwachsene (15–34 Jahre) zeigen sich laut Europäischem Drogenbericht große Unterschiede zwischen den verschiedenen Ländern, die jedoch auch mit in diesem Bereich stark variierenden Erfassungsmethoden zusammenhängen könnten. Eine Online-Befragung des *Centre for Drug Research* der Goethe-Universität Frankfurt unter 860 Personen mit Konsumerfahrung im Bereich NPS kam zu dem Ergebnis, dass der Großteil der Befragten (89 % Männer) zuvor andere illegale Substanzen (99 %) bzw. illegale Substanzen außer Cannabis (80 %) konsumiert hatte. Auch bei dieser Befragung stand der Konsum synthetischer Cannabinoide klar im Vordergrund; 86 % der befragten Personen gaben entsprechende Konsumerfahrung an (Werse und Morgenstern 2011).

FAZIT FÜR DIE PRAXIS

- Der Konsum von Cannabis stellt die mit Abstand häufigste Konsumform illegaler Substanzen in allen europäischen Ländern dar.
- Daneben hat der Konsum von aktivierenden Substanzen wie Kokain und Amphetaminen in den letzten Jahren eine zunehmende Bedeutung erlangt.
- Die Heroinabhängigkeit ist der wichtigste Grund für Todesfälle bei Drogenkonsum.
- Die Substitutionsbehandlung ist die zentrale Behandlungsform der Opioidabhängigkeit.

2.7 Ausblick

Die epidemiologischen Zahlen der verschiedenen Länder der Europäischen Union hinsichtlich des Konsums legaler und illegaler Substanzen unterscheiden sich teilweise stark. Neben dem Konsum von Alkohol, Medikamenten und Tabak nimmt bei den stoffgebundenen Abhängigkeiten klar der Cannabiskonsum die größte Rolle ein. Daneben zeigen aktuelle epidemiologische Untersuchungen, dass es sich bei den stoffungebundenen Abhängigkeiten – speziell im Bereich der Glücksspielstörung und der Internetnutzungsstörungen – keineswegs um Randerscheinungen, sondern um häufige und klinisch relevante Störungsbilder mit steigender Prävalenz handelt. Diese Entwicklungen sowie die gesellschaftlichen Veränderungen mit zunehmend älteren Patienten aufgrund einer verbesserten medizinischen Versorgung stellen in der suchtmedizinischen Versorgung für die kommenden Jahre zwei wesentliche Herausforderungen dar. Inwieweit die COVID-19-Pandemie einen nachhaltigen Effekt auf das Konsumverhalten hat, werden zukünftige Studien zeigen müssen.

LITERATUR

Babor T.F., Higgins-Biddle J.C., Saunders J.B., Monteiro M.G. The Alcohol Use Disorders Identification Test: Guidelines for use in primary care. 2nd ed. 2001; World Health Organization. Geneva.

Banz, M. Glücksspielverhalten und Glücksspielsucht in Deutschland. Ergebnisse des Surveys 2019 und Trends. Forschungsbericht der BZgA. 2019; Bundeszentrale für gesundheitliche Aufklärung. Köln. https://www.bzga.de/fileadmin/user_upload/PDF/studien/BZgA-Forschungsbericht_Gluecksspielsurvey_2019.pdf.

Buth, S., Meyer, G., Kalke, J. Glücksspielteilnahme und glücksspielbezogene Probleme in der Bevölkerung – Ergebnisse des Glücksspiel-Survey 2021. Institut für interdisziplinäre Sucht- und Drogenforschung (ISD), Hamburg 2022. https://www.isd-hamburg.de/wp-content/uploads/2022/03/Gluecksspiel-Survey_2021.pdf.

BfArM – Bundesamt für Arzneimittel und Medizinprodukte Bericht zum Substitutionsregister (Januar 2023). https://www.bfarm.de/DE/Bundesopiumstelle/Substitutionsregister/_node.html.

Bundeskriminalamt Rauschgiftkriminalität – Bundeslagebild, Tabellenanhang. http://www.bka.de/DE/AktuelleInformationen/StatistikenLagebilder/Lagebilder/Rauschgiftkriminalitaet/rauschgiftkriminalitaet_node.html.

Bundesministerium des Inneren Polizeiliche Kriminalstatistik. www.bmi.bund.de/SharedDocs/Downloads/DE/Broschueren/2016/pks-2015.html2015.

Burger M., Bronstrup A., Pietrzik K. Derivation of tolerable upper alcohol intake levels in Germany: a systematic review of risks and benefits of moderate alcohol consumption. Prev Med. 2004; 39: 111–127.

Degenhardt L., Charlson F., Mathers B. et al. The global epidemiology and burden of opioid dependence: results from the global burden of disease 2010 study. Addiction. 2014; 109: 1320–1333.

DHS – Deutsche Hauptstelle für Suchtfragen Medikamentenabhängigkeit. Suchtmedizinische Reihe. 2015; Bd. 5: www.dhs.de/fileadmin/user_upload/pdf/Broschueren/Suchtmed_Reihe_5_Medikamente.pdf.

EBBD – Europäische Beobachtungsstelle für Drogen und Drogensucht Europäischer Drogenbericht 2022: Trends und Entwicklungen. Luxemburg: Amt für Veröffentlichungen der Europäischen Union. 2022; https://www.EBDD.europa.eu/publications/edr/trends-developments/2022_de.

Fagerström K.O., Schneider N.G. Measuring nicotine dependence: a review of the Fagerstrom Tolerance Questionnaire. J Behav Med. 1989; 12: 159–183.

Jacobi F., Höfler M., Siegert J. et al. Twelve-month prevalence, comorbidity and correlates of mental disorders in Germany: the Mental Health Module of the German Health Interview and Examination Survey for Adults (DEGS1-MH). Int J Methods Psychiatr Res. 2014; 23: 304–319.

John U., Hanke M., Meyer C., Freyer-Adam J, et al. Alkohol. Deutsche Hauptstelle für Suchtfragen Jahrbuch Sucht 23. 2023; Pabst. Lengerich. 35–50.

Kraus L., Pabst A., Piontek D., Gomes de Matos E. Substanzkonsum und substanzbezogene Störungen: Trends in Deutschland 1980–2012. Sucht. 2013; 59: 333–345.

Kraus L., Piontek D., Atzendorf J., Gomes de Matos E. Zeitliche Entwicklung im Substanzkonsum in der deutschen Allgemeinbevölkerung Sucht. 2016; 62: 283–294.

Lampert T., von der Lippe E., Muters S. Verbreitung des Rauchens in der Erwachsenenbevölkerung in Deutschland. Ergebnisse der Studie zur Gesundheit Erwachsener in Deutschland (DEGS1). Bundesgesundheitsblatt Gesundheitsforschung Gesundheitsschutz. 2013; 56: 802–808.

Meyer C., Rumpf H. J., Kreuzer A. et al. Pathologisches Glücksspielen und Epidemiologie (PAGE): Entstehung, Komorbidität, Remission und Behandlung. Endbericht an das Hessische Ministerium des Innern und für Sport. 2011; Universitäten Greifswald und Lübeck. Greifswald/Lübeck. www.jogoremoto.pt/docs/extra/FooxpP.pdf.

Meyer C., Bischof A., Westram A. et al. The "Pathological Gambling and Epidemiology" (PAGE) study program: design and fieldwork. Int J Methods Psychiatr Res. 2015; 24: 11–31.

Müller K.W., Glaesmer H., Brähler E. et al. Prevalence of internet addiction in the general population: results from a German population-based survey. Behav Inform Technol. 2014; 33: 757–766.

Orth, B. Merkel, C. Die Drogenaffinität Jugendlicher in der Bundesrepublik Deutschland 2019. Teilband Computerspiele und Internet. BZgA-Forschungsbericht. 2020. Bundeszentrale für gesundheitliche Aufklärung. Köln.

Orth, B., Merkel, C. Die Drogenaffinität Jugendlicher in der Bundesrepublik Deutschland 2021 zu Alkohol, Rauchen, Cannabis und Trends. BZgA-Forschungsbericht. 2022; Bundeszentrale für gesundheitliche Aufklärung. Köln. https://www.bzga.de/fileadmin/user_upload/PDF/studien/BZgA_Alkoholsurvey_2021.pdf.

Rauschert C., Möckl J., Seitz N-N., Oderbak S., Kraus L. Konsum psychoaktiver Substanzen in Deutschland Ergebnisse des Epidemiologischen Suchtsurveys 2021. Dtsch Arztebl Int. 2022; 119: 527–34.

Rumpf, H.-J., Batra, A., Bischof, A. et al. Vereinheitlichung der Bezeichnungen für Verhaltenssüchte. Sucht 2021; 67: 181–185.

Rumpf H. J., John U., Bischof A. et al. Pathologisches Glücksspielen und Epidemiologie: Die PAGE-Studie. Buth S. Kalke J. Reimer J. Glücksspielsuchtforschung in Deutschland–Wissenschaftliche Erkenntnisse für Prävention, Hilfe, Politik. 2013; Lambertus. Freiburg im Breisgau. 17–28.

Rumpf H. J., Vermulst A.A., Bischof A. et al. Occurrence of internet addiction in a general population sample: a latent class analysis. Eur Addict Res. 2014; 20: 159–166.

2

KAPITEL

3

Marc Walter, André Schmidt

Neurobiologie

3

Kernaussagen

- Die Aktivierung des mesolimbischen dopaminergen Belohnungssystems verstärkt die Motivation, Drogen zu konsumieren.
- Drogenkonsum führt über das Stresssystem zu einer Reduktion von Stress und Angst.
- Gene verschiedener Transmittersysteme und ungünstige Umweltfaktoren erhöhen die Vulnerabilität für die Entwicklung einer Suchterkrankung.
- Das glutamaterge und das GABAerge System sind an der Toleranzentwicklung und Entzugssymptomatik bei Suchterkrankungen beteiligt.
- Suchtkranke Patienten weisen im präfrontalen Kortex (PFC) ein reduziertes Hirnvolumen auf.

3.1 Begriffsbestimmung

Als „**Neurobiologie**" wird allgemein eine interdisziplinäre Forschungsrichtung bezeichnet, die sich die Aufklärung von Struktur und Funktion des Nervensystems zum Ziel gesetzt hat. In den letzten Jahrzehnten ist das Wissen um die neurobiologischen Grundlagen der Suchtentwicklung und der Suchterkrankungen stetig gewachsen. Die Forschung versucht, die biologischen Mechanismen zu verstehen und abzubilden, die mit den klinischen Phänomenen der Sucht verbunden sind, sie aufrechterhalten und verstärken.

Neben molekularbiologischen Befunden haben insbesondere auch moderne Methoden der Bildgebung neue Erkenntnisse zu den neurobiologischen Mechanismen von Suchterkrankungen beigetragen. Nuklearmedizinische Verfahren wie Positronen-Emissions-Tomografie (PET) oder die Single-Photonen-Emissions-Computertomografie (SPECT) haben dabei das Verständnis über neurochemischer Prozesse bei Suchterkrankungen verbessert, z. B. hinsichtlich Veränderungen der Neurotransmittersysteme oder Rezeptoren. So konnte z. B. mittels PET-Studien gezeigt werden, dass bei Personen mit Suchtproblemen nach Substanzeinnahme eine erhöhte striatale Dopaminfreisetzung beobachtet werden kann. Diese erhöhte Dopaminaktivität kann zur Sucht beitragen, indem sie das weitere Verlangen nach der Substanz verstärkt und die Kontrolle über den Konsum erschwert. Weiter können mit der Magnetresonanztomografie (MRT) auch morphologische Veränderungen im Gehirn bei Suchterkrankten festgestellt werden, z. B. im Volumen der grauen und weißen Substanz, der Dicke oder auch Faltung von bestimmten Hirnregionen. MRT-Studien haben z. B. die Erkenntnis geliefert, dass Suchtpatienten eine verminderte graue Substanz in präfrontalen Hirnregionen, die für die Kontrolle von Impulsen, die Entscheidungsfindung und Selbstregulierung wichtig sind, aufweisen. Rückschlüsse über den Verlauf von großen Nervenfaserbündeln können zusätzlich mit der Diffusions-Bildgebung gewonnen werden. Eine solche Diffusionsstudie konnte z. B. zeigen, dass eine reduzierte Diffusion entlang der Nervenfasern von der Insula zum Nucleus accumbens (NAcc) mit einem erhöhten Rückfallrisiko einhergeht (Tisdall et al. 2022).

Neben diesen strukturellen MRT-Sequenzen können mit funktionellen Bildgebungsverfahren des Weiteren **Veränderungen in der neuronalen Aktivität** abgebildet werden. Am häufigsten angewendet werden funktionelle Bildgebungsmethoden, die indirekt den Blutfluss, den Metabolismus oder den Sauerstoffgehalt im Gehirn messen. Zur funktionellen Bildgebung kann auch die Elektroenzephalografie (EEG) gezählt werden, die neuronale Aktivität direkt über elektrische Impulse messen kann (Michel et al. 2009). Mittels dieser Verfahren ist es möglich, die neuronale Aktivität von Hirnregionen zu untersuchen, entweder während dem Ruhestand oder bei der Durchführung bestimmter Aufgaben, und wie diese bei Suchtpatienten verändert ist (Poldrack et al. 2009). Durch die Kombination von strukturellen, nuklearmedizinischen und funktionellen Bildgebungsverfahren können zudem die Erkenntnisse über die Funktionsweise des Gehirns vertieft und die Zusammenhänge zwischen ätiologischen Faktoren und Funktionsänderungen des Gehirns bei Patienten mit Suchterkrankungen aufgeklärt werden (Linden und Thome 2011). Letztlich soll ein besseres neurobiologisches Verständnis die Identifikation geeigneter Biomarker ermöglichen, die ein frühzeitiges Erkennen einer Suchtentwicklung, das Abschätzen eines Therapieerfolgs und damit die Therapiefindung sowie die Entwicklung effizienterer Behandlungen begünstigen (Singh und Rose 2009).

Der Begriff „**Sucht**" bzw. „**Suchterkrankung**" bezeichnet einen Zustand, der individuell schädliche Funktionsbeeinträchtigungen beschreibt. Dies ist nicht allein auf den Konsum psychotroper Substanzen beschränkt. Nichtsubstanzgebundene Suchtprobleme wie pathologisches Glücksspiel oder Internetsucht können auch mit dem Begriff der „Verhaltenssucht" beschrieben werden. Im Zusammenhang mit dem Konsum psychotrop aktiver Substanzen spricht man auch von Abhängigkeitserkrankungen oder Substanzstörungen, während der übergeordnete Begriff „Suchterkrankungen" sowohl die Verhaltenssucht als auch die Substanzstörungen beinhaltet.

Suchterkrankungen sind charakterisiert durch Gewöhnung und Toleranzentwicklung gegenüber der Droge oder einem Verhalten, Entzugssymptomatik, einem starken Verlangen (Craving) und der verminderten Kontrolle über den Konsum von Substanzen oder suchtassoziierten Reizen trotz negativer und schwerwiegender Konsequenzen. Diese unterschiedlichen Phasen lassen sich auch distinkten Netzwerken im Gehirn zuordnen (Koob und Volkow 2010). Der Konsum psychotroper Substanzen ist mit einem Anstieg positiver Emotionen (positives Verstärkungslernen) oder mit einer Reduktion negativer Emotionen verbunden (negatives Verstärkungslernen) verbunden. Initial wird bei allen psychotropen Substanzen und entsprechenden Reizen in der Regel eine positive Stimmung und damit eine positive Verhaltensverstärkung ausgelöst, deren neurobiologische Korrelate bei chronischem Substanzgebrauch oder süchtigem Spielverhalten zu Neuroadaptationen führen soll, die das süchtige Verhalten bevorzugen (Camí und Farré 2003). Der chronische und Langzeitverlauf von Suchterkrankungen ist mit weiteren Anpassungen und strukturellen Hirnveränderungen verbunden, welche die schädlichen Verhaltensweisen insbesondere durch negative Verstärkung (Verminderung von Entzugserscheinungen) weiter antreiben.

3.2 Entwicklung und Verlauf der Sucht

Es ist anzunehmen, dass der Entwicklung und Aufrechterhaltung von Suchterkrankungen verschiedene biologische, psychische, soziale und substanzbezogene Determinanten zugrunde liegen (Ladewig 1996). So nimmt der genetische Anteil in der Ätiologie der Suchterkrankungen eine bedeutende Rolle ein (Eisen 1998). Aber auch Umweltfaktoren können einen wichtigen Faktor bei der Entwicklung der Störung darstellen (Gerber und Walter 2013). Wiederholter körperlicher, sexueller und/oder emotionaler Missbrauch bzw. Vernachlässigung in der Kindheit gehören zu den traumatisierenden Erlebnissen, die bei Suchterkrankungen besonders häufig vorkommen. Verschiedene Theorien der Suchtentstehung postulieren zudem, dass Impulsivität eine disponierende Persönlichkeitseigenschaft darstellt (Walter et al. 2009; Ersche et al. 2012). Allerdings findet sich ein auf kurzfristige eher als auf langfristige Gewinne ausgerichtetes Verhalten auch bei ärmeren Menschen und könnte mit dem Ausmaß der Ressourcen zusammenhängen, die es erlauben, langfristige höhere Gewinne gegenüber kurzfristigen Belohnungen zu bevorzugen (Heinz et al. 2012). Zudem ist „Impulsivität" ein komplexes Konstrukt, dessen Teilaspekte (motorische Inhibition versus Bevorzugung kurzfristiger Gewinne) kaum miteinander korrelieren (Rupp et al. 2016).

Auf der neuronalen Ebene lassen sich die zwei Formen der Impulsivität unterscheiden: Während die motorische Impulsivität („stopping impulsivity") hauptsächlich mit Aktivierung im präfrontalen Kortex (inferior frontal Gyrus, orbitofrontaler Kortex, supplementärmotorischer Kortex) und dorsostriatalen (Nucleus caudatus und Putamen) Regionen einhergeht, ist das Verzögerungsdiscounting mit PFC (ventromedialer PFC) und ventrostriatalen (NAcc) Arealen assoziiert (Dalley et al. 2011, 2017).

Eine für die anfängliche Entwicklung von Suchterkrankungen entscheidende Rolle spielt das belohnungsassoziierte Lernen. Über das mesolimbische Verstärkungs- oder Belohnungssystem werden allgemein Lernprozesse in Gang gesetzt, die über Belohnung motiviert werden (Hyman et al. 2006). Diese Prozesse sind mit einem belohnungsassoziierten Verhalten wie etwa einer Substanzeinnahme assoziiert, was in der weiteren Folge zu einer positiven Verstärkung des Verhaltens führen kann. Zu Beginn einer Suchtentwicklung wird eine erneute Substanzeinnahme hauptsächlich über die euphorisierende Wirkung motiviert. Dabei dient das sogenannte Belohnungssystem primär der Motivation, eine psychotrope Substanz erneut zu konsumieren, nicht aber der Belohnung (Euphorie) per se (Berridge und Robinson 2016).

Trotz Unterschieden in den akuten Effekten und den pharmakologischen Eigenschaften unterschiedlicher psychotroper Substanzen gehen der Substanzmittelkonsum und insbesondere die positive Verstärkung mit einer Veränderung der dopaminergen Aktivität im mesolimbischen System einher. Diese im NAcc (ventrales Striatum) erfolgende mesolimbische Transmission von Dopamin wird nicht nur durch Substanzeinnahme, sondern insbesondere auch durch appetitive und aversive Reize ausgelöst und erhält damit eine zentrale Bedeutung für die Verhaltensaktivierung und Motivation, wie für das Verlangen nach psychotropen Substanzen (Heinz 2002; Salamone und Correa 2012). Die neurobiologische Wirkungsweise gilt grundsätzlich sowohl für psychotrope Substanzen wie Alkohol oder Drogen als auch für die Verhaltenssüchte (Kiefer et al. 2013). Der Konsum psychotroper Substanzen ist Studien zufolge mit einem schnellen Dopaminanstieg und Aktivierung im ventralen Striatum und anderen Hirnarealen wie dem Nucleus caudatus verbunden (Di Chiara und Imperato 1988). Mittels PET-Studien konnte auch gezeigt werden, dass der Dopaminanstieg im Striatum durch Stimulanzien mit Euphorie einhergeht (Volkow et al. 2010). Es wird davon ausgegangen, dass die mesolimbische Dopamintransmission einen Teil der suchtassoziierten Wirkungen darstellt, dass aber auch andere Transmitter wie GABA (γ-Aminobuttersäure) oder Glutamat und Hirnareale wie Amygdala, Hippokampus und präfrontaler Kortex (PFC) involviert sind (Hauber und Sommer 2009). Die mesolimbisch-mesokortikalen Dopaminbahnen umfassen Projektionen von der ventralen tegmentalen Area im Mittelhirn (Mesencephalon) zu limbischen (Amygdala, ventrales Pallidum, Hippokampus und NAcc) und kortikalen (präfrontaler, orbitofrontaler und zingulärer Kortex) Strukturen (Koob und Volkow 2010; ➤ Abb. 3.1). In den assoziierten motivationalen Prozessen, die zu Substanzeinnahme oder Rückfall führen können, sind Funktionen wie Emotionen und Gedächtnis beteiligt.

Der Konsum hat im Stadium des einfachen Rauschzustands zunächst meist eine positive Wirkung. Die chronische Abhängigkeit mit dauerhafter Substanzeinnahme ist nach Entgiftung aber mit einer reduzierten dopaminergen Aktivität verbunden (Heinz et al. 2004). Diese Reduktion der dopaminergen Aktivität ist Studienergebnissen zufolge mit einer Dysfunktion präfrontaler Hirnregionen assoziiert

3

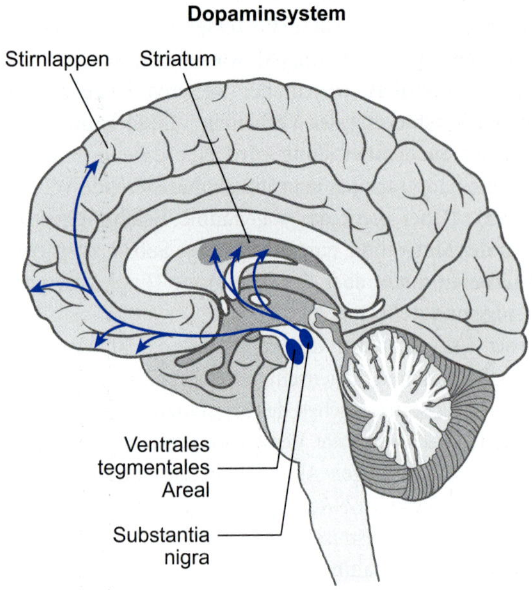

Abb. 3.1 Darstellung des dopaminergen Systems, das in der Substantia nigra und dem ventralen tegmentalen Areal (VTA) entspringt und das ventrale und dorsale Striatum sowie limbische und präfrontale Areale innerviert [L231]

(Volkow et al. 2003) und könnte zur Beeinträchtigung belohnungsabhängigen Lernens beitragen (Park et al. 2010).

Neben diesen Veränderungen in der Transmitteraktivität und Hirnfunktion zeigen sich bei fast allen psychotropen Substanzen im chronischen Verlauf auch morphologische Veränderungen in Gehirn, die meist einer Reduktion der grauen und weisen Hirnsubstanz entsprechen (Koob und LeMoal 2006). Dabei scheinen insbesondere Atrophien im PFC Rückfälle zu begünstigen (Rando et al. 2011). Die Adaptationen im PFC treiben das zwanghafte Verlangen nach einer erneuten Substanzeinnahme weiter an, indem das mesolimbische Belohnungssystem reguliert wird, was die Attribution auf Substanzen oder Tätigkeiten zunehmend verstärkt und die Sensitivität für natürliche Verstärker vermindert (Goldstein und Volkow 2011).

Während das Suchtverhalten anfänglich grundsätzlich mit angenehmen Konsequenzen (positive Verstärkung) einhergeht, führt in späteren Phasen der (kompulsive) Konsum zunehmend zu einer Vermeidung von unangenehmen Konsequenzen (Reduzierung negativer Emotionen und Stress), also einer negativen Verstärkung des Suchtverhaltens. Neuronale Anpassungen im Stresssystem tragen dazu bei, dass der chronische Drogenkonsum zu einer Erleichterung und Stressreduktion im Sinne einer Selbstmedikation führt (Heinz et al. 2012). Eine wesentliche Rolle bei der negativen Verstärkung und hier bei der Aufrechterhaltung eines chronischen Suchtverhaltens nehmen die Hypothalamus-Hypophysen-Nebennierenrinden-Achse (HHNA bzw. HPA-Achse) und die Amydgala ein (Koob 2008, 2009). Insbesondere das extrahypothalamische CRF (Cortico Releasing Faktor)-System in der Amygdala, das durch erhöhte Kortisolkonzentrationen sensitiviert wird, lässt die ängstlich-dysphorischen Zustände im Verlauf der Suchterkrankung erklären, die auch bei länger andauernden Abstinenzphasen anhalten und vermehrt zur negativen Verstärkung der Drogeneinnahme beitragen (Koob 2008).

Zusammenfassend zeigen die Studienergebnisse, dass der Verlauf einer Suchterkrankung mit neuronalen **Veränderungen im mesolimbischen Dopaminsystem** beginnt, insbesondere im NAcc, und durch die darüber vermittelte Euphorie eine erneute Substanzeinnahme motiviert. Mit zunehmendem Konsum kommt es zu einer Übertragung von Informationen vom ventralen zum dorsalen Striatum, wodurch Gewohnheiten und Automatismen gefördert werden, die zwanghaftem Verhalten ähneln (Everitt und Robbins 2013). Wenn die Zwanghaftigkeit sich zur vollständigen Sucht entwickelt, kommt es zu einer Funktionsstörung in den Systemen des Frontalkortex, die die exekutive Funktion steuern, was zu schlechten Entscheidungen führt und gleichzeitig die Funktionen der Stresssysteme im Gehirn verstärkt, was zur Anreizwirkung für Drogen anstelle von natürlichen Verstärkern beiträgt.

3.3 Genetik

Dopaminerge und andere für Entwicklung und Verlauf der Sucht entscheidende Neurotransmittersysteme unterscheiden sich in ihrer Funktionalität abhängig von der jeweils individuellen genetischen Ausstattung. Es erscheint daher auch wahrscheinlich, dass genetische Polymorphismen innerhalb dieser Systeme das Erkrankungsrisiko beeinflussen können. Suchterkrankungen sind grundsätzlich typische Beispiele für komplexe und genetisch beeinflusste Erkrankungen (➤ Kap. 4).

Um den Einfluss von Genen vom Einfluss des familiären Umfelds unterscheiden zu können, werden Familienstudien, Zwillings- und Adoptionsstudien durchgeführt. **Zwillingsstudien** nutzen den Umstand, dass Zwillingspaare üblicherweise gemeinsam aufwachsen und somit vergleichbaren Umwelteinflüssen ausgesetzt sind. Da eineiige Zwillinge 100 % ihres genetischen Materials gemeinsam haben, zweieiige Zwillinge aber im Schnitt nur 50 %, erlauben diese Studien Rückschlüsse auf die Auswirkung der genetischen Faktoren auf die Abhängigkeitsentstehung. Die Mehrzahl der in den letzten Jahren durchgeführten Zwillingsstudien zur Sucht zeigt, dass die Konkordanzraten als der Grad an Übereinstimmung bei eineiigen Zwillingen höher als bei zweieiigen Zwillingen sind. **Adoptionsstudien** sind ein weiterer Ansatz, den Einfluss von genetischen Faktoren und von Umweltbedingungen zu unterscheiden. Untersuchungen an Halbgeschwistern sowie die Evaluation des Erkrankungsrisikos adoptierter Kinder von Patienten mit Suchterkrankungen belegen ebenfalls die Vermutung, dass das Risiko für die Entstehung einer Abhängigkeitserkrankung genetisch beeinflusst wird. Die aus Zwillings- und Adoptionsstudien abgeschätzte Heritabilität liegt zwischen 50 % und 60 % für die Alkoholabhängigkeit (Dick und Bierut 2006), bei etwa 50 % für das pathologische Glücksspiel (Wölfling et al. 2009) und zwischen 45 % und 79 % für die Drogenabhängigkeit (Agrawal und Lynskey 2006; Kendler et al. 2003). Dabei ist der Anteil der Frauen etwa gleich groß einzuschätzen wie der der Männer. Vermutlich ist das genetische Risiko bei einer Störung durch Opioide und Kokain stärker als das bei einer Störung durch Halluzinogene (Goldman et al. 2005). Allerdings ist der epigenetische und damit doch wieder umweltabhängige Anteil an der vermeintlichen „Erblichkeit" noch nicht definiert, sodass diese niedriger liegen könnte.

Familien-, Zwillings- und Adoptionsstudien geben insgesamt keinen Hinweis darauf, dass einfache dominante oder rezessive Faktoren zum Risiko der Entstehung von Suchterkrankungen beitragen. Die genetische Veranlagung für Suchterkrankung wird durch zahlreiche Gene beeinflusst. Zur Ausprägung der Erkrankung ist dann eine Wechselwirkung zwischen diesen genetischen Faktoren und Umwelteinflüssen erforderlich.

Vor dem Hintergrund der hohen **psychiatrischen Komorbidität** von Suchterkrankungen (Walter und Gouzoulis-Mayfrank 2019) ist es weiterhin interessant, mögliche gemeinsame genetische Grundlagen mit anderen psychischen Störungen zu diskutieren. Obwohl die Suchterkrankungen dem externalisierenden Cluster zugeordnet werden, sind die besonders häufig komorbid auftretenden affektiven Störungen mit dem internalisierenden Cluster assoziiert, was für das Vorliegen von genetischen Faktoren für beide Cluster spricht (Grant et al. 2004). Die „Externalisierung" bei Alkohol- und Drogenabhängigkeit ohne psychiatrische Komorbidität wird auch als Impulskontrollstörung konzeptualisiert; der Faktor Substanzkonsum ist zusammen mit den Faktoren Impulsivität und Aggressivität der Faktor, der eine besonders hohe Assoziation mit dem Cluster Externalisierung bei psychischen Störungen aufweist (Krueger und South 2009).

Das Wissen über spezifische **neurochemische Systeme,** die zur Entwicklung und Aufrechterhaltung von Suchterkrankungen beitragen, kann dabei helfen, innovative und effektive pharmakologische Behandlungsansätze zu entwickeln, um die gerade auch bei Suchterkrankungen essenziellen Frühinterventionen anbieten zu können. Die Forschungsansätze befassen sich mit der Bedeutung von Genen, die allgemein das dopaminerge, das cannabinoide, das opioide, das cholinerge, das GABAerge System oder den Alkohol-Metabolismus (Alkohol Dehydrogenase Gen Cluster) betreffen (Goldman et al. 2005). Kritisch kann eingewendet werden, dass entsprechende Gene mehrheitlich einen Zusammenhang mit der Alkoholabhängigkeit, aber weniger mit der Drogenabhängigkeit zeigen (Dick und Agrawal 2008). Außerdem bleibt es bislang häufig unklar, durch welche neurobiologischen Mechanismen das erhöhte Suchtrisiko zu erklären ist. Andere Studien befassen sich intensiver mit den Auswirkungen umgebungsassoziierter Einflüsse wie Stress und Traumatisierung auf die Suchtentwicklung und -aufrechterhaltung (Schafer et al. 2010; Taplin et al. 2014). Vermutlich ist auch das impulsive, auf kurzfristige Belohnung zielende Verhalten überwiegend umweltbedingt einzuschätzen, da es unter dem Stressfaktor der sozialen Isolation entstehen kann (Heinz et al. 1998).

Ein weiterer interessanter Ansatz wird von Schuckit et al. (2012) in diesem Zusammenhang vertreten: Für die **Alkoholabhängigkeit** konnte hier nachgewiesen werden, dass je weniger stark die neurobiologischen Effekte von Alkohol wahrgenommen wurden und je mehr Alkohol für diesen Effekt getrunken wurde („low level of response"), desto größer auch möglicherweise das Risiko ist, später alkoholabhängig zu werden. Es konnte zudem eine Assoziation dieses „low level of response" sowohl mit der positiven Familienanamnese als auch mit dem Faktor Externalisierung bei der Alkoholabhängigkeit nachgewiesen werden, was für eine genetische Verknüpfung dieses Risikofaktors spricht (Schuckit et al. 2014).

Befunde aus **genomweiten Assoziationsuntersuchungen** bei Suchterkrankungen (Uhl et al. 2008) eben u. a. Hinweise darauf, dass bestimmte Gene, die zur Ausprägung spezifischer Persönlichkeitsmerkmale beitragen, auch für die Entwicklung von Suchterkrankungen von Bedeutung sind, etwa das CDH13-Gen oder das CDH23-Gen, die für die Ausprägung der „Extraversion" von Bedeutung zu sein scheinen (Terracciano et al. 2010).

Auch genomweite Assoziationsuntersuchungen liefern allgemein nur korrelative Resultate. Das heißt, dass Gene und Polymorphismen in einem signifikanten Zusammenhang zu einem bestimmten Merkmal (oder Phänotyp) stehen, wie etwa der Extraversion – unklar bleibt dabei aber, wie dieser Zusammenhang aussieht; die Kausalität muss dann in weiteren prospektiven Studien untersucht werden.

Dennoch können pharmakogenetische Untersuchungsansätze von dieser Methode profitieren. Ein wichtiges Ziel ist in diesem Zusammenhang die Entwicklung fokussierter und effektiver Präventions- und Therapiemaßnahmen im Sinne einer möglichst individualisierten Intervention. Das zunehmende Wissen über die biologischen Mechanismen und genetischen Einflüsse, die zu spezifischen Subtypen einer erhöhten Vulnerabilität führen, können sowohl die Prävention als auch die Frühintervention deutlich verbessern (Kiefer et al. 2010).

3.4 Das dopaminerge Belohnungssystem

Welche Effekte hat eine psychotrope Substanz auf das Gehirn? Zunächst wurde angenommen, dass Substanzkonsum und drogenassoziierte Reize eine Ausschüttung des Transmitters Dopamin im ventralen Striatum bewirken, die direkt mit Euphorie verbunden sind und somit zur Verstärkung (Belohnung) führen (Wise 1988). Umgekehrt zeigte sich auch, dass durch die Blockade von D2-Rezeptoren bei einer antipsychotischen Medikation die Fähigkeit verloren geht, Freude zu empfinden (Anhedonie; Heinz et al. 1994). Dopamin vermittelt aber eher Vorfreude und Motivation („Wanting") als Genuss („Liking"). Nach der Theorie von Robinson und Berridge (1993) kommt es durch die Wiederholung eines spezifischen belohnungsassoziierten Verhaltens zu einer durch neuroadaptive Prozesse vermittelten Sensitivierung des dopaminergen mesolimbischen Systems. Daraus entstehe eine intensivierte Aufmerksamkeitszuwendung für die entsprechenden Hinweisreize. Die Autoren nehmen also an, dass Dopamin eher als ein belohnungsankündigendes und aufmerksamkeitslenkendes Signal fungiert (Berridge und Robinson 2016). Die dopaminerge Aktivierung motiviert also zu einer weiteren Substanzeinnahme, ohne dass es zwingend zu einem Lustempfinden nach Drogenkonsum kommen muss. Studien von Volkow et al. (2003) sprechen allerdings dafür, dass die Dopaminfreisetzung auch mit der Euphorie nach Drogenkonsum eng verbunden ist. Es ist aber davon auszugehen, dass die Euphorie, die unmittelbar nach dem Konsum auftritt, als Interaktion von Dopamin mit anderen Transmittersystemen, insbesondere endogenen Opioiden im ventralen Striatum, entsteht (Cooper et al. 2003, Pecina et al. 2006). Die dopaminvermittelte Motivation oder „Vorfreude" ist damit prinzipiell vom Genuss bei Substanzkonsum zu unterscheiden (Heinz et al. 2012).

Anhedonie ist ein häufiges Symptom bei Alkoholabhängigen (Heinz et al. 1994) und auch bei kokain-, stimulanzien- und cannabisabhängigen Personen (Gawin und Ellinwood 1988; Miller et al. 1993; Bovasso 2001) während akutem und chronischem Entzug (Heinz et al. 1994, Melis et al. 2005) und wird auf eine dopaminerge Dysfunktion zurückgeführt (Nestler und Carlezon 2006). Als wichtiges Merkmal einer Abstinenzsymptomatik wird die Anhedonie als zentraler Faktor beim Übergang vom gelegentlichen Drogenkonsum zum exzessiven Konsum verstanden. Die RDS-Theorie (Reward Deficiency Syndrome; Cloninger 1987; Blum et al. 2000) besagt, dass Menschen mit Suchtverhalten eine allgemeine Beeinträchtigung bei der Aktivierung der Gehirnbelohnungswege aufweisen, was zu einer chronischen Hypoaktivierung dieser Schaltkreise führt und weiter zu einer reduzierten Freude an Belohnungen. Passend dazu konnte gezeigt werden, dass Patienten mit Substanzabhängigkeiten und Spielsucht auf einen bevorstehenden Belohnungsreize eine verminderte Aktivierung im ventralen Striatum vorweisen (Luijten et al. 2017). Eine solche Hypoaktivierung im ventralen Striatum auf belohnungshinweisende Reize konnte auch bei anderen psychiatrischen Patienten mit Anhedonia gezeigt werden (Hägele et al. 2015; Radua et al. 2015, Krystal et al. 2020). Anhaltender Substanz- und Alkoholkonsum führt zu einer Herunterregulation dopaminerger Rezeptoren im ventralen Striatum, was mit Anhedonie (Volkow et al. 2004) und Craving (Heinz et al. 2004) korreliert. Eine PET-Studie zeigte zudem, dass Patienten, die kokainabhängig sind, eine verminderte striatale Dopaminausschüttung nach Methylphenidat-Administration aufweisen, was mit Craving und Dysphorie zusammenhing (Volkow et al. 1997). Auch das Volumen des ventralen Striatums wird mit zunehmendem Konsum reduziert, was mit depressiven Symptomen einhergeht (Seifert et al. 2015).

Aus präklinischen Studien gewonnene Erkenntnisse zur Rolle des Dopamins wurden durch Computermodelle zu **belohnungsassoziiertem Lernen** ergänzt. Die Modelle basieren auf der Hypothese, dass Organismen ihr Verhalten auf den maximal wahrscheinlichen Erhalt zukünftiger Belohnungen ausrichten. Demnach wird die Prädiktion für eine Belohnung als „besser als erwartet" mit einem phasischen Anstieg (positiver Vorhersagefehler für Belohnungsereignisse) oder „schlechter als erwartet" mit einer phasischen Abnahme (negativer Vorhersagefehler für Belohnungsereignisse) der dopaminergen Transmission codiert (Kiefer 2010).

Dabei wird durch den pharmakologisch induzierten Anstieg der dopaminergen Transmission immer das Signal „besser als erwartet" erzeugt, unabhängig vom subjektiven Empfinden der Wirksamkeit des Suchtmittels. Dieser Hypothese folgend resultiert daraus ein pathologisches „Überlernen" drogenassoziierter Reize im Vergleich zu den Assoziationen mit natürlichen Verstärkern wie Essen oder Sexualität (Montague et al. 2004).

Insgesamt findet der Konsum trotz gegenteiliger Absichten (also im Sinne einer Kontrollminderung) offenbar dann statt, wenn die hauptsächlich durch Dopamin gesteuerte Motivation die bewusste Entscheidung, keine Drogen einzunehmen, „überrennt" (Heinz et al. 2012). Die Balance zwischen aktivierenden und hemmenden Systemen könnte auch durch eine schwächere präfrontale Kontrollfunktion in Schieflage geraten. Prämorbide verminderte graue Hirnsubstanz in präfrontalen Arealen und sich durch chronischen Konsum entwickelnde Volumendefizite in diesen Bereichen können diese „Dysbalance" weiter verstärken (Bechara 2005). Zu Beginn des Alkoholkonsums konnten allerdings keine Hinweise auf präfrontal vermittelte Kontrolldefizite (gezeigt werden (Stuke et al. 2016). Die häufig mit exzessivem Drogenkonsum in Verbindung gebrachte Impulsivität und die damit verbundene Verminderung exekutiver präfrontaler Kontrollfunktionen könnte also Folge langjährigen Alkoholkonsums sein, während eine verstärkte Aktivierung des ventralen Striatums bereits beim schädlichen Gebrauch auftrat und zur Suchtentwicklung beizutragen scheint (Stuke et al. 2016).

Während Dopamin die konditionierten Verstärkungsprozesse vermittelt, sind im fortgeschrittenen Stadium von Suchterkrankungen auch vermehrt glutamaterge Neurone im PFC und deren Projektionen in den NAcc von Bedeutung für die Konsolidierung des Verhaltens (Kalivas und Volkow 2005). Glutamaterg innervierte, exzitatorische Neurone umfassen insgesamt ungefähr 40 % der Netzwerke im Gehirn. Interferiert also Alkohol mit der Funktion des NMDA (N-Methyl-D-Aspartat)-Rezeptors, so wird der Einstrom von Kalziumionen vermindert. Damit nimmt die Frequenz exzitatorischer Potenziale ab. Alkohol reduziert damit die Wirkung des wichtigsten exzitatorischen Systems, wobei gleichzeitig die Funktion des wichtigsten inhibitorischen Systems (GABA) durch die Bindung an GABA-Rezeptoren verstärkt wird. In verschiedenen präklinischen Studien bei klassischen, stoffgebundenen Suchterkrankungen konnte gezeigt werden, dass z. B. das Wiedereinsetzen eines kokainassoziierten „Drogensuchverhaltens“ über die gesteigerte glutamaterge Transmission vom PFC in die Kernregion des NAcc vermittelt wird und über die Blockade der glutamatergen Synapsen im NAcc gehemmt werden kann (Kalivas und Volkow 2005). Dauerhafte synaptische Veränderungen in den glutamatergen Projektionen vom PFC in den NAcc könnten sowohl den zwanghaft wirkenden Drogenkonsum als auch die Bedeutungsminderung natürlicher Verstärker wie Essen oder Sexualität erklären.

3.5 Das Stresssystem

Der klassischen **Stresstheorie** zufolge sind Anforderungen bzw. Herausforderungen, die die Anpassungs- bzw. Bewältigungskapazitäten eines Individuums zu übersteigen drohen, grundsätzlich als Stress anzusehen (Selye 1950). Unter den zahlreichen Mechanismen zur Stressregulation stellt die **Hypothalamus-Hypophysen-Nebennierenrinden-Achse** (HHNA- bzw. HPA-Achse)eines der wichtigsten physiologischen Stresssysteme dar. Als die Hauptregulations- und -kontrollinstanz des Organismus verbindet sie das zentralnervöse mit dem hormonellen System, ist unabdingbar bei der Unterstützung vegetativer Körperfunktionen und besitzt eine Schlüsselfunktion bei der Stressregulation (Russell und Lightman 2019). Während an kurzfristigen (Abwehr-)Stressreaktionen die sympathisch-adrenerg-medulläre (SAM)-Achse beteiligt ist, die durch die Katecholaminsekretion für eine schnelle Energiemobilisierung in Stresssituationen sorgt, wird die HPA-Achse auch bei der längerfristigen Regulation von Stressreaktionen beansprucht. Unter einer Stressexposition werden neuronale Signale zum Hypothalamus ausgesendet, der die Sekretion des Corticotropin-releasing Hormons (CRH oder CRF) ver-

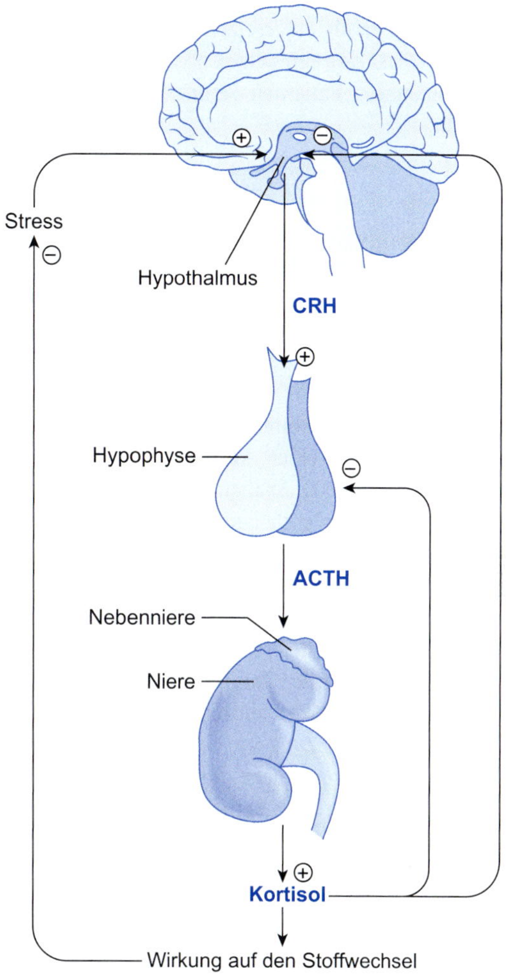

Abb. 3.2 Darstellung des neurophysiologischen Stresssystems, das bei Stress durch Aktivierung der HPA-Achse u. a. zur Freisetzung von Kortisol in den Blutkreislauf führt [L231]

anlasst. CRH stimuliert wiederum die Hypophyse, die ihrerseits die Ausschüttung des Adrenocortocotropins (ACTH) auslöst. Die Einwirkung von ACTH auf die Nebennierenrinde resultiert schließlich in der Freisetzung von Kortisol. Kortisol beeinflusst wiederum verschiedene physiologische Prozesse bei der Bewältigung der Stresssituation und unterdrückt auf der zentralnervösen Ebene den stressinduzierten Noradrenalinanstieg (➤ Abb. 3.2).

Die HPA-Achse wird von zahlreichen negativen Rückkopplungsmechanismen kontrolliert, insbesondere unter Beteiligung des Locus coeruleus sowie des Hippocampus und der Amygdala (LeDoux 1998). Die Amygdala reguliert u. a. die Konsolidierung des emotionalen Gedächtnisses durch Projektion auf andere Hirnareale wie den Hippocampus und den PFC (McGaugh 2004). Hier führt erhöhtes Stresserleben zwar zu einer verbesserten Konsolidierung, aber auch zu einem schlechteren Abruf von bestehenden Gedächtnisinhalten (de Quervain et al. 1998). Letzteres kann ggf. therapeutisch genutzt werden, indem Cortisol und andere

Glukokortikoide bei psychischen Erkrankungen und Suchterkrankungen kurzfristig eingesetzt werden. So konnte z. B. gezeigt werden, dass eine einmalige Cortisolgabe das Craving bei heroinabhängigen Patienten vermindern kann (Walter et al. 2015a).

MERKE

Bei Suchterkrankungen führt Stress grundsätzlich zu einem Anstieg des subjektiven Angstempfindens, der ACTH- und Cortisolsekretion und des physiologischen Arousals (Herz- und Pulsfrequenz, Blutdruck, noradrenerge Aktivität), wie dies auch Drogenreize bewirken. Stressinduziertes Craving ist Studien zufolge mit einem hohen Rückfallrisiko verbunden (Sinha et al. 2006).

Auch in Tierexperimenten konnte ein durch Stress induziertes Konsumverhalten nach einer Abstinenzphase beobachtet werden (Shalev et al. 2000; Shaham et al. 2003). Dieses ist offenbar von der extrahypothalamischen CRF-Distribution abhängig (Koob und Le Moal 2006). Während zu Beginn der Sucht die positive Verstärkung häufig im Vordergrund steht, kommt es im Verlauf der Sucht zu chronisch-negativ emotionalen Zuständen. Nach der Theorie von Koob (2008, 2009) verändert sich eine initiale „Impulsivität" in eine zunehmende „Zwanghaftigkeit" des Substanzkonsums; in der Tat wird die positive Verstärkung im Verlauf der Entwicklung einer Abhängigkeit immer mehr durch eine negative Verstärkung als charakteristische Verhaltensmotivation ersetzt: Durch erhöhte Cortisolkonzentrationen kann das CRF-System in der Amygdala sensitiviert werden, was zu einer vermehrten Ausschüttung von extrahypothalamischem CRF, Noradrenalin sowie verschiedener Neuropeptide führen und so die negativen, häufig ängstlich-dysphorischen Zuständen im Verlauf der Suchterkrankung erklären kann, die auch bei länger andauernden Abstinenzphasen anhalten und vermehrt zur negativen Verstärkung der Drogeneinnahme beitragen könnten (Koob 2008).Studien bei Opiatabhängigen zeigen, dass Craving bei drogenabhängigen Patienten durch negative emotionale Zustände wie Ärger ausgelöst wird (Epstein et al. 2009) und durch Opioidgabe wieder reduziert werden kann, auch ohne dass nachweisbare Entzugssymptome festgestellt wurden (Schmidt et al. 2013).

MERKE

In kontrollierten Studien mit drogenabhängigen Patienten verminderten Methadon und Heroin die Kortisolsekretion, die negativen Emotionen sowie den stressabhängigen Startle-Reflex (Walter et al. 2011).

Im Vergleich zu Placebo führt Heroin bei substituierten Patienten zu einer allgemeinen Reduktion der Stressantwort (Walter et al. 2013). Diese Befunde zeigen, dass heroinabhängige und opioidsubstituierte Patienten offenbar dann eine unauffällige Stressantwort wie Gesunde haben, wenn sie vor dem Stressor ihre tägliche Heroindosis erhalten. In einer fMRT-Studie konnte gezeigt werden, dass sowohl die Amygdala-Aktivierung als auch negative Emotionen während Stressreizen durch die Substanzeinnahme bei drogenabhängigen Patienten reduziert werden konnten; die Amygdala-Aktivierung korrelierte dabei sowohl mit Angst als auch mit den Konzentrationen von ACTH und Cortisol im Blut (Schmidt et al. 2014; Schmidt et al. 2015).

Studien zum Alkoholkonsum ergaben, dass auch Alkohol die Reaktion auf Stressreize verändert. Nach Alkoholkonsum, nicht aber nach Placebo konnte eine Reduzierung der Amygdala-Aktivierung unter Stress nachgewiesen werden (Sripada et al. 2011). Eine vergleichbare Reduzierung konnte auch bei sozialen Trinkern gezeigt werden (Gilman et al. 2012), was für einen akuten stressreduzierenden Effekt von Alkohol spricht. Auch das Amygdala-Volumen ist bei substanzabhängigen Patienten reduziert (Mackey et al. 2019), insbesondere bei alkoholabhängigen Patienten, was mit einem erhöhten Craving und späterem Konsum einherging (Wrase et al. 2008). Zu erwähnen ist dabei auch, dass sich das Amygdala-Volumen während Abstinenz wieder zu normalisieren scheint. Ein reduziertes Amygdala-Volumen scheint auch prädiktiv für die Transition von gelegentlichem zu exzessivem Amphetamin-Konsum zu sein (Becker et al. 2015). Ein reduziertes Amygdala-Volumen und reduzierte funktionelle Amygdala-Konnektivität (zum OFC und ACC), die mit der Dauer der Abhängigkeit zunehmen, konnten auch bei Patienten mit einer Opioidabhängigkeit beobachtet werden (Upadhyay et al. 2010). Die Amygdala zeigt auch reiche Konnektivitäten zum ventralen Striatum (Haber und Knutson 2010). Die reduzierte Amygdala-Aktivierung und Stressreduktion durch Substanzeinnahme (negative Verstärkung) (Schmidt et al. 2014) kann dabei auch zu einem prohedonischen Effekt („reward from relief") via erhöhter ventraler Striatum Aktivierung führen.

3.6 Toleranzentwicklung und Entzugssymptome

Bei anhaltendem und chronischem Konsum psychotroper Substanzen entwickelt sich regelhaft eine Toleranz. Das bedeutet, dass die Dosis gesteigert werden muss, um den gleichen Effekt einer Substanz zu erleben. Dieser **Toleranzentwicklung** liegt eine Veränderung der Gleichgewichtszustände (Homöostase) des Gehirns zugrunde: Wird das Gehirn durch Substanzeinnahme in seiner Funktion beeinträchtigt, setzen gegenregulatorische Anpassungsmechanismen ein, die das Gleichgewicht entsprechend der zugeführten Substanzmenge wieder neu regulieren. Eine Folge der Toleranzentwicklung durch Neuroadaptation sind je nach entsprechender Pharmakodynamik und -kinetik dieser Substanz auftretende Entzugssymptome, sobald die Zufuhr der Substanz wieder gestoppt wird (Heinz et al. 2012).

MERKE

Eine Folge der Toleranzentwicklung durch Neuroadaptation sind je nach entsprechender Pharmakodynamik und -kinetik dieser Substanz auftretende Entzugssymptome, sobald die Zufuhr der Substanz wieder gestoppt wird (Heinz et al. 2012).

Die wesentlichen Transmitter, die an der Toleranzentwicklung und Entzugssymptomatik beteiligt sind, sind insbesondere das glutamaterge und das GABAerge System (Krystal et al. 2006). Die Transmitter Glutamat und GABA sind besonders an der schnellen Informationsverarbeitung im Kortex und subkortikalen Arealen beteiligt. Glutamat hat in der Regel wie bereits beschrieben eine exzitatorische Funktion an den Neuronen, GABA aktiviert inhibitorische GABA-A und GABA-B-Rezeptoren (Heinz et al. 2012).

Alkohol und Benzodiazepine aktivieren hemmende $GABA_A$-Rezeptoren. Wird über einen längeren Zeitraum kontinuierlich Alkohol zugeführt, kommt es hier zu einer Reduktion der $GABA_A$-Rezeptoren (Hu et al. 2008). Alkohol interferiert aber auch mit der Funktion der NMDA-Rezeptoren und vermindert über diesen Weg die erregende Wirkung von Glutamat auf die Neurone. Bei chronischem Alkoholkonsum kommt es in der Folge zu einer kompensatorischen Zunahme der NMDA-Rezeptoren (Carpenter-Hyland und Chandler 2007). Entfällt die hemmende Wirkung von Alkohol auf die NMDA-Rezeptoren im Alkoholentzug, trifft Glutamat auf eine erhöhte Anzahl an aktivierbaren Rezeptoren, was mit Krampfanfällen und anderen Entzugssymptomen in Verbindung gebracht wird (Soyka und Preuss 2003; ➤ Abb. 3.3).

3.7 Das präfrontale Kontrollsystem

Eine wichtige PFC-Struktur für die Impulskontrolle ist der **inferiore frontale Gyrus** (IFG) (Aron et al. 2014). Bei Suchterkrankungen, z. B. Alkohol- oder Drogenabhängigkeit, wurde gezeigt, dass der IFG ein reduziertes Volumen aufweist, das zu einer verminderten inhibitorischen Kontrolle (response inhibition) führt (Wiers et al. 2015). Sowohl die Leistung während inhibitorischer Kontrollaufgaben als ich auch das Volumen im IFG korrelieren dabei mit Craving. Das Volumen im IFG scheint sich mit Abstinenz aber wieder zu normalisieren und damit auch die kognitive Leistung (Parvaz et al. 2017). Veränderungen in der Konnektivität des IFG können dem Beginn einer Drogenabhängigkeit vorausgehen, sodass bestimmte Personen ein erhöhtes Risiko tragen, eine Abhängigkeit zu entwickeln (Ersche et al. 2012).

Eine weitere wichtige PFC-Region bei der Entstehung von Suchterkrankungen ist der **orbitofrontale Kortex** (OFC) (Goldstein und Volkow 2011). Suchtpatienten haben ein verringertes OFC-Volumen, das sich mit zunehmendem Konsum weiter reduziert (Alia-Klein et al. 2011, Schmidt et al. 2021) und zu erhöhter Kompulsion führt (Ersche et al. 2011). Der OFC ist für die Verarbeitung von Belohnung, Motivation und Entscheidungsfindung zuständig (Schoenbaum et al. 2006). Bei Suchterkrankungen wird der OFC aufgrund wiederholter Exposition gegenüber Suchtmitteln und damit verbundenen Belohnungen verändert. Dies kann zu einer Veränderung der neuronalen Aktivität führen, die zu einer gesteigerten Motivation für die Einnahme von Suchtmitteln und einer Abnahme der Selbstkontrolle führt. So konnten **bildgebende Studien** zeigen, dass der OFC bei abhängigen Personen einen stärken Glukosemetabolismus zeigt, wenn den Personen

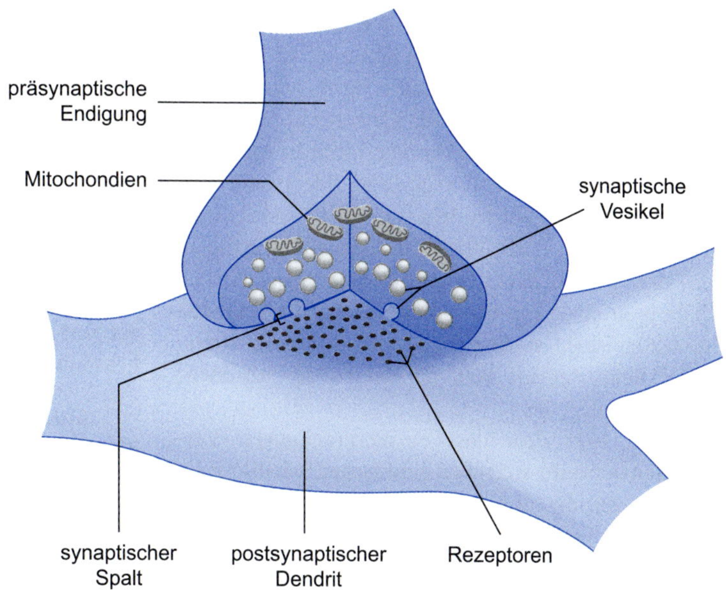

Abb. 3.3 Synaptische Verbindung zwischen einer präsynaptischen Nervenendigung, in der eintreffende Impulse zur Freisetzung von Neurotransmittern aus den präsynaptischen Vesikeln (Präsynapse) freigesetzt werden, und dem postsynaptischen Dendriten, auf dem die spezifischen Rezeptoren lokalisiert sind [L231]

3

substanz-relevante Reize präsentiert wurde oder Substanzen einnahmen (Kalivas und Volkow 2005). Der gesteigerte Glukoseverbrauch korrelierte dabei auch positiv mit dem Craving und der Verfügbarkeit dopaminerger Rezeptoren im Striatum (Goldstein und Volkow 2002). Auch die funktionelle Konnektivität während dem Ruhezustand zwischen dem OFC und NAcc ist positiv mit Craving bei alkoholabhängigen Patienten assoziiert (Bracht et al. 2021). Alkohol- und substanzabhängige Personen zeigen zudem eine reduzierte OFC Aktivierung wenn länger auf Belohnungen gewartet werden musste (Dom et al. 2005). Der OFC nimmt also eine zentrale Rolle bei der Entstehung von Suchterkrankungen ein, indem er die Belohnungsverarbeitung und Entscheidungsfindung beeinflusst und zur Ausbildung von Konditionierungen beiträgt. Interessanterweise konnte in diesem Zusammenhang gezeigt werden, dass der Metabolismus im OFC und Striatum durch kognitive Inhibition und erhöhter IFG Aktivierung reduziert werden kann und dabei auch das Craving vermindert wurde (Volkow et al. 2010). Bei Suchterkrankungen ist die Konnektivität zwischen PFC und striatalen Regionen gestört, was dazu führt, dass Betroffene ein gesteigertes Verlangen nach der Droge oder dem Suchtmittel haben und Schwierigkeiten haben, dieses Verlangen zu kontrollieren. Eine gestörte Konnektivität zwischen OFC und Striatum kann auch dazu führen, dass Betroffene eine verminderte Fähigkeit haben, Belohnungen angemessen zu bewerten und daraus angemessene Handlungen abzuleiten. Dies kann zu einem Teufelskreis führen, bei dem Betroffene immer mehr von der Droge oder dem Suchtmittel konsumieren, um das gesteigerte Verlangen zu befriedigen, was wiederum zu einer weiteren Veränderung der Konnektivität zwischen OFC und Striatum führt (Goldstein und Volkow 2011). Auch Schaltkreise zwischen dem PFC und Amygdala werden mit der Förderung als auch Hemmung des Suchtverhaltens in Verbindung gebracht (Peters et al. 2009).So führt zum Beispiel ein zunehmender Alkoholkonsum zu einer reduzierten Konnektivität zwischen dem OFC und der Amygdala, welche auch prädiktiv für den Konsum zwei Jahre später war (Peters et al. 2017). Bei Patienten mit einer Kokainsucht konnte auch eine reduzierte Konnektivität zwischen der Amygdala und dem ventromedialen PFC festgestellt werden (Gu et al. 2010), welche auch mit einem erhöhten Rückfallrisiko in Verbindung gebracht wurde (McHugh et al. 2014). Es kann angenommen, dass dadurch die präfrontale Top-Down Kontrolle auf die Amygdala beeinträchtigt ist (Mashhoon et al. 2010) und so ein stressbedingtes Reinstatement während Phasen der Abstinenz angetrieben wird.

Insgesamt zeigt sich, dass Suchterkrankungen **Veränderungen in fronto-striatalen-limbischen Schaltkreisen** zugrunde liegen, die zu einer beeinträchtigten kognitiven Kontrolle und Emotionsregulation führen, und die Zuweisung von Anreizsalienz zu Drogen und drogenbezogenen Hinweisreizen erhöht (Goldstein und Volkow 2011).

3.8 Fazit für die Praxis

In den letzten Jahrzehnten konnten auf neurobiologischer Ebene wesentliche Erkenntnisse zur Ätiologie von Suchterkrankungen gewonnen werden, die eine komplexe Interaktion von genetischer Disposition, Umweltbedingungen, Lernprozessen und Neuroadaptationen infolge chronischen Substanzkonsums nahelegen. Hinsichtlich genetischer Faktoren scheinen neben Genen verschiedener Transmittersysteme (u. a. GABAerges, serotonerges, dopaminerges System) insbesondere auch Gene, welche die Metabolisierung und die Empfindlichkeit gegenüber der akuten Wirkung einer Substanz beeinflussen, relevant zu sein. Umweltfaktoren, z. B. wiederholte traumatisierende Erfahrungen von körperlichem und/oder emotionalem Missbrauch in der Kindheit, können bei Suchterkrankungen gehäuft beobachtet werden und scheinen ebenfalls einen wichtigen Faktor bei der Entwicklung dieser Krankheitsbilder darzustellen. Weiterhin kommt dem belohnungsassoziierten Lernen und damit dem sog. mesolimbischen dopaminergen Belohnungssystem eine wesentliche Rolle zu. Durch positive Verstärkungsmechanismen scheint dieses System wesentlich zur Motivationsbildung hinsichtlich eines anhaltenden Substanzkonsums beizutragen. Darüber hinaus sprechen auch zahlreiche Befunde für eine Beteiligung des Stress- und kognitiven PFC-Systems an der Entwicklung und Aufrechterhaltung von Suchterkrankungen.

Während das Stress-System mit den Hauptkomponenten HPA-Achse und Amygdala bei Entzugszuständen eine wichtige Rolle einnimmt, werden Craving und drogenbezogene Entscheidungsprozesse über den PFC gesteuert. Neuroadaptive Veränderungen in diesem fronto-striatelen-limbischen Netzwerk infolge des chronischen Konsums können zur Toleranzentwicklung und Entzugssymptomatik bei Reduktion bzw. Beendigung des Substanzkonsums führen. Im Laufe der Erkrankung wird dann die initial positive Verstärkung des Konsums zunehmend durch eine negative Verstärkung als zugrunde liegende Verhaltensmotivation ersetzt und die Symptomatik damit aufrechterhalten.

Das zunehmende Wissen über die neurobiologischen Grundlagen von Suchterkrankungen kann durch die Identifikation geeigneter Marker sowie die Entwicklung innovativer Behandlungsstrategien einen erheblichen Beitrag zur Verbesserung der Prävention und Therapie dieser Krankheitsbilder leisten.

LITERATUR

Agrawal A, Lynskey MT. The genetic epidemiology of cannabis use, abuse and dependence. Addiction 2006; 101: 801–812.

Alia-Klein N, Parvaz MA, Woicik PA, Konova AB, Maloney T, Shumay E, et al. Gene x disease interaction on orbitofrontal gray matter in cocaine addiction. Arch Gen Psychiatry 2011; 68: 283–294.

Aron AR, Robbins TW, Poldrack RA. Inhibition and the right inferior frontal cortex: one decade on. Trends Cogn Sci 2014; 18: 177–185.

Bechara A. Decision making, impulse control and loss of willpower to resist drugs: a neurocognitive perspective. Nat Neurosci 2005; 8: 1458–1463.
Becker B, Wagner D, Koester P, Tittgemeyer M, Mercer-Chalmers-Bender K, Hurlemann R, et al. Smaller amygdala and medial prefrontal cortex predict escalating stimulant use. Brain 2015; 138: 2074–2086.
Berridge KC, Robinson TE. Liking, Wanting and the Incentive-Sensitization Theory of Addiction. Am Psychol. 2016; 71: 670–679.
Blum K, Braverman ER, Holder JM. Reward deficiency syndrome: a biogenetic model for the diagnosis and treatment of impulsive, addictive, and compulsive behaviors. J Psychoactive Drugs 2000; 32(suppl): 112–116.
Bovasso GB. Cannabis abuse as a risk factor for depressive symptoms. Am. J. Psychiatry 2001; 158: 2033–2037.
Bracht T, Soravia L, Moggi F, Stein M, Grieder M, Federspiel A, et al. The role of the orbitofrontal cortex and the nucleus accumbens for craving in alcohol use disorder. Transl Psychiatry 2021; 11:26.
Buckholtz JW, Treadway MT, Cowan RL, Woodward ND, Li R. L. et al. Dopaminergic network differences in human impulsivity. Science 2010; 329: 532.
Camí J, Farré M. Drug addiction. N Engl J Med 2003; 349: 975–986.
Carpenter-Hyland EP, Chandler LJ. Adaptive plasticity of NMDA receptors and dendritic spines: implications for enhanced vulnerability of the adolescent brain to alcohol addiction. Pharmacol Biochem Behav 2007; 86: 200–208.
Cloninger CR. Neurogenetic adaptive mechanisms in alcoholism. Science 1987; 236: 410–416.
Cooper JC, Bloom FE, Roth RH. The Biochemical Basis of Neuropharmacology, 8th Ed. New York: Oxford University Press, 2003.
Crews FT, Boettiger CA. Impulsivity, frontal lobes and risk for addiction. Pharmacol Biochem Behav 2009; 93: 237–247.
DalleyJ W, Everitt BJ, Robbins TW. Impulsivity, compulsivity, and top-down cognitive control. Neuron 2011; 69: 680–694.
Dalley JW., Robbins TW. Fractionating impulsivity: neuropsychiatric implications. Nat Rev Neurosci 2017; 18: 158–171.
de Quervain DJF, Roozendaal B, McGaugh JL. Stress and glucocorticoids impair retrieval of long-term spatial memory. Nature 1998; 394: 787–790.
D'Souza DC, Cortes-Briones JA, Ranganathan M, Thurnauer H, Creatura G, Surti T, et al. Rapid Changes in CB1 Receptor Availability in Cannabis Dependent Males after Abstinence from Cannabis. Biol Psychiatry Cogn Neurosci Neuroimaging 2016; 1: 60–67.
Di Chiara G und Imperato A. Drugs abused by humans preferentially increase synaptic dopamine concentrations in the mesolimbic system of freely moving rats. Proc Natl Acad Sci U S A. 1988; 85: 5274–5278.
Dick DM, Bierut LJ. The genetics of alcohol dependence. Curr Psychiatry Rep 2006; 8: 151–157.
Dick DM, Agrawal A. The genetics of alcohol and other drug dependence. Alcohol Res Health 2008; 31: 111–118.
Dom G, Sabbe B, Hulstijn W, van den Brink W. Substance use disorders and the orbitofrontal cortex: systematic review of behavioural decision-making and neuroimaging studies. Br J Psychiatry 2005; 187: 209–220.
Eisen SA, Lin N, Lyons MJ, Scherrer JF, Griffith K, True WR, Goldberg J, Tsuang MT. Familial influences on gambling behavior: an analysis of 3359 twin pairs. Addiction 1998; 93: 1375–1384.
Ersche KD, Barnes A, Jones PS, Morein-Zamir S, Robbins TW, Bullmore ET. Abnormal structure of frontostriatal brain systems is associated with aspects of impulsivity and compulsivity in cocaine dependence. Brain 2011; 134: 2013–2024.
Ersche KD, Turton AJ, Chamberlain SR, Müller U, Bullmore ET, Robbins TW. Cognitive dysfunction and anxious-impulsive personality traits are endophenotypes for drug dependence.
Ersche KD, Jones PS, Williams GB, Robbins TW, Bullmore ET. Cocaine dependence: a fast-track for brain ageing? Mol Psychiatry 2013; 18: 134–135.
Epstein DH, Willner-Reid J, Vahabzadeh M, Mezghanni M, Lin J-L, Preston KL. Real-time electronic-diary reports of cue exposure and mood in the hours before cocaine and heroin craving and use. Arch Gen Psychiatry 2009; 66: 88–94.
Everitt BJ, Robbins TW. From the ventral to the dorsal striatum: devolving views of their roles in drug addiction. Neurosci Biobehav Rev 2013; 37: 1946–1954.
Gawin FH, Ellinwood EH Jr. Cocaine and other stimulants. Actions, abuse and treatment. N Engl J Med 1988; 318: 1173–1182.
Gerber H, Walter M. Abhängigkeitserkrankungen. In Boothe B, Riecher-Rössler A (Hrsg.): Frauen in Psychotherapie. Stuttgart: Schattauer 2013; 152–160.
Gilman JM, Ramchandani VA, Crouss T, Hommer DW. Subjective and neural responses to intravenous alcohol in young adults with light and heavy drinking patterns. Neuropsychopharmacology 2012; 37: 467–477.
Goldman D, Oroszi G, Ducci F. The genetics of addictions: uncovering the genes. Nat Rev Genet 2005; 6: 521–532.
Goldstein RZ, Volkow ND. Drug Addiction and its underlying neurobiological basis: neuroimaging evidence for the involvement of the frontal cortex. Am J Psychiatry 2002; 159: 1642–1652.
Goldstein ZZ, Volkow ND. Dysfunction of the prefrontal cortex in addiction: neuroimaging findings and clinical implications. Nat Rev Neurosci 2011; 12: 652–669.
Grant BF, Stinson FS, Dawson DA, Chou SP, Dufour MC, Compton W, Pickering RP, Kaplan K. Prevalence and co-occurrence of substance use disorders and independent mood and anxiety disorders: results from the National Epidemiologic Survey on Alcohol and Related Conditions. Arch Gen Psychiatry 2004; 61: 807–816.
Gu H, Salmeron BJ, Ross TJ, Geng X, Zhan W, Stein EA, Yang Y. Hong Gu Mesocorticolimbic circuits are impaired in chronic cocaine users as demonstrated by resting-state functional connectivity. Neuroimage. 2010; 53: 593–601.
Haber SN, Knutson B. The reward circuit: Linking primate anatomy and human imaging. Neuropsychopharmacology 2010; 35: 4–26.
Hägele C, Schlagenhauf F, Rapp M, Sterzer P, Beck A, Bermpohl F, Stoy M, Ströhle A, Wittchen HU, Dolan RJ, Heinz A. Dimensional psychiatry: reward dysfunction and depressive mood across psychiatric disorders. Psychopharmacology (Berl) 2015; 232: 331–341.
Hauber W, Sommer S. Prefrontostriatal circuitry regulates effort-related decision making. Cereb Cortex 2009; 19: 2240–2247.
Heinz A, Schmidt LG, Reischies FM. Anhedonia in schizophrenic, depressed, or alcohol-dependent patients – neurobiological correlates. Pharmacopsychiatr 1994; 27 Suppl.: 7–10.
Heinz A, Higley JD, Gorey JG, Saunders RC, Jones DW, Hommer D, et al. In vivo association between alcohol intoxication, aggression, and serotonin transporter availability in nonhuman primates. Am J Psychiatry 1998; 155: 1023–1028.
Heinz A. Dopaminergic dysfunction in alcoholism and schizophrenia--psychopathological and behavioral correlates. Eur Psychiatry 2002; 17: 9–16.
Heinz A, Siessmeier T, Wrase J, Hermann D, Klein S, Grüsser SM, et al. Correlation between dopamine D(2) receptors in the ventral striatum and central processing of alcohol cues and craving. Am J Psychiatry 2004; 161: 1783–1789.
Heinz AJ, Beck A, Meyer-Lindenberg A, Sterzer P, Heinz A. Cognitive and neurobiological mechanisms of alcohol-related aggression. Nat Rev Neurosci 2011; 12: 400–413.
Heinz A, Batra A, Scherbaum N, Gouzoulis-Mayfrank E. Neurobiologie der Abhängigkeit. Stuttgart: Kohlhammer; 2012.
Hu Y, Lund IV, Gravielle MC, Farb DH, Brooks-Kayal AR, Russek SJ. Surface expression of GABAA receptors is transcriptionally controlled

by the interplay of cAMP-response element-binding protein and its binding partner inducible cAMP early repressor. J Biol Chem 2008; 283: 9328–9340.
Hyman SE, Malenka RC, Nestler EJ. Neural mechanisms of addiction: the role of reward-related learning and memory. Annu Rev Neurosci 2006; 29: 565–598.
Jia T, Macare C, Desrivières S, Gonzalez DA, Tao C, Ji X, et al. Neural basis of reward anticipation and its genetic determinants. Proc Natl Acad Sci U S A 2016; 113: 3879–3884.
Kalivas PW, Volkow ND. The neural basis of addiction: A pathology of motivation and choice. Am J Psychiatry 2005; 162: 1403–1413.
Katona I, Freund TF. Endocannabinoid signaling as a synaptic circuit breaker in neurological disease. Nat Med 2008; 14: 923–930.
Kendler KS, Jacobson KC, Prescott CA, Neale MC. Specificity of genetic and environmental risk factors for use and abuse/dependence of cannabis, cocaine, hallucinogens, sedatives, stimulants, and opiates in male twins. Am J Psychiatry 2003; 160: 687–695.
Kiefer F. Neurobiologie und Genetik von Suchterkrankungen. Bundesgesundheitsblatt Gesundheitsforschung Gesundheitsschutz 2010; 53: 284–288.
Kiefer F, Fauth-Bühler M, Heinz A, Mann K. Neurobiologische Grundlagen der Verhaltenssüchte. Nervenarzt 2013; 84: 557–562.
Kienast T, Wrase J, Heinz A. Neurobiologie stoffgebundener Abhängigkeitserkrankungen - Befunde bildgebender Verfahren. Fortschr Neurol Psychiatr 2008; 76 Suppl 1: 68–76.
Koob GF, LeMoal M. Neurobiology of Addiction. London: Elsevier; 2006.
Koob GF. The role for brain stress systems in addiction. Neuron 2008; 59: 11–34.
Koob GF. Brain stress systems in the amygdala and addiction. Brain Research 2009; 1293: 61–75.
Koob GF, Volkow ND. Neurocircuitry of Addiction. Neuropsychopharmacology 2010; 35: 217–238.
Krueger RF, South SC. Externalizing disorders: Cluster 5 of the proposed meta-structure for DSM-V and ICD-11. Psychol Med 2009; 39: 2061–2070.
Krystal JH, Staley J, Mason G, Petrakis IL, Kaufman J, Harris RA, Gelernter J, Lappalainen J. Gamma-aminobutyric acid type A receptors and alcoholism: intoxication, dependence, vulnerability, and treatment. Arch Gen Psychiatry 2006; 63: 957–968.
Krystal AD, Pizzagalli DA, Smoski M, Mathew SJ, Nurnberger J, Lisanby SH, et al. A randomized proof-of-mechanism trial applying the 'fast-fail' approach to evaluating κ-opioid antagonism as a treatment for anhedonia. Nat Med 2020; 26: 760–768.
Ladewig D. Sucht und Suchtkrankheiten: Ursachen, Symptome, Therapien. München: C.H. Beck; 1996.
LeDoux J. The emotional brain. London: Orion; 1998.
Linden D, Thome J. Modern neuroimaging in psychiatry: towards the integration of functional and molecular information. World J Biol Psychiatry 2011; 12 Suppl 1: 6–10.
Luijten M, Schellekens AF, Kühn S, Machielse MW, Sescousse G. Disruption of Reward Processing in Addiction : An Image-Based Meta-analysis of Functional Magnetic Resonance Imaging Studies. JAMA Psychiatry 2017; 74: 387–398.
Mackey S, Allgaier N, Chaarani B, et al. Mega-Analysis of Gray Matter Volume in Substance Dependence: General and Substance-Specific Regional Effects. Am J Psychiatry 2019; 176: 119–128.
Mashhoon Y, Wells AM, Kantak KM. Interaction of the rostral basolateral amygdala and prelimbic prefrontal cortex in regulating reinstatement of cocaine-seeking behavior. Pharmacol Biochem Behav 2010; 96: 347–353.
McGaugh JL. The amygdala modulates the consolidation of memories of emotionally arousing experiences. Ann Rev Neurosci 2004; 27: 1–28.
McHugh MJ, Demers CH, Salmeron BJ, Devous MD Sr, Stein EA, Adinoff B. Cortico-amygdala coupling as a marker of early relapse risk in cocaine-addicted individuals. Front Psychiatry 2014; 5: 16.
Melis M, Spiga S, Diana M. The dopamine hypothesis of drug addiction: hypodopaminergic state. Int Rev Neurobiol 2005; 63: 101–154.
Michel CM, Koenig T, Brandeis D, Gianotti LRR, Wackermann J (Eds). Electrical neuroimaging. Cambridge University Press, 2009.
Miller NS, Summers GL, Gold MS. Cocaine dependence: alcohol and other drug dependence and withdrawal characteristics. J Addict Dis 1993; 12: 25–35.
Montague PR, Hyman SE, Cohen JD. Computational roles for dopamine in behavioural control. Nature 2004; 431: 760–767.
Moren-López L, Catena A, Fernández-Serrano MJ, Delgado-Rico E, Stamatakis EA, Pérez-García M, Verdejo-García A. Trait impulsivity and prefrontal gray matter reductions in cocaine dependent individuals. Drug Alcohol Depend. 2012; 125: 208–214.
Nestler EJ, Carlezon W. The mesolimbic dopamine reward circuit in depression. Biol Psychiatry 2006; 59:1151–1159.
Parvaz MA, Moeller SJ, d'Oleire Uquillas F, Pflumm A, Maloney T, Alia-Klein N, Goldstein RZ. Prefrontal gray matter volume recovery in treatment-seeking cocaine-addicted individuals: a longitudinal study. Addict Biol 2017; 22: 1391–1401.
Pecina S, Smith KS, Berridge KC. Hedonic hot spots in the brain. Neuroscientist 2006; 12: 500–511.
Peters J, Kalivas PW, Quirk GJ. Extinction circuits for fear and addiction overlap in prefrontal cortex. Learn Mem; 2009: 16: 279–288.
Peters S, Peper JS, Van Duijvenvoorde ACK, Braams BR, Crone EA. Amygdala-orbitofrontal connectivity predicts alcohol use two years later: a longitudinal neuroimaging study on alcohol use in adolescence. Dev Sci 2017; 20(4).
Poldrack R, Mumford J, Nichols TE. Handbook of Functional MRI Data Analysis. Cambridge: Cambridge University Press, 2011.
Park SQ, Kahnt T, Beck A, Cohen MX, Dolan RJ, Wrase J, Heinz A. Prefrontal cortex fails to learn from reward prediction errors in alcohol dependence. J Neurosci 2010; 30: 7749–7753.
Radua J, Schmidt A, Borgwardt S, Heinz A, Schlagenhauf F, McGuire P, Fusar-Poli P. Ventral Striatal Activation During Reward Processing in Psychosis: A Neurofunctional Meta-Analysis. JAMA Psychiatry 2015; 72: 1243–1251.
Rando K, Hong KI, Bhagwagar Z, Li CS, Bergquist K, Guarnaccia J, Sinha R. Association of frontal and posterior cortical gray matter volume with time to alcohol relapse: a prospective study. Am J Psychiatry 2011; 168:183–92.
Rupp CI, Beck JK, Heinz A, Kemmler G, Manz S, Tempel K, Fleischhacker WW. Impulsivity and Alcohol Dependence Treatment Completion: Is There a Neurocognitive Risk Factor at Treatment Entry? Alcohol Clin Exp Res 2016; 40: 152–160.
Russell G, Ligjhtman S. The human stress response. Nature Reviews Endocrinology 2019; 15, 525–534.
Salamone JD, Correa M. The mysterious motivational functions of mesolimbic dopamine. Neuron 2012; 76: 470–485.
Schafer I, Langeland W, Hissbach J, et al. Childhood trauma and dissociation in patients with alcohol dependence, drug dependence, or both-A multi-center study. Drug Alcohol Depend 2010; 109: 84–89.
Schmidt A, Walter M, Gerber H, Schmid O, Wiesbeck GA, Riecher-Rössler A, Bendfeldt K, et al. The Neural basis of heroin: acute inferior frontal gyrus modulation with an acute dose during cognitive control. Neuropsychopharmacology 2013; 38: 2231–2239.
Schmidt A, Borgwardt S, Wiesbeck GA, Schmid O, Riecher-Rössler A, Smieskova R, Lang UE, Walter M. Acute effects of heroin on negative emotional processing: relation of amygdala activity and stress-related responses. Biol Psychiatry 2014; 76: 289–296.
Schmidt A, Walter M, Gerber H, Seifritz E, Brenneisen R, Wiesbeck GA, Riecher-Rössler A, Lang UE, Borgwardt S. Normalizing effect of

heroin maintenance treatment on stress-induced brain connectivity. Brain 2015; 138: 217–228.

Schmidt A, Vogel M, Baumgartner S, Wiesbeck GA, Lang U, Borgwardt S, Walter M. Brain volume changes after long-term injectable opioid treatment: A longitudinal voxel-based morphometry study. Addict Biol; 2021: 26: e12970.

Schoenbaum G, Roesch MR, Stalnaker TA. Orbitofrontal cortex, decision-making and drug addiction. Trends Neurosc 2006; 29:116–124.

Schuckit MA. An overview of genetic influences in alcoholism. J Subst Abuse Treat. 2009; 36: 5–14.

Schuckit MA, Schmith TL, Kalmijn JA. The patterns of drug and alcohol use and associated problesm over 30 years in 397 men. Alcohol Clin Exp Res 2014; 38: 227–234.

Seifert CL, Magon S, Sprenger T, Lang UE, Huber CG, Denier N, Vogel M, et al. Reduced volume of the nucleus accumbens in heroin addiction. Eur Arch Psychiatry Clin Neurosci 2015; 265: 637–645.

Selye H. Stress and the General Adaptation Syndrome. Br Med J 1950; 17: 1383–1392.

Shaham Y, Shalev U, Lu L, de Wit H, Stewart J. The reinstatement model of drug relapse: history, methodology and major findings. Psychopharmacology 2003; 168: 3–20.

Shalev U, Highfiled D, Yap J, Shaham Y. Stress and relapse to drug seeking in rats: studies on generality of the effect. Psychopharmocology 2000; 150: 337–346.

Sim-Selley L J. Regulation of cannabinoid CB1 receptors in the central nervous system by chronic cannabinoids. Crit Rev Neurobiol 2003; 15: 91–119.

Singh I, Rose N. Biomarkers in psychiatry. Nature 2009; 460: 202–207.

Sinha R, Talih M, Malison R, Cooney N, Anderson GM, Kreek MJ. Hypothalamic-pituitary-adrenal axis and sympatho-adreno-medullary responses during stress-induced and drug cue-induced cocaine craving states. Psychopharmacology 2003; 170: 62–72.

Sinha R, Garcia M, Paliwal P, Kreek MJ, Rounsaville BJ. Stress-induced cocaine craving and hypothalamic-pituitary-adrenal responses are predictive of cocaine relapse outcome. Arch Gen Psychiatry 2006; 63: 324–331.

Soyka M, Preuss U. Bedeutung glutamaterger Mechanismen für die Alkoholabhängigkeit – Ergebnisse glutamaterger, molekularbiologischer und neuropharmakologischer Studien. Fortschr Neurol Psychiatr 2003; 71: S45–S50.

Sripada CS, Angstadt M, McNamara P, King AC, Phan KL. Effects of alcohol on brain responses to social signals of threat in humans. Neuroimage 2011; 55: 371–380.

Stuke H, Gutwinski S, Wiers CE, Schmidt TT, Gröpper S, Parnack J, et al. To drink or not to drink: Harmful drinking is associated with hyperactivation of reward areas rather than hypoactivation of control areas in men. J Psychiatry Neurosci 2016; 41: E24–36.

Taplin C, Saddichha S, Li K, Krausz MR. Family history of alcohol and drug abuse, childhood trauma, and age of first drug injection. Subst Use Misuse 2014; 49: 1311–1316.

Uhl GR, Drgon T, Johnson C, et al. Molecular genetics of addiction and related heritable phenotypes: genome-wide association approaches identify „connectivity constellation" and drug target genes with pleiotropic effects. Ann N Y Acad Sci 2008; 1141: 318–381.

Upadhyay J, Maleki N, Potter J, Elman I, Rudrauf D, Knudsen J, et al. Alterations in brain structure and functional connectivity in prescription opioid-dependent patients. Brain 2010; 133: 2098–2114.

Terracciano A, Sanna S, Uda M, et al. Genome-wide association scan for five major dimensions of personality. Mol Psychiatry 2010; 15: 647–656.

Tisdall L, MacNiven KH, Padula CB, Leong JK, Knutson B. Brain tract structure predicts relapse to stimulant drug use. Proc Natl Acad Sci U S A. 2022, 119(26):e2116703119.

Volkow ND, Fowler JS, Wang GJ, Hitzemann R, Logan J, Schlyer DJ, Dewey SL, Wolf AP. Decreased dopamine D2 receptor availability is associated with reduced frontal metabolism in cocaine abusers. Synapse 1993; 14: 169–177.

Volkow ND, Wang GJ, Fowler JS, Logan J, Gatley SJ, Hitzemann R, Chen AD, Dewey SL, Pappas N. Decreased striatal dopaminergic responsiveness in detoxified cocaine-dependent subjects. Nature 1997; 386: 830–833.

Volkow ND, Fowler JS, Wang G-J. The addicted human brain: insights from imaging studies. J Clin Invest 2003; 111: 1444–1451.

Volkow ND, Fowler JS, Wang GJ, Swanson JM. Dopamine in drug abuse and addiction: results from imaging studies and treatment implications. Mol Psychiatry 2004; 6: 557–569.

Volkow ND, Wang GJ, Fowler JS, Tomasi D, Telang F, Baler R. Bioessays 2010; 32: 748–755.

Volkow ND, Fowler JS, Wang GJ, Telang F, Logan J, Jayne M, Ma Y, Pradhan K, Wong C, Swanson JM. Cognitive control of drug craving inhibits brain reward regions in cocaine abusers. Neuroimage 2010; 49: 2536–2543.

Walter M, Wiesbeck GA, Bloch N, Aeschbach S, Olbrich HM, Seifritz E, Dürsteler-MacFarland KM. Psychobiological responses to drug cues before and after methadone intake in heroin-dependent patients: a pilot study. European Neuropsychopharmacology 2008; 18: 390–393.

Walter M, Gunderson JG, Zanarini MC, Sanislow C, Grilo CM, McGlashan TH, et al. New onsets of substance use disorders in borderline personality disorder over seven years of follow-ups. Addiction 2009; 204: 97–103.

Walter M, Wiesbeck GA, Degen B, Albrich J, Schulz A, Schächinger H, Dürsteler-MacFarland KM. Heroin reduces startle and cortisol response in opioid-maintained heroin-dependent patients. Addict Biol 2011; 16: 145–151.

Walter M, Gerber H, Kuhl HC, Schmid O, Joechle W, Lanz C, et al. Acute effects of intravenous diacetylmorphine on the hypothalamic-pituitary-adrenal axis response. J Clin Psychopharmacol 2013; 33: 193–198.

Walter M, Gouzoulis-Mayfrank E (Hrsg.). Psychische Störungen und Suchterkrankungen. Diagnostik und Behandlung von Doppeldiagnosen. 2. Aufl. Stuttgart: Kohlhammer; 2019.

Walter M, Bentz D, Schicktanz N, Milnik A, Aerni A, Gerhards C, et al. Effects of cortisol administration on craving in heroin addicts. Transl Psychiatry 2015; 5: e610.

Walter M, Denier N, Gerber H, Schmid O, Lanz C, Brenneisen R, et al. Orbitofrontal response to drug-related stimuli after heroin administration. Addict Biol 2015; 20: 570–579.

Wiers CE, Gawron CK, Gröpper S, Spengler S, Stuke H, Lindenmeyer J, et al. Decreased gray matter volume in inferior frontal gyrus is related to stop-signal task performance in alcohol-dependent patients. Psychiatry Res 2015; 233: 125–130.

Williams JM, Galli A. The dopamine transporter: a vigilant border control for psychostimulant action. Handb Exp Pharmacol 2006; 175: 215–232.

Wise RA. The neurobiology of craving: Implications for the understanding of addiction. J Abnorm Psychol 1988; 97: 118–132.

Wölfling K, Bühler M, Leménager T, Mörsen C, Mann K. Glücksspiel- und Internetsucht: Review und Forschungsagenda. Nervenarzt 2009; 80: 1030–1039.

Wrase J, Makris N, Braus DF, Mann K, Smolka MN, Kennedy DN, Caviness VS, Hodge SM, Tang L, Albaugh M, Ziegler DA, Davis OC, Kissling C, Schumann G, Breiter HC, Heinz A. Amygdala volume associated with alcohol abuse relapse and craving. Am J Psychiatry 2008; 165: 1179–1184.

Yücel M, Solowij N, Respondek C, Whittle S, Fornito A, Pantelis C, Lubman DI. Regional brain abnormalities associated with long-term heavy cannabis use. Arch Gen Psychiatry 2008; 65: 694–701.

KAPITEL

4

Stephanie Witt, Lea Zillich

Genetik der Suchterkrankungen

Kernaussagen

- Die Erblichkeit von Suchterkrankungen liegt zwischen 40 und 70 Prozent, abhängig von der Substanz.
- Um genetische Varianten zu identifizieren, die mit Suchterkrankungen in Beziehung stehen, werden genomweite Assoziationsstudien (GWAS) durchgeführt.
- Die Information aus GWAS kann in Polygenen Scores (PGS) zusammengefasst werden, die im Rahmen von wissenschaftlicher Forschung zur Bestimmung des genetischen Risikos für die Entstehung einer Suchterkrankungen Anwendung finden.
- Die Aussagekraft von PGS ist stark von den Eigenschaften des zugrundeliegenden GWAS abhängig. Wichtige Einflussfaktoren sind hierbei die Stichprobengröße, die Repräsentativität und die Charakterisierung der Stichprobe.

4.1 Einleitung

Substanzkonsumstörungen (SUDs; substance use disorders) sind komplexe Erkrankungen, zu deren Entwicklung sowohl genetische als auch Umweltfaktoren beitragen. Wie auch bei anderen psychiatrischen Erkrankungen wird angenommen, dass es sich bei Substanzkonsumstörungen um polygene Erkrankungen handelt, deren genetische Ursachen im Zusammenspiel zahlreicher Risikovarianten liegen. Bei der Untersuchung des erblichen Risikos, im Laufe des Lebens an einer Substanzkonsumstörung zu erkranken, kann zum einen die Heritabilität einer Erkrankung und zum anderen das individuelle genetische Risiko auf Basis großer genomweiter Assoziationsstudien in Betracht gezogen werden. In diesem Kapitel werden zentrale Konzepte der Genetik eingeführt und die aktuelle Studienlagen zur Genetik der Alkohol-, Nikotin, Cannabis-, Kokain- und Opioidkonsumstörungen zusammengefasst.

4.2 Heritabilität von Suchterkrankungen

Die Heritabilität gibt das Maß für die Erblichkeit von Eigenschaften an. Um diese genetische Komponente genauer zu untersuchen, werden vor allem zwei Untersuchungsmethoden genutzt: Zwillings- und Adoptionsstudien.

4.2.1 Zwillingsstudien

Durch den Vergleich von eineiigen Zwillingen (annähernd 100 % genetische Übereinstimmung) mit zweieigen Zwillingen (durchschnittlich 50 % genetische Übereinstimmung) kann untersucht werden, wie hoch die Heritabilität einer Erkrankung ist. Die häufigste Form der Zwillingsstudien ist ein Vergleich von gemeinsam aufwachsenden Zwillingspaaren, da hier die genetische Komponente isoliert vom Einflussfaktor „Umwelt“ analysiert werden kann. Es wird hierbei angenommen, dass gemeinsam aufwachsende Zwillinge ähnlichen äußeren Faktoren ausgesetzt sind. Mittels Pfadmodellen kann die Erblichkeit geschätzt werden (➤ Abb. 4.1). Jedoch entspricht die Annahme einer zu 100 % geteilten Umwelt vermutlich nicht der Realität (Horwitz et al. 2003, Pam et al. 1996). Zusätzlich können Zwillingsstudien epigenetische Effekte und Gen-Umwelt-Interaktionen nicht berücksichtigen (Poulsen et al. 2007). Trotz dieser Einschränkungen können Zwillingsstudien Hinweise auf die geschätzte Erblichkeit einer Erkrankung liefern.

Bezüglich der **Alkoholkonsumstörung** gibt es zahlreiche Zwillingsstudien, die die Erblichkeit auf 45–70 % schätzen (z. B. Prescott und Kendler 1999, Tsuang et al. 2001). Eine Metaanalyse von Zwillings- und Adoptionsstudien schätzt eine mittlere Erblichkeit von etwa 50 % (Goldman et al. 2005; Verhulst et al. 2015). Dies bedeutet, dass genetische und Umweltfaktoren zu gleichen Teilen zur phänotypischen Varianz beitragen. Zwillingsstudien zur Heritabilität des **Tabakkonsums** zeigen eine ähnliche Erblichkeit wie die der Alkoholabhängigkeit, mit Heritabilitätsschätzungen ≥ 50 % (Benowitz 2010). Interessanterweise war nicht nur eine Heritabilität des Tabakkonsums an sich nachweisbar, sondern auch hinsichtlich des Ausmaßes der Abhängigkeit (40–75 %) und der Anzahl an täglich gerauchten Zigaretten (45–70 %) (Lessov-Schlaggar et al. 2008). Sogar die spezifischen Symptome, die auftreten, wenn ein Raucher mit dem Rauchen aufhört, scheinen eine genetische Komponente zu besitzen (Xian et al. 2005). Zu anderen Suchterkrankungen liegen bisher weniger Daten vor. Die Erblichkeit der Cannabiskonsumstörung wird auf 34 bis 78 % geschätzt (Agrawal und Lynskey 2006), bei Kokain und Opioiden auf ca. 65 % bzw. 70 % (Goldman et al. 2005).

4.2.2 Adoptionsstudien

Eine andere Methode zur Erforschung des genetisch bedingten Anteils von Erkrankungen sind Adoptionsstudien. Hierbei wird die Konkordanz zwischen dem Phänotyp des adoptierten Kindes und dem der leiblichen Eltern sowie der Adoptiveltern bestimmt. Dabei wird eine Ähnlichkeit zu den Adoptiveltern als Umwelt- und zu den leiblichen Eltern als genetischer Einfluss gedeutet. Adoptionsstudien sind relativ selten, da Daten hierzu nur schwer erhebbar sind. Gleichzeitig sind diese Studien sehr informativ. Durch die Untersuchung des Erkrankungsrisikos von Halbgeschwistern und adoptierten Kinder von Personen mit Alkoholabhängigkeit

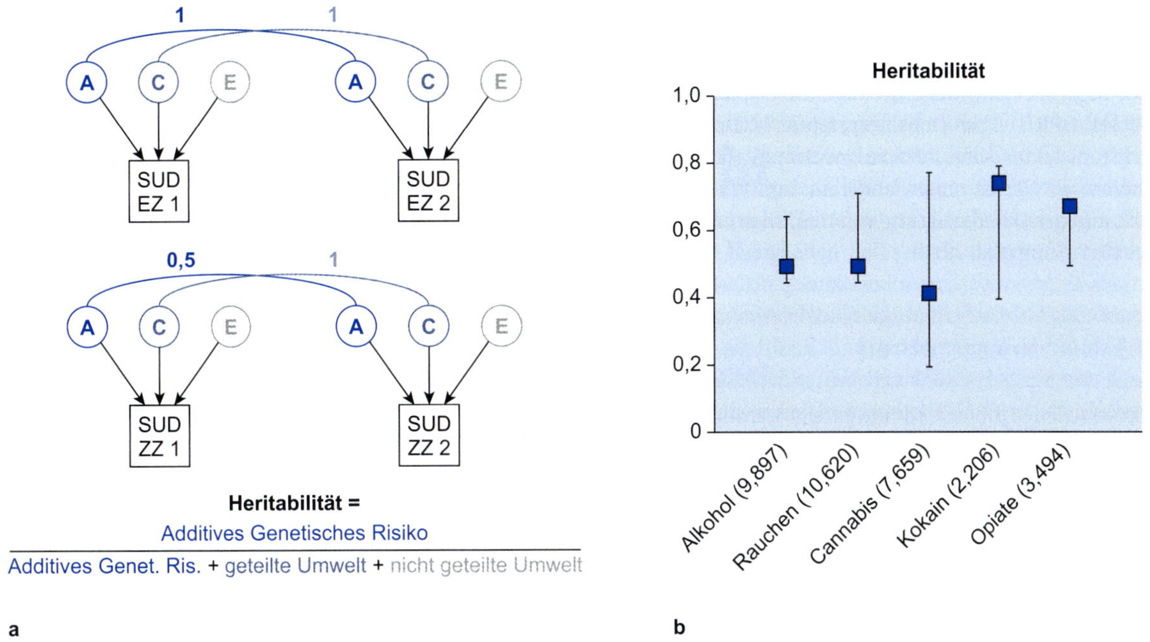

Abb. 4.1 **a** Pfaddiagramm von Zwillingsstudien, A = additives genetisches Risiko, C = geteilte Umwelt, E = nicht geteilte Umwelt, SUD = Substanzkonsumstörung, EZ = Eineiiger Zwilling, ZZ = Zweieiiger Zwilling, angelehnt an Agrawal et al. (2008) [L231] **b** Heritabilitätsschätzung für verschiedene Substanzkonsumstörungen, modifiziert nach Goldman et al. (2005), Anzahl an Zwillingspaaren in Klammern. [H432-002 / L231]

konnte gezeigt werden, dass es eine genetische Komponente gibt, die zur Entstehung einer Alkoholabhängigkeit beiträgt (Goldman et al. 2005, Goodwin 1973). Dieses Risiko ist bei Kindern von Eltern mit Alkoholabhängigkeit unabhängig von ihrem Geschlecht erhöht, was auf einen Mechanismus hinweist, der nicht an die Gonosomen gekoppelt ist (Eng et al. 2005). Des Weiteren sprechen diese Studien dafür, dass das Risiko für die Entstehung einer Alkoholabhängigkeit nicht auf einem einfach dominanten oder rezessiven Vererbungsmechanismus basiert. Aufgrund der Seltenheit von Adoptionsstudien liegen für weitere Substanzkonsumstörungen nur wenige Daten vor.

Insgesamt können Zwillings- und Adoptionsstudien also eine Schätzung zur allgemeinen Erblichkeit ermöglichen. Sie geben jedoch keinen Aufschluss darüber, welche Gene zum Erkrankungsrisiko beitragen.

4.3 Kandidatengenstudien

In den Anfängen der molekulargenetischen Studien über die genetischen Grundlagen psychiatrischer Störungen wurden Kandidatengenstudien durchgeführt, um den Zusammenhang zwischen der Veränderung eines einzelnen Gens und einem Phänotyp zu untersuchen (Kwon und Goate 2000). Die Gene wurden basierend auf biologischen Hypothesen ausgewählt. Im Folgenden werden Beispiele für Kandidatengene bei Alkohol-, Opioid- und Nikotinkonsumstörung gegeben.

4.3.1 Alkoholmetabolisierende Enzyme

In Bezug auf die Alkoholkonsumstörung wurden zunächst Gene priorisiert, die für die am Alkoholstoffwechsel beteiligten Enzyme kodieren (Edenberg 2007). Die Verstoffwechselung von Alkohol erfolgt im ersten Schritt durch das Enzym Alkoholdehydrogenase (ADH) zum aktiven Metaboliten Acetaldehyd, das in einem zweiten Schritt durch die mitochondriale Aldehyddehydrogenase 2 (ALDH2) zu Acetat metabolisiert wird. Es wird angenommen, dass verschiedene ADH-Varianten (ADH1B-2 und ADH1C-1), die eine deutlich höhere enzymatische Aktivität aufweisen und somit einen schnell steigenden Acetaldehydspiegel bewirken, mit einem geringeren Risiko für die Entstehung einer Alkoholabhängigkeit assoziiert sind (Duranceaux et al. 2006, Whitfield et al. 2001). Eine Mutation des *ALDH2*-Gens, die bei 40–50 % der asiatischen Bevölkerung auftritt, hat zur Folge, dass Acetaldehyd deutlich langsamer verstoffwechselt wird, was zu verstärktem Unwohlsein und der sogenannten „Flush"-Reaktion führt, bei der unter anderem die Wangen erröten. Bei Personen, die homozygot für diese Mutation sind, besteht ein deutlich vermindertes Risiko für die Entwicklung einer Alkoholkonsumstörung (Shin et al. 2017). Untersuchungen genetischer Variationen in *ADH1B*, *ADH1C* und *ALDH2* sind Beispiele für Kandidatengenstudien, die in genomweiten Ansätzen repliziert wurden (➤ Abb. 4.3). So liegt ein erster genomweit-signifikanter Einzelnukleotidpolymorphismus (SNP; single nucleotide polymorphism), der mit der Alkoholabhängigkeit in Verbindung gebracht wird, zwischen *ADH1B* und *ADH1C* (Frank et al. 2012).

4.3.2 Opioidrezeptoren

Bezüglich der Opioidkonsumstörung konnten Kandidatengene identifizieren werden, die für Opioidrezeptoren (OPRM1, OPRD1), den Dopaminrezeptor DRD2 sowie einen Wachstumsfaktor (Brain-derived neutrophic factor, BDNF) kodieren. BDNF ist unter anderem am Wachstum, am Erhalt und der Differenzierung von Neuronen beteiligt (Crist et al. 2019; Song et al. 2017).

4.3.3 Nikotinrezeptoren

In verschiedenen Studien konnte gezeigt werden, dass Überschneidungen bei den Kandidatengenen von Substanzkonsumstörungen auftreten (Li und Burmeister 2009). So wird eine Variation in den beiden zuletzt erwähnten Gene (*DRD2* und *BDNF*) nicht nur mit einer Opioidkonsumstörung, sondern auch mit einer Nikotinabhängigkeit in Verbindung gebracht (Li und Burmeister 2009; Li et al. 2004). Weitere Kandidatengene, die mit einer Nikotinabhängigkeit assoziiert werden, kodieren z. B. für einen Dopamintransporter (DAT1) und einen Serotonintransporter (5HTT/SERT) (Munafò et al. 2004).

4.3.4 Beurteilung von Kandidatengenstudien

Bei Substanzkonsumstörungen konnte auf Kandidatengenebene die Bedeutung von metabolisierenden Enzymen sowie von Rezeptoren, die unter der Einnahme bestimmter Substanzen aktiviert werden, gezeigt werden. Gleichzeitig muss erwähnt werden, dass Kandidatengenstudien in der Regel keine replizierbaren Ergebnisse liefern und zu falsch-positiven Assoziationen führen (Duncan und Keller 2011). Deshalb wurden Kandidatengenstudien zunehmend durch genomweite Ansätze in der Genetik, Epigenetik und Genexpressionsstudien ersetzt.

4.4 Genomweite Assoziationsstudien

Inzwischen werden psychiatrische Erkrankungen wie auch Substanzkonsumstörungen als polygene Erkrankungen verstanden. Das heißt, dass sie nicht aufgrund einer einzelnen Variante in einem Gen, sondern unter anderem durch einen komplexen Zusammenhang verschiedener genetischer Merkmale entstehen können. Zusätzlich hängen diese Erkrankungen auch von Umweltfaktoren ab, sodass im Allgemeinen von **multifaktoriellen Erkrankungen** gesprochen wird (Jovčevska und Videtič Paska 2021).

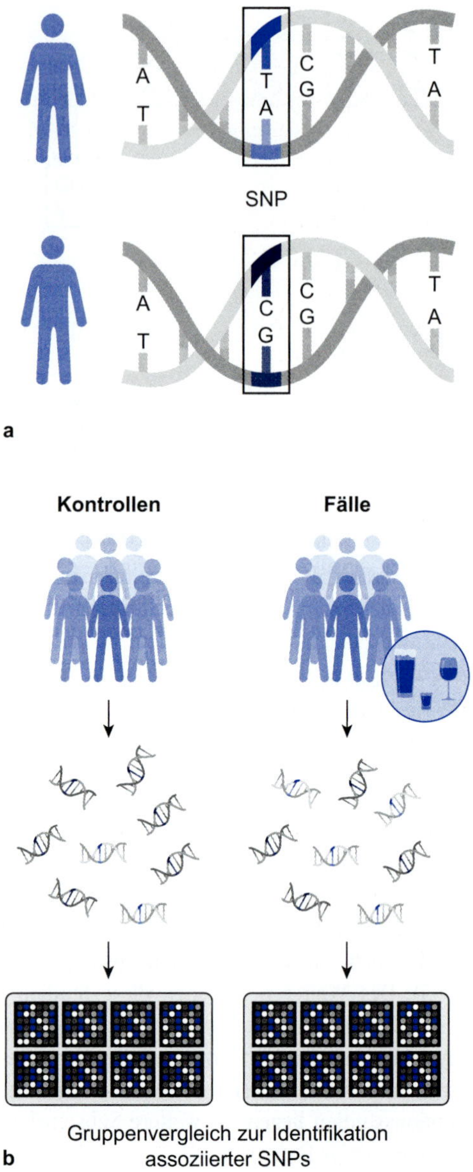

Abb. 4.2 **a** Ein Einzelnukleotid-Polymorphismus (SNP) stellt eine Variation eines einzelnen Basenpaares in einem definierten DNA-Abschnitt dar. [L231] **b** Für Genomweite Assoziationsstudien wird die DNA von Fällen und Kontrollen extrahiert, der Genotyp mittels Microarrays bestimmt und anschließend ein Gruppenvergleich zur Identifikation assoziierter SNPs durchgeführt. [L231]

Bei genomweiten Assoziationsstudien (Genome-Wide Association Study; GWAS) werden systematisch über das gesamte Genom verteilte Marker analysiert, um genetische Varianten mit einem Phänotyp in Beziehung zu setzen (Grimm et al. 2011). Es handelt sich bei den betrachteten genetischen Varianten um einzelne Nukleotide, die zwischen Menschen variieren können (Einzelnukleotid-Polymorphismen, Single-nucleotid-polymorphism, SNP, gesprochen „snip"; ➤ Abb. 4.2).

Das Ziel einer GWAS ist somit, Einzelnukleotid-Polymorphismen zu identifizieren, die mit einem bestimmten Phänotyp (z. B. einer Krankheit) assoziiert sind. Genomweite Ansätze werden oft als hypothesengenerierend bezeichnet, d. h. sie untersuchen die **Beziehung zwischen einem Phänotyp und einer genetischen Variante,** ohne eine vorherige Hypothese über diese Beziehung (Shriner et al. 2007).

Aktuell sind mindestens 585 Millionen SNPs im menschlichen Genom bekannt (Halldorsson et al. 2022). Üblicherweise werden für eine GWAS zunächst nur einige hunderttausend der häufigen SNPs des menschlichen Genoms mittels eines Genotypisierungs-Arrays erfasst. Die Verteilung der SNPs über Genorte (Loci) hinweg ist nicht zufällig und unabhängig, sondern bestimmte SNPs treten an verschiedenen Loci seltener oder häufiger gemeinsam auf. Dieses Phänomen wird als Linkage Disequilibrium (LD) bezeichnet (Slatkin 2008). Aufgrund der LD-Struktur des Genoms können mithilfe von Referenzgenomen auch weitere SNPs geschätzt werden. Dieses Verfahren nennt sich **Imputation.** Üblicherweise können so mehrere Millionen SNPs über verschiedene Genotypisierungs-Plattformen hinweg in einem GWAS analysiert werden. Es ist wichtig zu betonen, dass in einer GWAS häufige Varianten, sogenannte *common variants,* untersucht werden. Ob es sich um eine *common variant* handelt, wird mithilfe der *minor allele frequency* (MAF) bestimmt, die angibt, wie häufig das seltenere der beiden Allele auftritt. Sehr seltene SNPs mit einer Frequenz < 1 % werden aufgrund ihrer sehr niedrigen statistischen Aussagekraft nicht analysiert (Turner et al. 2011). Das bedeutet aber auch, dass ein potenzieller Effekt seltener Varianten in GWAS nicht abgebildet wird.

4.4.1 Modell und Darstellung

In der eigentlichen Analyse wird für jeden SNP ein Regressionsmodell berechnet. Bei Fall-Kontroll-GWAS wird in einem logistischen Regressionsmodell das Vorliegen der Erkrankung durch den SNP, Kontrollvariablen wie Alter und Geschlecht und Hauptkomponenten aus den genetischen Daten prädiziert. Diese Hauptkomponenten dienen der Populationsstratifizierung (population stratification), also der Identifikation von systematischen Abstammungsunterschieden zwischen Fällen und Kontrollen (Price et al. 2010), um eine darauf basierende Verfälschung der Studienergebnisse zu verhindern (➤ Kap. 4.4.3).

Die Ergebnisse einer GWAS werden meist in einem *Manhattan-Plot* dargestellt (➤ Abb. 4.3). Dieser zeigt die Wahrscheinlichkeitswerte (p-Werte), mit denen ein SNP mit einem Phänotyp assoziiert ist, angeordnet nach der Position des SNPs auf dem Genom. Der negative dekadische Logarithmus der p-Werte wird auf der y-Achse abgebildet, wodurch höhere Werte signifikantere p-Werte repräsentieren (Westreich et al. 2020). Die Position der SNPs auf den Chromosomen wird auf der x-Achse angegeben, häufig mit Ausnahme der Gonosomen. Ein Manhattan-Plot stellt somit eine grafische Zusammenfassung aller gefundener Assoziationen dar. Von einer genomweiten Assoziation zwischen einem SNP und einem Phänotyp wird statistisch betrachtet bei einem p-Wert von kleiner $5x10^{-8}$ gesprochen. Dieser Schwellenwert basiert auf einem üblichen Signifikanzniveau ($p = 0.05$) unter Berücksichtigung der Annahme, dass es etwa 1.000.000 unabhängige SNPs auf dem menschlichen Genom gibt ($0{,}05/10^6 = 5x10^{-8}$) und ist im Manhattan-Plot meist durch eine horizontale Linie angegeben (Uffelmann et al. 2021).

Häufig werden in einem zusätzlichen *Regional Association Plot* die am stärksten assoziierten SNPs des Manhattan-Plots genauer betrachtet. Für diesen Plot wird in den Bereich des Genoms, der aufgrund der assoziierten SNPs von besonderem Interesse ist, sozusagen „herangezoomt". Somit entspricht der Aufbau eines Regional Association Plot dem eines Manhattan-Plots mit dem Unterschied, dass auf der x-Achse nicht das gesamte Genom abgebildet wird, sondern

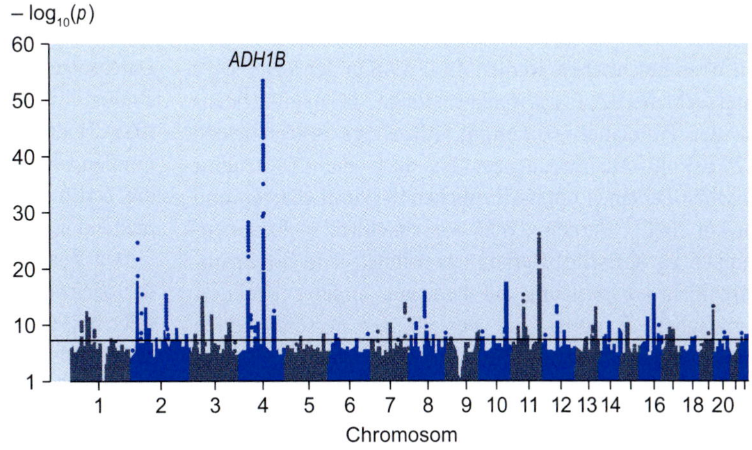

Abb. 4.3 Manhattan-Plot zur Darstellung genomweiter Assoziationen zwischen Einzelnukleotid-Polymorphismen und problematischem Alkoholkonsum in einer Metaanalyse von Zhou et al. (2023) auf Basis von Ergebnisstatistiken die auf der Website des Gelernter-Labors (Yale University) verfügbar sind. Zur besseren Übersicht werden nur SNPs für die eine Gesamtstichprobengröße von mindestens 200.000 Personen vorliegt dargestellt; zudem wird der am stärksten assoziierte SNP nicht dargestellt. Der negativ dekadische Logarithmus der p-Werte (y-Achse) wird entsprechend der Position des SNPs auf dem Genom (x-Achse) abgebildet. Die horizontale rote Linie zeigt den Schwellenwert für genomweite Signifikanz.[H353-002 / L231]

nur ein bestimmter Chromosomenbereich inklusive der dort liegenden Gene (Reed et al. 2015).

4.4.2 Bedeutung der Stichprobengröße

Multiples Testen

Üblicherweise gilt der Grundsatz in der Statistik, dass ein statistischer Test auf einer inhaltlichen Fragestellung aufbaut, die sich mit einem Hypothesenpaar beschreiben lässt, sodass anschließend mittels einer statistischen Analyse eine Aussage getroffen werden kann (Mönting 2002). Sobald mehrere Hypothesen in derselben Stichprobe simultan getestet werden, wird von multiplem Testen gesprochen (Storey 2003). Da bei GWAS meist mehrere Millionen SNPs gleichzeitig untersucht werden, kommt es bei einem Signifikanzniveau von 5 % zufallsbedingt zu vielen p-Werten, die kleiner als 0,05 sind, und somit zu vielen falsch-positiven Aussagen (z. B. werden bei 1.000 Tests und einem Signifikanzniveau von 5 % 50 p-Werte unter 0,05 erwartet) (Victor et al. 2010). Um diese Flut der falsch-positiven Ergebnisse einzudämmen, müssen bei GWAS entsprechende statistische Verfahren angewandt werden, wie die Bonferroni-Methode, bei der der p-Wert durch die Anzahl an unabhängigen getesteten Varianten geteilt wird und die in einem Schwellenwert von $5x10^{-8}$ resultiert (Victor et al. 2010).

Effektgröße und Trennschärfe

Es besteht der folgende Zusammenhang zwischen der Effektgröße von Varianten und der Trennschärfe (Power) eines GWAS: Je größer die Power eines GWAS (normalerweise wird dies ermöglicht, indem eine größere Stichprobe untersucht wird), desto eher ist es möglich Varianten zu detektieren, die nur einen kleinen Effekt besitzen (Duncan et al. 2019).

4.4.3 Herkunft der untersuchten Stichprobe

Wie oben beschrieben, werden für GWAS in der Regel SNPs untersucht, bei denen das weniger häufige Allel in mindestens 1 % der Population vorkommt. Allerdings unterscheiden sich sowohl Allel-Frequenzen als auch die LD-Struktur zwischen Personen unterschiedlicher Herkunft (Barrett und Cardon 2006). Werden GWAS ausschließlich in Personengruppen europäischer Herkunft berechnet, sind die Ergebnisse nicht zwangsläufig auf Personen anderer Herkunft übertragbar. Besonders im Bereich der personalisierten Medizin kann das dazu führen, dass Personen falsch-positive (Manrai et al. 2016), falsch-negative oder uneindeutige Befunde (Petrovski und Goldstein 2016) aus genetischen Screenings erhalten (➤ Kap. 4.6).

Zudem zeigt sich, dass Effekte, die in Personengruppen verschiedener Herkunft identifiziert werden, eine akkuratere Schätzung liefern, als solche die nur in einer Personengruppe bestimmt wurden (Li und Keating 2014). Eine umfassende Übersicht zu diesem Thema findet sich bei Peterson, Kuchenbaecker et al. 2019.

4.4.4 Bedeutung der Phänotypisierung

Basierend auf der Tatsache, dass viele verschiedene SNPs beteiligt sind, von denen jeder nur einen kleinen Effekt aufweist, sind große Stichproben von mehreren Tausend Personen erforderlich, um echte biologische Effekte erfassen zu können. Passend dazu zeigte sich, dass es zu einer höheren Anzahl an signifikanten Assoziationen kam, je größer die Stichprobe war (Visscher et al. 2012). Aus diesem Grund haben sich heutzutage eine große Konsortien gebildet, um im Rahmen von Metaanalysen Einzelstudien zu einer insgesamt großen Stichprobengröße zusammenfassen zu können.

Die ersten GWAS im psychiatrischen Bereich wurden vor allem in klinischen Fall-Kontroll-Studien durchgeführt. Das hat den Vorteil, dass Teilnehmende klinischen Diagnosen zugeteilt wurden, die sich in relativ homogenen Krankheitsbildern widerspiegeln. Für diese aufwendige Rekrutierung ist die Kooperation von Genetik und Klinik von großer Bedeutung. Durch die aufwendige Rekrutierung lassen sich oft nur verhältnismäßig kleine Stichprobengrößen erreichen (Walters et al. 2018; Johnson et al. 2020).

In den letzten Jahren wurden einige Daten aus großen Biobanken für die Forschung zugänglich. Eine der ersten großen Populationskohorten ist die UK Biobank, in der etwa eine halbe Millionen Personen zwischen 40 und 69 Jahren prospektiv begleitet werden und von denen ein Großteil genotypisiert wurde (Bycroft et al. 2018). In den USA tragen das Million Veteran Program (MVP), in das Daten von mehr als einer Millionen Veteranen eingehen (Gaziano et al. 2016), die All of Us-Studie, in der bereits Bioproben von mehr als 175.000 Teilnehmenden diverser Herkunft gesammelt wurden (The "All of Us" Research Program 2019), sowie kommerzielle Anbieter wie 23andMe zur Verfügbarkeit großer genomweiter Datensätze bei. Auch in Nordeuropa sind große Kohortenstudien wie HUNT aus Norwegen (Åsvold et al. 2022), iPSYCH aus Dänemark oder FinnGen (Kurki et al. 2023) aus Finnland vertreten. In Deutschland wird seit einigen Jahren die NaKo (Nationale Kohorte) mit ca. 200.000 Teilnehmenden im Längsschnitt erhoben (Peters et al. 2022).

Der Vorteil dieser großen Kohortenstudien ist, dass sie dazu beitragen, die Stichprobenzahlen erheblich zu erhöhen. Allerdings sind spezifische Phänotypen wie Substanzkonsum oder -konsumstörungen oft deutlich weniger sorgfältig erhoben. Häufig werden entweder selbstberichtete Diagnosen erfasst oder auf sogenannte Electronic Health Records

(EHRs) zurückgegriffen, z. B. ICD-Codes, die digitalisiert, z. B. bei Krankenkassen, vorliegen.

Unterscheidung zwischen Konsum und Konsumstörung

Zwar erheben viele populationsbasierte Kohorten Informationen zum Konsum bestimmter Substanzen, jedoch kann auch starker Konsum nicht mit Abhängigkeit gleichgesetzt werden. Ein Beispiel ist hierbei der häufig verwendete Alcohol Use Disorder Identification Test (AUDIT), dessen erste drei Items vor allem die Trinkhäufigkeit und -menge abbilden (AUDIT-C) und die letzten sieben Items problematische Konsummuster (AUDIT-P) (Saunders et al. 1993). Auf genetischer Ebene unterscheidet sich Alkoholkonsum klar von der Alkoholkonsumstörung (Kranzler et al. 2019; Marees et al. 2020). Gleichzeitig zeigt sich, dass die Items zu problematischem Alkoholkonsum aggregiert als Proxy für eine Alkoholkonsumstörung verwendet werden können (Zhou et al. 2020). Es ist dennoch wichtig zu betonen, dass sich auch auf genetischer Ebene deutliche Unterschiede zwischen Substanzkonsum und einer Substanzkonsumstörung, auf der der Fokus dieses Kapitels liegt, zeigen.

Unterscheidung zwischen Abhängigkeit und Konsumstörung

In den folgenden Abschnitten wird sowohl über Substanzabhängigkeit nach DSM-IV und Substanzkonsumstörung nach DSM-5 gesprochen. Bei Diagnosen nach DSM-5 liegt in den genannten Studien zumindest eine moderate Ausprägung vor. Während sich, wie unten beschrieben, in den genetischen Korrelationen eine gute Übereinstimmung zeigt, können dennoch in Einzelfällen verschiedene Diagnosen vergeben werden, je nachdem welches Klassifikationssystem verwendet wird.

4.5 Ergebnisse von GWAS bei Substanzkonsumstörungen

Zu Substanzkonsumstörungen wurden in den letzten Jahren zahlreiche GWAS durchgeführt. Im Folgenden werden die größten Studien, die anhand klinisch charakterisierter Kohorten durchgeführt wurden, zu den verschiedenen Substanzkonsumstörungen und deren wichtigste Ergebnisse dargestellt. Anschließend werden die Metaanalysen mit der derzeit größten Gesamtstichprobe präsentiert. Eine Übersicht über die verschiedenen GWAS zeigt ➤ Tab. 4.1. Es ist zu beachten, dass es sich bei GWAS um ein sich schnell entwickelndes Feld handelt. So können auch schon kurze Zeit nach Erscheinen einer großen GWAS neue Studien zum gleichen oder ähnlichen (Sub-)Phänotyp veröffentlicht worden sein.

4.5.1 GWAS mit klinischen Kohorten

In frühen GWAS zur **Alkoholkonsumstörung** konnten nur wenige genomweit signifikante Varianten identifiziert werden. Diese finden sich vor allem in Genen, die eine Rolle in der Metabolisierung des Alkohols spielen (z. B. *ADH1B* und *ALDH2*) und auch schon als Kandidatengene bekannt waren. Die größte Metaanalyse basierend auf klinischen Stichproben wurde 2019 von der Substance Use Disorder Arbeitsgruppe des Psychiatric Genomics Consortiums (PGC) durchgeführt. Hier wurden 14.904 Personen mit Alkoholabhängigkeit nach DSM-IV und 37.944 Kontrollen untersucht und es konnte ein Locus in *ADH1B* identifiziert werden, der bereits aus Kandidatengenstudien bekannt war (Walters et al. 2018).

Bei anderen Substanzkonsumstörungen konnten die ersten größeren GWAS keine genomweit signifikanten Ergebnisse identifizieren. Allerdings handelt es sich auch um verhältnismäßig kleine Stichproben. So konnte auch die erste größere Metaanalyse zur **Cannabisabhängigkeit** keinen genomweit signifikanten SNP identifizieren, die stärkste Assoziation zeigte sich für einen SNP, der sich zwischen kodierenden Regionen befindet (rs77300175; (Agrawal et al. 2018). Die derzeit größte GWAS-Metaanalyse mit vier Stichproben zur **Kokainkonsumstörung** in 2.085 Fällen und 4.293 Kontrollen konnte in einer gen-basierten Analyse *HIST1H2BD* identifizieren (Cabana-Domínguez et al. 2019). *HIST1H2BD* kodiert das Histon H2B type 1-D. Histone spielen bei der Verpackung des Chromatins in Eukaryoten eine Rolle. Ein GWAS zum Phänotyp **Rauchbeginn** fanden ebenfalls eine Assoziation mit *HIST1H2BD* (Saunders et al. 2022). Eine neue Analyse, die auch Daten großer Kohortenstudien beinhaltet, wird voraussichtlich noch im Jahr 2024 erscheinen.

Eine Besonderheit stellt die erste größere GWAS zu **Opioidabhängigkeit und -konsum** dar. Während Alkohol und Nikotin legale und weit verbreitete Rauschmittel sind, kommt ein großer Teil der Bevölkerung nicht oder nur selten mit Opioiden in Berührung. Da bei Substanzkonsumstörungen der Substanzkonsum zwar nicht hinreichend, aber notwendig für die Entstehung der Erkrankung ist, ist es besonders wichtig, in Fall-Kontroll-Studien auch exponierte Kontrollen zu untersuchen. So wurden in dieser GWAS 4.503 Personen mit Opioidabhängigkeit, 4.173 Personen, die mindestens einmal Opioide eingenommen hatten, zum Beispiel nach Operationen, und 32.500 Personen, die noch nie Opioide eingenommen hatten, verglichen. Hier konnte unter anderem ein SNP identifiziert werden, der die Genexpression von *SLC30A9* (solute carrier family 30 member 9)und *BEND4* (BEN Domain Containing 4) reguliert (Polimanti et al. 2020). *SLC30A9* wurde in auch in eine GWAS zur Unipolarer De-

Tab. 4.1 Übersicht aktueller GWAS im Bereich der Substanzkonsumstörungen

SUD	Phänotyp	Autor*innen	N Fälle	N Kontrollen	N	GWS Loci	Pubmed ID
Alkohol	DSM-IV Alkohol-abhängigkeit	Walters et al. (2019)	14.904	37.944	46.568 (EA) 6.280 (AA)	1	30482948
Alkohol	DSM-IV Alkohol-abhängigkeit DSM-5 Alkoholkon-sumstörung AUDIT-P	Zhou et al. (2020)			435.563 (EA)	29	32451486
Alkohol	DSM-IV Alkohol-abhängigkeit DSM-5 Alkoholkon-sumstörung AUDIT-P	Zhou et al. (2023)	113.325 (EA) 40,116 (AA) 10.150 (LA) 2.254 (EAS)	639.923 (EA) 82.455 (AA) 28.812 (LA) 11.297 (EAS)	903.147 (EA) 122.571 (AA) 38.962 (LA) 13.551 (EAS)	110	38062264
Cannabis	DSM-IV Cannabis-abhängigkeit	Agrawal et al. (2018)	2.08	6.435	8.515	1	29112194
Cannabis	DSM-IV Cannabis-abhängigkeit DSM-5 Cannabiskon-sumstörung	Levey et al. (2023)	42.281 (EA) 19.065 (AA) 2774 (AD) 194 (EAS)	843.744 (EA) 104.143 (AA) 35.515 (AD) 6.649 (EAS)	886.025 (EA) 123.208 (AA) 38.289 (AD) 6.843 (EAS)	22 (EA) 2 (AA) 1 (AD) 2 (EAS)	37985822
Cannabis	Cannabiskonsum	Johnson et al. (2020)	17.068 (EA) 3.848 (AA)	357.219 (EA) 5897 (AA)	374.287 (EA) 9.745 (AA)	2	33096046
Kokain	DSM-IV Kokain-abhängigkeit	Cabana-Dominguez et al. (2019)	2.085	4.293	6.378	0	31212010
Opioid	DSM-IV Opioidab-hängigkeit	Polimanti et al. (2020)	4.503	4.173 (ex-poniert) 32.500 (nicht-exponiert)	8.676 37.003	0	32099098
Opioide	DSM-IV Opioidab-hängigkeit DSM-5 Opioidkon-sumstörung	Deak et al. (2022)	15.251 (EA) 5.435 (AA)	538.935 (EA) 79.442 (AA)	554.186 (EA) 84.877(AA)	3 (EA) 0 (AA)	35879402
Rauchen	Alter erste Zigarette (1) Alter regelmäßiges Rauchen (2) Zigaretten pro Tag (3) ehemalige Raucher vs. Aktuelle Raucher (4)	Saunders et al. (2023)			3.3838.199 (1) 728.826 (2) 784.353 (3) 1.400.535 (4)	1.346 (1) 33 (2) 140 (3) 128 (4)	36477530

EA = europäische Herkunft, AA = afrikanische Herkunft, AD =admixed, LA = lateinamerikanische Herkunft, EAS = ostasiatische Herkunft, DSM = diagnostisches und statistisches Manual, GWS=genomweit signifikant.

pression und Bipolarer Störung identifiziert (Coleman et al. 2020). Bend4 wurde ebenfalls in einer GWAS zu Alkoholkonsum gefunden (Zhou et al. 2020).

4.5.2 GWAS mit populationsbasierten Kohorten

Trotz der vielen Vorteile von GWAS mit klinischen Kohorten, können die notwendigen Stichprobengrößen in der Regel nicht erreicht werden. Deshalb wurden in den letzten Jahren zunehmend Metaanalysen mit populationsbasierten Kohorten durchgeführt. So konnten für alle in diesem Kapitel beschriebenen Substanzkonsumstörungen die Stichprobengrößen erheblich erhöht werden. Wie oben erwähnt, gibt es zum jetzigen Zeitpunkt keine veröffentlichte große Metaanalyse zur Kokainkonsumstörung.

Alkohol

Im Bereich der Alkoholkonsumstörung wurde die erste Analyse basierend auf mehreren Hunderttausend Teilnehmenden europäischer Herkunft im Jahr 2020 veröffentlicht.

Die oben beschriebene Stichprobe wurde zum einen mit einer Analyse im Million Veteran Program (DSM-5 AUD) und einer Analyse in der UKBiobank zu den AUDIT-P Items metaanalysiert. Ein wichtiges Ergebnis hierbei war, dass die genetische Korrelation zwischen Alkoholabhängigkeit und der Alkoholkonsumstörung bei $r_g = 0.98$ lag und dem AUDIT-P bei $r_g = 0.71$. Das zeigt, dass Diagnosen über verschiedene Diagnosesysteme genetisch vergleichbar sind und der AUDIT-P-Summenscore in genetischen Studien als Proxy für eine Alkoholkonsumstörung verwendet werden kann. In dieser Studie konnten nun 29 genomweit signifikante Loci identifiziert werden. Interessanterweise zeigten sich auch genetische Korrelationen mit anderen psychiatrischen Phänotypen, sowie eine Anreicherung der identifizierten Gene im Expressionsmuster verschiedener Hirnregionen (Zhou et al. 2020). Inzwischen ist auch eine neue Analyse von mehr als einer Millionen Personen verschiedener Herkunft erschienen, die nicht nur neue Varianten identifizieren konnte, sondern auch Polygene Scores (s. unten) zulässt, die Vorhersagekraft in Personengruppen verschiedener Herkunft besitzen (Zhou et al. 2023). Die Ergebnisse der Studie sind in ➤ Abb. 4.3 dargestellt.

Rauchen

Zur Nikotinabhängigkeit, bzw. -konsumstörung gibt es bislang keine größere Metaanalyse. Allerdings gibt es Untersuchungen zu verschiedenen Verhaltensweisen, die mit Rauchen in Verbindung stehen, wie die Anzahl gerauchter Zigaretten pro Tag oder das Alter, in dem mit dem Rauchen begonnen wurde. Häufig finden sich auch Vergleiche zwischen Personen, die in ihrem Leben über einen längeren Zeitraum hinweg geraucht haben, mit Personen, die nie geraucht haben (smoking initiation), oder Vergleiche zwischen ehemaligen und derzeitigen Rauchern (smoking cessation). In der derzeit größten Analyse konnten mehrere hundert bis tausend Loci identifiziert werden, die mit Rauchverhalten zusammenhängen (Saunders et al. 2022). Besonders wichtig war hierbei, dass der Einschluss von Stichproben diverser Herkunft in allen Personengruppen zu genaueren Schätzungen des polygenen Risikos für Rauchen führte.

Cannabis

Die erste größere Metaanalyse zu Cannabiskonsum und Cannabiskonsumstörung wurde in 20.916 Fällen und 363.116 Kontrollen durchgeführt. Hier wurden zwei Loci gefunden, die eine genomweite Signifikanz zeigten: ein Lokus in *FOXP2* (*Forkhead-Box-Protein P2*), das sich auf Chromosom 7 befindet und einen Transkriptionsfaktor kodiert. FOXP2 wurde hauptsächlich mit Sprachstörungen in Verbindung gebracht (Review (den Hoed et al. 2021). Ein weiterer assoziierter Lokus befindet sich der Nähe von *CHRNA2* (cholinergic receptor nicotinic alpha 2 subunit) – einem Acetycholinrezeptor – und *EPHX2* (epoxide hydrolase 2) auf Chromosom 8 (Johnson et al. 2020). Als besonders zentrales Ergebnis zeigte sich, dass Cannabiskonsum und die Cannabiskonsumstörung teils entgegengesetzte genetische Korrelationsmuster mit psychischen Erkrankungen und sozioökonomischem Status aufwiesen. Dies verdeutlicht noch einmal die wichtige Unterscheidung zwischen Konsum und Konsumstörung.

In einer kürzlich erschienenen GWAS in mehr als einer Millionen Personen konnten zum einen mehrere neue Loci identifiziert und auch gezeigt werden, dass die Loci spezifisch für Personengruppen verschiedener Herkunft sind (Levey et al. 2023). Des Weiteren konnte eine mögliche genetische Beziehung zwischen dem Risiko an einer Cannabiskonsumstörung und an Lungenkrebs zu erkranken gezeigt werden.

Opioide

Die aktuell größte GWAS zur Opioidkonsumstörung umfasst 20.686 Fälle und mehr als eine halbe Millionen Kontrollen (Deak et al. 2022). Es konnten insgesamt 19 Loci identifiziert werden, unter anderem auch Varianten im μ-Opioidrezeptor *OPRM1,* zu dem auch schon Kandidatengenstudien durchgeführt wurden.

Beurteilung genomweiter Assoziationsstudien

Es lässt sich zusammenfassend sagen, dass GWAS im Bereich der Substanzkonsumstörungen zu einem besseren Verständnis der genetischen Grundlagen der Erkrankungen geführt haben. Gleichzeitig obliegt es zukünftiger Forschung, die durch die Ergebnisse implizierten Krankheitsmechanismen zu untersuchen. Mit steigenden Stichprobengrößen in GWAS rückt auch eine potenzielle klinische Anwendbarkeit näher. Den vielversprechendsten Ansatz stellt hier der Polygene Score dar.

4.6 Polygene Scores (PGS)

Um eine Aussage über das genetische Krankheitsrisiko einer einzelnen Person treffen zu können, wurde der Polygene Score (PGS; früher auch Polygener Risikoscore (PRS)) entwickelt. Der PGS stellt die gewichtete Summe aus verschiedenen Risikoallelen dar (Lewis und Vassos 2020). Somit ist es möglich, das additive Risiko von hunderten bis tausenden genetischen Varianten individuell abzuschätzen (Dudbridge 2013). Die Gewichtung der einzelnen Varianten

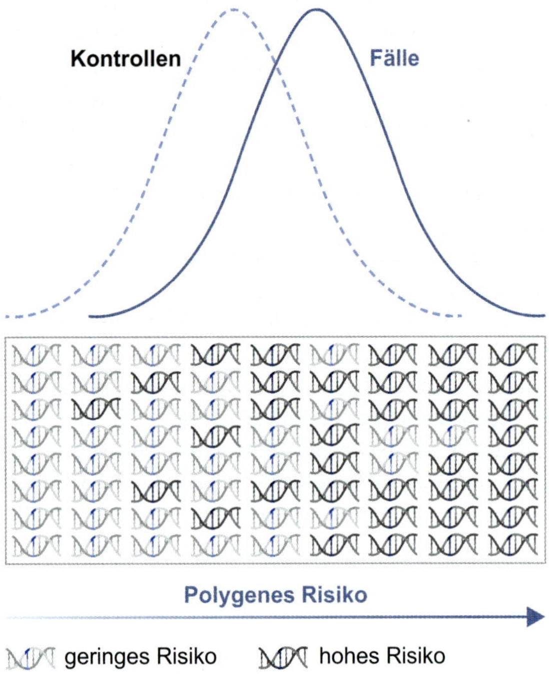

Abb. 4.4 Darstellung der Verteilung des polygenen Risikos einer Erkrankung nach Whiffin und Houlston (2014). [H453-001 / L231]

basiert dabei auf deren jeweiliger Effektgröße, die zuvor in einem GWAS bestimmt wurde (Janssens et al. 2019). Es wird dabei angenommen, dass häufige Risikovarianten normal verteil sind und die erkrankte Personengruppe im Mittel einen höheren PGS aufweist (➤ Abb. 4.4). Dies verdeutlicht auch, dass weder das Vorhandensein von Risikoallelen zwangsläufig zu einer Erkrankung, führt noch die Abwesenheit von Risikoallelen eine Garantie ist, nicht zu erkranken.

Angewendet wird der PGS vor allem in der Forschung, da es so möglich ist, das genetische Risiko der Individuen einer Stichprobe zu bestimmen. So konnte zum Beispiel gezeigt werden, dass Personen mit einer Alkoholkonsumstörung auch einen höheren PGS für Major Depression aufwiesen (Foo et al. 2018).

Im klinischen Kontext könnte der PGS zur Überprüfung der Veranlagung für Krankheiten eingesetzt werden, um ein spezielles Monitoring und potenzielle, frühzeitige Therapie der Risikopatienten zu ermöglichen. Des Weiteren soll anhand von PGS eine Vorhersage des Ansprechens auf eine bestimmte Behandlung getroffen werden (Cross et al. 2022). Derzeit sind PGS für die meisten psychiatrischen Erkrankungen wie auch für Suchterkrankungen noch nicht klinisch anwendbar. Soll mithilfe eines PGS das Erkrankungsrisiko bestimmt werden, müssen mehrere Fragen beantwortet werden. 1) Welches Konstrukt wird durch den PGS abgebildet? 2) Wie hoch ist die statistische Power der zugrunde liegenden GWAS? 3) Welcher Phänotyp wurde in der GWAS untersucht? Handelt es sich z. B. um gesicherte klinische Diagnosen oder auch nur ein Fragebogenitem zu einer Verhaltensweise? 4) Welche Population wurde untersucht und ist diese vergleichbar mit der Personengruppe für die ein PGS berechnet werden soll?

Nicht zuletzt müssen die ethischen Konsequenzen bedacht werden. Die Aufklärung über die individuelle genetische Vorbelastung von Personen kann destigmatisierend wirken, da Betroffene „keine Schuld“ an der Krankheit tragen. Gleichzeitig kann ein hoher PGS für eine Erkrankung auch einen gewissen Determinismus implizieren, der die Erkrankung als unausweichlich darstellt (Murray et al. 2021). Hierbei ist darauf zu verweisen, dass der PGS nur einen Teil des genetischen Risikos aufklärt, das wiederum nur zu Teilen die phänotypische Varianz bestimmt (➤ Kap. 4.2). Die Verwendung von PGS im klinischen Alltag stellt damit gleichzeitig eine Möglichkeit zur Präzisionsmedizin dar, aber auch eine Herausforderung hinsichtlich einer ethisch vertretbaren Anwendung. Eine Möglichkeit ist hierbei, genetische Beratungsstellen hinzuzuziehen („Genetic Counseling“). Eine Übersicht hierzu findet sich bei Austin 2020.

Insgesamt lässt sich sagen, dass GWAS und die daraus resultierenden PGS das bislang größte Potenzial für eine klinische Anwendung aufweisen.

4.7 Fazit für die Praxis

- Das Risiko, an einer Substanzkonsumstörung zu erkranken, ist auch erblich bedingt, teilweise werden über 50 % der phänotypischen Varianz durch genetische Risikofaktoren erklärt.
- Die Assoziation von häufigen Einzelnukleotidpolymorphismen (SNPs) mit einer Substanzkonsumstörung kann in genomweiten Assoziationsstudien (GWAS) getestet werden.
- Die Ergebnisse von GWAS können in Polygenen Scores (PGS) zusammengefasst werden, die in Zukunft im Rahmen der personalisierten Medizin genutzt werden könnten, um individuelle Risiken zu bestimmen und Präventionsmaßnahmen zu empfehlen.
- Die Aussagekraft eines PGS ist stark von der Aussagekraft des zugrundeliegenden GWAS abhängig. Hier ist sowohl die Größe als auch die Zusammensetzung der Stichprobe und die Erfassung des Krankheitsphänotyps von großer Wichtigkeit.

REFERENZEN

Agrawal A, Chou YL, Carey CE, Baranger DAA, Zhang B, Sherva R, et al. Genome-wide association study identifies a novel locus for cannabis dependence. Mol Psychiatry. 2018; 23(5):1293–302. Epub 20171107. doi: 10.1038/mp.2017.200. PubMed PMID: 29112194; PubMed Central PMCID: PMC5938138.

Agrawal A, Lynskey MT. The genetic epidemiology of cannabis use, abuse and dependence. Addiction. 2006; 101(6):801–12. doi: 10.1111/j.1360-0443.2006.01399.x. PubMed PMID: 16696624.

Åsvold BO, Langhammer A, Rehn TA, Kjelvik G, Grøntvedt TV, Sørgjerd EP, et al. Cohort Profile Update: The HUNT Study, Norway. International Journal of Epidemiology. 2022;52(1):e80-e91. doi: 10.1093/ije/dyac095.
Austin JC. Evidence-Based Genetic Counseling for Psychiatric Disorders: A Road Map. Cold Spring Harb Perspect Med. 2020; 10(6). Epub 20200601. doi: 10.1101/cshperspect.a036608. PubMed PMID: 31501264; PubMed Central PMCID: PMC7263094.
Barrett JC, Cardon LR. Evaluating coverage of genome-wide association studies. Nat Genet. 2006; 38(6):659–62. Epub 20060521. doi: 10.1038/ng1801. PubMed PMID: 16715099.
Benowitz NL. Nicotine addiction. N Engl J Med. 2010; 362(24):2295–303. doi: 10.1056/NEJMra0809890. PubMed PMID: 20554984; PubMed Central PMCID: PMC2928221.
Bycroft C, Freeman C, Petkova D, Band G, Elliott LT, Sharp K, et al. The UK Biobank resource with deep phenotyping and genomic data. Nature. 2018; 562(7726):203-9. Epub 20181010. doi: 10.1038/s41586-018-0579-z. PubMed PMID: 30305743; PubMed Central PMCID: PMC6786975.
Cabana-Domínguez J, Shivalikanjli A, Fernàndez-Castillo N, Cormand B. Genome-wide association meta-analysis of cocaine dependence: Shared genetics with comorbid conditions. Prog Neuropsychopharmacol Biol Psychiatry. 2019; 94:109667. Epub 20190615. doi: 10.1016/j.pnpbp.2019.109667. PubMed PMID: 31212010.
Coleman JRI, Gaspar HA, Bryois J, Breen G. The Genetics of the Mood Disorder Spectrum: Genome-wide Association Analyses of More Than 185,000 Cases and 439,000 Controls. Biol Psychiatry. 2020; 88(2):169–84. Epub 20191101. doi: 10.1016/j.biopsych.2019.10.015. PubMed PMID: 31926635; PubMed Central PMCID: PMC8136147.
Crist RC, Reiner BC, Berrettini WH. A review of opioid addiction genetics. Curr Opin Psychol. 2019; 27:31-5. Epub 20180809. doi: 10.1016/j.copsyc.2018.07.014. PubMed PMID: 30118972; PubMed Central PMCID: PMC6368898.
Cross B, Turner R, Pirmohamed M. Polygenic risk scores: An overview from bench to bedside for personalised medicine. Front Genet. 2022; 13:1000667. Epub 20221111. doi: 10.3389/fgene.2022.1000667. PubMed PMID: 36437929; PubMed Central PMCID: PMC9692112.
Deak JD, Zhou H, Galimberti M, Levey DF, Wendt FR, Sanchez-Roige S, et al. Genome-wide association study in individuals of European and African ancestry and multi-trait analysis of opioid use disorder identifies 19 independent genome-wide significant risk loci. Mol Psychiatry. 2022; 27(10):3970-9. Epub 20220725. doi: 10.1038/s41380-022-01709-1. PubMed PMID: 35879402; PubMed Central PMCID: PMC9718667.
den Hoed J, Devaraju K, Fisher SE. Molecular networks of the FOXP2 transcription factor in the brain. EMBO Rep. 2021; 22(8):e52803. Epub 20210714. doi: 10.15252/embr.202152803. PubMed PMID: 34260143; PubMed Central PMCID: PMC8339667.
Dudbridge F. Power and predictive accuracy of polygenic risk scores. PLoS Genet. 2013; 9(3):e1003348. Epub 20130321. doi: 10.1371/journal.pgen.1003348. PubMed PMID: 23555274; PubMed Central PMCID: PMC3605113.
Duncan LE, Keller MC. A critical review of the first 10 years of candidate gene-by-environment interaction research in psychiatry. Am J Psychiatry. 2011; 168(10):1041-9. Epub 20110902. doi: 10.1176/appi.ajp.2011.11020191. PubMed PMID: 21890791; PubMed Central PMCID: PMC3222234.
Duncan LE, Ostacher M, Ballon J. How genome-wide association studies (GWAS) made traditional candidate gene studies obsolete. Neuropsychopharmacology. 2019; 44(9):1518–23. Epub 20190414. doi: 10.1038/s41386-019-0389-5. PubMed PMID: 30982060; PubMed Central PMCID: PMC6785091.
Duranceaux NC, Schuckit MA, Eng MY, Robinson SK, Carr LG, Wall TL. Associations of variations in alcohol dehydrogenase genes with the level of response to alcohol in non-Asians. Alcohol Clin Exp Res. 2006; 30(9):1470-8. doi: 10.1111/j.1530-0277.2006.00178.x. PubMed PMID: 16930209.
Edenberg HJ. The genetics of alcohol metabolism: role of alcohol dehydrogenase and aldehyde dehydrogenase variants. Alcohol Res Health. 2007; 30(1):5–13. PubMed PMID: 17718394; PubMed Central PMCID: PMC3860432.
Eng MY, Schuckit MA, Smith TL. The level of response to alcohol in daughters of alcoholics and controls. Drug Alcohol Depend. 2005; 79(1):83–93. doi: 10.1016/j.drugalcdep.2005.01.002. PubMed PMID: 15943947.
Foo JC, Streit F, Treutlein J, Ripke S, Witt SH, Strohmaier J, et al. Shared genetic etiology between alcohol dependence and major depressive disorder. Psychiatr Genet. 2018; 28(4):66–70. doi: 10.1097/ypg.0000000000000201. PubMed PMID: 29901528; PubMed Central PMCID: PMC6039372.
Frank J, Cichon S, Treutlein J, Ridinger M, Mattheisen M, Hoffmann P, et al. Genome-wide significant association between alcohol dependence and a variant in the ADH gene cluster. Addict Biol. 2012; 17(1):171–80. Epub 20111018. doi: 10.1111/j.1369–1600.2011.00395.x. PubMed PMID: 22004471; PubMed Central PMCID: PMC3245349.
Gaziano JM, Concato J, Brophy M, Fiore L, Pyarajan S, Breeling J, et al. Million Veteran Program: A mega-biobank to study genetic influences on health and disease. J Clin Epidemiol. 2016; 70:214–23. Epub 20151009. doi: 10.1016/j.jclinepi.2015.09.016. PubMed PMID: 26441289.
Goldman D, Oroszi G, Ducci F. The genetics of addictions: uncovering the genes. Nat Rev Genet. 2005; 6(7):521–32. doi: 10.1038/nrg1635. PubMed PMID: 15995696.
Goodwin DW, Schulsinger F, Hermansen L, Guze SB, Winokur G. Alcohol problems in adoptees raised apart from alcoholic biological parents. Arch Gen Psychiatry. 1973; 28(2):238–43. doi: 10.1001/archpsyc.1973.01750320068011. PubMed PMID: 4684290.
Grimm D, Blum HE, Thimme R. [Genome-wide association studies]. Dtsch Med Wochenschr. 2011; 136(3):95-8. Epub 20110111. doi: 10.1055/s-0030-1269446. PubMed PMID: 21225557.
Halldorsson BV, Eggertsson HP, Moore KHS, Hauswedell H, Eiriksson O, Ulfarsson MO, et al. The sequences of 150,119 genomes in the UK Biobank. Nature. 2022;607(7920):732–40. doi: 10.1038/s41586-022-04965-x.
Horwitz AV, Videon TM, Schmitz MF, Davis D. Rethinking twins and environments: possible social sources for assumed genetic influences in twin research. J Health Soc Behav. 2003; 44(2):111–29. PubMed PMID: 12866384.
Janssens A. Validity of polygenic risk scores: are we measuring what we think we are? Hum Mol Genet. 2019; 28(R2):R143-r50. doi: 10.1093/hmg/ddz205. PubMed PMID: 31504522; PubMed Central PMCID: PMC7013150.
Johnson EC, Demontis D, Thorgeirsson TE, Walters RK, Polimanti R, Hatoum AS, et al. A large-scale genome-wide association study meta-analysis of cannabis use disorder. Lancet Psychiatry. 2020; 7(12):1032–45. Epub 20201020. doi: 10.1016/s2215-0366(20)30339-4. PubMed PMID: 33096046; PubMed Central PMCID: PMC7674631.
Jovčevska I, Videtič Paska A. Neuroepigenetics of psychiatric disorders: Focus on lncRNA. Neurochem Int. 2021; 149:105140. Epub 20210721. doi: 10.1016/j.neuint.2021.105140. PubMed PMID: 34298078.
Kranzler HR, Zhou H, Kember RL, Vickers Smith R, Justice AC, Damrauer S, et al. Genome-wide association study of alcohol consumption and use disorder in 274,424 individuals from multiple populations.

Nat Commun. 2019; 10(1):1499. Epub 20190402. doi: 10.1038/s41467-019-09480-8. PubMed PMID: 30940813; PubMed Central PMCID: PMC6445072.

Kurki MI, Karjalainen J, Palta P, Sipilä TP, Kristiansson K, Donner KM, et al. FinnGen provides genetic insights from a well-phenotyped isolated population. Nature. 2023;613(7944):508–18. doi: 10.1038/s41586-022-05473-8.

Kwon JM, Goate AM. The candidate gene approach. Alcohol Res Health. 2000; 24(3):164-8. PubMed PMID: 11199286; PubMed Central PMCID: PMC6709736.

Lessov-Schlaggar CN, Pergadia ML, Khroyan TV, Swan GE. Genetics of nicotine dependence and pharmacotherapy. Biochem Pharmacol. 2008; 75(1):178–95. Epub 20070819. doi: 10.1016/j.bcp.2007.08.018. PubMed PMID: 17888884; PubMed Central PMCID: PMC2238639.

Levey DF, Galimberti M, Deak JD, Wendt FR, Bhattacharya A, Koller D, et al. Multi-ancestry genome-wide association study of cannabis use disorder yields insight into disease biology and public health implications. Nat Genet. 2023; 55(12):2094–103. Epub 20231120. doi: 10.1038/s41588-023-01563-z. PubMed PMID: 37985822; PubMed Central PMCID: PMC10703690.

Lewis CM, Vassos E. Polygenic risk scores: from research tools to clinical instruments. Genome Med. 2020; 12(1):44. Epub 20200518. doi: 10.1186/s13073-020-00742-5. PubMed PMID: 32423490; PubMed Central PMCID: PMC7236300.

Li MD, Burmeister M. New insights into the genetics of addiction. Nat Rev Genet. 2009; 10(4):225–31. doi: 10.1038/nrg2536. PubMed PMID: 19238175; PubMed Central PMCID: PMC2879628.

Li MD, Ma JZ, Beuten J. Progress in searching for susceptibility loci and genes for smoking-related behaviour. Clin Genet. 2004; 66(5):382–92. doi: 10.1111/j.1399-0004.2004.00302.x. PubMed PMID: 15479180.

Li YR, Keating BJ. Trans-ethnic genome-wide association studies: advantages and challenges of mapping in diverse populations. Genome Med. 2014; 6(10):91. Epub 20141031. doi: 10.1186/s13073-014-0091-5. PubMed PMID: 25473427; PubMed Central PMCID: PMC4254423.

Manrai AK, Funke BH, Rehm HL, Olesen MS, Maron BA, Szolovits P, et al. Genetic Misdiagnoses and the Potential for Health Disparities. N Engl J Med. 2016; 375(7):655–65. doi: 10.1056/NEJMsa1507092. PubMed PMID: 27532831; PubMed Central PMCID: PMC5292722.

Marees AT, Smit DJA, Ong JS, MacGregor S, An J, Denys D, et al. Potential influence of socioeconomic status on genetic correlations between alcohol consumption measures and mental health. Psychol Med. 2020; 50(3):484–98. Epub 20190315. doi: 10.1017/s0033291719000357. PubMed PMID: 30874500; PubMed Central PMCID: PMC7083578.

Mönting JS. Multiples Testen. Methodik klinischer Studien: Methodische Grundlagen der Planung, Durchführung und Auswertung. Berlin, Heidelberg: Springer Berlin Heidelberg; 2002. p. 341-5.

Munafò M, Clark T, Johnstone E, Murphy M, Walton R. The genetic basis for smoking behavior: a systematic review and meta-analysis. Nicotine Tob Res. 2004; 6(4):583–97. doi: 10.1080/14622200410001734030. PubMed PMID: 15370155.

Murray GK, Lin T, Austin J, McGrath JJ, Hickie IB, Wray NR. Could Polygenic Risk Scores Be Useful in Psychiatry?: A Review. JAMA Psychiatry. 2021;78(2):210-9. doi: 10.1001/jamapsychiatry.2020.3042.

Pam A, Kemker SS, Ross CA, Golden R. The "equal environments assumption" in MZ-DZ twin comparisons: an untenable premise of psychiatric genetics? Acta Genet Med Gemellol (Roma). 1996; 45(3):349–60. doi: 10.1017/s0001566000000945. PubMed PMID: 9014000.

Peters A, Peters A, Greiser KH, Göttlicher S, Ahrens W, Albrecht M, et al. Framework and baseline examination of the German National Cohort (NAKO). Eur J Epidemiol. 2022; 37(10):1107–24. Epub 20221019. doi: 10.1007/s10654-022-00890-5. PubMed PMID: 36260190; PubMed Central PMCID: PMC9581448.

Peterson RE, Kuchenbaecker K, Walters RK, Chen CY, Popejoy AB, Periyasamy S, et al. Genome-wide Association Studies in Ancestrally Diverse Populations: Opportunities, Methods, Pitfalls, and Recommendations. Cell. 2019; 179(3):589–603. Epub 20191010. doi: 10.1016/j.cell.2019.08.051. PubMed PMID: 31607513; PubMed Central PMCID: PMC6939869.

Petrovski S, Goldstein DB. Unequal representation of genetic variation across ancestry groups creates healthcare inequality in the application of precision medicine. Genome Biol. 2016; 17(1):157. Epub 20160714. doi: 10.1186/s13059-016-1016-y. PubMed PMID: 27418169; PubMed Central PMCID: PMC4944427.

Polimanti R, Walters RK, Johnson EC, McClintick JN, Adkins AE, Adkins DE, et al. Leveraging genome-wide data to investigate differences between opioid use vs. opioid dependence in 41,176 individuals from the Psychiatric Genomics Consortium. Mol Psychiatry. 2020; 25(8):1673–87. Epub 20200226. doi: 10.1038/s41380-020-0677-9. PubMed PMID: 32099098; PubMed Central PMCID: PMC7392789.

Poulsen P, Esteller M, Vaag A, Fraga MF. The epigenetic basis of twin discordance in age-related diseases. Pediatr Res. 2007; 61(5 Pt 2):38r-42r. doi: 10.1203/pdr.0b013e31803c7b98. PubMed PMID: 17413848.

Prescott CA, Kendler KS. Genetic and environmental contributions to alcohol abuse and dependence in a population-based sample of male twins. Am J Psychiatry. 1999; 156(1):34–40. doi: 10.1176/ajp.156.1.34. PubMed PMID: 9892295.

Price AL, Zaitlen NA, Reich D, Patterson N. New approaches to population stratification in genome-wide association studies. Nat Rev Genet. 2010; 11(7):459–63. doi: 10.1038/nrg2813. PubMed PMID: 20548291; PubMed Central PMCID: PMC2975875.

Reed E, Nunez S, Kulp D, Qian J, Reilly MP, Foulkes AS. A guide to genome-wide association analysis and post-analytic interrogation. Stat Med. 2015; 34(28):3769–92. Epub 20150906. doi: 10.1002/sim.6605. PubMed PMID: 26343929; PubMed Central PMCID: PMC5019244.

Saunders GRB, Wang X, Chen F, Jang SK, Liu M, Wang C, et al. Genetic diversity fuels gene discovery for tobacco and alcohol use. Nature. 2022; 612(7941):720-4. Epub 20221207. doi: 10.1038/s41586-022-05477-4. PubMed PMID: 36477530; PubMed Central PMCID: PMC9771818.

Saunders JB, Aasland OG, Babor TF, de la Fuente JR, Grant M. Development of the Alcohol Use Disorders Identification Test (AUDIT): WHO Collaborative Project on Early Detection of Persons with Harmful Alcohol Consumption--II. Addiction. 1993; 88(6):791–804. doi: 10.1111/j.1360-0443.1993.tb02093.x. PubMed PMID: 8329970.

Shin MJ, Cho Y, Davey Smith G. Alcohol Consumption, Aldehyde Dehydrogenase 2 Gene Polymorphisms, and Cardiovascular Health in Korea. Yonsei Med J. 2017; 58(4):689–96. doi: 10.3349/ymj.2017.58.4.689. PubMed PMID: 28540979; PubMed Central PMCID: PMC5447097.

Shriner D, Vaughan LK, Padilla MA, Tiwari HK. Problems with genome-wide association studies. Science. 2007; 316(5833):1840-2. doi: 10.1126/science.316.5833.1840c. PubMed PMID: 17600199.

Slatkin M. Linkage disequilibrium--understanding the evolutionary past and mapping the medical future. Nat Rev Genet. 2008; 9(6):477–85. doi: 10.1038/nrg2361. PubMed PMID: 18427557; PubMed Central PMCID: PMC5124487.

Song M, Martinowich K, Lee FS. BDNF at the synapse: why location matters. Mol Psychiatry. 2017; 22(10):1370-5. Epub 20170725. doi: 10.1038/mp.2017.144. PubMed PMID: 28937692; PubMed Central PMCID: PMC5646361.

Storey JD. The positive false discovery rate: a Bayesian interpretation and the q-value. The Annals of Statistics. 2003; 31(6):2013–35, 23.
The "All of Us" Research Program. New England Journal of Medicine. 2019; 381(7):668–76. doi: 10.1056/NEJMsr 1809937.
Tsuang MT, Bar JL, Harley RM, Lyons MJ. The Harvard Twin Study of Substance Abuse: what we have learned. Harv Rev Psychiatry. 2001; 9(6):267–79. PubMed PMID: 11600486.
Turner S, Armstrong LL, Bradford Y, Carlson CS, Crawford DC, Crenshaw AT, et al. Quality control procedures for genome-wide association studies. Curr Protoc Hum Genet. 2011;Chapter 1:Unit1.19. doi: 10.1002/0471142905.hg0119s68. PubMed PMID: 21234875; PubMed Central PMCID: PMC3066182.
Uffelmann E, Huang QQ, Munung NS, de Vries J, Okada Y, Martin AR, et al. Genome-wide association studies. Nature Reviews Methods Primers. 2021;1(1):59. doi: 10.1038/s43586-021-00056-9.
Verhulst B, Neale MC, Kendler KS. The heritability of alcohol use disorders: a meta-analysis of twin and adoption studies. Psychol Med. 2015; 45(5):1061–72. Epub 20140829. doi: 10.1017/s0033291714002165. PubMed PMID: 25171596; PubMed Central PMCID: PMC4345133.
Victor A, Elsässer A, Hommel G, Blettner M. Judging a plethora of p-values: how to contend with the problem of multiple testing--part 10 of a series on evaluation of scientific publications. Dtsch Arztebl Int. 2010; 107(4):50-6. Epub 20100129. doi: 10.3238/arztebl.2010.0050. PubMed PMID: 20165700; PubMed Central PMCID: PMC2822959.
Visscher PM, Brown MA, McCarthy MI, Yang J. Five years of GWAS discovery. Am J Hum Genet. 2012; 90(1):7–24. doi: 10.1016/j.ajhg.2011.11.029. PubMed PMID: 22243964; PubMed Central PMCID: PMC3257326.
Walters RK, Polimanti R, Johnson EC, McClintick JN, Adams MJ, Adkins AE, et al. Transancestral GWAS of alcohol dependence reveals common genetic underpinnings with psychiatric disorders. Nat Neurosci. 2018; 21(12):1656–69. Epub 20181126. doi: 10.1038/s41593-018-0275-1. PubMed PMID: 30482948; PubMed Central PMCID: PMC6430207.
Westreich ST, Nattestad M, Meyer C. BigTop: a three-dimensional virtual reality tool for GWAS visualization. BMC Bioinformatics. 2020;21(1):39. Epub 20200131. doi: 10.1186/s12859-020-3373-5. PubMed PMID: 32005132; PubMed Central PMCID: PMC6995189.
Whiffin N, Houlston RS. Architecture of Inherited Susceptibility to Colorectal Cancer: A Voyage of Discovery. Genes. 2014;5(2):270–84. PubMed PMID: doi:10.3390/genes5020270.
Whitfield JB, Zhu G, Duffy DL, Birley AJ, Madden PA, Heath AC, et al. Variation in alcohol pharmacokinetics as a risk factor for alcohol dependence. Alcohol Clin Exp Res. 2001; 25(9):1257–63. PubMed PMID: 11584143.
Xian H, Scherrer JF, Madden PA, Lyons MJ, Tsuang M, True WR, et al. Latent class typology of nicotine withdrawal: genetic contributions and association with failed smoking cessation and psychiatric disorders. Psychol Med. 2005; 35(3):409–19. doi: 10.1017/s0033291704003289. PubMed PMID: 15841876.
Zhou H, Kember RL, Deak JD, Xu H, Toikumo S, Yuan K, et al. Multi-ancestry study of the genetics of problematic alcohol use in over 1 million individuals. Nat Med. 2023; 29(12):3184–92. Epub 20231207. doi: 10.1038/s41591-023-02653-5. PubMed PMID: 38062264; PubMed Central PMCID: PMC10719093.
Zhou H, Sealock JM, Sanchez-Roige S, Clarke TK, Levey DF, Cheng Z, et al. Genome-wide meta-analysis of problematic alcohol use in 435,563 individuals yields insights into biology and relationships with other traits. Nat Neurosci. 2020; 23(7):809–18. Epub 20200525. doi: 10.1038/s41593-020-0643-5. PubMed PMID: 32451486; PubMed Central PMCID: PMC7485556.

KAPITEL

5

Heinrich Küfner

Psychologische Grundlagen der Sucht

Kernaussagen

- Sucht ist eine Störung der Selbstregulation des psychoaktiven Substanzkonsums in einem psychosozialen Kontext, sodass Schäden auf der psychischen, sozialen und körperlichen Ebene entstehen und trotzdem konsumiert wird. Im Fall von Verhaltenssüchten kann das kritische Verhalten nicht ausreichend selbst reguliert werden, sodass sich ebenfalls Schäden in verschiedenen Lebensbereichen bzw. auf verschiedenen Ebenen (körperlich, sozial, psychisch) entwickeln.
- Suchtmittelkonsum hat verschiedene Ausgangssituationen: Angebote von Suchtmitteln (auch als Medikament mit Suchtpotential), Anpassung an den Suchtmittelkonsum anderer, Neugierde, Erwartung positiver Wirkung, zufällige Erfahrungen mit Drogenkonsum u. a.
- Die Anziehungskraft von Drogen ergibt sich aus den Wirkungs- und Folgenerwartungen des Einzelnen und gesellschaftlicher Gruppen.
- Eine anfangs starke Belohnungssensitivität für Substanzwirkungen und gleichzeitig geringe negative Nebenwirkungen tragen zu einer operanten Verstärkung des Substanzkonsums bei. Im Stadium der Abhängigkeit ist dagegen die Sensitivität des Belohnungssystems generell reduziert, aber die Sensitivität im Sinne von Antizipation und Erwartungen für eine positive Drogenwirkung erhöht.
- Belohnungen wirken verhaltenssteuernd durch die Antizipation bzw. Prädiktion von positiven Folgen des Substanzkonsums. Ein psychologischer Begriff dafür ist implizite oder explizite Erwartung, die sowohl eine Antizipation der positiven oder negativen Folgen als auch emotionale Komponenten der Motivierung umfassen.
- Parallel dazu wird die Entwicklung einer Gegensteuerung (Selbstkontrolle, Kontrollfähigkeiten gegen den Substanzkonsum) vernachlässigt oder ist schon vorher reduziert (genetisch, epigenetisch oder psychogenetisch) und wird durch den Substanzkonsum weiter beeinträchtigt.
- Im Gesamtkontext der Suchtentwicklung verlieren andere natürliche Verstärker an Einfluss, und entsprechende Grundbedürfnisse (Bindung und Autonomie) und Kompetenzen der Aufgaben- und Problemlösung werden vernachlässigt.
- Ungünstige Merkmale des Temperaments und der Persönlichkeit wie Impulsivität und Bedürfnisaufschub signalisieren zum Teil eine geringe Selbstkontrolle, zum Teil tragen sie vermehrt zu Konflikt- und Stresssituationen bei.
- Traumatisierende Ereignisse in der Kindheit behindern positive Erfahrungen der eigenen Selbstwirksamkeit und die Entwicklung effektiver Problembewältigungskompetenz.
- Suchtverhalten erfolgt zum Teil explizit, d. h. bewusst und zielgerichtet, zum Teil implizit, d. h. automatisch und gewohnheitsmäßig. Dabei kommt es zu Verzerrungen (Bias) der Risiko- und Chanceneinschätzung, zu Verzerrungen der Kausalattribuierung bei Problemen und Konflikten (Externalisierung) und zu Verzerrungen der Selbstwirksamkeit, so dass ein hohes Stressniveau entsteht, das zu einem erhöhten Rückfallrisiko beiträgt.
- Änderungstheorien erfordern über den Rückfall hinaus einen breiten Ansatz von individuellen Veränderungen in verschiedenen Lebensbereichen zur Stabilisierung des Belohnungs- und Selbstkontrollsystems.

5.1 Einleitung und Begriffsbestimmung

Für eine Gesamtanalyse des Suchtverhaltens wird üblicherweise das Dreiecksmodell der Sucht (Feuerlein 1969) verwendet, das auf dem biopsychosozialen Ansatz (Engel 1977; Egger 2005) beruht und einen groben Orientierungsrahmen darstellt, jedoch funktionale und prozessorientierte Aspekte wenig berücksichtigt. Aus neurobiologischer Sicht werden als Grundkomponenten der Sucht ein Belohnungssystem und ein Kontrollsystem angenommen (Goldstein und Volkow 2011), was übereinstimmt mit einer phänomenologisch-funktionalen Sichtweise, wenn man Sucht auf Kernbereiche des Individuums (ohne Folgeschäden) reduziert. In dem Dreiecksmodell gibt es keine Priorisierung oder hierarchische Struktur der drei Ursachen- oder Bedingungskomponenten. Eine einseitige Gewichtung kann zu einer reduktionistischen Sichtweise beitragen (siehe Opioid-Krise in den USA, Kurzbeschreibung bei Bühringer et al. 2020).

Psychologische Erklärungsversuche des Substanzkonsums bzw. des substanzunabhängigen Suchtverhaltens und der Sucht sind ein Beitrag für ein individuelles umfassendes Störungs- und Änderungsmodell der Sucht. Sie beziehen sich auf

1. Entstehung und Aufrechterhaltung,
2. Änderungsansätze, die den spezifischen Therapien übergeordnet sind, und
3. Rückfälle, deren Erklärungsansätze eine gewisse Eigenständigkeit aufweisen und für die Praxis der Rückfallprävention besonders wichtig sind.

Das zu erklärende Grundphänomen der Sucht ist der gesteigerte oder aufrechterhaltende Substanzkonsum, obwohl die negativen Folgen überwiegen und positive Wirkungen nur noch schwach auftreten oder ganz verschwinden.

Immer wieder geht es auch um grundsätzliche Fragen, vor allem des Lernens, was über die Sucht hinausführt (Grundbedürfnisse, Lebensstil) und neurobiologische Grundlagen einbezieht. Auch wenn das Grundphänomen der Sucht im Mittelpunkt steht, ist die Einbeziehung des ganzen Menschen mit seinen unterschiedlichen Lebensbereichen und allgemeinen Funktionsprinzipien erforderlich.

Die dargestellten Ergebnisse beziehen sich auf alle Arten und alle Formen des Gebrauchs und Missbrauchs psychotroper Substanzen. Grundsätzlich gelten die Prinzipien und Aussagen auch für substanzunabhängiges Suchtverhalten, auch wenn darauf nicht immer explizit eingegangen wird.

5.2 Entstehung und Aufrechterhaltung der Sucht

Im Folgenden werden zunächst zwei Grundaspekte des Verhaltens angesprochen, nämlich die Unterscheidung von impliziten und expliziten Prozessen sowie anschließend lerntheoretische Grundkonzepte als Erklärungsansätze für Suchtphänomene.

5.2.1 Implizite und explizite Lern- und Verhaltensprozesse

Die Anziehungskraft von Drogen ergibt sich aus den Wirkungs- und Folgeerwartungen des Einzelnen und gesellschaftlicher Gruppen (einschließlich der physiologischen evidenzbasierten Wirkungen).

In den letzten 10–20 Jahren der kognitiven Suchtforschung wurden die **impliziten automatischen Prozesse** gegenüber den **expliziten reflektiven, bewussten Prozessen** herausgestellt und ihre Bedeutung für die Sucht und andere psychische Störungen herausgearbeitet (z. B. Stacy und Wiers 2010; Wiers et al. 2006; zur neurobiologischen Abgrenzung Kandel 2007). In sog. **Zwei-Prozess-Theorien** werden diese beiden Prozessweisen verwendet, um Suchtverhalten zu erklären. Im impliziten Impulssystem erfolgt eine Sensitivierung durch den Substanzkonsum, der zu einer impliziten Bewertung („appraisal") dieser automatischen impulsiven Prozesse als emotionale Stimuli führt, die wiederum implizite Annäherungstendenzen zum Drogenkonsum auslösen. Die Assoziationen von äußeren Reizen und Substanzkonsum sind eher sekundär, stehen jedoch in Zusammenhang mit den automatischen impulsiven Prozessen. Die Hemmung der Annäherungstendenzen in Richtung Substanzkonsum durch das Kontrollsystem der Emotionsregulation ist nicht ausreichend ausgeprägt. Sie werden von defizitären exekutiven Funktionen und von einer schwachen Änderungsmotivation beeinflusst (Wiers und Stacy 2006). Der Schwerpunkt dieser neueren Entwicklung liegt jedoch auf der Erforschung **impliziter Kognitionen.** Diese beziehen sich auf vier Bereiche:

1. **Aufmerksamkeitsprozesse,** die sich z. B. bei Suchtkranken in unterschiedlichen Reaktionszeiten auf Bilder mit alkoholischen Getränken im Vergleich zu anderen Bildern und im Vergleich zu sozialen Trinkern zeigen. Auch spezielle Tests (implizite Assoziationstests) wurden entwickelt, um diese unterschiedlichen Reaktionszeiten als Hinweis auf implizite Einstellungsprozesse gegenüber Objekten zu erfassen (z. B. Stroop-Test).
2. **Erinnerungsprozesse,** bei denen schon lange zwischen einem impliziten Gedächtnis (z. B. klassische Konditionierung) mit verschiedenen Unterformen und einem expliziten Gedächtnis (episodisches Gedächtnis, semantisches Gedächtnis bei einem zielorientierten Verhalten) unterschieden wird. Auch die Gedächtnissysteme werden in Beziehung zu Suchtphänomenen gesetzt, z. B. das Priming als jeweils aktivierter Gesamtzustand, der nachfolgende Gedächtnis- oder Lernprozesse beschleunigt oder hemmt.
3. **Handlungstendenzen,** die sich vor allem in Annäherungs- und Vermeidungstendenzen zeigen. Die Hypothese ist, dass bei Abhängigen automatische Annäherungstendenzen gegenüber psychoaktiven Substanzen ablaufen, die durch gegenläufige, ebenfalls automatische Vermeidungsreaktionen beeinflusst werden können (Alkoholvermeidungstraining s. Wiers et al. 2010; Lindenmeyer 2010).
4. Prozesse der **Antizipation und Prädiktion von Folgen** (psychologische ältere Lerntheorien von Hull und von Tolmann sowie Vertreter sozialer Lerntheorien, s. Rotter in Bodemann et al. 2023) und der Frage, wie Prädiktionsfehler auf das Verhalten zurückwirken (neurobiologische Modelle, s. Schultz 1997, 2011). Auf der subjektiven psychologischen Ebene spricht man von **Erwartungen,** die sich auf die unmittelbaren Folgen des eigenen Verhaltens oder auf Reaktionen und Ereignisse des Umfelds beziehen können.

Die Schnittstelle zwischen impliziten und expliziten Verhaltensprozessen erscheint bislang wenig geklärt. Bewusst eingesetzte automatische Reaktionen sind jedenfalls eine Möglichkeit der Einflussnahme. Der Übergang von bewusst gesteuertem regelorientiertem Verhalten zu wiederholtem automatisiertem Verhalten (Tiffany 1990) wird als Gewohnheit („habit") bezeichnet. Bei der Suchtentwicklung wird zumindest für eine Teilgruppe von Suchtkranken ein solcher Übergang als Gewohnheitsverhalten („habit") zwischen ersten Konsumerfahrungen und einem missbräuchlichen Substanzkonsum angenommen, kann aber auch als Endzustand einer Suchtentwicklung, z. B. im Sinne eines Delta-Alkoholismus nach Jellinek (1960, zit. in Soyka und Küfner 2008), beobachtet werden. Die klassische Konditionierung wird als impliziter Prozess verstanden, die operante Konditionierung kann sowohl implizit (automatisch) als auch explizit (bewusst gesteuert) erfolgen (➤ Kap. 5.2.2).

5.2.2 Lerntheoretische Grundlagen

Zunächst wird auf einige allgemeine Aspekte der Lerntheorie hingewiesen. Die Grundlagen des Lernens von Erleben und Verhalten werden mit Ausnahme des Gedächtnissystems durch drei Ansätze beschrieben, von denen sich der dritte Ansatz mit der Verbindung von sozialem Kontext und kognitiver Perspektive bislang am besten bewährt hat.

1. **Behavioristische Lerntheorien:** Dazu gehört das Lernen durch klassische und operante Konditionierung (Verstärkungslernen, Lernen am Erfolg). Der Fokus liegt in diesen Modellen auf Stimuli und beobachtbarem Verhalten und ist den damaligen Zugangsmöglichkeiten geschuldet (s. Mazur 2006 u. a.). Der Akteur selbst wird rigoros als Blackbox betrachtet. Die assoziativen Verbindungen zwischen den Komponenten S (Stimulus) und R (Reiz) werden durch die Prinzipien Kontiguität (regelhaftes Zusammenauftreten) und Kontingenz (raum-zeitliche Nähe) bestimmt. Durch Prozesse der Sensitivierung bekommen manche Stimuli eine besonders stark aktivierende Funktion. Die Zusammenhänge erscheinen objektiv beobachtbar.
2. **Konstruktivistische Lerntheorien:** Im Mittelpunkt steht hier eine subjektive Perspektive. Auch die Wahrnehmung der Außenwelt wird entscheidend durch die Funktionsweisen unseres Wahrnehmungssystems, durch individuelle Konzepte und Einstellungen (z. B. unterschiedliche Aufmerksamkeit, unterschiedliche Interpretation einer gleichen äußeren Situation) geprägt, sodass im Prinzip jeder Mensch seine eigene Welt konstruiert. Dennoch gibt es einen interaktionellen Austausch, sodass auf der Grundlage gemeinsamer Wahrnehmungsfunktionen ein Konsens hergestellt wird. Bei systemischen Therapieansätzen (Schiepek und Schweitzer-Rothers 2020) besteht eine Tendenz, diesen Aspekt der konstruktiven Weltsicht besonders zu betonen. Es gibt zwar auch starke Tendenzen für eine einheitliche Wahrnehmung (z. B. Ganzheitlichkeit, Konformitätsdruck), was aber nicht eine validere Wahrnehmung der Außenwelt bedeuten muss. Die Fokussierung der Aufmerksamkeit auf einige wenige Ausschnitte der ankommenden Wahrnehmungsdaten kann zu Verzerrungen der Wahrnehmung und entsprechend inadäquaten Reaktionen führen.
3. **Sozial-kognitive Lerntheorien** (s. Bodemann et al. 2023): Lernen erfolgt in einem sozialen Kontext (psychosoziale Interaktionen, Austausch und Rückmeldung von Erlebnissen, Affekten und Informationen in Form von Metaphern). Ein kognitives Lernen ist formal hauptsächlich dadurch charakterisiert, dass bei einem Input S die Reaktion R nicht immer einen gleichen Zusammenhang zeigt, sondern die Reaktion R auch vom Zustand O des Organismus und einer unterschiedlichen Verarbeitung bzw. Interpretation des Inputs erfolgt. Kognitive Therapieformen und Konzepte sind z. B. das Modelllernen (Beobachtungslernen) nach Bandura, das ABC-Modell nach Ellis (A ist eine äußere Situation, B ist die individuelle Interpretation der Situation und C ist die beobachtbare Reaktion oder automatische Gedanken nach Beck, die eine Reaktion entscheidend beeinflussen können; ➤ Abb. 5.8, Rückfallmodell). Typische Interventionen sind eine kognitive Umstrukturierung einer Situation durch einen Perspektivenwechsel oder eine Interpolation eines Zusammenhangs auf ähnliche Situationen, die angemessen oder verzerrt sein kann.

Die **Verhaltensanalyse** ist eine diagnostisches Instrument für Verhaltenstherapie (VT)-orientierte Therapieansätze und speziell für die Rückfallanalyse (➤ Kap. 5.4). Sie entwickelte sich aus dem Basisschema SORK zu einem SORKC-Schema: Stimulus, Organismus, Reaktion, Kontingenz und C als Konsequenz nach Kanfer und Saslow (1965, zit. in Knappe et al. 2020) und später weiterentwickelt zu den Begriffen einer horizontalen (situationsbezogen)/vertikalen (Lebensgeschichte bezogen) Analyse sowie weitgehend gleich bedeutend mit den Begriffen Mikro- und Makro-Analyse (s. Knappe et al. 2020; Bodemann et al. 2023).

Lernen ist nicht nur Informationsverarbeitung mit dem Ziel bestmöglicher Prognose und Antizipation, sondern ist auch abhängig von unterschiedlichen Grundbedürfnissen und Gefühlszuständen im Sinne von Motivation und bezieht auch direktes Lusterleben (nicht nur dessen Ankündigung) mit ein (s. z. B. Mazur 2006; Rinck und Becker 2020; Goschke und Dreisbach 2020). Sozial-kognitive Lerntheorien mit den beiden Schwerpunkten soziale Interaktionen und kognitiv-affektive Verarbeitung von Erfahrungen bilden die theoretische Grundlage psychosozialer Interventionen.

Als Schlussfolgerung kann festgehalten werden, dass die Öffnung der Blackbox Mensch vor allem in der VT zur Entwicklung neuer Therapieformen geführt hat (Dialektisch-Behaviorale Therapie, Schematherapie, Achtsamkeitstherapien u. a.; s. Übersicht zu Lerntheorien in Bodemann et al. 2023). Was diese bei Suchtstörungen leisten können, erscheint bislang nicht ausreichend evaluiert. Die Entwicklung bildgebender Analyseverfahren hat u. a. zu einer Konkretisierung von Konzepten der Steuerung von Impulsen, Gefühlen (Stressregulation) und Entscheidungsprozessen beigetragen (s. Goschke und Dreisbach 2022). Eine Integration auf funktionaler Ebene, z. B. als Antizipation und automatische Prognose, steht aber aus.

Die ersten Erfahrungen von Jugendlichen mit psychoaktiven Substanzen sind keineswegs so positiv, wie man später aufgrund der Häufigkeit und Intensität des Substanzkonsums annehmen könnte, sondern es kommt von Anfang an auch zu aversiven Begleitwirkungen (Beeinträchtigung der psychomotorischen Koordination und sprachlichen

Artikulation), die überwunden werden müssen, damit die positive Wirkung dominiert (Rist 2009). Der Substanzkonsum entwickelt sich durch die Integration in verschiedene Lebensbereiche, z. B. des Feierns und der Lusterfahrung, zu einem **umfassenden positiven Verstärker.**

Dennoch reagieren Individuen unterschiedlich stark auf psychoaktive Substanzen. So hat man bei Kindern von alkoholabhängigen Vätern eine weniger starke Beeinträchtigung durch Alkohol beobachten können (z. B. weniger psychomotorische Schwankungen unter Alkohol) als bei Söhnen und Töchtern nicht alkoholabhängiger Väter (Schuckit 1994; Eng et al. 2005). Daraus ergeben sich von Anfang an weniger Gründe, den Alkoholkonsum zu steuern und zu kontrollieren. Der rein **physiologische Effekt von Alkohol ist dämpfend** auf die Nervensignale (Heinz und Batra 2003), was auf höherer neurobiologischer und psychischer Ebene je nach Dosis unterschiedlich, z. B. als leichte Enthemmung, wirksam werden kann **(niedrigere Hemmschwelle für Aggression). Der positive Effekt ist abhängig von der inneren Situation** (Stimmung, Handlungsorientierung) und **vom sozialen Kontext** (Feiern in einer Peergruppe, ritueller Konsum in der Familie), in der der Konsum erfolgt. Amphetamine und Kokain wirken physiologisch aktivierend, ihren hohen Verstärkungswert erhalten sie in Leistungssituationen, in denen eine Aktivierung hilfreich ist. Aversive Wirkungen (z. B. geringere psychomotorische Koordination) werden geringer (infolge einer **Toleranzentwicklung**) oder durch positive Wirkungen überlagert. Diese Erfahrungen verfestigen den Verstärkungswert der Substanz.

Für die Zunahme des Substanzkonsums liegt es nahe, das Lernprinzip der **operanten Konditionierung** heranzuziehen. Die subjektive Substanzwirkung nach Abschluss einer oben skizzierten **Erstkonsumphase** besteht häufig in einer **Euphorisierung (High Erleben),** verbunden mit verschiedenen positiven Gefühlen wie **Entspannung, Harmonie, Wärme,** aber auch der Aktivierung von **Stärke und Macht** (in Abhängigkeit von Substanzgruppen). Eine operante Reaktion wie der Substanzkonsum würde aber gelöscht bzw. deutlich reduziert werden, wenn Verstärkungen, hier also die positive Substanzwirkung, insgesamt regelmäßig ausbleiben und zunehmend aversive Umstände auftreten, wie das im weiteren Verlauf bis zur Abhängigkeit verstärkt der Fall ist. Für die Aufrechterhaltung der Häufigkeit einer operanten Reaktion wirkt zunächst eine **intermittierende Verstärkung** mit unregelmäßiger Kontingenz stabilisierend (Mazur 2003). Dies kann auch beim Substanzkonsum angenommen werden.

Besonders wichtig erscheint aber als kognitive Erweiterung der theoretischen Konzeption von Skinner die **Antizipation oder Prädiktion der Verhaltensfolgen in den sozialen Lerntheorien** (s. Bodemann et al. 2023), also z. B. die Antizipation positiver oder negativer Folgen der Substanzwirkung mit dem neurobiologischen Substrat der Dopamin-Codierung (s. Schultz 1997, 2011). Phänomenologisch entspricht dies dem Begriff der Erwartungen, der sowohl den Aspekt der Antizipation als auch emotionale und motivationale Aspekte umfasst. Das bedeutet, Erwartungen können sich auf die Substanzwirkung, aber auch auf den Erfolg eigener Kompetenzen im Sinne der **Selbstwirksamkeitserwartungen** nach Bandura (1979) beziehen (s. auch Rief et al. 2015).

Bei der operanten Konditionierung wird allgemein zwischen einer **positiven** und einer **negativen Verstärkung** sowie einer Bestrafung unterschieden. Äußere und innere Reize (**Stimuli, „cues"**) werden als konditionierte diskriminative Stimuli für das Auftreten der operanten (instrumentellen) Reaktion betrachtet. Bei den zunehmenden aversiven Folgen kommt es zu einer negativen Verstärkung, wenn die Substanzwirkung die aversive Situation kompensiert oder einfach unterbricht. Den Außenreizen wird über die diskriminative Funktion hinaus eine stärker motivierende Anreizmotivation (**„cue reactivity"** oder **„salience"**) zugeschrieben (Robinson und Berridge 2003; Heinz und Batra 2003 u. a.). Welche Funktion bei diesen Außenreizen dominiert, ist nicht ausreichend geklärt. Die Annahme, dass solche Reize einen intensiven Erwartungszustand bis hin zum Craving auslösen, der dann klassisch konditioniert wird, erscheint am plausibelsten. Bei Problemen mit dem **Bedürfnisaufschub** (s. Marshmellow-Test bei Kindern, Mischel 2015) wird ein weiterer Aspekt offensichtlich: In weiterer Zukunft liegende Verstärkungen erfahren eine stärkere Abwertung (**Diskontierung**) als unmittelbar bevorstehende Verstärkungen (s. Bickel et al. 2007), die von Menschen mit Suchtproblemen häufig bevorzugt werden.

Bei der Hypothese von **Entzugserscheinungen** als Auslöser für Rückfälle wird zwischen einem akuten und einem späteren protrahierten Entzugssyndrom unterschieden (s. Gallus et al. 2023). Welche Funktion protrahierten Entzugssymptomen zukommt, erscheint nicht ausreichend geklärt (➤ Kap. 5.4), das akute Entzugssyndrom wird dagegen im Rahmen einer Entzugsbehandlung aufgefangen.

Die Annahme, dass **negative Begleitumstände** schon von Anfang an (im Sinne der **Gegenprozesstheorie** von Solomon und Corbit 1973), vor allem aber später als negative Folgen auftreten und durch den Substanzkonsum beseitigt oder unterbrochen werden können, ergibt einen **Teufelskreis** (negative Folgen, Substanzkonsum, negative Verstärkung, negative Folgen, u. U. auf einer anderen Rückkopplungsebene, z. B. der körperlichen Ebene). Eine direkt positive Verstärkung erscheint nicht mehr erforderlich, eine negative Verstärkung wird dominant (➤ Abb. 5.2).

MERKE

Generell werden neuropsychologisch ein Belohnungssystem (Antizipation von Belohnung/Bestrafung als Impuls, Erleben von Lust, Genuss und Freude) und ein Kontrollsystem zur Verhaltenssteuerung (Affektregulation, Aufrechterhaltung einer Intension, Entscheidungen bei Konflikten, Fehlerkorrektur) angenommen (vgl. Goschke und Dreisbach 2020).
Phänomenologisch zeigen sich diese Defizite neben einem auffälligen Drogenkonsum hauptsächlich im interaktionellen Verhalten als impulsive Reaktionen, leichter Ablenkbarkeit und geringer Frustrationstoleranz. Von **neurobiologischer Seite** (Volkow et al. 2010, 2016) wird zusammenfassend die allgemeine Hypothese formuliert, dass Sucht in einer **Sensitivierung für substanzbezogene Reize** bestehe, die **Kontrollfähigkeiten gegenüber dem Substanzkonsum geschwächt** seien und die **natürlichen Verstärker an Wirkung verloren haben** (➤ Box 5.1). Inwieweit diese Defizite als Disposition bzw. Vulnerabilität bereits vor Beginn der Sucht vorhanden waren, bleibt jedoch bislang nicht ausreichend geklärt (Goschke und Dreisbach 2020).

BOX 5.1

Zusammenfassung der Funktionsprinzipien des Lernens als Erklärungsansätze zur Steigerung und Aufrechterhaltung von Suchtverhalten

- Ein Hauptprinzip der **Verhaltenssteuerung** ist eine handlungsrelevante Prognose bzw. Antizipation der Folgen von Ereignissen und der eigenen Handlungen, die in vielfältiger Weise verzerrt oder gestört sein kann.
- Die **Toleranzentwicklung** bedeutet, dass eine Dosissteigerung der Substanz erforderlich ist, um die gleiche Wirkung zu erreichen. Damit ist nicht eine Habituation der Orientierungsreaktion bei einem Einzelreiz gemeint, sondern die biologische Anpassung des Organismus auf die fortgesetzte Zufuhr von Substanzen.
- Eine **intermittierende Verstärkung** kann die Aufrechterhaltung des Substanzkonsums trotz unregelmäßiger Verstärkung teilweise erklären. Die Substanzwirkung ist abhängig von verschiedenen situativen intrinsischen und extrinsischen Faktoren (z. B. eine vertraute Umgebung), sodass die positive Wirkung selbst bei gleicher Substanzmenge unterschiedlich sein wird.
- Eine intensive **Wirkungserwartung,** die gerade nicht erreicht wird, könnte zur Fortsetzung der Substanzeinnahme beitragen, indem die Erwartung und Antizipation weiterhin beibehalten oder noch gesteigert wird.
- Durch die **Zunahme negativer Folgen** erhöht sich entsprechend die Häufigkeit negativer Verstärkungsprozesse durch die Substanzwirkung.
- Die zeitliche Verzögerung zwischen Ankündigung und Auftreten eines Verstärkers ist in der Regel mit einer starken Abwertung des Verstärkers (**Diskontierung**) verbunden. Damit können Probleme mit einem Bedürfnisaufschub besser verstanden werden.
- Die **Verstärkerwirkung** des Substanzkonsums ist auch von anderen Verstärkern abhängig (Rist 2009). Umgekehrt heißt das auch, dass die Verstärkerwirkung alternativer natürlicher Verstärker in sozialen Beziehungen abnimmt.
- Die Begrenzung der **Sensitivierung** für das Belohnungssystem erscheint insgesamt nicht ausreichend klar erfasst, wenn die positive Substanzwirkung zunehmend ausbleibt.
- Ein akuter exzessiver **Substanzkonsum** (Steigerung bis zum Rauschzustand) könnte auch nach der simplen Grundannahme funktionieren: „Je mehr, desto besser". Allerdings ist dafür kein empirischer Nachweis bekannt.

Inwieweit die angeführten Erklärungsansätze ausreichen, um die zentralen Suchtphänomene zu erklären, bleibt empirisch eine ungelöste Frage. Die Annahme der beiden übergeordneten Funktionsprinzipien (Verstärkung und Kontrolle) trifft aber am ehesten die Realität. So ermöglicht eine Erwartungstheorie der Verstärkung (s. Rotter in Bodemann et al. 2023) sowohl eine neurobiologische Erklärung, in der das Dopaminsystem eine entscheidende Rolle spielt(Schultz 2011), als auch einen erlebnismäßigen Zugang zur Steuerung des Verhaltens.

Ein weiteres elementares lerntheoretisches Konzept für das soziale Lernen ist das **Modell-Lernen** oder **Beobachtungslernen** (Mazur 2003), das durch Beobachtung an Kindern gewonnen wurde (Bandura 1979) und nicht durch Reiz-Reaktions-Verknüpfungen erklärt werden konnte. Eltern beeinflussen ihre Kinder hauptsächlich durch zwei Methoden: einmal durch ihre direkte **Kontrolle über Belohnung und Bestrafung** und zum anderen, indem sie als **Verhaltensmodell** dienen, das von den Kindern nachgemacht wird (Mazur 2006). Das betrifft also auch die Nachahmung von Einstellungen zu psychoaktiven Substanzen und zum Gebrauch von Suchtmitteln, wobei bei Jugendlichen die Korrelation des Konsumverhaltens mit Gleichaltrigen stärker ist als die mit dem elterlichen Verhalten (Windle 2000, zit. in Mazur 2006). Das Modell-Lernen dient auch als Erklärungsgrundlage für die **Übernahme und Verbreitung von sozialen Normen** und kulturellen Gewohnheiten. Für den **Einfluss von Massenmedien** auf den Einzelnen ist das Modell-Lernen der wichtigste Lernmechanismus. Schließlich dient dieser Lernprozess auch als Erklärungsgrundlage für den Einfluss von anderen Süchtigen in **Gruppenprozessen** sowie der **Funktion in Selbsthilfegruppen,** wenn ein Betroffener als Modell zur Orientierung für andere fungiert, möglicherweise auch als negatives Modell.

Modelllernen (Beobachtungslernen) erfordert nach Bandura (1979) **vier Faktoren:**

1. Aufmerksamkeitsprozesse (bzgl. Modellverhalten und situativem Kontext)
2. Gedächtnisprozesse für eine spätere Anwendung
3. Motorische Fertigkeiten zur Durchführung des Verhaltens
4. Anreiz- und Motivationsprozesse (Antizipation positiver Ereignisse und Folgen).

Die Wahrscheinlichkeit für das **Auftreten von Modelllernen** wird ebenfalls durch **vier Faktoren** beeinflusst(Mazur 2006):

1. Belohnung des Modells in der Beobachtung
2. Ähnlichkeiten zwischen Modell und Beobachter
3. Dominanz des Modells, d. h. dessen Macht und Einfluss
4. Ernsthaftigkeit des Modells

Wie das Modell-Lernen theoretisch zu verstehen ist, bleibt umstritten: Handelt es sich um ein generalisiertes Verhalten (letztlich eine Erwartung), das sich durch die individuelle Erfahrung der Belohnung des imitierten Verhaltens entwickelt, oder wird eine Erwartung allein durch die Beobachtung des Modellverhaltens gelernt? Die beiden Prozesse schließen sich nicht aus, sondern ergänzen sich. Durch die Entdeckung von **Spiegelneuronen** (Rizzolati und Craighero 2004) hat diese Lernform eine neurobiologische Grundlage bekommen.

5.2.3 Kognitionen und Emotionen

Kognitionen (Gedanken, Vorstellungen, Bilder) sind eng mit Emotionen (Affekte, Gefühle) verbunden. Durch Kognitionen werden Emotionen beeinflusst, z. B. als „Appraisal"- oder „Reappraisal"-Prozesse (s. Beck et al. 1997; Gross 2001; Mühlig und Poldruck 2020), und Emotionen beeinflussen umgekehrt Kognitionen (z. B. Leistungen unter Stress, Wahrnehmungs- und Beurteilungsverzerrungen, Goschke und Dreisbach 2020) und sind Teil von Verhaltensstörungen verschiedenster Art. Viele Therapeuten (z. B. Sachse und Langens 2014; Berking 2017; Barnow 2017) sehen in dysfunktionalen Emotionen den entscheidenden Ansatz zur Erklärung und Behandlung psychischer Störungen **(Hypothese mangelnder Affektregulation).**

Kognitionen und Emotionen sind episodische Phänomene, die immer wieder neu erzeugt werden. Das setzt relativ überdauernde Strukturkomponenten in der Person voraus, für die zum einen der Begriff Kompetenzen herangezogen wird (emotionale Kompetenzen zur Affektregulation, soziale Kompetenzen, intellektuelle Kompetenzen) sowie zum anderen Begriffe der Motivation und Bedürfnisse (➤ Kap. 5.2.4) für Zielsetzung und Antrieb. Mit dem Dispositionsbegriff sind sowohl Kompetenzen als auch Motivationen angesprochen.

Kognitionen sind psychische Funktionen auf der expliziten Ebene; aber auch auf der impliziten Ebene kommt es zu Prozessen der **Informationsverarbeitung.** Zu den Kognitionen gehören folgende Funktionen, die teilweise mit Affekten sehr eng verbunden sind: **Vorstellungen** (Imaginationen, Bilder), **Erinnerungen als Funktion des Gedächtnissystems** (Pinel und Pauli 2012; Hoffmann und Engelkamp 2017) und **Denken** sind ohne damit verbundene **Emotionen** als Folge oder Anlass kaum konzipierbar (Goschke und Dreisbach 2011), werden aber dennoch getrennt analysiert. Funktional gedacht, werden äußere Situationen hinsichtlich **Gefahren und Risiken** sowie auch hinsichtlich **Chancen** fortlaufend interpretiert (**positive und negative Erwartungen,** manchmal auch als **Ergebniserwartung** bezeichnet) und als potenzielle Kausalfaktoren für Risiken und Chancen analysiert (Prozess der **Kausalattribuierung**). Gleichzeitig werden auch eigene Gegenmaßnahmen und Folgen beurteilt. Das kann schnell erfolgen wie bei der Aktivierung der **Stressachse 1** (Sympathikus-Nebennierenmark-Achse) oder langsamer bei Aktivierung der **Stressachse 2** (Hypothalamus-Hypophysen-Nebennierenrinden-Achse; Renneberg und Kaluza 2009; Brinkmann 2014).

Am Ende solcher impliziten oder expliziten Abwägungsprozesse stehen **Entscheidungen,** die wiederum mit einer **Intention** (Zielsetzung) verbunden sind, sich in einer bestimmten zielorientierten Weise zu verhalten (Beginn einer Handlungskette oder eines Verhaltensprogramms; siehe auch ➤ Abb. 5.6). In manchen Suchttheorien (Cox und Klinger 1988) wird **Sucht als dysfunktionale Entscheidung** aufgefasst, bei der Risikoeinschätzungen verzerrt werden, z. B. durch Bevorzugung sofortiger Verstärkung im Vergleich zu späterer Verstärkung („temporal discounting").

Ergebniserwartung, Risikoeinschätzung, Entscheidungen, Kontrollfähigkeiten und Handlungspläne sind **exekutive Funktionen** (Goschke 2014), die Handlungen vorausgehen oder diese steuern. Dazu gehören auch die Intelligenzfunktionen, die aber nicht für die Entstehung, sondern bei der Analyse von Suchtfolgeproblemen von Bedeutung sind. Im therapeutischen Kontext stellen **Imaginationen** die Verbindung zu Emotionen her. Außerdem besteht eine enge Verbindung mit psychomotorischen Handlungsfunktionen (siehe mentales Training) und mit Gedächtnissystemen, da die Erfahrungen in irgendeiner Form gespeichert und partiell zugänglich sind (s. Hoffmann und Engelkamp 2016). All diese Funktionen können durch die physiologische Wirkung von Drogen nachhaltig geschädigt werden.

Für die Strukturierung dieser komplexen intrapsychischen Prozesse ist die Annahme von **psychischen Organisationseinheiten** oder **Organisationsprinzipien** hilfreich. Dazu werden in der kognitiven Verhaltenstherapie verschiedene Begriffe verwendet. Zunächst wurde von **Plänen** in verschiedenen Lebensbereichen gesprochen (Grawe und Caspar 1984, zit. in Grawe 2004). Sie können sich beispielsweise auch auf die Bedeutung von psychoaktiven Substanzen beziehen (z. B. „zum Genuss gehören auch Drogen"). Später wurde von Grawe (2004) der Schemabegriff bevorzugt, während Caspar (1986) die Plananalyse weiterentwickelte. **Pläne** und **Schemata** stehen in Verbindung mit den o. g. Grundbedürfnissen. In der Schematherapie nach Young (in Roediger 2016) wird der Aktivierungszustand von Schemata als Modus (z. B. Kind-Modus) bezeichnet. Der Begriff **Grundannahmen** (z. B. „Ich bin nicht liebenswert"), der die intrapsychische Strukturierung beschreibt, wird von Beck in seinen kognitiven Therapieansätzen verwendet (Beck et al. 1997; ➤ Kap. 5.4.2). Die Erfassung und Veränderung von Grundannahmen und Glaubenssätzen als Handlungsanweisungen (z. B. „Ich darf nicht wütend oder ärgerlich sein") ist Teil des Skills-Trainings im Rahmen der dialektisch-behavioralen Therapie (DBT) (Bohus und Wolf-Arehult 2013). In der Gesundheitspsychologie spricht man von **Glaubenssystemen** (z. B. in Health-Belief-Modellen, Lippke und Renneberg 2006) oder verwendet die abstrakteren Begriffe „Ergebniserwartung" (Marlatt und Gordon 1985; Bandura 2004) und „Risikoabschätzung" (Schwarzer 2004, ➤ Abb. 5.5 und ➤ Abb. 5.6).

Wichtige kognitive Funktionen sind eine meist automatisch ablaufende **Kausalattribuierung** (z. B. externale Ursachenzuschreibung bezüglich der Folgen des Substanzkonsums) sowie die für Handlungen wichtige **Selbstwirksamkeitserwartung** (Bandura 1979; Mazur 2006; Homann und Schwarzer 2009) als Zuversicht und Vertrauen, mit seinem Verhalten auch intendierte Ziele und Effekte erreichen zu können. Die **Abstinenzzuversicht** (Körkel und Schindler 2003) ist eine spezielle Form der Selbstwirksamkeitserwartung über die Kontrolle des Substanzkonsums.

Kontrollfähigkeiten können sich in verschiedener Weise zeigen, z. B. in fokussierten Aufmerksamkeitsprozessen, totalen Blockierungen eines Impulses bis zu einer komplexen **Selbstkontrolle** (Selbstmanagementfertigkeiten nach Kanfer et al. 1996). Sie beziehen sich auf Affekte und Handlungssysteme. Sie sind neurobiologisch in den hemmenden dämpfenden Transmittersystemen (z. B. GABAerges System, Pinel und Pauli 2012), aber auch in aktivierenden Systemen der Aufmerksamkeit (s. Behandlung der ADHS) oder strukturell im **präfrontalen Kortex** verankert. Die einfachste intrapsychische Form ist die Hemmung von Impulsen oder störenden Nebengedanken, um ein Ziel zu erreichen (im Sinne einer Aufgabenfokussierung), oder die Fähigkeit zum **Bedürfnisaufschub,** um z. B. nach einer Wartezeit mit Ablenkungsreaktionen eine größere Belohnung zu erhalten (s. Marshmallow-Experimente von Mischel 2015). **Vermeidungsreaktionen** (intrapsychisch und als Handlung) sind eine sehr verbreitete Form der Kontrolle und tragen z. B. zur Aufrechterhaltung von Angst bei (Grawe 2004 u. a.). Die kognitive Kontrolle von Suchtimpulsen (Craving) ist eine wesentliche Aufgabe der Suchttherapie (➤ Kap. 5.4.2).

Eine Verbindung mit Affekten zeigt sich besonders deutlich im Stressansatz und in der Bedeutung von **Coping** als kognitive und affektive Bewältigungsstrategie. Kompetenzen sind ein umfassender elementarer Begriff, bei dem zumindest **kognitive und soziale Kompetenzen** unterschieden werden. Im Präventionsbereich ist der Begriff der **Lebenskompetenzen** üblich (Bühler und Trul 2013). Die Stärkung von Kompetenzen ist meist ein therapeutischer Ansatz.

Der Zusammenhang von **Trauma und Sucht** (zu epidemiologischen Aspekten s. Driessen et al. 2008) kann auch neurobiologisch betrachtet werden, indem Alkohol- und Drogenmissbrauch als **Selbstmedikation einer posttraumatischen Belastungsstörung** mit Aktivierung des Stresssystems (Stressachsen) aufgefasst wird, was wiederum in einem Teufelskreis die Traumatisierung verstärkt bzw. aufrechterhält (Lüdecke 2010).

5.2.4 Grundbedürfnisse, Motivation zum Substanzkonsum und substanzunabhängiges Verhalten

Zur Beschreibung von Motivationen gibt es eine Reihe von Begriffen wie Trieb, Instinkt, Bedürfnisse, Antrieb, Ziel, Erwartung, Motiv, Absicht und ähnliches mehr. Zur Beschreibung von Bedürfnissen weitverbreitet ist die hierarchische **Bedürfnispyramide** von Maslow (1981), die physiologische Bedürfnisse, Sicherheitsbedürfnisse, soziale Bedürfnisse (Bindungen), Individualbedürfnisse (z. B. Macht, Anerkennung) und Selbstverwirklichung unterscheidet. Ein differenziertes, auf psychotherapeutische Interventionen bezogenes Bedürfnissystem wurde von Grawe (2004) mit folgenden Bereichen entwickelt:

- Bedürfnis nach Orientierung, Kontrolle und Kohärenz
- Bedürfnis nach Lust und Vermeidung von Unlust
- Bedürfnis nach Bindung und Autonomie
- Bedürfnis nach Selbstwerterhöhung.

Zwei Bedürfnisbereiche sind für psychologische und soziale Motivationsprozesse besonders wichtig: **Bindungsbedürfnisse** (Unterformen: passive Bindungsbedürfnisse mit dem Prototyp der Bindung des Kindes an Elternfiguren und aktive Bindung als Fürsorge für den anderen mit dem Prototyp der elterlichen Bindung an das Kind) einerseits und **Autonomiebedürfnisse** (innere Autonomie wie Selbstkontrolle und äußere Autonomie wie Explorationsbedürfnis und Macht) andererseits (Küfner 1989). Der Begriff der Selbstwirksamkeitserwartung (Bandura) kann dem Bereich der Autonomie zugeordnet werden.

In der Literatur zur **Bindungstheorie,** die auf Bowlby zurückgeht (Brisch 2013), wird eine sichere Bindung von verschiedenen Formen unsicherer Bindungen (vermeidend oder ambivalent) unterschieden. Eine sichere Bindung gilt als Schutzfaktor gegen die Entwicklung von Substanzstörungen (Risiko als Odds Ratio OR zwischen 0,60 und 0,70; Schindler 2013), was aber nicht auf Suchtstörungen beschränkt ist. Bindungserfahrungen prägen das Sicherheitsgefühl und die Entwicklung sozialer Kompetenzen, die zusammen mit Problemlösefähigkeiten und Kontrollfähigkeiten bei Suchtkranken sehr häufig defizitär oder dysfunktional sind (Goschke 2014). Bindungen in und durch soziale Interaktionen werden in jeder Therapieform als wichtig und elementar anerkannt, Autonomiebedürfnisse (darunter auch Macht durch positive und negative Aggression sowie Persönlichkeitsdimensionen wie „novelty seeking" nach Cloninger et al. 1993) erscheinen insgesamt heterogener und hinsichtlich neurobiologischer Grundlagen vielfältig strukturiert und verankert.

Emotionen bzw. Gefühle stehen im Dienst von Bedürfnissen, was empirisch oft schwer zu prüfen ist, weil Bedürfnisse Konstrukte sind und nicht direkt beobachtbare oder erlebbare Phänomene im Vergleich zu Gefühlen darstellen. Lust, Angst und Schmerz stehen mit allen Grundbedürfnissen in Zusammenhang und sind zum Teil definitorisch als Gefühl (Damasio 2000) umstritten (z. B. der Schmerz). Gefühle haben 1. eine Warnfunktion vor Gefahren, 2. eine Bewertungsfunktion für Reaktionen und Ereignissen, 3. eine Vorhersagefunktion und 4. eine Antriebsfunktion zur Umsetzung von Impulsen und Zielen in Handlungen (➤ Abb. 5.1).

Im Modell der **Emotionsregulation** nach Gross (2001) werden folgender Ablauf und entsprechende Interventionsmöglichkeiten unterschieden: 1. Selektion der Situation

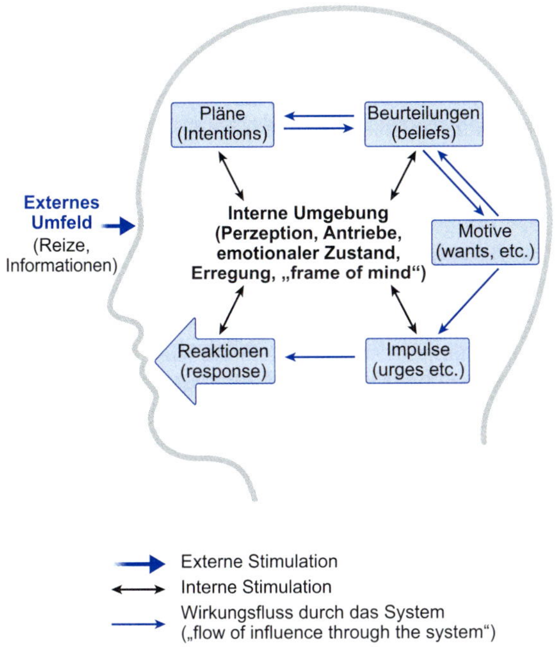

Abb. 5.1 Die Motivationsstruktur in der PRIME-Theorie (West 2006; P = Pläne, R = Reaktionen, I = Impulse, M = Motive, E = Evaluationen) [L231]

durch die Person selbst, 2. Situationsmodifizierung durch den Betroffenen, 3. Aufmerksamkeitslenkung, 4. kognitive Veränderung im Sinne von Umdeutung („reappraisal“) und 5. Modifikation der Reaktion als Vermeidung oder allgemein Unterdrückung (Verdrängung), was längerfristig als dysfunktional betrachtet wird. In diesem Ablauf können unterschiedliche Emotionskompetenzen eingesetzt werden, die auch als Coping oder unter dem Begriff der Selbstregulation subsumiert werden. Dazu gehören auch die Fähigkeit zum Bedürfnisaufschub oder die Fähigkeit sich abzulenken oder die kognitive Umstrukturierung, z. B. durch einen Perspektivenwechsel (s. Barnow et al. 2017; Berking 2017; Sachse und Langens 2014; Lammers 2015).

Psychoaktive Substanzen können auf alle **Grundbedürfnisse** Einfluss nehmen und diese innerhalb enger Grenzen steuernd beeinflussen, in größeren Mengen und in größeren Zeiträumen jedoch massiv beschädigen. Sie sind je nach Situation und Bedürfnislage primäre und sekundäre Verstärker. Die Motivation zum Substanzkonsum ist Teil eines Gesamtsystems der Motivation. Manche psychologischen Theorien der Sucht bezeichnen sich als Motivationstheorien, z. B. die Suchttheorie von West (2006) oder Sucht als appetitiver Anreiz von Orford (2001). Der Begriff Anreizmotivation als impliziter Prozess wird oft nicht weiter analysiert, setzt aber so etwas wie eine implizite Erwartung und Bewertung voraus, die inhaltlich variieren kann.

Eine Herausforderung bleibt die Unterscheidung zwischen der Ankündigung (diskriminative Funktion, Signalfunktion), das heißt der Erwartung einer Belohnung oder eines angenehmen Ereignisses einerseits und den Prozessen der Lust und des Genusses selbst andererseits, die mehr mit dem Opioidsystem in Zusammenhang stehen. Dieses Problem wird später (Unterscheidung von „Wanting“ und „Liking“) angesprochen. Funktional ist die Unterscheidung klar, motivational und emotional gesehen kann jedoch die Erwartung eines angenehmen Ereignisses selbst mit so viel Lust und Spaß verbunden sein, dass das Erreichen des Ziels dagegen abfällt und enttäuscht.

In der **PRIME-Theorie** von West (2006) wird eine **Kaskade von Motivationskonstrukten** unterschieden: Das Motivationssystem besteht aus einem System von Kräften, das unsere Handlungen und Reaktionen bestimmt. Es operiert auf fünf Komplexitätsebenen, die mit dem Akronym PRIME abgekürzt werden (➤ Abb. 5.1):

1. Simple Reaktionen (z. B. Reflexverhalten; **R**)
2. Impulse (**I**) und hemmende Kräfte, erlebt als Drängen („urges“) und Beschränkungen bzw. Hemmungen („restraints“)
3. Motive, erlebt als Wünsche und Verlangen (**M**)
4. Evaluationen („evaluations“; **E**), bewusst als Glauben/Annahmen, was gut oder schlecht, falsch oder richtig ist
5. Pläne (**P**), bewusst als mentale Repräsentationen von Handlungen oder einer Reihe von Handlungen mit Startbedingungen und einem Gefühl der Verpflichtung und Bindung

Motive und Impulse kommen von Trieben (z. B. Hunger), aus generalisierten Erregungszuständen (Glücklichsein, Traurigkeit, Erregung) oder von zielgerichteten emotionalen Zuständen (Neigungen, Vorlieben, Abneigungen).

Motive zum Substanzkonsum bei Jugendlichen und jungen Erwachsenen sind, Spaß und Kontakt zu haben und sich entspannt und glücklich zu fühlen (ESPAD, Kraus et al. 2008). Bei Alkoholabhängigen stehen nach McClelland et al. (1972, zit. in Antons und Schulz 1976) unter Alkohol die Gefühle von **Stärke und Macht** im Mittelpunkt. Es werden aber auch Gefühle der **Harmonie und Geborgenheit** genannt. Über die erlebten, zumindest in der Anfangsphase positiven Auswirkungen des Substanzkonsums ergibt sich ein Zugang zum Suchtverhalten sowohl für den Suchtkranken selbst als auch für den Therapeuten. Wenn keine positive Wirkung mehr erlebt wird, kann die Erwartung positiver Auswirkung und vor allem die negative Verstärkung, und sei es nur als Unterbrechung aversiver Zustände, viel länger anhalten als eine ursprünglich positive Wirkung und kann so zur Aufrechterhaltung der Sucht beitragen.

Die komplexe Motivationslage für den Substanzkonsum bei Suchtkranken, vor allem das sog. **Craving** als starkes, fast zwanghaftes Verlangen nach einer psychoaktiven Substanz und gleichzeitig nicht mehr auftretender positiver Wirkung, hat zu der Unterscheidung von **„Wanting“** (Berridge und Robinson 1995) und **„Liking“** geführt. Das „Liking“ bezieht sich auf eine lustorientierte Erwartung der Drogenwirkung (Lusterleben, Genuss), während beim „Wanting“

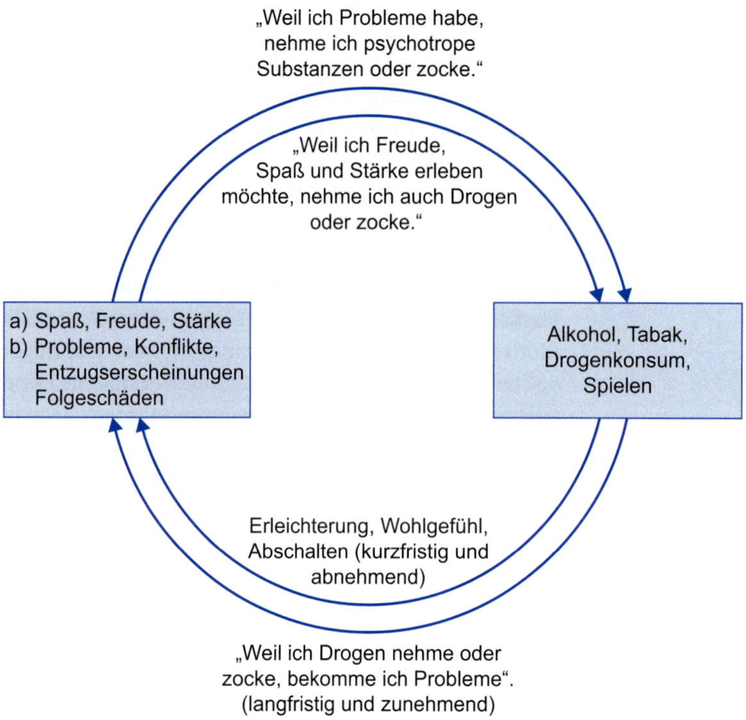

Abb. 5.2 Teufelskreismodell [L231]

das impulsive zwanghafte Verlangen auch ohne Genuss im Vordergrund steht (Robinson und Berridge 2003). Beides lässt sich als implizite impulsive Erwartung interpretieren. Empirisch ist diese Unterscheidung nicht ausreichend belegt (Ostafin et al. 2010).

Die Realisierung von Motiven wird dem Handlungssystem zugeordnet. Das längerfristig zielgerichtete Handeln von Abhängigen ist häufig beeinträchtigt (geschwächte exekutive Funktionen, geringe Frustrationstoleranz). Zum zielorientierten Handeln ist ein **Entscheidungsprozess** über das Ziel (Intension) erforderlich und für die Durchführung ein **Durchhaltevermögen** im Sinne von Selbstkontrolle, z. B. Aufschieben von Verstärkungen und Ertragen von Enttäuschungen **(geringe Frustrationstoleranz) und schwacher Bedürfnisaufschub** (Mischel 2014). Spätere Belohnung wird im Vergleich zur sofortigen Belohnung stark abgewertet **(„discounting of delayed reinforcement").** Das Eingehen von Risiken bei Entscheidungsprozessen (größere Risikobereitschaft bei Abhängigen) konnte in verschiedenen Studien belegt werden (Goschke 2014; Bühringer et al. 2008).

Verhaltenstendenzen entsprechend der **Kurzsichtigkeitshypothese** (➤ Box 5.2) und der Impulsivität führen über kurz oder lang zu Risikosituationen, die durch Substanzkonsum nicht gelöst, aber zumindest unterbrochen werden können, sodass es hauptsächlich zu negativen Verstärkungen kommt und das Suchtverhalten aufrechterhalten wird. Der Substanzkonsum hat über die kurzfristige Wirkung hinaus zeitlich verzögert negative Auswirkungen, z. B. auf soziale Beziehungen, die wiederum mit dem gleichen Lösungsmuster des Drogenkonsums bewältigt werden. Auf diese Weise lassen sich die Verhaltens- und Wirkungsprozesse als **Teufelskreise** beschreiben (Küfner und Soyka 2017, ➤ Abb. 5.2).

BOX 5.2

Kognitive Verzerrungen (Steele und Joseph 1990; Bechera 2005; Schultz 2011)

Die **Kurzsichtigkeitshypothese** kann als Zusammenfassung verschiedener Befunde bei Süchtigen sowie auch als Ergänzung der Entspannungs- und Selbstmedikationshypothese gesehen werden, die vor allem zur Aufrechterhaltung der Sucht beiträgt. Sie bezieht sich auf folgende Aspekte:

1. Einengung auf drogenbezogene Reize im Sinne der Reizreaktivität („cue reactivity")
2. Blockierung bzw. Dämpfung genauer Wahrnehmung von aversiven Situationen und Konflikten
3. Überbetonung oder Verzerrung des Selbstbilds (Über- oder Unterschätzungen)
4. Verzerrte Risikoeinschätzungen in unterschiedlichsten Lebensbereichen
5. Verzerrte Kausalattribuierung bei Erklärungen für positive oder negative Ereignisse.
6. Starke Abwertung langfristiger im Vergleich zu kurzfristiger Verstärkung

5.2.5 Allgemeine Funktionsprinzipien

Von den Grundbedürfnissen und Emotionen im Motivationssystem werden allgemeine Funktionsprinzipien abgegrenzt, die bei allen Bedürfnissen eine übergeordnete Rolle spielen können und das Neben- und Nacheinander verschiedener Bedürfnisse regeln. Dazu gehören das **Lustprinzip** (Genuss, Spaß haben), das **Sicherheitsprinzip** (z. B. bezogen auf Bindungen), das **Konsistenzprinzip** (Übereinstimmung und Passung; Grawe 2004) sowie die Prinzipien der **Homöostase und Allostase** (als komplexere Form der Homöostase, Koob und Le Moal 2000; Sterling 2012). Allostase bezeichnet z. B. langfristige Anpassungen an eine permanente Stresssituation.

Allgemeine Funktionsprinzipien sind auf beliebige Motivationsbereiche anwendbar. Das Konsistenzprinzip bzgl. **Sucht als Lebensstil** (s. Nutt 2013) bedeutet, dass z. B. ein regelmäßiger Substanzkonsum zu einer Reihe von sozialen Einstellungsänderungen führt, die einen Lebensstil mit Drogenkonsum verfestigen und stabilisieren. Bei einer konsequent liberalen Einstellung gegenüber psychoaktiven Substanzen wäre es folgerichtig, auch die bislang illegalen Substanzen zu legalisieren, es sei denn, es gibt andere gleich wichtige Prinzipien, die damit in Widerspruch stehen, z. B. die Fürsorgepflicht für Jugendliche aufgrund der Vulnerabilität des Zentralnervensystems (ZNS).

Manche kognitiven Veränderungen können als **verzerrte externale Kausalattributionen** und gleichzeitige **Dissonanzreduktion** (z. B. Verantwortung für Probleme wird nicht sich selbst, sondern anderen zugeschrieben) oder nach dem **Konsistenzprinzip** erklärt werden. Ein **Lebensstil mit illegalem Substanzkonsum** impliziert z. B. die Tendenz, Einstellungen zu Staat, Gesetzen und Polizei in Übereinstimmung mit dem Drogenkonsum zu bringen. Nach dem Prinzip der Homöostase kann z. B. ein **Gleichgewicht eines stabilen Selbstwertgefühls** aufrechterhalten werden, oder neuropsychologisch wird ein Gleichgewicht zwischen impliziten und expliziten Verhaltensprozessen gefordert (Wiers et al. 2013).

In der **Incentive-Motivationstheorie** von Cox und Klinger (1988) wird Alkoholkonsum als Ergebnis eines **Entscheidungsprozesses** aufgefasst, der oft ganz oder teilweise automatisch abläuft. Zu dieser Entscheidung tragen die **Erwartungen** an den Alkoholkonsum bei, aber auch gegensätzliche motivationale Faktoren, die mit der Fortsetzung des Alkoholkonsums inkompatibel sind (**Erwartung-mal-Wert-Prinzip,** s. Rotter in Bodemann et al. 2023, Verhaltensökonomie ➤ Kap. 5.4.2). Die Anreizmotivation wird mit veränderten Gefühlszuständen in Verbindung gebracht. Dadurch wird der gesamte Motivationsbereich mit einbezogen und nicht nur speziell die Trinkmotivation als Erwartung an die Alkoholwirkung. Defizite im Bereich von Selbstkontrollfähigkeiten und Problemlösefähigkeiten sowie der Umgang mit Stresssituationen erhalten dabei keinen ausreichend großen Stellenwert.

5.2.6 Persönlichkeit

Die Weiterentwicklung von Persönlichkeitskonzepten erfolgte in den letzten beiden Jahrzehnten hauptsächlich durch Ansätze in der Klassifikation von Persönlichkeitsstörungen (PS) in DSM-5 und ICD-11 und in der psychotherapeutischen Behandlung (psychoanalytisch und verhaltenstherapeutisch), wobei Borderline-Störungen in der Psychotherapie und Klassifikation eine fokussierte Sonderentwicklung genommen haben (s. z. B. Dialektisch-Behaviorale Therapie DBT nach Linehan, Mentalisierungstherapie nach Fonagy und Bateman oder ein Skills-Training (➤ Kap. 7).

Die in der Sucht lange bekannte Hypothese einer einheitlichen prämorbiden Persönlichkeit der Suchtentwicklung wurde wegen heterogener Ergebnisse und trotz einiger auffälliger Unterschiede im Verhalten bei Teilgruppen aufgegeben (s. Soyka und Küfner 2008, S. 80 ff und S. 119) und durch einige Charakteristika als kognitive Verzerrungen ohne Anspruch auf Allgemeingültigkeit ersetzt (➤ Box 5.2).

Für die weitere Debatte um Persönlichkeitsstörungen wird als Ausgangspunkt kurz noch einmal das Dreiecksmodell der Sucht skizziert mit der Komponente Person, die auf der neurobiologischen und neuropsychologischen Ebene (➤ Kap. 3) und hier auf der Beobachtungsebene des Erlebens und Verhaltens differenziert werden kann. Das Erleben und Verhalten einer Person ist funktional abhängig von der äußeren und inneren Situation und d. h. in hohem Maße von dispositionellen Strukturen der Person, die zum Teil angeboren (➤ Kap. 4), zum Teil gelernt sind. Merkmale des Verhaltens und Erlebens können systemwissenschaftlich in die Komponenten Wahrnehmung- und Aufmerksamkeit, in die internen Verarbeitungsprozesse von Ereignissen und Erfahrungen, mit dem Ergebnis eines Bildes von sich Selbst und der Welt sowie in Handlungsprozesse (Motivation, Entscheidung und Handlung, ➤ Abb. 5.4, ➤ Abb. 5.5) strukturiert werden. Neben solchen strukturellen und funktionalen Überlegungen gibt es in der Psychologie zwei wissenschaftliche Ansätze zur Strukturierung der ungeheuren Vielfalt von Merkmalen zur Beschreibung des Erlebens und Verhaltens durch Persönlichkeitsmerkmale.

1. Dimensionaler faktorenanalytischer Ansatz: Seit Jahrzehnten werden systematisch Merkmale der Person an mehr oder weniger großen und repräsentativen bzw. selektierten Stichproben von Menschen gesammelt und die korrelierenden Merkmale mit verschiedenen Methoden der Faktorenanalyse analysiert (vorwiegend explorative Faktorenanalysen, s. Sedlmeier und Rankewitz 2018), um zu einem einheitlichen Satz von Dimensionen zu kommen, die einerseits möglichst unabhängig (grafisch rechtwinklig, statistisch unabhängig, unkorreliert) voneinander sein sollen, aber auch wiederum aufeinander bezogen (d. h. korreliert, grafisch schiefwinklig) sind und auf zwei verschiedenen Abstraktiionsebenen geordnet werden, die als Facetten (z. B. 17 in dem Fragebogen PID5BF Kurzform) und übergeordnet als

Domäne der Persönlichkeit (negative Affektivität, Verschlossenheit, Antagonismus, Disinhibition, Psychotizismus und Anankasmus) bezeichnet werden.

Eine rein statistische Methode ohne Modellvorgaben erscheint aus grundsätzlichen Überlegungen nicht möglich (s. Sedlmeier und Rankewitz 2018). Pragmatische und sachlogische Kriterien werden immer mit eingehen (s. Zimmermann et al. 2013; Kerber et al. 2020).

Am besten gelungen ist das bislang in dem sog. **Big-Five-Modell** des NEO-FFI von Costa und MaCrae (1990, publiziert in der deutschen Version von Borkenau und Ostendorf 2008). Mit den Skalendimensionen Neurotizismus, Extraversion, Offenheit, Verträglichkeit und Gewissenhaftigkeit. Diese Dimensionen stimmen aber nicht völlig mit den Dimensionen in der DSM-5 und ICD-11 überein, obwohl sich beide als dimensionale Ansätze auf das 5-Faktoren-Modell beziehen.

2. Kategoriale Differenzierung von PS: In der klassischen Psychiatrie und Psychoanalyse werden besonders auffällige klinische Gruppen und deren Erleben und Verhalten beobachtet und nach unterschiedlichen Kriterien und Verhaltensmustern geordnet und kategorial zusammengefasst (funktionale und psychodynamische Aspekte). Ergebnis sind verschiedene Typen von Persönlichkeitsstörungen in DSM-IV (10 kategoriale PS) und ICD-10, wie dissoziale PS oder emotional instabile PS vom Borderlinetyp, narzisstische PS, histrionische PS u. a. Mit einer umfassenden Operationalisierung (Anzahl der Symptome und deren Definition) wurde zwar seit DSM-3 einiges an Klarheit gewonnen, es bleiben aber verschiedenen Probleme wie die Abgrenzungskriterien oder multiple PS bei derselben Person oder die Kategorie nicht näher bezeichnete PS sowie Stigmatisierungsfolgen, die man vermeiden möchte. Außerdem gab es lange keine ausreichenden Verbindungen mit psychotherapeutischen Ansätzen, vor allem mit den VT-orientierten Ansätzen. Eine Zusammenfassung der10 PS in drei Cluster A, B und C bringt wegen starker Heterogenität keine größere Klarheit hinsichtlich Prognose oder therapeutischen Aufgaben (s. Renneberg und Herpertz 2020).

Lösung in den neuen Klassifikationssystemen DSM-5 und ICD-11

Die epidemiologische Bedeutung von PS ist erheblich. Man geht davon aus, dass etwa 10–12 % der Bevölkerung im vorangegangenen Jahr eine PS aufwiesen (Volkert et al. 2018 in Herpertz und Renneberg 2022). Die Komorbidität von Sucht und PS wird in einer klinischen Studie über Komorbität bei Suchtkranken (vorwiegende Alkoholabhängige in medizinischer Rehabilitation) auf 40 % geschätzt (Schmitz et al. 2006 in Schuhler 2016. S. 293). Therapeutisch erschweren zusätzliche PS den Behandlungsverlauf und führen zu schlechteren Therapieergebnisse (Bachmeier et al. 2018). Die Bedeutung von PS für die Entstehung einer Sucht erscheint noch wenig geklärt (s. Lieb und Isensee 2007). Ob eine komorbide PS, die an der Entstehung der Sucht beteiligt ist oder erst im zeitlichen Verlauf entstanden ist, die Behandlung erschwert, erscheint relativ unerheblich. Wichtiger erscheint, dass in der ICD-11 von einer weitaus geringeren Stabilität der Diagnose im Verlauf ausgegangen wird, als bei der ursprünglichen Diagnose einer PS (Renneberg und Herpertz 2020).

Gegenwärtig verfährt man in den beiden Klassifikationssystemen zweigleisig mit der Tendenz zu einer Beibehaltung der kategorialen Sichtweise von PS in der DSM-5 Sektion II und einer dimensionalen Beschreibung in Sektion III. In der ICD-11 dominiert eine dimensionale Sichtweise von PS mit Schweregradbestimmung über alle PS (mit Ausnahme der Borderline-Störung) und einer Beschreibung anhand von prominenten Persönlichkeitsmerkmalen aus den Dimensionen negative Affektivität, Dissozialität, Enthemmung, Zwanghaftigkeit und Distanziertheit. Als Problembereich stehen nach Renneberg und Herpertz (2020) im Mittelpunkt das Selbst (mit den Aspekten Identität, Selbstvertrauen, Reflexion von Stärken und Schwächen, Selbstkontrolle) und die Welt, vor allem die sozialen Interaktionen mit anderen (mit den Aspekten Nähe und Intimität, Empathie und Fähigkeiten zur Konfliktlösung). Diese werden besonders hervorgehoben, weil PS erst dabei sichtbar und therapeutisch beeinflussbar werden können. Die Störung muss mindestens 2 Jahre bestehen. Dazu gibt den Fragebogen SAS-PD (ICD-11) von Zimmermann und Leising 2015 (Original von Munjiza et al. 2017, im Anhang von Herpertz et al. 2022) für die Schweregradbestimmung mit neun Bereichen, die sehr plausibel die verschiedenen Bereiche erfassen, deren Gesamtauswertung bezüglich Schweregrad jedoch als noch nicht abgeschlossen beschrieben wird (Herpertz et al. 2022).

Wie können Persönlichkeitsfaktoren zur Suchtentwicklung beitragen? – Für den Einstieg ist eine Bereitschaft förderlich, neue Erfahrungen zu machen und Risiken einzugehen. Die Entscheidung für einen Substanzkonsums wird durch Persönlichkeitsmerkmale wie Impulsivität (Stevens et al. 2014) oder schwachen Bedürfnisaufschub begünstigt. Der Substanzkonsum in Stresszuständen wird durch Persönlichkeitsstörungen gefördert, die häufig Stress erzeugen (geringe soziale Verträglichkeit) und gleichzeitig geringe Bewältigungskompetenzen, z. B. geringe Selbstwirksamkeitserwartungen und Konfliktkompetenz, wenig Empathie und soziale Kompetenzen, aufweisen, wahrscheinlich mit noch weiteren Bedingungsfaktoren (s. Kurzsichtigkeitshypothese ➤ Box 5.2), die alternative Reaktionen ohne Substanzen hemmen oder nicht entstehen lassen.

MERKE

Persönlichkeitsfaktoren, wie z. B. Impulsivität oder Bedürfnisaufschub, sind einerseits Bedingungsfaktoren für das Suchtverhalten, die im aktuellen Verhaltensprozess durch Selektion und Gestaltung von Situationen sowie über Emotionen und Stress wirksam werden, andererseits sind sie längerfristig betrachtet auch Folge eines Substanzmissbrauchs. Komorbide Persönlichkeitsstörungen erschweren die Behandlung und bedürfen zusätzlicher Aufmerksamkeit und Interventionen.

5.2.7 Entwicklungspsychologische Perspektive

Längsschnittstudien über die Entwicklung verschiedener psychischer Störungen (z. B. Dunedin-Studie mit einer Geburtskohorte, Moffitt et al. 2011) weisen auf die Rolle mangelnder Selbstkontrolle für eine insgesamt negative Entwicklung hinsichtlich Gesundheit, sozialer Anpassung und speziell auch für Suchtstörungen hin. Die Längsschnittstudien von Mischel (2014) sprechen für den Risikofaktor mangelnder Kompetenz zum Belohnungsaufschub bei der Entstehung von Suchtstörungen.

Der gesamte Entstehungsverlauf des Suchtverhaltens kann pragmatisch in eine Vorbereitungsphase vor Beginn eines tatsächlichen Substanzkonsums, eine Phase des Probierkonsums, eine Gewöhnungsphase und die Missbrauchs- und Suchtphase eingeteilt werden (➤ Abb. 5.3). Nicht ausgeschlossen ist, dass in einigen Fällen die Gewöhnungsphase übersprungen werden kann.

Der Umgang mit psychoaktiven Substanzen kann als eine Entwicklungsaufgabe für Jugendliche und junge Erwachsene betrachtet werden. Diese spezielle Aufgabe ist aber eingeordnet in eine Reihe anderer Entwicklungsaufgaben, die in ➤ Abb. 5.4 zusammengefasst sind.

Bemerkenswert ist, dass der Substanzkonsum bei allen Entwicklungsaufgaben eine dysfunktionale, aber auch eine adaptive Rolle spielen kann und gleichzeitig selbst eine eigenständige Entwicklungsaufgabe darstellt. Mit der Kindheitsentwicklung verbunden sind erhebliche körperliche Veränderungen vom Wachstum bis zu neurobiologischen Veränderungen in der Pubertät. Mit diesen biologischen und psychosozialen Veränderungen wird auch eine größere **Vulnerabilität** des ZNS und darüber hinaus des gesamten Verhaltenssystems angenommen. Diese zeigt sich in einer stärkeren Sensitivität für die Substanzwirkungen oder in einer geringeren Steuerungsfähigkeit des Substanzkonsums und dessen Folgen. Diese Umbruchsituation hat zur Folge, dass manche problematische Entwicklung, vor allem das Auftreten von **delinquentem Verhalten** und **Substanzmissbrauch** nur als **vorübergehendes Entwicklungsproblem** („maturing out") verstanden werden kann (Thomasius et al. 2009). So ist der Cannabiskonsum bei Jugendlichen in der Mehrzahl der Fälle als zeitlich auf die Adoleszenz beschränktes Phänomen zu betrachten (Wittchen et al. 1998).

5.2.8 Das Umfeld

Das soziale Umfeld (sozialer Kontext) ist das wichtigste Beobachtung- und Interventionsfeld für psychosoziale und psychotherapeutische Interventionen (➤ Kap. 5.2.6). Es stellt **Aufgaben und Anforderungen** an den Einzelnen, belohnt sozial erwünschte Aktivitäten und stellt **Mittel (materielle Ressourcen)** und psychosoziale Hilfen zur

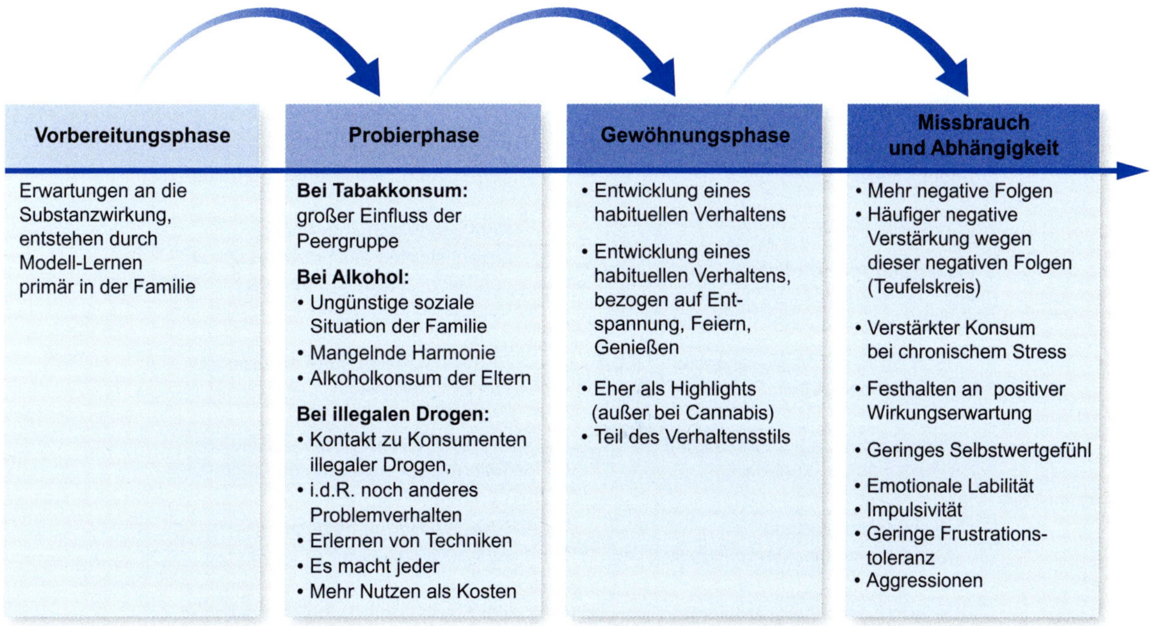

Abb. 5.3 Entwicklung des missbräuchlichen Substanzkonsums (nach Tossmann und Baumeister 2008; Sieber 1993) [L231]

Aufgabenbewältigung und zur sozialen Sicherheit zur Verfügung. Soziale Systeme sorgen für die **soziale Teilhabe** des Einzelnen und stellen Mittel und Gelegenheit für Erlebnisse von Genuss und Freude bereit. In der Gesundheitspsychologie kommt dem Konzept der **sozialen Unterstützung** eine positive Funktion bei der Prävention unterschiedlicher Krankheiten zu (Brinkmann 2014).

Die Forschungsergebnisse über Sucht und **Familie** beziehen sich hauptsächlich auf **Risikofamilien,** die durch mindestens einen suchtbelasteten Elternteil definiert werden (Klein 2009, 2008), sowie auf die Ergebnisse von Längsschnittstudien (EDSP-Studie: Zusammenfassung in Beesdo et al. 2015; Mannheimer Verlaufsstudie, Esser et al. 2008; Mofitt et al. 2011).

In der Familie erfolgt im Allgemeinen die **primäre Sozialisation.** Die vorher dargestellten Entwicklungsaufgaben des Jugendlichen fallen zum großen Teil in die Zeit des Heranwachsens in der Familie. Einstellungen (in Form von Grundannahmen oder Schemata) zu sich selbst, zu anderen und über die Bedeutung von psychoaktiven Substanzen werden durch die Familienprozesse geprägt und bestimmen **neben genetischen Faktoren und makrosozialen Faktoren (Verfügbarkeit, Normen zum Substanzkonsum)** den **Umgang mit psychoaktiven Substanzen** (➤ Box 5.3). Kinder durchlaufen verschiedene Entwicklungsphasen, die durch bestimmte Entwicklungsaufgaben (➤ Abb. 5.4) charakterisiert sind.

BOX 5.3

Familiencharakteristika von Suchtgefährdung für Kinder

- **Kohäsion** als Kernaspekt der **Familienatmosphäre** (Bindung der Familienmitglieder)**:** Kohäsion definiert wie z. B. im Zirkumplexmodell von Olsen, wonach starke Kohäsion als protektiv gilt (Küfner et al. 2000).
- **Elterlicher Erziehungsstil:** Ein autoritativer Erziehungsstil mit hohen Anforderungen an das Kind, aber gleichzeitig großer Responsivität im Sinne von Engagement, Fürsorge und Zuwendung wird als protektiv betrachtet (Sack und Thomasius 2009).
- **Psychische Störungen der Eltern,** insbesondere Suchtprobleme oder Delinquenz, aber auch andere psychische Störungen.
- **Vernachlässigung** von zentralen Aufgaben und Normen der Erziehung wie z. B. durch Gewaltanwendung in der Familie.
- Beim Kind hervorgerufene **traumatische Erfahrungen** (körperliche, emotionale oder sexuelle Misshandlung) (Schaefer und Reddemann 2005).
- Familiär vermittelte **Einstellungen** und Erwartungen gegenüber dem Substanzkonsum (über Modellernen, traumatische Erfahrungen, Lebensereignisse).

Die häufig verwendeten Begriffe **Vulnerabilität** (medizinisch **Diathese**) und **Resilienz** gegen negative Einflüsse sind nur vage definiert, sagen nichts über die Effektgröße und Stabilität des jeweiligen Risiko- und Schutzfaktors aus und basieren in der Regel nur auf einzelnen Untersuchungen und Plausibilitäten (➤ Kap. 5.2.9 zu Risiko- und Schutzfaktoren).

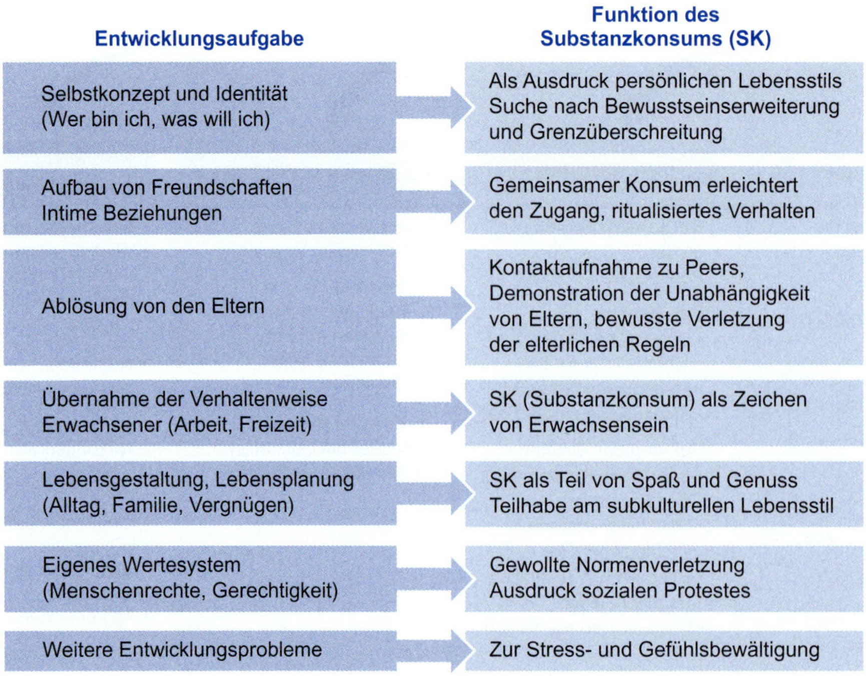

Abb. 5.4 Entwicklungsaufgaben von Jugendlichen und Bezug zum Substanzkonsum (nach Reese und Silbereisen 2001) [L231]

Die Gruppe der **gleichaltrigen Freunde im Jugendalter** hat neben der Familie einen erheblichen Einfluss auf den Substanzkonsum Jugendlicher. Die Wahl der Freundesgruppe passiert sicherlich nicht zufällig, erfolgt also selektiv, sodass die Effekte zwischen betroffenem Jugendlichem und **Peergruppe** partiell zirkulär sind. Dennoch kann die Gruppe auch als unabhängiger Einflussfaktor betrachtet werden. Eine soziale Gruppe ist umso einflussreicher, je weniger die Familie als Bezugsgruppe akzeptiert werden kann. Sie übt einen erheblichen **Konformitätsdruck** auf alle Mitglieder aus, der sich natürlich auch auf den Substanzkonsum bezieht. Je nachdem, ob hoher missbräuchlicher Substanzkonsum und delinquentes Verhalten im Zusammenhang mit Feiern und Geselligkeit zur Gruppennorm gehören, ist der Einfluss der Peergruppe ein Risiko- oder ein Schutzfaktor (Petraitis et al. 1998; Sydow et al. 2002; Jordan und Sack 2009).

5.2.9 Risiko- und Schutzfaktoren

Zahlreiche Studien über Risiko- und Schutzfaktoren vor allem bei Jugendlichen und jungen Erwachsenen haben zu unterschiedlichen und dennoch auch ähnlichen Ergebnissen geführt, die sich wegen der methodisch heterogenen und gleichzeitig wiederum ähnlichen Ansätze und Begriffe nicht einheitlich beschreiben lassen. Deshalb werden zwei Studien beispielhaft erwähnt. In der Übersichtsarbeit von Petraitis et al. (1998) werden die Ergebnisse von 58 Studien als bivariate Zusammenhänge zwischen prognostischem Merkmal und illegalem Drogenkonsum (ja/nein) beschrieben, aber ohne Darstellung von Effektstärken. Die Auszählung von Signifikanzen ist methodisch nur bedingt aussagekräftig. ➤ Tab. 5.1 zeigt die wichtigsten Risiko- und Schutzfaktoren von Tabak-, Alkohol-, und Cannabis-Konsum erfasst als Odds Ratios (OR) in den letzten 30 Tagen (Querschnitt in zwei großen Stichproben Jugendlicher in den USA und in Australien). Außerdem bekommt man einen Eindruck von der Stärke des Zusammenhangs. Die Unterschiede sind relativ gering. Suchtprobleme in der Familie und der Konsum der Peergruppe zeigten den stärksten Effekt, der elterliche Erziehungsstil und die Gemeinde sind die schwächsten Risikofaktoren. Die wichtigsten Schutzfaktoren sind bei allen drei Substanzgruppen soziale Kompetenzen (etwa OR=0,3), am wenigsten die Förderung prosozialen Verhaltens in den Gemeinden (etwa OR =0,8). Angenommen wird, dass solche Zusammenhänge auch auf die Gruppe der Abhängigen übertragen werden können.

Prospektive Längsschnittstudien mit Kohorten erlauben die klarsten Aussagen über Prognosefaktoren, allerdings bleibt das Problem der selektiven Auswahl möglicher Prädiktoren weiterhin bestehen.

In der Neuseeland-Studie (Dunedin-Studie; Moffitt et al. 2011) zeigte sich vor allem eine mangelnde Selbstkontrolle (Index aus Impulsivität, Hyperaktivität, impulsiver Aggression, mangelnder Persistenz, beurteilt durch Eltern und Lehrer, Fremdbeobachtung und Selbsteinschätzung) im Alter von 10 Jahren als Prädiktor für eine spätere Suchtentwicklung, ebenso für eine geringere Gesundheit, weniger Erfolg im Beruf und geringere Wohlstand im Alter von 33 Jahren.

In der **Mannheimer Risikokinderstudie** (Zufallsstichprobe von auffälligen Kindern) wurden im Alter von 8, 13, 18 und 25 Jahren Erhebungen durchgeführt (Esser et al. 2008). Die bivariat bedeutsamen Merkmale wurden in einer multi-

Tab. 5.1 Risiko- und Schutzfaktoren der Prognose von Tabak-, Alkohol- und Cannabiskonsum (30-Tage-Prävalenz) bei Jugendlichen in Australien (N=8.422) und USA (N=32.403) (Beyers et al. 2004, nach Jordan und Sack 2009; OR = Odds Ratio)

Risikofaktoren (OR > 1)	Tabak		Alkohol		Marihuana	
	AU OR	USA OR	AU OR	USA OR	AU OR	USA OR
Familie (elterliche Konflikte, Erziehungsstil) Mehrgenerational tradierter Substanzgebrauch	2,03 3,27	2,07 3,08	1,96 2,68	1,97 2,58	2,26 4,07	2,08 3,18
Schule (eigenes Scheitern, Bildungsferne)	2,04	2,41	1,58	1,91	2,01	2,08
Person (Einstellung, sensation seeking, Verhaltensauffälligkeit	2,54	2,65	2,23	2,59	2,73	2,96
Peers (Konsummuster, Dissozialität) Substanzgebrauch der Freunde	2,24 4,12	2,02 2,56	1,87 2,99	2,17 3,51	2,70 5,71	2,76 5,45
Gemeinde (Normen, vermutete Griffnähe von Substanzen)	2,11	1,97	1,83	1,90	2,02	2,72
Schutzfaktoren (OR < 1)						
Familie (Bindung, Förderung prosozialen Verhaltens)	0,60	0,60	0,77	0,65	0,64	0,64
Schule (Förderung prosozialen Verhaltens)	0,67	0,64	0,72	0,67	0,61	0,67
Person (soziale Kompetenz, Spiritualität) Soziale Kompetenz	0,49 0,32	0,43 0,30	0,55 0,36	0,46 0,29	0,44 0,31	0,44 0,30
Gemeinde (Förderung prosozialen Verhaltens)	0,83	0,68	0,95	0,77	0,72	0.85

plen Regressionsanalyse mit dem Substanzmissbrauch als abhängige Variable weiter analysiert. Es zeigten sich folgende Ergebnisse:

- Der Satz von signifikanten Prognosekriterien im Alter von **8 Jahren** enthält nur drei Items (Disziplinschwierigkeiten, Fettsucht und Schulleistungsstörungen mit einem multiplen Korrelationskoeffizienten von $R = .35$).
- Im Alter von **13 Jahren** zeigten sich folgende Prädiktionsfaktoren für die Prognose des Schweregrads des Missbrauchs von Nikotin, Alkohol, anderen Drogen und Medikamenten (jeweils getrennt): Disziplinschwierigkeiten, Fettsucht, Konzentrationsstörungen, hypermotorisches Verhalten, Stehlen, Nägelkauen und Lügen. Eine multiple Regressionsanalyse ergibt eine multiple Korrelation von $R = .45$ mit den Prognosemerkmalen Fettsucht, Disziplinschwierigkeiten, Konzentrationsstörung und Enkopresis.
- Im Alter von **18 Jahren** umfasst das Regressionsmodell sieben Prognosefaktoren (Fettsucht, gerichtlich bestrafte Delinquenz, Rauchen, Automutilation, Somatisierungssymptome, Gebrauch anderer Drogen und Schulschwänzen) mit einer multiplen Korrelation von $R = .57$. Ein empirisch-statistisches Modell (Esser et al. 2008) unterscheidet familiäre Belastungen sowie expansive Symptome und vorhergehende Suchtsymptome als latente Konstrukte für die Vorhersage von Substanzmissbrauch. Bemerkenswert ist der Zusammenhang mit Adipositas, der in anderen Studien nicht auftaucht.

In der **EDSP-Studie** (Early Developmental Stages of Psychopathology, Wittchen et al. 1998; Beesdo-Baum et al. 2015), einer prospektiven Längsschnittstudie einer repräsentativen Stichprobe von Jugendlichen und jungen Erwachsenen im Raum München, wurden bezogen auf Cannabis vier abhängige Variable analysiert: 1. Cannabiskonsum (ja/nein), 2. Häufigkeit des Cannabiskonsums, 3. Cannabismissbrauch und 4. Cannabisabhängigkeit. Insgesamt 56 unabhängige Variablen wurden analysiert. Zwei Persönlichkeitsvariablen (geringe Selbstkontrolle und wenige Coping-Skills) waren multifaktoriell protektive Faktoren gegen die Entwicklung einer Abhängigkeit, während sie als Einzelfaktoren noch der Hypothese eines Risikofaktors entsprachen (Sydow et al. 2002). Diese Widersprüche konnten nicht weiter geklärt werden.

Die Frage, in welchen Fällen sich aus einem jugendlichen Problemverhalten eine im Erwachsenenalter anhaltende suchtbezogene Störung entwickelt, ist ein bekanntes, aber nicht ausreichend gelöstes Problem. Das Auftreten von Suchtproblemen in der Herkunftsfamilie, z. T. über mehrere Generationen hinweg ist der bislang stabilste Risikofaktor für ein anhaltendes Suchtproblem von Jugendlichen (Sack und Thomasius 2009; Sydow et al. 2002). In ➤ Abb. 5.3 wurden einzelne Bedingungsfaktoren auf verschiedene Entwicklungsphasen aufgeteilt.

Methodisch gesehen sind Risiko- und Schutzfaktoren Aussagen der **Prognose von Verhaltensänderungen,** nicht der Prognose einfacher zukünftiger Verhaltensmerkmale. In der Literatur wird meist jedoch nicht differenziert. Die Prognose zukünftigen Verhaltens (nicht der Verhaltensänderung) kann in der Regel am besten durch das **frühere Verhalten** vorhergesagt werden. Für eine kritische Beurteilung einer Liste von Prädiktoren ergibt sich eine Reihe von methodischen Kriterien und Fragen, auf die hier nicht im Einzelnen eingegangen werden kann (Bortz und Döring 2006). Besonders kritisch für eine Generalisierung von Ergebnissen erscheint die Unterscheidung von Untersuchungsergebnissen an klinischen Gruppen im Gesundheitssystem und solchen außerhalb des Behandlungssystems, die keine Behandlung aufsuchen (vermutlich leichtere Fälle).

Die wissenschaftliche Kontroverse, inwieweit es allgemeine Prädiktoren gibt, die unter allen Bedingungen gelten und wirksam werden, oder inwieweit die Prädiktoren sehr spezifisch für Kontextfaktoren sind, ist eine offene Frage (Miller und Moyers 2015). Wahrscheinlich hängt dies auch davon ab, wie weit die erfassten Prädiktoren von Kernprozessen des Verhaltens und der Sucht entfernt sind (distal, proximal). Da die verschiedenen Prädiktorvariablen schon im Verlauf der Darstellung einzelner Kernkomponenten oder Kernprozesse dargestellt wurden, wird ergänzend nur auf die Bedeutung von **soziodemografischen Variablen als Prädiktoren** eingegangen, die häufig untersucht wurden, deren Bedeutung als Moderatorvariablen für andere Einflussfaktoren oft schwer zu interpretieren ist.

Das männliche Geschlecht ist konsistent ein Risikofaktor für Sucht mit Ausnahme der Arzneimittelabhängigkeit (Bischof und John 2002). Hinsichtlich der Prognose für den Therapieerfolg sind sowohl gemeinsame als auch geschlechtsspezifische Faktoren zu erwarten (z. B. in der Münchner Evaluation der Alkoholismustherapie **[MEAT-Studie],** Küfner und Feuerlein 1989). Das Geschlecht wird methodisch meist als wichtige **Moderatorvariable,** nicht als **Mediator** angesehen. Aber was bedeutet das Geschlecht in Bezug auf Kernprozesse wie z. B. die Risikoeinschätzung von Drogen und anderen riskanten Verhaltensweisen? – Hier kann darauf keine Antwort gegeben, sondern lediglich auf die Wichtigkeit einer funktionalen Analyse auf der Ebene von Wirkprozessen hingewiesen werden. Das Gleiche gilt für den Familienstand ledig bzw. allein lebend; er gilt als allgemeiner Risikofaktor, bei dem die dadurch bedingte mangelnde soziale Unterstützung entscheidend sein dürfte (Brinkmann 2014). Diese mangelnde soziale Unterstützung hat wiederum verschiedene Aspekte wie emotionale oder instrumentale Unterstützung u. a. (Brinkmann 2014 und ➤ Kap. 5.4). Der Einfluss sozialer Gruppen kann positiv oder negativ sein, z. B. der Einfluss der Familie mit Risiko- und Schutzfaktoren (➤ Tab. 5.1). Zeitlich näher am Suchtverhalten liegende Kriterien weisen in der Regel einen stärkeren Zusammenhang auf als distale Merkmale, wobei aber generell noch die Wirkungsdauer des jeweiligen Einflussfaktors zu beachten ist.

5.2.10 Verhaltenssüchte

Als Verhaltenssüchte bezeichnet man **pathologisches Spielen, Kaufsucht, Sexsucht, PC-Sucht, Internetsucht** sowie **Esssucht** u. a. (Grüsser und Thalemann 2006; Mann 2014). Damit sind **sich wiederholende Verhaltensweisen** in heterogenen Lebensbereichen gemeint, die **im Prinzip mit Lust und Freude einhergehen,** aber nicht mehr ausreichend von den Betroffenen gesteuert werden können, sodass es **zu schädlichen Auswirkungen im körperlichen, psychischen und sozialen Bereich** gekommen ist. Die Diskussion, inwieweit es substanzunabhängige Suchtstörungen überhaupt gibt und diese nicht besser diagnostisch als eine andere Störung, z. B. als eine Impulskontrollstörung bezeichnet werden sollten, ist bislang umstritten. Nicht einbezogen sind in jedem Fall **Zwangsstörungen, die keine im Prinzip lustvoll besetzten Verhaltensweisen** beinhalten. Neben den Impulskontrollstörungen werden als Alternative das **Diathese-Stress-Modell** oder die **dysfunktionalen PC- oder Internetstörungen** als eine eigene Diagnosekategorie diskutiert (Petry 2010).

Der Kern der Sucht kommt wie beim Suchtmittelkonsum im Kriterium eines **fortlaufenden oder wiederholt auftretenden substanzunabhängigen Verhaltens trotz schwerwiegender Schäden** zum Ausdruck. Das bedeutet, dass die Gegenregulation (Selbstkontrolle) nicht funktioniert. Übertragen auf die o. g. Verhaltenssüchte wird man das im großen Ganzen als erfüllt ansehen können. Hinzu kommt, dass sich in neurobiologischen Studien hinsichtlich der Aktivierung oder Hemmung von Schaltkreisen im Gehirn ganz ähnliche Befunde in Bezug auf das Belohnungs- und Kontrollsystem ergeben haben (Fauth-Bühler et al. 2014; Linnet 2014). Das Problem des Übergangs von Missbrauch zu Abhängigkeit bleibt eine offene Frage. Nachfolgend geht es um die Beschreibung von Charakteristika der Verhaltenssucht, die für die Planung von Interventionen eine Rolle spielen können.

Die bei Verhaltenssüchten auftretenden Verstärkungen wie ein materieller Gewinn beim Glücksspiel oder bei einem Internetspiel erklären zumindest beim Glücksspiel oder einer Kaufsucht nicht ausreichend die Faszination und Abhängigkeit vom jeweiligen Suchtverhalten. Über die einzelne Verstärkung hinaus entsteht ein positiv erlebter Gesamtzustand, der am ehesten als **Flow** Zustand beschrieben werden kann. Das Phänomen Flow wird von Csíikszentmihályi (1990) auch als positive Sucht bezeichnet. Das Erleben von Flow ist charakterisiert durch eine Aufmerksamkeitsfokussierung einer jeweils sich wiederholenden Tätigkeit, auf welche die Aufmerksamkeit gerichtet ist (z. B. Automatenspiel), und ein gleichzeitiges Ausblenden von Zeit und Hinweisen auf andere Reize oder Aufgaben (s. Spitzer 2015). Ein anderer Begriff für ähnliche Erfahrungen bei intensiven Spielsituationen ist **Immersion** als ein Aufgehen in dem Geschehen einer Spielwelt (s. Petry 2010). Wahrscheinlich können problematische Dissoziationen (z. B. hinsichtlich Identität), die bei Verhaltenssüchten häufiger auftreten, zu einem besonders intensiven positiven Erleben eines Flowzustands führen.

Flow-Erlebnisse werden häufig bei unterschiedlichen Formen von Spielen und bei sportlichen Aktivitäten berichtet. Wahrscheinlich erleichtert der Substanzkonsum das Erreichen solcher allerdings passiven Flowzustände, die individuell unterschiedlich intensiv erlebt werden. Leichtere **Rauscherfahrungen** erscheinen als flowähnliche Zustände, aber ohne die Komponente der wiederholten Handlungen. Damit ergäbe sich phänomenologisch eine Verbindung zwischen substanzabhängigen und substanzunabhängigen Suchtstörungen.

Die positiven Erwartungen bei einer Verhaltenssucht werden nicht nur durch flowähnliche Zustände positiv verstärkt, sondern gleichzeitig, vor allem in späteren Phasen, durch eine negative Verstärkung stabilisiert. Durch das substanzunabhängige Verhalten erfolgt eine Unterbrechung eines aversiven Zustands oder eine Vermeidung oder Flucht aus einem nicht akzeptierten Gesamtzustand und damit eine negative Verstärkung. Der vermutete Zusammenhang zwischen Flowzuständen und Sucht bedarf jedoch weiterer Untersuchungen.

RESÜMEE

Entstehung und Aufrechterhaltung der Sucht

- Für die prozesshafte Entwicklung von Missbrauch und Abhängigkeit gibt es schwerpunktmäßig zwei Ausgangslagen:
  - Konsum psychoaktiver Substanzen als Mittel zum Feiern, Entspannen, für Nähe, besondere Erlebniszustände (Flow-Zustände, Immersion bei Online-Spielen, Gefühl der Stärke, Macht)
  - Als Problemlösemethode (Abbau von Hemmungen, Ängsten und Stress-Situationen) im Sinne von Selbstmedikation. Hier kann auch die Gruppe von Patienten mit Sucht und komorbiden psychischen Störungen eingeordnet werden (s. Moggi et al 2007; z.T. auch als Doppeldiagnosen bezeichnet, ➤ Kap. 24). Später im Verlauf steht bei beiden Ausgangslagen diese Situation stärker im Vordergrund.
- Die Substanzwirkung wird in einer Probierphase überwiegend positiv und angenehm erlebt (mit großen Unterschieden zwischen Konsumenten). Die Gegentendenz einer automatischen Kontrolle durch sofortige aversive Folgen ist selten oder schwach ausgeprägt, z. B. ein Flushing-Syndrom bei verzögertem Alkoholabbau über Alkoholdehydrogenase (Soyka und Küfner 2008). Anzeichen geschwächter psychomotorischer Selbstkontrolle (Körperschwankungen) sind nur zum Teil vorhanden und verschwinden durch Toleranzentwicklung.
- Schlüsselproblem der Sucht ist ein fortgesetzter Substanzkonsum bzw. ein substanzunabhängiges Suchtverhalten trotz schwerwiegender Folgeschäden in verschiedenen Lebensbereichen. Es gibt eine Reihe von Faktoren, die zum Festhalten am Substanzkonsum trotz Schäden beitragen:
  - Der Wunsch oder die Erwartung einer Luststeigerung führt zu mehr Konsum und zu einem Festhaltenwollen des Zustandes.
  - Die gute Verfügbarkeit mancher Substanzen und z. T. auch deren hohe soziale Akzeptanz führen zu einer breiten Anwendung.

- Die Einsetzbarkeit in zahlreichen Situationen (Feiern, Feste, besondere Anlässe aversive Zustände) trägt ebenfalls zur Verbreitung bei.
- In aversiven Situationen führt der Substanzkonsum je nach Stoffgruppe zu einem Abbau von Hemmungen mit Gefühlen von Stärke und Macht oder der Erleichterung von Stress-Situationen bis hin zur völligen Unterdrückung der aversiven Situation.
- Hinzu kommt die Entwicklung eines drogenkonformen Selbst- und Weltbildes, dessen kognitiv-affektive Verzerrungen (z. B. Kausalattribuierung bei Fragen der Verantwortung, Steuerungsprobleme wie Bedürfnisaufschub und Affekt- und Frustrationstoleranz) das Verhalten entscheidend beeinflussen können.
- Durch die Dominanz des Drogenkonsums im Alltag werden andere Aufgaben und Erlebnisbereiche verdrängt und nicht entsprechend weiterentwickelt.
- Es kommt zu einer Verengung auf diese Form des Coping, d. h. andere Lösungsformen werden geschwächt oder vernachlässigt.
- Das Suchtmittel wird zu einem generellen Verstärker und Problemlöser und nimmt einen immer größeren Raum im Leben des Betroffenen ein.
- Die substanzbedingten negativen Folgen häufen und verstärken sich und führen zu neuen, oft auch gesundheitlichen Problemen.

• Für eine Gesamtanalyse der Entstehung und Aufrechterhaltung süchtigen Verhaltens ist ein metatheoretischer Orientierungsrahmen hilfreich, der sich am Dreiecksmodell der Sucht orientiert und dabei differenziertere Annahmen vor allem über die Komponenten der Person (Organismus) und ihr soziales Umfeld macht, um aus der Fülle von theoretischen Ansätzen und Ergebnissen für den Einzelfall relevante Schwerpunkte zu finden. Der Verlauf kann anhand eines Zeitpfeils und durch eine grobe Phaseneinteilung zeitlich strukturiert werden: vor Beginn des Drogenkonsums, nach Beginn als Probierphase und nach Beginn eines abhängigen Suchtverhaltens und der gegenwärtigen Situation (letztes Jahr).
• Eine individuelle Suchtentwicklung lässt sich grafisch am besten als Zeitlinien-Modell mit Lebensereignissen und Konsummustern erarbeiten (s. z. B. Küfner et al. 2006).
• Als funktionale neurobiologische Grundlage können die Prognosefunktion der Dopaminausschüttung sowie auch die Funktion von endorphinen Substanzen dienen (➤ Kap. 3).

5.3 Veränderungsansätze: Prinzipien und Modelle

Veränderungsansätze des Verhaltens berücksichtigen in der Regel die Ergebnisse von Entstehungsmodellen, können aber auch unabhängig davon betrachtet werden. Lösungsorientierte Therapieansätze verzichten dezidiert auf Fragen nach der Entstehung der Störung (de Shazer 1989). Veränderungsansätze in der Suchttherapie können symptomspezifisch oder störungsspezifisch sein oder sich übergeordnet auf das gesamte Person-Umfeld-System beziehen. Im Einzelfall ist das Ziel, einen individuellen Veränderungs-oder Behandlungsplan zu erstellen. Die weitere Darstellung kann dazu nur Anregungen geben und auf verschiedene Aspekte von Veränderungen hinweisen. Zur Abgrenzung von konkreten Therapieansätzen sind die nachfolgend dargestellten Veränderungsprinzipien und -modelle übergeordnet zu verstehen, auch wenn suchtspezifische Aspekte und Beispiele herangezogen werden.

Während bei der Suchtentstehung schwerpunktmäßig das Belohnungssystem sowie Risiko- und Schutzfaktoren im Vordergrund stehen, gerät bei der Beschäftigung mit Änderungen automatisch die Frage der Selbstregulation allgemein und speziell bzgl. des Drogenkonsums stärker ins Blickfeld (z. B. unter dem Aspekt einer dysfunktionalen Selbstkontrolle des Substanzkonsums), auch wenn generell immer die beiden Grundaspekte Belohnung und Kontrolle des Verhaltens zu berücksichtigen sind. Nach dem Konzept der Selbstregulation folgt die Darstellung von Verhaltensänderungen als Prozess mit unterschiedlichen Phasen, grob vereinfacht gesagt nach dem groben Schema unfreezing (z. B. Selbstbeobachtung), change (z. B. Perspektivenwechsel, neue Kausalattribuierung), refreezing (z. B. Gewohnheitsbildung, Einbindung in Lebenskontext) (Lewin 1946). Neben den behavioristischen Lerntheorien bilden die kognitiven und speziell die sozialkognitive Lerntheorie nach Bandura eine wesentliche Grundlage der kognitiven Verhaltenstherapie. Bandura hat neben dem Modelllernen das Konzept der Selbstwirksamkeitserwartung entwickelt, zu dem in verschiedenen Anwendungsbereichen wie Erziehung und Gesundheit eine nicht mehr überschaubare Menge von Studien publiziert wurde. Außerdem wurde von Bandura (1991, 2004) ein Selbstregulationsmodell (➤ Abb. 5.5) entwickelt, das in ➤ Kap.5.3.1 dargestellt wird. In ➤ Kap. 5.3.2 werden Veränderungsmodelle aus der Gesundheitspsychologie (Schwarzer 2004; Brinkmann 2014; Renneberg und Hammelstein 2006) zusammenfassend beschrieben, in denen diese Konzepte integriert sind.

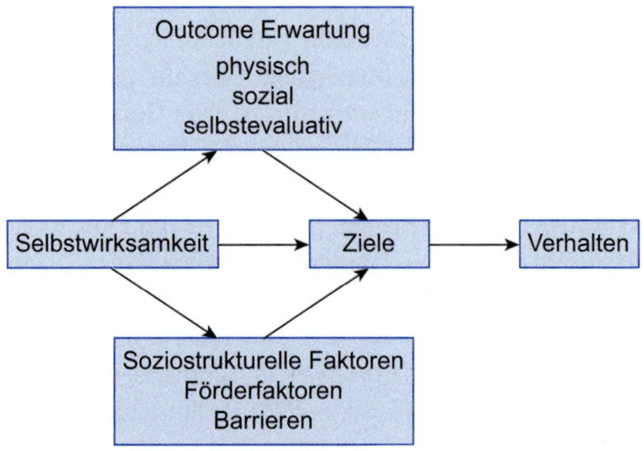

Abb. 5.5 Sozialkognitives Modell zum Gesundheitsverhalten (nach Bandura 2004). [L231]

Das sozialkognitive Konzept der Selbstregulation nach Bandura (1991, 2004) und integrative Modelle der Gesundheitspsychologie können als psychologische Grundlage eines Selbstregulationsmodells der Sucht verstanden werden, auch wenn diese nicht explizit auf die Veränderung von Suchtproblemen angelegt sind. Der Begriff der Selbstwirksamkeitserwartung wird in vielen Studien als empirisch relevant bestätigt (Lippke und Renneberg 2006). Grundbegriffe wie Motivation und Handeln werden hier vor allem als Teil der Grundbedürfnisse Bindung und Autonomie (➤ Kap. 5.2.4 und der allgemeinen Funktionsprinzipien (➤ Kap. 5.2.5) verstanden.

Einen weiteren Zugang zu Veränderungen stellt die Erforschung von Wirkfaktoren der Suchtbehandlung und Psychotherapie dar, die auch außerhalb eines Behandlungsprozess wirksam sein können. Witkiewitz et al. (2022) haben eine Reihe von potenziellen Wirkfaktoren als Mechanismen der Verhaltensänderung aufgelistet und kommentiert: Motivation zur Verhaltensänderung, Coping-Skills und deren Anwendung, Selbstwirksamkeit, soziale Unterstützung, affektive Zustände, Motive, Erwartungen und Identität, protektive Verhaltensstrategien, verhaltensökonomische Faktoren sowie neurobiologische, physiologische und neurokognitive Konzepte. Darauf kann hier nur hingewiesen werden.

Aus einer therapeutischen Handlungsperspektive erscheint das Modell der Wirkfaktoren von Grawe (1995) hilfreich, auch wenn es nicht suchtspezifisch ausgerichtet ist. Speziell im Bereich der Sucht und vor allem im Rahmen der motivierenden Gesprächsführung (Motivational Interviewing [MI], Miller und Rollnick 2015) wurden einige Wirkfaktoren empirisch untersucht (Apodaca und Longabaugh 2009), allerdings meist mit spezifischen MI-Konstrukten, die zunächst für MI typisch sind (z. B. Sprechen über Änderungen als Interventionsstrategie) oder Diskrepanzen aufzeigen, die aber auch in anderen Therapieformen eine wichtige Änderungsfunktion als Wirkfaktor haben. Wegen der unmittelbaren Therapienähe wird hier nicht weiter darauf eingegangen, dagegen werden die allgemeinen therapieunspezifischen Wirkfaktoren von Grawe (1995) als Interventionsverbund mit einbezogen (➤ Kap. 5.3.3).

5.3.1 Selbstregulation

Der Begriff „Selbstregulation“ bezieht sich primär auf **explizite** zielorientierte Verhaltensweisen (volitionale Reaktionen) und Handlungen, kann aber auch **implizites Verhalten** (automatische, auf Homöostase oder Gewöhnung ausgerichtete Reaktionen) mitumfassen. Im Handbuch von Bengel und Jerusalem (2009) werden in einer Reihe von Einzelbeiträgen die wichtigsten Komponenten der Selbstregulation beschrieben (s. auch ➤ Kap. 5.3.2). Systemwissenschaftlich bezeichnet Selbstregulation ein allgemeines Modell des Menschen als **sich selbst regulierendes System** (Strunk und Schiepek 2006). In der psychosozialen Therapie kann je nach Betonung der Wichtigkeit von Affekten oder Kognitionen ein Therapiekonzept insgesamt als Emotionsregulation (Gross 2001) oder als sozialkognitives Modell der Selbstregulation charakterisiert sein (z. B. Kanfer et al. 1996 mit dem **Selbstmanagementansatz** oder dem **sozialkognitiven Modell** von Bandura 2002). Soziale Grundbedürfnissen wie Bindung und Autonomie werden nicht explizit einbezogen.

Ein anderer Begriff ist die schon mehrfach erwähnte **Fähigkeit zum Bedürfnisaufschub,** die mit dem Marshmellow-Test bei Kindern getestet wird (Mischel 2014). Ein Bedürfnisaufschub erfordert einen Gedankenstopp bezüglich der Belohnung und eine Ablenkung der Aufmerksamkeit durch Beschäftigung mit anderen Zielen, Aufgaben oder Wünschen.

Der Begriff des **Willens** („volition“) als Ansatz für Verhaltensänderungen wird in der Konzeption von Baumeister **als Selbstdisziplin** interpretiert und mit einem ermüdbaren Muskel verglichen (Baumeister und Tierney 2012). In dem Ansatz von Mischel und Ayduk (2002) geht es um eine Steuerung der Aufmerksamkeit als Balance zwischen emotionalen und kognitiven Prozessen. Das Problem der **Willensfreiheit** aus philosophischer Perspektive (s. z. B. Pauen 2004) wird hier nicht weiter diskutiert), sondern psychologisch als Phänomen der erlebten Wahlmöglichkeiten und der **Identifizierung mit Faktoren und Prozessen der Autonomie** angesehen, z. B. einem Entscheidungsverhaltens (Bechera 2005), und ist Teil der Selbstregulation des Menschen (s. Strunk und Schiepek 2006). Aspekte der Selbstregulation (Hemmung; Aufschub von Impulsen und Training wie oben dargestellt) sind sowohl an der Entstehung der Sucht als auch an der Bewältigung des Suchtproblems beteiligt (Baumeister und Vonasch 2015).

Das allgemeine Modell der sozialkognitiven Selbstregulation nach Bandura (1991, 2004) enthält die Grundkomponenten Selbstwirksamkeit, Ziele (proximal, distal) und Verhalten im Sinne von Handlung sowie Outcome-Erwartungen und soziostrukturelle Faktoren (als Förderfaktoren und Barrieren) (Bandura 2004, ➤ Abb. 5.5). In dem ausführlicheren Artikel von 1991 wird die Theorie der Selbstregulation näher beschrieben und dabei erfolgt auch eine Abgrenzung von weit verbreiteten Gleichgewichtsmodellen (Homöostase, Regelkreise), die durch ein negatives Feedback (backward oder forward) charakterisiert sind, aber keine Veränderung der Ziele in Richtung eines höheren Niveaus kennen und keine Motivationsdynamik erzeugen im Vergleich zu einer Erstarrung, wenn das Ziel erreicht ist. Zunächst werden drei Strukturkomponenten unterschieden:

1. Selbst-Monitoring (Selbst-Diagnostik) stellt die Basis dar für realistische Ziele und für die Feststellung einer Entwicklung in Richtung Ziel. Die Abweichung vom Ziel hat eine selbstmotivierende Funktion.
2. Bewertung des fokussierten Verhaltens anhand von Selbststandards, Vergleichen mit anderen Vorbildern

(persönlichen Modellen) und sozialen Normen. Hier lässt sich auch der Begriff der Kausalattribuierung einordnen mit der Unterscheidung externe (sich selbst entlastende) Faktoren und interne Kausalattribuierung mit der Übernahme von Verantwortung und dem Gefühl der Zufriedenheit oder Unzufriedenheit.

3. Selbstreaktive Einflüsse wie selbstmotivierende Anreize durch Selbstbelohnung, z. B. durch eine Erholungspause oder andere materielle Belohnungen. Ein positive Selbstbewertung und die Erfahrung der Selbstwirksamkeit können zu einer Anhebung der Zielsetzung führen, weil man sich nach Erfolgen mehr zutraut und mit dem neuen Ziel wieder mehr Motivation schafft.

Funktionen und Mechanismen der Selbstregulation beschreibt Bandura durch den Begriff der **Selbstwirksamkeit** als Erwartung, selbst das bewirken zu können, um das es bei der Realisierung von Zielen bzw. Intensionen geht (Planen und Handeln), und den Effekt einer negativen Abweichungen vom gesetzten Ziel (negatives Feedback) zur Erreichung des Ziels einzusetzen. Die Abweichung vom Ziel wird als Motivator und Regler für die Zielerreichung angesehen und wirkt bei fortlaufender Reduzierung der Abweichung und dem allmählichen Erreichen des Ziels reduzierend auf die weitere Motivation und Aktivität zur Zielerreichung. Dagegen kann eine Erhöhung der Zielsetzung und damit der Abweichung vom neuen Ziel, proaktiv motivationsfördernd und leistungssteigend wirksam werden, unter der Bedingung einer entsprechend hohen Selbstwirksamkeitserwartung. Dieser Mechanismen wird bei der üblichen Interpretation eines Regelkreises nicht beachtet, ist aber für die Motivationsentwicklung als proaktiver Prozess als wichtige Erweiterung der Selbstregulation anzusehen.

In dem Artikel von Bandura (2004) wird die Struktur der Selbstregulation reduziert auf die Komponenten Selbstwirksamkeit, Ergebniserwartung und soziostrukturelle Faktoren der Erleichterung oder Hemmung (Umfeldfaktoren aus Perspektive der Person), die auf die Komponenten Ziele und dadurch bedingte Handlungen einwirken (➤ Abb. 5.5).

Die verschiedenen Aspekte dieses sozialkognitiven Modells der Selbstregulierung werden jeweils durch empirische Studienergebnisse hauptsächlich aus dem eigenen Forschungsbereich abgesichert. Anwendungsbeispiele werden im Gesundheitsbereich skizziert, aber nicht für psychische Störungen (Bandura 2004).

5.3.2 Modelle der Gesundheitspsychologie

Die **Gesundheitspsychologie** (s. Renneberg und Hammelstein 2006; Bengel et al. 2009; Brinkmann 2014) beschäftigt sich mit Gesundheit in Abgrenzung und Ergänzung zu einer Krankheitsorientierung. Gesundheit ist nicht einfach Abwesenheit von Krankheit, sondern bedeutet nach WHO-Definition Lebensqualität und Wohlbefinden. Dass ein bestimmtes Gesundheitsverhalten zu mehr Lebensqualität und mehr Wohlbefinden führt, muss als erstes gezeigt werden. Danach ist das Ziel, Menschen anzuregen, vermehrt Gesundheitsverhalten zu entwickeln, um mehr Gesundheit im Sinne von Lebensqualität und Wohlbefinden zu erreichen. Vor allem soziale Unterstützung (in unterschiedlichen Formen, z. B. durch Familie, Partnerschaft oder Gemeinde), Aktivierung und Förderung von personalen Ressourcen (hauptsächlich soziale Kompetenzen) des Einzelnen, mehr körperliche Bewegung, gesunde Ernährung und Stress-Bewältigung sowie der kontrollierte Umgang mit psychoaktiven Substanzen werden als gesundheitsförderndes Verhalten angesehen.

Methodisch werden **Regressionsmodelle** (Pfadanalysen, Strukturgleichungsmodelle) entwickelt, wobei das gewünschte Gesundheitsverhalten als abhängige Variable definiert wird. Der theoretische Handlungsablauf erfordert Motivation zur Veränderung, eine daraus sich entwickelnde Intension, (Absicht, Ziel) sowie Prozesse der Planung und Umsetzung einschließlich der Überprüfung der erreichten Ziele. Neben der Umsetzung von geplanten Zielen, geht es auch um den Abbau von Hindernissen bzw. Barrieren (z. B. Erreichbarkeit, Stigmatisierung) einschließlich der Vermeidung von aktuellen Störungen und um die Aktivierung von personalen und externen Ressourcen. Zur Vermeidung von Barrieren gehört auch die Prävention von Störungen, die für die Gesundheit ein Zwischenziel darstellt. Das Thema Prävention nimmt in der Gesundheitspsychologie einen breiten Raum ein. Bei der primären Prävention von Suchtstörungen wird die Entwicklung und Förderung sozialer Kompetenzen als entscheidender Ansatz angesehen (s. Bühler 2016).

Zum Aufgabenbereich der Gesundheitspsychologie gehört in der Anwendung die **primäre Prävention** von Störungen, während der Aufgabenbereich der Behandlung von Störungen in anderen Disziplinen verortet wird. Die **sekundäre Prävention** wird auch als Frühintervention bezeichnet und hat wörtlich genommen zur Voraussetzung, dass eine Suchtstörung in Form von Schäden bereits vorliegt, wobei die sozialen Schäden wegen ihrer Abhängigkeit von sozialen Normen und Gesetzen gesondert beurteilt werden (s. Heinz et al. 2022). Unklar verortet bleibt die Einbeziehung einer neuen diagnostischen Kategorie eines Risikokonsums ohne bereits aufgetretene Schäden (s. zur Diskussion Freyer-Adam und John 2009; Bühringer et al. 2020; Bischof et al. 2022).

Bei Veränderungsprozessen in der Gesundheitspsychologie wird häufig auf das **transtheoretische Modell** (TTM, Prohaska und DiClemente 1983; Prochaska und Velicer 1997) verwiesen. Es ist ein differenzierteres Prozessmodell, das gut mit dem oben dargestellten Handlungsablauf übereinstimmt. Es hat sich aus den Erfahrungen mit Veränderungen beim Nikotinrauchen entwickelt und unterscheidet die Phasen:

- **Vorahnung** („precontemplation“),
- **Überlegung** („contemplation“),

- **Entscheidung** („decision"),
- **Handeln,** Durchführen und Umsetzen („action") sowie
- **Aufrechterhaltung** („maintenance") und
- **Rückfall** („relapse") mit der Möglichkeit, wieder in den Prozess einzusteigen.

Trotz Plausibilität ist die empirische Bestätigung bislang unzureichend, weil Phasenzuordnung und Dynamik komplexer sind als im Modell darstellbar (Fluktuation, Ambivalenz). Pragmatisch können diese Phasen oder Stadien auf drei reduziert werden: Vorintentionale, intentionale und Handlungsphase.

Dass sozial-kognitive Modell des **Health Action Process Approach** (HAPA) von Ralf Schwarzer (➤ Abb. 5.6) erscheint am besten geeignet, die Erkenntnisse aus dem Bereich der Gesundheitspsychologie über Motivation, Risikobeurteilung und Bewältigungsplanung sowie Handlungsdurchführung in einem handlungsorientiertem Gesamtmodell zu integrieren, ohne Einengung auf vorschnelle und verzerrend vereinfachte Thesen wie Furchtappelle, die als kontraproduktiv abzulehnen sind. So gibt die Gesundheitspsychologie eine Antwort auf die Frage, unter welchen Bedingungen Hinweise auf Risiken und Gefahren wirksam werden können am Bespiel des Rauchens. Furchtapelle wie der plakative Hinweis auf Tod durch Lungenkrebs auf Zigarettenpackungen waren vor allem dann wirksam, wenn gleichzeitig ein klarer Hinweis auf Bewältigungs-und Gewinnchancen gegeben wurde, in dem gesagt wurde, dass das Aufhören des Rauchens die Lebenserwartung deutlich um Jahre erhöht (s. Lippke und Renneberg 2006, S. 40).

Die wichtigsten Konstrukte zur Strukturierung des Verhaltens bzw. des Handelns, das sich insgesamt primär auf ein zielorientiertes Verhalten bezieht, sind zunächst die Unterscheidung von Intension und Handlung und einer dazwischen geschalteten Planungsphase (Volitionsphase). Als Einflussfaktoren werden der auf Bandura zurückgehende Begriff der Selbstwirksamkeitserwartung (mit einer phasenspezifischen Differenzierung), eine Risikowahrnehmung (individualisiert, Prognose) und die Ergebniserwartungen unterschieden, wofür eine Antizipation und Prognose der Handlung und der Folgen erforderlich ist. Außerdem sind Barrieren und Ressourcen zu berücksichtigen, die für die Analyse der Intensionsentwicklung und der Handlungsplanung sowie der Durchführung der Handlung wichtig sind (z.B. Fähigkeiten zu einem Bedürfnisaufschub, Impulsivität). Die gesamten Prozesse werden strukturiert durch ein pragmatisches dreistufiges Phasenmodell (vor der Absichtsklärung, der Ziel- und Planungsphase nach der Intensionsentscheidung und einer Umsetzungsphase), das im Vergleich zum transtheoretischen Modell pragmatisch grob vereinfacht ist, aber konsistenter und für unterschiedliche Anwendungen zu passen scheint.

Auch wenn gelegentlich Anwendungsbeispiele aus dem Suchtbereich für die Prävention genannt werden, sind bislang nur Teilrealisierungen eines solchen Gesamtmodells bekannt (s. Renneberg und Hammelstein 2006). Es kann als heuristisches Erklärungsmodell des Suchtverhaltens dienen, aber auch für die Interventionsplanung auf individueller und klinischer Handlungs- bzw. Interventionsebene verwendet werden.

Das integrierende Health Action Process Approach Modell (HAPA) ist primär ein zielorientiertes Modell auf einer expliziten, bewussten Ebene. Suchtverhalten wie Konsumgewohnheiten und automatische Reaktionen stellen implizite, unbewusst ablaufende Prozesse dar und sind deshalb schwer in ein Modell des zielorientierten Verhaltens mit Maßnahmen der Selbstkontrolle zu integrieren. Wenn es generell um Suchtverhalten und Interventionen geht, sollte die Unterscheidung von explizitem, zielgerichteten Verhalten und implizitem, automatischen Verhalten von vornherein berücksichtigt werden. Die Wirkung und Rückwirkung auf

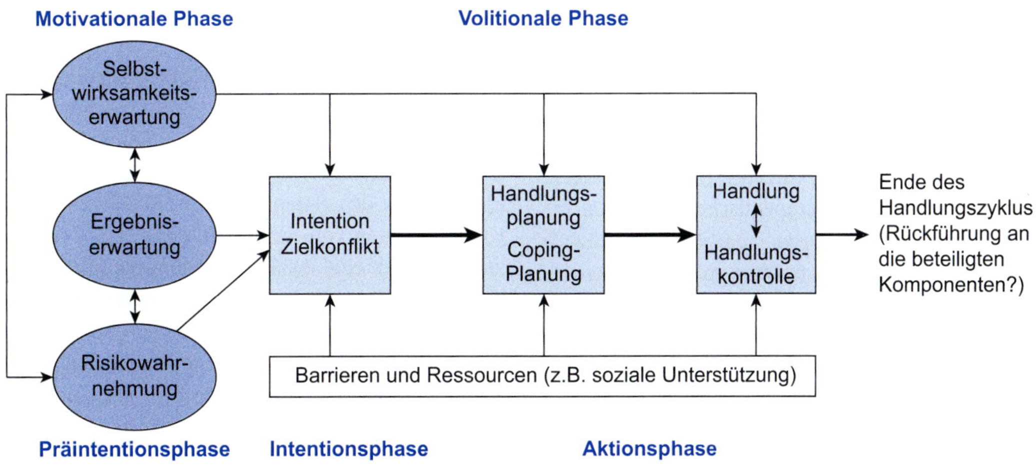

Abb. 5.6 Modell des Gesundheitshandlungsansatzes (Health Action Process Approach, HAPA) [L231]

5

das soziale Umfeld und auf die Komponenten im Modell bleiben meist unklar oder werden ausgespart. Für eine breite Anwendung fehlt als Hintergrund ein Bedürfnismodell, das das Erleben und Verhalten anschaulicher und konkreter einbezieht.

5.3.3 Therapeutische Handlungsmodelle: Grundannahmen, Strategien und Aufgaben

Die nachfolgenden Handlungskonzepte sind auf den Einzelnen bezogen und umfassen daher nicht strukturelle Maßnahmen, die sich auf Produktion und Verfügbarkeit von Drogen durch staatliche Interventionen beziehen. Im Übergangsbereich zu Suchtstörungen befindet sich jene Gruppe, die zwar einen Risikokonsum aufweist, aber noch keine Schäden erkennen lässt.

Therapeutische Interventionen bei Suchtstörungen sind zielgerichtete Handlungen einzelner Personen in einem sozialen Kontext. Aus therapeutischer Perspektive stellen sich in der Begegnung mit Menschen und deren Suchtproblemen einige unterschiedliche Aufgaben, die relativ unabhängig von den Bedingungen einer Therapierichtung sind, und die durch handlungsbezogene Interventionen einer pragmatischen möglichst evidenzbasierten Lösung zugeführt werden, auch wenn die empirische Basis immer ungenügend und unsicher erscheint.

Die **Grundfragen der globalen Zielrichtung** (Abstinenz, mit Konsumgrenzen verschiedener Art sowie mit phasen-, zeitbezogen oder situationsbezogenen Grenzen) lassen sich zumindest bislang nicht zufriedenstellend pauschal evidenzbasiert und differenziert nach einzelnen Substanzgruppen beantworten. Die Frage einer optimalen Lösung der anstehenden therapeutischen Aufgaben zielt dennoch auf eine realistische Ergebniseinschätzung unter den Bedingungen der individuellen Suchtstörung und des jeweiligen Gesundheitssystems, kann aber nicht Ziel dieses Beitrags sein. Auch die Einbeziehung gesellschaftlicher Zielsetzungen von Gesundheit und Krankheit wird bei der folgenden Analyse nicht explizit einbezogen.

Im zeitlichen Ablauf von Suchtbehandlungen ergeben sich trotz der Vielfalt von unterschiedlichen Änderungsverläufen sich wiederholende Muster von Aufgaben und Handlungen, die eine Strukturierung der therapeutischen Aufgaben ermöglichen. Da Rückfälle und deren Aufarbeitung häufig als zentrale Aufgaben der Suchtbehandlung angesehen werden, werden Ansätze zur Rückfallprävention in einem eigenen Abschnitt zusammengefasst (➤ Kap. 5.4).

Handlungstherapeutische Konzepte der Sucht sind hauptsächlich pragmatisch an diagnostischen und therapeutischen Aufgaben und Abläufen orientiert. Sie umfassen die verbreiteten Therapieansätze des Motivational Interviewing (MI, Miller und Rollnick 2015) oder der kognitiven Verhaltenstherapie (KVT) mit den verschiedenen bewährten Methoden, aber auch psychoanalytische und psychodynamische Therapieansätze zur Suchtbehandlung (s. z. B. Galanter und Kleber 2011).

In ➤ Abb. 5.7 sind auf vier verschiedenen Ebenen (a) bis (d) handlungstherapeutische Modelle unterschiedlicher Art und Reichweite angeordnet. Als heuristische Modelle können sie bei weitem nicht vollständig theoretisch und empirisch evidenzbasiert erklärt werden. Suchtspezifisch sind die Handlungskonzepte auf den Ebenen (b) und (c).

Die Ebene (a) repräsentiert **Handlungseinheiten** unter Beteiligung verschiedener Wirkfaktoren, die bislang am besten von Grawe beschrieben worden sind. Die vier bzw. fünf Dimensionen (Problemfokussierung, Motivationsförderung, Ressourcenaktivierung und aktive Hilfe einschließlich einer pharmakologischen Unterstützung eingebettet in eine Therapeut-Patient Beziehung) sind ursprünglich als Wirkfaktoren konzipiert. Sie können nicht isoliert realisiert werden, sondern werden als Verbund wirksam, auch wenn die einzelnen Faktoren je nach therapeutischer Aufgabe sehr unterschiedlich gewichtet sein können. Wenn z. B. eine Intervention in der Klärungsphase mit der Aufgabe, die Suchtlage eines Patienten zu klären, erfolgt, werden neben einer Problemfokussierung die Motivierungsfrage und die Ressourcenfrage (interne Kompetenzen und äußere Unterstützungsfaktoren) gleich mit gestellt und auch die Frage aktueller Hilfestellung angesprochen. Gleichzeitig wird man auf frühere Bewältigungsversuche achten, um Ressourcen (interne und externe Faktoren) und deren Flexibilität einzuschätzen, und durch eine aktuelle Verarbeitung von Daten und Beobachtungen kommt es unter Umständen sofort zu Einweisung in eine Entzugsbehandlung (als aktive Hilfe) wegen einem hohen Risiko einer Delirentwicklung. Ein Verbund dieser Wirkfaktoren ergibt sich in der einen oder anderen Form bei allen therapeutischen Interventionen.

Die Ebene (b) repräsentiert verschiedene **grundlegende therapeutische Aufgabenbereiche** einer Suchtbehandlung und entspricht als Vorschlag dem ursprünglichen Modell der idealtypischen Therapiephasen nach Feuerlein für die Behandlung von Alkoholabhängigkeit (Kontakt-, Entzugs-, Entwöhnungs- und Rehabilitations- bzw. später Nachsorgephase), hier unter dem Aspekt erforderlicher Handlungsaufgaben im Sinne eines Vorschlags beschrieben. Die Entwöhnungsphase kann auch als Regenerationsphase bezeichnet werden. Dieses Modell ist in den ersten deutschen Suchtleitlinien durch die Unterscheidung von Akutbehandlung und Postakutbehandlung (Schmidt et al 2006) ersetzt und bis heute gültig (Kiefer et al. 2021). Diese dichotome Unterscheidung ist zwar handlungsbezogen, aber nicht konkret aufgabenorientiert in einem längeren Kontext der Behandlung. Stattdessen wird hier von zentralen therapeutischen Aufgaben der Suchtbehandlung gesprochen. Dazu gehören eine **Klärung der Ausgangslage** (Situationsklärung) und je nach Situation eine edukative, auf die Einzelsituation bezogene **Motivierung** mit dem Ziel einer

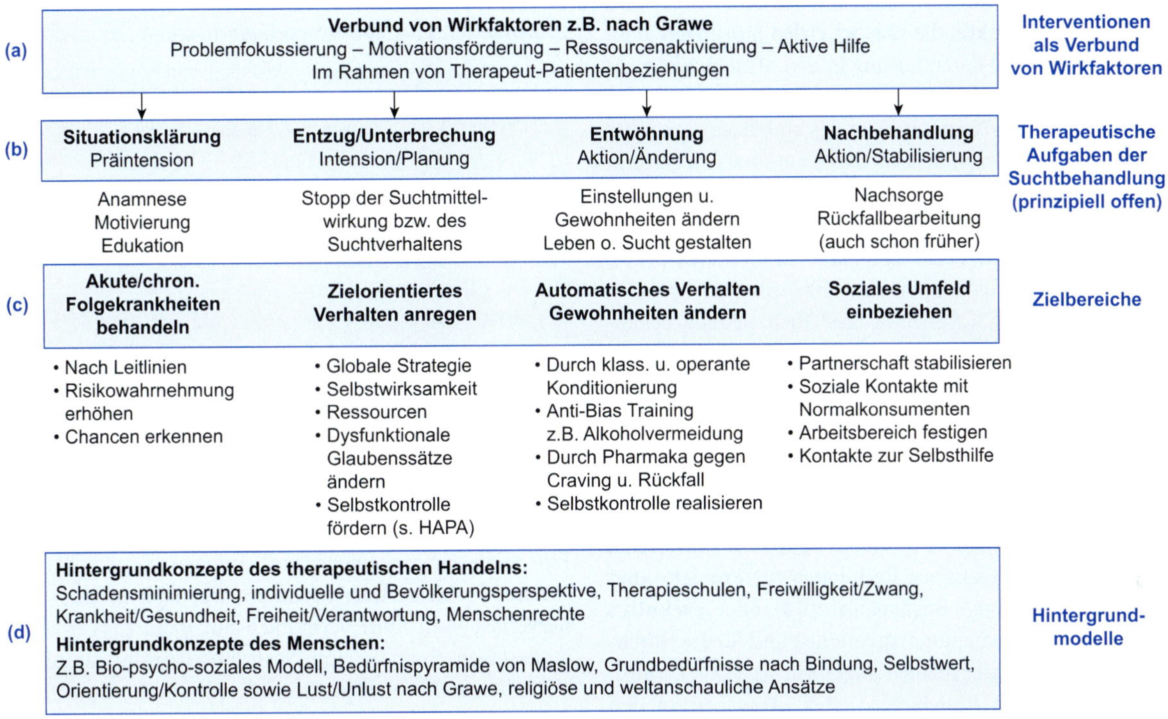

Abb. 5.7 Handlungskonzepte in der Suchttherapie [L231]

klaren Unterbrechung des bisherigen Suchtverhaltens (z.B. durch Entzugsbehandlung oder Substitution). Dem folgt im Regelfall eine **Phase der Entwöhnung** oder der körperlichen, psychischen und soziale Regeneration mit a) einer Veränderung der Suchtgewohnheiten und automatischen Suchtreaktionen und b) einem Leben ohne Sucht sowie einer **Nachbehandlung oder Nachsorge** mit dem Ziel einer weitergehenden Stabilisierung. Der Begriff Entwöhnung ist international nicht üblich und entspricht am ehesten dem Begriff Regeneration oder medizinische Rehabilitation oder dem unfassenderen englischen Begriff Recovery (Witkiewitz et al. 2020). Die Aufgabenliste wird auch durch die unterschiedlichen Hauptsubstanzen differenziert. Die therapeutischen Aufgaben werden funktional (z.B. Unterbrechung des bisherigen Substanzkonsums bzw. Konsummusters) ähnlich sein, die Methoden können dagegen je nach Substanz und Defiziten sehr unterschiedlich sein. Eine Evidenzbasierung ist in jedem Fall erforderlich, die geforderten Erfolgskriterien und Methoden bleiben aber bislang umstritten.

Die Ebene (c) ist durch verschiedenen **Zielbereiche** charakterisiert: Ein erster Zielbereich bezieht sich auf die Behandlung akuter Folgeerkrankungen, ein zweiter Bereich zielt auf die Aktivierung von Selbstkontrolle, wofür wiederum das HAPA-Modell (➤ Abb. 5.6) weitergehende Differenzierungen bringt. Ein therapeutischer Ansatz ist hier ist vor allem auch die **Modifizierung von dysfunktionalen Glaubenssätzen, Grundannahmen und Verhaltensweisen** (Verzerrungen bezüglich Ursachen und Zusammenhänge i.S. von Kausalattribuierung, Verzerrung der Wirkung eines Ereignisses und Verzerrungen über die Rolle der eigene Person oder der anderen). Die Änderung automatischen Verhaltens und von Gewohnheiten bezieht sich auf das Suchtverhalten, aber auch auf Verhalten ohne Sucht. Ein besonders wichtiger inhaltlicher Zielbereich ist die Einbeziehung des sozialen Umfeldes (Partnerschaft, Arbeit, Kontakte mit Selbsthilfe und Normalkonsumenten).

Ebene (d) beinhaltet einmal diverse **Hintergrundkonzepte und Prinzipien** therapeutischen Handelns wie Schadensminimierung, die Unterscheidung einer Public-Health-Perspektive von einer individuellen Behandlungsperspektive, Aussagen verschiedener Therapieschulen zur Sucht (z.B. des MI oder der KVT sowie Grundsatzfragen über Freiheit und partielle Verantwortung für das eigene Suchtverhalten [Sucht als Krankheit] und die Folgen sowie der Bezug zu den Menschenrechten [z.B. Recht auf Behandlung]). Eine weitere Gruppe von Hintergrundkonzepten umfasst das eingangs beschriebene biopsychosoziales Modell, das besonders gegen eine reduktionistische Sichtweise schützen soll, Vorstellungen über die Grundbedürfnisse des Menschen (s. Bindungsbedürfnisse und Autonomiebedürfnisse) sowie religiöse und weltanschauliche Ansätze, die sich für die Betreuung von Betroffenen verantwortlich fühlen.

Weitere Behandlungsaspekte sind **Annäherungs- und Vermeidungskonflikte,** die sich bei vielen Störungen identifizieren lassen und deren Lösung in den Mittelpunkt eines Therapieansatzes gestellt werden können (Grawe 2004). Implizite Annäherungs- und Vermeidungstendenzen gegenüber Drogen können durch simple Übungen automatisch gestärkt oder geschwächt werden und auf diese Weise Einfluss auf das reale Annäherungs- oder Vermeidungsverhalten gegenüber Drogen nehmen (Wiers et al. 2010; Lindenmeyer et al. 2010).

Allgemeine Komponenten sind Einstellungen zu sich selbst und zur Welt („beliefs"), aber auch Grundanschauungen in Bezug auf Drogen oder Gesundheit. Diese übergeordneten Grundüberzeugungen werden in **schematheoretischen Ansätzen** als Schemata und Schemamodi konkretisiert (Roediger 2016; Jacob und Arntz 2022). Hinsichtlich der Kompetenzen werden neben der Selbstwirksamkeitserwartung (Bandura 1979) Konzepte wie **Lebenskompetenzen** (Botvin und Kantor 2000) in der Prävention, **Coping** (in Stresssituationen Reaktionen zur Problem- und Belastungsbewältigung, Brinkmann 2014) oder **exekutive Funktionen** in Entscheidungssituationen und für die Durchführung von Handlungsplänen angesprochen. Das Umfeld, primär die sozialen Beziehungen, stellt Aufgaben an den Einzelnen, reagiert auf den Drogenkonsum und unterstützt im Idealfall den Betroffenen (**soziale Unterstützung** als Konstrukt, Brinkmann 2014) oder stellt Barrieren auf.

Die Ergebnisse der gesundheitspsychologischen Forschung (Lippke und Renneberg 2006) zeigen einmal die Wichtigkeit der Unterscheidung von **Intention und tatsächlichem Verhalten** (Verhaltenslücke: relativ geringe Korrelation zwischen $r = .40$ und $.50$). Dem entspricht die Unterscheidung von Verlangen, Wunsch nach Drogen und tatsächlichem Drogenkonsum. Der Entscheidungsprozess kann der Intention oder der Ergebniserwartung zugeordnet werden. Metaanalytische Auswertungen weisen auf die Wichtigkeit der angenommenen **Kosten** für eine Änderung zur Vorhersage des tatsächlichen Verhaltens hin, was klinisch im Gespräch über Änderungen eher unterschätzt wird.

In der Gesundheitspsychologie stellt die Selbstwirksamkeitserwartung den wichtigsten Einflussfaktor dar (s. Hohmann und Schwarzer 2009). Trotzdem werden pragmatisch den **Folgeerkrankungen** der Sucht und dem **Leidensdruck** (Belastung durch Suchtprobleme und Folgen, Stress) weiterhin eine motivierende Funktion zur Therapie und zur Abstinenz zugeschrieben, wenn auch in zunehmend differenzierter Form (erforderliche Ich-Stärke, Kompetenzen, Selbstwirksamkeit) als günstige Bedingungen für Verhaltensänderung).

MERKE

Suchtverhalten kann sich verändern, wenn ...

- der Patient über erfolgreiche Aktivitäten berichtet und dabei eigene Stärken und Ressourcen entdecken kann (z. B. Selbstwirksamkeit, Ich-Fähigkeiten stärken),
- er sich an Personen und Begegnungen erinnern kann, die ihn unterstützt haben oder ein positives Vorbild waren,
- er die Aufgaben, Ziele und Wünsche hinsichtlich Dringlichkeit und Erfolgschancen besser einschätzen und ordnen kann,
- er das Angebot an Substanzen verringern kann (aktuelle Verfügbarkeit der Substanz, andere Freunde ohne Drogenbezug, zunehmender Aufwand, subjektiver Preis),
- er soziale Stresssituationen für Rückfälle deeskalieren und reduzieren kann,
- andere Ziele und Erwartungen ohne Drogenbezug einen größeren persönlichen Raum einnehmen und
- Freunde und Bezugspersonen (einschließlich Therapeuten) ihn dabei unterstützen und wohlwollend begleiten können.

Ein wachsender Leidensdruck infolge körperlicher und sozialer Probleme oder Schäden (Arbeitsplatzverlust, Partnerverlust u. a.) führt vermutlich nur dann zu Verhaltensänderungen, wenn ein zum Suchtmittelkonsum alternatives Verhalten ins Blickfeld gerät, das den Einsatz des Suchtmittels unterbricht oder als wirkungslos für eine erwünschte positive Wirkung ansieht und andere Reaktionen als hoffnungsvoll erscheinen lässt. Wenn eine entsprechende Selbstwirksamkeitserwartung für ein alternatives Verhalten vorliegt, dann ist damit eine Voraussetzung für ein mit Sucht inkompatibles Verhalten erfüllt. Wahrscheinlich sind psychosoziale Schäden im Vergleich zu körperlichen Schäden am stärksten mit dem Therapieerfolg verbunden. Alkoholabhängige Patienten mit sehr schweren psychosozialen Schäden zeigten in einer multizentrischen prospektiven Katamnesestudie geringere Erfolgsquoten als jemand mit geringeren psychosozialen Schäden (Küfner und Feuerlein 1989: kein Zusammenhang mit körperlichen Schäden!).

Der Einfluss von Informationen über **abschreckende Folgen** ist umstritten und im Zusammenhang mit den Selbstwirksamkeitserwartungen zu beurteilen. Nur wenn eine persönliche Betroffenheit vorliegt und gleichzeitig die Selbstwirksamkeitserwartung gefördert wird und positive Folgen antizipiert werden können, werden Furchtinterventionen als wirksam eingeschätzt (Lippke und Renneberg 2006).

Die Einsicht in die Zusammenhänge erfordert vom Patienten ein gewisses Maß an **Ich-Stärke,** im Sinne einer Bereitschaft und Fähigkeit, sich mit Konflikten und Problemen zu konfrontieren und ggf. Verantwortung für eine problematische Lage zu übernehmen, es aber nicht auf die gesamte eigene Person, sondern nur auf einen problematischen Teilbereich seiner Person zu beziehen. Kognitiv betrachtet geht es um eine **veränderte Kausalattribuierung** (Seligmann, zitiert in Bodemann et al. 2023) für das kritische Verhalten und die affektiven Folgen, z. B. wenn Partner oder Eltern verzerrt als Ursache aller Konflikte und Probleme betrachtet werden.

Die **Bereitschaft, Hilfe anzunehmen,** ist von der Kränkbarkeit und von der bisherigen Erfahrung mit therapeutischen Hilfen abhängig. Häufig ist die Annahme und Akzeptanz von Hilfe mit dem **Gefühl der eigenen Ohnmacht und Hilflosigkeit** und damit einer **Kränkung des eigenen Selbstwertgefühls** verbunden. Diese Kränkung kann zwar z. T. durch eine tragfähige Therapeut-Patient-Beziehung auf Augenhöhe oder die Klärung des Therapieangebots als Hilfe zur Selbsthilfe abgeschwächt werden, bleibt aber unabhängig von der beklagten Stigmatisierung von Suchtkranken im Ansatz als Kränkung bestehen (vgl. Schomerus et al. 2017).

Das Prinzip **Hilfe zur Selbsthilfe** stellt ein Veränderungsprinzip dar, in dem es eine Verhaltensänderung primär als Aufgabe der Selbstregulation des Patienten sieht und die therapeutische Aufgabe in der allerdings sehr unterschiedlich differenzierten Unterstützung von **Selbstheilungstendenzen** besteht. In der Literatur wird von Spontanremission und natürlicher Remission gesprochen, wenn keine nennenswerte professionelle Unterstützung beim Ausstieg aus der Sucht erkennbar ist (s. McCabe et al. 2018; Soyka und Küfner 2008).

5.3.4 Wirkfaktoren

Die Diskussion um Wirkfaktoren in der Therapie psychischer Störungen wurde durch die sog. Psychotherapiedebatte (s. Wampold et al. 2018) mit der nicht neuen These in Gang gesetzt, dass alle Psychotherapieformen etwa gleich wirksam sind und die Therapeutenmerkmale 30 % der Ergebnisvarianz (Besserungen) erklären, während 15 % durch Erwartungen i. S. von Placebo, 15 % durch therapeutische Techniken sowie 40 % durch außertherapeutische Faktoren erklärt werden (Lambert und Barley 2002). Die Therapeutenfaktoren beziehen sich auf verschiedene, zum Teil sich überlappende Konzepte wie Empathie, Übereinstimmung von Therapiezielen und die Therapieallianz, die am häufigsten untersucht wurde (s. Wampold et al. 2018, S. 268). Psychotherapie im Vergleich zu keiner Behandlung erklärt 13,8 % der Ergebnisvarianz, darunter sind aber keine spezifischen Faktoren (spezifische Komponenten, Kompetenztraining u. a.) mit einem nennenswerten Anteil (s. Wampold et al. 2018, Tabelle S. 324). Weitere Aspekte wie Adhärenz zum Therapieprogramm und der Allegiance-Effekt (Therapeut ist von der Wirksamkeit seiner Therapie überzeugt) werden ebenfalls als relevant diskutiert.

Im Suchbereich wurde die MATCH-Studie zur Behandlung von Alkoholstörungen erwähnt mit dem Ergebnis, dass die drei dort untersuchten Therapieformen weitgehend gleiche Ergebnisse erzielt haben und bei der Suchtbehandlung der Effekt von Therapeutenvariablen wahrscheinlich etwas kleiner anzunehmen sei als bei anderen Störungsgruppen (Wampold et al. 2018, S.292 f.). Bei Überblicksstudien zur Evaluation der Therapie von Suchtstörungen wurde deutlich, dass die Effektgrößen moderat waren und die Erklärungshypothesen, speziell auch in der KVT, empirisch nicht oder nur sehr eingeschränkt bestätigt werden konnten (Witkiewitz et al. 2022). Methodisch wurde die Fokussierung auf eine Kausalität im Sinne der RCT-Studien infrage gestellt. Abgeschwächte Kausalitätsaussagen wurden durch die Unterscheidung von Mediatoren und Moderaten analysiert, und das Kriterium, dass eine Ursache dem Effekt vorhergehen muss, infrage gestellt. Festhalten sollte man jedoch an einer Evidenzbasierung, wie auch immer die verschiedenen Evidenzstufen bewertet und welche Kriterien mit Kausalität verbunden werden (s. auch die neuere Diskussion über Kausalaussagen; Pearl und Mackenzie 2019).

Gegenwärtig den besten Überblick über Wirkfaktorne im Suchtbereich geben Witkiewtzk und Kollegen (2022). Sie sprechen nicht mehr von Wirkfaktoren, sondern wegen der Veränderungen auch außerhalb therapeutischer Interventionen von **Mechanismen der Verhaltensänderung** und diskutieren die Fragen der Wirksamkeit in folgenden Faktorenbereichen: (1) Motivation zur Veränderung, (2) Coping-Skills (Kompetenzen zur Problemlösung), (3) Selbstwirksamkeit (4), Soziale Unterstützung, (5) Affektive Zustände wie Ärger, Angst oder Depression, (6) Motive, Erwartungen und Identität, (7) Protektive Faktoren (zur Risikoreduzierung von Substanzkonsum), (8) Verhaltensökonomische Faktoren (mehr molare Perspektive mit verschiedenen Einzelaspekte wie Diskontierung von verzögerten Belohnungen u. a.), (9) Neurobiologische und neuropsychologische Faktoren verschiedener Art, darunter auch neurobiologische Kontrolle oder Craving. Die Autoren machen auch Vorschläge für künftige Forschung. Dabei sind die Kritik an einer personorientierten Sichtweise und die Wichtigkeit der Zeitperspektive für die Beobachtung von Einflussfaktoren bemerkenswert.

Als Ergänzung in pragmatischer und therapeutischer Hinsicht sei hier nochmals auf die Handlungsperspektive und speziell auf das Modell der **Wirkfaktoren von Grawe** verwiesen, auch wenn die empirische Grundlage dafür noch wenig geklärt ist. Es stellt ein allgemeines, auf psychosoziale Interventionen bezogenes **Handlungsmodell** dar, das neben der Therapeut-Patient-Beziehung vier Wirkfaktoren umfasst:

1. Am Anfang steht eine **Problemfokussierung** zur vorläufigen Klärung des problematischen dysfunktionalen Verhaltens und von Zielen, die erreicht werden sollen. Schwerpunkt sollte interaktionelles Verhalten sein (Konflikte, gemeinsame Aufgaben).
2. Der Faktor **Motivationsförderung** sorgt für eine aktive Bereitschaft und Energie, etwas zu verändern und dies mit eigenen Kompetenzen bewirken zu können.
3. **Ressourcen:** Für die Realisierung von Zielen sind persönliche Ressourcen, aber auch soziale und materielle Ressourcen erforderlich. Das sind erfolgreiche Kompetenzen des Patienten, die aktiviert und unterstützt werden müssen, damit es zu einer Realisierung der Ziele kommt.

4. **Aktive Hilfe zur Unterstützung** des Patienten in seinem Änderungsversuch umfasst Hilfen zur Einübung von Kompetenzen wie Kommunikationsfähigkeiten, den erfolgreichen Umgang mit Stress oder die Ablehnung von Drogenangeboten, aber auch Hilfen für Arbeits- oder Wohnungssuche, materielle Unterstützung oder Hilfen zur Schuldenregulierung. Auch eine pharmakologische Suchttherapie kann als aktive Hilfe aufgefasst werden, auch wenn dabei neurobiologische Wirkfaktoren eine Rolle spielen.

Zu wenig deutlich wird mit diesen Faktoren, dass dysfunktionales Verhalten (als destruktive Konflikte, problematische Schemata, Grundannahmen oder Glaubenssätze) hauptsächlich in sozialen Interaktionen sichtbar und veränderbar wird. Die Unterstützung durch das soziale Umfeld und durch wichtige soziale Bezugspersonen (Lebenspartner, Familie) wird nur indirekt im 4. Faktor und direkt im 5. Faktor der Therapeut-Patient-Beziehung angesprochen.

Abschließend zu den Änderungsansätzen sei auf Unterschiede der Änderungsvorstellungen bei einer pharmakologischen im Vergleich zu einer psychosozialen Therapie hingewiesen:

- **Psychosoziale Therapieansätze** werden in der Regel von einer Selbstorganisation des Betroffenen ausgehen und versuchen, eine Änderungsmotivation zu fördern und zu unterstützen, damit Defizite von Motivationen und Kompetenzen in den verschiedensten Lebensbereichen kompensiert werden können. Umfassende Änderungsmodelle wie das Rad der Verhaltensänderung von Mitchie et al. (2011) beschreiben zwar umfassend die verschiedensten Änderungsbereiche und ein allgemeines Analysemodell mit den Komponenten Fähigkeiten, Motivation und Gelegenheit als Determinanten des zu ändernden Verhaltens, sind aber zu allgemein bzw. suchtunspezifisch und stellen keine konkreten Wirkfaktoren dar.
- Bei **pharmakologischen Therapien** stehen bislang meist Vorstellungen von Defiziten in den Transmittersystemen im Mittelpunkt (z. B. Mangel an Dopamin, Mangel oder Überfluss an Rezeptoren,), die zur Funktionsfähigkeit neurobiologischer Schaltkreise wie z. B. dem Belohnungssystem beitragen. Daneben gibt es noch die Idee einer **Impfung** (z. B. gegen Kokain oder Heroin), sodass die jeweilige Substanz nicht mehr im ZNS wirksam werden kann. Solche Vorstellungen sind durchaus mit dem Konzept der Selbstorganisation vereinbar und stellen letztlich angesichts der Komplexität des Suchtverhaltens nur einen, wenn auch unter Umständen wesentlichen Schritt in einem Gesamtprozess dar.

Über das Zusammenwirken von psychosozialen und pharmakologischen Therapien ist noch zu wenig bekannt, um daraus tragfähige Folgerungen ziehen zu können (s. z. B. COMBINE-Studie, Anton et al. 2006). Die Aussage über die zentrale Funktion der Antizipation einer geplanten Handlung und deren Folgen (Belohnung, Verlust und Bestrafung) im Sinne von Erwartungen passt gut zu der Globalhypothese, dass eine der Hauptfunktionen des Gehirns in der Prognose bzw. Vorausschau und Antizipation von Reaktionen und Folgen zu sehen ist (Gehirn als komplexe Prognosemaschine).

RESÜMEE

Änderungsmodelle

- In der ersten Phase steht die Aufgabe einer Klärung der aktuellen Situation (Notlage), der Gesamtsituation des Patienten sowie einer diagnostische Einordnung und die Entwicklung einer Änderungsmotivation im Mittelpunkt anknüpfend an bisherige erfolgreiche Erfahrungen.
- Grundlage ist wie bei allen psychischen Störungen die Entwicklung einer tragfähigen therapeutischen Beziehung (siehe Motivierende Gesprächsführung (Miller und Rollnick 2015) sowie als Wirkfaktor nach dem Modell von Grawe (1995). Hilfreich ist die Anerkennung von positiven Ressourcen und Kompetenzen des Patienten in unterschiedlichen Lebensbereichen.
- Zur Änderungsmotivation tragen nach dem Modell von Bandura (2004) und dem HAPA-Modell nach Schwarzer (2008) die Erwartung positiver Folgen bei, die Selbstwirksamkeitserwartung als Vertrauen in die eigenen Fähigkeiten, eine individuelle Akzeptanz von Aufwand und Verlust durch Aufgabe bisheriger Verhaltensgewohnheiten sowie implizite Tendenzen der Vermeidung von Risikosituationen, hier Substanzkonsum, bei.
- Eine weitere zentrale Aufgabe ist eine klare Unterbrechung des bisherigen Suchtverhaltens durch eine Entgiftung bzw. der Einleitung einer Substitution in geeigneten Fällen.
- Für die Wirkungsweise von Interventionen ist das Modell der Wirkfaktoren nach Grawe hilfreich, dass die Grundkomponenten eines Handlungsmodells darstellt. Interventionen können schwerpunktmäßig den Wirkfaktoren zugeordnet werden und tragen zur Integration in ein Gesamtmodell bei. Modelle von Änderungsphasen erleichtern die Einordnung des jeweils aktuellen Verhaltens in den Prozessverlauf.
- Handlungsmodelle beziehen sich auf Aufgaben, die sich für Therapeuten und Patienten gleichermaßen stellen. Nach den beiden genannten Aufgaben ist auch eine Entwöhnung bzw. Regenerationsphase von geschädigten Funktionen aller Art für eine Integration in das Gesamtverhalten sowie einer nachfolgenden Stabilisierungsphase hilfreich.

5.4 Das Phänomen Rückfall

5.4.1 Überblick

Sucht wird vor allem in der Neurobiologie als chronischer Zustand von Rückfällen charakterisiert (Koob und Le Moal 2008), obwohl Rückfälle auch bei anderen psychischen Störungen häufig sind. In psychosozialer Perspektive haben sich vor allem Marlatt (1996) und Körkel (z. B. Körkel et al. 1995) mit dem Rückfall in der Sucht beschäftigt und ebenfalls die Häufigkeit des Rückfalls und dessen unterschiedliche Ausprägung („lapse" oder „relapse") hervorgehoben. Die Folgerung war eine Infragestellung des Abstinenzziels und die Option eines kontrollierten Substanzkonsums mit dem Problem der empirischen Begründung für eine Indikationsstellung (s. Bischof et al. 2019). Eine therapeutische Konsequenz ist die Betonung eines ergebnisoffenen Entscheidungsprozesses und eine stärkere Beteiligung und Verantwortung des Betroffenen.

Der Prozess des Rückfalls (Mikroanalyse) besteht aus einem **vorbereitenden Suchverhalten** einschließlich eines eventuellen Entscheidungsprozesses, der **Substanzaufnahme** und der **Wirkungsphase.** Darauf können zahlreiche Bedingungen und Mechanismen Einfluss nehmen (Körkel et al. 1995). Man kann verschiedene Bereiche von Bedingungsfaktoren unterscheiden, etwa neurobiologische Faktoren (z. B. als Hypothese eines Mangels an Dopamin oder an Endorphinen, Trigo et al. 2010) oder Merkmale der Person oder des sozialen Umfelds (➤ Kap. 5.2.8) und Einflussfaktoren einer eventuellen Therapie.

MERKE

Bedingungsfaktoren, die zur Suchtentstehung beigetragen haben, sind die gleichen oder jenen Faktoren ähnlich, die auch Einfluss haben auf Rückfall und Aufrechterhaltung der Sucht (entspricht dem Teufelskreis), wenn auch mit unterschiedlichen Schwerpunkten (weniger positive, mehr negative Verstärkungen).

- **Stresssituationen,** also aversive Zustände, werden als die wichtigsten Auslöser für Rückfälle angesehen und weniger euphorische Erwartungen der Drogenwirkung.
- Hinsichtlich der Persönlichkeit sind folgende Risikofaktoren am wichtigsten: **emotionale Labilität** (im Sinne von Neurotizismus), **Impulsivität, mangelnde Selbstwirksamkeitserwartungen** (Vall et al. 2015), **positive Substanzwirkungserwartungen,** keine klare Entscheidung z. B. für eine aktuelle Abstinenzphase sowie eine **mangelnde Stressbewältigung.**
- Hinsichtlich des sozialen Umfeldes (sozialer Kontext) erhöhen eine **fehlende Unterstützung** durch Bezugspersonen (z. B. Lebenspartner, Familie) und **belastende Lebensereignisse** das Risiko für Rückfälle.

Im Einzelfall können die Schwerpunkte unterschiedlich sein. Rückfallmodelle sollen die Aufgabe erleichtern, im Einzelfall Schwerpunkte der Einflussfaktoren des Rückfalls zu bestimmen und Interventionen darauf abzustimmen. Zur Erklärung von Rückfällen werden am häufigsten die vier folgenden Modelle herangezogen.

5.4.2 Rückfalltheorien

Neurobiologische Rückfalltheorien

Neurobiologische Rückfalltheorien betonen die Wichtigkeit körperlicher Entzugserscheinungen, die Stärke von auslösenden Reizsituationen („salience") und das starke Verlangen nach Substanzkonsum („craving"). Generell schwierig und problematisch ist der Übergang von Gehirnprozessen in Netzwerken zum Verhalten als einer anderen Analyseebene. Durch die Neuroökonomie erfolgt eine enge Verbindung mit einer behavioral-ökonomischen Konzeption der Sucht (s. Bickel et al. 2007 und den Abschnitt „Verhaltensökonomische Rückfalltheorien").

Intrapsychische Rückfalltheorien

Intrapsychische Rückfalltheorien stellen heterogene Aspekte zur Klärung von Sucht in den Mittelpunkt: Hier können heterogene Aspekte von Suchttheorien eingeordnet werden (Küfner und Soyka 2017):

A) Psychoanalytische Konzepte zur Rückfälligkeit, z. B. **Rückfall als Regression** auf eine orale Stufe der Erlebnisverarbeitung, zur Aufrechterhaltung eines positiven Selbstwertgefühls, als Schutz vor affektiven Durchbrüchen oder als Ausagieren von tabuisierten Affekten (allgemein als Störung der Triebentwicklung und Ich-Organisation, Bilitzka 2008).

B) Als Substanzkonsum zur **Selbstmedikation** von Symptomen einer wie auch immer gearteten **Grundstörung,** meist aber zur Unterbrechung eines schwer erträglichen Befindens.

C) Ein weiterer intrapsychischer Ansatz geht davon aus, dass die **Abstinenz als Defizit** und Schwäche interpretiert wird. Dies stellt für manche eine permanente Kränkung ihres Selbstwertgefühls dar, die über lange Zeit in Kauf genommen wird, z. B. um seinen Job als Pilot weiter ausüben zu können. Wenn dieser Druck aber im Rentenalter wegfällt und bislang alles problemlos verlaufen ist, dann wächst die Versuchung, es nochmals auszuprobieren und das Risiko einzugehen, wieder in einen schädlichen Alkoholkonsum zurückzufallen.

Als intrapsychische Rückfalltheorien können auch solche Theorien bezeichnet werden, die den Ausgangspunkt für einen Rückfall in inneren Konflikten (z. B. Ängste vor Beziehungsverlust) sehen. Generell geht es um dysfunktionale Annahmen über den eigenen Rückfall.

Sozialkognitive Rückfalltheorien

Sozialkognitive Rückfalltheorien sind speziell als Grundlage von Rückfallpräventionsprogrammen am weitesten verbreitet. Es werden hauptsächlich zwei Modelle diskutiert und angewandt: zum einen das Modell von Marlatt und Gordon (1985) sowie Marlatt (1996), zum anderen das Rückfallmodell von Beck et al. (1997). Wegen der größeren klinischen Plausibilität wird hier nur das Rückfallmodell von Beck dargestellt (weitere, etwas ältere Modelle zum Rückfall s. Körkel und Lauer 1988; Hendershot et al. 2011).

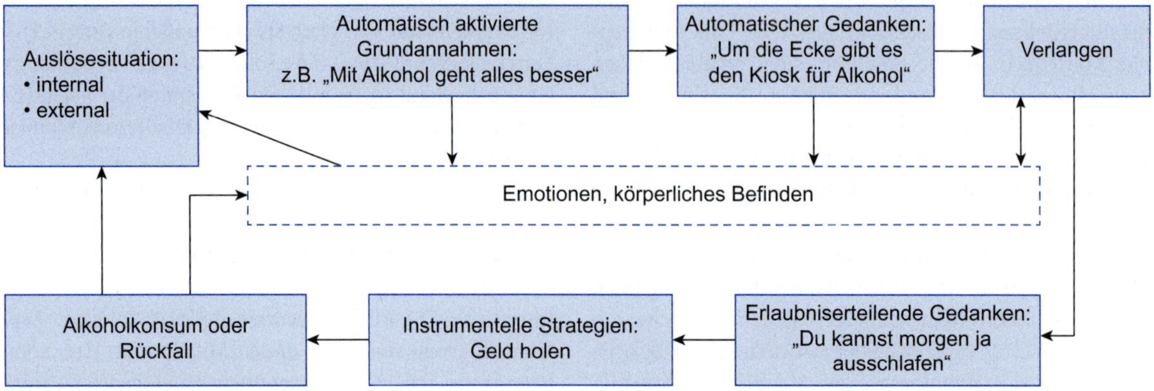

Abb. 5.8 Kognitives Modell des Alkoholrückfalls in Anlehnung an Beck et al. (1997), modifiziert von Küfner um den emotional-körperlichen Bereich [L231]

Durch äußere oder innere Reize einschließlich Konflikt- und Stresssituationen werden Alkoholgedanken assoziiert; diese wiederum aktivieren verschiedene **Grundannahmen zum Substanzkonsum,** die als Erwartungen die Substanzwirkung und die Vernetzung mit übergeordneten Plänen und Schemata im Gesamtsystem der Person betreffen, z. B. „Mit Alkohol ist die Aufgabe viel entspannter zu bewältigen“ oder „Ohne Alkohol fühle ich mich nicht stark genug“, „Alkohol ist dein Freund und Helfer“ u. Ä. m. In Marlatts Modell wird noch das Konzept der Abstinenzzuversicht eingeführt, das wegen seiner Ambivalenz und Instabilität umstritten bleibt.

Für die Vorbereitung des Substanzkonsums werden in dem Modell von Beck et al. (1997, ➤ Abb. 5.8) neben den substanzbezogenen Grundannahmen wie z. B. „Mit Alkohol geht alles leichter“ **automatische Gedanken** aktiviert wie: „Um die Ecke gibt es einen Kiosk mit Alkohol.“ Mit diesen Grundannahmen und automatischen Gedanken sind Affekte und Gefühle verbunden, die zu einem mehr oder weniger starken Verlangen nach Alkohol führen. Generell geht man davon aus, dass ein Teil der Kontrolle automatisch und ein Teil bewusst verläuft (McClure und Bickel 2014). Das Verlangen unterliegt noch einer aktuellen Kontrolle und erfordert eine sog. **Erlaubniserteilung** (Beck et al 1997; „Am Wochenende kannst du dir einen Rückfall erlauben“ oder „Du kannst ja jederzeit wieder damit aufhören“ u. Ä. m.), damit es schließlich zu konkretem Substanzkonsum kommen kann. Die Erklärung in Marlatts Modell bezieht sich sowohl auf die Entwicklung eines kleinen Rückfalls als auch die Entwicklung zu einem großen Rückfall (Rückfallphase). Dafür hat Marlatt hauptsächlich das **Abstinenzverletzungssyndrom** (später als „goal + violation effect“) verantwortlich gemacht, das sich aber nicht in dieser Funktion bestätigen ließ (Körkel und Lauer 1995). Das Abstinenzverletzungssyndrom kann im Einzelfall eine Rolle spielen, aber naheliegender ist die Annahme, dass der kleine Rückfall nicht die erhoffte Wirkung erbracht hat und deshalb eine größere Menge als erforderlich angenommen wird. Die Infragestellung der Behauptung, dass der erste Schluck zu einem großen Rückfall führt, ist eine wichtige Voraussetzung für die Begründung eines kontrollierten Substanzkonsums. Sicher ist, dass ein erster Schluck Alkohol nicht notwendigerweise zu einem großen Rückfall führen muss, sondern ein größerer Rückfall häufig erst über mehrere Tage entsteht. Die Kontrollfähigkeit sinkt nach dem ersten Konsum keineswegs auf null, aber der weitere Verlauf hängt entscheidend von der kognitiv-affektiven Verarbeitung des ersten Rückfalls ab. Daraus auf die Möglichkeit kontrollierten Trinkens zu schließen, erscheint nicht gerechtfertigt. Auch wenn man an die nicht völlig geklärte Dauerhaftigkeit neurobiologischer Veränderungen **(Neuroplastizität)** wie z. B. mehr Rezeptoren denkt, die mit einer Sucht verbunden sind, ist die Möglichkeit kontrollierten Trinkens mit großer Vorsicht zu betrachten. Eine Gegenstrategie erfordert das konsequente Infragestellen der positiven Grundannahmen zum Substanzkonsum, die möglichst durch andere substanzunabhängige Strategien ersetzt werden. Eine Tabuisierung der Erlaubniserteilung kann entscheidend für die Beibehaltung der Abstinenz sein.

Weitere Aspekte von Rückfällen werden durch intrapsychische Hypothesen (z. B. Aufrechterhaltung des Selbstwertgefühls, Schutz vor affektiven Durchbrüchen oder Ausagieren von sonst tabuisierten Affekten) und durch systemische Konzepte dargestellt, die vor allem die Auswirkungen der Abstinenz auf das gesamte Familien- oder Partnersystem im Auge haben (Körkel und Schindler 2003).

Verhaltensökonomische Rückfalltheorien

Verhaltensökonomische Rückfalltheorien versuchen Prinzipien des Verhaltens und der Ökonomie zusammenzuführen, wobei sie auf einer modularen Analyseebene ansetzen, also nicht auf der molekularen Ebene mit der Analyse einzelner Reaktionen, sondern aggregierte Verhaltensmuster annehmen (Heinz et al. 2012; Bickel et al. 2007).

Zwei Konzepte stehen dabei im Mittelpunkt: Einmal die **Abwertung eines Verstärkers bei einer zeitlichen Verzögerung** („temporal discounting", „delayed reinforcement", s. auch ➤ Kap. 5.3.3 und ➤ Kap. 5.2.4) und zum anderen die Vorstellung, Sucht als Ergebnis **dysfunktionalen Entscheidungsverhaltens** über Kosten/Nutzen des Substanzkonsums im Vergleich zu den Kosten/Nutzen alternativer Reaktionen aufzufassen (Vuchinich und Heather 2003; Heinz et al. 2012). So wird quantitativ der Verstärkungswert verschiedener Optionen berechnet. Der zweite Ansatz enthält eine Reihe von Problemen wie die Bestimmung der Kosten und die Festlegung von Verhaltensalternativen und erscheint bislang hauptsächlich für wissenschaftliche Zwecke verwertbar s. aber auch Roos und Witkiewitz 2017; Witkiewitz et al. 2022). Für die praktisch-therapeutische Anwendung sind jedoch bislang die sozialkognitiven Theorieansätze am weitesten verbreitet.

RESÜMEE RÜCKFALLMODELLE

- Rückfallanalyse und Rückfallprävention sind Teil eines suchtspezifischen Ansatzes. Rückfälle aber auch Episoden von Abstinenz sind häufig. Bei einem aktuellen Rückfall geht es als erstes darum, den Rückfall funktional zu erklären und möglichst klar Chancen und Gewinn anzusprechen. Dazu können die verschiedenen Rückfallmodelle einen Erklärungsansatz liefern. Konkrete Schritte können durch Vermeiden der Rückfallsituationen und durch systematische Zurückweisung automatischer substanzbezogener Grundannahmen und automatischer Gedanken erreicht werden. Die Umsetzung kann durch die konkreten Schritte der Anonymen Alkoholiker (AA) eingeleitet werden.
- Eine zweite Aufgabe der Rückfallbewältigung besteht darin, bei einer Entscheidungssituation über Substanzkonsum möglichst den Teil (Grundannahmen, Regeln, Einstellungen) ausfindig zu machen, der zu einem Rückfall die Erlaubnis gibt bzw. die Option eines Konsums offen lässt. Zur Stabilisierung des Abstinenzverhaltens trägt auch die Gesamtstabilisierung der Persönlichkeit und ihres Umfelds erheblich bei.
- Die Einordnung eines Rückfalls in den Gesamtkontext der Lebenssituation des Betroffenen geschieht in einer Makroanalyse (Zeit vor Beginn der Symptombildung).

5.4.3 Stärkung und Stabilisierung langfristiger Abstinenz bzw. kontrollierten Substanzkonsums als Gewohnheit

Fast alle Verlaufsuntersuchungen und katamnestischen Studien erstrecken sich auf wenige Jahre (meist bis zu vier Jahre, außer den Studien von Vaillant, s. unten). Die Ziele der Abstinenz oder eines kontrollierten Substanzkonsums sind aber eine Lebensaufgabe, die als Gewohnheit und Lebensstil am besten automatisiert werden sollte. Wahrscheinlich kommt es aber von Zeit zu Zeit zu einer erneuten Aktivierung des Themas, dessen Lösung zu einer Stärkung der eigenen Abstinenzhaltung, aber natürlich auch zu einem Rückfall führen kann.

Wie kann Abstinenz bzw. ein kontrollierter Konsum über lange Zeit aufrechterhalten werden? Wenn Abstinenz das Ergebnis eines Entscheidungsprozesse als Haltung und Einstellung zu verstehen ist, dann muss diese Entscheidung in eine dauerhafte Einstellung und Haltung, in eine positive Gewohnheit transformiert werden. Mit der Entscheidung sind mehrere Fragen verbunden: Das Abstinenzziel kann sich auf unterschiedlich umfangreiche Substanzgruppen beziehen, z. B. auf alle psychoaktiven Substanzen einschließlich Kaffeekonsum, was aber meist eine Überforderung darstellen würde, oder die Beschränkung nur auf die missbrauchte Hauptsubstanz (und alle illegalen Substanzen) oder bei Drogenabhängigen auf alle illegalen Substanzen (mit oder ohne Cannabis) und darüber hinaus nur auf eine Begrenzung hinsichtlich Missbrauch/Abhängigkeit, z. B. von Alkohol bei primär Heroinabhängigen. Selten wird der Nikotinkonsum in die Zielsetzung aufgenommen, auch wenn eine Abhängigkeit vorliegt.

Auf welchen Zeitraum sollte sich die Entscheidung zur Abstinenz bzw. der kontrollierte Konsum beziehen? Da eine lebenslang gültige Entscheidung oft zu schwer ist, aber andererseits aktuell eine Entscheidung bzgl. einer Therapie erforderlich ist, lassen sich zeitlich Brücken finden, um dann erneut zu entscheiden. Nach einer Behandlung und einer Bilanz über Erfolg und Bedingungskriterien ist erneut eine Entscheidung erforderlich, die dann für längere Zeit, evtl. für das ganze Leben, Gültigkeit hat.

Über den gesamten Zeitraum der Lebensspanne, mindestens aber über mehrere Jahrzehnte gibt es bislang nur wenige Studien. Die Analysen von Vaillant (1983, 1989, 1996) 40 Jahre nach der Ersterhebung und nach Verlaufserhebungen etwa im Abstand von 10 Jahren ergaben einen sehr heterogenen Verlauf von Abstinenz- und Rückfallphasen, was möglicherweise auf unterschiedliche Patientengruppen zurückzuführen ist (500 Großstadtjugendliche der unteren sozialen Schicht, 200 Harvard-Studenten und 100 Alkoholabhängige nach stationärer Entgiftung; N = 800).

MERKE

Vier Faktoren zum nachhaltigen Ausstieg aus der Sucht (Vaillant 1983, 1989, 1996)

1. Ersatzabhängigkeiten ohne Substanzkonsum, z. B. Arbeit, starke Interessen, Anschluss an eine religiöse Gemeinschaft u. a.
2. Regelmäßige Erinnerungen an die Wichtigkeit der Abstinenz, aber auch durch weiter bestehende körperliche Folgen
3. Soziale und medizinische Unterstützung, z. B. durch Bezugspersonen
4. Wiederherstellung der Selbstachtung der Betroffenen, z. B. durch Selbsthilfegruppen

5

5.5 Zusammenfassung

Die Bedingungen für Entstehung und Aufrechterhaltung der Sucht erfordern als Orientierungsrahmen **ein integriertes Gesamtmodell mit den drei Bedingungsbereichen Person, Droge und soziales Umfeld (triadischer Ansatz).** Eine reduktionistische Sichtweise durch einseitige Fokussierung auf einen der drei Einflussbereiche führt wahrscheinlich über kurz oder lang zu Problemen in der medizinischen Versorgung von Suchtpatienten oder zu sozialen Verwerfungen wie Kriminalität (siehe Prohibition oder aktuelle Opioid-Krise in den USA).

Für die Erklärung der Suchtprozesse und der Suchtentwicklung wurden die behavioristischen Lerntheorien abgelöst bzw. ergänzt durch die sozialen Lerntheorien von Rotter (Begriff Erwartungen und internale und externale Kontrolle), Seligmann (Kausalattribuierung) und hauptsächlich von Bandura mit den **Konzepten des Modelllernens und der Selbstwirksamkeit.** Hinzu kommt die Entwicklung eines sozialkognitiven Selbstregulierungsmodells von Bandura, das in ähnlicher Form in das integrative HAPA-Modell von Schwarzer im Rahmen der Gesundheitspsychologie eingeht. Das bedeutet, dass man von dem ursprünglichen SORKC-Modell von Kanfer und Saslow immer stärker die Komponente O in den Mittelpunkt weiterer Differenzierung von Kognitionen und Emotionen stellte. Zur Erklärung von individuellen Handlungen wurden eine Intention sowie eine Planungsphase dem eigentlichen Handeln vorgeschaltet, mit verschiedenen internen Einflussfaktoren wie einer Einschätzung individueller Risiko- und Schutzfaktoren, der Selbstwirksamkeit und einer Ergebniserwartung bezüglich der geplanten Handlung. Der Bereich des Umfeldes wurde strukturiert durch Lebensereignisse, Barrieren und soziale Unterstützung. In die Komponente O werden außerdem Aufmerksamkeitsprozesse und Erinnerungsprozesse aufgenommen. Wichtiges Funktionsprinzip ist die Antizipation von Handlungen und deren Folgen, das man als eine Form von Steuerung und Kontrolle ansehen kann.

Sucht kann funktional als **Störung der kognitiv-affektiven Selbstregulation** des Substanzkonsums oder eines substanzunabhängigen Suchtverhaltens in einem sozialen Kontext betrachtet werden. Die Selbstregulation erfolgt durch Antizipation von Zielen, Handlungen und deren Wirkung in einem sozial Kontext, sodass tatsächliche Handlungen und Wirkungen durch Mechanismen der Antizipation angepasst und vorhergesagt werden. Implizite Prozesse automatischen Verhaltens und Gewohnheiten sind dabei eingeschlossen.

Jedes Verhalten erfordert eine neurobiologische Grundlage bzw. ein neurophysiologisches Korrelat, ohne die kein Verhalten und keine Veränderung möglich sind. Sie muss aber nicht im Mittelpunkt stehen, damit Veränderung passieren kann. Die Person als Selbstregulationssystem steht über Kognitionen, Gefühle und Handlungen in ständigen Austausch mit sich selbst und ihrem Umfeld, speziell der Familie, der Peergruppe und anderen sozialen Gruppen und Organisationen.

Nach einer Lernphase zur Entwicklung des Substanzkonsums als positivem Verstärker in verschiedenen Lebensbereichen, was auch durch genetische Faktoren für eine positive Substanzwirkung und wenig negative Begleitwirkungen begünstigt wird, werden die positiven Erwartungen durch eine zunehmend negative Verstärkung aufrechterhalten (aversive Zustände werden dadurch reduziert oder unterbrochen). Defizite von Fähigkeiten zum Bedürfnisaufschub und die starke Abwertung von späteren Belohnungen sowie Impulsivität als Persönlichkeitsmerkmale und Defizite sozialer Kompetenzen erschweren soziale Anpassungsprozesse und die Entwicklung von Bewältigungsstrategien in Belastungssituationen (Stress) ohne Einsatz von Substanzen. Die Risikobeurteilung ist durch den Einfluss der Drogen auf das Dopaminsystem verzerrt und die Ergebniserwartung auf den Drogenkonsum ausgerichtet, sodass Entscheidungsprozesse und zielorientierte Handlungen nur wenig effektiv umgesetzt werden können. Risiko- und Schutzfaktoren werden beispielhaft dargestellt und in das oben skizzierte Regulationsmodell eingeordnet.

Für eine Grobstrukturierung von Veränderungsprozessen und therapeutischen Interventionen im Einzelfall eignen sich Handlungsmodelle, die zunächst durch pragmatische Aufgabenbereiche für Patient und Therapeut (im Sinne von Zielen) grob strukturiert werden. Danach können für die weitere Planung und Durchführung das Konzept von Wirkfaktoren nach Grawe oder die Struktur der Selbstwirksamkeit nach Bandura bzw. das HAPA-Modell zur Handlungsplanung infrage kommen.

Auch eine Pharmakotherapie braucht einen Handlungsrahmen für den Kontakt mit dem Patienten. Der Aufgabenbereich Public Health wird vom individuellen Therapiebereich weitgehend getrennt betrachtet und hier nicht weiter fokussiert. In einer Anfangsphase jeder Intervention erfolgt als Aufgabe eine **Situationsklärung** der Probleme und Schäden (Problemfokussierung) und dysfunktionalen Verhaltens mit Ressourcenerfassung bzw. -aktivierung. Eine Motivationsförderung erfolgt durch Antizipation von Chancen und positiven Folgen einer Veränderung bisherigen Suchtverhaltens möglichst in Anknüpfung an eigene Erfahrungen der Patienten. Danach besteht die Aufgabe in einer **konkreten Unterbrechung bzw. eines Stopps bisherigen Suchtverhaltens** durch Entgiftung und Substitution, um den Schadensprozess zu unterbrechen. Anschließend folgt die Aufgabe der Regeneration von beeinträchtigten Funktionen im Sinne der Entwöhnung, d. h. der Regeneration von Aufmerksamkeit, Lebenskompetenzen, der Selbstwirksamkeitserwartung und der Ergebniserwartungen. Auftretende Rückfälle werden analysiert und der Integration in ein Gesamtverhalten der Betroffenen. Für die Umsetzung im Einzelnen haben verschiedene Therapieschulen viele

Techniken und Übungen entwickelt (s. z. B. Vogelgesang und Schuler 2016; Galanter und Kleber 2011). Zur weiteren Stabilisierung ist in der Regel eine Nachsorge oder eine Weiterbehandlung erforderlich.

Hintergrundkonzepte des Menschen und des therapeutischen Handelns können sehr hilfreich sein, wie ein soziales Bedürfnissystem des Menschen (mit Bindungen und Autonomie als Grundbedürfnisse) sowie Konzepte über Freiheit und Freiwilligkeit des Einzelnen, über Kriterien von Gesundheit und Krankheit sowie über Menschenrechte.

FAZIT FÜR DIE PRAXIS

- Ein therapeutischer Kontakt ergibt sich häufig in einer Notlage, die es über den Anlass und Grund des Kommens hinaus zu klären gilt.
- Die Analyse des Suchtverhaltens ist häufig für die Betroffenen unangenehm, so dass eine individuelle Balance zwischen Ansprechen von Stärken und positiven Ereignissen und der Konfrontation mit Defiziten und Schwächen hergestellt werden kann.
- Das Ansprechen von Stärken, Ressourcen und erfolgreichen Ereignissen im Leben der Patient*innen sind für einen guten Kontakt und für die Stärkung der Selbstwirksamkeit sehr förderlich, wenn sie als echt und zutreffend erlebt werden.
- Gängige Zeiträume für die Erfassung des Suchtmittelkonsums sind die letzten 30 Tage, das letzte Jahr und die gesamte Lebenszeit.
- Für die Erfassung und Einordnung des Suchtverhaltens ist graphisch eine Lebenslinie hilfreich mit Konsumphasen und Phasen eines reduzierten Konsums bzw. von Abstinenz sowie von positiven und negativen Lebensereignissen.
- Probleme mit Bedürfnisaufschub und Impulsivität sind häufige Faktoren bei einer Suchtentwicklung und Zielbereiche einer Behandlung.
- Ein individuelles Entstehungsmodell der Sucht ist fast immer unvollständig und ergänzungsbedürftig, aber dennoch für das Fallverständnis hilfreich und die Therapie notwendig.
- Für ein Veränderungsmodell sind die bisherigen Erfahrungen des Patienten mit Aufhörversuchen und sozialer Unterstützung durch andere positive Bezugspersonen nützlich.
- Das Erreichen einer Unterbrechung des aktuellen Suchtverhaltens und einer vorläufigen Abstinenz ist ein wichtiges Zwischenziel. Viele haben bereits solche Erfahrungen gemacht, so dass man daran anknüpfen kann.
- Bei Rückfällen ist vielfach eine „insgeheime" Erlaubniserteilung durch die Betroffenen selbst ein entscheidender Faktor.
- Die konkrete Einbeziehung wichtiger Bezugspersonen (Familie, Partner, Freunde) ist fast immer von großer Bedeutung.
- Neben den suchtspezifischen Aspekten ist immer auch die ganze Person in ihren vielfältigen Aspekten in den verschiedenen Lebensbereichen einzubeziehen.
- Die verschiedenen Selbsthilfeorganisationen und die verschiedenen Therapieansätze verfügen über wichtige Hinweise und wirksame Übungen zu einzelnen Problem- und Aufgabenfeldern.

LITERATUR

Anton R.F. O'Malley S. Ciraulo A. et al. Combined pharmacotherapies and behavioral interventions for alcohol dependence: the COMBINE study: a randomized controlled trial. JAMA 2006;295:2003–2017.

Antons K. Schulz W. Normales Trinken und Suchtentwicklung. Theorie und empirische Ergebnisse interdisziplinärer Forschung zum sozialintegrierten Alkoholkonsum und süchtigen Alkoholismus. 1976; Band 1: Hogrefe. Göttingen.

Apodaca T.R., Longabaugh R. Mechanism of change in motivational interviewing: a review and preliminary evaluation of evidence. Addiction. 2009; 104: 5. 705–715.

Bachmeier R., Bick-Dresen S., Missel P., Sager A., Weissinger V. Zusammenhang zwischen Sucht, Komorbidität und Behandlungserfolg-Sonderauswertung zur FVS-Katamnese der Entlassjahrgänge 2012–2015 von Fachkliniken für Alkohol- und Medikamentenabhängige. Sucht Aktuell 2018; 25 (1) 25–38.

Bandura A. Sozial-kognitive Lerntheorie. 1979; Klett. Stuttgart.

Bandura A. Social cognitive theory of self-regulation. Organizational Behavior and Behavioral Decision Process 1991; 50: 248–287.

Bandura A. Health Promotion by social cognitive means. Health Education & Behavior 2004; 31(2): 143–164.

Barnow S. Persönlichkeitsstörungen. 2008; Huber. Ursachen und Behandlung. Bern.

Barnow S., Reinelt E., Sauer C. Emotionsregulation. Manual und Materialien für Trainer und Therapeuten. 2017; Springer. Berlin.

Barnow S., Spitzer C., Grabe H.J., Freyberger H.J. Kategoriale versus dimensionale Klassifikation von Persönlichkeitsstörungen: Sind dimensionale Modelle die Zukunft?. Fortschr Neurol Psychiatr. 2006; 74: 706–713.

Baumeister H. Behandlungsmotivation. In: Bengel J, Jerusalem M (Hrsg.) Handbuch der Gesundheitspsychologie und Medizinischen Psychologie. Göttingen: Hogrefe, 2009.

Baumeister R., Tierney J. Die Macht der Selbstdisziplin. Wie wir unseren Willen trainieren können. 2012; Campus. Frankfurt.

Baumeister R., Vonasch A. Uses of self-regulation to facilitate and restrain addictive behavior. Addict Behav. 2015; 44: 3–8.

Bechara A. Decision making, impulse control and loss of willpower to resist drugs: a neurocognitive perspective. Nat Neurosci. 2005; 8: 11. 1458–1463.

Beck A.T., Wright F.D., Newman C.F., Liese B.S. Kognitive Therapie der Sucht. 1997; Psychologische Verlags-Union. Weinheim.

Beesdo-Baum K., Knappe S., Asselamm E. et al. The Early Developmental Stages of Psychopathology (EDSP) study: a 20 year review of methods and findings. Soc Psychiatry Psychiatr Epidemiol. 2015; 50: 851–866.

Berking M. Training emotionaler Kompetenzen. 4. A. 2017; Springer. Berlin.

Berking M., Wuppermann P. Emotion regulation and mental health: recent findings, current challenges, and future directions. Curr Opin Psychiatry. 2012; 25: 2. 128–134.

Berridge K.C., Robinson T.E. The mind of an addicted brain: neural sensitization of wanting versus liking. Curr Dir Psychol Sci. 1995; 4: 3. 71–75.

Beyers, J.M., Toumbourou, J.W., Catalano, R.F., Arthur, M.W. & Hawkins, J.D. A cross-national comparison of risk and protective factors for adolescent substance use: the United States and Australia. J. Adolescent Health 2024;35:3–16.

Bickel W.K., Miller M.M., Yi R. et al. Behavioral and neuroeconomics of drug addiction: competing neural systems and temporal discounting processes. Drug Alcohol Depend. 2007; 90: Suppl 1. S85–S91.

Bilitzka K. Psychodynamik der Sucht. Psychoanalytische Beiträge zur Theorie. 2008; Vandenhoeck & Ruprecht. Göttingen.

Bischof G., John U. Suchtmittelabhängigkeit bei Männern und Frauen. Hurrelmann J. Kolip P. Geschlecht, Gesundheit und Krankheit. Männer und Frauen im Vergleich. 2002; Huber. Bern. 342–358.
Bischof G., Lange N., Rumpf H-J., Preuss U.W. Stellungnahme Dachgesellschaft Sucht: Reduziertes Trinken und Schadensminimierung bei der Behandlung von Alkoholkonsumstörungen. Sucht 2019; 65(2):115–134.
Bischof G., Funke W., Müller-Mohnssen M. Störungen durch Substanzkonsum in der ICD-11. Psychotherapeuten Journal 2022; 21 (2): 134–137.
Bodemann G., Perrez M., Schär M. Klassische Lerntheorien. Grundlagen und Anwendungen in Erziehung und Psychotherapie. Bern: Hogrefe, 2023.
Bohus M., Wolf-Arehult M. Interaktives Skillstraining. 2013; Schattauer. Stuttgart.
Borkenau P., Ostendorf F. NEO FFI NEO-Fünf-Faktoren-Inventar nach Costa und McCrae. 2008; Hogrefe. Göttingen.
Bortz J., Döring N. Forschungsmethoden und Evaluation für Human- und Sozialwissenschaftler. 4. A. 2006; Springer. Heidelberg.
Botvin G.J., Kantor LW. Preventing alcohol and tobacco use through life skills training. Alcohol Research & Health 2000; 24 (4): 250–257.
Brinkmann R. Angewandte Gesundheitspsychologie. Hallbergmoos. 2014; Pearson.
Brisch K.-H. Bindung und Sucht. 2013; Klett-Cotta. Stuttgart.
Bühler A., Thrul J. Expertise zur Suchtprävention. Aktualisierte und erweiterte Neuauflage der „Expertise zur Prävention des Substanzmissbrauchs". 2013; Bundeszentrale für gesundheitliche Aufklärung. Köln.
Bühringer G., Behrendt S., Endres T.) Störungen im Zusammenhang mit psychotropen Substanzen und abhängigen Verhaltensweise. In: Hoyer, J., Knappe S. (Hrsg.) Klinische Psychologie und Psychotherapie. 3. A. Heidelberg: Springer 2020.
Bühringer G., Wittchen H.-U., Gottlebe K. et al. Why people change? The role of cognitive-control processes in the onset and cessation of substance abuse disorders. Int J Methods Psychiatr Res. 2008; 17: Suppl 1. 4–15.
Burkert S. & Sniehotta F.F. (2009) Selbstregulation des Gesundheitsverhaltens. In: Bengel, J & Jerusalem, M (Hrsg) (2009) Handbuch der Gesundheitspsychologie und Medizinischen Psychologie. Göttingen: Hogrefe.
Caspar F. Die Plananalyse als Konzept und Methode. Verhaltensmodifikation. 1986; 7: 4. 235–256.
Cloninger C.R., Sigvardsson S., Bohman M. Childhood personality predicts alcohol abuse in young adults. Alcohol Clin Exp Res. 1988; 12: 4. 494–505.
Cloninger C.R., Svrakic D.M., Przybeck T.R. A psychobiological model of temperament and character. Arch Gen Psychiatry. 1993; 50: 12. 975–990.
Cox M.W., Klinger E. A motivational model of alcohol use. J Abnorm Psychol. 1988; 97: 2. 168–180.
Csíikszentmihályi M. Flow. 1990; Harper. New York.
Damasio A.R. Ich fühle, also bin ich. Die Entschlüsselung des Bewusstseins. 2. A. 2000; List. München.
Driessen M., Schulte S., Lüdecke C. et al. Trauma and PTSD in patients with alcohol, drug or dual dependence: a multi-center study. Alc Clin Exp Res. 2008; 32: 3. 481–488.
Duke A.N., Johnson M.W., Reissig C.J., Griffiths R.R. Nicotin reinforcement in never-smokers. Psychopharmacology. 2015; 232: 4243–4252.
Egger J.W. Das biopsychosoziale Krankheitsmodell. Psychol Med. 2005; 16: 2. 3–12.
Eggert D. EPI Eysenck Persönlichkeitsinventar. 1983; Hogrefe. Göttingen u.a.
Eng M., Schuckit M.A., Smith T.L. The level of response to alcohol in daughters of alcoholics and controls. Drug Alcohol Depend. 2005; 79: 83–93.
Engel G.L. The need for a new medical model: challenge for biomedicine. Science. 1977; 196: 129–136.
Esser G., Wyschkon A., Machmidt M.H. et al. Ein Entwicklungsmodell des Substanzmissbrauchs im frühen Erwachsenenalter. Kindheit und Entwicklung. 2008; 17: 1. 31–45.
Faltermaier T. Gesundheit: körperliche, psychische und soziale Dimensionen In: Bengel, J & Jerusalem, M (Hrsg.) Handbuch der Gesundheitspsychologie und Medizinischen Psychologie. Göttingen: Hogrefe, 2009.
Fauth-Bühler M., Romanczuk-Seifert N., Mann K., Heinz A. Neurobiologische und genetische Befunde bei pathologischem Glücksspiel. Mann K. Verhaltenssüchte. Grundlagen – Diagnostik –Therapie – Prävention. 2014; Springer. Berlin, Heidelberg. 107–115.
Feuerlein W. Sucht und Süchtigkeit. Münch Med Wochenschr. 1969; 111: 2593.
Feuerlein W. Akoholismus-Missbrauch und Abhängigkeit. Stuttgart: Thieme, 1975.
Frese M., Sabini J. (Ed.) Electronic Goal directed behavior. The concept of action in Psychology. London, New York: Routgledge, Tylor & Francis Group, 2001.
Freyer-Adam J., John U. Alkoholkonsum. In: Bengel, J & Jerusalem, M (Hrsg.) Handbuch der Gesundheitspsychologie und Medizinischen Psychologie. Göttingen: Hogrefe 2009.
Gallus S., Lugo A., Borroni E., Vignoli T., Lungaro L., Caio Get al. Symptoms of protracted alcohol withdrawal in patients with alcohol use disorder: a comprehensive systematic review. Current Neuropharmacology 2023;21:409–416.
Goldstein R.Z., Volkow N.D. Dysfunction of the prefrontal cortex in addiction: neuroimaging findings and clinical implications. Nat Rev Neurosci. 2011; 12: 11. 652–669.
Goschke T. Dysfunctions of decision-making and cognitive control as transdiagnostic mechanisms of mental disorders: advances, gaps, and needs in current research. Int J Methods Psychiatr Res. 2014; 23: Suppl 1. 41–57.
Goschke T., Dreisbach G. Kognitiv-affektive Neurowissenschaft: emotionale Modulation des Erinnerns, Entscheidens und Handelns. Wittchen U. Hoyer J. Klinische Psychologie & Psychotherapie. 2. A. 2011; Springer. Berlin, Heidelberg. 129–168.
Grawe K. Grundriss einer Allgemeinen Psychotherapie. Psychotherapeut. 1995; 40: 130–145.
Grawe K. Neuropsychotherapie. 2004; Hogrefe. Göttingen u.a.
Gross J.J. Emotion regulation in adulthood: timing is everything. Psychol Sci. 2001; 10: 6. 214–219.
Grüsser S.M., Thalemann C.N. Verhaltenssucht. Diagnostik, Therapie, Forschung. 2006; Huber. Bern.
Hathaway R., McKinley J. MMPI 2 – Minnesota Multiphasic Personality Inventory 2. Dt. Bearbeitung: R.R. Engel. 2000; Huber. Bern.
Heinz A., Batra A. Neurobiologie der Alkohol- und Nikotinabhängigkeit. 2003; Kohlhammer. Stuttgart.
Heinz A., Halil MG., Gutwinski S., Beck A., Liu S. ICD-11: Änderungen der diagnostischen Kriterien der Substanzabhängigkeit. Nervenarzt 2022;93:51–58.
Heinz A.J., Lilje T.C., Kassel J.D., de Witt H. Quantifying reinforcement value and demand for psychoactive substances in humans. Curr Drug Abuse Rev. 2012; 5: 4. 257–272.
Hendershot C.S., Witkiewitz K., George W.H., Marlatt G.A. Relapse prevention for addictive behaviors. Subst Abuse Treat Prev Policy. 2011; 19: 6–17.
Herpertz S.C., Schneider I., Renneberg B., Schneider A. Patients with personality disorders in everyday clinical practice. Deutsches Ärzteblatt International 2022: 119:1–7.

Hoffmann J., Engelkamp J. Lern- und Gedächtnispsychologie. 2. A. 2017; Springer. Berlin, Heidelberg.

Hohmann C., Schwarzer R.) Selbstwirksamkeitserwartung. In: Bengel J., Jerusalem M. Handbuch der Gesundheitspsychologie und Medizinischen Psychologie. Göttingen: Hogrefe 2009.

Jacob G., Arntz A. Schematherapie. 2022; Göttingen; Hogrefe.

Jeung-Maarse H., Herpertz S.C. Neues zur Diagnose und Therapie von Persönlichkeitsstörungen. Der Nervenarzt 2020; 91: 863–871.

Jordan S., Sack P.-M. Schutz- und Risikofaktoren. Thomasius R. Schulte-Markwort M. Küstner U.J. Riedesser P. Suchtstörungen im Kindes- und Jugendalter. 2009; Schattauer. Stuttgart, New York. 127–138.

Kadden R.M., Litt, M.D. The role of self-efficacy in the treatment of substance use disorders. Addictive behaviors 2011;36(12):1120–1126.

Kandel E. Auf der Suche nach dem Gedächtnis. München. 2007; Pantheon.

Kanfer F., Reinecker H., Schmelzer D. Selbstmanagement-Therapie. Ein Lehrbuch für die klinische Praxis. 2. A. 1996; Springer. Berlin.

Kiefer F. et al. S3-Leitlinie „Screening, Diagnose und Behandlung alkoholabezogener Störungen" Aktualisierung 2021-Kurzfassung. Sucht 2021;67(2):77–103.

Klauer, T. Soziale Unterstützung. In: Bengel J & Jerusalem M. (Hrsg.) Handbuch der Gesundheitspsychologie und Medizinischen Psychologie. Göttingen: Hogrefe 2009.

Klein M. Kinder aus alkoholbelasteten Familien. Klein M. Kinder und Suchtgefahren. 2008; Schattauer. Stuttgart, New York. 114–127.

Klein M. Kinder in suchtbelasteten Familien. Thomasius R. Schulte-Markwort M. Küstner U.J. Riedesser P. Suchtstörungen im Kindes- und Jugendalter. 2009; Schattauer. Stuttgart, New York. 160–164.

Knappe S., Hoyer J., Wittchen H-J. Diagnostische Prozesse in der klinischen Psychologie und Psychotherapie. In: Hoyer J., Knappe S. Klinische Psychologie und Psychotherapie. 3. A. Heidelberg: Springer, 2020.

Koob G., Le Moal M. Neurobiological mechanisms for opponent motivational processes in addiction. Philos Trans R Soc Lond B Biol Sci. 2008; 363: 3113–3131.

Körkel J., Lauer G. Der Rückfall des Alkoholabhängigen: Einführung in die Thematik und Überblick über den Forschungsstand. Körkel J. Der Rückfall des Suchtkranken. Flucht in die Sucht?. 1988; Springer. Berlin, Heidelberg. 3–122.

Körkel J., Schindler C. Rückfallprävention mit Alkoholabhängigen. Das strukturierte Trainingsprogramm S.T.A.R. 2003; Springer. Berlin u. a.

Körkel J., Lauer G., Scheller R. Sucht und Rückfall. 1995; Enke. Stuttgart.

Kraus L., Pabst A., Steiner S. Die Europäische Schülerstudie zu Alkohol und anderen Drogen 2007 (ESPAD): Befragung von Schülerinnen und Schülern der 9. und 10. Klasse in Bayern, Berlin, Brandenburg, Hessen, Mecklenburg-Vorpommern, Saarland und Thüringen (IFT-Berichte Bd. 165). 2008; IFT Institut für Therapieforschung. München.

Küfner H. Bindung und Autonomie als Grundbedürfnisse des Erlebens und Verhaltens. Forum Psychoanalyse. 1989; 5: 99–123.

Küfner H., Soyka M. Psychologische Suchttheorien als Erklärungsansätze. Nervenheilkunde. 2017; 36: 6. 439–456.

Küfner H., Feuerlein W. In-Patient Treatment for Alcoholism: A Multi-centre Evaluation Study. 1989; Springer. Berlin u. a.

Küfner H., Duwe A., Schuman J., Bühringer G. Prädiktion des Drogenkonsums und der Suchtentwicklung durch Faktoren in der Kindheit: Grundlagen und Ergebnisse einer empirischen Studie. Sucht. 2000; 46: 1. 32–53.

Küfner H, Metzner, C., Bühringer, G. Drogenmissbrauch und Abhängigkeit. In: Wittchen H-U., Hoyer J. (Hrsg.) Klinische Psychologie und Psychotherapie. Heidelberg: Springer 2006.

Küfner H., Soyka M. Psychologische Suchttheorien als Erklärungsansätze. Nervenheilkunde 2017; 36: 439–456.

Lammers C.-H. Emotionsfokussierte Methoden. Techniken der Verhaltenstherapie. 2015; Beltz. Weinheim, Basel.

Lewin K. Frontiers in group dynamics. Hum Relations. 1947; 1: 5–41.

Lieb R., Isensee B. Häufigkeit und zeitliche Muster von Komorbidität. In: Moggi F. (Hrsg.) Doppeldiagnosen. Komorbidität psychischer Störungen und Sucht. Bern: Huber, Hogrefe 2007.

Lindenmeyer J. Gibt es eine neuropsychologische Rückfallprävention bei Alkoholabhängigen?. Suchttherapie. 2010; 11: 4. 166–172.

Linnet J. Neurobiological underpinnings of reward anticipation and outcome evaluation in gambling behavior. Front Behav Neurosci. 2014; 8: 1–5.

Lippke S., Renneberg B. Theorien und Modelle des Gesundheitsverhaltens. Renneberg B. Hammelstein P. Gesundheitspsychologie. 2006; Springer. Heidelberg. 3–5.

Lippke S., Renneberg B. Theorien und Modelle des Gesundheitsverhaltens. In: Rennneberg B., Hammerstein P. Gesundheitspsychologie. Heidelberg: Springer, 2006.

Livesley W.J., Jang K.L., Veron P.A. Phenotypic and genetic structure of traits delineating personality disorder. Arch Gen Psychiatry. 1998; 55: 10. 941–948.

Lüdecke C. Neurobiologische Grundlagen von Trauma und Sucht. Lüdecke C. Sachsse U. Faure H. Sucht – Bindung – Trauma. Psychotherapie von Sucht und Traumafolgen im neurobiologischen Kontext. 2010; Schattauer. Stuttgart, New York. 27–84.

Mann K. Verhaltenssüchte – Grundlagen. Diagnostik, Therapie, Prävention. 2014; Springer. Berlin, Heidelberg.

Marlatt G.A. Taxonomy of high-risk situation for alcohol relapse: evolution and development of a cognitive-behavioral model. Addiction. 1996; 91: Suppl 1. 37–49.

Marlatt G.A., Gordon J.R. Relapse Prevention. Maintenance strategies in the treatment of addicitve behaviors. 1985; Guilford Press. New York.

Maslow A.H. Motivation und Persönlichkeit. 1981; Rowohlt. Reinbek.

Mazur J.E. Lernen und Gedächtnis. 6. A. 2006; Pearson. München.

McCabe SE., West BT. Strobbe S., Boyd C.J. Persistence/recurrence o fand remission from DSM-5 substance use disorders in the United States: Substance specific and substance-aggregated correlates. J. Substance Abuse Treatment 2018;93:38–48.

McClure S.-M., Bickel W.-K. A dual systems perspective on addiction: contributions from neuroimaging and cognitive training. Ann N Y Acad Sci. 2014; 1327: 62–78.

Miller W.R., Moyers T.B. The forest and the trees: relational and specific factors in addiction treatment. Addiction. 2015; 118: 3. 401–413.

Miller W.R., Rollnick S. Motiviernde Gesprächsführung. 3. Auflage. 2015; Lambertus. Freiburg.

Michie S., van Stralen M.M., West R. The behaviour change wheel: a new method for characterising and designing behaviour change interventions. Impl Sci. 2011; 6: 42.

Mischel W. Der Marshmellow Test. 2014; Siedler. München.

Mischel W. Ayduk O. Self-Regulation in a Cognitve-Affective Personality System: Attentional Control in the Sevice oft he Self. Self and Identity 2002; 1. 113–120.

Moffitt T.E., Arseneault L., Belsky D. et al. A gradient of childhood self-control predicts health, wealth, and public safety. Proc Natl Acad Sci U S A. 2011; 108: 7. 2693–2698.

Moggi F. (Hrsg.) (Doppeldiagnosen. Komorbidität psychischer Störungen und Sucht. Bern: Huber, Hogrefe 2007.

Moser E., Roudi Y., Witter M.P. et al. Grid cells and cortical representation. Nat Rev Neurosci. 2014; 15: 7. 466–481.

Mühlig S.,Pohldruck A. Kognitive Therapieverfahren. In: Hoyer J., Knappe S. (Hrsg.) Klinische Psychologie und Psychotherapie. Heidelberg: Springer 2020.

Nußberger, A. Die Menschenrechte. München: Beck 2021.
Nutt, D. (2013) Addiction: lifestyle choice or medical diagnosis? J Evaluation in Clinical Practice 19:493–496.
Orford J. Addiction as excessive appetite. Addiction. 2001; 96: 1. 15–31.
Ostafin B. D., Marlatt G.A., Troop-Gordon W. Testing the incentive-sensitization theory with at risk drinkers: wanting, liking and alcohol consumption. Psychol Addict Behav. 2010; 24: 1. 157–162.
Pearl, J. Mackenzie D. The Book of Why. The new Science of Cause and Effect. Penguin: 2019.
Petraitis J., Flay B. R., Miller T. Q. et al. Illicit substance use among adolescents: a matrix of prospective predictors. Subst Use Misuse. 1998; 33: 13. 2521–2604.
Petry J. Dysfunktionaler und pathologischer PC- und Internet-Gebrauch. Göttingen u. a.: Hogrefe. 2010;.
Pinel J. P., Pauli P. Biopsychologie. 8. A. 2012; Pearson. München.
Prochaska J. O., DiClemente C. C. Stages and processes of self-change of smoking: toward an integrative model of change. J Consult Clin Psychol. 1983; 51: 3. 390–395.
Prochaska J. O., Velicer W. F. The transtheoretical model of health behavior change. Am J Health Promot. 1997; 12: 1. 38–48.
Reese A., Silbereisen R. K. Allgemeine versus spezifische Primärprävention von jugendlichem Risikoverhalten. Freund T. Lindner W. Prävention. Zur kritischen Bewertung von Interventionsansätzen in der Jugendarbeit. 2001; Leske + Bedrich. Opladen. 139–162.
Renneberg B . Fydrich T. 4.11 Persönlichkeitsstörungen In: Leibing E., Hiller W., Sulz SKD (Hrsg.): Band 3 Verhaltenstherapie. Gießen: 2019; 431–446.
Renneberg B., Herpertz S.C: . Persönlichkeitsstörungen. 2020; Göttingen: Hogrefe.
Renneberg B., Hammelstein P. Gesundheitspsychologie. 2006; Springer. Heidelberg.
Renneberg B., Erken J., Kaluza G. Stress. In: Bengel J., Jerusalem M. Handbuch der Gesundheitspsychologie und Medizinischen Psychologie. Göttingen: Hogrefe 2009.
Reuter T., Schwarzer R. Verhalten und Gesundheit. In: Bengel J., Jerusalem M. (Hrsg.) Handbuch der Gesundheitspsychologie und Medizinischen Psychologie. Göttingen: Hogrefe 2009.
Rief W., Glombiewsky J.A., Gollwitzer M. et al. Expectancies a score features of mental disorders. Curr Opin Psychiatry. 2015; 28: 5. 378–385.
Rist F. Psychologische Modelle. Thomasius R. Schulte-Markwort M. Küstner U. J. Riedesser P. Suchtstörungen im Kindes- und Jugendalter. Das Handbuch: Grundlagen und Praxis. 2009; Schattauer. Stuttgart, New York. 113–126.
Rizzolatti G., Craighero L. The mirror-neuron. Annu Rev Neurosci. 2004; 27: 169–192.
Robinson T. E., Berridge K. C. Addiction. Ann Rev Psychol. 2003; 54: 25–53.
Roediger E. Schematherapie. Grundlagen, Modell und Praxis. 3. A. 2016; Schattauer. Stuttgart.
Roos C. R. & Witkiewitz K. (2017) A contextual model of self-reglation change mechanism among inidviduals with addictive disorders. Clinical Psychology Review 57; 117–128.
Roth G., Strüber N. Wie das Gehirn die Seele macht. 2014; Klett-Cotta. Stuttgart.
Sachse R., Langens T.A. Emotionen und Affekte in der Psychotherapie. 2014; Hogrefe. Göttingen u. a.
Sack P. M., Thomasius R. Familiäre Einflüsse. Thomasius R. Schulte-Markwort M. Küstner U. J. Riedesser P. Suchtstörungen im Kindes- und Jugendalter. 2009; Schattauer. Stuttgart, New York. 48–52.
Schaefer I., Reddemann L. Traumatisierung und Sucht – eine Literaturübersicht. Z Psychotraumatol Psychol Med. 2005; 3: 3. 9–18.
Schindler A. Bindung und Sucht – theoretische Modelle, empirische Zusammenhänge und therapeutische Implikationen. Brisch K.-H. Bindung und Sucht. 2013; Klett-Cotta. Stuttgart. 13–31.
Schomerus G., Bauch A., Elger B. et al. Das Stigma von Suchterkrankungen verstehen und überwinden. Sucht. 2017; 63: 253–259.
Schuckit M.A. Low level of response to alcohol as a predictor of future alcoholism. Am J Psychiatry. 1994; 151: 184–189.
Schuhler P. Psychotherapie bei Suchterkrankungen und komorbider Persönlichkeitsstörung. In: Vogelgesang M., SchuhlerP. (Hrsg.) Lengerich 2016; Pabst.
Schultz W. Potential vulnerabilities of neuronal reward, risk, and decision mechanisms to addictive drugs. Neuron. 2011; 69: 603–617.
Schultz W., Dayan P., Montague P. R. A neural substrate of prediction and reward. Science. 1997; 275: 14. 1593–1599.
Schwarzer R. Psychologie des Gesundheitsverhaltens. Einführung in die Gesundheitspsychologie. Göttingen: Hogrefe. 2004;.
Schwarzer R. Modeling health bevior change: How to predict and midfy the adoption and maintenance health behaviors. Applied psychology: An international Review 2008;57(1):1–29.
Sedlmeier P., Renkewitz F. Forschungsmethoden und Statistik für Psychologen und Sozialwissenschaftler. München: 2018, Pearson.
Shazer de S. Wege der erfolgreichen Kurztherapie. Originalausgabe 1985. 1985/89; Klett-Cotta. Stuttgart.
Sieber M. Drogenkonsum: Einstieg und Konsequenzen. Bern: Huber 1993.
Solomon R. L., Corbit J. D. An opponent-process theory of motivation: II. Cigarette addiction. J Abnorm Psychol. 1973; 81: 2. 158–171.
Soyka M., Küfner H. Alkoholismus – Missbrauch und Abhängigkeit. 2008; Thieme. Stuttgart.
Spitzer M. Cyberkrank! Wie das digitalisierte Leben unsere Gesundheit ruiniert. 2015; Droemer. München.
Spreen O. MMPI-Saarbrücken. Handbuch zur deutschen Ausgabe des MMPI von S. R. Hathaway und J. C. McKinley. 1963; Huber. Bern.
Stacy A.W., Wiers R. Implicit cognition and Addiction: a tool for explaining paradoxical behavior. Ann Rev Clin Psychol. 2010; 6: 551–575.
Steele C. M., Josephs R.A. Alcohol myopia. Its prized and dangerous effects. Am Psychol. 1990; 45: 8. 921–933.
Sterling P. Allostasis: a model of predictive regulation. Physiol Behav. 2012; 106: 1. 5–15.
Stevens L., Verdejo-Garcia A., Goudriaan A. E. et al. Impulsivity as a vulnerability factor for poor addiction treatment outcomes: a review of neurocognitive findings among individuals with substance use disorder. J Subst Abuse Treat. 2014; 47: 1. 58–72.
Strunk G., Schiepek G. Systemische Psychologie. München. 2006; Elsevier.
Sydow K. von, Lieb R., Pfister H. et al. What predicts incident use of cannabis and progression to abuse and dependence? A 4 year prospective examination of risk factors in a community sample of adolescents and young adults. Drug Alcohol Depend. 2002; 68: 49–64.
Thomasius R. Schulte-Markwort M. Küstner U. J. Riedesser P. Suchtstörungen im Kindes- und Jugendalter. 2009; Schattauer. Stuttgart, New York.
Tossmann P., Baumeister S. Früher Substanzkonsum. Klein M. Kinder und Suchtgefahren. 2008; Schattauer. Stuttgart, New York. 181–189.
Trigo J. M., Martin-Garcia E., Berrendero F. et al. The endogenous opioid system: a common substrate in drug addiction. Drug Alcohol Depend. 2010; 108: 3. 183–194.
Tiffany S. T. A cognitive model of drug urges and drug-use behavior: role of automatic and no automatic processes. Psychol Rev. 1990; 97: 2. 147–168.
Tretter F. Suchtmedizin kompakt. Stuttgart: Schattauer, 2008.
Tretter F. Systemtheorie im klinischen Kontext. Lengerich u. a.: Pabst, 2005.
Vaillant G. E. The Natural History of Alcoholism. Cambridge/Mass. 1983; Harvard University Press.

Vaillant G. E. Was können wir aus Langzeitstudien über Rückfall und Rückfallprophylaxe lernen?. Watzl H. Cohen R. Rückfall und Rückfallprophylaxe. 1989; Springer. Berlin. 29–52.
Vaillant G. E. A longterm follow-up of male alcohol abuse. Arch Gen Psychiatry. 1996; 53: 243–249.
Vall G., Gutierrez F., Peri J. M. et al. Seven basic dimensions of personality pathology and their clinical consequences: Are all personalities equally harmful?. Brit J Clin Psychol. 2015; 54: 4. 450–468.
Verheul R. Ätiologie der Komorbidität von Persönlichkeits- und Substanzstörungen. Moggi F. Doppeldiagnosen. 2007; Huber, Hogrefe. Bern. 143–160.
Volkow N. D., Wang G. J., Fowler J. S. et al. Addiction: decreased reward sensitivity and increased expectation sensitivity conspire to overwhelm the brain's control circuit. Bioassays. 2010; 32: 9. 748–755.
Volkow N. D., Koob G.T., McLellan A.T. Neurobiological advances from the brain disease model of addiction. N Engl J Med. 2016; 374: 364–371.
Vuchinich R. E. Heather N. Choice, Behavioral Economics and Addiction. 2003; Pergamon bei Elsevier. Amsterdam.
Wampold BE. Imel ZE. Flückiger C. Die Psychotherapie-Debatte. Was Psychotherapie wirksam macht. Bern: Hogrefe, 2018.
Weber H., Salewski C. Erwartungen und Überzeugungen. In: Bengel J., Jerusalem, M. (Hrsg.) Handbuch der Gesundheitspsychologie und Medizinischen Psychologie. Göttingen: Hogrefe 2009.
WHO (herausgegeben und übersetzt von Dilling H. Freiberger H. J.) Taschenführer ICD-10 Klassifikation psychischer Störungen. Bern: 2001 Huber.
West R. Theory of Addiction. 2006; Blackwell. Oxford.
West R. Models of Addiction. EMCDDA Insights 14. European Monitoring Centre for Drugs and Drug Addiction. 2013;.
Wiers R.W., Stacy A.W. Implicit cognition and addiction. Curr Dir Psychol Sci. 2006; 15: 6. 292–296.
Wiers R.W., Rinck M., Kordts R. et al. Retraining automatic action – tendencies to approach alcohol in hazardous drinkers. Addiction. 2010; 105: 279–287.
Wiers R.W., Gladwin T. E., Hofmann W. et al. Cognitive bias modification and cognitive control training in addiction and related psychopathology. Mechanisms, clinical perspectives, and ways forward. Clin Psychol Sci. 2013; 1: 2. 192–212.
Witkiewitz, K., Montes K. S., Schwebel F-J., Tucker J.A. What is recovery?. Alcohol Research Current Reviews 2020; 40 (3).
Witkiewitz K., Pfund R.A., Tucker J.A. Mechanism of Behavior change in substance use disorder with and without formal treatment. Annual Rev clin Psychol 2022; 18: 497–525.
Willutzki U., Teismann T. Ressourcenaktivierung in der Psychotherapie. Göttingen: 2013.
Wittchen H.-U., Perkonigg A., Lachner G., Nelson B. Early Developmental Stages of Psychopathology study (EDSP): objectives and design. Eur Addict Res. 1998; 4: 18–27.
Zimmermann J., Bennecke C., Bender D. S., Skodol A. E., Krueger RF., Leising D. Persönlichkeitsdiagnostik in DSM-5. Psychotherapeut 2013; 58 :455–465.

KAPITEL

6

Sandro Cattacin

Soziologie der Sucht

Kernaussagen

- Sozialwissenschaften verorten Sucht und Suchtverhalten in gesellschaftlichen und gruppenbezogenen Dynamiken. Dabei stehen weder das Verhalten noch spezifische Produkte im Zentrum, sondern die Normen, die diese begleiten.
- Stigmatisierungen von gewissem Verhalten, dass von der Norm abweicht, führen zu Reaktionen aufseiten stigmatisierter Personen, die entweder ihr Verhalten dissimulieren oder proaktiv herausstellen, um gesellschaftliche Normen zu hinterfragen.
- Im Kampf um die Vormacht von Normen sind Normträger gefordert, auf Devianz zu reagieren. Dies kann entweder durch Unterdrückung stattfinden oder durch Normalisierung.
- Im Falle der Normalisierung von Verhalten im Bereich der Sucht stehen verschiedene Optionen offen. Historisch folgt der Unterdrückung von Devianz deren Normalisierung über die Pathologisierung des Verhaltens, die direkt zur Medikalisierung führt.
- In komplexen und offenen Gesellschaften wird die Medikalisierung von Suchtverhalten kritisch betrachtet. Der Medikalisierung werden Modelle der Selbstregulierung von individuellem Verhalten und Risikominderung entgegengesetzt.
- Sucht und Suchtverhalten werden gesellschaftlich während der Sozialisation eingeübt und in Gruppen durchgespielt. Sie spielen eine relevante Rolle in Ritualen von Gruppen.
- Gruppen spielen eine gewichtige Rolle, denn sie verbinden Verhalten mit Identität und bei Jugendlichen mit Emanzipation. Identitätsstiftendes Verhalten stabilisiert gruppenintern und kann deshalb vor allem durch gruppenbezogene Inhalte verändert werden.
- Gesellschaftliche Veränderungen im Umgang mit Sucht werden über Kämpfe um Anerkennung von Verschiedenheit ausgetragen, deren Resultate in gesellschaftliche Systeme (Gesetze, Märkte, institutionelle Regeln) einfließen.
- Sucht und Suchtverhalten kann durch den Übergang von individuellem Verhalten zu Gruppenverhalten in der Stärkung sozialer Regeln und von Ritualen besser zu unproblematischen Formen führen als isolierte Vorgaben an Individuen (wie Gesetze, Verbote, moralische Aufrufe).

6.1 Die soziologische Perspektive

Die Sehnsucht nach dem freudigen Gefühl, das sich beim Spielen oder beim Essen, beim Konsum von Kokain oder von Zigaretten oder auch beim Trinken von Alkohol einstellt, ist als eine Ursache von Sucht bekannt. Solche biologischen und psychologischen Sichtweisen sind zwar für das Verständnis von Sucht wertvoll, sie lassen jedoch oft die Einbettung aller Menschen in soziale und gesellschaftliche Dynamiken und Systeme außer Acht, denen sich die Sozialwissenschaften, insbesondere die Soziologie, annimmt.

Im Folgenden soll diese Sichtweise näher beleuchtet werden, indem aufbauend auf sozialwissenschaftlichen Erkenntnissen der Frage nachgegangen wird, wie sich Suchtformen aus ihrer gesellschaftlichen Einbindung heraus erklären lassen. Zunächst wird die soziologische Betrachtung von Sucht historisch situiert und eine Entwicklung von Erklärungsmodellen vorgestellt (➤ Kap. 6.2). Darauf folgend wird Sucht im Rahmen der Sozialisationstheorie kollektiven Lernens situiert, um dann Sucht unter dem Aspekt emanzipativer Erfahrungen zu thematisieren, wobei hier vor allem auf das Bild der Sucht im öffentlichen Raum eingegangen wird. Abschließend wird eine Analyse der Reproduktion von Suchtverhalten in einer Gesellschaft vorgestellt, die mit Süchten ambivalent umgeht (➤ Kap. 6.3) und Risikoabschätzungen nicht mehr gesellschaftlich vornehmen kann, sondern Individuen und soziale Kontexte anleitet, reflexive Kompetenzen zu entwickeln (➤ Kap. 6.4).

6.2 Von der Gesellschaft zum Individuum: eine historische Übersicht

In der wissenschaftlichen Analyse von Sucht dominieren Arbeiten aus dem Bereich der Suchtmedizin, der Pharmakologie, der Psychologie oder der Psychiatrie. Den Beiträgen der Sozialwissenschaften wird nur wenig Aufmerksamkeit geschenkt, wenn es darum geht, Sucht, Suchtverhalten und Drogenkonsum zu verstehen. Obwohl die sozialwissenschaftliche Forschung zu Drogen bereits in den 1960er-Jahren mit Howard Beckers grundlegenden Beiträgen zur Konstruktion von Normen und Abweichung einsetzte (Becker 1963), ist sie in der Wissenschaft – ganz im Gegenteil zu Politik und Gesellschaft – nach wie vor marginal, und dies obschon anthropologische und historisch-soziologische Forschung zu psychoaktiven Substanzen und Spielverhalten die Relevanz der **Perspektive auf Normen und Moral** unterstreicht. Übereinstimmend wird zum Beispiel darauf hingewiesen, dass der Konsum psychoaktiver Substanzen ein altes und universelles Phänomen ist: Ob man an das Kauen von Koka in den Anden, an den Gebrauch von Opium in den Ebenen Mesopotamiens vor mehr als dreitausend Jahren oder an die Verwendung von Cannabis zu medizinischen Zwecken in der chinesischen Pharmazie bereits 3000 v. Chr. denkt (Cardinal 1988), kann beobachtet werden, wie die Verwendung dieser Substanzen in die soziale Organisation und Struktur eingebettet ist und strengen sozialen Normen und Vorschriften folgt. Gleiches gilt für andere Verhaltensweisen, die zu Sucht führen können, zum Beispiel das Spielen: Auch hier kann davon ausgegangen werden, dass Spielen die Gesellschaftsgeschichte begleitete und sozialen Normen folgte (Legnaro 2019; McMillen 1996).

Diese Grundlegung ist deshalb relevant, da sich genau diese gesellschaftliche Einbettung veränderte. Über die Jahrhunderte verlassen einige psychoaktive Substanzen und bestimmtes Verhalten den kulturellen, religiösen oder professionellen Rahmen der Regulierung und nähern sich den Begriffen „Drogen" und „Sucht" in ihrem zeitgenössischen allgemeinen Verständnis. Diese Entwicklung des „unregulierten" Spielens und Gebrauchs psychoaktiver Substanzen (Castel und Coppel 1991) führt dazu, dass ihr Gebrauch und Missbrauch als soziale und moralische Bedrohung angesehen wird, die durch eine drastische Zunahme des Suchtverhaltens ab den im 20. Jh. noch verstärkt wird (Bergeron 2009). Die Sucht, die als „soziale Geißel" (Vaille und Stern 1955) bezeichnet wird, wird zunächst auf gesellschaftlicher Ebene als eine besondere Form der Devianz betrachtet, die erklärt werden muss. Die Soziologie stellt sich zuerst konkret die Frage: *Wie wird man süchtig?*

MERKE

Suchtverhalten ist gesellschaftlich eingebettet. Die Akzeptabilität hängt nicht vom Verhalten oder von bestimmten Produkten ab, sondern von gesellschaftlichen Normen, die sich politisch durchsetzen.

6.2.1 Funktionalismus, soziale Dynamik oder Individualismus?

Die Antworten fallen zuerst sehr verschieden aus. In seiner funktionalistischen Theorie der Anomie – des gesellschaftlichen Orientierungsverlustes – sieht Robert Merton (1938) in Situationen, in denen die soziale Integration nicht mehr ausreicht und der Einzelne nicht mehr durch die soziale Kraft seiner Umgebung gehalten wird, soziale Problemlagen, in denen sich Gefühle von Frustration und unerfüllten Wünschen entwickeln, die den Einzelnen dazu bringen können, die sozialen Normen zu übertreten. Mit anderen Worten: Menschen, die nicht die Möglichkeit haben, die von der Gesellschaft geförderten und geforderten Werte, z. B. sozialen Erfolg, zu erreichen, entwickeln Frustrations- und Entfremdungsgefühle, die sie dazu veranlassen, sich deviant zu verhalten, um die Ziele, die alle anderen verfolgen, zu sabotieren und gesellschaftliche Normen zu ignorieren.

Die **Idee einheitlicher kollektiver Normen** wurde von der Chicagoer Schule der Soziologie infrage gestellt, und Howard Becker (1963) war einer der ersten Soziologen, der Suchtverhalten unter dem Gesichtspunkt einer spezifischen sozialen Regulierung der Welt der Süchte analysierte. In seiner Studie über Marihuana-Konsumierende zeigt er zum einen, dass der Drogenkonsum eine eigene soziale Welt darstellt, die von Normen, Ritualen und Interaktionen bestimmt wird, die von der Gruppe mitgetragen werden (Cattacin 2020), und zum anderen, wie die Devianz formalisiert wird, und zwar nicht durch substanzielle Merkmale, sondern vielmehr durch die Art und Weise, wie Vertretende gesellschaftlicher Mehrheiten Rechtsnormen und moralische Urteile produzieren (Cattacin und Pignolo 2023). Damit führt Becker die **Idee der Pluralisierung** von Normen ein, die sich auf Gruppen beziehen und in Konkurrenz stehen, wobei dominierende Normsysteme abweichende Normsysteme aussondern. Dies führt zu einem Forschungsstrang zum Thema der Stigmatisierungen.

MERKE

Die Pluralisierung der Gesellschaft führt zu dezentralen, gruppenbezogenen Regulierungskontexten von Suchtverhalten.

6.2.2 Stigmatisierungen

Becker ist nicht nur Soziologe, sondern auch Jazzmusiker und war, zumindest in seinen jüngeren Jahren, Cannabiskonsument. Diese Kombination führt zur Publikation von *Outsiders* (Becker 1963), einem Standardwerk der Soziologie der Devianz. Dort führt er aus, dass Cannabis aus Freude und mit Freundinnen und Freunden konsumiert wird, aber auch, dass dieser Konsum von anderen – die er „Moral Entrepreneurs" nennt – als von der Norm abweichend bezeichnet wird. *Labeling* oder eben Etikettierung nennt dies Becker, was nichts anderes als Stigmatisierung produziert. Dies erlaubt uns eine erste Feststellung: Stigmatisierung hat grundsätzlich nichts mit den Personen zu tun, die stigmatisiert werden, sondern findet gewissermaßen in einer parallelen Welt der Konkurrenz um moralische Vormacht ihren Platz. Ein Beispiel ist der Kampf gegen Alkoholmissbrauch, dessen Analyse mit Joseph Gusfield und seinem Buch „Symbolic Crusade" (1963) einen weiteren Klassiker der Soziologie geschaffen hat. Ähnlich den Vereinigten Staaten, die Gusfield als empirisches Feld der Analyse der Abstinenzbewegung gedient haben, wurden auch die Akteure und Akteurinnen der Alkoholpolitik in der Schweiz erforscht, die allesamt im 19. Jahrhundert im Kampf um die moralische Vormacht agierten und das Alkoholproblem, verkürzt gesagt, für ihre Zwecke instrumentalisierten (Bütschi und Cattacin 1994).

Die ersten Organisationen, die den Alkoholkonsum im Visier hatten, entstanden im Umfeld des Großbürgertums in den 1830er-Jahren. Ihnen ging es darum, beispielhaft zu zeigen, was wertvolles von wertlosem Leben unterscheidet. Armut und Alkoholismus wurden als Laster unwürdigen Lebens dargestellt – und würdiges Leben mit der Übernahme der Werte des Großbürgertums gleichgesetzt.

Gegen eine solche großbürgerliche Sicht wehrte sich der aufkommende Mittelstand, indem er eigene **abstinenzorientierte Organisationen** gründete – zum Beispiel das protestantische „Blaue Kreuz" um 1870. Wenig später – und aus heutiger Sicht vielleicht überraschend – entstanden (nicht nur in der Schweiz) auch sozialistische Abstinenzorganisationen, zum Beispiel der „Sozialistische Abstinentenbund". Die vertretenen moralischen Konzeptionen eines guten Lebens waren dabei jeweils verschieden: Wurde Alkoholismus am Anfang als Laster und Verlust des Geistes bezeichnet, betrachtete man diesen später als mangelnde Tugend und schließlich – durch die Sozialistinnen und Sozialisten – als weiteres Instrument der Kontrolle der Arbeitenden.

Dieser moralische Druck, den alle politischen Positionen aufbauten, führte auch dazu, dass es in der Politik üblich war, seine Abstinenz in den Vordergrund zu stellen. So zum Beispiel Hans Müller, 1923 Gründer des Schweizerischen Verbands abstinenter Bauern, Nationalrat der Bauern-, Gewerbe- und Bürgerpartei und späterer Sympathisant der deutschen Nationalsozialisten (Stettler 2009). Sich mit Abstinenz in Szene zu setzen, bedeute gleichzeitig, selbstkontrolliert und tugendhaft zu sein und – in der sozialistischen Variante – sich nicht zu unterwerfen.

Doch wo waren die Alkoholkonsumierenden, diejenigen Menschen, die Probleme mit dem Alkoholkonsum hatten, oder schlicht und einfach gerne Alkohol konsumierten? Mit Becker gesprochen: Wo waren die Konsumierenden, die sich keiner moralischen Schuld bewusst waren? Sie waren mit sich beschäftigt. Erving Goffman, ein weiterer Klassiker der Soziologie, ging stigmatisierten Identitäten nach, nannte sie *spoiled*, beschädigt, oder moralisch gesprochen, verdorben. In „Stigma" (1963) beschrieb Goffman, wie Personen, denen zu verachtende Verschiedenheit zugeschrieben wird, sich selber mit einer solchen devianten Identität zu beschäftigen lernen und mit Strategien des Herunterspielens bzw. Verbergens, sich mit dem sie verachtenden Umfeld zurechtzufinden versuchen. Sie sprechen über sich, ohne stigmatisierende Elemente zu erwähnen, sie verstecken sich, sie versuchen, über ambivalente Aussagen, andere zu täuschen, erzählen Halbwahrheiten, und versuchen, sichtbare Elemente, die Stigmatisierungen zur Folge haben könnten, zu überdecken.

MERKE
Stigmatisierungen von Suchtverhalten sind Ergebnisse einer Konkurrenz zwischen Normen, wobei Mehrheiten Minderheiten Devianz vorwerfen

Goffman ging jedoch einen Schritt weiter. In einem erstaunlich kurzen, aber konzeptuell und geschichtlich hochrelevanten Kapitel, schrieb er (1963: 137):

„Wenn es (das stigmatisierte Individuum) sich seiner Gruppe zuwendet, ist es loyal und authentisch; wenn es sich abwendet, ist es feige und ein Narr."

Diese Aussage ist der Beginn einer neuen Denkweise. Goffman führt die **Gruppensolidarität** ein und führt weiter aus, dass, wenn diese Angst vor den anderen, den Stigmatisierenden, überwunden wird, die Stigmatisierten auf einmal auch sehr stolz auf ihre Verschiedenheit sein können und diese in die Öffentlichkeit tragen – also nicht mehr dumm oder feige aus Angst vor Diskriminierung sind.

Goffman ist in diesem seinem Gedankengang ambivalent. Er hat Angst, dass dieser Stolz zu einem Chauvinismus führen könnte, der den eigenen Lebensstil über jenen der anderen stellt, und sieht auch das Risiko einer offensiven identitären Strategie, vieles zu verlieren, was in langjährigen Strategien des Verbergens erworben wurde.

Vielleicht, räumt er ein, profitieren zumindest zukünftige Generationen von einer nach außen getragenen offensiven Identitätsstrategie:

„Die Probleme, die mit Militanz verbunden sind, sind wohlbekannt. Wenn es das politische Fernziel ist, die Andersartigkeit vom Stigma zu befreien, kann das Individuum merken, dass gerade diese Bemühungen sein eigenes Leben politisieren können und es so vom normalen Leben, das ihm ursprünglich verweigert wurde, sogar noch verschiedener machen – wenn auch die nächste Generation seiner Gefährten von seinen Bemühungen dadurch stark profitieren kann, dass sie mehr akzeptiert ist" (1963: 139).

Sich für die Zukunft zu opfern, indem man öffentlich für seine Verschiedenheit eintritt, scheint Probleme zu schaffen. Doch wissen wir auch aus der Forschung, die sich in den 1970er-Jahren mit neuen sozialen Bewegungen befasst hat, und seitdem Zygmunt Bauman (2000) das Ende der Institutionen deklariert hat, dass die positiven Wirkungen unseres Engagements in sozialen Bewegungen durchaus auch noch während unserer Lebenszeit ausgekostet werden können.

MERKE
Stigmatisierungen von Suchtverhalten lösen Anerkennungskämpfe aus, die die gesellschaftliche Mehrheitsmoral herausfordern.

Diese erste Analyse führt weg von der vereinfachenden Sichtweise auf soziale Vorurteile und Prägungen, die die Sozialwissenschaften gerade zu entlarven versuchten, hin zur Enthüllung der Komplexität des Suchtverhaltens und seiner Einbettung in Fragestellungen rund um die Identität von Menschen.

6.2.3 Pathologisierung und Medikalisierung sozialer Problemlagen

In Frankreich wurde Ende der 1980er-Jahre unter dem Einfluss des Soziologen Alain Ehrenberg, der eine Forschungsgruppe mit dem Titel *Psychotropes, Politiques et Société* ins Leben rief, in den Sozialwissenschaften eine neue, weitere Sichtweise auf das Suchtverhalten entwickelt (Ehrenberg 1991, 1995; Ehrenberg und Mignon 1992). Das Suchtverhalten als Bruch des sozialen Zusammenhangs zu sehen, welches das eng mit Ausgrenzung und Kriminalität verbunden ist, reicht gemäß Ehrenberg nicht aus, um die massive Verbreitung des Drogenkonsums und des Suchtverhaltens in der Mittelschicht zu verstehen: Suchtverhalten sollte vielmehr als ein **Instrument der Selbstverwirklichung** gesehen werden, das die individuelle Leistung in einer Gesellschaft steigert, in der man sich ständig selbst übertreffen muss. Dies verdeutlicht, dass der Konsum von psychoaktiven Substanzen und Suchtverhalten generell nur ein Symptom der Forderung nach individueller Leistung ist, um sozial zu existieren. Es ist also nicht möglich, Suchtverhalten nur in Bezug auf Anomie, soziale Pathologie oder Ausgrenzung zu analysieren. Vielmehr korreliert Suchtverhalten mit dem Wunsch nach Eingliederung und sozialem Erfolg. Damit läutet Ehrenberg eine neue Phase der sozialwissenschaftlichen Diskussion zu Suchtverhalten ein, die sich in Studien zu Neuroenhancern und Selbstoptimierung – also individuelles Potenzial steigernde Produkte (Feustel 2019; Wagner 2017) – und in Studien, die problematischen von unproblematischem Suchtverhalten unterscheiden, wobei unproblematisches Verhalten mit der individuellen Verbesserung des Wohlbefindens in Zusammenhang gebracht wird (Eidgenössische Kommission für Drogenfragen EKDF 2006). Doch wenn Suchtverhalten nicht in den Margen der Gesellschaft zu suchen ist, ist auch der gesellschaftliche Umgang damit zu normalisieren und Devianz und Suchtverhalten entweder zu tolerieren oder als Krankheit zu etablieren.

Im Kern werden soziale Problemlagen nicht erst heutzutage als solche verschleiert und stattdessen „behandelt“. Diente im Mittelalter noch die Religion als Mittel zum Zweck, z. B. sich nicht fügende Frauen loszuwerden – es sei hier vor allem an die Hexenverbrennungen erinnert –, tritt in der Aufklärung an die Stelle der Religion die Wissenschaft. Von jetzt an werden unfügsame oder eben sozial benachteiligte Personen in den dafür vorgesehenen Einrichtungen wie Psychiatrien und Armenhäusern versorgt. Es überrascht immer wieder zu hören, dass selbst in liberalen Ländern wie der Schweiz, Schweden oder dem Vereinigten Königreich noch in den 1950er-Jahren eugenische Maßnahmen – wie die Sterilisation von Homosexuellen – an der Tagesordnung waren (Mottier 2012). Die Orientierung an einer homogenen Gesellschaft, welche die Steuerung der bevölkerungsmäßig wachsenden Gesellschaft vereinfachen sollte, wurde zu dieser Zeit in vielen Ländern wissenschaftlich begründet. Doch war die Kehrseite der Medaille ein Disziplinierungsdruck auf alle, die sich außerhalb einer als Normalität begründeten Realität befanden. So traf die assimilatorische Dynamik der Nachkriegsgesellschaft nicht nur Personen, die migrierten, sondern die ganze Gesellschaft; alles wurde als abweichend wahrgenommen, wenn es nicht in das dominierende ideologische Weltbild (reformistisch und liberal) oder die dominierenden Verhaltensweisen passte. Verschiedenheit sexueller Art, Konsum von ortsfremden Substanzen, politische Haltungen außerhalb des bestehenden Massenparteien-Kompromisses, Beeinträchtigungen jeglicher Art, aber auch schlicht und einfach Kleider, Hautfarbe und Körperhaltungen wurden in den homologisierenden Nachkriegsjahren als Affront wahrgenommen – rational und technokratisch vorangetrieben wurde Homogenität (Cattacin 2014).

Es überrascht deshalb nicht, dass es genau die 1960er-Jahre sind, die Filme wie Alphaville von Jean-Luc Godard (1965) oder Autoren wie Michel Foucault (1969) oder Herbert Marcuse (1964) hervorgebracht haben, die die Eindimensionalität der Welt beschreiben und hinterfragen und eine Kritik an der technokratischen Abwicklung der Welt formulieren. Insbesondere Foucault nimmt sich der Disziplinierung der Menschen durch medizinisches Wissen an und zeigt dabei auf, wie unbekümmert normativ dieses eingesetzt wird, um Rechtes von Unrechtem zu unterscheiden. Die Medizin ist für Foucault gar das Referenzsystem der Gesellschaft, wenn es darum geht, den Menschen zu disziplinieren – und das Spital als Institution wird zum Tempel der Wahrheit (1972b).

Die Orientierung von Politik und Wissenschaft an Normalität passt in diese Nachkriegszeit der Suche nach Ruhe und Regelmäßigkeit. Sie gelangt jedoch an ein Ende, als das Modell der Massenproduktion in eine (Absatz-)Krise gerät und die Generation der Nachkriegsgeborenen beginnt, sich von diesem Modell zu emanzipieren. Gegen Pathologisierungen von Verschiedenheit entstehen soziale Bewegungen, die die vorherrschenden Modelle der Normalität infrage stellen, insbesondere die biologischen Begründungen der untergebenen Rolle der Frau, aber auch das Normalitätsverständnis der Psychiatrie. Von besonderem Interesse ist die Antipsychiatrie, eine Bewegung, an der Foucault aktiv beteiligt war und die sich vor allem daran störte, dass behandelt und ausgesperrt wurde, was verschieden war. Foucault widmete dem Thema eine Schrift über den Wahnsinn und dessen Behandlung (Foucault 1972a). Auslöser des Interesses an diesem Thema war seine persönliche Erfahrung der Ausgrenzung aufgrund seiner Homosexualität, wie er viel später erklärte (Eribon 1989: 53).

Kein Wunder, dass alternative psychotrope Stoffe zu dieser Zeit mit gleicher Vehemenz bekämpft wurden. Während die Abhängigkeit von Alkohol technokratisch medikalisiert werden konnte (Bütschi und Cattacin 1994; Gusfield 1963), stellten Konsumierende von alternativen psychotropen Stoffen eine doppelte Herausforderung dar, da diese Stoffe erstens als abweichend empfunden und zweitens von Jugendlichen konsumiert wurden, die sich bewusst systemkritisch äußerten. Damit wurden die Personen, die diese neuen Drogen konsumierten, pathologisiert und als gefährlich eingestuft – was die bedingungslose Repression erklärte, die nicht nur die Produkte, sondern eben auch die potenziell Subversiven traf.

Die in den 1960er-Jahren einsetzende **Kritik an der Verknüpfung von Ideologie und Krankheit,** von Normalität und Abweichung, feiert ihre Erfolge zuerst in den Städten und setzt sich später vor allem in offenen Gesellschaften als neue Moralität der Verschiedenheit durch. Kritisch wird zwar vor Unregierbarkeit gewarnt (Crozier et al. 1975), doch wird zuerst von der Wirtschaft (Arbeit nach Maß, Flexibilität der Arbeitszeiten und Arbeitsverhältnissen) und dann auch von der Politik – neue Werte in Bezug auf die Geschlechterrollen, die grüne Wende aller Parteien und der Pazifismus – das neue gesellschaftliche Credo der Verschiedenheit aufgenommen.

Die einsetzende **Re-Disziplinierung der Gesellschaft** zielt von da an nicht mehr auf die Verschiedenheit, sondern auf die Grenzen dieser Verschiedenheit. Ethisch und politisch werden zwei Grenzen eingeführt: Auf der einen Seite wird Verschiedenheit so lange toleriert, wie sie nicht zu individuell unkontrollierten Selbstschädigungen führt. Suizid und Drogenkonsum sind deshalb zu verhindern, weil Menschen die Folgen ihres Handelns nicht mehr selbst verantworten können. Selbstschädigendes Verhalten muss dann therapiert werden (Levine 1991).

Auf der anderen Seite wird Verschiedenheit dann zum Problem, wenn diese den gesellschaftlichen Pluralismus infrage stellt. Wenn Verschiedenheit die Freiheit anderer Menschen torpediert, ist deren Repression legitim, so z. B. schon John Stuart Mill in den 1850er-Jahren (Mill 2008 [1859]). Auf dieser Basis wurden polizeilicher Gewahrsam zur Verteidigung von gesellschaftlich vernünftigem Pluralismus und bei Abhängigkeit die Ausgrenzung von Gefängnis und Therapie eingeführt. Eine selektive methadon- und heroingestützte Behandlung ergänzte seither das Dispositiv der Medikalisierung von Abhängigkeit. Wie von Helena Hansen und Samuel K. Roberts (2012) gezeigt wurde, sind auch in diesen Substitutionsprogrammen soziale Urteile der Wünschbarkeit mit therapeutischen Entscheiden verknüpft, wenn bei gleicher Ausgangslage z. B. Schwarze und Latinos eher mit Methadon und Weiße eher mit Buprenorphin behandelt werden.

Nach 1968 verschiebt sich die Grenze der Medikalisierung von der politisch instrumentalisierten technokratisch festgelegten Orientierung an einem die Planung vereinfachenden Normverhalten hin zu einer technokratisch instrumentalisierten politischen Angst vor den Grenzen der Verschiedenheit in einer pluralisierten Gesellschaft. Medikalisiert und therapiert wird nicht mehr aus technischen Gründen, sondern die Technik liefert die Antwort auf Ängste einer verunsicherten Gesellschaft der Differenzen. Konnten früher technokratische Weltbilder als repressiv entlarvt werden, so werden heute wissensbasierte Politiken in den Diensten eines vernünftigen Pluralismus gesetzt. Dieser legitimiert disziplinierende Interventionen, sei es um Terrorismus, sei es um Übergewicht zu bekämpfen. Sich dagegenzustellen, bedeutet den gesellschaftlichen Frieden vieler zu stören und neue Ängste heraufzubeschwören (Memmi 2000).

Der gesellschaftliche Blick auf das Individuum, das sich zerstört und dabei andere stört, hat unterschiedliche Folgen. Das Individuum diszipliniert sich einerseits selbst, um der Fremddisziplinierung auszuweichen (Offe 1989). Dabei ist die Unsicherheit in Bezug auf das, was an eigener Verschiedenheit von anderen toleriert wird, größer, je homogener die Menschen sind, die im gleichen Territorium leben oder in konkreten Situationen getroffen werden. Das bedeutet andererseits, dass urbane, auf Verschiedenheit geeichte Räume mehr Freiheiten zulassen als periphere Territorien. Dies führt schließlich dazu, dass Städte als Orte gelebter Differenz an Attraktivität und Innovationsfähigkeit gewinnen und Peripherien an Lebbarkeit einbüssen, wenn sie sich nicht resolut gegen Normalisierungsdruck wenden (Cattacin 2023).

Mit dem Begriff **Biopolitik** hat Foucault diese neue Welt beschrieben (Foucault 2004), in der sozial kompatibles Verhalten über Normen kontrolliert wird, die sich gesellschaftlich etabliert haben. Solche Normen unterscheiden jedoch nicht mehr bloß das Gute vom Bösen, sondern situieren sich in einer differenzierten Welt komplexer Identitäten – Crenshaw spricht von Intersektionalität der Identitäten (Crenshaw 1991) –, deren gesellschaftliche Akzeptanz sich ständig wandelt und je nach kontextueller Einbettung und Konfiguration zu Ablehnung, Toleranz oder gar Bewunderung führen können. Dies zeigt erst, wie sehr heute die Praxis der Medikalisierung sozialer Problemlagen nicht mehr einzig durch die Brille der Mehrheitsnormen gelesen werden kann, sondern über konkrete Situationen zu analysieren ist, in denen oft überforderte Vertreter der gesellschaftlichen Norm auf einen territorial befreiten Widerstand stoßen. Dies nötigt auch das medizinische Personal zu einer Reflexivität in Bezug auf eigene Vorurteile und zu einem offenen und empathischen Umgang mit Differenz, damit Therapie nicht zu repressiven Maßnahmen führt (Domenig und Cattacin 2015).

Es sind nicht mehr die Selbstbeschreibung der Nation, die tolerierte Differenz bestimmt, oder der Zugang zum Wissen, der technokratisch in konkreten Gebieten monopolisiert werden kann, auf die sich Individuen beziehen können, sondern die befreite Welt der global vernetzten Urbanität. Die wichtigsten Beiträge der Soziologie liefern folglich die Kritik an dem, was Peter Conrad und Joseph W. Schneider als „Medikalisierung sozialer Probleme" (1992) bezeichnen.

MERKE

Die Pathologisierung und die Medikalisierung von sozialen Problemlagen und Suchtverhalten sind Strategien von Machthabenden zur Kontrolle von Verhaltesweisen, die etablierte Normen infrage stellen.

6.3 Zusammenspiel zwischen Individuum, Gruppe und Gesellschaft

Diese kurze historische Übersicht zur Forschungsausrichtung der Sozialwissenschaften zeigt, dass *individuelle, gruppenbezogene und gesellschaftliche Ebenen,* auch in ihrem Zusammenspiel, zum Verständnis von Sucht und Suchtverhalten zu mobilisieren sind. Deshalb stehen Betrachtungsweisen, die diese Ebenen verknüpfen, auch im Zentrum sozialwissenschaftlicher Forschung im Suchtbereich. Dabei stehen Lernprozesse im Zentrum, die sich auf diese drei Ebenen beziehen: individuelle Lernprozesse im sozialisatorischen Prozess der Emanzipation, gruppenbezogene Lernprozesse der Entwicklung sozialer Kompetenz und gesellschaftliche Lernprozesse der Entwicklung von Regulierungsmodellen, die sozialen Wandel stabilisieren. Im Folgenden werden diese drei Ebenen und ihre Interdependenzen genauer betrachtet.

6.3.1 Sucht und Sozialisation – die individuelle Ebene

Individuelle Sozialisationsprozesse sind bekanntlich kollektiver Natur, bereits in der Kindheit wird Verhalten durch **Nachahmen** eingeübt, wobei dieser Nachahmungsprozess bei Weitem nicht eindeutig ist, denn es bestehen zwischen dem vorgegebenen und dem nachgeahmten Verhalten Spielräume, die vom menschlichen Umfeld sanktioniert werden. Dabei wird das vom erwarteten Original abweichende Verhalten entweder akzeptiert oder kritisiert, wobei Letzteres einen neuen Versuch der Nachahmung auslöst. Bei Akzeptanz entsteht hingegen ein gesellschaftlich relevanter Prozess der Veränderung von Normalität, der immer dann kollektiv wirksam wird, wenn die neue Handlungsinterpretation im Umgang mit anderen reproduziert wird, was als sogenannte Akkomodationsphase bezeichnet werden kann (Piaget 1937). Über dieses ständige, offene Nachahmen erneuert sich die Gesellschaft (Miller 1986). Je mehr der Erziehungsstil den Kindern solche Spielräume in der Interpretation von Normalität zugesteht, je heterogener ein Erziehungskontext sich darstellt, desto stärker wirken solche gesellschaftlichen Veränderungsprozesse.

Auch die Beziehung zu psychoaktiven Substanzen im sozialisatorischen Prozess ist von Kontext zu Kontext unterschiedlich. Gemeinsam ist jedoch die Tatsache, dass **psychoaktive Substanzen und damit verknüpftes Suchtverhalten bereits im Kindesalter ständig präsent** sind. Der Kaffeekonsum der Eltern, das Rauchen der Erziehungspersonen oder auch der regelmäßige Alkoholkonsum von Bekannten der Familie werden als routiniertes, normales Verhalten von den Kindern durchaus wahrgenommen, obwohl diesen in der Regel solches Verhalten verboten wird. Die damit einhergehende Botschaft ist jedoch eindeutig, nämlich, dass zum Erwachsenenalter Suchtverhalten einfach dazu gehören. Da das Umfeld des Kindes psychoaktive Substanzen und deren Konsum meist positiv bewertet, werden diese zu eigentlichen, bestenfalls ebenfalls positiv bewerteten Symbolen des Erwachsenwerdens oder aber, im schlechteren Fall, zur unvermeidlichen Pflichtübung im Übergang vom Kindesalter zum Erwachsenen.

Indem so das Erwachsenwerden mit dem Konsum psychoaktiver Substanzen verbunden wird, wird bereits im Kindesalter der Drogenkonsum prädisponiert und ein diesbezüglicher Lernprozess eingeleitet. Dieser Koppelung auszuweichen ist schlicht unmöglich, da nicht nur Erwachsene in und außerhalb des Haushalts, sondern auch Werbung, Filme oder einfach zufällige Begegnungen diese Lerndynamik beeinflussen. Selbst ein unproblematischer Konsum im familiären Kontext durch Vermeidung von Exzessen beeinflusst den prädisponierten Lernprozess nur bescheiden. Drogenprävention bereits im Kindesalter sollte daher in der Wirkung nicht überschätzt werden, könnten doch auch nicht trinkende oder nicht rauchende Eltern nur dann auf den Konsum von Drogen einwirken, wenn die Kinder zusätzlich auch von allen anderen Einflüssen ferngehalten würden – was weder möglich noch wünschenswert ist.

Im sozialisatorischen Prozess der Selbstfindung nehmen somit vor allem kollektive Lernprozesse eine fundamentale Rolle ein, anfänglich als Element der familiären Identifikation, später in Prozessen der Emanzipation und Autonomisierung, meist im Rahmen von sogenannten *Peer Groups.* In Prozessen der Autonomisierung spielen insbesondere psychoaktive Substanzen meist eine ambivalente Rolle, denn auf der einen Seite sind sie – wie wir bereits gesehen haben – Ausdruck des Erwachsenwerdens. Auf der anderen Seite steht der Konsum von psychoaktiven Substanzen – wie Ecstasy oder Cannabis – für Emanzipation, Transgression und Selbstfindung, und zwar im Hinblick auf eine unabhängig von älteren Generationen zu gestaltende Zukunft. So gehört der alternative Konsum von Drogen in Abgrenzung zum Konsum von Eltern oder anderen älteren Bezugspersonen häufig in das Repertoire sich emanzipierender Jugendlicher. Das Durchbrechen von Regeln im Prozess der jugendlichen Selbstfindung ist auch notwendig, denn nur lernende Gesellschaften können sich wandeln, auch in einer berauschenden Gesellschaft. Es erstaunt somit nicht, dass sogenannte Jugendbewegungen, wie wir sie aus den 1970er- und 1980er-Jahren kennen, eine bewusste und systematische Transgression von Regeln betrieben, die auch im Konsum psychoaktiver Substanzen ihren Niederschlag fand (Cattacin und Minner 2009).

FAZIT

Das Durchbrechen von Regeln und risikofreudiges Verhalten im Prozess der jugendlichen Selbstfindung sind konstitutiv für lernende, offene Gesellschaften. Sie sind Zeichen von gesellschaftlicher Erneuerung, die durchaus über die Bereitstellung von Experimentierräumen für Jugendliche im Prozess der Selbstfindung gefordert werden kann.

Homogene Gesellschaften mit einer relativ tiefen Mobilität und inneren Verschiedenheit – zum Beispiel in religiöser oder sprachlicher Hinsicht – sind dabei aufgrund ihres eingeschränkten Spielraums für anderes Verhalten meist veränderungsresistenter als heterogene Gesellschaften. In modernen, komplexen Gesellschaften ist daher der Ruf nach autoritäreren Erziehungsmethoden durchaus problematisch und scheitert oft auch an der bestehenden Interpretationsbreite im Umfeld erziehungsrelevanter Instanzen. Gerade in Migrationsfamilien kann beobachtet werden, dass Kinder, die auf einer regelkonformen Nachahmung beharren, identitäre Ambivalenzen in Bezug auf das, was richtig, und das, was falsch ist, entwickeln können, mit der Folge, dass das Kind sich entweder von den Eltern frühzeitig entfremdet oder sich der Umwelt verschließt, oft auch gleichzeitig oder in sich abwechselnden Phasen. So entstehen frühzeitig äußerst belastende Auseinandersetzungen, die spielerische Kindheitserfahrungen zu bedrückenden Erlebnissen werden lassen. Zahlreiche Untersuchungen zu den Kindern internationaler Migration – die „zweite und dritte Generation" (Bolzman et al. 1987; Mollenkopf et al. 2004) – und vor allem zur Parentifizierung (Graf und Frank 2001) belegen diese belastenden Zusammenhänge.

6

Insofern ist risikofreudiges Verhalten tatsächlich ein Zeichen offener Gesellschaften, was jedoch auch zu kontradiktorischen Ergebnissen in der Forschung zu psychoaktiven Substanzen führt, die Heroin-, Kokain- und Cannabiskonsum zum Beispiel entweder als dem gesellschaftlichen Experimentieren und der Innovation oder aber dem gesellschaftlichen und individuellen Niedergang zuschlagen (Boggio et al. 1997; Cattacin und Pignolo 2023). Gleiches gilt auch für die Forschung zu Computerspielen (Craipeau 2009).

Diese Erkenntnisse bedeuten für die Prävention nichts anderes, als dass **Experimentierräume** für Jugendliche im Prozess der Selbstfindung zu fördern sind, und zwar als Freiraume, die problemlos auch frei von Substanzen geführt werden können, wie zum Beispiel Kirchturmbesteigungen in der Nacht, Midnight Basketball, offene Turnhallen, Räume für Musikgruppen und so weiter. Studien zu urbanen, von Jugendlichen selbstgestalteten urbanen Räumen, weisen zudem darauf hin, dass diese durchaus zur Verbesserung der städtischen Lebensqualität – und auch zur Abnahme exzessiven Drogenkonsums – fuhren können (Donzelot und Estèbe 1994).

6.3.2 Sucht und Emanzipation – Gruppen als Referenzsysteme

Der Weg zur Emanzipation von sozialisatorischen Instanzen, wie Familie und Schule, führt über die Suche nach **sinngebenden Gruppen,** die die Moralentwicklung entscheidend beeinflussen. In diesen Gruppen werden moralbildende Lernprozesse in Gang gesetzt, die sich zu anderen Wertsphären dialektisch verhalten. So wird Identität zur Gruppenidentität, mit eigenem Anspruch auf Authentizität, logische Konsistenz und Wahrheit. Intrinsische beziehungsweise gruppenbezogene Wahrheiten in der Identitätsentwicklung werden deshalb höher eingestuft als extrinsische beziehungsweise äußere Wahrheiten, indem solche Gruppenwahrheiten an Identitäten gebunden und entsprechend stark gegen Fremdeinfluss immunisiert werden (Tarrant 2002). Das gilt selbst für das Essen von Fast Food trotz der gruppenexternen Kritik an fettreicher Kost.

Die Glaubwürdigkeit in Sachen moralisches Verhalten wird gruppenintern erzeugt, was sowohl in Bezug auf den Konsum von psychoaktiven Substanzen und Suchtverhalten als auch für die Prävention relevant ist. Denn gruppenintern kann der Druck, eine bestimmte Substanz zu konsumieren oder ein bestimmtes Verhalten an den Tag zu legen, genau so groß (und kontingent) sein, wie der externe Druck, dieses oder jenes Verhalten zu ächten, diese oder eine andere Substanz gerade nicht zu konsumieren: Bier schon, aber Wein nicht, Joints ja, aber bitte keine Zigarren. Das bedeutet aber auch, dass kollektive Veränderungen in den Konsum- und Verhaltensmustern nicht mit den Substanzen oder bestimmtem Handeln an sich, sondern mit den die Substanzen und bestimmtes Handeln vermittelnden Identitäten korrelieren (Allen et al. 2022). So wurde beispielsweise Heroin zur Droge der postfordistischen Gesellschaftskritik und Kokain oder auch Ecstasy zur Substanz der flexibilisierten, individualisierten Leistungs- und Freizeitgesellschaft.

Nach einer Phase emanzipativer Dynamiken wird über **Rituale gesellschaftlicher Instanzen** der Anschluss an das Erwachsensein wieder hergestellt, denn nur solange man jung ist, darf man sich Einiges erlauben. Durch ritualisierte Übergänge, die symbolisch Verantwortungsübergabe und -übernahme inszenieren, wird das Gleichgewicht zwischen Emanzipation und Zugehörigkeit wieder neu strukturiert, wie das bereits von Arnold van Gennep (1981 [1909]) anfangs des letzten Jahrhunderts beschrieben und später von Victor Turner (1969) weiterentwickelt worden ist. Übergangsrituale, wie Diplomfeiern, religiöse Riten und andere symbolbeladene Rituale, markieren den Weg vom Jugendlichen zum Erwachsenen. Doch die Schwächung der Bedeutung solcher Übergangsriten im Zuge der Säkularisierung (Gamba 2020) hat in modernen Gesellschaften nicht nur zur Verlängerung der Jugendzeit beziehungsweise der so genannten Moratoriumsphase (Sapin et al. 2007) geführt, sondern auch die Auseinandersetzung zwischen Konformität und Individualität oder schlicht die Suche nach der eigenen Identität auf die ganze Gesellschaft ausgeweitet (Giddens 1991). Im Lebensalltag von Erwachsenen wird nicht überraschend jugendliches Verhalten normalisiert, indem Erwachsene sich entweder spezifizieren (Grenzerfahrung als Suche nach Anerkennung von Eigenart) oder überadaptieren (Normalität von übermäßigem Alkoholkonsum, Essorgien als Geselligkeitsnorm, Sport als Gesundheitsnorm).

Diese identitäre Suche führt zu einer generellen persönlichen Verunsicherung, aber auch zu einer verunsicherten Gesellschaft (Bauman 1991), infolgedessen sich nahezu jeder Mensch auf der Suche nach Stabilität befindet. Obschon durchaus Gegentendenzen zu beobachten sind, etwa in den wieder eingeführten Diplomfeiern oder dem Wunsch, sich für die Verleihung eines Titels gar eine Tracht umzuhängen, dehnt sich für viele Jugendliche die Experimentierphase der Emanzipation weiterhin aus, sodass sich auch das damit einhergehende Risiko der Selbstschädigung erhöht. Denn kann Exzess im Jugendalter noch als notwendiges Übel zur Selbstfindung betrachtet werden, richtet dieser im Erwachsenenalter persönlich, sozial und beruflich große Schäden an.

Den Regulierungen über das Alter der Jugend im sogenannten Jugendschutz sollten – aufgrund dieser zunehmenden gesellschaftlichen Normierung von Entgrenzungen in jedem Lebensalter – Maßnahmen hinzugefügt werden, die spezifisches Suchtverhalten oder den exzessiven, für den Menschen problematischen Konsum regulieren. Solche Massnahmen können jedoch nicht einfach auf dem politischen Parkett ausgehandelt werden, sondern bedingen eine gesellschaftliche Auseinandersetzung beziehungsweise sozietale Lernprozesse, und zwar anhand von Diskursen im öffentlichen Raum über Regulierungsformen von exzessivem Suchtverhalten (EKDF 2006).

FAZIT

Da Glaubwürdigkeit in Bezug auf Wissen und moralisches Verhalten gruppenintern erzeugt wird, korrelieren Veränderungen in den süchtigen Verhaltensformen mit den die Verhaltensformen vermittelnden Identitäten.

6.3.3 Gesellschaftliche Lernprozesse

Kollektive Lernprozesse hinsichtlich des Konsums von psychoaktiven Substanzen werden in komplexen Gesellschaften durch die institutionelle Verankerung stabilisiert, indem sich erst dann entscheidet, was nur eine vorübergehende Modeerscheinung und was dauerhaft ist, wobei jede Institutionalisierung diskursive Auseinandersetzungen im öffentlichen Raum voraussetzt. Eine Institutionalisierung geschieht somit dann, wenn in der Sache Klarheit schaffende Diskurse von Systemen übernommen oder via Gesetze oder neue Produkte stabilisiert werden (Habermas 1992).

Geschieht dies nicht, verliert der in öffentlichen Diskursen hergestellte Konsens erneut an Stabilität, sodass Ergebnisse kollektiver Lernprozesse wieder verloren gehen, wie das am Beispiel des Drogenkonsenses in der Schweiz Ende der 1990er-Jahre eindrücklich aufgezeigt werden kann, der damals nicht durch eine entsprechende gesetzliche Änderung stabilisiert werden konnte. Dies führte dazu, dass der damalige Konsens in der sogenannten Viersäulenpolitik, die auf den Säulen Prävention, Therapie, Repression und Schadensminderung ruht, systemisch nicht stabilisiert und infolgedessen jeweils Opfer der konjunkturellen Schwankungen von Wahlkampf und Abstimmung wurde (Uchtenhagen 2022).

In der pluralisierten Gesellschaft hat sich der diskursive, öffentliche Raum differenziert, sodass sich kollektive Lernprozesse – wollen diese auch wirklich gesellschaftlich relevant sein – nicht ausschließlich an die Öffentlichkeit richten dürfen, sondern gewährleisten müssen, dass Diskurse in vielen, auch relativ autonomen Öffentlichkeiten beziehungsweise Foren stattfinden. Dies bedeutet beispielsweise, dass Themen wie Rauchverbote oder gesundes Essverhalten nicht nur in der politischen Arena, sondern ebenso in Schulen, Jugendszenen oder Internetforen zu diskutieren sind (Buller et al. 2019).

Doch der öffentliche Raum hat sich nicht nur nach innen differenziert, sondern auch von den konkreten beziehungsweise nationalstaatlichen Territorien entfremdet. Dies insbesondere im Zuge der Internationalisierung und Regionalisierung der politischen und ökonomischen Dynamik. Der Übergang von kollektiven zu gesellschaftlichen Lernprozessen ist deshalb vielschichtig gestaltet, wobei die Zusammenarbeit von territorialen Einheiten zur Stabilisierung der Resultate kollektiver Lernprozesse unabdingbar ist. So kann ein nationalstaatlicher Akteur beispielsweise nicht mehr allein Meister im eigenen Haus in Bezug auf die Regulierung von Suchtverhalten sein, sondern muss sich vielmehr auf ein komplexes Spiel der Mehrebenenregulierung einlassen (Benz et al. 1992), um kollektive Lernprozesse zu stabilisieren.

Komplexe Systeme erzeugen nicht nur Kodifizierungen von Normalität, sondern stemmen ihre Stabilität gegen jegliche Veränderungen, so auch im Suchtbereich, da sie als stabile Konstrukte der Gesellschaft primär auf die Reproduktion systemerhaltender Logiken geeicht sind (Luhmann 1984). Um der Veränderungsdynamik entfesselter Lebenswelten immerhin Scheinwelten entgegenzusetzen, ohne die Reproduktion systemischer Logiken zu gefährden, werden Lernprozesse durch diese Systeme meist nur simuliert. So wird mittels Werbung ein Wertewandel nur vorgetäuscht, beispielsweise mit dem Cowboy in der Marlboro-Werbung, der zum Bohemien und Nachtschwärmer wird, oder mit dem bodenständigen Winzer, der zum Önologen mutiert. Auf die gleiche Weise werden auch gesellschaftliche Randerscheinungen, wie der Konsum psychoaktiver Substanzen, generalisiert und somit zur Mode. Solche identitätsbezogenen Modeerscheinungen diffundieren dann meist auch in andere Systeme, um deren (Breiten-)Wirksamkeit zu instrumentalisieren, was zur Verstärkung der ursprünglichen Botschaft führt. So kann aus einer Zigarettenwerbung, auf der coole Menschen eine bestimmte Marke rauchen, durchaus auch eine Bekleidungsmode im politischen Leben hervorgehen, die Coolness mit einer Parteiausrichtung in Verbindung bringt.

Innerhalb der Reproduktion von Normalität kann jedoch auch Differenzierung eine Überlebensstrategie sein, denn innere Differenzierung eines Systems führt, soweit die Systemkohärenz garantiert bleibt, zur Stärkung von Systemen. Die Erhöhung von Komplexität kann darüber hinaus durch die Bildung von Subsystemen systemstabilisierend aufgefangen werden, denn so führt das Scheitern von Subsystemen nicht gleich zum Scheitern des gesamten Systems. Das führt dazu, dass auch Werbung gleicher Produkte Differenzierungen nur vortäuschen, wie Differenzierungen in der Farbe oder bezüglich der Insignien von Zigarettenverpackungen. Zur Systemstabilisierung werden denn auch ständig neue Produkte auf dem Markt eingeführt, die letztlich funktional äquivalent sind, wie die verschiedenen Derivate von Amphetaminen belegen. So definieren sich die Marktteilnehmenden ständig neu, um Veränderung oder Differenz vorzutäuschen, obschon sie im gleichen Markt tätig sind. Das Scheitern eines Marktes – beispielsweise des Heroinmarkts als Subsystem – führt deshalb auch nicht zum Abbruch einer Marktteilnahme etwa einer kriminellen Organisation, sondern nur zu Verlagerungen oder zu einer Neuausrichtung auf andere Märkte (Cattacin und Pignolo 2023).

Systeme instrumentalisieren auf der einen Seite Lebenswelten, auf der anderen Seite stabilisieren sie kollektive Lernprozesse. Ist die Umwelt jedoch gegenüber Differenzierung immunisiert und kann Wandel systemisch nicht mehr in traditionellen Logiken stattfinden, entstehen kollektive Reaktionen gegen die Systeme, die wiederum mittels kollektiver Lernprozesse von diesen aufgefangen, routinisiert oder gar verstärkt werden, was der Gesellschaft erlaubt, sich auf neue Problematiken einzulassen. So hat beispielsweise die kollektive, gesellschaftliche Empörung gegenüber der Tabakindustrie durch die Verbreitung von Rauchverboten ihre politische institutionelle Verankerung gefunden. Auch der Kampf im neunzehnten Jahrhundert gegen den Alkoholmissbrauch resultierte vielerorts in einer Steuer auf den Alkoholkonsum, die zu dessen Bekämpfung eingesetzt wurde. Es handelt sich dabei nicht um die Einführung von Verboten, sondern von Transferleistungen, die moralische Kritik dämpfen helfen (Steiner und Trespeuch 2019).

Damit gesellschaftlicher Wandel nicht die gesamte Gesellschaft destabilisiert, muss dieser durch eine systemische Antwort stabilisiert werden, wie dies am Beispiel der Cannabinoide aufgezeigt werden kann. Eine Politik des Verbots des Cannabiskonsums, obwohl dieses gar nicht mehr durchgesetzt werden kann, hat nicht nur konkrete Wirkungen auf einen bestimmten Politikbereich, sondern auf die Legitimation staatlichen Handelns insgesamt, das so lange an Glaubwürdigkeit verliert, bis dieses wieder im Einklang mit dem nicht mehr umkehrbaren Wertewandel steht (Cattacin und Philibert 2016; EKDF 2006).

FAZIT

Neue Regulierungen im Suchtbereich widerspiegeln Lernprozesse erst, wenn diese sich gesellschaftlich durchgesetzt haben.

6

6.4 Risikobewusstsein

Sowohl aus moralischer Sicht, wo Sucht mit Verfall, Zwanghaftigkeit, Verantwortungslosigkeit oder Triebhaftigkeit in Verbindung gebracht wird (Ogien 1998), als auch aus medizinischer Sicht, wo Suchtverhalten oft mit problematischer Abhängigkeit verwechselt wird, werden die Einschätzungen fast immer mit Schäden in Verbindung gebracht, sei es in Bezug auf den Schaden für den Einzelnen oder für die Gesellschaft. Inzwischen gibt es jedoch eine Reihe von wissenschaftlichen Studien, die den kontrollierten Umgang mit Sucht oder auch die spontane Veränderung des Verhaltens beschreiben (Kolte und Schmidt-Semisch 2019).

Dabei spielt das soziale Umfeld eine vorrangige Rolle. Norman E. Zinberg (1984) definiert das soziale Umfeld als Grundlage für informelle soziale Sanktionen und Rituale (informelle Kontrollen), die als wesentlicher Faktor für den kontrollierten Gebrauch psychoaktiver Substanzen fungieren. Die soziale Bewertung von Sucht beeinflusst die Art und Weise des Verhaltens und die Möglichkeiten, den kontrollierten Gebrauch von Drogen oder den vernünftigen Umgang mit Süchten zu erlernen (Descorte 2010). Das zeigt zum Beispiel Uwe Kemmesies Studie zum Suchtverhalten in bürgerlichen Kreisen (2013), wo Selbstkontrolle und Reflexivität, aber auch soziale Kontrolle zu einem schadensmindernden Verhalten führen.

Die jüngsten Entwicklungen bei der Regulierung von Cannabis sind ähnlich aufschlussreich (Philibert und Zobel 2019). Der Übergang von einer prohibitionistischen Logik zu einer Logik des Umgangs mit Risikoverhaltensweisen bezeugt den Übergang von der sozialen Inakzeptabilität von Cannabis zu einem Status, der auf der Notwendigkeit beruht, die mit seiner Existenz verbundenen Risiken, die nicht ausgerottet werden können, zu kontrollieren und zu begrenzen (Herzig et al. 2019). Die Legalisierungen in Uruguay, in Teilen der Vereinigten Staaten und in Kanada und die vielen Vorläufer dazu (wie die Coffeeshops in den Niederlanden oder die Cannabis-Clubs in Spanien) sind Experimente, die eine neue Phase der Regulierung von psychoaktiven Substanzen einläuten, in der die von moralischen Grundsätzen diktierte Unterscheidung von legalen oder illegalen Drogen relativiert wird und durch eine Logik ersetzt wird, die auf den Schutz der öffentlichen Gesundheit, die Schadensminderung und das individuelle Wohlbefinden abzielt, aber auch von mündigen Personen ausgeht, die über Konsumkompetenz Risiken des Gebrauchs psychoaktiver Substanzen abschätzen können (Cattacin 2022). Dies ist wahrscheinlich der Beginn eines neuen, von Verboten absehenden Weges, der mit der Verschreibung von Heroin begann und mit der Legalisierung von Cannabis seine Fortsetzung findet.

Damit wird der moralische Aspekt der Gefährlichkeit von Produkten und Verhalten mit dem Ziel beiseitegelassen, sich auf die Personen, deren Selbstkontrolle und die akzeptierten

Risiken zu konzentrieren. Auf dieser Grundlage lautet die Problematisierung von Interventionen bei Konsumierenden nicht mehr: „Wie sind sie abweichend geworden?" oder „Wie kann man ihnen helfen?", sondern vielmehr: „Wie konsumieren sie?" (Cattacin und Philibert 2016).

Inspiriert von Ulrich Becks (1994) Arbeiten über das Risiko, bedeutet ein risikobasiertes Denken im Suchtbereich, dass Suchtverhalten nicht mehr nur als ein „Risiko" betrachtet wird, als ein Defizit des Einzelnen oder der gesellschaftlichen Entwicklung, sondern als eine unvermeidbare und vorhersehbare Bedrohung im täglichen Leben. In einer Logik der Akzeptanz von Ungewissheit, weil Risiken unvermeidbar sind und Bedrohungen für die Gesundheit oder Sicherheit überall lauern, sollte der Fokus auf Individuen im sozialen Kontext gerichtet werden. Dies bedeutet, dass der Diskurs zu Sucht und ihrer Kontrolle sich nicht mehr auf die sozialen und individuellen Ursachen der Abhängigkeit konzentriert, sondern auf die Risikofaktoren für Betroffene. Diese Haltung erfordert eine Abkehr von der Konzentration auf ein bestimmtes Verhalten und dessen Verbot hin zu einer Intervention bei Einzelpersonen oder Risikosituationen – wie das etwa beim Drug-Checking an Rave-Partys der Fall ist (Maghsoudi et al. 2022) – entsprechend ihrer Risikoexposition.

MERKE
Die gesellschaftliche Einbettung von Suchtverhalten hat sich verändert. Soziale Kontrolle ist immer weniger relevant, dafür wächst der Druck auf das Individuum, sich selbst einzuschränken.

6.5 Folgerungen

Gegen Lernprozesse, die bereits in der Primärsozialisation angelegt sind, kann man nicht angehen, indem man Konsumformen psychoaktiver Substanzen und Suchtverhalten bekämpft. Sozialer Wandel kann auch nicht gestoppt werden, indem man den Einzug neuer Varianten von Sucht verhindert, Suchtverhalten stigmatisiert oder pathologisiert, denn Suchtverhalten gehören nun einmal zu emanzipativen Logiken des Experimentierens, und somit oft auch zu Jugendgruppen auf der Suche nach Autonomie und anderen sozialen Bewegungen des Umbruchs. Dies erklärt auch die Attraktivität von illegalen Substanzen, deren Konsum als Grenzerfahrung im Prozess der Emanzipation erlebt wird, die kontradiktorischen Resultate der Forschung zu identitätsstiftenden Cannabiskonsum und Computerspielen bei Jugendlichen, aber auch, dass urbane, von Jugendlichen selbst gestaltete Räume zur Verbesserung der Lebensqualität – und zur Abnahme exzessiven Konsums – führen können.

Doch keinesfalls haben wir es hier mit einem Kampf Davids gegen Goliath zu tun, sondern wohl viel eher mit einem Don Quichotte, der gegen Windmühlen ankämpft, denn einen Notausgang aus der berauschenden Gesellschaft gibt es nicht. Doch die damit verbundenen negativen Folgen können durchaus auch angegangen werden, indem zum Beispiel Sozialisationsprozesse so unterstützt werden, dass Grenzerfahrungen auch ohne schädigendes Suchtverhalten ermöglicht werde, oder dass ein kontrollierter Drogenkonsum und Suchtverhalten mit denjenigen Ritualen verbunden wird, die den notwendigen Übergang der Jugendlichen ins Erwachsenenalter hin zu einem verantwortungsbewussten Handeln markieren.

Dabei geht es nicht um die Bekämpfung von Suchtverhalten, sondern um die Verminderung desjenigen Schadens, der durch einen exzessiven Verhalten entsteht (Rhodes und Hedrich 2010). Regulierungen sind deshalb nur so lange wirksam, wie sie glaubwürdig solche Zusammenhänge aufzeigen können. Dabei kann Politik auch durch Regulierungen auf die instrumentelle Verbreitung von Bildern über Sucht einwirken, die die Folgen problematischen Suchtverhaltens verschleiern, aber auch Lösungen der Marktkontrolle im Bereich von Suchtverhalten testen, die sich Profitlogiken entziehen und an sozialen oder staatliche Regulierungsmodellen orientieren (Cattacin und Pignolo 2023).

Bestrafen ist allerhöchstens kurzfristig sinnvoll, denn Verhalten, das sich als emanzipativ versteht, kann so kaum beeinflusst werden; im Gegenteil, es kann dieses eher noch radikalisieren und damit verbundene Exzesse zusätzlich verstärken. Letztlich muss es also darum gehen, mit Politiken so zu überzeugen, dass wir bewusster mit Sucht umgehen, aber auch Unterstützung erhalten in sozialen Gruppen oder Unterstützung suchen, wenn wir es nötig haben. Dann wäre ein großer Schritt in Richtung einer sinnvollen und sinnmachenden Regulierung innerhalb einer berauschenden, aber auch lernenden Gesellschaft getan, die Schäden exzessiven Konsums sehr wohl vermindern will, ohne jedoch die für den gesellschaftlichen Wandel so zentralen, emanzipativen Spielräume zu verschliessen.

LITERATUR

Allen, J.P., Loeb, E.L., Kansky, J., Davis, A.A. Beyond susceptibility: Openness to peer influence is predicted by adaptive social relationships. International Journal of Behavioral Development 2022; 46(3), 180–189.
Bauman, Z. Modernity and ambivalence. Polity Press 1991.
Bauman, Z. Liquid Modernity. Polity Press 2000.
Beck, U. Riskante Freiheiten. Individualisierung in modernen Gesellschaften. Suhrkamp 1994.
Becker, H.S. Outsiders; studies in the sociology of deviance. Free Press of Glencoe 1963.
Benz, A., Scharpf, F.W., Zintl, R. Horizonale Politikverflechtung. Zur Theorie von Verhandlungssystemen. Campus 1992.
Bergeron, H. Sociologie de la drogue. La Découverte 2009.
Boggio, Y., Cattacin, S., Cesoni, M.L., Lucas, B. Apprendre à gérér. La politique suisse en matière de drogue. Georg 1997.
Bolzman, C., Fibbi, R., Garcia, C. La deuxième génération d'immigrés en Suisse: catégorie ou acteur social? Revue européenne de migrations internationales 1987; 3(1–2), 55–72.

Buller, D.B., Walkosz, B.J., Gill Woodall, W. Use of Media and Social Media in the Prevention of Substance Use. In: Z. Sloboda, H. Petras, E. Robertson, & R. Hingson (Hg.), Prevention of Substance Use. Springer International Publishing 2019: pp. 319–334.

Bütschi, D., Cattacin, S. Le modèle suisse du bien-être. Coopération conflictuelle entre Etat et société civile: le cas de l'alcoolisme et du vih/sida. Réalités sociales 1994.

Cardinal, N. Dimensions culturelle et historique de l'usage des psychotropes. In P. Brisson (Ed.), L'usage des drogues et la toxicomanie. Gaëtan Modin éditeur 1988: pp. 21–34.

Castel, R., Coppel, A. Les contrôles de la toxicomanie. In A. Ehrenberg (Ed.), Individus sous influence. Drogues, alcools, médicaments psychotropes. Esprit 1991: pp. 237–256.

Cattacin, S. Fordist Society and the Person. Studi Emigrazione/Migration Studies, LI(196), 2014; 557–566.

Cattacin, S. (. Die Freude am Drehen eines Joints. Cannabis als Teil ritueller Praxis. SuchtMagazin 2020; 46(1), 17–20.

Cattacin, S. Regulierung des Zugangs zu Cannabis und Schadensminderung. Der Schweizer Weg. rausch 2022; 11(3/4), 130–131.

Cattacin, S. Ville, innovation et créativité. In F. Gamba, S. Cattacin, & N. Viana Alzola (Hg.), Ville et créativité. Seismo 2023: pp. 29–41.

Cattacin, S., Minner, F. L'apprentissage sociétal. De la souffrance à la transformation d'une société. Suchtakademie 2009.

Cattacin, S., Philibert, A. Warten auf Godot. Zur unsteten Entwicklung von Drogenpolitiken. SuchtMagazin 2016; 16(4), 26–30.

Cattacin, S., Pignolo, L.C. Geschäftsmodell Sucht. SuchtMagazin 2023; 49(3&4), 4–9.

Conrad, P., Schneider, J.W. Deviance and medicalization: From badness to sickness. Temple University Press 1992.

Craipeau, S. Les jeux vidéo, des utopies expérimentales. Psychotropes 2009; 15(1), 59–75.

Crenshaw, K. Mapping the Margins: Intersectionality, Identity Politics, and Violence against Women of Color. Stanford Law Review 1991; 43(6), 1241–1299.

Crozier, M., Huntington, S.P., Watanuki, J. The Crisis of Democracies. Report on the Governability of Democracies. New York University Press 1975.

Descorte, T. Les effets adverses des politiques officielles en matière de drogue sur les mécanismes d'autorégulation des consommateurs de drogues illicites. Drogues, santé et société 2010; 9(1), 295–333.

Domenig, D., Cattacin, S. Gerechte Gesundheit. Grundlagen - Analysen - Management. Hogrefe 2015.

Donzelot, J., Estèbe, P. L'Etat animateur. Essai sur la politique de la ville. Esprit 1994.

Ehrenberg, A. Individus sous influences: Drogues, alcools, médicaments psychotropes. Editions Esprit 1991.

Ehrenberg, A. L'individu incertain. Hachette 1995.

Ehrenberg, A., Mignon, P. Drogues, politique et société. Descartes 1992.

Eidgenössische Kommission für Drogenfragen EKDF. Von der Politik der illegalen Drogen zur Politik der psychoaktiven Substanzen. Hans Huber 2006.

Eribon, D. Michel Foucault. Flammarion 1989.

Feustel, R. Drogen als Selbstoptimierung. In R. Feustel, H. Schmidt-Semisch, U. Bröckling (Hg.), Handbuch Drogen in sozial- und kulturwissenschaftlicher Perspektive. Springer 2019: pp. 105–115.

Foucault, M. L'archéologie du savoir. Gallimard 1969.

Foucault, M. Histoire de la folie à l'âge classique. Gallimard 1972a.

Foucault, M. Naissance de la clinique : une archéologie du regard médical. Presses universitaire de France 1972b.

Foucault, M. Naissance de la biopolitique : cours au Collège de France (1978–1979). Gallimard : Seuil 2004.

Gamba, F. Rituale : Vom sozialen Klebstoff zur personalisierten und geteilten Erfindung von Sinn. SuchtMagazin 2020;(1), 5–11.

Giddens, A. Modernity and self-identity : self and society in the late Modern Age. Polity Press 1991.

Godard, J.-L. Alphaville, une étrange aventure de Lemmy Caution 1965.

Goffman, E. Stigma: Notes on the Management of Spoiled Identity. Prentice-Hall 1963.

Graf, J., Frank, R. Parentifizierung: Die Last, als Kind die eigenen Eltern zu bemuttern. In S. Walper & R. Pekrun (Hrsg.), Familie und Entwicklung. Aktuelle Perspektiven der Familienpsychologie. Hogrefe 2001: pp. 314–344.

Gusfield, J.R. (1963). Symbolic Crusade. Status Politics and the American Temperance Movement. University of Illinois Press.

Habermas, J. Faktizität und Geltung. Suhrkamp 1992.

Hansen, H., Roberts, S.K. Two tiers of biomedicalization: Methadone, buprenorphine, and the racial politics of addiction treatment. Advances in Medical Sociology 2012; 14, 79–102.

Herzig, M., Zobel, F., Cattacin, S. Cannabispolitik. Die Fragen, die niemand stellt. Seismo 2019.

Kemmesies, U. Zwischen Rausch und Realität: Drogenkonsum im bürgerlichen Milieu. VS Verlag 2013.

Kolte, B., Schmidt-Semisch, H. Kontrollierter Drogenkonsum: Ein prekäres Paradigma? In R. Feustel, H. Schmidt-Semisch, U. Bröckling (Hrsg.), Handbuch Drogen in sozial-und kulturwissenschaftlicher Perspektive. Springer 2019: pp. 173–191.

Legnaro, A. Kleine Soziologie des Rauschs. In R. Feustel, H. Schmidt-Semisch, U. Bröckling (Hg.), Handbuch Drogen in sozial- und kulturwissenschaftlicher Perspektive. Springer 2019: pp. 27–40.

Levine, R.J. Medicalization of Psychoactive Substance Use and the Doctor-Patient Relationship. The Milbank Quarterly 1991; 69(4), 623–640.

Luhmann, N. Soziale Systeme. Grundriss einer allgemeinen Theorie. Suhrkamp 1984.

Maghsoudi, N., Tanguay, J., Scarfone, K., Rammohan, I., Ziegler, C., Werb, D., Scheim, A.I. Drug checking services for people who use drugs: a systematic review. Addiction 2022; 117(3), 532–544.

Marcuse, H. One-Dimensional Man: Studies in the Ideology of Advanced Industrial Society. Beacon Press 1964.

McMillen, J. Understanding gambling. In J. McMillen (Ed.), Gambling cultures: Studies in history and interpretation. Routledge 1996: pp. 6–42.

Memmi, D. Vers une confession laïque? La nouvelle administration étatique des corps. Revue française de science politique 2000; 50(1), 3–20.

Merton, R.K. Social structure and anomie. American Sociological Review 1938; 3(5), 672–682.

Mill, J.S. On liberty : with related documents. Bedford/St. Martin's 2008 [1859].

Miller, M. Kollektive Lernprozesse. Studien zur Grundlegung einer soziologischen Lerntheorie. Suhrkamp 1986.

Mollenkopf, J.H., Waters, M.C., Kasinitz, P. Becoming New Yorkers : ethnographies of the new second generation. Russell Sage Foundation 2004.

Mottier, V. État et contrôle de la sexualité reproductive: l'exemple des politiques eugénistes dans les démocraties libérales (Suisse, Suède et Royaume-Uni). Politique et Sociétés 2012; 31(2), 31–50.

Offe, C. Bindung, Fessel, Bremse. Die Unübersichtlichkeit von Selbstbeschränkungsformeln. In A. Honneth, T. McCarthy, C. Offe, A. Wellmer (Hrsg.), Zwischenbetrachtungen im Prozess der Aufklärung. Jürgen Habermas zum 60. Geburtstag. Suhrkamp 1989: pp. 739–774.

Ogien, A. Grammaire de la drogue In A. Ehrenberg (Ed.), Drogues et médicaments psychotropes. Le trouble des frontières. Esprit 1989: pp. 143–169.

Philibert, A., Zobel, F. Revue internationale des modèles de régulation du cannabis. Institut de recherches sociologiques de l'Université de Genève (Sociograph 41), 2019.
Piaget, J. La construction du réel chez l'enfant. Delachaux & Niestlé 1937.
Rhodes, T., Hedrich, D. (Hrsg.). Harm reduction: evidence, impacts and challenges. EMCDDA 2010.
Sapin, M., Spini, D., Widmer, E. Les parcours de vie : de l'adolescence au grand âge. Presses polytechniques et universitaires romandes 2007.
Steiner, P., Trespeuch, M. Contested Markets: Morality, Market Devices, and Vulnerable Populations. In S. Schiller-Merkens, P. Balsiger (Hrsg.), The Contested Moralities of Markets. Emerald Publishing 2019; 63: 31–48.
Stettler, P. Müller, Hans. Historisches Lexikon der Schweiz 2009, http://www.hls-dhs-dss.ch/textes/d/D6429.php?topdf=6421.
Tarrant, M. Adolescent Peer Groups and Social Identity. Social Development 2002; 11(1), 110–123.
Turner, V. The Ritual Process: Structure and Anti-structure. Transaction publishers 1969.
Uchtenhagen, A. 30 Jahre Schweizer Drogenpolitik 1991–2021. Rüffer & Rub 2022.
Vaille, C., Stern, G. Les Stupéfiants, fléau social. Expansion scientifique française.
van Gennep, A. (1981 [1909]). Rites de passages. Dunod 1955.
Wagner, G. Selbstoptimierung: Praxis und Kritik von Neuroenhancement (Vol. 23). Campus Verlag 2017.
Zinberg, N. E. Drug, Set and Setting : The Basis for Controlled Intoxicant Use. Yale University Press 1984.

6

KAPITEL

7

Kenneth M. Dürsteler, Marc Vogel, Marc Walter

Psychotherapieforschung bei Suchterkrankungen

Kernaussagen

- Metaanalysen belegen die Wirksamkeit suchtspezifischer Psychotherapie, die gegenüber Kontrollbedingungen allgemein zu signifikant besseren Ergebnissen führt.
- Bei Suchterkrankungen sind Therapie- und Veränderungsmotivation nicht Voraussetzung, sondern Gegenstand der Psychotherapie.
- In Zukunft gilt es, die evidenzbasierten Psychotherapieverfahren noch besser in die klinische Praxis zu integrieren und dafür die nötigen Ressourcen bereitzustellen.

7.1 Einleitung

Die Psychotherapieforschung befasst sich mit der Wirksamkeit und Wirkweise psychotherapeutischer Methoden und Interventionen. Neben **randomisierten kontrollierten Studien (RCTs)** sind **Metaanalysen** ein wichtiges Hilfsmittel, um die Wirksamkeit einer Methode zu untersuchen. Letztere fassen die Ergebnisse von RCTs (bisweilen auch von anderen gut kontrollierten Studien) zur selben Fragestellung mittels statistischer Verfahren zusammen. Die Wirksamkeit einer bestimmten Intervention wird dabei in **Effektstärken** (oder Effektgrößen) angegeben. In der Regel werden Effektstärken zur Verdeutlichung der praktischen bzw. klinischen Relevanz von statistisch signifikanten Ergebnissen herangezogen. Der Effekt einer Intervention kann dabei klein, mittel oder groß sein.

7

Bei der Beurteilung der Wirksamkeit psychotherapeutischer Verfahren bei Suchterkrankungen gilt es zu bedenken, dass sich die publizierten RCTs bezüglich Studiendesign, Selektionskriterien, Stichprobengröße, Kontrollgruppe bzw. -bedingungen, primären und sekundären Endpunkten, Messmethoden und letztendlich auch hinsichtlich ihrer methodischen Qualität beträchtlich voneinander unterscheiden (Miller und Wilbourne 2002; Prendergast et al. 2002). Ferner ist eine effektive Therapie nicht für jede Suchterkrankung gleichermaßen wirksam, und häufig sind die Studien so angelegt, dass sie eine hohe interne **Validität** anstreben, worunter die externe Validität leidet, sodass die **Generalisierbarkeit** der Befunde auf klinische Populationen fraglich bleibt. Außerdem sind die berichteten Zahlen für Therapieabbrüche in Wirksamkeitsstudien hoch, was die Ergebnisse ebenfalls beeinflusst. Da die Mehrzahl der publizierten Studien aus den USA stammt, sind die Resultate nicht ohne kritische Prüfung auf den europäischen Raum mit teils sehr abweichenden Behandlungsbedingungen übertragbar. Angesichts der vielen Schulen und Verfahren in der Psychotherapie gilt es ferner zu berücksichtigen, dass teils sehr unterschiedliche Kriterien für die Messung der Wirksamkeit postuliert werden. Zudem sind nicht alle therapeutischen Wirkfaktoren operationalisiert und der Forschung somit nur begrenzt zugänglich.

Auch Metaanalysen unterscheiden sich methodisch erheblich, z. B. bei der Zusammenstellung der als relevant erachteten Studien. Dies betrifft die Publikationssprache, die Publikationsart (meist keine „graue“ Literatur), die definierten Qualitätsstandards und Outcome-Maße oder die Breite der gewählten Problemdefinition. Prendergast et al. (2002) kommen in einer methodisch ausgerichteten Übersichtsarbeit zu Metaanalysen bei Suchterkrankungen denn auch zu dem Schluss, dass in Studien größere Effektstärken identifiziert werden können, wenn bereits bei Studienbeginn (Baseline) Unterschiede zwischen Interventions- und Kontrollbedingungen bestanden haben. Die Effektgrößen fallen dagegen umso kleiner aus, je mehr abhängige Variablen berücksichtigt werden.

RESÜMEE

- Randomisierte kontrollierte Studien (RCTs) und Metaanalysen sind hochwertige Methoden, um die Wirksamkeit suchtspezifischer psychotherapeutischer Verfahren zu untersuchen.
- Mittels quantitativer statistischer Methoden aggregieren Metaanalysen die Ergebnisse verschiedener kontrollierter Einzelstudien zur selben Fragestellung.
- Die Wirksamkeit einer bestimmten Intervention wird in Effektstärken angegeben; diese können klein, mittel oder groß sein.

7.2 Grundsätze einer wirksamen Psychotherapie bei Suchterkrankungen

Aus medizinischer Sicht gelten Suchterkrankungen heute als **multifaktoriell bedingte, häufig chronisch verlaufende komplexe Störungsbilder,** die mit beträchtlichen gesundheitlichen und psychosozialen Folgen und entsprechenden erheblichen volkswirtschaftlichen Kosten einhergehen. Die Inzidenz- und Prävalenzraten von Suchterkrankungen sind in der westlichen Welt generell hoch, und häufig sind diese Erkrankungsbilder mit weiteren psychischen Störungen vergesellschaftet (Kessler et al. 2005; Lenzenweger et al. 2007; Skodol et al. 1999). Die Behandlung von Suchterkrankungen ist dementsprechend komplex und vielfach auch kostspielig (Orford 2008). Der Erfolg einer Therapie hängt nicht nur vom Wirkungsgrad der verwendeten Methode ab, sondern auch vom bestehenden Krankheitsbild, von den aktuellen Bedürfnissen und individuellen Bedingungen der betroffenen Person. Idealerweise sollte die Therapie auch die Behandlung der Begleit- und Folgeerkrankungen umfassen.

Den Daten des Bundes-Gesundheitssurveys zufolge ist die therapeutische Versorgungslage bei Menschen mit Suchterkrankungen verschärft, da im Durchschnitt nur 29 % aller im Laufe eines Lebens an einer Sucht erkrankten Personen überhaupt behandelt werden (Wittchen und Jacobi 2001). Diese

Situation wird durch den Umstand verschärft, dass die Therapieabbruchraten bei Suchterkrankungen ungeachtet von Therapiesetting und -methode hoch sind. Laut einer Metaanalyse beendet etwa ein Drittel aller Patientinnen und Patienten mit Suchterkrankungen die Psychotherapie frühzeitig, wobei kokainabhängige Personen mit 42 % durchschnittlich die höchsten Abbruchraten aufwiesen (Dutra et al. 2008). Beides hängt teilweise mit überholten Strukturen, realitätsfremden Erwartungen und inadäquaten Behandlungsgrundsätzen des Versorgungssystems zusammen. Beispielsweise wird von gewissen Einrichtungen immer noch **Abstinenzbereitschaft** als Voraussetzung für eine Therapie gefordert, und bei vielen Therapieangeboten führt eine Fortführung oder Wiederaufnahme des Substanzkonsums noch immer zum Ausschluss (Gouzoulis-Mayfrank 2007). Dies steht im Widerspruch zur Darstellung der Internationalen Klassifikation psychischer Störungen (WHO 1991), wonach es sich bei der Abhängigkeitsstörung um eine Gruppe von Phänomenen handelt, bei denen der Konsum einer Substanz Vorrang gegenüber anderen, früher höher bewerteten Verhaltensweisen habe, verbunden mit einem zeitweise übermächtigen Konsumwunsch und verminderter Kontrollfähigkeit bezüglich Beginn, Beendigung und Menge des Konsums.

Abstinenzbereitschaft oder gar Abstinenz als Vorbedingung für eine Behandlung ist für viele Patienten ein zu hohes Ziel (Ambrogne 2002; Mowbray et al. 2013; Tenhula et al. 2009). Zudem haben sich Motivationsprüfungen, z. B. in Form von mehrmaligen Vorgesprächen bis zur Therapieaufnahme, als kontraproduktiv erwiesen (Hoffman et al. 2011; McCarty et al. 2009). Vielmehr ist die **Verbesserung der Veränderungsmotivation** heute als wichtiges Teilziel der Therapie zu verstehen, wobei die momentanen Beweggründe der Patienten als Ausgangspunkt für die Behandlung dienen sollten (Bujarski et al. 2013; Mowbray et al. 2013). Grundsätzlich sollte ein Therapiebeginn bei Menschen mit einer Suchterkrankung so niederschwellig und schnell wie möglich erfolgen (Hoffman et al. 2011; Tenhula et al. 2009). Dabei sollte sich die Therapie von Anbeginn an den aktuellen Bedürfnissen und Zielen der Patienten orientieren (Bujarski et al. 2013; Lozano et al. 2006; Mowbray et al. 2013) und der Behandlungsfokus zumindest bei Personen ohne Abstinenzwunsch zunächst einmal auf die **Schadensminderung** gelegt werden (Ambrogne 2002; McCarty et al. 2009). Dementsprechend sollten Interventionen, welche die mit der Suchterkrankung assoziierten Risiken reduzieren, prioritär erfolgen (Tenhula et al. 2009). Für viele Personen mit einer Suchterkrankung ist eine dauerhafte Abstinenz als Therapieziel unrealistisch, und manche werden erst nach jahrelanger Behandlung und der damit einhergehenden gefestigten therapeutischen Beziehung weiterführenden therapeutischen Interventionen zugänglich (Bujarski et al. 2013; Drake et al. 2008). Ein möglicher Ansatz, um die Problemeinsicht und Bereitschaft zur Verhaltensänderung und damit die Akzeptanz gegenüber einer umfassenderen psychotherapeutischen Behandlung zu fördern, bilden **motivationsfördernde Kurzinterventionen**, die auch bereits vor der eigentlichen Therapie der Suchterkrankung im Einzel- oder Gruppensetting erfolgen können (Lozano et al. 2013; Oldham et al. 2012). Auch der Einsatz eines Anreizsystems, bei dem die Motivation extrinsisch gestärkt wird, z. B. indem die Besuche der therapeutischen Sitzungen mit Gutscheinen oder Preisen belohnt werden, können hilfreich sein (Businelle et al. 2009; Petry et al. 2011).

Prinzipiell bedarf es in der Therapie von Menschen mit Suchterkrankungen einer dauerhaft unterstützenden und geduldig motivierenden Vorgehensweise. **Motivationsarbeit** ist angesichts störungsbezogener Adhärenzprobleme in jeder Phase der Behandlung von großer Bedeutung. Die Behandlungsplanung sollte in jedem Fall langfristig angelegt sein, mit Rückfällen und vermeintlichen „Rückschritten" jeder Art ist immer wieder zu rechnen; und auch gleichsam kleine Fortschritte der Patienten gilt es entsprechend zu würdigen (Danovitch und Gorelick 2012; McCarty et al. 2009; Schaefer et al. 2011; Torrens et al. 2012). Hierfür bedarf es einer als **hilfreich erlebten, tragfähigen und belastbaren therapeutischen Beziehung,** die es aufzubauen und zu pflegen gilt (Dundon et al. 2008; Siqueland et al. 2004). Die Motivationsarbeit sollte sich nicht nur auf die Suchterkrankung beziehen, viel eher sollte sie immer die gesamte Krankheits- und Lebenssituation der Behandelten sowie deren Anliegen und Ressourcen einbeziehen (Ziedonis et al. 2005).

RESÜMEE

- Die therapeutische Versorgungslage für Menschen mit Suchterkrankungen ist ungenügend, nur eine Minderheit erhält eine suchtspezifische Behandlung.
- Die Therapie sollte bei Suchterkrankungen niederschwellig und schnell erfolgen; Abstinenz oder Abstinenzbereitschaft als Therapievoraussetzung ist häufig ein zu hohes Ziel.
- In jeder Behandlungsphase von Suchterkrankungen spielt die therapeutische Motivationsarbeit mit den Betroffenen eine zentrale Rolle.

7.3 Allgemeine psychotherapeutische Wirkfaktoren und Beziehungsgestaltung

Laut Metaanalysen haben psychotherapeutische Interventionen grundsätzlich überwiegend positive Effekte (Grawe et al. 1994; Lambert und Ogles 2004; Wampold und Imel 2015). Obschon die Effektstärken aktuell nicht mehr so groß wie ursprünglich angegeben sind, kann für die Wirksamkeit insgesamt eine mittlere Effektstärke angenommen werden (Lambert 2013). Bei rund zwei Dritteln psychotherapeutisch behandelter Personen kommt es, über alle Störungen hinweg, zu klinisch relevanten Verbesserungen der

7

psychischen Symptomatik (Lambert 2013; Ogles et al. 1995). Bei 30 % der Behandelten ist allerdings auch ohne psychotherapeutische Intervention mit bedeutsamen Verbesserungen zu rechnen (Grawe et al. 1994), bei etwa 10 % der Patienten führt die Therapie zu einer Verschlechterung (Lambert und Ogles 2004).

Aus der Psychotherapieforschung ist gut bekannt, dass die Unterschiede zwischen Therapierenden im Allgemeinen größer sind als die Unterschiede zwischen den verschiedenen Therapieverfahren (Lambert und Ogles 2004; Norcross und Wampold 2011; Wampold 2012). Dies scheint auch für die Psychotherapie bei Suchterkrankungen zuzutreffen (Anton et al. 2006; Crits-Christoph et al. 1999, 2001; Project-MATCH-Research-Group 1997). Wie erfolgreich Therapeuten sind, hängt vor allem von ihren interpersonellen Fähigkeiten ab und steht laut Lambert und Ogles (2004) kaum mit der Länge ihrer therapeutischen Berufserfahrung in Zusammenhang. Das Therapieverfahren scheint im Vergleich zu den allgemeinen Wirkfaktoren der Psychotherapie wie der Qualität des therapeutischen Arbeitsbündnisses und den interpersonellen Fähigkeiten der Therapierenden für den Behandlungserfolg von untergeordneter Bedeutung zu sein (Messer und Walpold 2002; Norcross und Wampold 2011). Laut Messer und Wampold (2002) lassen sich höchstens 8 % des Therapieerfolgs auf das Therapieverfahren, aber mindestens 70 % auf gemeinsame Faktoren wie **therapeutische Allianz** („therapist-client alliance") und **therapeutische Fähigkeiten** („competence") zurückführen.

Für die Einzeltherapie ist die Bedeutung der Qualität der **therapeutischen Beziehung** für das Resultat der Behandlung zweifelsfrei nachgewiesen, und zwar für unterschiedliche Therapieansätze. Sie kann als der empirisch am besten gesicherte Wirkfaktor der Psychotherapie angesehen werden (Grawe et al. 1994: 706). Die Qualität der therapeutischen Beziehung ist denn auch direkt mit dem Therapieverlauf der Suchterkrankung verbunden (Dundon et al. 2008), und es gibt Hinweise dafür, dass die therapeutische Beziehung allein in Unabhängigkeit vom Psychotherapieinhalt für einen verbesserten Therapieverlauf verantwortlich sein könnte (Martin et al. 2000). Bei der Psychotherapie von Suchterkrankungen gilt es zudem zu beachten, dass viele Betroffene Opfer von Stigmatisierungen und traumatischen Ereignissen geworden sind (Smith und Rosen 2009; Vogel et al. 2011). Dies kann den Aufbau und die Gestaltung der therapeutischen Beziehung erschweren.

Voraussetzung für eine erfolgversprechende psychotherapeutische Herangehensweise an Menschen mit einer Suchterkrankung ist in jedem Fall eine **respektvolle, wohlwollende, nicht wertende und empathische Haltung**, die den Leidensdruck der Patienten versteht und akzeptiert und ihnen echtes Interesse für die Lösung ihrer Anliegen und Probleme vermittelt (McCarty et al. 2009). „Wirksame" Therapeuten zeigen im Vergleich zu weniger „wirksamen" insgesamt mehr positive und weniger negative Verhaltensweisen (Asay und Lambert 2001). Zu den positiven gehören nach Asay und Lambert (2001) z. B. Anteilnahme, Bestätigung, Verständnis und Wärme, während Abweisen, Geringschätzung, Ignorieren oder Moralisieren Bespiele für negative therapeutische Verhaltensweisen darstellen. Eine Atmosphäre beiderseitigen Vertrauens ist für den Erfolg jeder therapeutischen Intervention unabdingbar, und zwar ungeachtet, mit welchem Therapieverfahren die Therapierenden arbeiten (Norcross und Wampold 2011). Daher gilt es jede Intervention hinsichtlich möglicher Auswirkungen auf die therapeutische Allianz und das Arbeitsbündnis mit der Patientin bzw. dem Patienten zu hinterfragen.

Die Haltung der Therapeuten sollte den Patienten zudem immer vermitteln, dass sie ihr Bestes zu geben suchen, ohne sie zu etwas drängen zu wollen. Die Therapierenden sollten ihnen gegenüber auch in heiklen Momenten zugewandt, empathisch und akzeptierend bleiben, ohne dass sie die Verantwortung für deren Handeln übernehmen. Dabei dienen sie den Patienten immer als Vorbild. Dieser Funktion sollten sich die Therapeuten in ihrem Handeln jederzeit bewusst und stets bemüht sein, dementsprechend zu handeln. Es obliegt ihnen auch, ihren Patienten das nötige Wissen über die bestehenden Erkrankungen und deren Behandlung verständlich zu vermitteln, Therapieangebote zu unterbreiten und mögliche Alternativen zu problematischen Verhaltensweisen aufzuzeigen. Die Entscheide für oder gegen ein Angebot liegen jedoch immer beim Patienten bzw. bei der Patientin. Wie bei allen anderen Patienten gilt es auch bei der Therapie von Menschen mit Suchterkrankungen, deren subjektive Theorie über ihre Erkrankung und ihre Lebensbezüge zu erfragen und in die Behandlung einzubeziehen (Norcross und Wampold 2011).

RESÜMEE

- Allgemeine Wirkfaktoren der Psychotherapie (z. B. Qualität des Arbeitsbündnisses, interpersonelle therapeutische Fähigkeiten) sind für den Behandlungserfolg wichtig.
- Die Qualität der therapeutischen Beziehung ist der empirisch am besten untersuchte und gesicherte Wirkfaktor der Psychotherapie.
- Voraussetzung für eine erfolgreiche Psychotherapie bei Suchterkrankungen ist eine respektvolle, wohlwollende, nicht wertende und empathische therapeutische Haltung.

7.4 Evidenzbasierte suchtspezifische Psychotherapie

Zur Behandlung von Suchterkrankungen bedarf es unterschiedlicher psychotherapeutischer Ansätze, wobei laut Expertenkonsens eine Reihe von Verfahren kontraindiziert ist (Norcross et al. 2010). Dazu gehören u. a. das Neurolinguistische Programmieren, die sog. Rückführungstherapie sowie

Aversions- und Schocktherapien (z. B. Scared-Straight-Programme). Konfrontative Therapieansätze haben sich in der Suchtbehandlung generell als wenig effektiv erwiesen (Miller et al. 2003; Thomasius und Küstner 2005) und können sogar zu unerwünschten Ergebnissen führen (Norcross und Wampold 2011). Belehrende und konfrontative Methoden erzeugen bei den Patienten ein hohes Maß an Widerstand, das sich negativ auf die Therapiebereitschaft und das Therapieergebnis auswirken kann (Longshore und Teruya 2006; Lundahl und Burke 2009).

Ein geeignetes Verfahren zur Förderung intrinsischer Motivation bieten die Grundsätze und Techniken der **motivierenden Gesprächsführung** (Motivational Interviewing, MI) nach Miller und Rollnick (2015). Die Wirksamkeit dieses motivationalen Therapieansatzes wurde nicht nur für Suchterkrankungen, sondern auch im Zusammenhang mit der Förderung „erwünschter" Verhaltensänderungen bei psychischen Störungen und somatischen Erkrankungen (z. B. zur Förderung der Adhärenz) nachgewiesen (Nyamathi et al. 2010; Oldham et al. 2012).

Obschon die MI nach heutigem Erkenntnisstand nicht effektiver zu sein scheint als andere motivationsfördernde Standardmethoden (z. B. kognitiv-behavioral basierte Interventionen), wenn es um die Reduktion oder Sistierung des Substanzkonsums geht, sprechen viele Argumente für den Einsatz dieser Methode in der Praxis (Lundahl und Burke 2009; Smedslund et al. 2011).

MERKE

Einerseits ist die MI sehr ökonomisch und in unterschiedlichsten Therapiesettings im Einzel- und im Gruppenformat einsetzbar. Andererseits ist der Ansatz bezüglich Art und Schwere der Störung sehr vielseitig anwendbar, und er lässt sich mit anderen Verfahren gut kombinieren und leicht in Behandlungspläne integrieren (Lundahl und Burke 2009).

7.4.1 Evidenzbasierte suchtspezifische Psychotherapieverfahren

Eine Reihe von psychotherapeutischen Ansätzen hat sich bei der Behandlung von Suchterkrankungen in RCTs und Metaanalysen als wirksam erwiesen. Zu den Therapieverfahren mit dem höchsten Evidenzgrad gemäß den Leitlinien der American Psychiatric Association (APA 2010) zählen **motivierende Gesprächsführung** sowie verschiedene (kognitiv-)behavioral basierte Interventionen, insbesondere **Contingency Management** (CM), (**Community Reinforcement Approach** (CRA), **Relapse Prevention** (RP) und andere suchtspezifische **kognitiv-verhaltenstherapeutische Therapieprogramme** (KVT; ➤ Tab. 7.1). Positive Wirksamkeitsnachweise finden sich auch für weitere Verfahren, insbesondere die supportiv-expressive Therapie (Leichsenring et al. 2004) sowie verschiedene familienbasierte Therapieansätze (Vermeulen-Smit et al. 2015), auf die im Folgenden nicht näher eingegangen wird.

Psychotherapeutische Interventionen nehmen bei der Behandlung von Suchterkrankungen nach wie vor eine zentrale Rolle ein; dies gilt umso mehr, als (noch) nicht für alle Suchterkrankungen wirksame Pharmakotherapien existieren (z. B. Cannabis- oder Kokainabhängigkeit). Am längsten und besten untersucht ist die Wirksamkeit suchtspezifischer Psychotherapieverfahren bei alkoholabhängigen Personen. Im Vergleich dazu ist die Studienlage zu Cannabisabhängigkeit, Kokain-/Stimulanzienabhängigkeit und Opioidabhängigkeit deutlich spärlicher (Berglund et al. 2003; Carroll und Onken 2005; Dutra et al. 2008; Miller und Wilbourne 2002).

Zur Prüfung der Wirksamkeit psychotherapeutischer Interventionen bedient sich die Psychotherapieforschung im Bereich der Suchterkrankungen verschiedener Endpunkte. Welche davon am besten geeignet sind, wird in der Forschung nach wie vor diskutiert (Glasner-Edwards und Rawson 2010). Ihre jeweilige Eignung hängt u. a. von der Störung, insbesondere deren Schwere, vom gesundheitspolitischen und soziokulturellen Kontext und von den vorhandenen Versorgungsstrukturen ab. Als wichtige **allgemeine Interventionsziele** gelten in der suchtspezifischen psychotherapeutischen Wirksamkeitsforschung heute:

- Psychosoziales Funktionsniveau
- Lebenszufriedenheit bzw. Lebensqualität
- Substanzbezogene körperliche, psychische und soziale Probleme

Für die Wirksamkeitsprüfung wurden in den in diesem Kapitel näher besprochenen Metaanalysen zu suchtspezifischen Psychotherapieverfahren die folgenden **Erfolgskriterien** herangezogen:

- Aufrechterhaltung der Abstinenz bzw. Zeit bis zum Rückfall
- Ausmaß der Konsumreduktion (z. B. Menge und Häufigkeit)
- Haltequote bzw. die Rate der Therapieabbrüche

Als Kontrollbedingungen dienten je nach Studie Suchtpatienten einer Warteliste, einer Selbsthilfegruppe oder unterschiedlicher Standardbehandlungen sowie evidenzbasierte Therapieverfahren (z. B. MI, KVT, CM, medikamentöse Behandlung). Die Untersuchungszeiträume der Einzelstudien erstreckten sich meist über 3–12 Monate.

Motivierende Gesprächsführung

Motivational Interviewing (MI) nach Miller und Rollnick (2015) ist ein direktiver, personenzentrierter Behandlungsansatz mit dem Ziel, intrinsische Motivation zur Änderung eines problematischen Verhaltens durch Explorieren und Auflösen von Ambivalenz aufzubauen. Motivation gilt dabei als wesentlicher Faktor für die Veränderung von Problemverhalten (DiClemente und Prochaska 1982). Als wichtige

7

Tab. 7.1 Metaanalysen zur Wirksamkeit psychotherapeutischer Verfahren bei Suchterkrankungen

Studie	Anzahl Studien insgesamt	Verfahren	Kontrollbedingungen	Outcome-Kriterium	Effektstärke, (n), 95 %-CI	Bemerkungen
Benishek et al. (2014)	19	CMa	2	Alkohol- und Drogenkonsum	*d* = 0.46, (19), 0.37–0.54 *d* = 0.33, (19), 0.12–0.54	bei Therapieende für Follow-ups ≤ 3 Monate
Burke et al. (2003)	30*	MI	1,2	Alkoholkonsum Drogenkonsum	*d* = 0.25, (15), 0.13–0.37 *d* = 0.56, (5), 0.31–0.82	gilt ggü. Kontrollbedingung 1, keine signifikanten Effekte für Vergleich mit 2
Davis et al. (2016)	59	CMb	1,2	Alkohol-, Tabak- und Drogenkonsum	*d* = 0.62, (59), 0.54–0.70 *d* = 0.26, (28), 0.11–0.41	über alle Substanzen während und nach der Intervention
Dutra et al. (2008)	34	CM	1,2	Drogenkonsum	*d* = 0.58, (14), 0.25–0.90	ggü. allen Kontrollbedingungen während der Therapie
		KVT	1,2		*d* = 0.28, (13), 0.06–0.51	
		RP	1,2		*d* = 0.32, (5), 0.06–0.56	
		CM + KVT	2		*d* = 1.02, (2), 0.05–2.09	
Ginley et al. (2021)	23	CM	1,2,3	Langzeit-Drogenkonsum	*OR* = 1.22 (23), 1.01–1.44	UP als Abstinenzmarker 12 Monate nach Therapieende
Hettema und Hendricks (2005)	72#	MI	1,2,3	Alkoholkonsum	*d* = 0.26, (31), 0.18–0.33	über alle Follow-ups hinweg, bis max. 12 Monate
				Tabakkonsum	*d* = 0.14, (6), 0.04–0.22	
				Drogenkonsum	*d* = 0.29, (13), 0.15–0.43	
Irvin et al. (1999)	26	RP	1,2,3	Alkohol-, Tabak- und Drogenkonsum	*r* = 0.14, (26), 0.10–0.17	für alle Substanzen ggü. allen Kontrollbedingungen
Magill und Ray (2009)	53	KVT	1,2,3	Alkohol- und Drogenkonsum	*g* = 0.154, (53), 0.07–0.24	für alle Substanzen ggü. allen Kontrollbedingungen
Magill et al. (2019)	30	KVT	1,2,3	Alkohol- und Drogenkonsum	*g* = 0.58, (30), 0.15–1.01	gilt für alle Substanzen ggü. Kontrollbedingungen 1
Prendergast et al. (2006)	47	CM	1,2	Alkohol-, Tabak- und Drogenkonsum	*d* = 0.42, (47), 0.35–0.50	für alle Substanzen ggü. allen Kontrollbedingungen
Pfund et al. (2022)	84	CM	1,2,3	Alkohol- und Drogenkonsum	*d* = 0.54, (84), 0.43–0.64	für alle Substanzen ggü. allen Kontrollbedingungen
Roozen et al. (2010)	4	CRA (und FT)	2	Alkohol- und Drogenkonsum	RR = 3.25, (4), 2.11–5.02	Therapieengagement als Outcome
Smedslund et al. (2011)	59†	MI, allein oder als Add-on zu KVT	1	Alkohol- und Drogenkonsum	*d* = 0.17, (15), 0.09–0.26 *d* = 0.15, (12), 0.04–0.25	ggü. keiner Behandlung bis 6 Monate nach Intervention und nach 7–12 Monaten

* weitere Outcome-Kriterien: Ernährung & Bewegung (n = 4), Tabak (n = 2), HIV (n = 2), Compliance (n = 1), Essstörungen (n = 1); # weitere Outcome-Kriterien: HIV (n = 5), Compliance (n = 5), Ernährung & Bewegung (n = 4), Gamen (n = 1), intime Beziehung (n = 1) Essstörungen (n = 1), Wassersicherheit/-kompetenzen (n = 1); † aufgrund der unterschiedlichen Kontrollbedingungen und Messzeitpunkten sind nur Effektstärken ggü. keiner Behandlung aufgeführt; CM = Contingency Management; CMa = prize-based CM; CMb = monetary-based CM; CRA = Community Reinforcement Approach; FT = Family Training; KVT = kognitive Verhaltenstherapie, MI = Motivational Interviewing; RP = Relapse Prevention; 1 = keine (z. B. Warteliste, Prä-post-Vergleich) oder minimale Intervention (z. B. ärztliche Rückmeldung, Diskussionsgruppe, nicht-kontingente Verstärkung); 2 = Standardbehandlung (Selbsthilfegruppe wie AA oder NA, Einzel- oder Gruppenberatung, Johnson Intervention (planned confrontation), supportive Therapie, psychoedukative Gruppe); 3 = evidenzbasierte suchtspezifische Verfahren (z. B. CM, KVT, MI); d = Cohen's d als Effektstärkemaß; g = Hedges g als Effektstärkemaß; OR = Odds Ratio als Effektstärkemaß; r = Korrelationskoeffizient als Effektstärkemaß; RR = relatives Risiko als Effektstärkemaß; n = Anzahl Studien, 95 %-CI = 95 % Konfidenzintervall; ggü. = gegenüber UP = toxikologische Urinprobe.

Grundregel gilt, dass die Therapeuten den Widerständen der Patienten stets mit Offenheit und nicht mit Konfrontation begegnen. Bereits das Anerkennen konträrer Meinungen, Wahrnehmungen und Gefühle durch den Therapeuten unterstützt die Betroffenen darin, ihre Abwehrhaltung abzubauen und alternative Verhaltensweisen in Betracht zu ziehen (Norcross und Wampold 2011). Die Argumente für eine Veränderung werden nicht von den Therapeuten vorgebracht, sondern die Hilfesuchenden selbst sollen dazu angeregt werden, diese zu verbalisieren.

Damit die Betroffenen jedoch am Prozess der Ambivalenzauflösung aktiv teilnehmen und die daraus resultierende Verhaltensänderung umsetzen können, sollten sie auch über ihre Erkrankung und die Folgen informiert werden. Motivationsarbeit und Informationsvermittlung sind aber nicht nur diskrete Interventionen, die lediglich am Anfang der Behandlung zum Einsatz kommen. Vielmehr stellen sie Therapiekomponenten dar, die den gesamten Therapieprozess begleiten und in andere Behandlungsansätze integriert werden können (Miller und Rollnick 2015).

Kontingenzmanagement

Das **Contingency Management** beruht auf dem Prinzip des operanten Konditionierens. Erwünschtes Verhalten wird dabei nach einem Verstärkerplan kontingent (d. h. unmittelbar, regelhaft und erkennbar) „belohnt", wodurch die Auftretenswahrscheinlichkeit des erwünschten Verhaltens zunimmt (Higgins und Petry 1999). Als Verstärker dienen z. B. monetäre Belohnungen, Gutscheine oder Lose. Die erwünschten Verhaltensweisen können vielfältig sein und individuell vereinbart werden; häufig umfassen sie die Abgabe substanzfreier Urinproben, die Teilnahme an Therapiesitzungen, das Erfüllen vereinbarter Behandlungsziele, aber auch die zuverlässige Einnahme der Medikation oder das Bemühen um eine Arbeitsstelle können verstärkt werden. Meist nimmt der Wert des Verstärkers oder die Wahrscheinlichkeit auf einen besonders „großen" Verstärker („Jumbopreis" als Hauptgewinn einer Lotterie der Teilnehmenden) mit der Dauer bzw. Häufigkeit der gezeigten erwünschten Reaktion in der Therapie zu.

Community Reinforcement Approach (CRA)

Der Community Reinforcement Approach von Azrin und Hunt basiert auf klassischen verhaltenstherapeutischen Prinzipien (Meyers et al. 2007). Es handelt sich um ein Breitbandtherapieangebot für Betroffene mit Suchterkrankungen, dessen Prinzip den Einsatz positiver Verstärker aus dem sozialen Netz der Patienten beinhaltet. Dabei sollen sich die Betroffenen alternative, mit dem Konsum nicht vereinbare Verhaltensstrategien aneignen, die mit einem Ausbau substanzunabhängiger positiver Verstärker einhergehen, wodurch die positiven Verstärker fortgesetzten Substanzkonsums verringert werden (Meyers et al. 2007).

Basis einer CRA-Behandlung ist neben der positiven Verstärkung auch die Verhaltensanalyse von Risikosituationen und die Erfassung von positiven wie negativen Konsequenzen des Substanzkonsums. Um eine erreichte Abstinenz aufrechtzuerhalten, werden soziale Fertigkeiten wie Kommunikationstraining, Problemlösen und Ablehnungstraining erarbeitet (Meyers et al. 2007). Zudem bedient sich der CRA auch weiterer Interventionen wie Verhaltensverträgen, Freizeitberatung oder Paartherapien.

Rückfallprävention

Das kognitiv-behaviorale Verfahren der Relapse Prevention nach Marlatt und Gordon (1985) kommt vor allem bei Menschen mit Suchterkrankungen zum Einsatz, die sich in einer Phase wechselnder Abstinenz und Rückfälligkeit befinden. Das Ziel dieser Methode besteht darin, die Betroffenen darin zu unterstützen, Rückfällen schon im Vorfeld vorzubeugen und dadurch die Abstinenz zu stärken oder einen bereits erfolgten Rückfall aktiv zu begrenzen, um die gesundheitlichen und sozialen Konsequenzen zu mindern. Hierfür sollen die Patienten ihre potenziell relevanten Risikosituationen für ein Konsumereignis identifizieren.

Zur Vorbeugung weiterer Rückfälle werden im Rahmen der Therapie mit den Betroffenen Bewältigungsfertigkeiten im Umgang mit diesen Risikosituationen entwickelt und geübt (z. B. der Umgang mit unerwünschten Gefühlen oder das Ablehnen von Angeboten). Die Veränderung der eigenen Erwartungen an die Substanzwirkung sowie der Bedeutung des Konsums sollen die Betroffenen dabei unterstützen, in einer Risikosituation anders als gewohnt zu handeln, d. h. Gefühlszustände nicht mehr durch ihren Substanzkonsum zu regulieren.

Kognitiv-behaviorale Ansätze

Neuere suchtspezifische kognitiv-verhaltenstherapeutische Therapieansätze lehnen sich an die Rückfallprävention an. Sie basieren auf Modellen des sozialen Lernens und auf den Prinzipien operanten Konditionierens (Carroll und Onken 2005). Es handelt sich in der Regel um zielgerichtete strukturierte Kurzzeitprogramme, die sehr gut mit anderen Ansätzen kombinierbar sind. Neben motivierenden und psychoedukativen Interventionen bilden die **Verhaltensanalyse**, die **Selbstbeobachtung** und das **Fertigkeitentraining** die zentralen Therapiekomponenten.

Die KVT-Programme sollen Menschen mit Suchterkrankungen dabei unterstützen, alte Gewohnheiten im Zusammenhang mit dem Substanzkonsum abzulegen und adäquatere Verhaltensweisen und Gewohnheiten zu entwickeln. Im Rahmen der Behandlung verfolgen diese Programme verschiedene entscheidende Ziele: die Förderung der Veränderungsbereitschaft, die Vermittlung von Bewältigungsfertigkeiten, das Verstärken von Veränderung, die Förderung der Bewältigung unangenehmer Affekte, die Verbesserung der zwischenmenschlichen Funktionsfähigkeit und den Ausbau der sozialen Unterstützung.

7.4.2 Allgemeine Wirksamkeit psychotherapeutischer Verfahren bei Suchterkrankungen

➤ Tab. 7.1 gibt eine Übersicht über die Wirksamkeit psychotherapeutischer Verfahren bei Suchterkrankungen in Metaanalysen.

In Bezug auf ihre Wirksamkeit erzielte die **motivierende Gesprächsführung** in den metaanalytischen Untersuchungen bei allen Suchterkrankungen je nach Zeitpunkt der Messung insgesamt moderate bis hohe Effekte (Burke et al. 2003; Calomarde-Gómez et al. 2021; Davis et al. 2016; Hettema und Hendricks 2010; Smedslund et al. 2011). Am größten ist der Effekt auf die Reduktion des Substanzkonsums direkt nach Behandlungsende (Davis et al. 2016; Smedslund et al. 2011). Wenn das Verfahren nur 15 Minuten als **Kurzintervention** angewandt wurde, fand sich bereits in 64 % der Studien eine Wirksamkeit gegenüber den Kontrollbedingungen (Rubak et al. 2005). Auch bei Jugendlichen konnte ein, wenn auch geringer, Effekt von MI auf die Konsumreduktion bei allen Suchterkrankungen nachgewiesen werden; dieser war ebenfalls direkt nach Behandlungsende am stärksten ausgeprägt (Jensen et al. 2011).

Das **Kontingenzmanagement** erzielte in den vorliegenden Metaanalysen bei allen Suchterkrankungen mittlere bis moderat hohe Effektstärken (Benishek et al. 2014; Davis et al. 2016; Dutra et al. 2008; Ginley et al. 2021; Pfund et al. 2022; Prendergast et al. 2006). Die Effekte waren während der Therapie am größten, nahmen nach Abschluss der Intervention deutlich ab (Davis et al. 2016) und waren nach einem Follow-up von 6 Monaten z. T. verschwunden (Benishek et al. 2014). Im Gegensatz dazu fand eine kürzlich erschienene Metanaalyse für das CM verglichen mit unspezifischer und spezifischer Behandlung sehr hohe Effekte bezüglich objektiver Abstinenzindikatoren (Ginley et al. 2021). Laut den Befunden von Prendergast et al. (2006) ist die Wirksamkeit des CM bei der Kokain- und Opioidabhängigkeit am größten (mittlerer Effekt) und weniger ausgeprägt bei der Mehrfachabhängigkeit und der Tabakabhängigkeit (kleiner Effekt). Laut einer Metaanalyse bietet die Kombination von CM und einem weiteren psychotherapeutischen Verfahren gegenüber dem bloßen CM in der Regel kurz- und langfristig keinen Mehreffekt (Sheridan Rains et al. 2020). Eine Ausnahme scheinen Menschen mit einer Kokain-/Stimulanzienabhängigkeit zu sein; hier hat sich in einer Metaanalyse das Therapieangebot von CM plus Community Reinforcement als sehr wirksam erwiesen (De Crescenzo et al. 2018).

Suchtspezifische **KVT-Behandlungen** erzielten je nach Kontrollbedingung niedrige bis mittlere Effekte bezüglich Häufigkeit und Menge des Konsums (Dutra et al. 2008; Magill und Ray 2009; Magill et al. 2019), wobei die Effekte für die Konsummenge größer ausfielen als für die Häufigkeit und nach Therapieende für 6–12 Monate anhielten (Magill et al. 2019). In verschiedenen kontrollierten Studien wurde bei mit KVT Behandelten nach Beendigung der Therapie ein Wirksamkeitszuwachs beobachtet (Carroll und Onken 2005). Dieser Schläfereffekt konnte metaanalytisch aber nicht bestätigt werden (Irvin et al. 1999; Magill und Ray 2009). Insgesamt große Effektstärken erzielten KVT-basierte Interventionen in sechs Studien, in denen die Kontrollgruppen keine Behandlung erhalten hatten (Magill und Ray 2009). Gegenüber anderen spezifischen Therapieverfahren zeigte sich allerdings keine Überlegenheit von KVT-Behandlungen (Magill et al. 2019). In einer Metaanalyse zur kombinierten Wirkung von Pharmako- und Psychotherapie bei Alkohol- und anderen Substanzkonsumstörungen kommen Ray et al. (2020) zum Schluss, dass sich die KVT im Kontext einer medikamentösen Behandlung als Zusatz empfehle. Generell scheinen Frauen besser auf KVT-Programme anzusprechen als Männer, und eine kürzere Therapiedauer wirkt sich eher günstig auf das Behandlungsergebnis aus (Magill und Ray 2009).

Die klassische **Rückfallprävention** wurde in den letzten Jahren nicht mehr so häufig systematisch untersucht. In Metaanalysen wurden geringe bis moderate Effekte insbesondere für die Alkoholabhängigkeit gefunden (Irvin et al. 1999). Hier zeigten sich Verbesserungen bezüglich der Aufrechterhaltung der Abstinenz bzw. Reduktion des Konsums und im Anstieg der Lebenszufriedenheit. Weniger wirksam war die RP für die Tabakabhängigkeit (Irvin et al. 1999). Eine weitere Metaanalyse (Dutra et al. 2008) mit fünf RCTs zur Rückfallprävention bei Cannabis-, Kokain- oder Opioidgebrauchsstörungen belegt eine allgemeine Wirksamkeit dieses Verfahrens, allerdings eher im niedrigen Effektbereich.

Der **Community Reinforcement Approach** (und Familientraining) war in vier RCTs gegenüber konventionellen Interventionen bei therapieresistenten Patienten mit Alkohol-, Heroin-, Kokain- und Cannabisgebrauchsstörungen ebenfalls wirksam: Die Behandlung war dreimal so wirksam wie die Kontrollbedingung mit Selbsthilfegruppen (Roozen et al. 2010). Bei den mittels CRA Behandelten kam es zudem zu einer signifikanten Verbesserung der depressiven Symptomatik (Roozen et al. 2010). Ein früherer systematischer Review zur Wirksamkeit von CRA kam zu dem Schluss, dass der CRA bei alkoholabhängigen Personen im Vergleich zu einer Standardbehandlung die Anzahl der Trinktage reduziert (Roozen et al. 2004). Zudem zeigen Studien, dass ein zusätzliches Belohnungssystem in Form von Gutscheinen die Ergebnisse der CRA-Behandlung bei der Kokain- und der Opioidabhängigkeit verbessert (Abbott 2009; Higgins et al. 2003; Roozen et al. 2004). Bisher liegen noch keine metaanalytischen Untersuchungen mit einer größeren Zahl kontrollierter Studien zur Wirksamkeit der CRA-Behandlung vor.

RESÜMEE

Was die allgemeine Wirksamkeit suchtspezifischer psychotherapeutischer Verfahren bei unterschiedlichen Substanzstörungen betrifft, so liegen die Effekte im Vergleich zu keinen oder minimalen Interventionen im kleinen bis moderat hohen Bereich. Gegenüber Standardinterventionen bewegen sich die Effekte im kleinen bis mittleren Bereich. Für die generelle Überlegenheit eines bestimmten suchttherapeutischen Verfahrens gibt es metaanalytisch bislang keine Hinweise (Dodo-Bird-Verdict). Im Allgemeinen scheint der Effekt während und am Ende der therapeutischen Intervention am größten zu sein und mit der Dauer nach Beendigung der Therapie abzunehmen.

7.4.3 Differenzielle Wirksamkeit psychotherapeutischer Verfahren bei einzelnen Substanzen

Kokain-/Stimulanzienabhängigkeit

Für die Therapie von Menschen mit einer Kokain- bzw. Stimulanzienabhängigkeit hat sich das **Kontingenzmanagement** als besonders erfolgreich erwiesen (Bentzley et al. 2021; Roll 2007; De Crescenzo et al. 2018; Ronsley et al. 2020). In mehreren kontrollierten Studien und Metaanalysen wurde seine Wirksamkeit mit den höchsten Effektstärken unter den Suchterkrankungen belegt (De Crescenzo et a. 2018; Ronsley et al. 2020; Prendergast et al. 2006) – und zwar auch mit klaren Vorteilen bezüglich einer Reduktion des Konsums und der Rate von Therapieabbrüchen gegenüber anderen psychotherapeutischen Interventionen (Bentzley et al. 2021; Knapp et al. 2007). Dieser Effekt ist auch bei zusätzlichen psychischen Störungen und komorbider Opioidabhängigkeit belegt (Bolivar et al. 2021; Kiluk und Carroll 2013; McDonell et al. 2013). Neben der Abstinenz und der Therapieteilnahme verbessert das Kontingenzmanagement hier auch die psychische Symptomatik signifikant. Die Vorteile des CM gegenüber Kontrollbedingungen zeigen sich sowohl im Einzel- als auch im Gruppensetting. Als günstig wird auch die Möglichkeit der Kombination mit einer Pharmakotherapie beschrieben (Schierenberg et al. 2012). In einer RCT bei kokainabhängigen Personen wurde jedoch bei signifikanten Verbesserungen der psychischen Symptomatik durch KVT-Interventionen kein zusätzlicher Effekt von CM gefunden (Petitjean et al. 2014).

Cannabisabhängigkeit

Bei der Behandlung der Cannabisabhängigkeit zeigen **KVT-basierte Programme** in vielen kontrollierten Studien deutliche Vorteile gegenüber konventionellen Behandlungen (Dutra et al. 2008; Magill und Ray 2009). In sechs RCTs erzielte eine Therapie mit KVT im Einzel- und/oder Gruppensetting bei Menschen mit Cannabisabhängigkeit signifikante Effekte (Denis et al. 2006). In einer Metaanalyse hatte das spezifische Psychotherapieverfahren allerdings keinen Einfluss auf das Ergebnis bei der Cannabisproblematik (Davis et al. 2015). Für Patienten mit einem problematischen Cannabiskonsum empfehlen die erstbehandelnden Ärzte die Kombination mit motivierender Gesprächsführung, obschon nur 9 % der Cannabiskonsumierenden eine Abhängigkeit aufweisen (Danovitch und Gorelick 2012). Generell hat sich MI bei Erwachsenen mit Cannabiskonsumstörungen in Bezug auf das Erreichen von Abstinenz und von Konsumreduktion als wirksam erwiesen, wobei Letzteres nicht auf Adoleszente zuzutreffen scheint (Calomarde-Gómez et al. 2021). Dennoch zeigen bei Jugendlichen **Kurzinterventionen** geringe Effekte bezüglich einer Reduktion des Cannabiskonsums (Carney et al. 2014).

Mehrfachabhängigkeit

Bei der Mehrfachabhängigkeit besteht oft auch eine Opioidabhängigkeit. Hier sind laut Metaanalysen die Effekte suchtspezifischer psychotherapeutischer Interventionen in der Regel gering (Dutra et al. 2008). Bei bestehender opioidgestützter Behandlung erreichen CM-basierte Interventionen niedrige bis moderat-starke Effektstärken hinsichtlich des Konsums von illegalen Substanzen und von Zigaretten sowie der Therapieadhärenz und -teilnahme (Bolivar et al. 2021). Ob andere psychotherapeutische Interventionen einen zusätzlichen Effekt erzeugen, ist unklar. Während ein Cochrane-Review keinen zusätzlichen Effekt ermitteln konnte (Amato et al. 2011), fanden sich in verschiedenen RCTs geringe bis moderate Effekte (Dutra et al. 2008; Pan et al. 2015; Rawson et al. 2002).

MERKE

Insgesamt scheint von den Drogenabhängigkeiten die Cannabisabhängigkeit am besten und die Mehrfachabhängigkeit am wenigsten gut auf psychotherapeutische Interventionen anzusprechen (Dutra et al. 2008; Magill und Ray 2009). Die Effektstärken psychotherapeutischer Verfahren bewegen sich im mittleren bis relativ hohen Bereich für die Cannabisabhängigkeit und sind für die Mehrfachabhängigkeit gering bis moderat ausgeprägt (Dutra et al. 2008).

Alkoholabhängigkeit

Für die Alkoholabhängigkeit liefern alle genannten suchtspezifischen Psychotherapieverfahren positive Befunde, mit geringen bis mittleren Effektstärken. Die größte empirische Evidenz erreichen dabei die **motivierende Gesprächsführung** und verschiedene **KVT-Programme** (Martin und Rehm 2012), insbesondere wenn sie kombiniert angeboten werden (Tan et al. 2023). Schon Kurzinterventionen mittels MI können im Vergleich zu Standardbehandlungen einen Effekt auf die Reduktion des Alkoholkonsums erzielen (Vasilaki et al. 2006). Auch bei Jugendlichen konnte die Wirksamkeit motivierender Gesprächsführung bezüglich der Reduktion des Alkoholkonsums und damit verbundener Probleme nachgewiesen werden, die auch ein Jahr später noch vorhanden waren (Tanner-Smith und Lipsey 2014). Bei College-Studierenden (Appiah-Brempong et al. 2014) und jungen Erwachsenen (Foxcroft et al. 2014) fanden sich ebenfalls Effekte motivierender Gesprächsführung auf die Reduktion des Alkoholkonsums, sie waren allerdings z. T. nur gering ausgeprägt (Foxcroft et al. 2014).

Bei der Behandlung der Alkoholabhängigkeit gilt die Wirksamkeit des **Community Reinforcement Approach** als gesichert (Roozen et al. 2010). Die klassische **Rückfallprävention** liefert bei der Alkoholabhängigkeit dagegen inkonsistente Befunde (Bottlender et al. 2006); vor allem die frühen Studien fanden eine Wirksamkeit (Irvin et al. 1999). Die Effekte des CRA scheinen bei Alkoholgebrauchsstörungen etwas stärker ausgeprägt zu sein als bei anderen Substanzstörungen, bei denen eine Kombination mit einem strukturierten Bonussystem zusätzliche Effekte erzielt (Higgins et al. 2003; Meyers et al. 2011; Roozen et al. 2010).

Tabakabhängigkeit

Bei der Therapie der Tabakabhängigkeit ist die **motivierende Gesprächsführung** gegenüber Kontrollbedingungen mit moderaten Effektstärken wirksam (Heckman et al. 2010; Hettema und Hendricks 2010). Der Ansatz ist besonders erfolgreich, wenn die Intervention durch die primär behandelnden Ärzte erfolgt und eine einzelne Intervention mehr als 20 Minuten dauert, wobei wiederholte Interventionen das Ergebnis günstig beeinflussen (Lai et al. 2010). Der Effekt zusätzlicher finanzieller Anreize zur Abstinenzförderung war dagegen unerheblich (Cahill und Perera 2011).

KVT-basierte Interventionen erwiesen sich bei der Tabakentwöhnung/-rückfallprophylaxe in Metaanalysen als hoch wirksam, dies auch im Vergleich zu Therapien mit Nikotinersatzpräparaten (Hofmann et al. 2012). Für die klassische Rückfallprävention konnte dagegen bislang kein Effekt bezüglich einer erfolgreichen Rauchentwöhnung gefunden werden (Hajek et al. 2013).

RESÜMEE

- Eine Reihe von suchtspezifischen psychotherapeutischen Verfahren ist nachweislich wirksam, wobei der Wirksamkeitsgrad je nach Verfahren, Substanz und Schwere der Suchterkrankung deutlich variiert.
- Zu den suchtspezifischen Psychotherapieverfahren mit der höchsten Evidenz zählen motivierende Gesprächsführung, Kontingenzmanagement und verschiedene kognitiv-behavioral basierte Interventionen.
- Leichte Suchterkrankungen scheinen besser auf psychotherapeutische Verfahren anzusprechen als schwere (z. B. Mehrfachabhängigkeit).

7.5 Diskussion und Ausblick

Alle vorgestellten psychotherapeutischen Verfahren erzielen gemäß Metaanalysen in der Behandlung von Suchterkrankungen im Allgemeinen geringe bis moderate Effektstärken. Für die Cannabis- und die Tabakabhängigkeit finden sich für ausgewählte Verfahren auch hohe Effektstärken (Dutra et al. 2008; Hofmann et al. 2012).

Alle suchtspezifischen Psychotherapieverfahren führten im Vergleich zu Kontrollbedingungen zu einem signifikant besseren Therapieergebnis, meist in Form einer Reduktion des Substanzkonsums bzw. einer Erhöhung der Abstinenzdauer oder -rate, einer Reduktion der Therapieabbruchrate und/oder der psychischen Symptomatik. Als Kontrollbedingung diente in vielen Fällen eine Standardbehandlung, wobei die Form der Standardbehandlung je nach Studie variierte und Standardbehandlungen auch einen Effekt „ungewisser" Stärke haben können (Minozzi et al. 2016). In einer Metaanalyse zur Wirksamkeit KVT-basierter Interventionen umfassten die Kontrollbedingungen z. B. auch andere evidenzbasierte Therapieverfahren (Magill und Ray 2009), was sich entsprechend auf den Gesamteffekt ausgewirkt haben dürfte. Dies gilt auch für einige Metaanalyen anderer evidenzbasierter Verfahren (Irvin et al. 1999; Ginley et al. 2021; Pfund et al. 2022; Sayegh et al. 2017).

Trotz des Vorliegens wirksamer suchtspezifischer Psychotherapieverfahren gibt es noch relativ wenige Behandlungsempfehlungen einzelner Ansätze für eine spezifische Suchterkrankung bzw. bestimmte Phasen der Suchterkrankung. Bei Patienten mit einer schweren Drogenabhängigkeit und solchen, die zusätzlich zur Drogenabhängigkeit eine Alkoholproblematik aufweisen, scheint die Reduktion des Alkoholkonsums nicht von einem bestimmten Psychotherapieverfahren abzuhängen (Klimas et al. 2014). Insgesamt scheint auch der Drogenkonsum bei einer Mehrfachabhängigkeit nicht besonders gut auf psychotherapeutische Maßnahmen anzusprechen (Dutra et al. 2008), wobei CM-basierte Interventionen bei Personen in opioidgestützter Behandlung bezüglich Substanzkonsum und weiterer Zielvariablen durchaus wirksam sind (Bolivar et al. 2021).

Bezüglich der **differenziellen Indikation,** also welche Form der suchtspezifischen Psychotherapie bei welcher Suchterkrankung indiziert ist, lässt die gegenwärtige Datenlage gewisse Tendenzen erkennen. Das **Kontingenzmanagement** ist besonders gut für die Behandlung einer Kokain-/Stimulanzienabhängigkeit geeignet (Prendergast et al. 2006) – dies gilt auch im Falle einer begleitenden Abhängigkeit von Opioiden (Bolivar et al. 2021; Carroll 2014). Die **motivierende Gesprächsführung** zeigt bei allen Suchterkrankungen Effekte und wird seit einigen Jahren auch mit Erfolg in der Behandlung chronischer Erkrankungen wie Diabetes mellitus und Adipositas eingesetzt (Martins und McNeil 2009). Der **Community Reinforcement Approach** scheint bei Menschen mit einer Alkoholabhängigkeit besonders gut zu wirken. Erfolgversprechende Befunde gibt es auch für die Kombinationsbehandlung mit dem CRA und zusätzlicher strukturierter Verstärkung im Sinne eines Kontingenzmanagements (Garcia-Fernandez et al. 2011).

Unklar bleibt, ob die **Kombination von CRA und Bonussystem** in der Behandlung der Kokainabhängigkeit gleichwertig oder überlegen ist, und auch, ob eine Kombination von Kontingenzmanagement mit anderen KVT-basierten Programmen einen Mehreffekt in der Behandlung der Kokainabhängigkeit liefert (Dutra et al. 2008; Petitjean et al. 2012; Rawson et al. 2002). Beim Kontingenzmanagement stellt sich zudem das Problem, dass der Effekt der Behandlung nach Beendigung der Therapie oft schnell „verhallt" (Benishek et al. 2014; Sayegh et al. 2017), wobei die Befundlage nicht eindeutig ist. So kommt eine jüngere Metanalyse zum Schluss, dass das CM gegenüber Standardbehandlungen und suchtspezifischen Verfahren signifikant bessere Langzeiteffekte (Median = 24 Wochen) erreichte (Ginley et al. 2021). Bei Personen, die mit CM behandelt wurden, war die Wahrscheinlichkeit einer negativen Urinprobe 24 Wochen nach Ende der Intervention um 22 % höher als bei jenen, die Vergleichsbehandlungen erhielten.

Trotz positiver Studienergebnisse wird der Nutzen des **Kontingenzmanagements** kontrovers diskutiert. Das Fehlen von Kostenträgern und die teilweise hohen Kosten der positiven Verstärker schränken eine breite Anwendung im klinischen Setting bislang ein. Allerdings gibt es durchaus vielversprechende kostengünstigere oder gar kostenneutrale Varianten wie die Abgabe von Losen mit der Aussicht auf den Gewinn wertvoller Preise (Petry et al. 2005) oder den Einsatz von Privilegien (z. B. Heimmitgaben des Opioids in der opioidgestützten Behandlung).

Die klassische **Rückfallprävention** zeigte geringe bis moderate Effekte insbesondere in der Behandlung der Alkoholabhängigkeit, aber auch bei anderen Suchterkrankungen, wenn auch eher in geringerem Maße (Dutra et al. 2008). Wie der CRA scheint die Rückfallprävention in der Behandlung von Alkoholproblemen gegenüber Drogenproblemen Vorteile zu besitzen und könnte hier auch hauptsächlich eingesetzt werden.

KVT-basierte Interventionsprogramme sind gut untersucht und haben sich in der Behandlung von allen Suchterkrankungen als wirksam erwiesen, allerdings mit teilweise geringen Effektstärken. Moderate bis hohe Effekte scheinen diese Programme bei Alkohol-, Cannabis- und Tabakgebrauchsstörungen zu haben. Zudem sind sie bei der Kombinationsbehandlung mit Medikamenten empfohlen (Ray et al. 2020)

Trotz klarer Evidenz haben die suchtspezifischen Psychotherapieverfahren allgemein bislang keine breite Anwendung in der klinischen Praxis gefunden. Dies liegt u. a. an mangelhaften Versorgungsstrukturen, überholten therapeutischen Grundsätzen, fehlender Ausbildung und Supervision und im Falle des Kontingenzmanagements auch daran, dass die Leistungen und Kosten der Intervention nicht durch die Krankenversicherungen bzw. das Gesundheitssystem gedeckt sind (Carroll 2014).

In nächster Zeit gilt es, die evidenzbasierten suchtspezifischen Psychotherapieverfahren adäquat in den klinischen Alltag zu implementieren, die wichtigsten Wirkkomponenten zu identifizieren und neue Kombinationsbehandlungen zu evaluieren. Angesichts des geringen Anteils der Betroffenen, die das Suchthilfesystem tatsächlich erreicht (Wittchen und Jacobi 2001), werden in Zukunft vor allem computergestützte und onlinebasierte Therapieangebote für die Behandlung und mögliche Frühinterventionen wichtiger werden (Krausz et al. 2014). Diese haben sich bisher z. T. als nützlich und wirksam (Beyer et al. 2023; Boumparis et al. 2017; Boumparis et al. 2019; Kiluk et al. 2019; Khadjesari et al. 2011; Rooke et al. 2010), aber gegenüber Face-to-Face-Interventionen in einzelnen Studien auch als weniger wirksam erwiesen (Carey et al. 2012). Für eine webbasierte Selbsthilfe-Intervention und Online-Psychoedukation bei Suchterkrankungen konnten bereits eine geringere Drop-out- und eine höhere Abstinenzrate gegenüber einer Standardbehandlung erreicht werden (Campbell et al. 2014). Digitale Frühinterventionen in der Allgemeinbevölkerung zeigen in Bezug auf die Reduktion des Alkoholkonsums ebenfalls leicht bessere Ergebnisse als Face-to-face-Angebote (Sohi et al. 2023).

Das Ziel in der Behandlung von Suchterkrankungen sollte es insgesamt sein, so vielen Betroffenen wie möglich eine frühzeitige Diagnostik und individuelle Behandlung anzubieten, um einen Übergang in eine häufig chronisch verlaufende Suchterkrankung verhindern zu können.

RESÜMEE

- Es gibt eine Reihe suchtspezifischer Psychotherapieverfahren mit nachgewiesener Evidenz, die in der Klinik und Praxis aber bislang nicht ausreichend breit eingesetzt werden. Hierzu zählen die Motivierende Gesprächsführung, das Kontigenzmanagement, das gemeindenahe Verstärkermodell, die Rückfallprävention und kognitiv-behaviorale Therapieansätze.
- Es gilt nun, die evidenzbasierten suchtspezifischen Psychotherapieverfahren noch besser als bisher in die Praxis und die Therapieausbildung zu integrieren. In Zukunft werden zudem computergestützte und online-basierte Therapieangebote für die Behandlung und mögliche Frühinterventionen wichtig werden.

LITERATUR

Abbott P.J. A review of the community reinforcement approach in the treatment of opioid dependence. J Psychoactive Drugs. 2009; 41: 379–385.

Amato L., Minozzi S., Davoli M., Vecchi S. Psychosocial combined with agonist maintenance treatments versus agonist maintenance treatments alone for treatment of opioid dependence. Cochrane Database Syst Rev. 2011; 10:.

Ambrogne J.A. Reduced-risk drinking as a treatment goal: what clinicians need to know. J Subst Abuse Treat. 2002; 22: 45–53.

Anton R.F., O'Malley S.S., Ciraulo D.A. et al. Combined pharmacotherapies and behavioral interventions for alcohol dependence: the COMBINE study. A randomized controlled trial. JAMA. 2006; 295: 2003–2017.

APA – American Psychiatric Association Work Group for Substance Use Disorders. Practice Guideline for the Treatment of Patients with Substance Use Disorders. https://psychiatryonline.org/pb/assets/raw/sitewide/practice_guidelines/guidelines/substanceuse.pdf2010.

Appiah-Brempong E., Okyere P., Owusu-Addo E., Cross R. Motivational interviewing interventions and alcohol abuse among college students: a systematic review. Am J Health Promot. 2014; 29: e32–42.

Asay T.P., Lambert M.J. Empirische Argumente für die allen Therapien gemeinsamen Faktoren: quantitative Ergebnisse. Hubble M.A. Duncan B.L. Miller S.D. So wirkt Psychotherapie. Empirische Ergebnisse und praktische Folgerungen. 2001; Modernes Lernen. Dortmund. 41–81.

Beyer F.R., Kenny R.P.W., Johnson E. et al. Practitioner and digitally delivered interventions for reducing hazardous and harmful alcohol consumption in people not seeking alcohol treatment: a systematic review and network meta-analysis. Addiction. 2023; 118: 17–29.

Benishek L.A., Dugosh K.L., Kirby K.C. et al. Prize-based contingency management for the treatment of substance abusers: a meta-analysis. Addiction. 2014; 109: 1426–1436.

Bentzley B.S., Han S.S., Neuner S. et al. Comparison of treatments for cocaine use disorder among adults: A systematic review and meta-analysis. JAMA Netw Open. 2021; 4:e218049.

Berglund M. Thelander S. Jonsson E. Treating Alcohol and Drug Abuse: An Evidence Based Review. 2003; Wiley-VCH. Weinheim.

Bolívar H.A., Klemperer E.M., Coleman S.R. M. et al. Contingency management for patients receiving medication for opioid use disorder: A systematic review and meta-analysis. JAMA Psychiatry. 2021; 78:1092–1102.

Bottlender M., Köhler J., Soyka M. Effektivität psychosozialer Behandlungsmethoden zur medizinischen Rehabilitation alkoholabhängiger Patienten. Fortschr Neurol Psychiatr. 2006; 74: 19–31.

Boumparis N., Karyotaki E., Schaub M.P. et al. Internet interventions for adult illicit substance users: a meta-analysis. Addiction. 2017; 112: 1521–1532.

Boumparis N., Loheide-Niesmann L., Blankers M. et al Short- and long-term effects of digital prevention and treatment interventions for cannabis use reduction: A systematic review and meta-analysis. Drug Alcohol Depend. 2019; 200: 82–94.

Bujarski S., O'Malley S.S., Lunny K., Ray L.A. The effects of drinking goal on treatment outcome for alcoholism. J Consult Clin Psychol. 2013; 81: 13–22.

Burke B.L., Arkowitz H., Menchola M. The efficacy of motivational interviewing: a meta-analysis of controlled clinical trials. J Consult Clin Psychol. 2003; 71: 843–861.

Businelle M.S., Rash C.J., Burke R.S., Parker J.D. Using vouchers to increase continuing care participation in veterans: does magnitude matter?. Am J Addict. 2009; 18: 122–129.

Cahill K., Perera R. Competitions and incentives for smoking cessation. Cochrane Database Syst Rev. 2015; 5:CD004307.

Calomarde-Gómez C., Jiménez-Fernández B., Balcells-Oliveró M. et al. Motivational interviewing for cannabis use disorders: A systematic review and meta-Analysis. Eur Addict Res. 2021; 27: 413–427.

Campbell A.N., Nunes E.V., Matthews A.G. et al. Internet-delivered treatment for substance abuse: a multisite randomized controlled trial. Am J Psychiatry. 2014; 171: 683–690.

Carey K.B., Scott-Sheldon L.A., Elliott J.C. et al. Face-to-face versus computer-delivered alcohol interventions for college drinkers: a meta-analytic review, 1998 to 2010. Clin Psychol Rev. 2012; 32: 690–703.

Carney T., Myers B.J., Louw J., Okwundu C.I. Brief school-based interventions and behavioural outcomes for substance-using adolescents. Cochrane Database Syst Rev. 2014; 2:.

Carroll K.M. Lost in translation? Moving contingency management and cognitive behavioral therapy into clinical practice. Ann N Y Acad Sci. 2014; 1327: 94–111.

Carroll K.M., Onken L.S. Behavioral therapies for drug abuse. Am J Psychiatry. 2005; 162: 1452–1460.

Crits-Christoph P., Siqueland L., Blaine J. et al. Psychosocial treatments for cocaine dependence: National Institute on Drug Abuse Collaborative Cocaine Treatment Study. Arch Gen Psychiatry. 1999; 56: 493–502.

Crits-Christoph P., Siqueland L., McCalmont E. et al. Impact of psychosocial treatments on associated problems of cocaine-dependent patients. J Consult Clin Psychol. 2001; 69: 825–830.

Danovitch I., Gorelick D.A. State of the art treatments for cannabis dependence. Psychiatr Clin North Am. 2012; 35: 309–326.

Davis D.R., Kurti A.N., Skelly J.M. et al. A review of the literature on contingency management in the treatment of substance use disorders, 2009–2014. Prev Med. 2016; 92: 36–46.

Davis M.L., Powers M.B., Handelsman P. et al. Behavioral therapies for treatment-seeking cannabis users: a meta-analysis of randomized controlled trials. Eval Health Prof. 2015; 38: 94–114.

De Crescenzo F., Ciabattini M., D'Alo G.L. et al. Comparative efficacy and acceptability of psychosocial interventions for individuals with cocaine and amphetamine addiction: A systematic review and network meta-analysis. PLoS Med. 2018; 15: e1002715.

Denis C., Lavie E., Fatseas M., Auriacombe M. Psychotherapeutic interventions for cannabis abuse and/or dependence in outpatient settings. Cochrane Database Syst Rev. 2006; 3.

DiClemente C.C., Prochaska J.O. Self-change and therapy change of smoking behavior: a comparison of processes of change in cessation and maintenance. Addict Behav. 1982; 7: 133–142.

Drake R.E., O'Neal E.L., Wallach M.A. A systematic review of psychosocial research on psychosocial interventions for people with co-occurring severe mental and substance use disorders. J Subst Abuse Treat. 2008; 34: 123–138.

Dundon W.D., Pettinati H.M., Lynch K.G. et al. The therapeutic alliance in medical-based interventions impacts outcome in treating alcohol dependence. Drug Alcohol Depend. 2008; 95: 230–236.

Dutra L., Stathopoulou G., Basden S.L. et al. A meta-analytic review of psychosocial interventions for substance use disorders. Am J Psychiatry. 2008; 165: 179–187.

Foxcroft D.R., Coombes L., Wood S. et al. Motivational interviewing for alcohol misuse in young adults. Cochrane Database Syst Rev 8: CD007025. 2014.

Garcia-Fernandez G., Secades-Villa R., Garcia-Rodriguez O. et al. Long-term benefits of adding incentives to the community reinforcement approach for cocaine dependence. Eur Addict Res. 2011; 17: 139–145.

Ginsley M.K., Pfund R.A., Rash C.J., Zajac K. Long-term efficacy of contingency management treatment based on objective indicators of abstinence from illicit substance use up to 1 year following treatment: A meta-analysis. J Consult Clin Psychol. 2021; 89: 58–71.

Glasner-Edwards S., Rawson R. Evidence-based practices in addiction treatment: review and recommendations for public policy. Health Policy. 2010; 97: 93–104.
Gouzoulis-Mayfrank E. Komorbidität Psychose und Sucht – Grundlagen und Praxis: Mit Manualen für die Psychoedukation und Verhaltenstherapie. 2007; Steinkopff. Darmstadt.
Grawe K., Donati R., Bernauer F. Psychotherapie im Wandel. Von der Konfession zur Profession. 1994; Hogrefe. Göttingen.
Hajek P., Stead L.F., West R. et al. Relapse prevention interventions for smoking cessation. Cochrane Database Syst Rev. 2013; 8.
Heckman C.J., Egleston B.L., Hofmann M.T. Efficacy of motivational interviewing for smoking cessation: a systematic review and meta-analysis. Tobacco Control. 2010; 19: 410–416.
Hettema J.E., Hendricks P.S. Motivational interviewing for smoking cessation: a meta-analytic review. J Consult Clin Psychol. 2010; 78: 868–884.
Higgins S.T., Petry N.M. Contingency management. Incentives for sobriety. Alcohol Res Health. 1999; 23: 122–127.
Higgins S.T., Sigmon S.C., Wong C.J. et al. Community reinforcement therapy for cocaine-dependent outpatients. Arch Gen Psychiatry. 2003; 60: 1043–1052.
Hoffman K.A., Ford J.H., Tillotson C.J. et al. Days to treatment and early retention among patients in treatment for alcohol and drug disorders. Addict Behav. 2011; 36: 643–647.
Hofmann S.G., Asnaani A., Vonk I.J. et al. The efficacy of cognitive behavioral therapy: a review of meta-analyses. Cognit Ther Res. 2012; 36: 427–440.
Irvin J.E., Bowers C.A., Dunn M.E., Wang M.C. Efficacy of relapse prevention: a meta-analytic review. J Consult Clin Psychol. 1999; 67: 563–570.
Jensen C.D., Cushing C.C., Aylward B.S. et al. Effectiveness of motivational interviewing interventions for adolescent substance use behavior change: a meta-analytic review. J Consult Clin Psychol. 2011; 79: 433–440.
Kessler R.C., Chiu W.T., Demler O. et al. Prevalence, severity, and comorbidity of 12-month DSM-IV disorders in the National Comorbidity Survey Replication. Arch Gen Psychiatry. 2005; 62: 617–627.
Khadjesari Z., Murray E., Hewitt C. et al. Can stand-alone computer-based interventions reduce alcohol consumption? A systematic review. Addiction. 2011; 106: 267–282.
Kiluk B.D., Carroll K.M. New developments in behavioral treatments for substance use disorders. Curr Psychiatry Rep. 2013; 15: 420.
Kiluk B.D., Ray L.A., Walthers J. et al. Technology-delivered cognitive-behavioral interventions for alcohol use: A mety-analysis.therapy as a remedy for substance abuse. Alcohol Clin Exp Res. 2019; 43; 2285–2295.
Klimas J., Tobin H., Field C.A. et al. Psychosocial interventions to reduce alcohol consumption in concurrent problem alcohol and illicit drug users. Cochrane Database Syst Rev. 2014; 12.
Knapp W.P., Soares B.G., Farrel M., Lima M.S. Psychosocial interventions for cocaine and psychostimulant amphetamines related disorders. Cochrane Database Syst Rev. 2007; 3: CD003023.
Krausz M., Ramsey D., Neumann T. et al. Paradigmenwechsel als Markenkern – das Netz als Rahmen der Suchtmedizin der Zukunft?. Suchtmedizin. 2014; 16: 167–172.
Lai D.T., Cahill K., Qin Y., Tang J.L. Motivational interviewing for smoking cessation. Cochrane Database Syst Rev. 2010; 1: CD006936.
Lambert M.J. Outcome in psychotherapy: The past and important advances. Psychotherapy. 2013; 50: 42–51.
Lambert M.J., Ogles B.M. The efficacy and effectiveness of psychotherapy. Lambert M.J. Bergin and Garfield's Handbook of Psychotherapy and Behavior Change. 5th ed. 2004; Wiley. New York. 139–193.
Leichsenring F., Rabung S., Leibing E. The efficacy of short-term psychodynamic psychotherapy in specific psychiatric disorders: a meta-analysis. Arch Gen Psychiatry. 2004; 61: 1208–1216.
Lenzenweger M.F., Lane M.C., Loranger A.W., Kessler R.C. DSM-IV personality disorders in the National Comorbidity Survey Replication. Biol Psychiatry. 2007; 62: 553–564.
Longshore D., Teruya C. Treatment motivation in drug users: a theory-based analysis. Drug Alcohol Depend. 2006; 81: 179–188.
Lozano B.E., Stephens R.S., Roffman R.A. Abstinence and moderate use goals in the treatment of marijuana dependence. Addiction. 2006; 101: 1589–1597.
Lozano B.E., Larowe S.D., Smith J.P. et al. Brief motivational feedback may enhance treatment entry in veterans with comorbid substance use and psychiatric disorders. Am J Addict. 2013; 22: 132–135.
Lundahl B., Burke B.L. The effectiveness and applicability of motivational interviewing: a practice-friendly review of four meta-analyses. J Clin Psychol. 2009; 65: 1232–1245.
Magill M., Ray L.A. Cognitive-behavioral treatment with adult alcohol and illicit drug users: a meta-analysis of randomized controlled trials. J Stud Alcohol Drugs. 2009; 70: 516–527.
Magill M., Ray L., Kiluk B. et al. A meta-analysis of cognitive-behavioral therapy for alcohol or other drug use disorders: Treatment efficacy by contrast condition. J Consult Clin Psychol. 2019; 87: 1093–1105.
Marlatt G.A. Gordon J.R. Relapse Prevention: Maintenance Strategies in the Treatment of Addictive Behaviors. 1st ed. 1985; Guilford Press. New York.
Martin D.J., Garske J.P., Davis M.K. Relation of the therapeutic alliance with outcome and other variables: a meta-analytic review. J Consult Clin Psychol. 2000; 68: 438–450.
Martin G.W., Rehm J. The effectiveness of psychosocial modalities in the treatment of alcohol problems in adults: a review of the evidence. Can J Psychiatry. 2012; 57: 350–358.
Martins R.K., McNeil D.W. Review of Motivational Interviewing in promoting health behaviors. Clin Psychol Rev. 2009; 29: 283–293.
McCarty D., Gustafson D., Capoccia V.A., Cotter F. Improving care for the treatment of alcohol and drug disorders. J Behav Health Serv Res. 2009; 36: 52–60.
McDonell M.G., Srebnik D., Angelo F. et al. Randomized controlled trial of contingency management for stimulant use in community mental health patients with serious mental illness. Am J Psychiatry. 2013; 170: 94–101.
Messer S.B., Wampold B.E. Let's face the facts: common factors are more potent than specific therapy ingredients. Clin Psychol Sci Pract. 2002; 9: 21–25.
Meyers R.J., Smith J.E., Lange W. CRA-Manual zur Behandlung von Alkoholabhängigkeit: erfolgreicher behandeln durch positive Verstärkung. 2007; Psychiatrie-Verlag. Bonn.
Meyers R.J., Roozen H.G., Smith J.E. The community reinforcement approach: an update of the evidence. Alcohol Res Health. 2011; 33: 380–388.
Miller W.R., Rollnick S. Motivierende Gesprächsführung. 3rd ed. 2015; Lambertus. Freiburg.
Miller W.R., Wilbourne P.L. Mesa Grande: a methodological analysis of clinical trials of treatments for alcohol use disorders. Addiction. 2002; 97: 265–277.
Miller W.R., Wilbourne P.L., Hettema J.E. What works? A summary of alcohol treatment outcome research. Hester R.K. Miller W.R. Handbook of Alcoholism Treatment Approaches: Effective alternatives. 3rd ed. 2003; Allyn & Bacon. Boston, MA. 13–63.
Minozzi S., Saulle R., De Crescenzo F., Amato L. Psychosocial interventions for psychostimulant misuse. Cochrane Database Syst Rev. 2016; 9.

Mowbray O., Krentzman A. R., Bradley J. C. et al. The effect of drinking goals at treatment entry on longitudinal alcohol use patterns among adults with alcohol dependence. Drug Alcohol Depend. 2013; 132: 182–188.
Norcross J. C., Wampold B. E. Evidence-based therapy relationships: research conclusions and clinical practices. Psychotherapy (Chic). 2011; 48: 98–102.
Norcross J. C., Koocher G. P., Fala N. C., Wexler H. K. What does not work? Expert consensus on discredited treatments in the addictions. J Addict Med. 2010; 4: 174–180.
Nyamathi A., Shoptaw S., Cohen A. et al. Effect of motivational interviewing on reduction of alcohol use. Drug Alcohol Depend. 2010; 107: 23–30.
Ogles B. M., Lambert M. J., Sawyer J. D. Clinical significance of the National Institute of Mental Health Treatment of Depression Collaborative Research Program data. J Consult Clin Psychol. 1995; 63: 321–326.
Oldham M., Kellett S., Miles E., Sheeran P. Interventions to increase attendance at psychotherapy: a meta-analysis of randomized controlled trials. J Consult Clin Psychol. 2012; 80: 928–939.
Orford J. Joining the queue of dissenters. Addiction. 2008; 103: 706–707.
Pan S., Jiang H., Du J. et al. Efficacy of cognitive behavioral therapy on opiate use and retention in methadone maintenance treatment in China: a randomised trial. PloS One. 2015; 10.
Petitjean S.A., Dursteler-MacFarland K. M., Krokar M. C. et al. A randomized, controlled trial of combined cognitive-behavioral therapy plus prize-based contingency management for cocaine dependence. Drug Alcohol Depend. 2014; 145: 94–100.
Petry N. M., Martin B., Simcic Jr. F. Prize reinforcement contingency management for cocaine dependence: integration with group therapy in a methadone clinic. J Consult Clin Psychol. 2005; 73: 354–359.
Petry N. M., Weinstock J., Alessi S. M. A randomized trial of contingency management delivered in the context of group counseling. J Consult Clin Psychol. 2011; 79: 686–696.
Pfund R.A., Ginley M. K., Boness, C. L. et al. Contingency management for drug use disorders: Meta-analysis and application of Tolin's criteria. Clin Psychol: Sci Pract. Advance online publication. https://doi.org/10.1037/cps0000121.
Prendergast M. L., Podus D., Chang E., Urada D. The effectiveness of drug abuse treatment: a meta-analysis of comparison group studies. Drug Alcohol Depend. 2002; 67: 53–72.
Prendergast M., Podus D., Finney J., Greenwell L., Roll J. Contingency management for treatment of substance use disorders: a meta-analysis. Addiction. 2006; 101: 1546–1560.
Project-MATCH-Research-Group Matching Alcoholism Treatments to Client Heterogeneity: Project MATCH posttreatment drinking outcomes. J Stud Alcohol. 1997; 58: 7–29.
Rawson R.A., Huber A., McCann M. et al. A comparison of contingency management and cognitive-behavioral approaches during methadone maintenance treatment for cocaine dependence. Arch Gen Psychiatry. 2002; 59: 817–824.
Ray L.A., Meredith L. R., Kiluk B. D. et al. Combined pharmacotherapy and cognitive behavioral therapy for adults with alcohol or substance use disorders: A systematic review and meta-analysis. JAMA Netw Open. 2020; 3: e208279.
Roll J. M. Contingency management: an evidence-based component of methamphetamine use disorder treatments. Addiction. 2007; 102: Suppl 1. 114–120.
Ronsley C., Nolan S., Knight R. et al. Treatment of stimulant use disorder: A systematic review of reviews. PLoS One. 2020; 15: e0234809.
Rooke S., Thorsteinsson E., Karpin A. et al. Computer-delivered interventions for alcohol and tobacco use: a meta-analysis. Addiction. 2010; 105: 1381–1390.
Roozen H. G., Boulogne J. J., van Tulder M.W. et al. A systematic review of the effectiveness of the community reinforcement approach in alcohol, cocaine and opioid addiction. Drug Alcohol Depend. 2004; 74: 1–13.
Roozen H. G., de Waart R., van der Kroft P. Community reinforcement and family training: an effective option to engage treatment-resistant substance-abusing individuals in treatment. Addiction. 2010; 105: 1729–1738.
Rubak S., Sandbaek A., Lauritzen T., Christensen B. Motivational interviewing: a systematic review and meta-analysis. Br J Gen Pract. 2005; 55: 305–312.
Sayegh C. S., Huey S. J., Zara E. J., Jhaveri K. Follow-up treatment effects of contingency management and motivational interviewing on substance use: A meta-analysis. Psychol Addict Behav. 2017; 31: 403–414.
Schaefer J.A., Cronkite R. C., Hu K. U. Differential relationships between continuity of care practices, engagement in continuing care, and abstinence among subgroups of patients with substance use and psychiatric disorders. J Stud Alcohol Drugs. 2011; 72: 611–621.
Schierenberg A., van Amsterdam J., van den Brink W., Goudriaan A. E. Efficacy of contingency management for cocaine dependence treatment: a review of the evidence. Curr Drug Abuse Rev. 2012; 5: 320–331.
Sheridan Rains L., Steare T., Mason O., Johnson S. Improving substance misuse outcomes in contingency management treatment with adjunctive formal psychotherapy: a systematic review and meta-analysis. BMJ Open. 2020; 10(:e034735.
Siqueland L., Crits-Christoph P., Barber J. P. et al. What aspects of treatment matter to the patient in the treatment of cocaine dependence?. J Subst Abuse Treat. 2004; 27: 169–178.
Skodol A. E., Oldham J. M., Gallaher P. E. Axis II comorbidity of substance use disorders among patients referred for treatment of personality disorders. Am J Psychiatry. 1999; 156: 733–738.
Smedslund G., Berg R. C., Hammerstrom K.T. et al. Motivational interviewing for substance abuse. Cochrane Database Syst Rev. 2011; 5.
Smith M. L., Rosen D. Mistrust and self-isolation: barriers to social support for older adult methadone clients. J Gerontol Soc Work. 2009; 52: 653–667.
Sohi I., Schield K., Rehm J., Monteiro M. Digital interventions for reducing alcohol use in general populations: An updated systematic review and meta-analysis. Alcohol Clin Exp Res. 2023; 47(10):1813–1832.
Tan C. J., Shufelt T., Behan E. et al. Comparative effectiveness of psychosocial interventions in adults with harmful use of alcohol: a systematic review and network meta-analysis. Addiction. 2023; 118: 1414–1429.
Tanner-Smith E. E., Lipsey M.W. Brief alcohol interventions for adolescents and young adults: a systematic review and meta-analysis. J Subst Abuse Treat. 2014; 51: 1–18.
Tenhula W. N., Bennett M. E., Strong Kinnaman J. E. Behavioral treatment of substance abuse in schizophrenia. J Clin Psychol. 2009; 65: 831–841.
Thomasius R. Küstner U. J. Familie und Sucht. Grundlagen – Therapiepraxis – Prävention. 2005; Schattauer. Stuttgart.
Torrens M., Rossi P. C., Martinez-Riera R. et al. Psychiatric co-morbidity and substance use disorders: treatment in parallel systems or in one integrated system?. Subst Use Misuse. 2012; 47: 1005–1014.
Vasilaki E. I., Hosier S. G., Cox W. M. The efficacy of motivational interviewing as a brief intervention for excessive drinking: a meta-analytic review. Alcohol Alcohol. 2006; 41: 328–335.

Vermeulen-Smit E., Verdurmen J.E., Engels R.C. The effectiveness of family interventions in preventing adolescent illicit drug use: a systematic review and meta-analysis of randomized controlled trials. Clin Child Family Psychology Rev. 2015; 18: 218–239.
Vogel M., Dursteler-Macfarland K.M., Walter M. et al. Prolonged use of benzodiazepines is associated with childhood trauma in opioid-maintained patients. Drug Alcohol Depend. 2011; 119: 93–98.
Wampold B.E. Humanism as a common factor in psychotherapy. Psychotherapy (Chic). 2012; 49: 445–449.
Wampold B.E., Imel Z.E. The great psychotherapy debate: The research evidence for what works in Psychotherapy. 2nd ed., 2015; Routledge. New York.
WHO – Weltgesundheitsorganisation Internationale Klassifikation psychischer Störungen: ICD-10, Kapitel V (F), klinisch-diagnostische Leitlinien. 1991; Huber. Bern, Göttingen, Toronto, Seattle.
Wittchen H.U., Jacobi F. Die Versorgungssituation psychischer Störungen in Deutschland. Eine klinisch-epidemiologische Abschätzung anhand des Bundes-Gesundheitssurveys 1998. Bundesgesundheitsblatt – Gesundheitsforschung – Gesundheitsschutz. 2001; 44: 993–1000.
Ziedonis D.M., Smelson D., Rosenthal R.N. et al. Improving the care of individuals with schizophrenia and substance use disorders: consensus recommendations. J Psychiatr Pract. 2005; 11: 315–339.

KAPITEL

8

Inge Mick, Christian A. Müller, Tomislav Majić

Innovative pharmakologische Ansätze zur Behandlung von Suchterkrankungen

Kernaussagen

- Medikamentöse Behandlungsansätze bei Suchterkrankungen umfassen unterschiedliche Strategien wie den Einsatz von spezifischen Agonisten und Antagonisten, eine Behandlung mit Antidepressiva und GABA-/Glutamat-Modulatoren sowie anderen Substanzgruppen.
- Evidenzbasierte und wirksame medikamentöse Behandlungsoptionen liegen für die Cannabis- und Stimulanzienabhängigkeit bis heute nicht vor.
- Im Rahmen erster klinischer Studien ergaben sich Hinweise auf die Wirksamkeit neuartiger pharmakologischer Ansätze, z. B. Gabapentin, Vareniclin oder Baclofen, bei der Behandlung der Alkoholabhängigkeit. Weitere Studien sind erforderlich, um den Stellenwert dieser Therapiestrategien beurteilen zu können.
- Neuartige Therapieansätze der Nikotinabhängigkeit umfassen den Einsatz von Electronic Nicotine Deliverance Systems (ENDS), z. B. der E-Zigarette, sowie die Immunisierung gegen Nikotin.
- Bei der Opioidabhängigkeit ergeben sich aus der Applikationsform (intravenös, Depot) neue Behandlungsansätze. In Kombination mit bekannten Wirkstoffen, z. B. aus der Schmerztherapie, können daraus neuartige Strategien entstehen.

8.1 Hintergrund

Für pharmakologische Interventionen ergeben sich bei Suchterkrankungen verschiedene Ansatzmöglichkeiten. So kann medikamentös versucht werden, die Wirkung der Suchtmittel abzuschwächen, sodass ihr **verhaltensverstärkender Effekt geblockt** wird und es den betroffenen Personen entsprechend leichter fällt, den Drogenkonsum nicht fortzuführen. Ein Beispiel hierfür ist der Einsatz von **Naltrexon**, das durch Blockade von μ-Opioidrezeptoren die positiv verstärkenden Wirkungen des Alkoholkonsums, der zentralnervös Endorphine freisetzt, reduzieren soll (Heinz et al. 2005; Heinala et al. 2001; Mitchell et al. 2012).

Ein zweiter Ansatz ist der **Ersatz der Drogenwirkung (Substitution)** durch eine ebenfalls abhängigkeitserzeugende, aber ärztlich besser zu steuernde Substanz (z. B. Methadon bei Opioidabhängigkeit).

Innovative Behandlungsansätze bei Abhängigkeitserkrankungen können unterschiedliche Ziele verfolgen. Dazu zählt einerseits die **Steigerung der Lernfähigkeit,** die durch die dopaminerge Funktionsstörung bei Suchterkrankungen beeinträchtigt sein kann (Park et al. 2010; Sebold et al. 2014). Mögliche Modulatoren der Lernfähigkeit sind hier das **D-Cycloserin**, das die Extinktion z. B. der „cue reactivity" befördern soll und dessen Gabe mit verminderter Hirnaktivierung im ventralen und dorsalen Striatum nach Extinktionstraining verbunden war (Kiefer et al. 2015). Eine weitere Substanz ist das **N-Acetylcystein**, das NMDA-Rezeptoren beeinflusst und das Verlangen nach Kokain durch Wiederherstellung der zuvor durch den Kokainkonsum veränderten glutamatergen Neurotransmission reduzieren soll (Nocito Echevarria et al. 2017). Vergleichbare Interventionen im verhaltenstherapeutischen Bereich, die ebenfalls auf ein verändertes Lernverhalten, insbesondere die Modifikation habitueller Verhaltensweisen zielen, konnten bzgl. ihrer klinischen wie neurobiologischen Wirksamkeit positiv evaluiert werden (Wiers et al. 2014, 2015).

Ein weiterer innovativer Ansatz zielt auf die **Veränderung des sog. Suchtgedächtnisses**, d. h. die weitgehend habituelle Interaktion von drogenspezifischen Reizen und gewohnheitsmäßigem Drogenkonsum, wie er dem Paradigma der „cue reactivity" zugrunde liegt. Hier konnten z. B. Galli und Wolffgramm (2011) im Tiermodell zeigen, dass es nach Gewöhnung der Tiere an Nikotin und zwischenzeitlicher Abstinenz eine Rolle spielte, ob sie in der Gewöhnungsphase freien Zugang zu Nikotin gehabt hatten oder nicht. Tiere mit freiem Zugang zu Nikotin, nicht aber solche, die nur nikotinhaltiges Wasser konsumieren konnten, zeigten bei der nachfolgenden Testung einen exzessiven und unflexiblen Nikotinkonsum, der durch die Gabe von **Kortikosteron** reduziert werden konnte. Bezüglich der Effekte der Kortikosterongabe werden u. a. Restrukturierungen der Gedächtnisinhalte, z. B. durch Kortikosteronwirkung auf den Hippokampus, diskutiert. In diese Richtung zielen auch Gaben von **5-HT2A-Rezeptor-Agonisten** wie Lysergsäurediethylamid (LSD) oder Psilocybin, die zu einer deutlichen Veränderung des Wirklichkeitserlebens und der damit verbunden Gedächtnisinhalte führen und damit möglicherweise langfristig zu einer Verhaltensänderungen führen könnten (Majić et al. 2015). Dabei werden eine Downregulation von 5-HT2A-Rezeptoren und regionale Effekte auf die Neurosynaptogenese über Neurotrophine wie BDNF und GDNF als mögliche Wirkmechanismen diskutiert (Bogenschutz und Johnson 2016). Studien aus den 1960er- und 1970er-Jahren zeigten größtenteils methodische Schwächen auf; eine Metaanalyse (Krebs und Johansen 2012) identifizierte jedoch sechs RCTs (N = 536) aus dieser Zeit, in denen einmalige hochdosierte Gaben von **LSD** (450–800 μg) noch nach 3–6 Monaten günstige Effekte auf den Alkoholkonsum im Vergleich zu Placebo zeigten (OR = 1,66), ohne dass es zu schweren unerwünschten Effekten oder anhaltenden Komplikationen gekommen wäre.

In einer Pilotstudie ohne Kontrollgruppe (N = 10) wurde **Psilocybin** zweimalig bei Patienten mit Alkoholabhängigkeit eingesetzt, eingebettet in ein Programm mit 14 Sitzungen Motivational Enhancement Therapy (MET) über 12 Wochen (Bogenschutz et al. 2015); eine weitere Pilotstudie (N = 12) untersuchte den Einfluss von Psilocybin im Rahmen eines Raucherentwöhnungsprogramms auf dem Boden von kognitiver Verhaltenstherapie (KVT; Johnson et al. 2014, 2016), wobei in beiden Studien Hinweise für eine gute Verträglichkeit und mögliche Wirksamkeit gefunden wurden. Auch eine größere Studie aus dem Jahr 2022 (N = 95) ergab eine robuste Reduktion von „schweren Trinktagen" nach Psilocybin in Kombination mit Psychotherapie verglichen mit Placebo (Bogenschutz et al. 2022).

Im Folgenden werden innovative pharmakologische Ansätze anhand einzelner psychoaktiver Substanzen dargestellt, wobei Bezug auf aktuell gängige Therapieverfahren und experimentelle Ansätze genommen wird.

8.2 Cannabis- und Cannabinoidabhängigkeit

Cannabinoide stellen die weltweit mit Abstand am häufigste eingenommene Gruppe von Drogen dar, die in den meisten Ländern zu den illegalen Substanzen zählen. Zum 01. April 2024 wurde der Konsum von Cannabis sowie der Besitz geringer Mengen in Deutschland bei Erwachsenen legalisiert. Entgegen früherer Annahmen wird mittlerweile auch für die Cannabisabhängigkeit von einem psychovegetativen Entzugssyndrom ausgegangen, das auch im DSM-5 definiert wurde (APA 2013). Mehrere Medikamente wurden in den letzten Jahren zur Behandlung der Cannabisabhängigkeit evaluiert (Walther et al. 2016). Die untersuchten Behandlungsstrategien umfassen die Gabe von Agonisten, Antagonisten, Substanzen, die das GABAerge und das glutamaterge System beeinflussen, sowie Anxiolytika und Antidepressiva.

Analog zur Substitution bei Opioidabhängigkeit werden **Cannabinoid-1-Rezeptor-Agonisten** mit der Intention verabreicht, Entzugssymptome abzumildern, ohne eine berauschende Wirkung zu erzeugen. Dabei fanden sich im stationären Behandlungsrahmen geringe, aber signifikante Effekte von Nabiximol ($d = 0{,}442$) (Allsop et al. 2014) und Dronabinol ($d = 0{,}223$) (Levin et al. 2011) auf die Entzugssymptomatik, nach 84 Tagen jedoch keine Effekte auf Abstinenz oder Konsummenge.

Ein weiterer Ansatz bestand im Einsatz von **Cannabinoidrezeptor-Antagonisten (CB1R-Antagonisten)** wie Rimonabant, die – analg etwa zur Gabe von Naltrexon bei der Alkohol- und Opioidabhängigkeit – in der Rückfallprophylaxe der Cannabisabhängigkeit untersucht wurden, wobei randomisierte kontrollierte Studien (RCTs) fehlen (Huestis et al. 2007). Wegen schwerer Nebenwirkungen, wie depressiver Symptomatik und Suizidalität, wurden 2008 Rimonabant, Surinabant und fast alle anderen CB1R-Antagonisten für Studien weltweit zurückgezogen.

Auch der Einsatz von **Anxiolytika und Antiepileptika** (Bahji et al. 2021) wurde in Bezug auf unterschiedliche Endpunkte untersucht. Während Buspiron keine Effekte auf Entzugssymptome (McRae-Clark et al. 2009, 2015) und Valproat keine günstigen Effekte auf Entzugssyndrom oder Abstinenz (Levin et al. 2004) zeigten, fanden sich in einer Proof-of-Concept-Studie (N = 50) im Vergleich zu Placebo vielversprechende Effekte von **Gabapentin** auf Entzugssymptomatik, Konsummenge, cannabisbezogene psychische und somatische Beschwerden, sowie eine Verbesserung der kognitiven Funktionen (Mason et al. 2012).

Mehrere Untersuchungen zu **Antidepressiva** konnten bisher keinen positiven Einfluss auf die Cannabisabhängigkeit zeigen. Vielmehr fanden sich Hinweise darauf, dass bestimmte Substanzen wie Escitalopram (Weinstein et al. 2014), Venlafaxin (Levin et al. 2013) oder Bupropion (Haney et al. 2001) ungünstige Effekte auf Craving-Symptome haben könnten, während unter Nefazodon (Carpenter et al. 2009) und Fluoxetin (Cornelius et al. 2010) im Vergleich zu Placebo keine Effekte berichtet wurden.

Das Nahrungsergänzungsmittel **N-Acetylcystein** (NAC, bekannt als Hustenlöser) moduliert NMDA-Rezeptoren und führt vermutlich zu einer vermehrten Expression von Cystein-Glutamat-Austauschern im Nucleus accumbens (Nocito Echevarria et al. 2017). Positive Effekte von NAC auf die Cannabisabstinenz (OR = 2,4) wurden in einer Studie mit Jugendlichen (N = 116) berichtet (Gray et al. 2012); 4 Wochen nach Ende der Behandlung waren die Effekte jedoch nicht mehr nachweisbar.

RESÜMEE

Zusammenfassend stellte in einer früheren Studie Gabapentin einen möglichen Behandlungsansatz für die Cannabisabhängigkeit dar, es fehlen jedoch weiterhin größere Replikationsstudien; die Ergebnisse zu Cannabinoid-1-Rezeptor-Agonisten sowie zu NAC sind widersprüchlich; Cannabinoid-1-Rezeptor-Antagonisten können ein gefährliches Nebenwirkungsprofil aufweisen; es gibt zudem Hinweise für ungünstige Effekte von Antidepressiva. Die Behandlung der Cannabisabhängigkeit erfolgt daher weiterhin vorwiegend nichtpharmakologisch.

8.3 Stimulanzienabhängigkeit

Dopaminerge Stimulanzien stellen nach Cannabis die Gruppe der weltweit am zweithäufigsten konsumierten nur illegal zu beziehenden Substanzen dar; sie umfassen Kokain und amphetaminartige Stimulanzien (ATS, ➤ Kap. 11), von denen Methamphetamin und Amphetamin suchtmedizinisch zu den relevantesten zählen. Die Gruppe der „amphetaminartigen Stimulanzien" (ATS) ist charakterisiert durch eine lange, ebene Grundstruktur mit einem Phenylring und einem Stickstoffrest an der Aryl-Seitenkette, wodurch strukturchemisch eine große Ähnlichkeit zu den endogenen Neurotransmittern Dopamin und Noradrenalin besteht.

Da es in den letzten Jahren zu einem epidemischen Anstieg des Methamphetamin-Konsums in Nordamerika, Europa und Südostasien gekommen ist, werden neue Behandlungsansätze am Beispiel der Methamphetaminabhängigkeit dargestellt.

Zu den Substanzklassen, die zur Behandlung der Methamphetaminabhängigkeit untersucht wurden, zählen Dopaminagonisten, Antipsychotika, Antidepressiva, GABA-/Glutamat-Modulatoren, noradrenerge und dopaminerge Substanzen sowie Substanzen mit Wirkungen auf das Opioidsystem (Ballester et al. 2017).

Analog zur Behandlung der Opioidabhängigkeit werden in der pharmakologischen Behandlung mit Agonisten sicherere Substanzen mit einem geringeren Abhängigkeitspotenzial eingesetzt. Durch chronische Stimulanzienzufuhr kommt es (offenbar durch eine verminderte D2-Rezeptor-Dichte im ventralen Striatum) zu einem hypodopaminergen Zustand, dem durch dopaminerge Substanzen möglicherweise entgegengewirkt werden könnte. Bisher wurden **Dextroamphetamin** und **Methylphenidat** untersucht, wobei widersprüchliche Ergebnisse für den Konsum sowie Abstinenzraten von Methamphetamin, gemessen als negative Drogenscreenings im Urin (DSU), berichtet wurden (Galloway et al. 2011; Ling et al. 2014). Eine möglicherweise noch sicherere Variante ist **Lisdexamphetamin**, das nach Einnahme im Körper in Dexamphetamin umgewandelt wird und dadurch eine verzögerte Wirklatenz und ein geringes Missbrauchspotenzial hat. Eine schwedische Registerstudie hierzu mit insgesamt 13.965 Patientinnen und Patienten mit einer neu diagnostizierten Amphetamin- oder Methamphetaminabhängigkeit im Zeitraum von 2006–2018, von denen 1511 Lisdexamphetamin als ADHS-Medikation einnahmen, hat erste positive Ergebnisse gezeigt. Sowohl die Gesamt-Hospitalisierungsrate als auch die Hospitalisierungsrate wegen der Abhängigkeitserkrankung sowie die Mortalitätsrate waren unter Lisdexamphetamin-Einnahme signifikant reduziert (Heikkinen et al. 2023). Hier sollten randomisierte klinische Studien folgen.

Der Einsatz von **Antipsychotika** wurde mit der Rationale untersucht, durch D2-partialagonistische Effekte zu einer Attenuierung der verstärkenden Effekte von Stimulanzien zu gelangen; das Antipsychotikum Aripiprazol zeigte jedoch gegenüber Placebo (N = 90) in Bezug auf die Zahl der positiven DSUs keine Überlegenheit (Coffin et al. 2013). Eine Fallserie mit zwei Patienten mit Metamphetaminabhängigkeit und psychotischer Störung hat sowohl eine Reduktion von Craving als auch Metamphetamingebrauch unter Einnahme von Aripiprazol ergeben (Truong et al. 2022). Hierzu sind weitere Studien in den nächsten Jahren erforderlich.

Antidepressiva werden in der Behandlung der Stimulanzienabhängigkeit aufgrund von klinischen Überschneidungen zwischen depressiver Syndromatologie und den psychischen Symptomen im Stimulanzienentzug sowie aufgrund der häufigen Komorbidität zwischen beiden Störungen untersucht. Die meisten Substanzen wie Imipramin, Sertralin und Bupropion konnten bisher jedoch keine Überlegenheit gegenüber Placebo zeigen. Eine Ausnahme stellt **Mirtazapin** dar, das in einer Studie mit methamphetaminabhängigen Männern (N = 60) zu einer Verminderung der positiven DSUs und zu einer Verminderung des sexuellen Risikoverhaltens führte (Colfax et al. 2011), und zwar unabhängig von antidepressiven Effekten. Eine Metaanalyse bestätigt den positiven Effekt von Mirtazapin in Form von reduziertem Amphetamin- oder Metamphetamingebrauch bei cis-Männern und Trans-Frauen, ohne jedoch den Verbleib in Therapie positiv zu beeinflussen (Naji et al. 2022).

Auch **GABA-/Glutamat-Modulatoren** wurden in dieser Indikation untersucht. In einer multizentrischen Studie (N = 140) wurden für eine Behandlung mit Topiramat keine vorteilhaften Ergebnisse berichtet (Elkashef et al. 2012). In einer kleinen Studie, in der N-Acetylcystein in Kombination mit Naltrexon eingesetzt wurde, ergab sich im Vergleich zu Placebo keine Überlegenheit (Grant et al. 2010). Potenziell günstige Effekte für den $GABA_B$-Rezeptor-Agonisten **Baclofen** wurden in einer Studie berichtet, die Baclofen (N = 25) und Gabapentin (N = 26) gegen Placebo (N = 37) verglich (Heinzerling et al. 2006).

Für die Gruppe von Medikamenten mit Einfluss auf das Opioidsystem zeigten Studien mit dem μ-Rezeptor-Antagonisten **Naltrexon** widersprüchliche Ergebnisse (Ray et al. 2015). Eine Studie (N = 40) untersuchte die Gabe des Partialantagonisten **Buprenorphin** (Salehi et al. 2015) und fand günstige Effekte auf das Craving im Vergleich zu Placebo. Dabei ist jedoch kritisch zu berücksichtigen, dass Buprenorphin selbst Abhängigkeitspotenzial in sich birgt, sodass die Gabe an Patienten mit Stimulanzienabhängigkeit als problematisch zu bewerten wäre.

Die chronische Zufuhr von Stimulanzien führt vermutlich zur Aktivierung von Mikroglia, die Mediatoren von Entzündungsvorgängen im ZNS sind. Aktuell werden Substanzen untersucht, die einen hemmenden Einfluss auf neuroinflammatorische Prozesse haben. Zu diesen zählen das Antibiotikum **Minocyclin** (Sofuoglu et al. 2011), das vielfach in der Behandlung der Akne eingesetzt wird, sowie der Phosphodiesterase-4-Inhibitor **Ibudilast** (Worley et al. 2016). Eine kleine Studie mit Minocyclin bei 5 Patienten mit therapieresistenter Amphetaminabhängigkeit hat sowohl eine Reduktion der psychotischen Symptome bei Amphetamingebrauch als auch eine Verbesserung der neurokognitiven Funktion gezeigt (Alavi et al. 2021). Ziele weiterer klinischer Studien sind eine Reduktion des Cravings und die Verminderung der neurotoxischen Effekte des chronischen Stimulanzienkonsums.

Der Einsatz von Medikamenten zur Verbesserung der kognitiven Leistung („cognitive enhancer") stellt einen weiteren Ansatz in der Behandlung der Methamphetaminabhängigkeit dar. Durch den chronischen Konsum kommt es zu kognitiven Einbußen, durch die eine erfolgreiche Teilnahme an Entwöhnungstherapien u. U. beeinträchtigt sein kann. Verschiedene Studien zum Einsatz von Cholinesterase-Inhibitoren wie **Rivastigmin** (de La Garza et al. 2012), partiellen Nikotinrezeptor-Agonisten wie **Vareniclin** (Verrico et al. 2014) und dem Inhibitor der Noradrenalin-Transporters **Atomoxetin** (Rabiey et al. 2019) zeigen jeweils Effekte, die jedoch in größeren Studien repliziert werden sollten. In einer Studie mit Modafinil ergaben sich keine Vorteile gegenüber Placebo (Anderson et al. 2012). Zudem ist hier wiederum das Abhängigkeitsrisiko zu berücksichtigen (Heinz et al. 2014).

Ein weiterer innovativer Ansatz ist die Impfung gegen verschiedene Suchtmittel, z. B. durch den Methamphetamin-Antikörper Ch-mAb7F9, der durch Bindung an das Suchtmittel die Menge an Methamphetamin, die nach Eintritt in den Organismus die Blut-Hirn-Schranke passiert, reduziert. Auch das Hormon **Oxytocin** wurde zur Behandlung der Methamphetaminabhängigkeit bei gleichzeitig bestehender Opioidabhängigkeit untersucht; es zeigte sich eine zuverlässigere und regelmäßigere Teilnahme an der Opioid-Ersatztherapie unter Oxytocin als unter Placebo (Stauffer et al. 2022).

8.4 Nikotinabhängigkeit

Die etablierten pharmakotherapeutischen Behandlungsmöglichkeiten der Nikotinabhängigkeit umfassen zum einen **Nikotinersatzstoffe** (in Form von Pflastern, Kaugummis oder Sprays), die je nach Dosierung als Agonist bzw. Antagonist am nikotinischen ACh-Rezeptor wirken, sowie **Vareniclin,** das als partieller Agonist am $\alpha_4\beta_2$-Subtyp des nikotinischen ACh-Rezeptors ansetzt. Des Weiteren ist das noradrenerge/dopaminerge Antidepressivum **Bupropion** zur Raucherentwöhnung zugelassen (Eisenberg et al. 2008).

Hinweise auf eine Wirksamkeit gibt es für das trizyklische Antidepressivum **Nortriptylin** sowie den α2-Rezeptor-Agonisten **Clonidin,** die in dieser Indikation nicht zugelassen sind (Prochaska und Benowitz 2016). Das Pflanzenalkaloid **Cytisin** setzt am $\alpha_4\beta_2$-Subtyp des nikotinischen ACh-Rezeptors an und ist ein preisgünstiges Medikament, das in osteuropäischen Ländern bereits seit den 1960er-Jahren eingesetzt wird. In einer placebokontrollierten Studie mit 740 Teilnehmern konnte Cytisin seine Überlegenheit gegenüber Placebo in Bezug auf die Beendigung des Zigarettenrauchens nach 12 Monaten zeigen (West et al. 2011). In einer Metaanalyse wurde der Behandlungseffekt von Cytisin als vergleichbar mit dem von Nikotinersatzstoffen, Bupropion, Nortriptylin und Clonidin angegeben (Hajek et al. 2013). Seit Dezember 2020 ist Cytisin auch in Deutschland zur Tabakentwöhnung zugelassen.

In Pilotstudien haben Acetylcholinesterase-Inhibitoren (AChEIs), wie Rivastigmin und Donepezil, sowie N-Acetylcystein (NAC) positive Effekte auf eine Reduktion des Rauchverhaltens gezeigt. (Gomez Coronado et al. 2018).

Weitere pharmakologische Ansätze umfassen zum einen ENDS („electronic nicotine deliverance systems"), z. B. die elektronische (E-)Zigarette oder Nikotinverdampfer, die ein nikotinhaltiges Liquid verdampfen, das dann vom Konsumenten inhaliert oder gepafft wird, sowie eine Immunisierung gegen Nikotin, die aktuell jedoch nicht weiter verfolgt wird.

In ihrer Literaturübersicht und Metaanalyse untersuchten Vanderkam et al. (2016) den möglichen Einfluss von **ENDS** auf die Reduktion bzw. Beendigung von Tabakkonsum. Es wurden zwei RCTs in die Metaanalyse einbezogen, in denen E-Zigaretten mit Nikotin und Placebo-E-Zigaretten ohne Nikotin verglichen wurden. Die Patienten in der E-Zigaretten-Gruppe hatten nach 6 Monaten einen signifikant geringeren Tabakkonsum als jene in der Placebogruppe. Zudem war die Anzahl von Patienten, die nach 3 Monaten das Zigarettenrauchen eingestellt hatten, höher in der Gruppe der Patienten, die die E-Zigarette erhalten hatten. Ein systematischer Cochrane-Review untersuchte den Einfluss von E-Zigaretten auf langfristige Tabakabstinenz. In einer kombinierten Stichprobe von 662 Patienten zeigten Patienten, die E-Zigaretten rauchten, nach mindestens 6 Monaten höhere Abstinenzraten als solche, die Placebo erhielten. Relevante Nebenwirkungen der E-Zigaretten wurden in dieser Arbeit nicht berichtet (Hartmann-Boyce et al. 2016). Auch zwei weitere Studien mit mehr als 2.000 Raucherinnen und Rauchern konnten höhere Abstinenzraten bei ENDS im Vergleich zu Nikotinersatzstoffen nachweisen (Walker et al. 2020; Hajek et al. 2019). Kritisch diskutiert wird der hohe Anteil von Personen, die den Konsum der ENDS nach Einsetzen der Tabakabstinenz langfristig fortsetzen.

RESÜMEE

Es ist anzumerken, dass sich die Evidenzlage bezüglich des Rauchstopps mit ENDS in den letzten Jahren verbessert hat, jedoch ist die Studienlage zur Sicherheit bisher noch nicht ausreichend und eine Beurteilung von möglichen Langzeitrisiken der E-Zigarette liegt nicht vor. Kritisch zu beleuchten sind zudem Hinweise darauf, dass E-Zigaretten als „Einstiegsdroge" fungieren könnten (Miech et al. 2016; Nowak et al. 2014).

Die **Immunisierung gegen Nikotin** könnte eine zukunftsträchtige Strategie in der Behandlung der Nikotinabhängigkeit sein. In präklinischen Studien wurden zwei immunologische Strategien getestet, zum einen die aktive Immunisierung durch Impfung, zum anderen die passive Immunisierung durch Gabe von Antikörpern. In Tiermodellen konnte gezeigt werden, dass die Immunisierung die Pharmakokinetik von Nikotin, nämlich die Verteilung im Gehirn, beeinflussen kann (Hieda et al. 2000; Pentel et al. 2000) und dass ein hoher Titer eines Antikörpers, der Nikotin im Serum bindet und so dessen Passage der Blut-Hirn-Schranke verhindert, die Selbstverabreichung von Nikotin bei Ratten reduzierte (Lindblom et al. 2002).

Der Ansatz der **aktiven Immunisierung** hat den theoretischen Vorteil, dass die Antikörperspiegel im Serum sukzessive ansteigen, was die durch Nikotin ausgelösten Entzugssymptome vermindern könnte, und dass der mögliche Verbleib der Antikörper im Körper einen Langzeitschutz vermitteln sollte, der künftige Rückfälle möglicherweise zu verhindern vermag. Bisher konnten die sehr aussichtsreichen präklinischen Ergebnisse in klinischen Studien jedoch nicht reproduziert werden (Hartmann-Boyce et al. 2012). Der aktive Impfstoff **NicVAX** erreichte bisher die Phase III klinischer Studien, konnte jedoch in einer Studie keine Überlegenheit gegenüber Placebo zeigen (Fahim et al. 2013). Auch ließ sich durch NicVAX als Kombinationstherapie bei Patienten, die auch Vareniclin erhielten, keine Verbesserung der Abstinenz erzielen (Hoogsteder et al. 2014). Die Verbesserung der klinischen Impfstoffe, z. B. durch Nanopartikel, ist Gegenstand der Forschung (Pentel und LeSage 2014). Einige andere Impfstoffe befinden sich aktuell in Phase-I- oder -II-Studien (Malik and Agriwala 2023); klinische Daten hierzu liegen bisher nicht vor.

Die **passive Immunisierung** durch Gabe von Antikörpern konnte in Tiermodellen das Auftreten eines Nikotin-Entzugssyndroms sowie weitere direkt durch Nikotin vermittelte Effekte wie Einfluss auf das kardiovaskuläre System lindern (Pentel et al. 2000; Malin et al. 2002). Auch ergaben sich in Verhaltensexperimenten durch passive Immunisierung in Ratten Hinweise auf eine Änderung der Stimuluseigenschaften des Nikotins (Malin et al. 2010). Dieser Ansatz wurde in der Forschung jedoch weitgehend verlassen.

8.5 Alkoholabhängigkeit

Zur pharmakologischen Behandlung der Alkoholabhängigkeit sind derzeit nur wenige zugelassene Substanzen verfügbar, die zur Abstinenzerhaltung bzw. Trinkmengenreduktion eingesetzt werden können. Die Substanz **Acamprosat**, für die ein kalziumassoziierter Wirkmechanismus diskutiert wird (Spanagel et al. 2014), sowie der μ-Opioidrezeptor-Antagonist **Naltrexon** zeigen Metaanalysen zufolge gegenüber Placebo eine Überlegenheit hinsichtlich verschiedener konsumbezogener Endpunkte, wenngleich die Effekte hierbei als moderat einzuschätzen sind (Jonas et al. 2014; Rösner et al. 2010a, b). Weiterhin steht **Nalmefen** mit antagonistischer Aktivität an μ- und δ-Opioidrezeptoren und partialagonistischer Aktivität an κ-Opioidrezeptoren zur Trinkmengenreduktion zur Verfügung. Allerdings erbrachte eine Metaanalyse bezüglich verschiedener Endpunkte wie täglicher Alkoholkonsum, Lebensqualität und Mortalität keinen klaren Nachweis für einen therapeutischen Nutzen von Nalmefen bei der Behandlung alkoholabhängiger Patienten (Palpacuer et al. 2015). Die Befundlage hinsichtlich des Aversionstherapeutikums **Disulfiram** ist insgesamt uneinheitlich. Eine Metaanalyse konnte in offenen Studien eine Überlegenheit von Disulfiram gegenüber Placebo bei der Abstinenzerhaltung zeigen, die sich in klinischen Doppelblindstudien jedoch nicht nachweisen ließ (Skinner et al. 2014).

Im Hinblick auf innovative pharmakologische Ansätze bei der Behandlung der Alkoholabhängigkeit ergaben sich u. a. für die im Folgenden genannten Substanzen aus ersten RCTs positive Befunde. So zeigten sich für das Antikonvulsivum **Gabapentin** unter Verwendung verschiedener Dosisstufen (900 bzw. 1.800 mg/d) abstinenzerhaltende sowie trinkmengenreduzierende Eigenschaften bei alkoholabhängigen Patienten (N = 150) (Mason et al. 2014). Im 12-wöchigen Studienverlauf fanden sich Abstinenzraten von 17 % in der 1.800-mg-Gruppe, 11 % in der 900-mg-Gruppe und 4 % in der Placebogruppe; die „No heavy drinking"-Rate betrug 45 % in der 1.800-mg-Gruppe, 30 % in der 900-mg-Gruppe und 23 % in der Placebogruppe.

Auch die zur Nikotinentwöhnung zugelassene Substanz **Vareniclin**, ein Partialagonist am α4β2-Subtyp des nikotinischen ACh-Rezeptors, wurde als pharmakotherapeutische Intervention bei alkoholabhängigen Patienten untersucht. Eine Übersichtsarbeit, die sieben RCTs berücksichtigte, konnte für Vareniclin moderate trinkmengenreduzierende, jedoch keine abstinenzerhaltenden Effekte ermitteln (Erwin und Slaton 2014). In einer jüngeren Studie ließ sich in einer Gruppe von 160 alkoholabhängigen Patienten hinsichtlich des Anteils schwerer Trinktage keine Überlegenheit von Vareniclin gegenüber Placebo feststellen, allerdings ergab die Analyse der sekundären Endpunkte in der Verumgruppe eine signifikante Reduktion des alkoholspezifischen Serummarkers Phosphatidylethanol (PEth) im Vergleich zur Placebogruppe (De Bejczy et al. 2015), was auf einen verminderten Alkoholkonsum hinweist. Eine neue Metaanalyse mit 22 eingeschlossenen RCTs (1421 Teilnehmende) konnte eine Überlegenheit bzgl. verschiedener konsumbezogener Endpunkte zeigen: prozentualer Anteil schwerer Trinktage, prozentualer Anteil abstinenter Tage, Anzahl der Drinks pro Tag und der Drinks pro Trinktag (Phimarn et al. 2023).

Weiterhin fanden klinische Studien Hinweise auf die Wirksamkeit des selektiven $GABA_B$-Rezeptor-Agonisten **Baclofen** bei der Pharmakotherapie der Alkoholabhängigkeit, auch wenn die Datenlage insgesamt uneinheitlich ist. Eine kürzlich veröffentlichte Metaanalyse fand für Baclofen eine Überlegenheit im Vergleich zu Placebo hinsichtlich Rückfallrisiko und Anteil abstinenter Tage, jedoch nicht bezüglich schwerer Trinktage und Anzahl der Drinks pro Trinktag (Agabio et al. 2023).

8.6 Opioidabhängigkeit

Die Behandlung mit Opioid-Agonisten ist weiterhin Standard in der Substitutionstherapie der chronischen Opioidabhängigkeit (Bald et al. 2016; Schoofs et al. 2014). Hierbei ist die pharmakologische Therapie mit **Methadon** die Therapie der ersten Wahl, wobei weitere Wirkstoffe eine ähnliche Wirksamkeit besitzen, etwa **Levomethadon** oder **Buprenorphin** (Gutwinski et al. 2016).

Bei schwer betroffenen Patienten mit z. B. häufigen Behandlungsabbrüchen oder Rückfällen sind alternative Behandlungsstrategien erforderlich (Bald et al. 2013). In diesem Zusammenhang wurde in sechs RCTs die Wirksamkeit von intravenösem **Diacetylmorphin** (Diamorphin, Heroin) bei besonders schwer betroffenen Patienten nachgewiesen (z. B. Haasen et al. 2007; Oviedo-Joekes et al. 2009). Ein Cochrane-Review wertete daher die Behandlung mit Diacetylmorphin für diese Indikation als vorteilhaft (Ferri et al. 2011). Da Diamorphin in vielen Ländern nicht verfügbar ist und sich vermutlich – auch aus politischen Gründen – nicht durchsetzen wird, wurden einzelne Studien zur intravenösen Behandlung mit **Hydromorphon** durchgeführt (Oviedo-Joekes et al. 2016, 2010), die eine vergleichbare klinische Wirksamkeit und ein ähnliches Risikoprofil ergaben wie Diacetylmorphin.

Weiterhin gibt es derzeit mehrere Untersuchungen zum μ-Opioidrezeptor-Antagonisten **Naltrexon**, der aufgrund einer unzureichenden Wirksamkeit in der Behandlung der chronischen Opioidabhängigkeit bisher keine relevante Rolle gespielt hat (Ayanga et al. 2016; Krupitsky et al. 2013, 2012; Lee et al. 2016; Leslie et al. 2015). Die aktuellen Untersuchungen beziehen sich allerdings auf Präparate in Depotform bzw. Implantate („extended release"), die dadurch vor allem bei weniger schwer betroffenen Personen die Rückfallraten reduzieren könnten.

Hydromorphon ist ein Opioid-Agonist, der bisher fast ausschließlich in der Behandlung von Schmerzen eingesetzt wurde. Seine Halbwertszeit in der nichtretardierten Form beträgt etwa 2,5 Stunden. In einer klinischen Untersuchung von heroinabhängigen Personen hatte sich 2009 erstmalig gezeigt, dass Menschen mit Opioidabhängigkeit Hydromorphon-Injektionen nicht von Heroin-Injektionen unterscheiden können (Oviedo-Joekes et al. 2009).

In einer ersten klinischen Pilotstudie erhielten 140 opioidabhängige und therapierefraktäre Personen über 12 Monate entweder intravenöses Diacetylmorphin (N = 115) oder intravenöses Hydromorphon (N = 25) (Oviedo-Joekes et al. 2010). Beide Gruppen zeigten fast identische Retentionsraten (Heroin 88,8 %; Hydromorphon 88,0 %) und Häufigkeiten des Heroinbeikonsums. Auch hinsichtlich des Auftretens von unerwünschten Arzneimittelwirkungen fanden sich keine signifikanten Unterschiede zwischen beiden Substanzen. Die Teilnehmer selbst konnten bis zum Ende der Studie nicht sagen, ob sie Hydromorphon oder Heroin erhalten hatten.

Oviedo-Joekes et al. (2016) bestätigten diese Befunde: Bei 202 opioidabhängigen Personen, die mit Hydromorphon (N = 100) oder mit Diacetylmorphin (N = 102) behandelt worden waren, ergaben sich in Bezug auf den Beikonsum von Heroin, Retentionsraten, körperliche und psychologische Gesundheitsparameter oder den Konsum anderer Substanzen (Crack, Kokain) keine Unterschiede. Die beiden Gruppen unterschieden sich nur hinsichtlich des Auftretens von schweren Nebenwirkungen: Mit Hydromorphon behandelte Patienten hatten signifikant weniger Nebenwirkungen als mit Diacetylmorphin behandelte Personen (N = 5 vs. N = 24), vor allem hinsichtlich des Auftretens von Überdosierungen (N = 3 vs. N = 11).

RESÜMEE

Anhand der bisherigen Ergebnisse erscheint Hydromorphon in der klinischen Wirksamkeit Diacetylmorphin als ebenbürtig und könnte daher eine sinnvolle Substanz in der Behandlung sehr schwer betroffener opioidabhängiger Personen sein, insbesondere in Ländern, in denen Diacetylmorphin nicht etabliert ist.

Naltrexon ist ein Opioid-Agonist, der sowohl das Suchtverlangen beeinflussen als auch bei Opioidabhängigkeit Entzugssymptome vermindern und eine Opioidtoleranz bewirken kann (Ayanga et al. 2016).

Krupitsky et al. (2012) untersuchten 306 Studienteilnehmer, von denen 102 Personen mit Naltrexon-Implantat und einem oralen Placebo, 102 mit Placebo-Implantat und oralem Naltrexon und 102 mit Placebo-Implantat und oralem Placebo behandelt wurden. Bei den mit Naltrexon-Implantat behandelten Personen ergaben sich bessere Retentionsraten (52,9 %) als bei Personen mit oralem Naltrexon (15,7 %) und Placebo (10,8 %). Der Effekt ließ sich auch hinsichtlich der Raten des Heroinbeigebrauchs feststellen, der unter Naltrexon-Implantat deutlich niedriger war als in den beiden anderen Gruppen.

Eine weitere Studie untersuchte die präventive Wirksamkeit von Naltrexon-Implantat bei 155 Personen und verglich diese mit 153 Personen, die eine unspezifische Standardbehandlung erhielten (Gesprächskontakte usw.). Die Probanden beider Gruppen waren opioidabhängig und bei Untersuchungsbeginn opioidabstinent; weiterhin nahmen alle Probanden aufgrund krimineller Handlungen an einem Präventionsprogramm zur Verhinderung von Opioidrückfällen bei Straftätern teil (Lee et al. 2016). Lee und Kollegen beobachteten, dass bei Personen mit Opioidrückfall die Zeit bis zum Konsumbeginn unter Naltrexon-Implantat deutlich länger war als bei Personen mit Standardbehandlung (10,5 vs. 5,0 Wochen). Nach Abschluss der Behandlung nach 78 Wochen gab es allerdings keine Unterschiede hinsichtlich des Heroinkonsums (46 % ohne Nachweis von Heroin im Urin in beiden Gruppen).

RESÜMEE

Diese Ergebnisse weisen darauf hin, dass Naltrexon-Implantat als Substanz nur speziellen Subgruppen helfen könnte, z. B. weniger schwer betroffenen Personen oder Personen mit dem starken Wunsch, eine opioidagonistische Behandlung zu vermeiden.

8.7 Fazit für die Praxis

Es werden bzw. wurden verschiede pharmakologische Strategien für die Behandlung von Suchterkrankungen evaluiert:

- Agonisten im Sinne einer Substitution
- Antagonisten mit dem Ziel der Wirkabschwächung
- Einsatz von Antidepressiva, Antipsychotika und GABA-/Glutamat-Modulatoren sowie anderen Substanzgruppen
- Immunisierung gegen spezifische Suchtmittel sowie
- Psilocybin

Bei einigen der neuartigen Behandlungsmethoden bedarf es weiterer Studien, um beurteilen zu können, ob sie einen Platz in der klinischen Praxis finden werden.

LITERATUR

Agabio R, Saulle R, Rösner S, Minozzi S. Baclofen for alcohol use disorder. Cochrane Database Syst Rev. 2023; 1(1):CD012557. doi: 10.1002/14651858.CD012557.pub3.

Alavi S, Darharaj M, Bilehsavar SH et al. Successful Use of Minocycline for the Treatment of Methamphetamine-Induced Psychosis and Cognitive Impairments: An Open-Label Case Series. Clin Neuropharmacol. 2021; 44(4):126–131.

Allsop D.J., Copeland J., Lintzeris N. et al. Nabiximol as an agonist replacement therapy during cannabis withdrawal: a randomized clinical trial. JAMA psychiatry. 2014; 71: 3. 281–291.

APA – American Psychiatric Association Diagnostic and Statistical Manual of Mental Disorders: DSM-5. 5th ed.. 2013; American Psychiatric Publishing. Arlington, VA, USA.

Anderson A.L., Li S.H., Biswas K. et al. Modafinil for the treatment of methamphetamine dependence. Drug Alcohol Depend. 2012; 120: 1. 135–141.

Ayanga D., Shorter D., Kosten T.R. Update on pharmacotherapy for treatment of opioid use disorder. Expert Opin Pharmacother. 2016; 17: 2307–2318.

Bahji A., Meyyappan A.C., Hawken E.R., Tibbo P.G. Pharmacotherapies for cannabis use disorder: A systematic review and network meta-analysis. Int J Drug Policy. 2021; 97:103295. doi: 10.1016/j.drugpo.2021.103295.

Bald L.K., Bermpohl F., Heinz A. et al. Heroin or conventional opioid maintenance? The patients' perspective. J Addict Med. 2013; 7: 401–404.

Bald L.K., Schouler-Ocak M., Penka S. et al. Opioidsubstitution bei heroinabhängigen Patienten mit Migrationshintergrund. Nervenarzt. 2016; 87: 521–527.

Ballester J., Valentine G., Sofuoglu M. Pharmacological treatments for methamphetamine addiction: current status and future directions. Expert Rev Clin Pharmacol. 2017; 10: 3. 305–314.

Bogenschutz M.P., Ross S., Bhatt S. et al. Percentage of Heavy Drinking Days Following Psilocybin-Assisted Psychotherapy vs Placebo in the Treatment of Adult Patients With Alcohol Use Disorder: A Randomized Clinical Trial. JAMA Psychiatry. 2022 Oct 1;79(10):953–962. doi: 10.1001/jamapsychiatry.2022.2096.

Bogenschutz M.P., Johnson M.W. Classic hallucinogens in the treatment of addictions. Prog Neuropsychopharmacol Biol Psychiatry. 2016; 64: 250–258.

Bogenschutz M.P., Forcehimes A.A., Pommy J.A. et al. Psilocybin-assisted treatment for alcohol dependence: a proof-of-concept study. J Psychopharmacol. 2015; 29: 3. 289–299.

Carpenter K.M., McDowell D., Brooks D.J. et al. A preliminary trial: double-blind comparison of nefazodone, bupropion-SR, and placebo in the treatment of cannabis dependence. Am J Addict. 2009; 18: 1. 53–64.

Coffin P.O., Santos G.M., Das M. et al. Aripiprazole for the treatment of methamphetamine dependence: a randomized, double-blind, placebo-controlled trial. Addiction. 2013; 108: 4. 751–761.

Colfax G.N., Santos G.M., Das M. et al. Mirtazapine to reduce methamphetamine use: a randomized controlled trial. Arch Gen Psychiatry. 2011; 68: 11. 1168–1175.

Cornelius J.R., Bukstein O.G., Douaihy A.B. et al. Double-blind fluoxetine trial in comorbid MDD–CUD youth and young adults. Drug Alcohol Depend. 2010; 112: 1. 39–45.

De Bejczy A., Lof E., Walther L. et al. Varenicline for treatment of alcohol dependence: a randomized, placebo-controlled trial. Alcohol Clin Exp Res. 2015; 39: 2189–2199.

De La Garza R., Newton T.F., Haile C.N. et al. Rivastigmine reduces"Likely to use methamphetamine" in methamphetamine-dependent volunteers. Prog Neuropsychopharmacol Biol Psychiatry. 2012 Apr 27;37(1):141–6.

Elkashef A., Kahn R., Yu E. et al. Topiramate for the treatment of methamphetamine addiction: a multi-center placebo-controlled trial. Addiction. 2012; 107: 7. 1297–1306.

Eisenberg M.J., Filion K.B., Yavin D. et al. Pharmacotherapies for smoking cessation: a meta-analysis of randomized controlled trials. CMAJ. 2008; 179: 2. 135–144.

Erwin B.L., Slaton R.M. Varenicline in the treatment of alcohol use disorders. Ann Pharmacother. 2014; 48: 1445–1455.

Fahim R.E., Kessler P.D., Kalnik M.W. Therapeutic vaccines against tobacco addiction. Expert Rev Vaccines. 2013; 12: 333–342.

Ferri M., Davoli M., Perucci C.A. Heroin maintenance for chronic heroin-dependent individuals. The Cochrane Database Syst Rev. 2011; 12:.

Galli G., Wolffgramm J. Long-term development of excessive and inflexible nicotine taking by rats, effects of a novel treatment approach. Behavioural Brain Res. 2011; 217: 2. 261–270.

Galloway G.P., Buscemi R., Coyle J.R. et al. A randomized, placebo-controlled trial of sustained-release dextroamphetamine for treatment of methamphetamine addiction. Clin Pharmacol Ther. 2011; 89: 2. 276–282.

Gómez-Coronado N., Walker A.J., Berk M., Dodd S. Current and Emerging Pharmacotherapies for Cessation of Tobacco Smoking. Pharmacotherapy. 2018; 38(2):235–258. doi: 10.1002/phar.2073.

Grant J.E., Odlaug B.L., Kim S.W. A double-blind, placebo-controlled study of N-acetyl cysteine plus naltrexone for methamphetamine dependence. Eur Neuropsychopharmacol. 2010; 20: 11. 823–828.

Gray K.M., Carpenter M.J., Baker N.L. et al. A double-blind randomized controlled trial of N-acetylcysteine in cannabis-dependent adolescents. Am J Psychiatry. 2012; 169: 8. 805–812.

Gutwinski S., Häbel T., Bermpohl F., Schoofs N. Sexuelle Funktionsstörungen bei Substitutionstherapie mit Methadon und Levomethadon. Suchttherapie. 2016; 62: 295–303.

Haasen C., Verthein U., Degkwitz P. et al. Heroin-assisted treatment for opioid dependence: randomised controlled trial. Br J Psychiatry. 2007; 191: 55–62.

Hajek P., McRobbie H., Myers K. Efficacy of cytisine in helping smokers quit: systematic review and meta-analysis. Thorax. 2013; 68: 1037–1042.

Hajek P., Phillips-Waller A., Przulj D. et al. A Randomized Trial of E-Cigarettes versus Nicotine-Replacement Therapy. N Engl J Med. 2019; 380(7):629–637.

Haney M., Ward A.S., Comer S.D. et al. Bupropion SR worsens mood during marijuana withdrawal in humans. Psychopharmacology. 2001; 155: 2. 171–179.

Hartmann-Boyce J., Cahill K., Hatsukami D., Cornuz J. Nicotine vaccines for smoking cessation. Cochrane Database Syst Rev. 2012; 8.

8

Hartmann-Boyce J., McRobbie H., Bullen C. et al. Electronic cigarettes for smoking cessation. Cochrane Database Syst Rev. 2016; 9.
Heikkinen M., Taipale H., Tanskanen A., Mittendorfer-Rutz E., Lähteenvuo M., Tiihonen J. Association of Pharmacological Treatments and Hospitalization and Death in Individuals With Amphetamine Use Disorders in a Swedish Nationwide Cohort of 13 965 Patients. JAMA Psychiatry. 2023; 80(1):31–39.
Heinala P., Alho H., Kiianmaa K. et al. Targeted use of naltrexone without prior detoxification in the treatment of alcohol dependence: a factorial double-blind, placebo-controlled trial. J Clin Psychopharmacol. 2001; 21: 3. 287–292.
Heinz A., Reimold M., Wrase J. et al. Correlation of stable elevations in striatal mu-opioid receptor availability in detoxified alcoholic patients with alcohol craving: a positron emission tomography study using carbon 11-labeled carfentanil. Arch Gen Psychiatry. 2005; 62: 1. 57–64.
Heinz A., Kipke R., Müller S., Wiesing U. True and false concerns about neuroenhancement: a response to 'Neuroenhancers, addiction and research ethics', by D M Shaw. J Med Ethics. 2014; 40: 4. 286–287.
Heinzerling K.G., Shoptaw S., Pec J.A. et al. Randomized, placebo-controlled trial of baclofen and gabapentin for the treatment of methamphetamine dependence. Drug Alcohol Depend. 2006; 85: 3. 177–184.
Hieda Y., Keyler D.E., Ennifar S. et al. Vaccination against nicotine during continued nicotine administration in rats: immunogenicity of the vaccine and effects on nicotine distribution to brain. Int J Immunopharmacol. 2000; 22: 809–819.
Hoogsteder P.H., Kotz D., van Spiegel P.I. et al. Efficacy of the nicotine vaccine 3'-AmNic-rEPA (NicVAX) co-administered with varenicline and counselling for smoking cessation: a randomized placebo-controlled trial. Addiction. 2014; 109: 1252–1259.
Huestis M.A., Boyd S.J., Heishman S.J. et al. Single and multiple doses of rimonabant antagonize acute effects of smoked cannabis in male cannabis users. Psychopharmacology. 2007; 194: 4. 505–515.
Johnson M.W., Garcia-Romeu A., Cosimano M.P., Griffiths R.R. Pilot study of the 5-HT2AR agonist psilocybin in the treatment of tobacco addiction. J Psychopharmacol. 2014; 28: 11. 983–992.
Johnson M.W., Garcia-Romeu A., Griffiths R.R. Long-term follow-up of psilocybin-facilitated smoking cessation. Am J Drug Alcohol Abuse. 2016; 43: 1. 55–60.
Jonas D.E., Amick H.R., Feltner C. et al. Pharmacotherapy for adults with alcohol use disorders in outpatient settings: a systematic review and meta-analysis. JAMA. 2014; 311: 1889–1900.
Kiefer F., Kirsch M., Bach P. et al. Effects of D-cycloserine on extinction of mesolimbic cue reactivity in alcoholism: a randomized placebo-controlled trial. Psychopharmacology. 2015; 232: 13. 2353–2362.
Krebs T.S., Johansen PØ Lysergic acid diethylamide (LSD) for alcoholism: meta-analysis of randomized controlled trials. J Psychopharmacol. 2012; 26: 7. 994–1002.
Krupitsky E., Zvartau E., Blokhina E. et al. Randomized trial of long-acting sustained-release naltrexone implant vs oral naltrexone or placebo for preventing relapse to opioid dependence. Arch Gen Psychiatry. 2012; 69: 973–981.
Krupitsky E., Nunes E.V., Ling W. et al. Injectable extended-release naltrexone (XR-NTX) for opioid dependence: long-term safety and effectiveness. Addiction. 2013; 108: 1628–1637.
Lee J.D., Friedmann P.D., Kinlock T.W. et al. Extended-release naltrexone to prevent opioid relapse in criminal justice offenders. New Engl J Med. 2016; 374: 1232–1242.
Leslie D.L., Milchak W., Gastfriend D.R. et al. Effects of injectable extended-release naltrexone (XR-NTX) for opioid dependence on residential rehabilitation outcomes and early follow-up. Am J Addict. 2015; 24: 265–270.
Levin F.R., McDowell D., Evans S.M. et al. Pharmacotherapy for marijuana dependence: a double-blind, placebo-controlled pilot study of divalproex sodium. Am J Addict. 2004; 13: 1. 21–32.
Levin F.R., Mariani J.J., Brooks D.J. et al. Dronabinol for the treatment of cannabis dependence: a randomized, double-blind, placebo-controlled trial. Drug Alcohol Depend. 2011; 116: 1. 142–150.
Levin F.R., Mariani J., Brooks D.J. et al. A randomized double-blind, placebo-controlled trial of venlafaxine-extended release for co-occurring cannabis dependence and depressive disorders. Addiction. 2013; 108: 6. 1084–1094.
Lindblom N., de Villiers S.H., Kalayanov G. et al. Active immunization against nicotine prevents reinstatement of nicotine-seeking behavior in rats. Respiration. 2002; 69: 254–260.
Ling W., Chang L., Hillhouse M. et al. Sustained-release methylphenidate in a randomized trial of treatment of methamphetamine use disorder. Addiction. 2014; 109: 9. 1489–1500.
Majić T., Schmidt T.T., Gallinat J. Peak experiences and the afterglow phenomenon: When and how do therapeutic effects of hallucinogens depend on psychedelic experiences?. J Psychopharmacol. 2015; 29: 3. 241–253.
Malik J.A., Agrewala J.N. Future perspectives of emerging novel drug targets and immunotherapies to control drug addiction. Int Immunopharmacol. 2023 Jun;119:110210.
Malin D.H., Alvarado C.L., Woodhouse K.S. et al. Passive immunization against nicotine attenuates nicotine discrimination. Life Sci. 2002; 70: 23. 2793–2798.
Malin D.H., Moon W.D., Goyarzu P. et al. Passive immunization against nicotine attenuates somatic nicotine withdrawal syndrome in the rat. Nicotine Tob Res. 2010; 12: 4. 438–444.
Mason B.J., Crean R., Goodell V. et al. A proof-of-concept randomized controlled study of gabapentin: effects on cannabis use, withdrawal and executive function deficits in cannabis-dependent adults. Neuropsychopharmacology. 2012; 37: 7. 1689–1698.
Mason B.J., Quello S., Goodell V. et al. Gabapentin treatment for alcohol dependence: a randomized clinical trial. JAMA Intern Med. 2014; 174: 70–77.
McRae-Clark A.L., Carter R.E., Killeen T.K. et al. A placebo-controlled trial of buspirone for the treatment of marijuana dependence. Drug Alcohol Depend. 2009; 105: 1. 132–138.
McRae-Clark A.L., Baker N.L., Gray K.M. et al. Buspirone treatment of cannabis dependence: a randomized, placebo-controlled trial. Drug Alcohol Depend. 2015; 156: 29–37.
Miech R.A., O'Malley P.M., Johnston L.D., Patrick M.E. E-cigarettes and the drug use patterns of adolescents. Nicotine Tob Res. 2016; 18: 654–659.
Mitchell J.M., O'Neil J.P., Janabi M. et al. Alcohol consumption induces endogenous opioid release in the human orbitofrontal cortex and nucleus accumbens. Sci Transl Med. 2012; 4: 116.
Naji L., Dennis B., Rosic T. et al. Mirtazapine for the treatment of amphetamine and methamphetamine use disorder: A systematic review and meta-analysis. Drug Alcohol Depend. 2022; 232:109295.
Nocito Echevarria M.A., Reis T.A., Ruffo Capatti G. et al. N-acetylcysteine for treating cocaine addiction – A systematic review. Psychiatry Res. 2017; 251: 197–203.
Nowak D., Jorres R.A., Ruther T. E-cigarettes-prevention, pulmonary health, and addiction. Dtsch Arztebl Int. 2014; 111: 349–355.
Oviedo-Joekes E., Brissette S., Marsh D.C. et al. Diacetylmorphine versus methadone for the treatment of opioid addiction. New Engl J Med. 2009; 361: 777–786.
Oviedo-Joekes E., Guh D., Brissette S. et al. Double-blind injectable hydromorphone versus diacetylmorphine for the treatment of opioid dependence: a pilot study. J Subst Abuse Treat. 2010; 38: 408–411.

Oviedo-Joekes E., Guh D., Brissette S. et al. Hydromorphone compared with diacetylmorphine for long-term opioid dependence: a randomized clinical trial. JAMA Psychiatry. 2016; 73: 447–455.

Palpacuer C., Laviolle B., Boussageon R. et al. Risks and benefits of nalmefene in the treatment of adult alcohol dependence: a systematic literature review and meta-analysis of published and unpublished double-blind randomized controlled trials. PLoS Med. 2015; 12: e1001924.

Park S. Q., Kahnt T., Beck A. et al. Prefrontal cortex fails to learn from reward prediction errors in alcohol dependence. J Neurosci. 2010; 30: 22. 7749–7753.

Pentel P. R., Malin D. H., Ennifar A. A nicotine conjugate vaccine reduces nicotine distribution to brain and attenuates its behavioral and cardiovascular effects in rats. Pharmacol Biochem Behav. 2000; 65: 191–198.

Pentel P. R., LeSage M. G. New directions in nicotine vaccine design and use. Adv Pharmacol. 2014; 69: 553–580.

Phimarn W., Sakhancord R., Paitoon P., Saramunee K., Sungthong B. Efficacy of Varenicline in the Treatment of Alcohol Dependence: An Updated Meta-Analysis and Meta-Regression. Int J Environ Res Public Health. 2023 Feb 24;20(5):4091.

Rabiey A., Hassani-Abharian P., Farhad M., Moravveji A. R., Akasheh G., Banafshe H. R. Atomoxetine Efficacy in Methamphetamine Dependence during Methadone Maintenance Therapy. Arch Iran Med. 2019; 22(12):692–698.

Ray L. A., Bujarski S., Courtney K. E. et al. The effects of naltrexone on subjective response to methamphetamine in a clinical sample: a double-blind, placebo-controlled laboratory study. Neuropsychopharmacology. 2015; 40: 2347–2356.

Rösner S., Hackl-Herrwerth A., Leucht S. et al. Acamprosate for alcohol dependence. Cochrane Database Syst Rev. 2010; 9:.

Rösner S., Hackl-Herrwerth A., Leucht S. et al. Opioid antagonists for alcohol dependence. Cochrane Database Syst Rev. 2010; 12.

Salehi M., Emadossadat A., Kheirabadi G. R. et al. The effect of buprenorphine on methamphetamine cravings. J Clin Psychopharmacol. 2015; 35: 6. 724–727.

Schoofs N., Riemer T., Bald L. K. et al. Methadon und Levomethadon – Dosierung und Nebenwirkungen. Psychiatrische Praxis. 2014; 41: 82–87.

Sebold M., Deserno L., Nebe S. et al. Model-based and model-free decisions in alcohol dependence. Neuropsychobiology. 2014; 70: 122–131.

Skinner M. D., Lahmek P., Pham H., Aubin H. J. Disulfiram efficacy in the treatment of alcohol dependence: a meta-analysis. PloS One. 2014; 9: e87366.

Sofuoglu M., Mooney M., Kosten T. et al. Minocycline attenuates subjective rewarding effects of dextroamphetamine in humans. Psychopharmacology. 2011; 213: 1. 61–68.

Spanagel R., Vengeliene V., Jandeleit B. Acamprosate produces its anti-relapse effects via calcium. Neuropsychopharmacology. 2014; 3: 783–791.

Stauffer C. S., Samson S., Hickok A., Hoffman W. F., Batki S. L. Intranasal Oxytocin for Stimulant Use Disorder Among Male Veterans Enrolled in an Opioid Treatment Program: A Randomized Controlled Trial. Front Psychiatry. 2022; 12:804997.

Truong TT, Li B. Case Series: Cariprazine for treatment of methamphetamine use disorder. Am J Addict. 2022; 31(1):85–88. doi: 10.1111/ajad.13241.

Vanderkam P., Boussageon R., Underner M. Efficacy and security of electronic cigarette for tobacco harm reduction: systematic review and meta-analysis. Presse Med. 2016; 45: 971–985.

Verrico C. D., Mahoney J. J., Thompson-Lake D. G., Bennett R. S., Newton T. F., De La Garza R. Safety and efficacy of varenicline to reduce positive subjective effects produced by methamphetamine in methamphetamine-dependent volunteers. Int J Neuropsychopharmacol. 2014; 17(2):223–33.

Walker N., Parag V., Verbiest M., Laking G., Laugesen M., Bullen C. Nicotine patches used in combination with e-cigarettes (with and without nicotine) for smoking cessation: a pragmatic, randomised trial. Lancet Respir Med. 2020; 8(1):54–64.

Weinstein A. M., Miller H., Bluvstein I. et al. Treatment of cannabis dependence using escitalopram in combination with cognitive-behavior therapy: a double-blind placebo-controlled study. Am J Drug Alcohol Abuse. 2014; 40: 1. 16–22.

West R., Zatonski W., Cedzynska M. Placebo-controlled trial of cytisine for smoking cessation. N Engl J Med. 2011; 365: 1193–1200.

Wiers C. E., Stelzel C., Park S. Q. et al. Neural correlates of alcohol-approach bias in alcohol addiction: the spirit is willing but the flesh is weak for spirits. Neuropsychopharmacology. 2014; 39: 3. 688–697.

Wiers C. E., Stelzel C., Gladwin T. E. et al. Effects of cognitive bias modification training on neural alcohol cue reactivity in alcohol-dependence. Am J Psychiatry. 2015; 172: 4. 335–343.

Worley M. J., Heinzerling K. G., Roche D. J., Shoptaw S. Ibudilast attenuates subjective effects of methamphetamine in a placebo-controlled inpatient study. Drug Alcohol Depend. 2016; 162: 245–250.

KAPITEL

9

Angela Buchholz, Martin Härter

Suchtprävention

Kernaussagen

- Suchtpräventionsmaßnahmen fokussieren auf Risiko- und Schutzfaktoren in Bezug auf mögliche negative Konsequenzen von Substanzkonsumstörungen und setzen an, bevor eine Erkrankung entstanden ist.
- Evidenzbasiertes Handeln im Rahmen der Suchtprävention beinhaltet die Planung, Umsetzung und Evaluation von Präventionsmaßnahmen unter Berücksichtigung der aktuellen Evidenz.
- Je nach Zielgruppe lassen sich universelle, selektive und indizierte Präventionsmaßnahmen unterscheiden. Zudem können Maßnahmen auf der Verhältnis- oder der Verhaltensebene ansetzen.
- Mögliche Handlungsfelder der Suchtprävention betreffen Familie, Schule, Hochschule, Medien, Gesundheitsversorgung, Kommune und gesetzliche Rahmenbedingungen.

9.1 Einleitung und Begriffsbestimmung

Der Konsum psychoaktiver Substanzen ist ein bedeutsamer vermeidbarer Risikofaktor im Rahmen der Gesundheitsförderung. Eine Reihe körperlicher Erkrankungen und psychischer Störungen kann durch den Konsum psychoaktiver Substanzen direkt verursacht, begünstigt oder verschlimmert werden. So gehören im aktuellsten Update der Global Burden of Disease Study nach wie vor Rauchen, Alkohol- und Drogenkonsum zu den 10 bedeutsamsten verhaltensbezogenen und damit vermeidbaren Gesundheitsrisiken. Sie tragen zu einer erheblichen Reduktion der *disability adjusted life years* (DALYs) bei (GBD Risk Factors Collaborators 2019). Auch in Deutschland gehört die Reduktion von Tabak- und Alkoholkonsum zu den 10 nationalen Gesundheitszielen und ist im Präventionsgesetz („Gesetz zur Stärkung der Gesundheitsförderung und der Prävention" – BGBl. I, Nr. 31: 1368) verankert. Prävention ist in der Suchtmedizin ein sehr relevantes Thema, vor allem aufgrund der Assoziation von Substanzkonsum und möglichen körperlichen und psychischen Folgeschäden. In diesem Kapitel sollen nach einer Vorstellung relevanter Definitionen, Theorien, der gesetzlichen Rahmenbedingungen für Prävention in Deutschland und einer Konkretisierung und Einordnung des Begriffs „Evidenzbasierung" in der Suchtprävention die verschiedenen Handlungsfelder der Suchtprävention praxisnah vorgestellt werden.

9.1.1 Definition und Präventionsformen

Prävention hat das Ziel, das Auftreten einer Erkrankung oder anderer negativer Folgen eines vermeidbaren Risikofaktors zu verhindern. Risiken durch den Konsum psychoaktiver Substanzen können z. B. körperliche Folgeschäden oder psychische Störungen sein. Prävention kann man von medizinischen Behandlungen in der Weise differenzieren, dass sie eher auf mögliche Risiko- und Schutzfaktoren fokussiert und zu einem Zeitpunkt geschieht, in dem noch kein Schaden entstanden ist. Im Rahmen der gesamten Gesundheitsversorgung kann man die Prävention damit zwischen der Gesundheitsförderung und Behandlung verorten.

MERKE

Prävention ist zwischen Gesundheitsförderung und Behandlung einzuordnen und adressiert in der Regel Risiko- und Schutzfaktoren.

Gesundheitsförderung: allgemeine und unspezifische Maßnahmen zur Förderung der Gesundheit

↓

Prävention: gezielte Maßnahmen zur Vermeidung von Risikofaktoren oder Stärkung von Schutzfaktoren

↓

Behandlung: Behandlung eines manifesten Gesundheitsschadens

Die in Deutschland lange Zeit verbreitete Einteilung in primäre, sekundäre und tertiäre Prävention wurde weitestgehend aufgegeben, da sich anhand dieser Einteilung nahezu alle Interventionen auch bei bereits ausgebrochener Erkrankung als Prävention definieren lassen und sie dadurch eher zu einer definitorischen Unschärfe beigetragen hat (Bühler 2009). Aufgrund der häufigen Verwendung sollen die Begriffe dennoch definiert werden. **Primärprävention** bezieht sich auf Interventionen zur Verhinderung der Entstehung einer Erkrankung oder Verhinderung negativer Folgen. Ein Trainingsprogramm zu Lebenskompetenzen für Schülerinnen und Schüler kann demzufolge als primärpräventive Maßnahme eingeordnet werden. Von **Sekundärprävention** wird gesprochen, wenn bereits Risikofaktoren vorliegen. Hier ist eine ärztliche Beratung bei Übergewicht und Bluthochdruck bezüglich des erhöhten Risikos für kardiovaskuläre Ereignisse ein mögliches Beispiel. Als **Tertiärprävention** bezeichnet man Interventionen zur Verhinderung einer Verschlimmerung bereits bestehender Krankheiten (Faller et al. 2019). Ein Rückfallpräventionstraining bei bestehender Alkoholabhängigkeit ist demzufolge als Tertiärprävention einzuordnen. Anhand der Beispiele wird deutlich, dass mit dieser Einteilung die Abgrenzung zu Gesundheitsförderung und Behandlung schwieriger ist: Ärztliche Beratung und ggf. medikamentöse Einstellung eines Bluthochdrucks sowie ein Rückfallpräventionstraining im Rahmen einer Rehabilitationsmaßnahme könnten ebenso gut als „Behandlung" eingeordnet werden.

Aktuell erfolgt die Einteilung von Präventionsmaßnahmen daher primär anhand der adressierten Zielgruppe und der Ebene der Intervention. So unterscheidet das Institute of Medicine zwischen universeller, selektiver und indizierter Prävention (Mrazek und Haggerty 1994). **Universelle Prävention** bezieht sich dabei auf die gesamte Bevölkerung. Sie richtet sich an alle Menschen in einem bestimmten Bereich und berücksichtigt keine spezifischen Risikofaktoren. Das o. g. Schulungsprogramm zu Lebenskompetenzen bei Schülerinnen und Schülern wäre demzufolge eine universelle Präventionsmaßnahme. **Selektive Prävention** hingegen adressiert Bevölkerungsgruppen, die ein erhöhtes Risiko haben. Die ärztliche Beratung zum kardiovaskulären Risiko könnte als selektive Präventionsmaßnahme gelten, wenn z. B. ein familiäres Risiko für kardiovaskuläre Ereignisse besteht. Die **indizierte Prävention** richtet sich schließlich explizit an Bevölkerungsgruppen, die bereits erste Symptome einer Erkrankung oder anderer assoziierter Risiken zeigen. Wenn die ärztliche Beratung zu kardiovaskulären Risikofaktoren also bei Personen mit Bluthochdruck oder Übergewicht erfolgen würde, wäre sie nach dieser Einteilung als indizierte Präventionsmaßnahme zu verstehen.

Ebenso bedeutsam ist eine Unterscheidung in **Verhaltens- und Verhältnisprävention,** wobei verhaltenspräventive Interventionen konkret eine Veränderung des Verhaltens auf individueller Ebene erreichen wollen, während die Verhältnisprävention an einer Veränderung der Umstände bzw. der Umwelt ansetzt. Die bisherigen Beispiele wären alle auf der Verhaltensebene einzuordnen. Beim Beispiel des kardiovaskulären Risikos wäre z. B. eine Erweiterung des Essensangebots einer Betriebskantine um gesündere Alternativen eine verhältnispräventive Maßnahme.

9.1.2 Präventionstheorien

Ein wesentlicher Ansatzpunkt in der Entwicklung von Präventionsstrategien sind theoretische Annahmen darüber, wie das Verhalten der entsprechenden Zielgruppe verändert werden kann. Bedeutsam sind diese Theorien, weil sich das inhaltliche Vorgehen in der Gestaltung von Präventionsprogrammen daraus herleiten lässt. So ist z. B. die Vorstellung vom rational handelnden und entscheidenden Menschen, der nur über die Risiken aufgeklärt werden muss, nach wie vor weit verbreitet. Aus wissenschaftlicher Perspektive hingegen wird sie mittlerweile nicht mehr als adäquates Modell angesehen, um menschliches Verhalten zu beschreiben. Die daraus abgeleitete Strategie der Informationsvermittlung und Aufklärung wird heutzutage aufgrund fehlender Wirksamkeit zwar als notwendig, aber als nicht ausreichend erachtet, um Verhaltensänderungen zu erzielen (Bühler et al. 2020). Eine ausführlichere Darstellung psychologischer Modelle und Theorien zur Verhaltensänderung findet sich in ➤ Kapitel 5. Im Folgenden sind die in der Suchtprävention häufig verwendeten Theorien (vgl. Bühler et al. 2020) zusammenfassend dargestellt. Beispielhaft werden auch Präventionsstrategien dargestellt, die sich aus den jeweiligen Theorien ableiten lassen.

In der Suchtprävention häufig verwendete Theorien und Modelle

Modell der sozialen Einflussnahme: Das soziale Umfeld (Freunde, Familie, Medien) hat einen hohen Einfluss auf die Konsumgewohnheiten. Cannabis konsumierende Peers beispielsweise begünstigen einen Konsumeinstieg.

- *Mögliche Interventionen:* Bewusstmachung und „Immunisierung" gegen soziale Einflussnahme auf der Verhaltensebene, gesetzliche Regelung medialer Einflussnahme (z. B. Werbeverbot) auf der Verhältnisebene.

Kognitiv-behaviorale Theorie: Dysfunktionale Überzeugungen und Wirkungserwartungen begünstigen den Substanzkonsum. Beispielsweise werden positive Wirkungen überschätzt und mögliche Risiken oder negative Wirkungen unterschätzt.

- *Mögliche Interventionen:* Identifikation dysfunktionaler Annahmen oder falscher Wirkungserwartungen, Fertigkeitstraining.

Transtheoretisches Modell der Verhaltensänderung: Die Motivation zur Verhaltensänderung ist nicht statisch, sondern verändert sich entlang der Stadien Absichtslosigkeit, Absichtsbildung, Vorbereitung, Handlung und Aufrechterhaltung.

- *Mögliche Interventionen:* Erhöhung der Veränderungsmotivation durch an die Veränderungsstadien angepasste Interventionen, z. B. motivierende Gesprächsführung zur Verstärkung von Ambivalenz und Erhöhung der Änderungsbereitschaft in den Stadien Absichtslosigkeit und Absichtsbildung, kognitiv-behaviorale Strategien in den Stadien Vorbereitung, Handlung und Aufrechterhaltung.

9.1.3 Gesetzlicher und struktureller Rahmen

Für die **Durchführung von Präventionsmaßnahmen** hat in Deutschland die Bundesregierung die Gesetzgebungskompetenz. Die Suchtprävention ist hierbei neben der Überlebenshilfe für Betroffene, repressivem Einschreiten gegen suchtkriminelles Verhalten und der Behandlung von Abhängigkeitserkrankungen eine der vier Säulen der bundesdeutschen Sucht- und Drogenpolitik (Praßer et al. 2021). Als übergeordnete Institutionen nehmen das Bundesministerium für Gesundheit, der Drogenbeauftragte der Bundesregierung und die Bundeszentrale für Gesundheitliche Aufklärung (BZgA) eine koordinierende und übergreifende Rolle ein. Den einzelnen Bundesländern und Kommunen kommt hingegen die konkrete Ausführung gesetzlicher Vorgaben und damit die Umsetzung suchtpräventiven Handelns zu. Hierbei haben sie größtmöglichen gestalterischen Freiraum, eigene Strategien zu entwickeln und umzusetzen, die an die jeweiligen örtlichen Gegebenheiten und Herausforderungen angepasst werden können. Unterstützung erhalten die Länder und Kommunen hierbei durch Krankenkassen, Sozialversicherungsträger und weitere nichtstaatliche Organisationen (Praßer et al. 2021).

Durch das **Präventionsgesetz** (PrävG) gibt es seit 2015 eine gesetzliche Grundlage mit dem Ziel, Gesundheitsförderung und Prävention im Rahmen einer nationalen Strategie zu adressieren. Durch die nationale Präventionskonferenz (NPK) wird diese Strategie kontinuierlich weiterentwickelt. Sie koordiniert u. a. einheitliche und trägerübergreifende Bundesrahmenempfehlungen und eine kontinuierliche Weiterentwicklung und Berichterstattung in Bezug auf Gesundheitsförderung und Prävention. Die Festlegung und Stärkung der nationalen Gesundheitsziele sind ein Teil der Aufgaben der nationalen Präventionskonferenz. Für die kommunalen Akteure bedeutet dies, dass sie auf der einen Seite mit dem Auftrag der Prävention ausgestattet sind, aber auch mit der nationalen Präventionskonferenz zusammenarbeiten müssen, um die Bundesrahmenempfehlungen umsetzen. Ihnen kommt nach wie vor eine Schlüsselrolle in der Präventionsarbeit zu (Praßer et al. 2021). Die Vielfalt der verantwortlichen Akteure auf unterschiedlichen gesellschaftlichen Ebenen macht deutlich, dass eine gut funktionierende Suchtprävention in hohem Ausmaß auf regionale und bundesweite Vernetzung angewiesen ist. Durch die Neugründung des Bundesinstituts für Prävention und Aufklärung in der Medizin (BIPAM) sollen Prävention und Gesundheitsförderung in Deutschland zukünftig weiter gestärkt und empirisch untermauert werden.

9.1.4 Evidenzbasierung in der Suchtprävention

In der Betrachtung unterschiedlicher Konzepte und Strategien zur Suchtprävention ist ebenso wie in der gesamten Gesundheitsversorgung eine evidenzbasierte Herangehensweise essenziell. Aufgrund der hohen Komplexität in der Umsetzung und auch der Möglichkeit zur wissenschaftlichen Evaluation von Suchtpräventionsprogrammen wurde die Notwendigkeit gesehen, den Begriff Evidenzbasierung in der Suchtprävention in Abgrenzung zur evidenzbasierten Medizin spezifisch zu definieren. Gefördert vom Bundesministerium für Gesundheit wurde diese Definition im Rahmen einer Klausurwoche durch Expertinnen und Experten aus (Sucht-)Forschung und Praxis verabschiedet und gemeinsam mit weiteren Empfehlungen zur Evidenzbasierung in der Suchtprävention im **Memorandum Evidenzbasierung in der Suchtprävention** veröffentlicht (Hoff und Klein 2014).

Definition

Evidenzbasierte Suchtprävention entspricht der gewissenhaften, vernünftigen und systematischen Nutzung der gegenwärtig bestmöglichen theoretisch und empirisch ermittelten wissenschaftlichen Erkenntnisse als auch des Praxiswissens sowie des Wissens der Zielgruppen für die Planung, Implementierung, Evaluation, Verbreitung und Weiterentwicklung von verhältnis- und verhaltensbezogenen Maßnahmen (Hoff und Klein 2014).

Demzufolge sollte die aktuelle Evidenzlage in allen Phasen der Entwicklung und Evaluation von Präventionskonzepten berücksichtigt werden. Als trennbare Phasen wurden dabei die Konzeptbegründung, die Konzeptrealisierung sowie die Bewertung des Handelns definiert. In der **Konzeptbegründung** für suchtpräventive Maßnahmen sollen relevante Theorien, empirische Ergebnisse zu Risiko- und Schutzfaktoren, Wissen zur Wirksamkeit geplanter Methoden sowie auch das professionelle Erfahrungswissen, Wissen über die Zielgruppen und den Implementierungskontext sowie auch die Klärung bedeutsamer ethischer Fragen berücksichtigt werden. In der **Konzeptrealisierung** sollen die Erreichbarkeit der Zielgruppe, die Qualifikation der Akteure sowie auch Konzepttreue in der Durchführung und die potenzielle Akzeptanz durch die Handelnden bedacht werden. Da noch mehr als in anderen Kontexten in der Umsetzung von Präventionsstrategien ggf. unerwartete Effekte oder Wechselwirkungen zu erwarten sind, sollten in der **Bewertung des Handelns** (Evaluation) intendierte und mögliche nicht intendierte Wirkungen möglichst vollständig erfasst werden (Bühler et al. 2020).

9.2 Handlungsfelder der Suchtprävention

Suchtprävention bezieht sich nach aktuellem Verständnis auf Interventionen, die *vor* dem Einsetzen substanzassoziierter Probleme ansetzen und die Entwicklung einer Substanzkonsumstörung verhindern sollen. Aufgrund des geringen Einstiegsalters in den Konsum psychoaktiver Substanzen zielen viele Interventionsstrategien auf Lebensbereiche von Kindern und Jugendlichen wie Schule oder Familien ab. Bei Erwachsenen erhält hingegen neben anderen Bereichen des öffentlichen Lebens, z. B. Studium oder Arbeitsplatz, vor allem die hausärztliche Versorgung eine besondere Bedeutung in der Früherkennung substanzbezogener Probleme. Hier

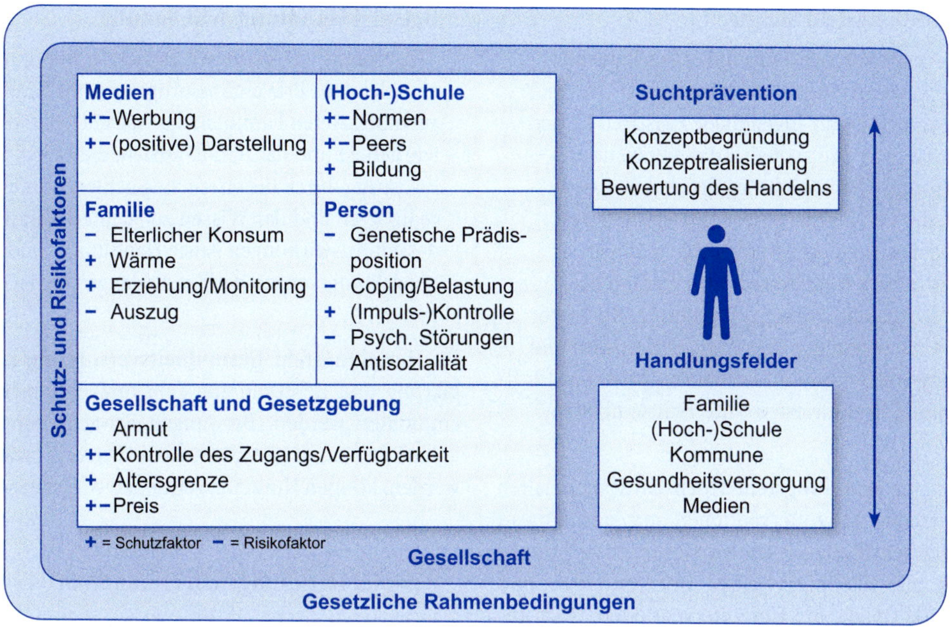

Abb. 9.1 Handlungsfelder der Suchtprävention [L231]

verschiebt sich der Fokus weg von einer Verzögerung des Einstiegsalters in den Konsum hin zur Förderung bzw. dem Erhalt eines risikoarmen Konsums. Zusätzlich bilden politische Maßnahmen einen Rahmen, in dem Strategien zur Suchtprävention umgesetzt werden können. Im nachfolgenden Teil werden wirksame Präventionskonzepte aus allen Bereichen sowohl für Kinder und Jugendliche als auch Erwachsene dargestellt. ➤ Abb. 9.1 enthält eine Darstellung der Handlungsfelder sowie bedeutsame Schutz- und Risikofaktoren, die im Rahmen von Präventionsstrategien adressiert werden können.

9.2.1 Suchtprävention bei Kindern und Jugendlichen

Die **Expertise zur Suchtprävention,** die von der Bundesregierung als Bewertungsgrundlage für Entscheidungsträger in Auftrag gegeben wurde, enthält die aktuellste Zusammenstellung wirksamer Präventionsstrategien (Bühler et al. 2020). Aus insgesamt 62 internationalen Übersichtsarbeiten, darunter 40 systematischen Reviews, wurden 127 Schlussfolgerungen abgeleitet, die sich auf die unterschiedlichen Handlungsfelder der Suchtprävention beziehen: Familie, Schule, Hochschule, Medien, Gesundheitsversorgung, Kommune und gesetzliche Rahmenbedingungen. Je nach vorliegender Evidenz wurden unterschiedliche Schlussfolgerungen zu den unterschiedlichen Substanzen (Tabak, Alkohol, Cannabis, weitere illegale Substanzen, substanzungebundene Süchte) sowie zur Art der Präventionsstrategie (universell, selektiv, indiziert) abgeleitet. Vergleicht man die verschiedenen Handlungsfelder, so findet sich zu schulischen Präventionsprogrammen mit Abstand die meiste Evidenz, in anderen Handlungsfeldern sind aufgrund zu geringer Evidenz nur allgemeine oder gar keine Handlungsempfehlungen möglich. Ebenso dominieren insgesamt Studien aus den USA, sodass die Aussagekraft für die Wirksamkeit für einige der Handlungsfelder in Deutschland zum Teil gering ist.

Inhalte von Präventionsprogrammen im **Handlungsfeld Schule** umfassen das Training sozialer Kompetenz, Wissenserwerb über Risiken des Substanzkonsums, Maßnahmen der sozialen Einflussnahme wie Anpassung der sozialen Normen, Standfestigkeitstrainings oder öffentliche Selbstverpflichtung und das Kennenlernen gesunder Alternativen zum Substanzkonsum. Bei Alkohol und illegalen Drogen haben sich im jüngeren Alter universelle Lebenskompetenzen als wirksam erwiesen. Für die **Tabakprävention** hingegen sind Programme sinnvoll, die die soziale Kompetenz und die soziale Einflussnahme adressieren. Die ausschließliche Vermittlung von Wissen und Aufklärung hinsichtlich der Risiken des Substanzkonsums hingegen können nicht empfohlen werden. Für ältere Schülerinnen und Schüler scheinen selektive Präventionsansätze vielversprechend zu sein, in denen die Selbst- und Gefühlsregulation thematisiert werden. Auch motivationsfördernde Kurzinterventionen scheinen für diese Altersgruppe sinnvoll zu sein.

Beispiel Handlungsfeld Schule

Das in einem europäischen Verbund entwickelte und derzeit in 11 Ländern eingesetzte „Unplugged" (https://unplugged.schule/) ist für Jugendliche zwischen 12 und 14 Jahren konzipiert und zielt ab auf die Prävention des Konsums und Missbrauchs legaler und illegaler Substanzen, die Verringerung des Einstiegs in deren Konsum und das Hinauszögern des regelmäßigen Konsums. Es integriert mehrere Komponenten wie Familienfunktionalität, Wissensvermittlung, Korrektur normativer Überzeugungen über Substanzkonsum und die Förderung von Sozial- und Lebenskompetenz in 12 interaktiven und strukturierten Unterrichtseinheiten.

Interventionen im **Handlungsfeld Hochschule** beinhalten häufig motivierende Kurzinterventionen mit normativem und personalisiertem Feedback. Die meisten Untersuchungen beziehen sich auf alkoholpräventive Interventionen und zeigen eine Wirksamkeit von Kurzinterventionen. Auch Interventionen zur Überprüfung von Wirkungserwartungen sind effektiv (Bühler et al. 2020).

Im **Handlungsfeld Medien** sind Aussagen zur Wirksamkeit für internet- und computergestützte universelle Präventionsprogramme möglich. Selektive alkoholpräventive Kurzinterventionen sind auch computergestützt gut umsetzbar und zeigen Wirksamkeit (Bühler et al. 2020).

Beispiel Handlungsfeld Medien

Ein Beispiel für das Handlungsfeld Medien stellen webbasierte Verhaltensänderungsprogramme dar. Diese stehen vollautomatisiert oder mit individueller Beratung, z. B. via Chat, zur Verfügung.
Beispiel Tabak: www.rauchfrei.info; www.iris-plattform.de
Weitere Substanzen: www.drugcom.de

Elterntrainings und Familienprogramme sind als wirksame Ansätze der Alkohol-, Tabak-, und Cannabisprävention im **Handlungsfeld Familie** zu empfehlen, dabei beziehen sich die Befunde v. a. auf universelle Programme. Inhaltlich werden in den Elterntrainings oft das Einführen und Durchsetzen von Regeln sowie die Eltern-Kind-Kommunikation insgesamt geschult. Ein Erziehungsstil mit deutlicher elterlicher Kontrolle bei gleichzeitiger Wärme und dem Setzen von Grenzen scheinen mit dem geringsten Risiko für Substanzkonsum einherzugehen.

Beispiel Handlungsfeld Familie

„Trampolin" (https://www.projekt-trampolin.de/) ist ein selektives Präventionsprogramm für Kinder aus suchtbelasteten Familien, das in Deutschland erprobt worden ist und das darauf abzielt, die psychische Belastung durch die elterliche Suchterkrankung zu reduzieren und das Wissen zu Suchterkrankungen und dessen Auswirkungen sowie Handlungs- und Bewältigungskompetenzen der Kinder langfristig zu erhöhen.

Im **Handlungsfeld Gesundheitsversorgung** kann die Aufklärung und Beratung zur Tabakprävention in Arztpraxen empfohlen werden. Bei jungen Erwachsenen, die in Notaufnahmen aufgrund alkoholassoziierter Vorfälle behandelt werden, können Kurzinterventionen wirksam sein.

Beispiel Handlungsfeld Gesundheitsversorgung

HaLT (Hart am LimiT; https://www.halt.de/) - reaktiv ist ein Beispiel für eine Kurzintervention im Setting der Notaufnahme. HaLT ist in Deutschland mit über 150 Standorten sehr weit verbreitet. Im Programm „HaLT – reaktiv" werden Kindern und Jugendlichen, die aufgrund einer akuten Alkoholintoxikation in einer Notaufnahme behandelt werden, sowie deren Eltern noch im Krankenhaus motivierende Kurzinterventionen angeboten.

Strategien aus dem **Handlungsfeld Kommune** sind oft komplexe Interventionen, die Module aus mehreren Handlungsfeldern kombinieren. Aufgrund der hohen Komplexität, vor allem auch in der Berücksichtigung kommunaler Strukturen, ist die Prüfbarkeit der Interventionen aufwändig und daher begrenzt möglich.

Beispiel Handlungsfeld Kommune

Das Programm „Communities That Care" (CTC), das für den deutschen Sprachraum adaptiert wurde, kann für Kommunen als Steuerungsprogramm zu den Themen Projektmanagement, Netzwerkentwicklung und Sozialraumorientierung genutzt werden. Es bietet mit der der „Grünen Liste Prävention" (http://www.grueneliste-praevention.de) einen strukturierten Überblick über konkrete evidenzbasierte Handlungsanweisungen und einzelne evidenzbasierte Präventionsprogramme. Die einzelnen Programme sind hierbei nach wissenschaftlichen Kriterien bewertet worden und liefern eine bedeutsame Hilfestellung für die eigene Bewertung und Auswahl von Strategien.

In Bezug auf mögliche Effekte einer Veränderung **gesetzlicher Rahmenbedingungen** werden Strategien empfohlen, die zu einer Preiserhöhung von Alkohol- und Tabakprodukten führen, eine verstärkte Kontrolle und Sanktion der Abgabe von Tabak und Alkohol an Minderjährige nach sich ziehen, die Alkoholwerbung einschränken und die Gelegenheiten zum Rauchen durch Rauchverbote reduzieren. In ➤ Tab. 9.1 sind häufige Inhalte pro Handlungsfeld und Aussagen zur Wirksamkeit einzelner Präventionsstrategien zusammenfassend dargestellt.

9.2.2 Betriebliche Suchtprävention

Im Erwachsenenalter ist der Arbeitsplatz ein wichtiger Lebensbereich. Sowohl die Tätigkeit selbst als auch das Arbeitsumfeld (Kolleginnen und Kollegen, Tätigkeiten, Betriebskultur) können den Substanzkonsum von Personen positiv oder negativ beeinflussen. Gleichsam haben Betriebe ein generelles Interesse an Gesundheitsförderung und Prävention, um die Zufriedenheit und Leistungsfähigkeit ihrer Mitarbeitenden positiv zu beeinflussen. In Deutschland wurden durch die Einführung des Arbeitsschutzgesetzes in 1996 Präventionspflichten für Betriebe formuliert (Arbeitsschutzgesetz, BGBl. I S. 1246). Dies beinhaltet, Mitarbeitende vor Gefahren für die mentale und körperliche Gesundheit zu schützen und potenzielle Gefährdungen dieser am Arbeitsplatz zu beseitigen. Die **betriebliche Suchtprävention** kann demzufolge als bedeutsamer Bestandteil des Arbeitsschutzes gesehen werden (Wienemann und Wartmann 2021). Auf Basis einer Expertise wurden von der Deutschen Hauptstelle für Suchtfragen 2006 Qualitätsstandards für die betriebliche Suchtprävention formuliert (DDHfSe 2011). Diese Standards liefern einen Rahmen für die Umsetzung innerbetrieblicher Suchtpräventionsprogramme. Vorgeschlagen wird ein innerbetriebliches Steuerungsgremium, das entsprechende Vereinbarungen auf der rechtlichen Ebene, z. B. durch Dienstvereinbarungen, und auf der Handlungsebene durch konkrete Leitfäden und Interventionsvorschläge verabschiedet, umsetzt und im Sinne der Qualitätssicherung evaluiert. Inhaltlich werden universelle Maßnahmen zur Vorbeugung durch Information und Aufklärung über mögliche Folgen schädlichen Substanzkonsums, konkrete Regelungen zum Umgang mit Substanzkonsum am Arbeitsplatz sowie die Förderung der allgemeinen Gesundheitskompetenz vorgeschlagen. Hierfür notwendig ist eine entsprechende Qualifizierung der Personalverantwortlichen, die häufig in erster Linie intervenieren können. Als selektive Maßnahme ist ein Beratungsangebot für Betroffene sowie ein betriebliches Unterstützungssystem vorzuhalten. Weiterhin werden Öffentlichkeitsarbeit, interne und externe Vernetzung, Supervision und Qualitätszirkel empfohlen.

Möglichkeiten betrieblicher Suchtprävention auf der Verhältnisebene:

- Abstimmung einer Vereinbarung für einen suchtmittelfreien Arbeitsplatz und Vermittlung an die Mitarbeitenden (z. B. „Rauchfreie Klinik“)
- Transparente Regelungen zum Umgang mit Alkoholkonsum und Konsum anderer psychoaktiver Substanzen bzw. Medikamente sowie Regeln zur Vermeidung von Sicherheits- und Gesundheitsgefährdungen
- Identifikation und Änderung konsumfördernder Arbeitsbedingungen, z. B. Abbau von Stress und Angst auslösenden Situationen, Stärkung des Vorgesetzten-Mitarbeitenden-Verhältnisses, Vermeidung von Gratifikationskrisen
- Innerbetriebliche Angebote zur Stärkung individueller und organisationaler Gesundheitsressourcen, zur Erweiterung der Gesundheitskompetenz
- Gesundheitsförderliche Organisationsentwicklung mit Fokus auf motivierenden und gesunderhaltenden Arbeitsbedingungen

Trotz der großen Bedeutung des Arbeitsplatzes als Lebensbereich im Erwachsenenalter und dem potenziell hohen Wirkradius betrieblicher Suchtprävention gibt es bislang wenig Forschung zur Wirksamkeit betrieblicher Suchtpräventionsmaßnahmen. Die Qualitätsstandards der DHS geben eine gute Orientierung für Betriebe, gleichsam wäre langfristig die Überprüfung der Wirksamkeit spezifischer Interventionen und Maßnahmen wünschenswert (Wienemann und Wartmann 2021).

9.2.3 Ärztliche Suchtprävention

Die Gesundheitsversorgung als Handlungsfeld der Suchtprävention wurde ebenfalls in der Expertise zur Suchtprävention ausgewertet (Bühler et al. 2020). In den aktuellen S3-Leitlinien zur Screening, Diagnose und Behandlung von Rauchen und Tabakabhängigkeit (AWMF et al. 2021) und alkoholbezogenen Störungen (AWMF et al. 2021) werden **ärztliche Kurzinterventionen** empfohlen. Da die ärztliche Tätigkeit hauptsächlich in der Behandlung bereits bestehender Erkrankungen besteht, ist hier eine inhaltliche Abgrenzung zu therapeutischen Interventionen bzw. Behandlung schwerer zu treffen. Ärztinnen und Ärzte sind für viele Betroffene sehr bedeutsame Vertrauenspersonen in Bezug auf gesundheitliche Belange auch über das eigentliche Anliegen hinaus. Diese besondere Beziehung soll dabei zur Einflussnahme auf riskanten Konsum genutzt werden. Ein weiteres Argument für Suchtprävention im ärztlichen Setting ist die Vorstellung, dass ein sog. *teachable moment* entsteht, wenn Menschen mit z. T. konsumassoziierten Problemen einen Arzt oder eine Ärztin aufsuchen.

Tab. 9.1 Handlungsfelder, Inhalte und Aussagen zur Wirksamkeit von Suchtprävention aus der Expertise zur Suchtprävention (Bühler et al. 2020)

Handlungsfeld	Inhalte	Empfehlungen und Wirksamkeit
Familie	Elterliches Monitoring und Verhaltensmanagement Schulischen Erfolg fördern Positive familiäre Beziehungen Selbstregulation und Stressmanagement Problemlösen Gruppendruck widerstehen Psychoedukation Zukunftsorientierung	**Tabak**: *kleine* bis *mittelstarke* Effekte **Alkohol**: gemischte Effekte **Cannabis**: langfristige *positive* Effekte auf das Einstiegsalter, bei Interventionen im Jugendalter und mit Einbezug der Jugendlichen **Illegale Substanzen**: *kein* Effekt auf Einstiegsalter **Fazit**: keine Differenzierung zwischen universeller und selektiver Prävention der Evidenz bei Alkoholkonsum; Elterntrainings wirksamer, wenn kombiniert mit Jugendprogrammen
Schule	Soziale Kompetenz Wissensorientierung Soziale Einflussnahme Gesunde Alternativen	**Tabak**: *kleine* bis *mittlere* Effekte selektiver Programme, v. a. bei Oberstufenschülern **Alkohol**: *kleine* Effekte universeller Programme bei bestimmten Altersgruppen und auf bestimmte Konsummuster; *kleine* Effekte selektiver Prävention **Cannabis**: Peergestützte Programme können präventive Effekte haben, Einfluss der Lehrkräfte jedoch *größer* **Illegale Substanzen**: *kleine* Effekte universeller Programme bei jüngeren Altersgruppen und mit bestimmten Methoden (z. B. Förderung d. Selbstkontrolle, Mentoring); *kleine* Effekte selektiver Prävention bei einzelnen Methoden **Glücksspiel**: universelle, schulbasierte Programme können Effekte haben **Fazit**: Förderung von Fertigkeiten der Selbstkontrolle, der Problemlösung und Entscheidungsfindung sowie das Angebot gesunder Alternativen sind übergreifend bedeutsam; insgesamt recht breite Studienlage
Hochschule	Feedback (Normativ, personalisiert) Motivierende Gesprächsführung (Motivational Interviewing, MI) Identifikation von Hochrisikosituationen Überprüfung von Wirkungserwartungen Werteklärung Fertigkeitstraining Screening + Kurzintervention	**Tabak**: maximal *kleine* Effekte von Rauchverboten auf dem Hochschulgelände **Alkohol**: Formen von Feedback haben *kurzfristige* Effekte; Screening plus Kurzintervention haben *langfristige* Effekte; insgesamt *stärkere* Effekte bei persönlichen Interventionen (im Vergleich zu computerbasierten); einzelne Interventionen haben maximal *kleine* und *kurzfristige* Effekte (z. B. MI) **Cannabis**: *keine* Effekte von Internetbasiertem und Personalisiertem Feedback; *kurzfristige* Effekte von Kurzinterventionen **Glücksspiel**: *kurzfristige* Effekte von Feedback **Fazit**: Fokus der Evidenz auf Alkohol, Großteil der Studien aus den USA; wenig und qualitativ mangelhafte Evidenz zu anderen Substanzen
Medien	Feedback (normativ, personalisiert) Strategien zur Änderung des Konsumverhaltens Serious Games	**Tabak:** maximal *kleine* Effekte durch Massenmedien **Alkohol:** *sehr kurzfristige* bis *kurzfristige* Effekte durch Formen von Feedback **Illegale Substanzen inkl. Cannabis:** *keine* unmittelbaren Effekte; *kurzfristige* Effekte auf Konsumhäufigkeit **Fazit:** insgesamt *schwache* Evidenz; maximal *kleine* Effekte bei Kombination mit anderen Handlungsfeldern
Gesundheitsversorgung	Edukation, Information und Beratung Motivierende Gesprächsführung Screening + Kurzintervention Verschiedene Settings	**Tabak:** *kleine* Effekte in Praxen **Alkohol:** *kleine* Effekte in Praxen und Notaufnahme, v. a. bei Jugendlichen und jungen Erwachsenen; maximal *kleine* Effekte von MI-basierten Kurzinterventionen bei jungen Erwachsenen auf einzelne Aspekte des Konsums **Cannabis:** maximal *kleine* Effekte von Kompetenzorientierten Präventionsaktivitäten **Fazit:** wenige Metaanalysen; Schlüsselelemente von wirksamen Interventionen bei Tabakkonsum müssen noch aufgedeckt werden
Kommune	Programme mit mehreren Komponenten (z. B. Schule, Familie & Medien) Einbezug von (politischen) Schlüsselpersonen Bildung von Netzwerken Mentoring/„Positive Youth Development"	**Tabak:** maximal *kleine* Effekte von selektiven Mentorenprogrammen, Mehrkomponenten- und kommunalen Projekten **Alkohol:** maximal *kleine* Effekte von kommunaler Alkoholpolitik sowie Regulierungen; *keine* Effekte durch „Positive Youth Development" und selektive Mentorenprogramme **Cannabis:** maximal *kleine* Effekte für Mehrkomponenten- und kommunale Projekte **Illegale Substanzen:** *keine* bis *gelegentliche* Effekte **Fazit:** sehr geringe Evidenzlage wegen Komplexität von kommunaler Prävention, geringe Standardisierung; gemischte Studienlange
Gesetzliche Rahmenbedingungen	(Verkaufs-)Verbote Preisregulierungen Werbeeinschränkungen	**Tabak:** *Reduktion* der Prävalenz durch Rauchverbote, Maßnahmen zur Verhinderung des Verkaufs von Tabakprodukten an Minderjährige und durch Maßnahmen zur Erhöhung des Zigarettenpreises, v. A. bei Jugendlichen **Alkohol:** maximal *kleine* Effekte von Preiserhöhungen, Werbemaßnahmen der Alkoholindustrie, die einen verantwortungsvollen Konsum propagieren und Einschränkungen von Alkoholwerbung **Fazit:** gemischte Studienlage; es wird überwiegend von *potenziellen* Effekten gesprochen

Die Bundeszentrale für gesundheitliche Aufklärung (BZgA) setzt internetbasierte präventive Interventionen von der reinen Informationsvermittlung bis hin zu strukturierten Programmen in verschiedenen Formaten um. Neben substanzübergreifenden Plattformen, die Konsumenten direkt ansprechen, steht u. a. auch ein Manual zum Ansprechen des Alkoholkonsums für Ärztinnen und Ärzte zum kostenlosen Download bereit. Das Manual enthält nützliche Informationen zu Screening, Diagnostik und möglichen weiteren Behandlungsschritten sowie Tipps und Hinweise für eine gute ärztliche Gesprächsführung. Theoretische Grundlage bildet hier das transtheoretische Modell, vermittelt werden Strategien der motivierenden Gesprächsführung. Download: https://shop.bzga.de/alkoholkonsum-bei-patientinnen-und-patienten-ansprechen-aerztliches-m-32021000/

9.3 Zusammenfassung

Durch das Präventionsgesetz und die Formulierung der nationalen Gesundheitsziele wurde die Bedeutung der Suchtprävention in Deutschland weiter gestärkt. Trotz mittlerweile umfänglicher Literatur zur Wirksamkeit einzelner Präventionsstrategien gibt es weiterhin Bereiche und Handlungsfelder der Suchtprävention, in denen aufgrund fehlender Evidenz keine präzisen Aussagen zur Wirksamkeit möglich sind, z. B. die betriebliche Suchtprävention. In anderen Bereichen, z. B. dem Handlungsfeld Familie, gibt es zwar Evidenz zur Wirksamkeit, aber die Programme sind in Deutschland bisher wenig umgesetzt. Eine Schlüsselposition für die effektive Suchtprävention kommt in Deutschland den Kommunen zu, die mithilfe gut etablierter Netzwerke zu lokalen Akteurinnen und Akteuren (Schule, Gesundheitsversorgung, Betriebe) Präventionskonzepte entwickeln, umsetzen und evaluieren sollten (Praßer et al. 2021). In der Suchtprävention Erwachsener spielen Ärztinnen und Ärzte in der Primärversorgung sowie auch im hausärztlichen Setting eine wesentliche Rolle zur Implementierung verhaltenspräventiver Interventionsformen. Im Rahmen von Vorsorgeuntersuchungen können sie einen wesentlichen Beitrag vor allem zur selektiven und indizierten Prävention leisten.

9.4 Fazit für die Praxis

- Suchtprävention ist von großem öffentlichen Interesse und in Deutschland sowie weltweit ein bedeutsames gesundheitspolitisches Themenfeld.
- Suchtprävention richtet sich angepasst an das niedrige Einstiegalter in den Substanzkonsum überwiegend an Jugendliche und junge Erwachsene.
- Die meiste Evidenz gibt es zum Handlungsfeld Schule. Hier sind sehr differenzierte Aussagen zur Wirksamkeit unterschiedlicher Präventionsformen, unterschiedlicher Inhalte sowie zu den unterschiedlichen Altersgruppen möglich.
- Für Deutschland existiert eine Reihe gut etablierter Suchtpräventionsprogramme, die in unterschiedlichen Handlungsfeldern implementiert sind.
- Ärztinnen und Ärzte nehmen eine zentrale Rolle in der Suchtprävention ein. Dies gilt insbesondere für die allgemeine Gesundheitsversorgung wie die hausärztlichen, fachärztlichen oder betriebsärztlichen Versorgungsbereiche.

LITERATUR

Arbeitsgemeinschaft der Wissenschaftlichen Medizinischen Fachgesellschaften (AWMF), Deutsche Gesellschaft für Psychiatrie, Psychotherapie, Psychosomatik und Nervenheilkunde (DGPPN), Deutsche Gesellschaft für Suchtforschung und Suchttherapie (DG-Sucht) et al. S3-Leitlinie Rauchen und Tabakabhängigkeit: Screening, Diagnostik und Behandlung: Registernummer 076-006, Version 2021-01. 2021. https://register.awmf.org/assets/guidelines/076-006l_S3_Rauchen-_Tabakabhaengigkeit-Screening-Diagnostik-Behandlung_2021-03.pdf (letzter Zugriff 23.11.2023).

Arbeitsgemeinschaft der Wissenschaftlichen Medizinischen Fachgesellschaften (AWMF), Deutsche Gesellschaft für Psychiatrie, Psychotherapie, Psychosomatik und Nervenheilkunde (DGPPN), Deutsche Gesellschaft für Suchtforschung und Suchttherapie (DG-Sucht) et al. S3-Leitlinie Screening, Diagnostik und Behandlung alkoholbezogener Störungen: Registernummer 076-001, Version 2021-01. 2021. https://register.awmf.org/assets/guidelines/076-001l_S3-Screening-Diagnose-Behandlung-alkoholbezogene-Stoerungen_2021-02.pdf (letzter Zugriff 23.11.2023).

Bühler A. Was wirkt in der Suchtprävention? Deutsche Medizinische Wochenschrift. 2009; 134(47): 2388–91.

Bühler A., Thrul J., Gomes de Matos E. Expertise zur Suchtprävention 2020 Aktualisierte Neuauflage der »Expertise zur Suchtprävention 2013«. Köln: Bundeszentrale für Gesundheitliche Aufklärung; 2020.

Deutsche Hauptstelle für Suchtfragen e.V. (DHS). Qualitätsstandards in der betrieblichen Suchtprävention und Suchthilfe. Informationen zur Suchtkrankenhilfe. Hamm: DHS – Deutsche Hauptstelle für Suchtfragen e.V.; 2011.

GBD Risk Factors Collaborators. Global burden of 87 risk factors in 204 countries and territories, 1990–2019: a systematic analysis for the Global Burden of Disease Study 2019. Lancet. 2020; 396(10258): 1223–49.

Faller H., Reusch A., Vogel H. Förderung und Erhaltung von Gesundheit: Prävention. In: Faller, H., Lang, H. (eds) Medizinische Psychologie und Soziologie. 2019. Springer-Lehrbuch. Springer, Berlin, Heidelberg.

Hoff T., Klein M. Memorandum Evidenzbasierung in der Suchtprävention. 2014. Deutsches Institut für Sucht- und Präventionsforschung der Katholischen Hochschule NRW, Abt. Köln.

Mrazek P.J., Haggerty R.J. Reducing Risks for Mental Disorders: Frontiers for Preventive Intervention Research. Washington, D.C.: National Academy Press; 1994.

Praßer T., Hallmann H-J., Goecke M. Kommunale Alkoholprävention in Deutschland: Strukturen, Strategien und Herausforderungen.

Bundesgesundheitsblatt - Gesundheitsforschung - Gesundheitsschutz. 2021; 64(6): 679–87.
Wienemann E., Wartmann A. Alkoholprävention am Arbeitsplatz: Aktuelle Konzepte zur betrieblichen Suchtprävention und Suchthilfe. Bundesgesundheitsblatt - Gesundheitsforschung - Gesundheitsschutz. 2021; 64(6): 688–96.

II Substanzgebundene und substanzungebundene Suchterkrankungen

KAPITEL

10 Alkohol

Kernaussagen

- Alkoholerkrankungen gehören neben affektiven Störungen zu den häufigsten psychiatrischen Erkrankungen überhaupt und führen bei den Betroffenen und der Gesellschaft zu einer entsprechend hohen Krankheitslast.
- Patienten mit einer Alkoholerkrankung sind gegenüber Patienten mit anderen psychiatrischen Erkrankungen stärker stigmatisiert und häufiger nicht in adäquater Behandlung.
- Alkoholkonsum kann zu zahlreichen neuropsychiatrischen und somatischen Folgeschäden führen.
- Alkoholerkrankungen lassen sich mittels psychotherapeutischer und pharmakologischer Therapien gut behandeln.

10.1 Einleitung und Begriffsbestimmung

Jochen Mutschler und Michael Soyka

Was charakterisiert eigentlich Sucht bzw. eine Abhängigkeitserkrankung? „Sucht" leitet sich ursprünglich von mhd. *siech* (bedeutungsgleich mit „krank") ab. Im 16./17. Jh. wurde dann der Begriff *siech* durch Krankheit, Siechtum und Seuche ersetzt. Suchterkrankungen wurden allerdings lange Zeit nicht als eigentliche „Krankheit" angesehen (➤ Box 10.1). Im Vergleich zu anderen seelischen Erkrankungen wurde die Alkoholabhängigkeit von den Kostenträgern erst relativ spät als Krankheit anerkannt, und die Kostenübernahme für entsprechende Therapieangebote zur Behandlung der Alkoholabhängigkeit wird weiterhin relativ restriktiv bewilligt. Trotz außerordentlicher wissenschaftlicher Erkenntnisse der letzten Jahrzehnte zur Pathogenese und Therapie von Abhängigkeitserkrankungen gelten bis in die heutige Zeit Menschen mit einer Suchterkrankung oft noch als „willensschwach". Dies spiegelt sich dann in einem außergewöhnlich hohen Grad an Stigmatisierung von alkoholabhängigen Patienten wider, was dazu führt, dass sich verglichen mit anderen psychiatrischen Erkrankungen nur ein kleiner Bruchteil der Betroffenen in eine störungsspezifische Behandlung begibt (ca. 10 %) (Schomerus et al. 2011).

BOX 10.1

Historische Aspekte

- Es gibt historische Zeugnisse, dass alkoholische Getränke in der Menschheitsgeschichte schon sehr früh eine wichtige Rolle als Genuss- und Lebensmittel spielten.
- Dies lässt sich mit der einfachen Herstellungsmöglichkeit von alkoholischen Getränken durch Fermentation von Früchten und Getreide erklären.
- Alkohol wurde zu verschiedenen Zeiten als Stärkungsmittel gegen die verschiedensten Erkrankungen oder z. B. zur Therapie der Tuberkulose eingesetzt.
- Die Alkoholabhängigkeit wurde in Deutschland 1968 in einem Grundsatzurteil des Bundessozialgerichts als Krankheit anerkannt.
- Selbst im Tierreich, so zeigen wissenschaftliche Erkenntnisse, wird Alkohol von einigen Säugetieren zur regelmäßigen Aufnahme von Nährstoffen verwendet.

Das folgende Buchkapitel gibt einen Überblick über die wesentlichen aktuellen Definitionen, diagnostischen Besonderheiten, Folgeerkrankungen und therapeutischen Aspekte von alkoholbedingten Erkrankungen.

Riskanter Konsum, schädlicher Gebrauch, Abhängigkeit

Zu den diagnostischen Kriterien siehe auch ➤ Kapitel 1.

Die Übergänge vom noch als unproblematisch eingestuften Alkoholkonsum zu riskantem Konsum, schädlichem Gebrauch und Abhängigkeit sind häufig fließend. In der aktuell noch gültigen 10. Version der *International Classification of Diseases* (ICD-10) werden die entsprechenden Diagnosegruppen definiert, abgegrenzt und operationalisiert. Die WHO ordnet die Zuständigkeit für Diagnostik, Behandlung und für Aspekte der Prävention von „substanzinduzierten Störungen" dem Bereich der seelischen Gesundheit zu. Im *Diagnostic and Statistical Manual of Mental Disorders* (DSM-5; APA 2013) werden „Sucht und zugehörige Störungen" dimensional operationalisiert; zudem wurde der Terminus der „Substanzkonsumstörung" eingeführt (➤ Box 10.2). In der ICD-11 werden die Diagnosen allerdings weiterhin kategorial operationalisiert.

BOX 10.2

Substanzkonsumstörungen („Addiction and related disorders") im DSM-5

Im *Diagnostic and Statistical Manual of Mental Disorders* (DSM-5; APA 2013) werden die substanzbezogenen Störungen nicht mehr kategorial, sondern dimensional in verschiedene Schweregrade (leicht, moderat und schwer) eingeteilt. In der ICD-11 wurde hingegen eine kategoriale Einteilung beibehalten. Welche Auswirkungen die Änderung der Klassifikation in der ICD-11 auf epidemiologische Zahlen (wahrscheinlich ansteigend), Stigmatisierung (wahrscheinlich abnehmend), Therapien etc. haben wird, bleibt abzuwarten.

Folgende Kriterien sind im DSM-5 aufgeführt; mit zunehmender Anzahl steigt der Schweregrad der Abhängigkeitserkrankung (2–3 = leicht; 4–5 = moderat; 6 oder > 6 = schwer):

- Wiederholter Alkoholkonsum, der zu einem Versagen bei der Erfüllung wichtiger sozialer Verpflichtungen führt
- Wiederholter Alkoholkonsum in Situationen, in denen es aufgrund des Konsums zu einer körperlichen Gefährdung kommt

- Wiederholter Alkoholkonsum trotz ständiger oder wiederholter sozialer oder zwischenmenschlicher Probleme
- Toleranz, gekennzeichnet durch Dosissteigerung oder verminderte Alkoholwirkung
- Entzugssymptome oder deren Vermeidung durch Alkoholkonsum
- Kontrollverlust
- Erfolglose Versuche der Kontrolle oder Reduktion des Konsums
- Hoher Zeitaufwand für Beschaffung und Konsum von Alkohol sowie die Erholung von der Wirkung
- Aufgabe oder Reduzierung von Aktivitäten zugunsten des Alkoholkonsums
- Fortgesetzter Alkoholkonsum trotz des Wissens um die körperlichen oder psychischen Folgeerkrankungen
- Craving (starkes Verlangen, Drang oder Zwang, Alkohol zu konsumieren)

„Riskanter Konsum" bezeichnet einen Alkoholkonsum über einer definierten Grenze, bei dem ein erhöhtes statistisches Risiko für die Entwicklung einer Folgeerkrankung besteht. Die WHO definierte lange einen Alkoholkonsum von 15–20 g Alkohol/d für Frauen und 30–40 g Alkohol/d für Männer als Grenzwerte, deren Überschreitung innerhalb eines individuell unterschiedlichen Zeitraums zu Gesundheitsschädigungen führen kann. Weiterhin wurden mehr als 5 Trinktage/Woche als „riskanter Konsum" eingestuft. Neuere Daten halten diese Grenzen für zu hoch angesetzt (Bundesministerium für Gesundheit 2000; ➤ Box 10.3), was auch Studien bestätigen, indem z. B. bereits ab 100 g Alkohol/Woche die Sterblichkeit linear ansteigt.

BOX 10.3

Gibt es einen gesundheitsförderlichen Konsum von Alkohol?

- Es werden protektive Effekte von geringen Alkoholmengen auf Herz-Kreislauf-Erkrankungen, Krebs, Atherosklerose und Demenzerkrankungen wissenschaftlich diskutiert und untersucht. Insbesondere Wein wird als gesundheitsfördernd betrachtet.
- Das „französische Paradoxon" umschreibt die niedrigere Sterblichkeit der Franzosen an koronarer Herzkrankheit (KHK) im Vergleich zu anderen Mitteleuropäern trotz eines durchschnittlich höheren Konsums von Fettsäuren. Diese Tatsache wird auf den regelmäßigen, moderaten (20–30 g/d) Konsum von Wein durch die Franzosen zurückgeführt (Renaud et al. 1999).
- Als Wirkmechanismen werden günstige Einflüsse von Alkohol auf die Blutgerinnung und eine Steigerung des HDL-Cholesterins diskutiert, weiterhin ein Anstieg von Polyphenolen (z. B. Procyanidin), die u. a. in Rotweinen vorkommen und in experimentellen Untersuchungen eine protektive Wirkung hinsichtlich Arteriosklerose zeigen (Auger et al. 2004; Corder 2006).
- Eine Metaanalyse kommt zu dem Schluss, dass ein täglicher moderater Alkoholkonsum (10–30 g Alkohol/Tag) mit einer Reduktion des Risikos an ischämischen Herzerkrankungen um 20–25 % einhergeht (Corrao et al. 2000).
- Häufige Kritikpunkte sind: Primär alkoholabstinente Bevölkerungsgruppen (z. B. Mormonen) leben durchschnittlich länger als andere Nordamerikaner. Es gibt konfundierende Variablen, die in Studien sehr schwierig zu kontrollieren sind (z. B. Ernährung, Einkommen, sozialer Status, Abstinenz aufgrund einer früheren Alkoholabhängigkeit). Nicht zuletzt gibt es einen Einfluss der Weinlobby und deren Marketingstrategien auf klinische Studien und Berichterstattung.
- Neuere Daten widerlegen, dass es gesundheitsfördernde Effekte von Alkohol gibt, selbst moderate Mengen an Alkohol können zu kardiovaskulären Erkrankungen etc. führen und erhöhen außerdem das Risiko für alkoholassoziierte Krebserkrankungen.

Die Diagnose **„schädlicher Gebrauch"** nach ICD-10 erfordert das Vorliegen einer bereits eingetretenen Schädigung der psychischen oder körperlichen Gesundheit durch den Alkoholkonsum. Das Vorliegen einer alkoholbezogenen Folgeschädigung (psychischer, körperlicher Art) impliziert noch nicht das Vorliegen einer Alkoholabhängigkeit.

Eine **Alkoholabhängigkeit** nach ICD-10 besteht dann, wenn mindestens drei von insgesamt sechs der folgenden Kriterien im Laufe eines Jahres nachweisbar waren (➤ Box 10.4).

BOX 10.4

ICD-10-Abhängigkeitskriterien

- Starker Wunsch oder Zwang, Alkohol zu konsumieren (Craving)
- Kontrollminderung über Beginn, Umfang und Beendigung des Konsums von Alkohol
- Toleranz
- Auftreten von Entzugserscheinungen
- Vernachlässigung anderer Neigungen und Interessen zugunsten des Alkoholkonsums
- Fortführung des Alkoholkonsums trotz eindeutig eingetretener körperlicher, psychischer oder sozialer Folgeschäden

Es handelt sich bei einer Abhängigkeit um einen Symptomkomplex unterschiedlicher körperlicher, psychischer und sozialer Verhaltensphänomene, die bei den Betroffenen zu einem Leidenszustand und zu massiven Beeinträchtigungen im sozialen Umfeld führen können.

In der ICD-11 werden die Kriterien für die Diagnose einer Abhängigkeit neu definiert (Heinz et al. 2022). Die Diagnose erfordert, dass zwei oder mehr von drei zentralen Kriterien über einen Zeitraum von mindestens 12 Monaten bestehen. Eine Diagnose kann aber auch gestellt werden, wenn die Substanz über mindestens einen Monat regelmäßig eingenommen wird (s. auch ➤ Kap. 1).

Die diagnostischen Kriterien im ICD-11 definieren sich zukünftig wie folgt:

1. Beeinträchtigte Kontrolle über den Substanzkonsum – Beginn, Menge und Umstände oder Ende des Konsums. Wird oft begleitet von einem Drang oder Verlangen (Craving), die Substanz zu konsumieren.
2. Physiologische Merkmale wie: Toleranz, Entzugserscheinungen nach Konsumstopp oder -reduktion oder wiederholter Konsum der Substanz, um Entzugserscheinungen zu mindern oder zu reduzieren.

3. Der Konsum der Substanz nimmt zunehmend Raum ein (soziale Folgeschäden) und wird trotz eingetretener Probleme fortgeführt.

Das Phänomen der **Toleranz** beschreibt ein wesentliches Merkmal der Alkoholabhängigkeit und bedeutet, dass nach längerem Konsum von Alkohol eine Dosissteigerung nötig ist, um die gleiche psychotrope Wirkung zu erzielen wie am Anfang des Konsums. Dabei umfasst die Toleranzentwicklung Prozesse auf der zellulären und der metabolischen Ebene verschiedener Organsysteme (inkl. des zentralen Nervensystems). Die Toleranz ist funktioneller Art; damit ist sie dynamisch und nicht statisch. In der klinischen Praxis kann sich die erhöhte Toleranz dadurch zeigen, dass Patienten trotz hoher Alkoholdosis eine reduzierte oder keine Intoxikationssymptomatik zeigen. Toleranz und die Entwicklung einer Entzugssymptomatik beim Absetzen von Alkohol charakterisieren Symptome der Abhängigkeit (WHO 1994).

Aus der obigen Definition geht hervor, dass das Auftreten körperlicher Symptome für die Diagnosestellung der Alkoholabhängigkeit nicht ausreicht oder notwendig ist. Vor den körperlichen Symptomen treten häufig bereits andere Symptome einer Abhängigkeit auf. **Craving** wurde bereits 1965 von der WHO definiert als *„das unwiderstehliche Verlangen nach einer weiteren oder dauerhaften Einnahme der Substanz, um Lust zu erzeugen oder Missbehagen zu vermindern"*. Aufgrund des unwiderstehlichen Verlangens nach Alkohol können Patienten die Fähigkeit verlieren, die Trinkmenge sinnvoll zu steuern (= Kontrollminderung). Die weiteren Abhängigkeitskriterien umfassen die möglichen negativen Auswirkungen des übermäßigen Alkoholkonsums in Form von sozialen, psychischen und somatischen Folgeschäden.

RESÜMEE

- Menschen mit Alkoholerkrankungen sind stärker stigmatisiert als Patienten mit anderen psychiatrischen Erkrankungen.
- In der ICD-11 wurden die diagnostischen Kriterien alkoholbezogener Störungen neu formuliert. Die kategoriale Einteilung hinsichtlich schädlichem Gebrauch und Abhängigkeit wurde beibehalten.

10.2 Neurobiologie der Abhängigkeitsentwicklung

Jochen Mutschler und Michael Soyka

Das Risiko, eine Alkoholfolgeerkrankung zu entwickeln, ist individuell sehr verschieden. Vielen Menschen gelingt lebenslang ein unproblematischer Umgang mit Alkohol; Alkohol werden wissenschaftlich und gesellschaftlich gar gesundheitsfördernde Effekte zugeschrieben (➤ Box 10.3). Kommt es zu einer Krankheitsentwicklung, spielen psychologische, genetische, Umwelt- und soziale Faktoren pathogenetisch eine wichtige Rolle.

Die entscheidende Voraussetzung für die Entstehung einer Abhängigkeit ist zunächst die Gewöhnung (Habituation) an die Substanz (Alkohol), die ein Abhängigkeitspotenzial mit sich bringt. Dabei liegt das Abhängigkeitspotenzial für Alkohol, verglichen mit anderen Substanzen, etwa im mittleren Bereich. Die Habituation und Gewohnheitsbildung erfolgen zeitgleich auf psychologischer und pharmakologischer Ebene. Alkohol wird nach oraler Zufuhr im Magen (geringerer Anteil) und Dünndarm durch Diffusion im Körper aufgenommen und verteilt. Da Alkohol die Blut-Hirn-Schranke überwindet, gelangt er direkt in das ZNS. Alkohol wird überwiegend in der Leber enzymatisch abgebaut.

In den letzten Jahren konnten viele der damit verbundenen neurobiologischen Veränderungen im Gehirn entschlüsselt werden, nicht zuletzt dank relativ valider Tiermodelle im Bereich der Alkoholforschung. Hier zeigt sich u. a., dass Abhängigkeitserkrankungen mit einer neuroplastischen Veränderung des Gehirns einhergehen, es kommt zu einer starken Dysregulation der Motivationskreisläufe (Koob und Volkow 2016).

Die Genetik als (Mit-)Ursache einer Alkoholerkrankung wurde bereits früh in Familien- und Zwillingsstudien als pathogenetisch wichtiger Faktor entdeckt. Der Beitrag der Genetik zur Entwicklung einer Alkoholabhängigkeit liegt bei etwa 50–60 % des gesamten Erkrankungsrisikos. Vor allem bei jungen Männern, die väterlicherseits eine positive Familienanamnese aufweisen, konnte überzeugend gezeigt werden, dass sie weniger auf negative Alkoholeffekte reagieren und folglich ein höheres Risiko für die Entwicklung einer Alkoholabhängigkeit haben können. Umgekehrt haben einige Menschen (häufig Asiaten) einen quasi genetischen „Schutz" vor dem Risiko, eine alkoholbezogene Störung zu entwickeln. Menschen, die heterozygote oder homozygote Träger für das Gen ALDH2*2 sind (ein Gen, das die Empfindlichkeit für den Alkoholabbau durch die Aldehyddehydrogenase reguliert), entwickeln nach dem Konsum von Alkohol unangenehme vegetative Symptome (bedingt durch den verlangsamten Abbau von Acetaldehyd). Aufgrund der aversiven Reaktionen meiden diese Menschen daher eher Alkohol.

Der pharmakologische Effekt von Alkohol führt im Weiteren zu einer tief greifenden Verhaltensänderung. Es entsteht im Verlauf der Abhängigkeitsentwicklung ein zunehmendes Verlangen, die Einnahme fortzusetzen (= Suchtdruck bzw. Craving). Die neuronale Grundlage für die angenehm empfundene Alkoholwirkung stellt das mesolimbische Belohnungs- und Verstärkungssystem mit Aktivierung der Opiatrezeptoren und dopaminergen Neurotransmission dar. Beim neuronalen Belohnungs-/Verstärkungssystem im Gehirn handelt es sich um einen Mechanismus mit positiver Rückkopplung: Einnahmeverhalten verstärkt positiv weiteres Einnahmeverhalten bis hin zum Kontrollverlust.

Im Rahmen der Abhängigkeitsentwicklung werden Verhaltensmuster, die in Bezug zur Substanzeinnahme stehen, repetitiv-zwanghaft, unkontrolliert und unflexibel. Neuronal ist Alkohol eine *„dirty drug"*, die gleichzeitig verschiedenste Neurotransmittersysteme beeinflusst. So spielen z. B. (aktivierende) GABAerge, dopaminerge und serotonerge Neurotransmittersysteme eine entscheidende Rolle auf der neuronalen Ebene der frühen Abhängigkeitsentwicklung.

Weiterhin wirkt Alkohol inhibitorisch auf N-Methyl-D-Aspartat-Glutamatrezeptoren (NMDA-Rezeptoren), spannungsabhängige Kalziumkanäle vom L-Typ und nikotinische Acetylcholinrezeptoren. Der Verlust der Kontrolle über die Substanzeinnahme gilt ab einem gewissen Punkt als irreversibel (*point of no return*) und ist eines der Schlüsselkriterien abhängigen Verhaltens. Nach einer Zeit des regelmäßigen Substanzkonsums kann sich eine zunehmende Gewöhnung mit Toleranzbildung einstellen. Als Folge der Toleranzbildung kommt es zu einer Dosissteigerung, begleitet von vegetativen Entzugssymptomen bei Ausbleiben des Konsums. Vegetative Entzugssymptome sind als negativer Verstärker wirksam und tragen bei vielen Patienten wesentlich zum fortgesetzten Konsum bei; dies kann auch deutlich protrahiert auftreten. Die Zunahme negativer emotionaler Zustände und stressähnlicher Reaktionen in der Entzugsphase ist mit einer Abnahme der Funktion der dopaminergen Neurotransmission des Belohnungssystems assoziiert. Mit dem späteren Verlauf der Krankheitsentwicklung geht eine Veränderung der glutamatergen Neurotransmission im Gehirn einher, wodurch sich das Auftreten von Entzugskomplikationen erhöht. Stressassoziierte Neurotransmitter wie Corticotropin-Releasing-Faktor und Dynorphin steigen im Bereich der erweiterten Amygdala an und spielen bei der Abhängigkeitsentwicklung eine wichtige Rolle. Es kommt zu einem Ungleichgewicht der exzitatorischen Neurotransmission gegenüber inhibitorischen Transmittern. Die Fähigkeit des Patienten, auf Alkohol zu verzichten, geht trotz schwerwiegender negativer Konsequenzen für ihn verloren. Auf molekulargenetischer Ebene wurden in Studien Transduktions- und Transkriptionsfaktoren identifiziert, die im Zusammenhang stehen mit der Aufrechterhaltung der Abhängigkeit.

Bezüglich der langfristigen Aufrechterhaltung der Abhängigkeit leisten neben neurobiologischen Mechanismen insbesondere auch psychologische Lernmechanismen einen wesentlichen Beitrag zur Suchtentwicklung. So kann Alkohol durch die Vermittlung positiver Empfindungen als positiver Verstärker wirken (operante Konditionierung). Treten im Rahmen eines Entzugssyndroms subjektive Entzugssyndrome auf, wirkt Alkohol als negativer Verstärker. Auf diskriminative Reize (Stimulus) folgen im Rahmen der Gewöhnung relativ automatisierte Reaktionsabläufe. So können im Verlauf der Erkrankung bereits einfache suchtassoziierte Reize (z. B. Bild eines vollen Bierglases) zu Suchtverlangen (Craving) oder anderen suchtassoziierten Reaktionen (z. B. Rückfall) führen, die mittels klassischer Konditionierung verfestigt werden.

Während die pharmakologischen Substanzeffekte und die Toleranzentwicklung wesentliche Bedingungen für die fortgesetzte Substanzeinnahme darstellen, so erklären die beschriebenen konditionierten Lernmechanismen die psychologische Verfestigung der Sucht. Konditionierte Stimuli können über Jahre gespeichert bleiben und sowohl einen appetitiven Reiz (positiver Verstärker) als auch eine konditionierte Entzugssituation (negativer Verstärker) herstellen.

Akute Alkoholintoxikation

Alkohol wirkt nach akuter Aufnahme psychotrop, wobei sich die Wirkung nach genetischer Situation (Stoffwechsel) und individueller Toleranz oft deutlich unterscheidet. Weiterhin spielen hirnorganische Faktoren, Wechselwirkungen (z. B. Medikamente, Drogen), Persönlichkeitsstruktur und situative Einflüsse eine Rolle. Bei niedrigem Alkoholspiegel (leichter Rausch bei 0,5–1 ‰) stehen Euphorie, gerötetes Gesicht, Enthemmung, Antriebssteigerung und anxiolytische Effekte im Vordergrund. Mit zunehmendem Alkoholspiegel (ab ca. 1,5 ‰/mittelgradiger Rauschzustand) treten gereizte Stimmung sowie neurologische Defizite (unsicheres Gangbild, Sprach- und Koordinationsstörungen, Vigilanzstörungen) auf. Bei einer schweren Intoxikation mit Alkohol (ab ca. 2 ‰) kann ein komatöser Zustand mit erhöhter Letalität (Ersticken durch Aspiration, atemdepressive Wirkung durch Alkohol) bis hin zum Kreislaufversagen resultieren (Schwan et al. 2011).

RESÜMEE

- Die neurobiologische Forschung hat in den letzten Jahrzehnten wichtige Erkenntnisse zur Entstehung der Alkoholerkrankung beitragen können.
- Zahlreiche Erkenntnisse konnten mittels Tiermodell im Abhängigkeitsbereich gewonnen werden.
- Neben genetischen Risikofaktoren sind psychosoziale und Umweltfaktoren bei der Entstehung einer Alkoholerkrankung entscheidend.

10.3 Epidemiologie alkoholbedingter Folgestörungen

Jochen Mutschler und Michael Soyka

In Deutschland liegt der Pro-Kopf-Konsum von reinem Alkohol bei knapp. 10 Liter pro Jahr (DHS 2023). Damit liegt Deutschland international am oberen Ende, obwohl es in den letzten Jahren zu einer leichten Reduktion der Konsummenge kam. Inzwischen kennt man ca. 200 alkoholassoziierte psychische und somatische Folgeerkrankungen, die direkt mit der aufgenommenen Menge an Alkohol korreliert sind. In Deutschland sind ca. 1,6–2 Mio. Menschen alkoholabhängig; das entspricht rund 3 % der erwachsenen Bevölkerung (ca. 5 % der Männer und ca. 2 % der Frauen). Des Weiteren betreiben in Deutschland ca. 2,7 Mio. Erwachsene einen schädlichen Gebrauch und 7,9 Mio. Personen einen riskanten Konsum von Alkohol (https://www.bundesgesundheitsministerium.de/service/begriffe-von-a-z/a/alkohol). Dies wird als eine Trinkmenge von 24 g/d Alkohol bei Männern und 12 g/d bei Frauen definiert. In den westlichen Ländern gehen bis zu 11 % aller Todesfälle direkt oder indirekt auf Folgeschäden von Alkohol zurück (Bundesministerium für Gesundheit 2000). In Deutschland werden in ähnlicher Weise mindestens 62.000 Todesfälle (43.000 Männer, 19.000 Frauen) pro Jahr mit Alkoholkonsum in Verbindung gebracht. Die volkswirtschaftlichen Kosten betragen 57 Milliarden Euro.

Daten aus den USA lassen einen Anstieg der Anzahl von Alkoholkranken erkennen. Grant et al. (2017) zeigten von 2001/2002 bis 2012/2013 einen Anstieg von Alkoholgebrauchsstörungen (12-Monats-Prävalenz) von 8,5 auf 12,7 % (DSM-IV-Kriterien). „High-Risk-Drinking" stieg von 9,7 auf 12,6 %. Der Anstieg betraf im Wesentlichen alle soziodemografischen Gruppen, wobei sich bei Frauen, älteren Menschen und Minderheiten ein relativ höherer Anstieg zeigte, außerdem bei Menschen mit niedrigerer Bildung und geringem Einkommen. Die Zahlen wurden als alarmierend angesehen.

Jährlich werden in Deutschland mehr als 2.000 Kinder mit einem **fetalen Alkoholsyndrom** geboren, die in der Folge stark in ihrer körperlichen und intellektuellen Entwicklung beeinträchtigt sind (Popova et al. 2016). Weltweit wird die Prävalenz des fetalen Alkoholsyndroms auf 7,7/1.000 geschätzt (Lange et al. 2017). Mit Abstand am höchsten ist sie in Südafrika (111,1/1.000!), gefolgt von Kroatien (53,3/1.000) und Irland (47,5/1.000). Typisch sind diverse Fehlbildungen, insbesondere im Gesichtsbereich.

Kleinwuchs, Untergewichtigkeit, Mikrozephalie, kognitive Defizite und Reifungsverzögerungen sind häufig. Die Ausprägung der einzelnen Merkmale ist unterschiedlich, die Prognose eher ungünstig. Spezifische Therapien gibt es nicht. Insgesamt stehen vor- oder nachgeburtliche Wachstumsstörungen, zentralnervöse Störungen und Gesichtsveränderungen im Vordergrund. Viele der Betroffenen sind lebenslang auf Hilfe angewiesen. Umso wichtiger ist die Aufklärung von Schwangeren bzw. Prävention. Des Weiteren kommen Straftaten unter Alkoholeinfluss sehr häufig vor und ziehen entsprechende soziale und gesellschaftliche Konsequenzen nach sich.

Obwohl sich weniger als 10 % der Betroffenen Patienten in einer suchtspezifischen Behandlung befinden, sind die Behandlungs- und Folgekosten insgesamt (inkl. der sozialen Folgekosten) mit ca. 27 Mrd. Euro jährlich enorm hoch, sodass die Alkoholabhängigkeit zu den teuersten psychiatrischen Erkrankungen überhaupt gehört.

Nur relativ wenige Alkoholabhängige befinden sich in einer adäquaten suchtspezifischen Behandlung. Allerdings werden im Langzeitverlauf ca. 90 % der alkoholabhängigen Patienten wegen ihrer somatischen Krankheiten in Allgemeinkrankenhäusern behandelt, die jedoch auch dann oft nicht den Weg in eine suchtmedizinische Behandlung finden. Man kann weiterhin davon ausgehen, dass bei ca. 15–20 % der Patienten in Hausarztpraxen Alkoholprobleme vorliegen, in Krankenhäusern gar bei ca. 20–25 %.

Warum werden therapiebedürftige Alkoholprobleme oft nicht erkannt bzw. warum finden sich so wenige Patienten in einer suchtmedizinischen Behandlung? Gründe sind u. a. in der suchttypischen Verleugnung der Erkrankung durch die Betroffenen und ihre Angehörigen (Stichwort: Koabhängigkeit), (Selbst-)Stigmatisierung, und oftmals auch in der Unkenntnis von Ärzten, dass suchtmedizinische Maßnahmen tatsächlich (sehr) wirksam sein können (so spielt die Suchtmedizin im Medizinstudium und der universitären Psychiatrie in Deutschland und in der Schweiz noch eine deutlich untergeordnete Rolle).

RESÜMEE

- Inzwischen sind ca. 200 Alkoholfolgeerkrankungen bekannt.
- Die Anzahl der Alkoholfolgeerkrankungen steigt mit dem Pro-Kopf-Konsum von Alkohol und liegt in Deutschland bei knapp 10 Litern pro Jahr.
- In Deutschland sind ca. 2 Mio. Menschen alkoholabhängig, von denen sich viele jedoch nicht in einer adäquaten suchtmedizinischen Behandlung befinden.

10.4 Klinik und Diagnostik

Jochen Mutschler und Michael Soyka

10.4.1 Klinisches Bild

Erhöhter Alkoholkonsum kann zu einer Vielzahl akuter und chronischer somatischer und psychischer Erkrankungen, Krebserkrankungen, Nervenerkrankungen und Verletzungen (z. B. durch Unfälle) führen. Nahezu jedes Organ kann durch Alkohol geschädigt werden (➤ Tab. 10.1). Gegenwärtig kennt man ca. 200 Alkoholfolgeerkrankungen. Daraus ergibt sich die hohe Bedeutung der Früherkennung und Diagnostik alkoholassoziierter Erkrankungen. Entsprechend bunt ist das klinische Erscheinungsbild des Alkoholismus. Häufige unspezifische klinische Beschwerden bei Menschen mit erhöhtem Alkoholkonsum können z. B. morgendliches Erbrechen, Meteorismus, Appetitminderung, Sodbrennen, Schlafstörungen, Libido- und Potenzstörungen und vermehrtes Schwitzen sein. Besonders häufig von Folgeerkrankungen betroffen sind Leber, Bauchspeicheldrüse

Tab. 10.1 Häufigkeit der bedeutendsten Erkrankungen bei Alkoholismus (modifiziert nach Singer und Teyssen 2005)

• Fettleber • Chronisch obstruktive Lungenerkrankung • Traumata • Hypertonie • Mangelernährung • Anämie • Gastritis • Frakturen • Hiatushernie • Leberzirrhose	• Magen-Darm-Ulzera • Gehirnerkrankungen • Adipositas • Kardiomyopathie • Ischämische Herzerkrankung • Pneumonie • Gastrointestinale Blutungen • Epileptische Anfälle • Diabetes mellitus • Harnwegsinfektion • Pankreatitis

und Gastrointestinaltrakt sowie das periphere und das zentrale Nervensystem.

Aufgrund des ersten klinischen Eindrucks können sich bereits Hinweise für eine Alkoholerkrankung zeigen: Der Konsum von Alkohol kann zu einem Foetor alcoholicus führen, des Weiteren zu typischen Hautzeichen wie z. B. Teleangiektasien, Rhinophym, Palmarerythem, Spidernävi (Gefäßspinnen) und untypischen Hautveränderungen. Bestehen bereits Alkoholentzugssymptome, zeigen sich oft ein Tremor und vegetative Störungen (z. B. Schwitzen, Hypertonie, Tachykardie, motorische Unruhe). Außerdem können eine ausgeprägte Karies, ein schlechter Zahnstatus und Zahnfleischentzündungen Hinweise auf eine Alkoholerkrankung darstellen. Bei Männern mit chronischem Alkoholismus und Leberschädigungen finden sich gelegentlich Zeichen einer Feminisierung (z. B. Gynäkomastie, Hodenatrophie, fehlende Brustbehaarung). Ein unsicheres, breitbasiges Gangbild kann Zeichen einer alkoholbedingten peripheren Polyneuropathie oder Kleinhirnschädigung sein. Häufig bestehen Muskelatrophien.

Überhaupt sind neurologische Störungen bei Alkoholismus sehr häufig. Die Polyneuropathie betrifft vor allem die langen Nerven der Beine (axonale Schädigung). Störungen der Tiefensensibilität, Kribbelparästhesien oder motorische Ausfälle sind häufig. Sekundär können sich Muskelatrophien entwickeln. Bei Abstinenz bildet sich die Neuropathie oft zurück. Differenzialdiagnostisch sind andere axonale Nervenschädigungen auszuschließen, insbesondere ein Diabetes mellitus oder andere toxische Einflüsse. Die Rolle von Hypovitaminosen bei der Entstehung ist etwas umstritten; wahrscheinlich spielt der direkte neurotoxische Effekt von Alkohol neben der Malnutrition die größte Rolle für neurologische Schäden.

Zu den ebenfalls häufigen Störungen gehören epileptische Anfälle, fast ausschließlich vom Grand-Mal-Typ, die typischerweise innerhalb der ersten 24, maximal 48 Stunden des Alkoholentzugs auftreten. Das EEG ist meist unauffällig; allenfalls finden sich Allgemeinveränderungen. Die Bildgebung kann andere Krankheitsursachen (etwa Z. n. Sturz, Hirnblutung) ausschließen. Im akuten Anfall werden in der Regel Antikonvulsiva (Benzodiazepine) gegeben. Bei Alkoholabstinenz ist die Prognose der Alkoholepilepsie in aller Regel gut. Eine antiepileptische Dauertherapie ist nicht indiziert.

10.4.2 Klinische Untersuchung

Im Rahmen einer weiteren ärztlichen Untersuchung folgt in der Regel eine **Blutuntersuchung** mit oft typisch veränderten alkoholassoziierten Laborparametern: Gamma-Glutamyltransferase (GGT), Transaminasen (ALAT, ASAT), mittleres Erythrozytenvolumen (MCV), Carbohydrate-deficient Transferrin (CDT). Dazu kommen direkte Alkoholmetabolite. Ethylglucuronid (EtG) im Urin (Kurzzeitmarker) oder Haar (Langzeitmarker) ist ein etablierter Marker. Dabei erscheint EtG als direktes Stoffwechselprodukt hochspezifisch für den Konsum auch geringer Mengen an Alkohol. EtG ist nach Alkoholkonsum für ca. 19–27 Stunden bzw. bis zu 80 Stunden erhöht und wird inzwischen als valider Marker betrachtet (u. a. in der Verkehrsmedizin). Darüber hinaus existieren weitere Alkoholmetabolite, z. B. Peth.

Die nichtinvasive **abdominale Ultraschalluntersuchung** stellt die inneren Organe gut dar (z. B. Leberparenchymveränderungen). Eine **kraniale Computer- oder Magnetresonanztomografie** kann eine alkoholbedingte Hirnatrophie (oft frontal betont) oder sekundäre Hirnschädigungen zeigen. Dazu gehören z. B.:

- Hirnblutungen, speziell (chronisches) subdurales Hämatom
- Kleinhirnatrophien (sehr häufig)
- Z. n. Trauma
- Spezielle Krankheitsbilder, z. B. zentrale pontine Myelinolyse

MERKE

Entscheidend an der Diagnostik ist jedoch, dass es für Alkoholismus keinen pathognomonischen Befund gibt, sondern lediglich typische Symptomkombinationen, die einen Verdacht auf riskanten Konsum, schädlichen Gebrauch oder gar eine Abhängigkeit von Alkohol erhärten können.

10.4.3 Diagnoseinstrumente

Schon früh gab es Bestrebungen, Alkoholtypologien zu entwickeln, um die verschiedenen klinischen Phänotypen des Alkoholismus einzuordnen. So teilte Jellinek bereits in den 1960er-Jahren fünf verschiedene Typen ein, die sich bezüglich ihrer Trinkstile und Abhängigkeitsgrade unterscheiden. Basierend auf genetischen Hintergründen unterschieden Cloninger et al. (1981) zwei Typen (Typ I = überwiegend Umwelteinflüsse; Typ II = hoher genetischer Einfluss, männliches Geschlecht, früher Beginn, schlechte Prognose). Schuckit (1985) erarbeitete eine klinisch relevante Unterscheidung:

- Beim **primären Alkoholismus** entwickelt sich primär die Abhängigkeit.
- Beim **sekundären Alkoholismus** besteht bereits eine andere psychische Erkrankung (z. B. Depression, Persönlichkeitsstörung, Traumatisierung), auf deren Boden sich die Alkoholproblematik entwickelt.

Die gegenwärtig klinisch angewendeten Klassifikationssysteme sind die ICD-10 und das DSM-5 (➤ Kap. 1).

Der **CAGE** ist ein sehr einfacher, vier Fragen umfassender Test, der bei einer oder mehreren positiven Antworten einen Hinweis auf eine mögliche Alkoholkrankheit geben kann (Ewing 1984; ➤ Box 10.5).

BOX 10.5

CAGE-Test

1. Haben Sie erfolglos versucht, Ihren Alkoholkonsum zu reduzieren?
2. Ärgert Sie die Kritik Ihrer Umgebung bezüglich Ihres Alkoholkonsums?
3. Haben Sie Schuldgefühle aufgrund Ihres Trinkens?
4. Brauchen Sie morgens Alkohol, um richtig leistungsfähig zu sein? Haben Sie morgens nach dem Erwachen auch schon als erstes Alkohol getrunken, um sich zu beruhigen oder den „Kater" loszuwerden?

Wenn mindestens zwei Fragen mit „ja" beantwortet werden, ist eine Alkoholabhängigkeit wahrscheinlich.

Weitere einfache und standardisierte Anwendungen sind z. B. die deutschsprachige Version des **Alcohol Use Disorder Identification Test (AUDIT)** sowie der **Lübecker Abhängigkeits- und Missbrauchstest (LAST).** Auch der von Feuerlein entwickelte **Münchner Alkoholismustest (MALT)**, der aus Selbst- und Fremdrating (24 Items/7 Items) besteht, hat breite Anwendung gefunden. Während die Lübecker Abhängigkeitsskala eine geringere Sensitivität für „riskanten Alkoholkonsum" aufweist und der von der WHO zur Diagnostik der Alkoholabhängigkeit empfohlene sensitivere AUDIT in der Vollversion im klinischen Alltag zu aufwendig erscheint, kann der **AUDIT-C** für die klinische Praxis empfohlen werden (➤ Abb. 10.1). Zu bedenken ist, dass Fragebogentests (Selbstrating) für Dissimulation anfällig sind. Der AUDIT wird auch in der aktuellen S3-Leitlinie zum Screening empfohlen.

Es existiert weiterhin eine Vielzahl von speziellen Fragebogeninstrumenten, die z. B. auch in Therapiestudien gern eingesetzt werden. Zur Erfassung des Alkoholverlangens (Craving) wurden z. B. die **Obsessive Compulsive Drinking Scale** (OCDS, bestehend aus 14 Items zur Selbstbeurteilung) und die **Lübecker Craving Skala** (4 Subskalen) entwickelt. Zur Erfassung des Schweregrads des Alkoholismus hat z. B. der **Addiction Severity Index** (ASI) weite Verbreitung gefunden.

AUDIT-C-Screening

Wie oft trinken Sie Alkohol?

Nie .... □
Einmal im Monat oder seltener .... □
Zwei- bis viermal im Monat .... □
Zwei- bis dreimal im Monat .... □
Viermal die Woche oder öfter .... □

Wenn Sie Alkohol trinken, wie viele Gläser trinken Sie dann an einem Tag?

(Ein Glas Alkohol entspricht 0,33 l Bier, 0,25 l Wein/Sekt, 0,02 l Spirituosen.)

1 bis 2 Gläser pro Tag .... □
3 bis 4 Gläser pro Tag .... □
5 bis 6 Gläser pro Tag .... □
7 bis 9 Gläser pro Tag .... □
10 oder mehr Gläser pro Tag .... □

Wie oft trinken Sie sechs oder mehr Gläser Alkohol bei einer Gelegenheit (z.B. beim Abendessen, auf einer Party)?

(Ein Glas Alkohol entspricht 0,33 l Bier, 0,25 l Wein/Sekt, 0,02 l Spirituosen.)

Nie .... □
Seltener als einmal im Monat .... □
Jeden Monat .... □

Abb. 10.1 AUDIT-C-Screening [L231]

Wenn Untersuchung und Diagnostik klinische Hinweise auf eine Alkoholerkrankung ergeben, sollten in einem anamnestischen Gespräch die ICD-10-Abhängigkeitskriterien erfragt werden (➤ Box 10.4).

RESÜMEE

- Eine erweiterte Diagnostik bei Verdacht auf eine Alkoholproblematik umfasst neben gründlicher Anamnese und klinischer Untersuchung verschiedene Laborwerte und Alkoholmetaboliten, die einen Hinweis auf ein bestehendes Alkoholproblem geben können.
- Alkoholtypologien haben sich in der klinischen Praxis kaum durchgesetzt.
- Es existieren verschiedene Fragebögen zur Diagnostik von Alkoholerkrankungen.

10.5 Wichtige internistische und neurologische Folgeschäden

Jochen Mutschler und Michael Soyka

Das Auftreten von Alkoholfolgeschäden ist von der individuellen Vulnerabilität abhängig, die wiederum von genetischen Faktoren, nutritiven Einflüssen, Geschlecht (Frauen sind allgemein vulnerabler als Männer) und weiteren Komorbiditäten (z. B. vorbestehende Virushepatitis) abhängt.

10.5.1 Leber und Magen

Bei den alkoholbedingten Folgeerkrankungen stehen Lebererkrankungen zahlenmäßig deutlich im Vordergrund. Schätzungsweise sind bis zu 50 % aller durch Lebererkrankungen bedingten Todesfälle auf Alkohol zurückzuführen. Der Pro-Kopf-Konsum von Alkohol korreliert mit der Häufigkeit von Leberzirrhose in der Bevölkerung. Da Alkohol beim Menschen ausschließlich in der Leber metabolisiert wird und hierbei toxische Stoffwechselprodukte anfallen (z. B. Acetaldehyd, freie Radikale), verursacht eine übermäßige Alkoholzufuhr „oxidativen Stress", der zu entzündlichen Reaktionen und im Verlauf zu einer Alkoholhepatitis führen kann (Stickel et al. 2003). Primär tritt jedoch häufig eine **Fettleber** (Steatosis hepatis) auf, die durch vermehrte Einlagerung von Fett entsteht. Eine Fettleber führt zu einer morphologischen Vergrößerung des Organs und kann folgende unspezifische Symptome hervorrufen: Appetit- und Gewichtsverlust, Druckgefühl im rechten Oberbauch. Häufig treten jedoch keine Symptome und keine Schmerzen auf, und die Diagnose wird in der Regel durch die Oberbauchsonografie gestellt. Eine **Alkoholhepatitis** ist häufig ebenfalls asymptomatisch, kann aber auch mit Fieber, Ikterus, Schmerzen, Aszites und Erbrechen einhergehen. Diagnostisch wegweisend bei der Alkoholhepatitis sind erhöhte Leberenzyme (AST/ALT-Koeffizienten oft > 2), andere Ursachen müssen differenzialdiagnostisch ausgeschlossen werden (z. B. Virushepatitiden, Cholestase, Infektionen, Malignome). Fettleber und Alkoholhepatitis sind beide prinzipiell reversibel, und eine Restitutio ad integrum ist möglich, entscheidend ist jedoch eine Alkoholabstinenz (McClain et al. 2011).

Eine **chronische Entzündung der Leberzellen** kann im weiteren Verlauf zu einer Fibrose und einem zirrhotischen Umbau des Leberparenchyms (bis hin zur Leberzirrhose) führen. Es handelt sich letztlich um eine (irreversible) Vernarbung des Leberparenchyms. Man unterscheidet zwischen einer inaktiven/kompensierten und einer dekompensierten **Leberzirrhose**. Die Mortalität der dekompensierten Leberzirrhose ist hoch: Es kommt häufig zu einer portalen Hypertension (mit Aszites, Ösophagusvarizen, Leberhautzeichen und Störung der Leberfunktion) mit entsprechenden Komplikationen (z. B. Blutungen). Lebererkrankungen sind die häufigste Todesursache bei Alkoholkranken. Leitsymptome der Leberzirrhose sind schlechter Allgemeinzustand, körperliche Schwäche, Appetitlosigkeit, Müdigkeit, psychische Veränderung (Depression), Verdauungsstörungen und Meteorismus. Die Leber ist groß und hart, evtl. mit knöchriger Oberfläche. Relativ typisch sind die Hautveränderungen: Weißfleckung der Haut und der Fingernägel, palmare und plantare Erytheme, Spidernävi, bei Männern evtl. Gynäkomastie und Verminderung der Körper- und Schambehaarung. Dazu kommen Hodenatrophie und Störungen der Potenz und Libido. Bei der dekompensierten Leberzirrhose treten vor allem Symptome der portalen Hypertension hinzu: Aszites, Ösophagusvarizen, Caput medusa, Leberhautzeichen sowie Splenomegalie und Störungen der Leberfunktion (z. B. Blutungsneigung). Ikterus und Bilirubinämie können auftreten, Gerinnungsstörungen und exzessive Transaminasenerhöhungen. Ein nicht unerheblicher Teil der Patienten mit Leberzirrhose (bis zu 15 %) entwickelt im Verlauf ein hepatozelluläres Karzinom. Eine Lebertransplantation kann notwendig werden.

Neben den Lebererkrankungen treten häufig alkoholbedingte **gastrointestinale Störungen** auf. Etwa 15–30 % der Alkoholkranken leiden an Magenulzera oder einer Gastritis mit Erbrechen, Übelkeit und Schmerzen im Oberbauch. Weiterhin finden sich oft Malignome im oberen Verdauungstrakt bei Alkoholkranken. In schweren Fällen können auch Bluterbrechen, Teerstühle, Kreislaufkomplikationen oder das Mallory-Weiss-Syndrom (Einrisse in der Speiseröhre nach starkem Erbrechen) auftreten. Therapeutisch zielführend sind die Abstinenz von Alkohol und symptomatische Therapie (Singer und Teyssen 2005).

10.5.2 Bauchspeicheldrüse

Ein weiteres, oft als Folgeschaden von Alkoholismus betroffenes Organ ist die Bauchspeicheldrüse, am häufigsten in der Form einer Entzündung (Pankreatitis). Man unterscheidet aufgrund des klinischen Verlaufs eine akute (reversible) von einer chronischen (progressiven) **Pankreatitis.** Einerseits ist ätiologisch die direkt toxische Wirkung von Alkohol verantwortlich, andererseits sind hochkalorische fett- und proteinreiche Ernährung und genetische Vulnerabilität ein Risikofaktor. Die akute Pankreatitis verläuft klinisch oft mit starken Oberbauchschmerzen, die gürtelförmig in den Rücken ausstrahlen können. Akute Pankreatitiden können auch klinisch stumm verlaufen, sind aber meist recht schmerzhaft. Der Patient ist durch Ileus und Schock bedroht. Langzeitfolge kann ein Diabetes mellitus sein. Amylase und Lipase sind typischerweise stark erhöht. Die chronische Pankreatitis verläuft klinisch oft stumm, es kommt zum Verlust der Pankreasfunktionen mit resultierendem Diabetes mellitus und Resorptionsstörungen und anschließendem Gewichtsverlust. Weiterhin bilden sich oft Zysten im Rahmen einer chronischen Entzündung, und es können ein (Sub-)Ileus und eine Pankreasinsuffizienz bis hin zum Kreislaufschock auftreten. In einigen Fällen kann die Erkrankung auch subklinisch verlaufen.

Wie auch für andere Alkoholfolgeschäden wird eine Reihe von Risikogenen verantwortlich gemacht (Rosendahl et al. 2017). Im Labor finden sich oft ein Anstieg der Pankreasenzyme sowie eine Verminderung der exokrinen Funktionen.

Die Therapie erfolgt oft symptomatisch auf der Intensivstation und besteht aus Nahrungskarenz und Schmerztherapie bis hin zu operativen Interventionen, z. B. bei Abszessen oder Zysten (Singer und Teyssen 2005).

10.5.3 Sonstige Organe

Das Herz kann im Rahmen einer **alkoholischen Kardiomyopathie** (in der Regel eine Ausschlussdiagnose) betroffen sein. Klinische Zeichen sind Herzinsuffizienz, Tachykardie, Dyspnoe, Ödeme und Lungenstauung. Die alkoholische Kardiomyopathie stellt eine Ausschlussdiagnose dar. Erwähnenswert ist das sog. Holiday-Heart-Syndrom; dabei kommt es durch starken Alkoholkonsum oft zu tachykarden Herzrhythmusstörungen. Ätiologisch spielen Veränderungen im Elektrolythaushalt und eine erhöhte Katecholaminausschüttung eine Rolle. Die Therapie erfolgt in allen Fällen symptomatisch. Während das Holiday-Heart-Syndrom eine gute Prognose hat, kann eine Kardiomyopathie gar eine Herztransplantation notwendig machen (Singer und Teyssen 2005).

Neben den bisher genannten Erkrankungen treten weiterhin Störungen des Stoffwechsels, des endokrinen Systems, der Blutbildung und der Lunge auf. Außerdem sind verschiedene Krebserkrankungen bekannt, bei denen ein Zusammenhang mit einer erhöhten Alkoholaufnahme gesichert ist (z. B. Karzinome in Pharynx, Mund, Ösophagus, Leber, Mamma, Pankreas, Magen und Darm). Neben dem direkt toxischen Effekt von Alkohol spielen auch Hypervitaminosen, evtl. auch toxische Inhaltsstoffe alkoholischer Getränke sowie eine oft vorliegende komorbide Nikotinabhängigkeit eine große Rolle.

Alkohol wirkt neurotoxisch, weshalb eine Reihe von hirnorganischen und neurologischen Folgestörungen existiert. In ➤ Kap. 10.5.4 werden die wichtigsten neuropsychiatrischen Alkoholfolgestörungen vorgestellt.

10.5.4 Neuropsychiatrische Alkoholfolgestörungen

Das **Wernicke-Korsakow-Syndrom** ist eine Erkrankung, bei der es im ZNS zu einer Degeneration der Corpora mamillaria und der subendymalen Bereiche im III. Ventrikel kommt; weiterhin sind häufig noch Thalamus, Hippokampus, Zerebellum und Pons mit betroffen. Pathophysiologisch ist ein Thiaminmangel, bedingt durch Mangelernährung und genetische Prädisposition, entscheidend. Klinisch kann die Erkrankung stumm verlaufen (und dann z. B. als Zufallsbefund autoptisch entdeckt werden) oder in akuten Fällen durch die Symptomtrias Ataxie, Bewusstseinsstörung und Ophthalmoplegie in Erscheinung treten. Das **Korsakow-Syndrom** ist gekennzeichnet durch Altgedächtnisverlust, Konfabulationen, ausgeprägte Merkfähigkeitsstörungen und eine verminderte Auffassungsgabe (Kopelman et al. 2009; Sullivan und Pfefferbaum 2009).

Die **Wernicke-Enzephalopathie** wird mit hoch dosiertem Thiamin (z. B. 300–400 mg/d parenteral) behandelt. Begleitend erfolgt eine symptomatische Therapie, die sich am klinischen Bild des Patienten orientiert. Beim ausgeprägten Korsakow-Syndrom kann eine Behandlung im beschützten Rahmen notwendig werden; die Prognose ist jedoch nicht gut (Kopelman et al. 2009).

Eine weitere schwerwiegende Diagnose ist die **Alkoholdemenz** (Ausschlussdiagnose), die im Gegensatz zur Alzheimer-Demenz (bei Abstinenz) nicht progredient verläuft. Klinisch zeigen sich bei der Alkoholdemenz kognitive Beeinträchtigungen (Gedächtnis, Merkfähigkeit), Persönlichkeitsveränderungen, Affektstörungen (z. B. Affektlabilität, depressive Syndrome, Gereiztheit) und andere demenzielle Symptome (Harper 2009; Zahr et al. 2011).

Im Rahmen eines Ausfalls der Leberfunktionen, z. B. im Rahmen einer fortgeschrittenen Leberzirrhose, kann es als Folge zu einer **hepatischen Enzephalopathie** kommen. Pathophysiologisch kommt es zu einer neurotoxischen Schädigung des Gehirns durch Ammoniak und weitere toxische Alkoholmetaboliten. Klinisch zeigen sich oft eine Bewusstseinsstörung, Verwirrtheit, psychomotorische Unruhe, neurologische Symptome (z. B. Tremor, Dysarthrie, Ataxie, Hyperreflexie) sowie weitere psychische Störungen. Leichte Formen der hepatischen Enzephalopathie können reversibel sein, oft bleiben aber neuropsychiatrische Defizite bestehen. Eine spezifische Therapie gibt es nicht, hilfreich können jedoch diätetische Maßnahmen (Proteinrestriktion), Darmregulation und der Ausgleich von Elektrolytstörungen sein.

Seltenere neuropsychiatrische Alkoholfolgestörungen sind die **Alkoholhalluzinose** oder der **alkoholische Eifersuchtswahn** (betrifft überwiegend Männer). Dabei muss die Alkoholhalluzinose vor allem differenzialdiagnostisch vom **akuten Alkoholentzugssyndrom,** insbesondere aber von der Schizophrenie abgegrenzt werden. Die Alkoholhalluzinose ist durch einen meist perakuten Beginn überwiegend akustischer Halluzinationen gekennzeichnet. Typischerweise treten Stimmen auf, oft in der dritten Person, die den Betroffenen bedrohen oder beschimpfen. Das Bewusstsein ist meist klar, eine Amnesie für das psychotische Erleben besteht nicht. Verfolgungsgedanken oder andere Wahnsymptome können hinzutreten. Die Alkoholhalluzinose ist in aller Regel ein sehr akutes Krankheitsbild, Aggression oder suizidales Verhalten sind häufig. Die Störung ist relativ selten. In 10–20 % der Fälle wird sie chronisch und ist dann kaum von einer chronischen paranoid-halluzinatorischen Schizophrenie zu unterscheiden. Gesicherte Erkenntnisse zur Therapie gibt es nicht; symptomatisch werden zur Beruhigung entweder Benzodiazepine oder, bei starken Halluzinationen/Wahn, hochpotente Neuroleptika empfohlen. Bei Abstinenz ist die Prognose meist gut.

Sehr selten sind alkoholbedingte Myelopathien und Corpus-callosum-Atrophien.

Chronischer Alkoholkonsum kann bereits bei geringer Menge je nach individueller Vulnerabilität zu zahlreichen neuropsychiatrischen und somatischen Folgeerkrankungen führen, wobei aktuell bis zu 200 Alkoholfolgeerkrankungen bekannt sind. Jedoch können auch schon akute Alkoholintoxikationen weitreichende bzw. letale Folgen haben (z. B. Unfälle).

10.6 Komorbide psychische Störungen

Jochen Mutschler und Michael Soyka

Die Komorbidität von Alkoholmissbrauch und Abhängigkeit mit psychischen Störungen ist hoch. Rein chronologisch kann man psychische Störungen, z. B. eine Depression, die vor Beginn eines Alkoholismus auftritt, als „primäre" Depression definieren, beim Auftreten des Alkoholismus vor der psychischen Störung handelt es sich um eine „sekundäre" Depression. Die chronologische Beziehung sagt noch nicht zwingend etwas über die ätiologische Beziehung der beiden Störungen aus.

Für **schizophrene Erkrankungen** haben vor allem US-amerikanische epidemiologische Studien ein 4-fach erhöhtes Risiko für Suchterkrankungen insgesamt gezeigt, speziell für Alkoholismus. Etwa ein Drittel der Patienten mit Psychosen hatte eine komorbide Alkoholsuchterkrankung (Odds Ratio 3,3). Umgekehrt hatten etwa 4 % der Patienten mit Alkoholkonsumerkrankungen eine Psychose. Andere Untersuchungen haben z. T. noch höhere Komorbiditätsraten gezeigt. Es ist evident, dass der Verlauf schizophrener Erkrankungen bei komorbiden Suchtstörungen bzw. eines Alkoholismus deutlich schlechter ist. Neben einer optimierten Psychopharmakotherapie, die bei der häufigen Noncompliance dieser Patientengruppe schwierig ist, wird vor allem die motivierende Gesprächsführung und kognitive Verhaltenstherapie empfohlen (➤ Kap. 10.8).

Insgesamt ist die Evidenzlage zur Therapie schwerer psychischer Störungen mit Alkoholismus begrenzt (s. auch die S3-Leitlinie).

Auch **depressive Störungen** bzw. **affektive Erkrankungen** sind überzufällig häufig mit Alkoholismus assoziiert (Foulds et al. 2015). Es wird empfohlen, einige Wochen Abstinenz abzuwarten, bevor die Diagnose sichergestellt werden kann. Für affektive Störungen hat sich in verschiedenen Untersuchungen ein etwa 2-fach erhöhtes Risiko für Alkoholkonsumstörungen ergeben. Exzessiv erhöht ist es bei bipolaren (manisch-depressiven) Erkrankungen mit einem 6- bis 7-fach erhöhten Risiko! Auch hier liegen relativ wenige Therapiestudien vor, insbesondere die Datenbasis zu Antidepressiva ist begrenzt (Übersicht in Soyka 2013). Eine Wirksamkeit von Antidepressiva bei der Behandlung depressiver Syndrome bei Alkoholismus konnte überwiegend nachgewiesen werden, aber eher kein Einfluss auf die Trinkmenge bzw. die Abstinenzrate. Dies gilt insbesondere auch für Serotonin-Wiederaufnahmehemmer. Wichtig ist eine begleitende Psychotherapie komorbid erkrankter Patienten, z. B. mit kognitiver Verhaltenstherapie.

Noch schlechter ist die Datenbasis für bipolare Erkrankungen (s. S3-Leitlinie).

10.6.1 Angststörungen, Belastungsstörungen und Aufmerksamkeitsdefizit-/Hyperaktivitätssyndrom (ADHS)

Bei alkoholabhängigen Patienten in Therapie findet sich eine Punktprävalenz von **Angststörungen** von 30–42 % (s. S3-Leitlinie). Zu den Angststörungen gehören die soziale Phobie, Agoraphobie, Panikstörung und generalisierte Angststörung. Generell sind, wie auch bei anderen psychischen Störungen, komorbide Angststörungen mit einer eher etwas schlechteren Prognose verbunden. Vor allem Agoraphobie und soziale Phobie gehen dem Beginn eines Alkoholismus eher voran. Psychotherapeutisch können am ehesten verhaltenstherapeutische Ansätze empfohlen werden. Die Anzahl aussagefähiger Studien ist in dem Bereich sehr gering.

Auch **posttraumatische Belastungsstörungen** (PTBS) sind bei Alkoholabhängigen relativ häufig. Europäische Studien nennen eine Punktprävalenz von 15–25 %, wobei Frauen häufiger betroffen sind (Driessen et al. 2008). Die PTBS hat erhebliche Bedeutung für die Prognose der Alkoholabhängigkeit. Wie auch für andere psychische Störungen werden integrative Behandlungsangebote empfohlen, wobei die Evidenz für die Effektivität relativ begrenzt ist. Eine Behandlung, die speziell auf die PTBS ausgerichtet ist, wird unbedingt empfohlen, sei es durch kognitiv-verhaltenstherapeutische Ansätze oder expositionsbasierte Interventionen oder neuere Therapiestrategien.

Ein besonderes Interesse der klinischen und wissenschaftlichen Literatur hat in den letzten Jahren die Häufigkeit des **Aufmerksamkeitsdefizit-/Hyperaktivitätssyndroms (ADHS)** bei Suchterkrankten insgesamt und speziell bei Alkoholismus geweckt. Das ADHS ist gekennzeichnet durch Aufmerksamkeitsdefizite, Hyperaktivität und Impulsivität mit multiplen psychosozialen Konsequenzen und Folgen. Die Häufigkeit des adulten ADHS bei Alkoholismus ist noch nicht völlig klar. Gesichert ist, dass ADHS bei Kindern von Alkoholkranken gehäuft auftritt. Psychotherapeutisch werden psychointegrative Verfahren, kognitive Verhaltenstherapie und psychosoziale Therapien empfohlen, wobei praktisch keine Studien bei komorbiden Patienten vorliegen. Die Therapie mit Stimulanzien (Methylphenidat etc.) ist prinzipiell möglich, häufig auch sinnvoll, wobei die Fachinformation zur Vorsicht bei Patienten mit Alkoholabhängigkeit rät.

Zum Thema ADHS und Sucht im Erwachsenenalter liegt eine Monografie von Riedinger (2017) vor. Sie geht von einem 2,8-fach erhöhten Risiko für Alkoholabhängigkeit bei Vorliegen eines ADHS aus (Drogenabhängigkeit: 7,9-fach erhöhtes Risiko). Auch die in dieser Fragestellung erfahrene Autorin empfiehlt bei der Behandlung der Komorbidität von ADHS und Sucht im Erwachsenenalter eine Kombination aus sucht- und psychotherapeutischen Maßnahmen mit Pharmakotherapie, wobei wie auch bei anderen psychischen Störungen eine Verbesserung ADHS-spezifischer Symptome nicht automatisch auch zu einer Verbesserung der süchtigen Verhaltensweisen führt. Kognitiv-behaviorale Ansätze können evtl. auch durch Neurofeedback-Methoden ergänzt werden.

RESÜMEE

Besonders häufige Alkoholfolgeerkrankungen betreffen die Leber, Bauchspeicheldrüse, das ZNS, die peripheren Nerven und den Gastrointestinaltrakt.

10.6.2 Alkoholentzugssyndrom

Das Alkoholentzugssyndrom gehört zu den häufigsten neuropsychiatrischen Folgestörungen des Alkoholismus. Es handelt sich um ein vegetatives Syndrom, das durch das Absetzen bzw. eine Mengenreduktion des zuvor regelmäßigen Alkoholkonsums entsteht. Das Alkoholentzugssyndrom tritt typischerweise wenige Stunden nach der letzten Alkoholaufnahme auf und klingt unbehandelt nach 3–10 Tagen ab. Es können jedoch auch **lebensbedrohliche Komplikationen** wie das Alkoholdelir und Grand-Mal-Entzugsanfälle auftreten. Typische Symptome des Alkoholentzugssyndroms sind Zittern, Schwitzen, Unruhe, Schlafstörungen, Angst- und Übererregbarkeit, Pulsbeschleunigung und Blutdruckanstieg (vermehrte Adrenalinausschüttung). Besonders gefährdet ist der Patient mit Herz-Kreislauf-Erkrankung; auf die Sicherung der Vitalfunktionen ist zu achten. Übelkeit und Erbrechen können zu den durch den Sympathikotonus ausgelösten Entzugserscheinungen hinzutreten. Wichtige Komplikationen sind Entzugsanfälle sowie vor allem das **Entzugsdelir**. Daher sollte die körperliche Entgiftung in der Regel vollstationär durchgeführt werden, jedenfalls bei Patienten mit schweren Entzugserscheinungen aller Begleiterkrankungen. Ambulante und teilstationäre Entzugsbehandlungen sind prinzipiell möglich. In folgenden Situationen ist eine ambulante Entzugsbehandlung nicht angezeigt:

1. Bei schweren Störungen auf seelischem, körperlichem oder sozialem Gebiet, die eine ambulante Behandlung infrage stellen (z. B. akute Intoxikation, Psychosen, akute Suizidalität, fremdaggressives Verhalten, erhebliche psychische oder körperliche Komorbidität)
2. Wenn ein den Behandlungserfolg behinderndes Umfeld (massive familiäre Konflikte, destruktive Partnerbeziehungen, instabile Wohnsituation etc.) besteht (Übersicht in S3-Leitlinie).

Wichtig ist, den rein somatischen Entzug mit adäquaten psychiatrischen und suchtmedizinischen Maßnahmen zu begleiten. Im deutschen Sprachraum hat sich der Begriff **qualifizierte Entzugsbehandlung** eingebürgert. Er beschreibt die „Vorverlagerung" von psychotherapeutischen und motivierenden Therapien in die Entzugsphase. Er spiegelt aber auch die deutsche Situation wider, nach der die rein körperliche Entgiftung zulasten der Krankenversicherung, Psychotherapien oder die Rehabilitation zulasten der Rentenversicherungsträger durchgeführt werden. Dies führt im Bereich der Entzugsbehandlung zu der oft unbefriedigenden Situation, dass hier von Leistungsträgerseite (Krankenkassen) eine Beschränkung auf Akutbehandlungen (Somatotherapie) gewünscht war (s. S3-Leitlinie). Eine gewisse Evidenz für eine bessere Wirksamkeit der qualifizierten Entzugsbehandlungen in Bezug auf Abstinenzzahlen, Rückfallwahrscheinlichkeit und Vermittlung in weiterführende Therapien im Vergleich zur rein körperlichen Entgiftung ist gegeben.

In Ausnahmefällen ist jedoch auch eine ambulante Entgiftung möglich. Da es nach alleiniger körperlicher Entgiftung von Alkohol ohne Folgebehandlung zu hohen Rückfallraten kommt (> 90 %/Jahr), sollte sich eine suchtmedizinische Folgebehandlung anschließen (Soyka und Küfner 2008).

Um die körperliche Entgiftung sicher steuern zu können, existieren verschiedene Skalen, mit denen sich der Schweregrad des Alkoholentzugssyndroms einschätzen lässt. Entsprechend dem Schweregrad des Entzugssyndroms kann die medikamentöse Behandlungsnotwendigkeit abgeschätzt werden. Im deutschsprachigen Raum hat sich die **CIWA-A-Skala** (Clinical Institute Withdrawal Assessment for Alcohol) durchgesetzt und bewährt. Die Messungen mittels CIWA-A-Skala erfassen verschiedene somatische und psychopathologische Symptome. Es lässt sich dann ein Punktwert berechnen, der ab einer gewissen Schwelle eine medikamentöse Behandlungsnotwendigkeit zur Prophylaxe von Entzugskrampfanfällen und Deliren anzeigt (Sullivan et al. 1989).

Eine symptomgesteuerte „pragmatische" Entzugsbehandlung mit flexiblen Dosierungsschemata ist gegenüber festen Dosierungsschemata wahrscheinlich überlegen (s. S3-Leitlinie).

Zur **medikamentösen Behandlung** des Alkoholentzugssyndroms stehen verschiedene Wirkstoffe zur Verfügung: Clomethiazol, Carbamazepin und insbesondere Benzodiazepine (Amato et al. 2011). Im europäischen Raum wird noch häufig **Clomethiazol** eingesetzt, das alle 2–4 Stunden mit einer Dosis von 2 Kapseln verabreicht wird. Dabei soll Clomethiazol ausschließlich im stationären Rahmen angewendet werden; für ambulante Entgiftungen ist es nicht geeignet. Außerdem schränken kardiopulmonale Begleiterkrankungen die Therapie mit Clomethiazol ein, da bronchiale Hypersekretion, Hypotonie und Atemdepression bekannte Nebenwirkungen sind.

Benzodiazepine kommen beim mittelschweren bis schweren Entzugssyndrom zur Anwendung. Dabei empfiehlt es sich, **lang wirksame Benzodiazepine** wie z. B. Diazepam bedarfsabhängig einzusetzen (Majumdar 1990). Sie sind vor allem zur Prophylaxe und Therapie des Alkoholdelirs wirksam. Benzodiazepine werden weltweit als Medikamente der ersten Wahl zur Behandlung des Entzugssyndroms angesehen, wahrscheinlich sind die meisten Benzodiazepine diesbezüglich wirksam. Am häufigsten eingesetzt werden Diazepam, Chlordiazepoxid, Norazepam und Oxazepam. Die individuelle Dosierung ist sehr unterschiedlich. Bei schweren Entzugsdeliren können z. B. Diazepam-Dosen bis in den 3-stelligen Gramm-Bereich notwendig werden. Für viele Entzugsbehandlungen sind Dosen von 10–30 mg Diazepam äquivalent ausreichend. Eine Faustformel lautet: Wegen des raschen Beginns von Entzugssyndromen am Anfang ausreichend dosieren, dann relativ rasch innerhalb weniger Tage die Medikation ausschleichen.

Die aktuelle S3-Leitlinie empfiehlt bei leichtem bis mittelschwerem Alkoholentzugssyndrom Benzodiazepine, Clomethiazol oder Antikonvulsiva, bei schweren Entzügen Benzodiazepine oder Clomethiazol, beim Delir in Kombination mit Neuroleptika (Butyrophenone) (AWMF 2020).

Zur Prophylaxe des **Korsakow-Syndroms** wird häufig noch eine Thiamingabe durchgeführt. Elektrolyt- und andere Mangelzustände sind in jedem Fall auszugleichen, auch ausreichend Flüssigkeit ist bereitzustellen, Vitaminmangelzustände müssen substituiert werden.

Gelegentlich wird eine Reihe anderer Medikamente eingesetzt, ihr Einsatz ist aber nicht ausreichend evidenzbasiert oder nur bei bestimmten klinischen Problemstellungen sinnvoll. Antikonvulsiva vom Typ Carbamazepin sind Benzodiazepinen sicher unterlegen, ebenso Betablocker sowie andere Sedativa/Hypnotika.

Bei Patienten mit schweren Leberfunktionsstörungen, Herz- oder Lungenerkrankung sollten eher Benzodiazepine mit mittellanger Halbwertszeit eingesetzt werden, die nur eine geringe Verstoffwechslung über die Leber und keine aktiven Metaboliten, mithin also kein starkes Kumulationsrisiko, aufweisen. **Mittellang wirkende Benzodiazepine** sind z. B. Oxazepam (Halbwertszeit 5–15 h) und Lorazepam (12–16 h), länger wirksame Benzodiazepine z. B. Diazepam (Halbwertszeit 24–48 h, Metabolit Nordiazepam 50–90 h). In den meisten Fällen sind orale Benzodiazepin-Gaben möglich und ausreichend. Prinzipiell ist aber auch die i. v. Gabe vieler Benzodiazepine (z. B. Diazepam) möglich.

Die aktuelle S3-Leitlinie schlägt einen Versorgungsalgorithmus vor, wonach bei leichten oder mittelschweren Entzugssyndromen neben Benzodiazepinen auch Clomethiazol oder Antikonvulsiva gegeben werden können, bei schweren Alkoholentzugssyndromen Benzodiazepine oder Clomethiazol. Beim Alkoholdelir werden ebenfalls die beiden Substanzen empfohlen, allenfalls in Kombination mit Neuroleptika (bei starker Erregung, Wahn oder Halluzinationen). Weiter werden eine Thiaminsubstitution sowie ein Elektrolyt- und Flüssigkeitsausgleich empfohlen.

RESÜMEE

- Die Komplikationen des Alkoholentzugs können lebensbedrohlich sein und erfordern daher die rasche ärztliche Intervention.
- Zur Verhinderung des Alkoholentzugs haben sich zahlreiche Medikamente bewährt.
- Alkoholentgiftungen können je nach zu erwartendem Schweregrad ambulant, teilstationär oder stationär durchgeführt werden.

10.7 Allgemeine Therapiegrundsätze

Jochen Mutschler und Michael Soyka

Verglichen mit anderen Erkrankungen wurde die Alkoholabhängigkeit erst relativ spät, nämlich 1968, in einem Grundsatzurteil des Bundessozialgerichts, überhaupt als Krankheit anerkannt. Somit haben behandlungsbedürftige Patienten mit Alkoholabhängigkeit **Anspruch und Zugang zu medizinischer Behandlung sowie sekundärpräventiven Maßnahmen** (Früherkennung und Verkürzung der Erkrankung). Die gesetzlichen Grundlagen sichern den Betroffenen eine Versorgung zu, die dem allgemeinen Stand der medizinischen Erkenntnisse entspricht. Weiterhin muss die Versorgung „ausreichend und zweckmäßig" sowie „wirtschaftlich" sein. Die Kosten für die ambulante, teilstationäre und stationäre Akutbehandlung werden in der Regel von der Krankenkasse übernommen; die Kosten für die medizinische Rehabilitation trägt die Rentenversicherung. Dabei regelt die „Vereinbarung Abhängigkeitserkrankungen" (vormals „Empfehlungsvereinbarung Sucht") die Leistungs- und Kostenzuständigkeit der Behandlung Abhängigkeitserkrankter, sofern eine Rehabilitation indiziert ist. Die bestehenden Rechtsgrundlagen sind auch insofern interessant, als sie den medizinischen Erkenntnissen nicht immer entsprechen. So gibt es immer wieder Bestrebungen vonseiten der Kostenträger, die Behandlungszeiten zu verkürzen.

Es steht inzwischen eine ganze Reihe von evidenzbasierten Therapieformen für die Behandlung alkoholabhängiger Patienten zur Verfügung (Batra et al. 2016; deutsche S3-Leitlinie; ➤ Box 10.6). Daran sind in der Regel verschiedene Institutionen beteiligt, die sich im Rahmen einer integrierten Behandlungskette zeitlich gut ergänzen.

MERKE

S3-Leitlinie „Screening, Diagnose und Behandlung alkoholbezogener Störungen"

2020 ist die neuen S3-Leitlinie „Screening, Diagnose und Behandlung alkoholbezogener Störungen" der DGPPN erschienen. Diese deutschsprachigen Leitlinien tragen maßgeblich dazu bei, Menschen mit schädlichem und abhängigem Alkoholkonsum mittels evidenzbasierter Empfehlungen zu behandeln. Weiterhin geben diese Leitlinien konkrete Empfehlungen für die Diagnostik und Prävention. An der Erstellung der Leitlinien waren neben mehr als 60 ausgewiesenen Suchtexperten verschiedene Fachgesellschaften, Berufsverbände und Gesundheitsorganisationen beteiligt. Federführend waren dabei die DGPPN und die Deutsche Gesellschaft für Suchtforschung und Suchttherapie e. V. (DG-Sucht; www.dg-sucht.de/s3-leitlinien/), die diese Leitlinien in mehrjähriger Arbeit im Rahmen der Arbeitsgemeinschaft Wissenschaftlich Medizinischer Fachgesellschaften (AWMF) erstellt haben.

BOX 10.6

S3-Leitlinie „Alkohol": Ausblick und Herausforderungen für die Zukunft des Versorgungssystems

- Flächendeckendes und umfassendes Auskunfts-, Beratungs- und Unterstützungsangebot (z. B. regionales Suchtberatungssystem, Selbsthilfegruppen)
- Einsatz von Screening- und Diagnostikverfahren (z. B. in Krankenhäusern)
- Niederschwellige Zugangswege zu Behandlungsangeboten und Stärkung von Frühinterventionen
- Informations- und Öffentlichkeitsarbeit
- Individualisierte Hilfe- und Behandlungsplanung, insbesondere von Patienten mit einer Komorbidität
- Individualisierung der Behandlungsmöglichkeiten
- Enge und schnelle Zusammenarbeit der beteiligten Akteure
- Weiterentwicklung therapeutischer Angebote, interdisziplinäre Zusammenarbeit
- Qualitätssicherung
- Erforschung von „Spontanremissionen", über die bisher nur begrenzte Kenntnisse vorliegen
- Aufgrund der demografischen Entwicklung Berücksichtigung von älteren Menschen im Versorgungssystem

In der Therapie der Alkoholabhängigkeit lassen sich unterschiedliche **Ziele** formulieren: Sicherung des Überlebens, Schadensbegrenzung und die Heilung, worunter in der traditionellen Auffassung die absolute und dauerhafte Abstinenz verstanden wird (Körkel 1988).

Die Therapieziele haben in der modernen Suchtmedizin eine Erweiterung erfahren: Lange Zeit war die **komplette und absolute Abstinenz** im Sinne einer Restitutio ad integrum alleiniges Behandlungsziel. Inzwischen ist auch eine **Trinkmengenreduktion** („harm reduction") ein im Alkoholbereich anerkanntes Behandlungsziel geworden. Ziel ist hier die Risikoreduktion für Folge- und Begleiterkrankungen von Alkohol (Marlatt 1998). Auch ein Wechsel des Behandlungsziels im meist chronisch-rezidivierenden Verlauf der Erkrankung ist in der klinischen Realität eher die Regel als die Ausnahme (Therapieziele bei Alkoholabhängigkeit ➤ Box 10.7).

Die aktuelle S3-Leitlinie formuliert zu den Therapiezielen anschaulich: *„Bei postakuten Interventionsformen ist Abstinenz bei Alkoholabhängigkeitssyndrom primäres Therapieziel. Ist die Erreichung von Abstinenz zurzeit nicht möglich oder liegt schädlicher bzw. riskanter Konsum vor, so soll eine Reduktion eines Konsums (Menge, Zeit, Frequenz) im Sinne einer Schadensminimierung angestrebt werden."*

BOX 10.7

Therapieziele bei Alkoholabhängigkeit

- Sicherung des Überlebens
- Behandlung von Folge- und Begleiterkrankungen
- Entwicklung von Krankheitseinsicht und Veränderungsmotivation
- Alkoholfreie Phasen
- Optimierung der psychosozialen Situation
- Langfristige Abstinenz
- Lebensqualität

RESÜMEE

- Alkoholabstinenz ist der „Goldstandard" bei Alkoholabhängigkeit. Ein inzwischen ebenfalls anerkanntes Therapieziel bei der Alkoholbehandlung ist die Konsumreduktion.
- Die wesentlichen Behandlungspfeiler der Alkoholbehandlung bestehen aus sozialen, psychotherapeutischen und medikamentösen Interventionen.
- Motivationale Interventionen können die Bereitschaft bei Patienten, sich in eine Behandlung zu begeben, erhöhen und sind daher unabdingbar.
- Die jeweilige Therapie sollte in einer individualisierten Therapieplanung erfolgen.

10.8 Psychosoziale und psychotherapeutische Behandlungen

Jochen Mutschler und Michael Soyka

Die Therapieempfehlungen bei schädlichem Alkoholgebrauch und Abhängigkeit orientieren sich, wie bei anderen Erkrankungen auch, am Schweregrad der Erkrankung und an den individuellen Therapiezielen. Hierbei ist zu beachten, dass das Behandlungsziel der „lebenslangen Alkoholabstinenz" in der Behandlung zwar eine Idealnorm darstellt, der tatsächlichen Problemlage aber oft nicht entspricht und zuweilen eher dazu geeignet ist, Patienten und Behandler zu demotivieren. Es sollte positiv gewertet werden, dass abstinente Episoden, die von „Rezidiven" (Rückfällen) unterbrochen werden, gegenüber dem unbehandelten „chronisch-progredienten" Verlauf bereits einen wesentlichen Therapieerfolg darstellen. Primäres Ziel der Behandlung ist es, die Motivation zum Trinken zugunsten einer Motivation zur Abstinenz zu ersetzen. Der Aufbau und die Stabilisierung von Motivation ist eine Aufgabe der Therapie und nicht deren Vorbedingung. Krankheitseinsicht und die Bereitschaft zur

Veränderung müssen jedoch im Rahmen der Psychotherapie häufig erst hergestellt werden.

10.8.1 Motivation zur Therapie

Die Veränderungsmotivation ist eine Grundvoraussetzung der psychotherapeutischen Therapie von alkoholabhängigen Patienten während des gesamten Behandlungsprozesses, beginnend mit der Kontaktphase, intensivierend in der Entzugsphase und aufrechterhaltend in der Entwöhnungs- und Nachsorgephase. Prochaska und DiClemente (1983) beschreiben verschiedene **Phasen der Veränderungsbereitschaft,** die typischerweise im Rahmen einer Behandlung durchlaufen werden: Absichtslosigkeitsphase, Absichtsbildungsphase, Vorbereitungsphase, Handlungsphase und Aufrechterhaltungsphase. Die individuellen Patienten durchlaufen dabei diese Phasen in unterschiedlicher Geschwindigkeit. Insbesondere für den Wechsel der Phase auf die nächste Stufe braucht es eine gute Unterstützung durch den Therapeuten und intensive Motivationsarbeit. Aber auch innerhalb einer Phase ist eine Aufrechterhaltung der Motivation zur Verhinderung eines Rückfalls oder Therapieabbruchs von großer Bedeutung.

Einen wichtigen Einflussfaktor für die Motivation des Patienten ist der **individuelle Leidensdruck,** womit die vom Patienten subjektiv wahrgenommenen negativen Auswirkungen des Alkoholkonsums auf sein Leben gemeint sind. Insbesondere ausgeprägte gesundheitliche Beschwerden und Beeinträchtigungen im sozialen Leben wie z. B. in der Ehe oder am Arbeitsplatz gehen oft mit einem hohen Leidensdruck einher und führen nicht selten zu einer stärkeren Motivation des Patienten.

MERKE

Die Motivation des Patienten wird nicht mehr als zwingende Voraussetzung für die Behandlung betrachtet, sondern es ist ein Ziel der therapeutischen Arbeit, die Motivation herzustellen und aufrechtzuerhalten. Motivation ist eine therapeutische Aufgabe und ein dynamischer Prozess. Auch die Einbeziehung von Angehörigen kann diesen Prozess von Krankheitseinsicht und Therapiemotivation günstig beeinflussen (Finney und Moos 1995).

Oft werden Alkoholpatienten primär von Allgemein- und Hausärzten gesehen, denen demnach beim Aufbau der Behandlungsmotivation und Krankheitseinsicht eine maßgebliche Rolle zukommt. Entsprechend wurden zur Frühintervention verschiedene Kurzinterventionen entwickelt, z. B. die **motivierende Gesprächsführung** nach Miller und Rollnick (1991). Zu den Elementen der motivierenden Gesprächsführung gehören:

- empathische und vertrauliche therapeutische Grundhaltung gegenüber dem Patienten
- Verzicht auf Konfrontation
- Förderung der Wahrnehmung von Diskrepanz und Veränderungsbereitschaft
- Aufbau von Selbstvertrauen und Selbstwirksamkeit.

Weitere Merkmale der motivierenden Gesprächsführung sind: offene Fragen, positive Rückmeldungen, Vereinbarung von gemeinsam erarbeiteten und realistischen Behandlungszielen, reflektierendes Zuhören sowie eine Strukturierung und Zusammenfassung der Gesprächsinhalte des Patienten.

Die Effektstärken von Kurzinterventionen sind gut und lassen sich auch noch mehrere Monate nach deren Durchführung nachweisen. Wichtige **Inhalte der ärztlichen Frühintervention** sind die Vermittlung eines Erkrankungsmodells und der bestehenden Diagnose, die Bewusstmachung etwaiger Folgeerkrankungen und veränderter somatischer Parameter (z. B. Sonografiebefund der Leber, Laborparameter) und das Aufzeigen möglicher Therapien. Wird im Rahmen einer Kurzintervention eine begleitende Pharmakotherapie ergänzt, bietet sich das „Medical Management" an. **Medical Management** ist eine standardisierte therapeutische Intervention und zielt auf die Steigerung der Medikamentenadhärenz, Wissensvermittlung über die Alkoholerkrankung und eine Veränderung der Trinkgewohnheiten. Es existiert ein Leitfaden für Kurzinterventionen bei Alkoholabhängigkeit von der Deutschen Hauptstelle für Suchtfragen (DHS). Weiterhin gibt es für niedergelassene Ärzte ein praxisorientiertes Manual von der Bundeszentrale für gesundheitliche Aufklärung (BzgA), das bezüglich Diagnostik und Beratung von Patienten mit Alkoholerkrankungen Anleitung gibt. In der Vergleichsstudie des MATCH-Projekts ergab sich für die motivierende Gesprächsführung eine gleich hohe Effektivität wie für eine kognitiv-verhaltenstherapeutische Behandlung oder eine „Zwölf-Schritte-Psychotherapie".

10.8.2 Therapeutisches Setting

Ist die Diagnose einer Alkoholabhängigkeit gestellt und der Patient bereit, auf den weiteren Konsum zu verzichten, besteht der erste Schritt der Therapie in der **Alkoholentzugsbehandlung**, die ambulant, teilstationär oder stationär durchgeführt werden kann.

- Im einfachsten Fall erfolgt der Entzug **ambulant** durch eine ärztlich begleitete Dosisreduktion. Eine pharmakologische Behandlung des Alkoholentzugs ist bei ca. einem Drittel der Patienten erforderlich. Für die ambulante Therapie hat sich die Kombination von Tiaprid und Carbamazepin bewährt, mit der vegetative Entzugssymptome bei gleichzeitig bestehender Anfallsprophylaxe meist gut beherrscht werden können. Kontraindikationen wie vorbekannte Entzugskomplikationen oder psychiatrische Komorbiditäten sind allerdings zu beachten. Im Rahmen einer ambulanten Entzugsbehandlung werden die Patienten meist täglich gesehen; nach 5 Tagen ist die

Entgiftung in der Regel abgeschlossen (Mann et al. 2006). In den letzten Jahren hat sich die Behandlungsdauer bei Alkoholabhängigkeit vor allem aufgrund des Drucks von Kostenträgern erheblich reduziert; die früher noch häufig angewandten Langzeittherapien (bis 6 Monate Behandlungsdauer) werden heute kaum mehr durchgeführt.

- Ist eine **stationäre Entzugsbehandlung** notwendig, sollte diese als „qualifizierte Entzugsbehandlung" in einer suchtmedizinischen Abteilung durchgeführt werden. Hier erfolgen neben einer differenzierten Diagnostik und Behandlung der Entzugssymptome sowie der körperlichen Begleit- und Folgeerkrankungen vor allem therapeutische Maßnahmen zur Motivationsbildung bezüglich Abstinenz und Änderung des Verhaltens und der Lebensführung. Zur Behandlung von mittelschweren bis schweren Alkoholentzugserscheinungen haben sich im stationären Rahmen Clomethiazol oder Benzodiazepine bewährt. Beide Substanzen (Substanzklassen) sind für den ambulanten Entzug ungeeignet, da ihr Suchtpotenzial und ihre Verstärkung der sedierenden Alkoholeffekte zu einer Gefährdung der Patienten führen könnten. Ohne eine begleitende Motivationsarbeit weist der rein körperliche Entzug hohe Rückfallraten auf und mündet nur in wenigen Fällen in eine weiterführende Behandlung (Mann et al. 2006).
- In Ergänzung zur ambulanten und vollstationären Versorgung im Rahmen eines gemeindeintegrierten Behandlungssystems bietet sich die **tagesklinische Behandlung** von Patienten mit Alkoholproblemen an. Meist beinhaltet die Behandlung ein an den stationären qualifizierten Entzug angelehntes Programm zur Wiederherstellung der körperlichen und psychischen Funktionsfähigkeit und zur Unterstützung der Behandlungsmotivation. Für die Tagesklinik eignen sich vor allem Patienten, bei denen der Prozess der Chronifizierung der Abhängigkeit nicht stark fortgeschritten ist und die sozial integriert sind und noch über ausreichend Ressourcen verfügen. Der tagesklinische Ansatz ermöglicht eine große Alltagsnähe, durch die der Transfer von im Rahmen der Behandlung erworbenen Bewältigungsstrategien in den persönlichen Alltag möglich wird.
- Eine differenzierte Bewertung der unterschiedlichen Therapiesettings (ambulant, teilstationär, vollstationär) unter wissenschaftlichen Kriterien ist schwer möglich (s. S3-Leitlinie, AWMF 2020). In der deutschsprachigen Literatur hat sich der etwas sperrige, international unübliche Begriff der Postakutbehandlung für Behandlungen nach erfolgter Entgiftung (Rehabilitation) eingebürgert. Ein weiterer etwas unglücklicher, auch inhaltlich unpräziser Begriff ist der der „Komplexbehandlung" für integrative Behandlungen, die mehrere Interventionsformen kombinieren. Diese semantischen Stilblüten werden außerhalb von Fachkreisen nicht verwendet. In kontrollierten klinischen Studien überprüft wurden jeweils nur einzelne Interventionen, zum Beispiel Verhaltenstherapie. Für die im deutschsprachigen Raum vor allem stationär eingesetzten „Komplexbehandlungen" liegen zahlreiche Katamnesen vor, die die Wirksamkeit und auch Wirtschaftlichkeit klar belegen, aber einzelne interventionsformen sind kaum untersucht worden, was auch dem Versorgungssystem geschuldet ist. Eine Besonderheit des deutschen Versorgungssystems ist auch, dass Entgiftungen bei Suchtpatienten zu Lasten der Krankenkassen durchgeführt werden, für Entwöhnungsbehandlungen ist der Rentenversicherungsträger zuständig (meist DRV Bund), bei dem entsprechende Behandlungen beantragt werden müssen Insbesondere in internationalen Therapiestudien wurden meist ambulante Therapien überprüft. Eine Evidenz für den Zusammenhang zwischen dem Schweregrad der Alkoholerkrankung und der Behandlungsform ist schwer darzustellen. In der Leitlinie der deutschen Rentenversicherung (Hauptkostenträger für die Rehabilitation Suchtkranker) zur suchtmedizinischen Beurteilung bei Abhängigkeitserkrankungen werden verschiedene Kriterien aufgeführt, die bei der Indikationsstellung berücksichtigt werden sollen: Ausmaß der biopsychosozialen Störung, soziales Umfeld des Betroffenen (unterstützende Funktion), berufliche Integration des Abhängigkeitskranken, stabile Wohnsituation, Fähigkeit zur aktiven Mitarbeit, regelmäßige Teilnahme und Einhaltung des Therapieplans, Fähigkeit zur Einhaltung der Abstinenz, Dauer und Intensität der Abhängigkeitserkrankung, schließlich Einschätzung des Rehabilitanden und der vorbehandelnden Ärzte. Letztlich wird man sich klinisch an diesem plausiblen Kriterienkatalog bei der Zuweisung von Alkoholkranken zu verschiedenen Therapiesettings orientieren können.
- Zur Dauer und Intensität der Behandlung nach dem Schweregrad wird insgesamt empfohlen, bei schwerer Alkoholkrankheit Langzeittherapien (10–16 Wochen) anzubieten, ansonsten Kurzzeittherapien (8 Wochen) oder ganztägige ambulante Rehabilitation (12 Wochen), schließlich niederfrequente ambulante Rehabilitation bis zu 18 Monaten mit maximal 120 Einzel- und Gruppengesprächen sowie 12 Angehörigengesprächen.

MERKE

Die Wahl des therapeutischen Settings ist ein Faktor für die Erfolgsaussichten der Therapie und sollte deswegen zusammen mit dem Patienten individuell definiert werden. Neben den verfügbaren Möglichkeiten sind bei der Wahl des therapeutischen Settings auch die Patientencharakteristika, das soziale Umfeld und die persönlichen Präferenzen des Patienten in Betracht zu ziehen.

Einzeltherapie

Die Einzeltherapie ist ein mögliches Setting für die psychotherapeutische Arbeit. Die Privatsphäre dieser therapeutischen Form erlaubt es dem Patienten, über

Probleme zu sprechen, die er in einer Gruppentherapie nicht thematisieren möchte, weil sie zu persönlich oder zu schambelastet sind. Daher soll dem Patienten idealerweise immer eine Kombination von Gruppen- und Einzeltherapie angeboten werden.

Einzeltherapie ist zudem besonders für Patienten mit gehemmten, soziophoben, dissozialen oder histrionischen Charaktereigenschaften geeignet, die nicht gruppenfähig sind und von einer Gruppentherapie zu wenig profitieren würden.

Gruppentherapie

Der Vorteil von Gruppentherapien ist die Einbindung von Patienten mit der gleichen Erkrankung in die Gruppe und die Möglichkeit zum sozialen Austausch zwischen den Betroffenen. Durch das entstehende Zusammengehörigkeitsgefühl wird der Einzelne in seinem Vorhaben idealerweise gestärkt und entwickelt durch die Gruppendynamik eine starke Motivation zur Reduktion des Alkoholkonsums oder zur Abstinenz. In der Gruppentherapie können Probleme diskutiert, Lösungsmöglichkeiten gesucht und Erfahrungen ausgetauscht werden. Insbesondere bei gemischten Gruppen mit Patienten in unterschiedlichen Behandlungsstadien ist der Erfahrungsaustausch zwischen den Patienten von hoher Bedeutung, da weniger erfahrene Patienten von den Strategien der erfahreneren Gruppenmitglieder lernen können. Weiterhin hilft die Gruppentherapie auch beim Erlernen sozialer Kompetenzen und Normen, wodurch die Resozialisierung gefördert werden kann.

Selbsthilfegruppen

Selbsthilfegruppen sind eine Form der Gruppentherapie, bei der keine therapeutisch ausgebildeten Personen anwesend sind. Die Gruppenleitung wird in der Regel durch einen von der Alkoholkrankheit selbst betroffenen Patienten übernommen, der aber für sich eine erfolgreiche Strategie gefunden hat, um abstinent zu bleiben. Durch die Mischung der Patienten in unterschiedlichen Stadien der Therapie können wie bei der Gruppentherapie die Erfahrungen zum Nutzen der Teilnehmer ausgetauscht werden.

Die bekannteste Selbsthilfegruppe für Alkoholkranke Menschen sind die **Anonymen Alkoholiker** (AA); sie wurde in den USA von abstinenten Alkoholikern mit dem Ziel gegründet, anderen Abhängigen dabei zu helfen, ihren Alkoholkonsum zu beenden und Rückfälle zu verhindern. Die Anonymen Alkoholiker arbeiten dabei nach einem „12-Schritte"-Programm, das aufgrund guter Behandlungserfolge teilweise in professionelle Therapieprogramme übernommen wurde. Der entscheidende Punkt im 12-Schritte-Programm besteht darin, dass sich der Patient eingesteht, alkoholabhängig zu sein, und dadurch akzeptiert, dass er an einer Suchterkrankung leidet.

Es wurde empirisch nachgewiesen, dass die Rückfallwahrscheinlichkeit durch die zusätzliche Einbindung des Patienten in die Selbsthilfeorganisation der Anonymen Alkoholiker gesenkt werden kann und damit der Besuch von Selbsthilfeorganisationen als „positiver Prädiktor" in der Entwöhnungsbehandlung zu werten ist (Kelly et al. 2012). Aufgrund der nachweislich guten Erfolge des 12-Schritte-Programms wurden Teile davon in die professionelle Therapie übernommen und im Rahmen des MATCH-Projekts das 12-wöchige Therapieprogramm *Twelve Step Facilitation Therapy* (TSF) entworfen. Dabei wird der Patient in den parallelen Therapiestunden durch den Therapeuten zum Besuch der AA-Treffen motiviert und darin unterstützt, das „12-Schritte"-Programm erfolgreich zu durchlaufen. Die Wirksamkeit dieses kombinierten Therapieansatzes ist ebenfalls empirisch belegt.

Primärärztliche Versorgung

Dem Hausarzt des Patienten kommt in der Diagnostik und Therapie der Alkoholabhängigkeit eine zentrale Rolle zu. In den meisten Fällen sind es Hausärzte, die bei den Patienten die Anzeichen des Alkoholmissbrauchs oder die Alkoholabhängigkeit erstmalig erkennen und diagnostizieren, da sie den Patienten und sein soziales Umfeld am längsten und besten kennen. Nicht nur die Diagnose der Alkoholabhängigkeit, sondern insbesondere auch die erste therapeutische Annäherung an den Patienten bezüglich der Suchtproblematik, die Motivationsarbeit, die Vermittlung an Alkoholberatungsstellen, spezialisierte Suchtmediziner, Psychotherapeuten oder Selbsthilfegruppen sowie die Begleitung des Patienten während des ganzen Therapieprozesses gehören zu den wichtigen Aufgaben des Hausarztes.

In Bezug auf das **Patient-Case-Management** ist auf jeden Fall gut zu klären und untereinander abzusprechen, welcher der involvierten Therapeuten diese zentrale Aufgabe übernimmt. Dies kann der Hausarzt des Patienten oder aber auch ein spezialisierter Suchtmediziner übernehmen, idealerweise jedoch diejenige Person mit dem besten und häufigsten Kontakt zum Patienten. Eine enge Anbindung des Patienten mit regelmäßigen Konsultationen in kurzen Abständen ist wichtig.

Kurzinterventionen

Kurzinterventionen (brief interventions) sind eine praktikable Möglichkeit, um Menschen mit problematischem Alkoholkonsum oder Alkoholmissbrauch in nichtspezialisierten Settings zu einer Trinkmengenreduktion oder zur Abstinenz bzw. einer weiterführenden Therapie zu motivieren (s. S3-Leitlinie). Unter Kurzzeitintervention werden Behandlungen verstanden, die eine Dauer von 60 Minuten bei bis zu fünf Sitzungen nicht überschreiten. Sie beinhalten u. a. die Diagnostik, das Aufzeigen von Problemfeldern, ein Feedback, die individuelle Zielfindung und auch konkrete Therapieempfehlungen und Ratschläge. Schriftliches Informationsmaterial, evtl. auch computer- oder internetgestützte Informationen können das Therapieangebot abrunden. Kurzinterventionen spielen besonders im Bereich der medizinischen Grundversorgung, evtl. auch in der Notfallmedizin eine Rolle, vor allem aber auch im primärärztlichen Bereich. Sie können aber auch in Betrieben angewandt werden. Die Wirksamkeit von kurzen Interventionen bei Menschen mit Alkoholproblemen ist insgesamt gut belegt. Die meisten Kurzinterventionen betreffen Personen mit riskantem Alkoholkonsum; aber auch Menschen in Notfallambulanzen, im Hausarzt- bzw. Primary-care-Bereich (Kaner et al. 2018), mit Alkoholrausch oder Abhängigkeit können mit Kurzinterventionen erreicht werden.

MERKE
Insbesondere bei der Behandlung der Alkoholabhängigkeit ist ein gutes Patient-Case-Management von zentraler Wichtigkeit.

Ambulante Behandlung

Ambulante Behandlungen sind insbesondere für alkoholabhängige Patienten mit guter sozialer Integration und unterstützender Haltung der Angehörigen, klarer Wohnsituation und stabiler beruflicher Situation geeignet. Beim Fehlen einer sozial stabilen Einbettung sollte eher eine stationäre Therapie durchgeführt werden, insbesondere aber auch bei zusätzlichen schweren physischen, neurologischen oder psychiatrischen Komorbiditäten.

Der Vorteil der ambulanten Therapie ist die Erhaltung des sozialen Milieus des Patienten, das in den Therapieprozess einbezogen werden und dem Patienten weitere nötige Unterstützung zukommen lassen kann. Ein weiterer Vorteil ist die Aufrechterhaltung der Arbeitsstelle oder berufliche Reintegration während des ambulanten Therapieprozesses. So kann bei Bedarf auch der Arbeitgeber in die Behandlung einbezogen werden (z. B. durch Jobcoaching). Das ambulante Setting erlaubt es dem Patienten, die erlernten Strategien zur Abstinenzerhaltung oder Trinkmengenreduktion in seinen Alltagssituationen mit den vorhandenen Stress- und Triggerstimuli zu erproben. Des Weiteren sind die Kosten einer ambulanten Therapie deutlich geringer als ein stationärer Aufenthalt (Pettinati und Belden 1996).

Stationäre Behandlung

Die stationäre Behandlung der Alkoholabhängigkeit ist vor allem für diejenigen Patienten geeignet, bei denen eine ambulante oder teilstationäre Therapie allein nicht ausreicht, um die gewünschten Behandlungsziele zu erreichen. Insbesondere bei deutlichen Problemen im sozialen Umfeld, bei Suchterkrankungen weiterer Familienmitglieder oder bei fehlender beruflicher Einbindung ist eine Distanzierung des Patienten vom „pathogenen Milieu“ sinnvoll.

MERKE
Die stationäre Behandlung dient also der Distanzierung des Patienten von den pathologischen dysfunktionalen Begebenheiten der Entwicklung bzw. dem Aufbau einer neuen Tagesstruktur, insbesondere bei Patienten mit fehlender beruflicher Integration.

Weitere Vorteile der stationären Behandlung sind das intensive Therapieprogramm und der enge Kontakt zwischen Patienten und Therapeuten. Deshalb ist die stationäre Form der Behandlung vor allem für Patienten mit Complianceproblemen geeignet.

Je nach Schweregrad der Erkrankung ist es nach einer stationären Behandlung oft sinnvoll, eine tagesklinische Anschlussbehandlung zu planen.

Tagesklinische Behandlung

Die tagesklinische Behandlung dient dazu, die Versorgungslücke zwischen stationärer und ambulanter Therapie zu schließen und kann nach der Entlassung aus der stationären Therapie als Übergangsform fungieren.

Der wichtige Vorteil der tagesklinischen Therapie ist der Verbleib des Patienten in seinem gewohnten sozialen Umfeld, bei vorgegebener Tages- und Wochenstruktur mit gleichzeitig intensivem Therapieprogramm. Diese Therapieform verhindert die Entwicklung eines Hospitalismus des Patienten und die Ausbildung von regressiven Verhaltensweisen, so wie es teilweise bei der stationären Therapie oft zu beobachten ist. Des Weiteren wird die soziale Integration durch die mögliche Teilnahme an Freizeitaktivitäten erhalten und die berufliche Reintegration aktiv gefördert. Aus diesen Gründen erreicht diese Therapieform bei vielen Patienten meist eine gute Akzeptanz. Darüber hinaus sind die Behandlungskosten einer tagesklinischen Therapie deutlich geringer als bei einer stationären Therapie, obwohl trotzdem ein intensives Therapieprogramm gewährleistet werden kann.

Wie bei den meisten anderen psychotherapeutischen Behandlungsformen liegen auch für die tagesklinische Therapie aufgrund der begrenzten Erfahrung noch relativ wenige evidenzbasierte Behandlungskonzepte oder wissenschaftliche Untersuchungen vor. Eine Untersuchung von 4- bis 5-wöchigen tagesklinischen Alkoholbehandlungen in Deutschland konnte eine relativ niedrige Therapieabbruchrate von 24 % nachweisen (Wagner et al. 1996).

10.8.3 Psychotherapie

Psychotherapie ist neben der medikamentösen Behandlung ein Hauptpfeiler in der Rückfallprophylaxe der Alkoholabhängigkeit. Um die Erfolgschancen der rückfallprophylaktischen Therapie zu erhöhen, sollten medikamentöse und psychotherapeutische Behandlungsansätze idealerweise im Rahmen eines umfassenden Therapiekonzepts mit gutem Patient-Case-Management kombiniert durchgeführt werden. Unter dem Sammelbegriff der Psychotherapie sind viele verschiedene Behandlungsansätze subsumiert, die im Folgenden in Bezug auf die Behandlung von Alkoholerkrankungen kurz dargestellt werden.

Tiefenpsychologische Behandlungsansätze

Die Bedeutung psychoanalytischer und tiefenpsychologischer Behandlungsansätze für die Therapie von Abhängigkeitserkrankungen hat in den letzten Jahren abgenommen. Während bei den triebpsychologischen Suchttheorien eine im Kindes- und Jugendalter entstandene Störung der Triebentwicklung im Vordergrund steht und beim Patienten ein nicht kontrollierbares „Streben nach Lust" verursacht, geht die Ich-Psychologie von **„Ich-strukturellen Defiziten"** des alkoholabhängigen Patienten aus. Dabei wurden im Kindesalter wichtige „Ich-Funktionen zur Impulssteuerung, Affektregulation und Frustrationstoleranz" nicht erlernt und führen bei Stresssituationen und Alltagsbelastungen zum Alkoholkonsum, im Sinne einer „verfehlten Selbstmedikation". Die psychoanalytischen Behandlungsansätze sollen zunächst die „Ich-strukturellen Defizite" aufdecken und ein nachträgliches Erlernen dieser fehlenden Kompetenzen sowie eine **„Nachreifung der Persönlichkeitsstruktur"** erlauben. In der psychoanalytischen Therapie soll der Patient durch eine verbesserte Autosensibilität die Wahrnehmung von eigenen und fremden Gefühlen verbessern, durch eine Modifikation des Ich-Bilds eine Erhöhung seines Selbstwertgefühls erzielen sowie eine verbesserte Affektkontrolle und Frustrationstoleranz erreichen. Durch diese „Nachreifung der Persönlichkeit" wird der Alkohol in dieser Theorie nicht mehr zur Selbstmedikation und als Kompensationsmittel gebraucht.

Weil die psychoanalytischen Behandlungsansätze auf „grundlegende Strukturveränderungen" abzielen, erstreckt sich die Behandlungsdauer oft über viele Monate bis mehrere Jahre. Unter anderem aus diesem Grund lässt sich die Effektivität dieser Behandlungsmethode nur schwer erfassen und mit anderen Methoden vergleichen, weswegen der analytischen Therapie nur eine geringe Effektivität zugeschrieben wird (Rost 1987, 1994).

Verhaltenstherapeutische Behandlungsansätze

Die traditionellen verhaltenstherapeutischen Behandlungsansätze basieren auf der Annahme, dass alle Handlungen des Menschen auf erlernten Verhaltensweisen beruhen und deshalb auch der Alkoholkonsum als ein erlerntes Verhalten durch geeignete Interventionen verändert werden kann. Dazu wurden entsprechend der klassischen **Konditionierungs- und Dekonditionierungstheorie** nach Pawlow negative Stimuli während des Alkoholkonsums angewendet, um die positiven Assoziationen mit dem Alkohol in eine aversive Reaktion des Patienten umzuwandeln. Die aktive Verabreichung von Brechmitteln und die Anwendung von Elektroschocks sind bei fehlender Überlegenheit der Methode gegenüber den alternativen Behandlungsstrategien aus heutiger Sicht nicht mehr vertretbar (Monti et al. 1995; Miller et al. 1995). Die einzige auch noch heute mit überzeugenden Therapieerfolgen angewendete Dekonditonierungsmethode ist die pharmakologische Therapie mit Disulfiram.

Die verhaltenstherapeutischen Behandlungsmethoden verstehen das Problemverhalten des Patienten als Reaktion auf externe Umweltfaktoren und interne Persönlichkeitscharakteristika. Die Verarbeitung der externen Einflüsse durch die Persönlichkeit des Patienten führt also zu einem bestimmten Verhalten. Aus diesem Grund können Emotionen wie Ärger, Stress oder Depressivität, konditionierte vegetative Entzugssymptome, soziale Stressfaktoren und weitere externe Stimuli aufgrund einer fehlgeleiteten Stimulusverarbeitung beim Patienten den Alkoholkonsum initiieren.

In der Verhaltenstherapie geht es um die **Analyse des Problemverhaltens** des Patienten und insbesondere um die **Identifikation der auslösenden und aufrechterhaltenden Faktoren**. Der Patient muss durch Beobachtung und Analyse seines Verhaltens neue Copingstrategien erlernen, um bei erneuter Stimulusexposition den Wunsch nach oder den Drang zum Alkoholkonsum kontrollieren zu können. Durch die aktive Kontrolle seines Verhaltens soll der fehlgeleitete Stressbewältigungsmechanismus (Alkoholkonsum) durch eine funktionale Copingstrategie ersetzt werden. Des Weiteren wird versucht, die auslösenden und aufrechterhaltenden Faktoren zu eliminieren oder ggf. die entsprechende Risikosituation zu meiden.

Bei **kognitiv-behavioralen Therapieansätzen** werden die der Informationsverarbeitung zugrunde liegenden Mechanismen analysiert, um zu verstehen, aus welchem Grund ein externer Stimulus zur entsprechenden Verhaltensweise des Patienten führt. Weil die Informationsverarbeitung auf patientencharakteristischen Grundprinzipen und Annahmen basiert, müssen diese zum Verständnis des Verarbeitungsvorgangs aufgedeckt und auf ihre Richtigkeit überprüft werden. Wenn die Regeln der Informationsverarbeitung auf irrationalen oder falschen Annahmen beruhen, kann dies zu unangepassten Verhaltensreaktionen und Fehlverhalten des Patienten führen. Nach **Aufdeckung der irrationalen Grundprinzipien** können in der eigentlichen kognitiven Verhaltenstherapie die fehlerhaften Annahmen verändert oder durch neue Bewertungsschemata ersetzt werden. Die **Akzeptanz und Einübung dieser neuen Bewertungsschemata** mit dem Patienten ist dabei zeitintensiv, und ihre Funktionalität muss in Alltags- und Stresssituationen erprobt werden. Die Bewertungsschemata können sich dabei auf den Patienten selbst, auf sein soziales Umfeld oder auf sein Verhältnis zum Alkoholkonsum beziehen. So kann z. B. die irrationale kognitive Annahme „Ich darf keine Fehler machen" durch das neue Bewertungsschema „Fehler begehen ist menschlich, ich soll aber aus meinen Fehlern lernen" und ebenso auch die Annahme „Ich bin dem Alkohol machtlos ausgeliefert" in das bessere Bewertungsschema „Ich kann diese Situation auch ohne Alkohol durchstehen" verändert werden.

Reizexposition und Neurofeedback

Die Reizexpositionsverfahren haben ihren Ursprung in der psychotherapeutischen Behandlung von Angststörungen. Dabei wird der Patient in der Psychotherapie repetitiv der angstauslösenden Situation ausgesetzt, bis die Angstreaktion trotz anhaltendem Stimulus abklingt. Es handelt sich dabei um eine Form von psychologischer Stimulusdesensibilisierung. Im Bereich der Alkoholabhängigkeit gibt es neue interessante Erkenntnisse in den Bereichen reizassoziiertes Lernen, Reward-Konditionierung, Gedächtnisbildung und -löschung. Danach können Alkoholreize zu einer verstärkten Aktivierung mesolimbischer neuronaler Aktivität führen. Bei alkoholabhängigen Patienten (Stichwort *incentive sensitization theory* von Robinson und Berridge) kommt es im Laufe der Krankheitsentwicklung zu einer Verschiebung der Aufmerksamkeit zugunsten von Alkoholreizen. An diesem Punkt setzen neue psychotherapeutische Strategien wie Reizexposition und Neurofeedback an, indem mit den Patienten eine **Desensibilisierung für alkoholkonsuminduzierende Stimuli** durchgeführt wird. Weiterhin sollen die Patienten Copingstrategien für den Umgang mit alkoholassoziierten und rückfallgefährdeten Situationen erlernen. Neurobiologische Studien konnten bereits zeigen, dass solche psychotherapeutischen Interventionen zu einer positiven Veränderung der mesolimbischen Strukturen nach Reizaktivierung bei alkoholabhängigen Patienten führen können.

Soziales Kompetenztraining und soziale Unterstützung

Durch den erhöhten Alkoholkonsum kann es bei alkoholabhängigen Patienten aufgrund unangepassten Sozialverhaltens zur sozialen Isolation kommen. Die durch die progrediente Isolation hervorgerufene Einsamkeit kann ihrerseits wiederum den Alkoholkonsum verstärken, wodurch der Patient in diesem Teufelskreis gefangen bleibt. Das Ziel des sozialen Kompetenztrainings ist der Abbau von Hemmungen und Ängsten in zwischenmenschlichen, interaktionellen Kontakten, die Vermittlung und Erlernung von erfolgreicher sozialer Interaktion sowie der Auf- oder Ausbau des sozialen Netzes des Patienten. Soziale Kontakte können für den alkoholabhängigen Patienten eine wichtige Unterstützung beim Erreichen seiner Ziele und für den Erfolg der Therapie darstellen. Andererseits kann das Umfeld des Patienten den Verlauf der Therapie aber auch negativ beeinflussen und die Rückfallgefahr erhöhen, wenn willentlich oder unwissentlich keine Rücksicht auf die Alkoholproblematik des Patienten genommen wird. Aus diesem Grund ist es therapeutisch oft wichtig, die Kompetenz des Patienten zur erfolgreichen Abgrenzung gegen den Konsum von Alkohol aufzubauen. Diese Kompetenzen (z. B. Einladungen zum Konsum von alkoholischen Getränken ablehnen zu können) lassen sich psychotherapeutisch gut trainieren und einüben.

Das soziale Kompetenztraining wird im optimalen Fall im Rahmen einer Gruppentherapie durchgeführt, da der soziale Kontakt mit den Gruppenmitgliedern trainiert und zwischenmenschliche Situationen in Rollenspielen eingeübt werden können.

Achtsamkeitsbasierte Therapien (Mindfulness)

In der achtsamkeitsbasierten Psychotherapie soll der alkoholabhängige Patient lernen, seine Aufmerksamkeit vollständig auf den jetzigen Augenblick zu fokussieren, um dadurch sein bewusstes und unterbewusstes Handeln, Denken und Fühlen zu verdeutlichen. Durch die Beachtung der unbewussten Handlungsweisen und Emotionen können auch durch den Alkoholkonsum bedingte Automatismen aufgedeckt werden. Diese willentlich schwer kontrollierbaren Handlungen sollen durch Achtsamkeit unterbrochen werden.

Durch die Achtsamkeit soll also verhindert werden, dass der Alkoholkonsum aufgrund von gewohnheitsgesteuerten Verhaltensweisen initiiert wird. Der Patient soll lernen, aktiv über sein Handeln zu bestimmen und sich nicht von alltäglichen Gewohnheiten lenken lassen.

Erste wissenschaftliche Erkenntnisse zur achtsamkeitsbasierten Therapie der Alkoholabhängigkeit sind ausgesprochen vielversprechend (Lindenmeyer 2010).

Entspannungsverfahren und Stressbewältigung

Bei alkoholabhängigen Patienten können innere Anspannung und Unruhe, subjektiv wahrgenommener Stress und

Nervosität den Alkoholkonsum auslösen. Mittels Entspannungsverfahren (z. B. progressive Muskelrelaxation, Meditation, autogenes Training) können Anspannungszustände und innere Unruhe oft schnell abgebaut und eine bessere Körperwahrnehmung gefördert werden.

Im Stressbewältigungstraining lernt der Patient, mit alltäglichen Stresssituationen (z. B. im Berufs- und Familienleben) besser umzugehen. Dabei werden Strategien des Zeitmanagements vermittelt und neue Problemlöseansätze aufgezeigt, um zukünftige Stresssituationen adäquat bewältigen zu können. Auch die Integration von Entspannungstechniken und Verhaltensübungen zur Reaktionskontrolle in Stresssituationen soll dem Patienten helfen, Rückfälle zu verhindern und Risikosituationen zu bewältigen (Miller et al. 1995).

Paar- und Familientherapie

Bei alkoholabhängigen Patienten gibt es aufgrund des Alkoholkonsums häufig Konflikte in den familiären und partnerschaftlichen Beziehungen, die sich wiederum negativ auf den Alkoholkonsum des Patienten auswirken. Der Patient befindet sich also in einem „Teufelskreis", in dem der übermäßige Alkoholkonsum sowohl die Ursache als auch die Folge von Konfliktsituationen in den Beziehungen mit seinem sozialen Umfeld darstellt.

In der verhaltenstherapeutischen Paar- und Familientherapie geht es primär darum, die Konfliktfelder aufzudecken und eine auf die spezifische Situation zugeschnittene Lösungsstrategie zu entwickeln. Dadurch sollen die festgefahrenen gestörten Interaktionsmuster verändert werden, sodass funktional gute und tragende Beziehungen aufgebaut oder erhalten werden können. Nach der Veränderung von konfliktbeladenen Verhaltensmustern geht es in der zweiten Phase um die Stärkung des sozialen Umfelds des Patienten, sodass dieser durch die Erneuerung der Beziehungsgestaltung von seinem sozialen Umfeld die für den angestrebten Therapieerfolg nötige Unterstützung erhält.

Für die erfolgreiche Durchführung einer Paar- und Familientherapie ist es essenziell, dass die Angehörigen des Patienten zur aktiven Mitarbeit bereit und auch gewillt sind, eigene dysfunktionale Verhaltensmuster, die zur Konsumproblematik des Patienten beitragen, zu verändern.

Die Paar- und Familientherapie kann insbesondere bei Patienten mit einem stabilen sozialen Umfeld gute Resultate aufzeigen, weil das Vorhandensein einer sozialen Integration die Voraussetzung für die Partner- und Familientherapie bildet. Die tatsächliche Wirksamkeit dieser Therapieform ist jedoch wissenschaftlich nur schwer nachzuweisen. Die soziale Integration gilt aber als ein enorm wichtiger positiver Prädiktor für den Erfolg einer Therapie der Alkoholabhängigkeit.

Auch wenn bei vielen Patienten eine eigentliche Paar- und Familientherapie aufgrund der gegebenen Umstände nicht durchführbar ist, soll das soziale Umfeld so weit wie möglich in den Therapieprozess des Patienten einbezogen werden (O'Farrell 1995).

RESÜMEE

- Es existieren inzwischen vielfältige evidenzbasierte psychotherapeutische Strategien, um Alkoholerkrankungen erfolgreich zu behandeln.
- Idealerweise werden die für den Patienten passenden psychotherapeutischen Interventionen in einer individuellen Therapieplanung festgelegt.
- Die aktuelle S3-Leitlinie nennt als wirksame psychotherapeutische oder psychosoziale Interventionsformen motivationale Interventionen (z. B. Motivational Interviewing), kognitive Verhaltenstherapie, Verhaltenstherapie, Angehörigenarbeit und Paartherapie, psychodynamische Kurzzeittherapien im Kontingenzmanagement und Patientengruppen. Die Empfehlung für die psychodynamische Kurzzeittherapie stützt sich allerdings nur auf eine einzige randomisierte klinische Studie mit 49 Patienten.

10.9 Pharmakotherapie der Alkoholabhängigkeit

Christian A. Müller, Jochen Mutschler und Michael Soyka

Die Pharmakotherapie der Alkoholabhängigkeit gliedert sich in zwei Therapieabschnitte:

- Pharmakologische Behandlung des Alkoholentzugssyndroms im Rahmen der Akutbehandlung
- Pharmakologische Unterstützung der Abstinenz bzw. der Trinkmengenreduktion im Rahmen der Postakutbehandlung (AWMF 2020).

Im Folgenden werden aktuelle pharmakologische Therapiestrategien in der Akut- und Postakutbehandlung alkoholabhängiger Patienten vorgestellt.

10.9.1 Pharmakologische Behandlung des Alkoholentzugssyndroms

Mit der Beendigung bzw. Reduktion des Alkoholkonsums kann es bei alkoholabhängigen Patienten zur Ausbildung eines **psychovegetativen Entzugssyndroms** kommen, das auf die zuvor infolge des chronischen Konsums eingetretenen neuroadaptiven Veränderungen vor allem des GABAergen und des glutamatergen Systems zurückgeführt wird (Heinz et al. 2003). Meist entwickelt sich die Symptomatik in Form von Unruhe, Tremor, Hyperhidrosis, Nausea, Tachykardie, Hypertonie etc. innerhalb weniger Stunden nach Abstinenzbeginn bzw. Reduktion der Trinkmenge und erreicht ihr Maximum zumeist innerhalb der ersten 3 Tage. Als schwerwiegende Komplikationen können im Rahmen dieses Entzugssyndroms epileptische Anfälle und Delirien auftreten. Zur pharmakologischen Behandlung des Alkoholentzugssyndroms einschließlich der Verhütung der genannten Komplikationen stehen insbesondere GABAerge Substanzen wie Benzodiazepine und Clomethiazol sowie Antikonvulsiva mit unterschiedlichen Wirkprinzipien zur Verfügung (AWMF 2021). In dieser Indikation zugelassen sind Clomethiazol und Carbamazepin. Eine Thiaminsubstitution zur Prophylaxe einer Wernicke-Enzephalopathie sollte bei jeder Entzugsbehandlung durchgeführt werden. Beim Auftreten eines Delirs wird die Augmentation mit einem Antipsychotikum (z. B. Haloperidol) empfohlen (AWMF 2021).

Benzodiazepine

Benzodiazepine wie z. B. Diazepam, Lorazepam oder Oxazepam stellen bei der Behandlung des Alkoholentzugssyndroms die Pharmakotherapie der 1. Wahl dar (AWMF 2021). Pharmakodynamisch führen diese Substanzen zu einer Verstärkung der GABAergen Transmission am GABA-A-Rezeptor und damit zu einer Kupierung der Entzugssymptomatik. Die Wirksamkeit dieser Substanzgruppe ist belegt; in Metaanalysen wurden eine effektive Verhütung von Entzugskrampfanfällen (Amato et al. 2011) und Entzugsdeliren sowie eine Reduktion der Entzugssymptomschwere insgesamt bei akzeptablem Sicherheitsprofil festgestellt (Mayo-Smith 1997).

Häufige Nebenwirkungen sind u. a. Sedierung, Muskelschwäche und Ataxie; auch kommt es gelegentlich zu einem Anstieg der Lebertransaminasen. Kontraindikationen stellen u. a. eine akute Alkoholintoxikation sowie eine schwere Atem- oder Leberinsuffizienz dar. Weiterhin ist das Abhängigkeitspotenzial dieser Substanzgruppe zu beachten, weshalb die Behandlungsdauer möglichst kurz gehalten werden sollte.

Clomethiazol

Auch Clomethiazol (Distraneurin®), das seine Effekte vornehmlich über eine Verstärkung der GABAergen Transmission am GABA-A-Rezeptor vermittelt, kann neben Benzodiazepinen als Medikament der 1. Wahl zur Behandlung eines Alkoholentzugssyndroms eingesetzt werden (AWMF 2021). Hinsichtlich der Wirksamkeit und Verträglichkeit dieser Substanz konnte eine Metaanalyse allerdings keine Überlegenheit gegenüber Placebo oder Benzodiazepinen feststellen (Minozzi et al. 2010).

Häufige Nebenwirkungen sind vor allem eine erhöhte Speichel- und Bronchialsekretion, Müdigkeit und Juckreiz. Obstruktive Lungenerkrankungen sowie eine akute Alkoholintoxikation stellen Kontraindikationen für den Einsatz von Clomethiazol dar; zudem ist die gleichzeitige Anwendung von Benzodiazepinen möglichst zu vermeiden. Aufgrund des hohen Abhängigkeitspotenzials sollte die Substanz nicht länger als 14 Tage verordnet werden.

Antikonvulsiva

Für die Gruppe der Antikonvulsiva wie Carbamazepin, Valproat, Gabapentin und Oxcarbazepin liegen Empfehlungen zum Einsatz bei der Behandlung des Alkoholentzugssyndroms in den aktuellen S3-Leitlinien vor (AWMF 2021), wenngleich sich aus einem Cochrane-Review keine klare Überlegenheit dieser Substanzgruppe gegenüber Placebo und Benzodiazepinen ableiten lässt (Minozzi et al. 2010). Lediglich Carbamazepin war den Benzodiazepinen im Hinblick auf die Reduktion von Alkoholentzugssymptomen überlegen.

Da sich die Wirkmechanismen und Nebenwirkungen der einzelnen Präparate z. T. erheblich unterscheiden, können keine generellen Aussagen zu dieser Substanzgruppe gemacht werden. Eine differenzierte Anwendung der einzelnen Antikonvulsiva ist anhand der aktuellen Studienlage noch nicht möglich (s. auch Pani et al. 2014). Es sind die Kontraindikationen der jeweiligen Substanz zu beachten. Ein Abhängigkeitspotenzial ist für diese Medikamentengruppe nicht beschrieben. Bei stattgehabten Entzugskrampfanfällen in der Vorgeschichte können Antikonvulsiva auch mit Benzodiazepinen oder Clomethiazol kombiniert werden (AWMF 2021).

10.9.2 Pharmakologische Behandlung der Alkoholabhängigkeit

In der Versorgung alkoholabhängiger Patienten stellt sich nach erfolgter Alkoholentzugsbehandlung für Behandler häufig die Frage, welche individuellen weiterführenden Interventionen zur Sicherung des Therapieergebnisses den einzelnen Betroffenen angeboten werden sollten.

MERKE

Da bis zu 85 % der Patienten nach Entzugsbehandlung einen Rückfall erleiden, kommt der Postakutbehandlung der Alkoholabhängigkeit eine besondere Rolle bei der Aufrechterhaltung der Abstinenz bzw. bei der Schadensminimierung im Sinne eines reduzierten Konsums zu.

Dabei können neben psycho- und soziotherapeutischen Ansätzen im Rahmen eines multidisziplinären Behandlungsplans auch pharmakologische Therapiestrategien mit den Zielen Rückfallvermeidung und Minderung der Schwere eines Rückfalls bzw. Trinkmengenreduktion angewendet werden (AWMF 2021). Allerdings stehen in Deutschland gegenwärtig nur drei zugelassene Substanzen zur medikamentösen Behandlung der Alkoholabhängigkeit mit den Zielen Abstinenzerhaltung bzw. Trinkmengenreduktion zur Verfügung: Acamprosat, Naltrexon und Nalmefen. Im Folgenden sollen die aktuell verfügbaren pharmakologischen

Therapieansätze sowie verschiedene Off-Label-Medikationen näher beleuchtet werden.

Acamprosat

Acamprosat (Calcium-bis-acetyl-homotaurinat; Campral®) wurde ursprünglich als Antikonvulsivum entwickelt und 1995 in der Indikation Alkoholabhängigkeit als sog. Anticraving-Substanz in Deutschland zugelassen. Das Wirkprinzip der Substanz ist bislang nicht geklärt, tierexperimentelle Untersuchungen legen einen kalziumassoziierten Mechanismus nahe (Spanagel et al. 2014).

Hinsichtlich der klinischen Wirksamkeit von Acamprosat liegen zahlreiche Studien vor, die u. a. in einer Cochrane-Metaanalyse zusammengefasst wurden (Rösner et al. 2010a). Dabei zeigte sich ein relatives Risiko von 0,86 für Acamprosat gegenüber einer Placebo-Behandlung bezogen auf den Endpunkt jeglicher Alkoholkonsum. Weiterhin fand sich für Acamprosat eine um 11 Tage erhöhte kumulative Abstinenzdauer. Eine Netzwerk-Metaanalyse zur Abstinenzerhaltung in der Primärversorgung ermittelte für Personen unter Acamprosat-Therapie eine absolute Abstinenzwahrscheinlichkeit von 38 % unter Annahme von 25 % unter einer Placebo-Behandlung (Cheng et al. 2020). In einer aktuellen Metaanalyse wurde für Acamprosat eine Number-needed-to-treat (NNT) von 11 hinsichtlich des Endpunktes jeglicher Alkoholkonsum angegeben (McPheeters et al. 2023).

Hinsichtlich unerwünschter Arzneimittelwirkungen waren in dieser Analyse gastrointestinale Beschwerden häufiger in der mit Acamprosat behandelten Gruppe als in der Placebogruppe zu beobachten. Acamprosat besitzt weder ein Abhängigkeitspotenzial, noch sind schwerwiegende Interaktionen mit Alkohol oder Medikamenten bekannt. Die Substanz kann im Anschluss an eine Entzugsbehandlung eingesetzt und für die Dauer von bis zu 12 Monaten verschrieben werden.

Naltrexon

Der μ-Opioid-Rezeptor-Antagonist Naltrexon, der initial zur Entwöhnungsbehandlung bei Opioidabhängigkeit (Nemexin®) angewendet wurde, ist in Deutschland auch zur Behandlung der Alkoholabhängigkeit zugelassen (Adepend®). Eine Cochrane-Metaanalyse ergab für Naltrexon im Vergleich zu einer Placebo-Behandlung ein relatives Risiko von 0,83 für den Endpunkt Rückkehr zu schwerem Trinken (in den meisten Primärstudien definiert als ≥ 4 Standarddrinks/d für Frauen bzw. ≥ 5 Standarddrinks/d für Männer) (Rösner et al. 2010b). In einer aktuellen Metaanalyse wurde eine NNT von 18 für den Endpunkt jeglicher Alkoholkonsum ermittelt (McPheeters et al. 2023). Hinsichtlich der Verträglichkeit wurden dabei insbesondere Übelkeit und Erbrechen häufiger in der Gruppe der mit Naltrexon behandelten Patienten gegenüber der Placebogruppe beschrieben.

Naltrexon besitzt kein Abhängigkeitspotenzial und zeigt bei einem Trinkrückfall keine schwerwiegenden Interaktionen mit Alkohol. Kontraindikationen bestehen in Form von schweren Nieren- und Leberfunktionsstörungen, akuter Hepatitis, aktiver Opioidabhängigkeit oder analgetischer Opioidtherapie. Es wird eine Behandlungsdauer von mindestens 3 Monaten empfohlen, ggf. kann die Anwendung für bis zu 12 Monate erfolgen.

Nalmefen

Nalmefen, ein Antagonist an μ- und δ-Opioid-Rezeptoren und partieller Agonist an κ-Opioid-Rezeptoren, wurde initial als Substanz zur Behandlung von Opioidintoxikationen zugelassen. 2014 erfolgte in Deutschland die Zulassung zur Trinkmengenreduktion bei Alkoholabhängigkeit. Die zulassungsrelevanten Studien konnten zwar einen moderaten Effekt der Substanz bei der Trinkmengenreduktion nach 6-monatiger Behandlung zeigen: Nalmefen reduzierte die Anzahl der schweren Trinktage signifikant stärker (−2,3 bzw. −1,7 Tage) als Placebo und in einer Studie auch den gesamten Alkoholkonsum (−11 g/d; Gual et al. 2013; Mann et al. 2013). Eine Metaanalyse erbrachte allerdings hinsichtlich verschiedener Endpunkte wie täglicher Alkoholkonsum, Lebensqualität und Mortalität divergierende Befunde sowie in der Zusammenschau keinen klaren Nachweis für einen therapeutischen Nutzen von Nalmefen bei Alkoholabhängigkeit (Palpacuer et al. 2015). In einer weiteren Metaanalyse fand sich für Nalmefen gegenüber Placebo hinsichtlich des Endpunktes gesamter Alkoholkonsum eine Effektstärke (SMD) von -0,19 (Palpacuer et al. 2018). Der Gemeinsame Bundesausschuss sieht gegenüber der Vergleichstherapie mit Naltrexon keinen Zusatznutzen (G-BA 2015).

Nalmefen kann zur Trinkmengenreduktion bei alkoholabhängigen Patienten mit einem Konsum auf hohem Risikoniveau (> 60 g Alkohol/d für Männer, > 40 g Alkohol/d für Frauen) eingesetzt werden, die bisher keine körperlichen Entzugssymptome entwickelten und keine Entzugsbehandlung benötigen. Die Verschreibung sollte erst nach einer hinsichtlich Trinkmengenreduktion erfolglosen 2-wöchigen Therapiephase ohne Medikation erfolgen. Die Substanz kann bei Bedarf eingenommen werden, sofern ein Alkoholkonsum an dem jeweiligen Tag antizipiert wird.

Unter Nalmefen-Therapie wurden gastrointestinale Beschwerden, Benommenheit und Schlaflosigkeit häufiger als unter Placebo-Behandlung beobachtet (van den Brink et al. 2014). Kontraindikationen sind u. a. schwere Leber- und Nierenfunktionsstörungen sowie eine Behandlung mit Opioidanalgetika.

Bei alkoholabhängigen Patienten, die gegenwärtig (noch) keine Abstinenz anstreben oder erreichen können, kann

Nalmefen als pharmakologische Unterstützung eingesetzt werden. Das Medikament kann für eine Dauer von bis zu 12 Monaten verordnet werden.

10.9.3 Andere pharmakologische Therapiestrategien

Das Aversionstherapeutikum **Disulfiram** (Antabus®) besitzt in Deutschland zur Behandlung der Alkoholabhängigkeit keine Zulassung mehr, kann aber über internationale Apotheken bezogen und zur Off-Label-Anwendung eingesetzt werden. Der angenommene Wirkmechanismus der Substanz beruht dabei auf der irreversiblen Hemmung der Aldehyd-Dehydrogenase (ALDH), einem an der Metabolisierung von Ethanol beteiligten Enzym. Infolge dieser eingeschränkten Metabolisierungsfähigkeit kommt es bei Alkoholkonsum zur Kumulation des toxischen Acetaldehyds und konsekutiv zur sog. Disulfiram-Alkohol-Reaktion (DAR) mit Symptomen wie Übelkeit, Erbrechen, Flush-Symptomatik, Hyperhidrosis, Kopfschmerzen und Tachykardien (Mutschler et al. 2016). Auch potenziell lebensbedrohliche Komplikationen wie Herzrhythmusstörungen oder epileptische Anfälle können dabei auftreten. Darüber hinaus scheint Disulfiram auch die Aktivität der zentralen Dopamin-β-Hydroxylase (DBH) zu hemmen, womit seine angenommene Wirksamkeit bei der Kokainabhängigkeit erklärt wird (Soyka und Mutschler 2016).

Hinsichtlich der Wirksamkeit von Disulfiram bei Alkoholabhängigkeit liegen insgesamt uneinheitliche Befunde vor (Fuller et al. 1986; Ehrenreich et al. 1997). Laut einer Metaanalyse wurde in offenen Studien hinsichtlich der Abstinenzerhaltung eine Überlegenheit von Disulfiram gegenüber Placebo nachgewiesen, die in Studien mit Doppelblinddesign jedoch nicht bestand (Skinner et al. 2014). Eine supervidierte Disulfiram-Behandlung war einer nicht supervidierten Therapie überlegen (Mutschler und Soyka 2017).

Kontraindikationen bestehen in Form von kardiovaskulären Vorerkrankungen. Häufige Nebenwirkungen stellen Müdigkeit und gastrointestinale Störungen dar. Disulfiram stellt bei Alkoholabhängigkeit eine Therapie der 2. Wahl dar, die erst nach Scheitern der zugelassenen Verfahren bei Patienten mit Abstinenzwunsch unter Supervision durchgeführt werden kann (Soyka und Mutschler 2016).

Das Antikonvulsivum **Topiramat**, das seine Effekte u. a. über eine Verstärkung der GABAergen Transmission sowie einen Antagonismus an glutamatergen AMPA(α-Amino-3-hydroxy-5-methyl-4-isoxazol-propionsäure) und Kainat-Rezeptoren zu entfalten scheint, wurde bislang in mehreren RCTs zur Behandlung der Alkoholabhängigkeit untersucht (Johnson et al. 2003, 2007). Die Substanz wurde dabei in einer Dosierung von bis zu 300 mg/d über einen bis zu 14-wöchigen Zeitraum untersucht. Eine aktuelle Metaanalyse fand für Topiramat im Vergleich zu Placebo eine Überlegenheit hinsichtlich des prozentualen Anteils von Trinktagen (gewichtete mittlere Differenz [GMD]:–7,2), des prozentualen Anteils schwerer Trinktage (GMD: –6,2) und der Anzahl der Drinks pro Trinktag (GMD: –2,0) (McPheeters et al. 2023).

Zu den unter Behandlung mit Topiramat häufiger beobachteten Nebenwirkungen gehören insbesondere Geschmacksstörungen, Parästhesien und kognitive Störungen. Topiramat zeigt keine schwerwiegenden Interaktionen mit Alkohol und besitzt kein Abhängigkeitspotenzial. Die Substanz sollte aufgrund der Teratogenität nicht bei Frauen im gebärfähigen Alter ohne hoch zuverlässige Verhütungsmethode oder bei einer bestehenden Schwangerschaft eingesetzt werden. Wechselwirkungen bestehen aufgrund einer Inhibition des Enzyms CYP2C19 u. a. mit Diazepam, Omeprazol und Imipramin.

Der selektive GABA-B-Rezeptor-Agonist **Baclofen** ist in Deutschland zur Behandlung von Spastiken der Skelettmuskulatur zugelassen. In Frankreich erfolgte 2014 zunächst eine vorübergehende Zulassung der Substanz zur Behandlung der Alkoholabhängigkeit. Verschiedene RCTs ergaben hinsichtlich der Wirksamkeit in dieser Indikation teilweise uneinheitliche Befunde (Müller et al. 2015; Beraha et al. 2016). Zwei aktuelle Metaanalysen zeigten für Baclofen im Vergleich zu einer Placebo-Behandlung allerdings eine Überlegenheit bezüglich des Rückfallrisikos (relatives Risiko: 0,87 bzw. 0,83) (Agabio et al. 2023; McPheeters et al. 2023).

Hinsichtlich der Verträglichkeit der Substanz fanden sich in diesen Analysen v. a. Müdigkeit, Benommenheit und Taubheitsgefühle häufiger unter Baclofen- als unter Placebo-Behandlung. Zerebrale Anfallsleiden und eine terminale Niereninsuffizienz stellen Kontraindikationen für die Anwendung von Baclofen dar. Aus den bislang vorliegenden Studien ergibt sich kein Hinweis für ein Abhängigkeitspotenzial dieser Substanz.

Zahlreiche weitere Substanzen wurden bereits hinsichtlich einer Wirksamkeit bei der Therapie der Alkoholabhängigkeit untersucht (Fischler et al. 2022); allerdings konnten nur für wenige dieser Pharmaka Wirksamkeitsnachweise in klinischen Studien erbracht werden (Übersicht in Soyka und Müller 2017). Der selektive 5-HT3 Rezeptor-Antagonist **Ondansetron**, der bei der Behandlung chemotherapieinduzierter Übelkeit verwendet wird, erbrachte in einigen präklinischen Studien Hinweise auf eine Wirksamkeit bei der Behandlung der Alkoholabhängigkeit, die z. T. in ersten klinischen Studien bestätigt werden konnten (Übersicht in Soyka und Müller 2017).

Für das bei der Raucherentwöhnung eingesetzte **Vareniclin** liegen Hinweise auf trinkmengenreduzierende Eigenschaften aus mehreren klinischen Studien vor (Erwin und Slaton 2014). Möglicherweise könnten insbesondere alkoholabhängige Patienten mit komorbider Nikotinabhängigkeit von dieser Medikation profitieren.

Für die in Österreich und Italien zur Rezidivprophylaxe zugelassene **Gammahydroxybuttersäure (GHB)** konnte im Rahmen einer Metaanalyse eine Überlegenheit gegenüber Placebo bei der Aufrechterhaltung der Abstinenz ermittelt werden (Odds ratio (OR): 2,31)(Cheng et al. 2020). Allerdings bestehen Bedenken hinsichtlich des Abhängigkeitspotenzials dieser Substanz (Leone et al. 2010).

Auch die Anwendung von **Psychedelika** zur Behandlung der Alkoholabhängigkeit wurde im Rahmen von klinischen Studien evaluiert. In einer Metaanalyse fand sich eine Überlegenheit für LSD bezüglich Abstinenz (OR: 1,8) 2–3 Monate nach der Behandlung im Vergleich zu unterschiedlichen Kontrollbedingungen (u. a. Amphetamin-Gabe) (Krebs und Johansen 2012). Schwerwiegende unerwünschte Ereignisse wurden nicht berichtet.

Zum Einsatz von Psilocybin in Verbindung mit psychotherapeutischen Interventionen bei alkoholabhängigen Patienten liegen einzelne Studien vor (van der Meer et al. 2023). In einer kontrollierten Studie zeigte sich ein reduzierter prozentualer Anteil schwerer Trinktage unter Psilocybin im Vergleich zu einem aktiven Placebo (Bogenschutz et al. 2022). Nebenwirkungen wie Kopfschmerzen, Angst und Übelkeit traten dabei häufiger unter Psilocybin auf.

Abschließend sei noch das Antikonvulsivum **Gabapentin** erwähnt, das einer Metaanalyse zufolge weder bezüglich Rückfall zu jeglichem Alkoholkonsum noch bezüglich Rückfall zu schwerem Trinken einer Placebo-Behandlung überlegen zu sein scheint (McPheeters et al. 2023)

Für Antidepressiva liegen bislang ebenso wie für Antipsychotika keine überzeugenden Wirksamkeitsnachweise hinsichtlich konsumbezogener Endpunkte bei Alkoholabhängigkeit vor (Torrens et al. 2005; Kishi et al. 2013).

RESÜMEE

- Bei der Behandlung des Alkoholentzugssyndroms stellen Benzodiazepine und Clomethiazol Medikamente der 1. Wahl dar.
- Im Rahmen der Postakutbehandlung kann eine medikamentöse Rückfallprophylaxe als Teil eines Gesamtbehandlungsplans erwogen werden.
- Die Wirksamkeit von Acamprosat und Naltrexon bei der Behandlung der Alkoholabhängigkeit ist durch Metaanalysen gut belegt.
- Die Anwendung von Topiramat, Baclofen, Vareniclin u. a. kann gegenwärtig nur als Off-Label-Behandlung erfolgen.

10.10 Fazit für die Praxis

Alkoholerkrankungen sind häufig vorkommende chronisch-rezidivierende Erkrankungen, für die mittlerweile zahlreiche Therapieoptionen innerhalb des Suchthilfesystems zur Verfügung stehen. Allerdings nimmt bislang nur ein kleiner Teil der Betroffenen diese Behandlungsangebote in Anspruch. Neben dem primären Therapieziel „Abstinenz" stellt zunehmend auch der „reduzierte Konsum" ein von Patienten und Behandlern akzeptiertes, ggf. intermediäres Therapieziel dar. Bereits ein reduzierter Alkoholkonsum kann das Risiko alkoholbezogener Folgeschäden bedeutend senken. Eine Reduktion der Stigmatisierung alkoholabhängiger Patienten erscheint weiterhin als vorrangiges Ziel.

LITERATUR

Agabio R., Saulle R., Rösner S., Minozzi S. Baclofen for alcohol use disorder. Cochrane Database of Systematic Reviews 2023, Issue 1. Art. No.: CD012557. DOI: 10.1002/14651858.CD012557.pub3.

Amato L., Minozzi S., Davoli M. Efficacy and safety of pharmacological interventions for the treatment of the alcohol withdrawal syndrome. Cochrane Database Syst Rev. 2011; 6.

Agarwal K., Manza P., Chapman M., Nawal N., Biesecker E., McPherson K., et al. Inflammatory Markers in Substance Use and Mood Disorders: A Neuroimaging Perspective. Front Psychiatry. 2022 6;13:863734.

Auger C., Gérain P., Laurent-Bichon F. et al. Phenolics from commercialized grape extracts prevent early atherosclerotic lesions in hamsters by mechanisms other than antioxidant effect. J Agric Food Chem. 2004; 52: 5297–5302.

AWMF (2021) S3-Leitlinie „Screening, Diagnose und Behandlung alkoholbezogener Störungen". AWMF-Register Nr. 076–001, Version 2020.

Batra A., Müller C., Mann K., Heinz A. Alkohol dependence and harmful use of alcohol-diagnosis and treatment options. Dtsch Arztebl Int. 2016; 113: 301–310.

Beraha E. M., Salemink E., Goudriaan A. E. et al. Efficacy and safety of high-dose baclofen for the treatment of alcohol dependence: a multicentre, randomised, double-blind controlled trial. Eur Neuropsychopharmacol. 2016; 26: 12. 1950–1959.

Bogenschutz M., Ross S., Bhatt S., Baron T., Forcehimes A., Laska E., et al. Percentage of heavy drinking days following psilocybin-assisted psychotherapy vs placebo in the treatment of adult patients with alcohol use disorder: a randomized clinical trial. JAMA Psychiatry. 2022; 79:953–62.

Bundesministerium für Gesundheit Alkoholkonsum und alkoholbezogene Störungen in Deutschland. Schriftenreihe des BMG. 2000; Band 128: Nomos. Baden-Baden.

Cheng H. Y., McGuinness L. A., Elbers R. G., MacArthur G. J., Taylor A., McAleenan A., et al. Treatment interventions to maintain abstinence from alcohol in primary care: systematic review and network meta-analysis. BMJ. 2020 Nov 25;371:m3934. doi: 10.1136/bmj.m3934.

Cloninger C. R., Bohman M., Sigvardsson S. Inheritance of alcohol abuse – cross- fostering analysis of adopted men. Arch Gen Psychiatry. 1981; 42: 1043–1049.

Corder R. Oenology: red wine procyanidins and vascular health. Nature. 2006; 444: 7119. 566.

Corrao G., Rubbiati L., Bagnardi V. et al. Alcohol and coronary heart disease: a meta-analysis. Addiction. 2000; 95: 1505–1523.

DHS. Jahrbuch Sucht 23. Lengerich : Pabst 2023.

Driessen M., Schulte S., Ludecke C. et al. Trauma and PTSD in patients with alcohol, drug, or double dependence: a multi-center study. Alcohol Clin Exp Res. 2008; 32: 481–488.

Ehrenreich H., Mangholz A., Schmitt M. et al. OLITA: an alternative in the treatment of therapy-resistant chronic alcoholics. First evaluation of a new approach. Eur Arch Psychiatry Clin Neurosci. 1997; 247: 1. 51–54.

Erwin B. L., Slaton R. M. Varenicline in the treatment of alcohol use disorders. Ann Pharmacother. 2014; 48: 11. 1445–1455.

Ewing J.A. Detecting alcoholism. The CAGE questionnaire. JAMA. 1984; 252: 1905–1907.
Finney J.W., Moos R.H. Entering treatment for alcohol abuse: a stress and coping model. Addiction. 1995; 90: 1223–1240.
Fischler P.V., Soyka M., Seifritz E., Mutschler J. Off-label and investigational drugs in the treatment of alcohol use disorder: A critical review. Front Pharmacol. 2022 3;13:927703.
Foulds J.A., Adamson S.J., Boden J.M. et al. Depression in patients with alcohol use disorders: systematic review and meta-analysis of outcomes for independent and substance-induced disorders. J Affect Disord. 2015; 1: 185. 47–59.
Fuller R.K., Branchey L., Brightwell D.R. et al. Disulfiram treatment of alcoholism. A Veterans Administration cooperative study. JAMA. 1986; 256: 11. 1449–1455.
G-BA – Gemeinsamer Bundesausschuss www.g-ba.de/downloads/39-261-2179/2015-02-19_AM-RL-XII_Nalmefen_2014-09-01-D-127_BAnz.pdf2015.
Grant B.F., Chou S.P., Saha T.D. et al. Prevalence of 12 month alcohol use, high-risk drinking, and DSM-IV alcohol use disorder in the Unites States, 2001–2002 to 2012–2013: results from the National Epidemiological Survey on alcohol and related conditions. JAMA Psychiatry. 2017; 74: 911–923.
Gual A., He Y., Torup L. et al.. A randomised, double-blind, placebo-controlled, efficacy study of nalmefene, as-needed use, in patients with alcohol dependence. Eur Neuropsychopharmacol. 2013; 11: 1432–1442.
Harper C.G. The neuropathology of alcohol-related brain damage. Alcohol Alcohol. 2009; 44: 136–140.
Heinz A., Schäfer M., Higley J.D. et al. Neurobiological correlates of the disposition and maintenance of alcoholism. Pharmacopsychiatry. 2003; 36: Suppl 3. 255–258.
Heinz A., Gül Hali, M., Gutwinski S. et al. ICD-11: Änderungen der diagnostischen Kriterien der Substanzabhängigkeit. Nervenarzt 2022; 93, 51–58. https://doi.org/10.1007/s00115-021-01071-7.
Heinz A., Gül Hali, M., Gutwinski S. et al. ICD-11: Änderungen der diagnostischen Kriterien der Substanzabhängigkeit. Nervenarzt 2022; 93, 51–58. https://doi.org/10.1007/s00115-021-01071-7.
Johnson B.A., Ait-Daoud N., Bowden C.L. et al. Oral topiramate for treatment of alcohol dependence: a randomised controlled trial. Lancet. 2003; 361: 9370. 1677–1685.
Johnson B.A., Rosenthal N., Capece J.A. et al. Topiramate for treating alcohol dependence: a randomized controlled trial. JAMA. 2007; 298: 14. 1641–1651.
Kaner E., Beyer F.R., Muirhead C., Campbell F., Pienaar E.D., Bertholet N., et al. Effectiveness of brief alcohol interventions in primary care populations. Cochrane Database Syst Rev 2018 ;2 : CD004148.
Kelly J.F., Hoeppner B., Stout R.L., Pagano M. Determining the relative importance of the mechanisms of behaviour change within Alcoholics Anonymous: a multiple mediator analysis. Addiction. 2012; 107: 289–299.
Kiefer F. Neurobiologie der Sucht. Med Welt. 2005; 56: 505–510.
Kishi T., Sevy S., Chekuri R. et al. Antipsychotics for primary alcohol dependence: a systematic review and meta-analysis of placebo-controlled trials. J Clin Psychiatry. 2013; 74: 7. e642–654.
Koob GF, Schulkin J. Addiction and stress: An allostatic view. Neurosci Biobehav Rev. 2019; 106:245–262. doi: 10.1016/j.neubiorev.2018.09.008.
Koob GF, Volkow ND. Neurobiology of addiction: a neurocircuitry analysis. Lancet Psychiatry. 2016; 3(8):760–773. doi: 10.1016/S2215-0366(16)00104-8.
Kopelman M.D., Thomson A.D., Guerrini I., Marshall E.J. The Korsakoff syndrome: clinical aspects, psychology and treatment. Alcohol Alcohol. 2009; 44: 148–154.
Körkel J. Der Rückfall des Suchtkranken. Flucht in die Sucht?. 1988; Springer. Berlin.
Krebs T.S., Johansen P.Ø. Lysergic acid diethylamide (LSD) for alcoholism: meta-analysis of randomized controlled trials. J Psychopharmacol. 2012; 26(7):994–1002. doi: 10.1177/0269881112439253.
Lange S., Probst C., Gmel G. et al. Global Prevalence of fetal alcohol spectrum disorder among children and youth: a systematic review and meta-analysis. JAMA Pediatr. 2017; 10.1001/jamapediatrics.2017.1919.
Leone M.A., Vigna-Taglianti F., Avanzi G. et al. Gammahydroxybutyrate (GHB) for treatment of alcohol withdrawal and prevention of relapses. Cochrane Database Syst Rev. 2010; 2.
Lindenmeyer J. Gibt es eine neuropsychologische Rückfallprävention bei Alkoholabhängigen?. Suchttherapie. 2010; 11: 166–172.
Majumdar S.K. Chlormethiazole: current status in the treatment of the acute ethanol withdrawal syndrome. Drug Alcohol Depend. 1990; 27: 201–207.
Mann K., Löber S., Croissant B., Kiefer F. Die qualifizierte Entzugsbehandlung von Alkoholabhängigen: Psychotherapeutische und pharmakologische Strategien. 2006; Deutscher Ärzteverlag. Köln.
Mann K., Bladström A., Torup L. et al. Extending the treatment options in alcohol dependence: a randomized controlled study of as-needed nalmefene. Biol Psychiatry. 2013; 73: 8. 706–713.
Marlatt G.A. Harm Reduction. Pragmatic strategies for managing high-risk behaviours. 1998; Guilford Press. New York.
Mayo-Smith M.F. Pharmacological management of alcohol withdrawal. A meta-analysis and evidence-based practice guideline. American Society of Addiction Medicine Working Group on Pharmacological Management of Alcohol Withdrawal. JAMA. 1997; 278: 2. 144–151.
McClain C.J., Barve S.S., Barve A., Marsano L. Alcoholic liver disease and malnutrition. Alcohol Clin Exp Res. 2011; 35: 815–820.
McPheeters M., O'Connor E.A., Riley S., Kennedy S.M., Voisin C., Kuznacic K., et al. Pharmacotherapy for Alcohol Use Disorder: A Systematic Review and Meta-Analysis. JAMA. 2023 Nov 7;330(17):1653–1665. doi: 10.1001/jama.2023.19761.
Miller W.R., Rollnick S. Motivational Interviewing. 1991; Guilford Press. New York.
Miller W.R., Brown J., Simpson T.L. et al. What works? A methodological analysis of the alcohol treatment outcome literature. Hester R.K. Miller W.R. Handbook of Alcoholism Treatment Approaches. Effective alternatives. 1995; Allyn & Bacon. Boston. 12–24.
Minozzi S., Amato L., Davoli M. Anticonvulsants for alcohol withdrawal. Cochrane Database Syst Rev. 2010; 3.
Monti P.M., Rohsenow D.J., Cloby S.M., Abrams D.B. Coping and social skills training. Hester R.K., Miller W.R. Alcoholism Treatment Approaches. 2nd ed.. 1995; Simon & Schuster. Needham Heights/Mass. 221–241.
Müller C.A., Geisel O., Pelz P. et al. High-dose baclofen for the treatment of alcohol dependence (BACLAD study): a randomized, placebo-controlled trial. Eur Neuropsychopharmacol. 2015; 8: 1167–1177.
Mutschler J., Grosshans M., Soyka M., Rösner S. Current findings and mechanisms of action of disulfiram in the treatment of alcohol dependence. Pharmacopsychiatry. 2016; 49: 4. 137–141.
Mutschler J., Soyka M. Medikamentöse rückfallprophylaktische Behandlung der Alkoholabhängigkeit: Ergebnisse aktueller Metaanalysen. Nervenarzt. 2017; 88: 3. 303–307.
O'Farrell T.J. Marital and family therapy. Hester R.K., Miller W.R. Handbook of Alcoholism Treatment Approaches. 1995; Allyn & Bacon. Boston. 195–220.
Palpacuer C., Duprez R., Huneau A., Locher C., Boussageon R., Laviolle B., Naudet F. Pharmacologically controlled drinking in the treatment of alcohol dependence or alcohol use disorders: a syste-

matic review with direct and network meta-analyses on nalmefene, naltrexone, acamprosate, baclofen and topiramate. Addiction. 2018; 113(2):220–237. doi: 10.1111/add.13974.

Palpacuer C., Laviolle B., Boussageon R. et al. Risks and benefits of nalmefene in the treatment of adult alcohol dependence: a systematic literature review and meta-analysis of published and unpublished double-blind randomized controlled trials. PLoS Med. 2015; 12: 12.

Pani P.P., Trogu E., Pacini M. et al. Anticonvulsants for alcohol dependence. Cochrane Database Syst Rev. 2014; 2.

Pettinati H.M., Belden P. Ambulante versus stationäre Therapie bei Abhängigkeitserkrankungen: Neue Perspektiven. Mann K. Buchkremer G. Sucht – Grundlagen, Diagnostik, Therapie. 1996; Fischer. Stuttgart, Jena, New York. 265–273.

Popova S., Lange S., Shield K. et al. Comorbidity of fetal alcohol spectrum disorder: a systematic review and meta-analysis. Lancet. 2016; 5: 387. 978–987.

Prochaska J.O., Di Clemente C.C. Stages and Processes of self-change of smoking: Toward an integrative model of change. J Consulat Clin Psychol. 1983; 51: 390–395.

Renaud S.C., Gueguen R., Siest G., Salamon R. Wine, beer, and mortality in middle-aged men from eastern France. Arch Intern Med. 1999; 159: 1865–1870.

Reynaud M., Aubin H.J., Trinquet F. et al. A randomized, placebo-controlled study of high-dose baclofen in alcohol-dependent patients – the Alpadir Study. Alcohol Alcohol. 2017; 52: 4. 439–446.

Riedinger M. ADHS und Sucht im Erwachsenenalter. 2017; Kohlhammer. Stuttgart.

Rosendahl J., Kirsten H., Hegyi E. et al. Genome-wide association study identifies inversion in the CTRB1-CTRB2 locus to modify risk for alcoholic and non-alcoholic chronic pancreatitis. Gut Jul. 2017; 28: 10.1136/gutjnl-2017–314454.

Rösner S., Hackl-Herrwerth A., Leucht S. et al. Acamprosate for alcohol dependence. Cochrane Database Syst Rev. 2010; 9.

Rösner S., Hackl-Herrwerth A., Leucht S. et al. Opioid antagonists for alcohol dependence. Cochrane Database Syst Rev. 2010; 12:.

Rost W.-D. Psychoanalyse des Alkoholismus. 1987; Klett. Stuttgart.

Rost W.-D. Der psychoanalytische Ansatz: Die Therapie der Grundstörung. Scheiblich W. Sucht aus der Sicht psychotherapeutischer Schulen. 1994; Lambertus. Freiburg. 26–39.

Schomerus G., Lucht M., Holzinger A. et al. The stigma of alcohol dependence compared with other mental disorders: a review of population studies. Alcohol Alcohol. 2011; 46: 2. 105–112.

Schuckit M.A. The clinical implication of primary diagnostic group among alcoholics. Arch Gen Psychiatry. 1985; 42: 1043–1049.

Schwan R., Di Patritio P., Albuisson E. et al. Usefulness of brief intervention for patients admitted to emergency services for acute alcohol intoxication. Eur J Emerg Med. 2011; 19: 6. 384–388.

Singer M.V., Teyssen S. Alkohol und Alkoholfolgeerkrankungen. 2005; Springer. Heidelberg.

Skinner M.D., Lahmek P., Pham H., Aubin H.J. Disulfiram efficacy in the treatment of alcohol dependence: a meta-analysis. PLoS One. 2014; 9: 2.

Söderpalm B., Lidö H.H., Ericson M. The glycine receptor – a functionally important primary brain target of ethanol. Alcohol Clin Exp Res. 2017; 41: 11. 1816–1830.

Soyka M. Alkoholabhängigkeit – Diagnostik und Therapie. 2013; unimed. Bremen.

Soyka M., Küfner H. Alkoholismus – Missbrauch und Abhängigkeit. 6. A.. 2008; Thieme. Stuttgart.

Soyka M., Müller C.A. Pharmacotherapy of alcoholism – an update on approved and off-label medications. Expert Opin Pharmacotherapy. 2017; 12: 1187–1199.

Soyka M., Mutschler J. Treatment-refractory substance use disorder: focus on alcohol, opioids, and cocaine. Prog Neuropsychopharmacol Biol Psychiatry. 2016; 70: 148–161.

Soyka M., Kranzler H.R., Hesselbrock V. et al. Guidelines for biological treatment of substance use and related disorders, part 1: alcoholism, first revision. World J Biol Psychiatry. 2016; 23: 1–34.

Spanagel R., Vengeliene V., Jandeleit B. et al. Acamprosate produces its anti-relapse effects via calcium. Neuropsychopharmacology. 2014; 39: 4. 783–791.

Stickel F.B., Hoehn D., Schuppan D., Seitz H.K. Nutritional therapy in alcoholic liver disease. Alkiment Pharmacol Ther. 2003; 18: 357–373.

Sullivan E.V., Pfefferbaum A. Neuroimaging of the Wernicke-Korsakoff syndrome. Alcohol Alcohol. 2009; 44: 155–165.

Sullivan J.T., Sykora K., Schneiderman J. et al. Assessment of alcohol withdrawal: the revised clinical institute withdrawal assessment for alcohol scale (CIWA-Ar). Br J Addict. 1989; 84: 1353–1357.

Torrens M., Fonseca F., Mateu G., Farré M. Efficacy of antidepressants in substance use disorders with and without comorbid depression. A systematic review and meta-analysis. Drug Alcohol Depend. 2005; 78(1):1–22. doi: 10.1016/j.drugalcdep.2004.09.004.

van den Brink W., Sørensen P., Torup .L, Mann K., Gual A.; SENSE Study Group. Long-term efficacy, tolerability and safety of nalmefene as-needed in patients with alcohol dependence: A 1-year, randomised controlled study. J Psychopharmacol. 2014; 28(8): 733–44.

van der Meer P.B., Fuentes J.J., Kaptein A.A., Schoones J.W., de Waal M.M., Goudriaan A.E., et al. Therapeutic effect of psilocybin in addiction: A systematic review. Front Psychiatry. 2023; 14:1134454. doi: 10.3389/fpsyt.2023.1134454.

Wagner H.B. Krausz M. Schoon D.R. Tagesklinik für Suchtkranke. 1996; Lambertus. Freiburg.

WHO von Dilling H. Mombour W. Schmidt M.H. Schulte-Markwort E. Internationale Klassifikation psychischer Störungen ICD-10 Kapitel V (F) Forschungskriterien. 1994; Huber. Bern.

Wood A.M., Kaptoge S., Butterworth A.S., Willeit P., Warnakula S., Bolton T., et al; Emerging Risk Factors Collaboration/EPIC-CVD/UK Biobank Alcohol Study Group. Risk thresholds for alcohol consumption: combined analysis of individual-participant data for 599 912 current drinkers in 83 prospective studies. Lancet. 2018; 391(10129):1513–1523.

Zahr N.M., Kaufman K.L., Harper C.G. Clinical and pathological features of alcohol-related brain damage. Nat Rev Neurol. 2011; 7: 284–294.

KAPITEL

11 Kokain

Boris B. Quednow, Marcus Herdener

Kernaussagen

- Kokain ist ein nichtselektiver Monoamin-Wiederaufnahmehemmer, der die Konzentration von Dopamin, Noradrenalin und Serotonin im synaptischen Spalt erhöht.
- Kokain stellt in Europa die am zweithäufigsten konsumierte illegale Substanz nach Cannabis dar.
- Kokainkonsum geht mit einer veränderten Belohnungsverarbeitung einher, sodass soziale und nichtsoziale Verstärkungsquellen im Laufe eines chronischen Konsums an Bedeutung verlieren.
- Sowohl Gelegenheitskonsumenten als auch abhängige Kokainkonsumenten zeigen breite kognitive und soziokognitive Beeinträchtigungen. Diese kognitiven Beeinträchtigungen scheinen teilweise substanzinduziert und zumindest nach moderatem Konsum auch wieder reversibel zu sein.
- Zieht man das physische, psychische und soziale Schadenspotenzial der Substanz sowie das erhebliche Risiko einer Abhängigkeitsentwicklung in Betracht, so stellt Kokain eine der problematischsten illegalen Substanzen dar.
- Derzeit existiert keine zugelassene pharmakologische Behandlungsstrategie für die Indikation einer Kokainabhängigkeit oder einer Kokainkonsumstörung. Daher stehen psychotherapeutische und psychosoziale Angebote in der Behandlung einer Kokainkonsumstörung weiterhin im Vordergrund.

11.1 Herkunft und Geschichte

Kokain ist das psychoaktive Hauptalkaloid aus dem Kokastrauch *(Erythroxylum coca Lamarck)* und gehört wie seine ebenfalls in der Pflanze vorkommenden strukturellen Analoga Tropin, Tropacocain, Ecgonin, Benzoylecgonin und Truxillin zur Gruppe der Tropan-Alkaloide (➤ Abb. 11.1). Neben dieser Stoffgruppe kommen im Kokastrauch auch Pyrrolidin-Alkaloide wie Hygrin, Cuskhygrin und Nikotin vor (Roth et al. 2012).

Der Kokastrauch wird seit über 4.000 Jahren in der nördlichen Andenregion kultiviert, wo seine Blätter bis heute als natürliches Stärkungs- und Genussmittel wie auch als Heilkraut Verwendung finden. Die Hauptanbaugebiete liegen in den Bergregionen Perus, Boliviens und Kolumbiens. Kokasträucher werden aber auch in Brasilien, Mexiko, Indonesien (Java), Indien, Sri Lanka und einigen afrikanischen Ländern zumeist in Hochlagen zur Blattgewinnung angebaut (Rätsch und Ott 2003).

Um 1750 schickte der französische Botaniker Joseph de Jussieu die ersten Kokasträucher von Bolivien nach Paris, wo sie von Antonio José Cavanilles und Jean-Baptiste Lamarck

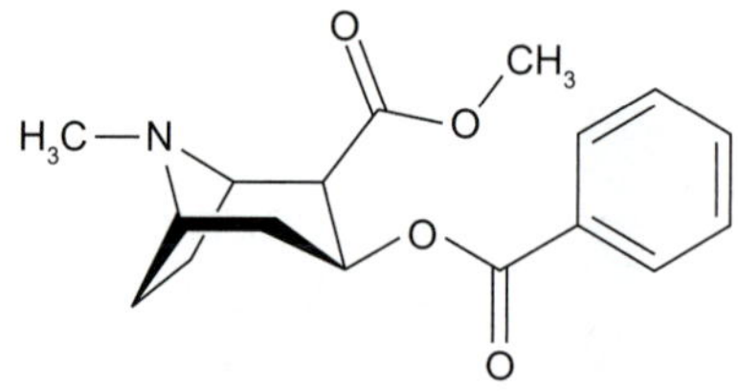

Abb. 11.1 Strukturformel des Tropan-Alkaloids Kokain [L231]

erstmals botanisch als *Erythroxylum coca* klassifiziert wurden (Karch 2006). Der deutsche Chemiker Albert Niemann beschreibt 1860 als Erster die Isolation des Hauptalkaloids aus dem Kokastrauch und nennt die Substanz *Cocaïn.* In Geschmacksproben erkennt und berichtet er bereits die charakteristische lokalanästhetische Wirkung auf Zunge und Mundschleimhaut (Niemann 1860). 1862 beginnt Merck als erste Firma mit der Herstellung von Reinkokain zu medizinischen Zwecken. In den frühen 1880er-Jahren folgen dann zunächst Parke, Davis & Co. in Detroit und um 1900 die Nederlandsche Cocaïnfabriek in Amsterdam mit der großindustriellen Herstellung des Kokains (Rätsch und Ott 2003). Bereits 1880 schlug der russische Arzt Vassily von Anrep Kokain als lokal wirkendes Betäubungsmittel bei kleineren Eingriffen vor, doch erst durch die Arbeiten des Wiener Arztes Carl Koller etablierte sich ab 1884 in der Medizin zunächst der Gebrauch als Lokalanästhetikum am Auge. William Halsted, einer der Mitbegründer der Johns Hopkins School of Medicine in Baltimore, und sein Schüler James Corning führten Kokain im Laufe der späten 1880er-Jahre endgültig als allgemeines Lokalanästhetikum ein. Der deutsche Chirurg August Bier entwickelte daraufhin ein Verfahren, bei dem Kokain zur Spinalanästhesie verwendet wurde (Redman 2011). Wie Sigmund Freud (1884), der Kokain anfänglich als Mittel gegen Depression und Morphinsucht vorschlug, entwickelte auch William Halsted im Laufe seiner Selbstversuche eine Kokainabhängigkeit, die er später mit Morphin selbst zu behandeln versuchte, was allerdings die Entwicklung einer schweren Opiatabhängigkeit zur Folge hatte (Redman 2011).

Zeitgleich zu den ersten medizinischen Anwendungen entwickelt sich Ende des 19. Jahrhunderts der Gebrauch als Genuss- und Rauschmittel. Kokaextrakte wurden z. B. mit Rotwein vermischt – zu den berühmtesten gehörte der *Vin Mariani* – oder Erfrischungsgetränken wie *Coca-Cola* zugesetzt. Allerdings dürfte die enthaltene Wirkstoffmenge dabei so klein gewesen sein (z. B. 15–30 mg Kokain pro 100 ml Wein), dass keine euphorisierenden Effekte und nur eine milde Antriebs- und Wachheitssteigerung (s. u.) die Folge gewesen sein dürften (Karch 1999). Kokain konnte in vielen Staaten bis zum Beginn der 1920er-Jahre ohne Rezept in Apotheken bezogen werden, was dazu führte, dass der nichtmedizinische Konsum bereits kurz nach der Einführung stark anstieg, nicht zuletzt deshalb, weil Ärzte,

Wissenschaftler und Künstler die Wirkung der Substanz stark anpriesen. Der Konsum von Kokain wurde als modern und fortschrittlich angesehen. Nachdem aber das Abhängigkeitspotenzial und die psychiatrischen Nebenwirkungen der Substanz offensichtlich wurden, entwickelte sich Kokain zur Jahrhundertwende in den westlichen Gesellschaften zu einer der gefürchtetsten Rauschdrogen (Gordon 1908).

Die Probleme mit der Substanz führten schließlich dazu, dass in den USA Kokain 1922 als Betäubungsmittel eingestuft und die Einfuhr von Kokain und Kokablättern zu nichtmedizinischen Zwecken verboten wurde (Das 1993b; Gootenberg 2014). Nachdem in Deutschland der Kokainhandel 1921 zunächst nur schärfer reguliert wurde, verbot man 1924 den Verkauf des Kokains in Pulverform in Apotheken ganz (Friman 2014). Trotz dieser Regulierungsmaßnahmen nahm der Kokainkonsum in den USA und Europa bis zum Ende der 1920er-Jahre weiter zu, um dann ab den 1930er-Jahren nach und nach zurückzugehen (Das 1993b; Friman 2014; Gootenberg 2014). In Nordamerika stieg der Kokainkonsum erst ab Mitte der 1970er- bis zur Mitte der 1980er-Jahre wieder stark an und gipfelte in der verheerenden Crack-Epidemie Ende der 1980er-Jahre. Bis zum Beginn der 1990er-Jahre nahm der Kokainkonsum in den USA dann wieder etwas ab; seitdem hat er dort ein stabiles Niveau erreicht, das sich in den letzten Jahrzehnten kaum verändert hat und einen leichten Trend in Richtung einer weiteren Abnahme zeigt (Richards 1981; UNODC 2010, 2023). Nachdem Kokain Anfang der 1980er-Jahre auch in Europa breit auf dem Drogenmarkt erhältlich wurde, kam es hier erst im Laufe der 1990er- und 2000er-Jahre zu einem starken Anstieg des Konsums, der dann mit dem Einsetzen der Finanzkrise 2007/2008 zunächst etwas einbrach, in den letzten 15 Jahren aber in vielen europäischen Ländern wieder zunahm (EMCDDA 2014a, 2022).

11.2 Epidemiologie

Aktuell stellt Kokain in Europa nach Cannabis die am zweithäufigsten gebrauchte illegale Substanz dar (EMCDDA 2022). In den USA ist sie die dritthäufigste illegale Substanz nach Cannabis und Halluzinogenen (SAMHSA 2023). Weltweit hat der Konsum in den letzten zwei Jahrzehnten stark zugenommen, da die stetige Abnahme des Konsums in den USA durch einen Anstieg des Konsums in Europa, Südamerika, Afrika und Asien kompensiert wurde. Es wird geschätzt, dass derzeit etwa 21,5 Mio. Menschen weltweit regelmäßig Kokain konsumieren (UNODC 2022). Allein in den USA haben ca. 1,8 Mio. Menschen im letzten Monat Kokain konsumiert, was 0,6 % der Bevölkerung über 12 Jahren entspricht (SAMHSA 2023).

Nach den Erhebungen der Europäischen Beobachtungsstelle für Drogen und Drogensucht (EMCDDA) haben ca. 5,0 % der Europäer zwischen 15 und 64 Jahren mindestens einmal im Leben Kokain eingenommen.[1] Betrachtet man den Konsum der letzten 12 Monate, so haben in Europa ca. 1,2 % aller Teilnehmer der Befragung (15–64 Jahre) und 2,2 % der Jugendlichen und jungen Erwachsenen im letzten Jahr Kokain konsumiert (EMCDDA 2022). Schätzungen zufolge nahmen 3,5 Mio. Europäer (davon sind 2,2 Mio. zwischen 15 und 34 Jahren alt) im vergangenen Jahr Kokain zu sich. Österreich (5,6 %), Irland (4,8 %), Kroatien (3,9 %), die Niederlande (3,5 %), Frankreich und Spanien (je 3,2 %) weisen in Europa die höchsten Letztjahresprävalenzen bei Jugendlichen und jungen Erwachsenen auf. Litauen, Polen, Portugal, Slowakei und Türkei weisen tiefe Letztjahresprävalenzraten von unter 0,5 % in dieser Alterskohorte auf (EMCDDA 2022). Deutschland liegt mit seinen Kokainkonsum-Prävalenzraten etwas über dem Mittelwert der Europäischen Union (Übersicht ➤ Tab. 11.1). Es sei an dieser Stelle darauf hingewiesen, dass solche Prävalenzzahlen auf Selbstberichten beruhen, die den tatsächlichen Konsum meist unterschätzen (Steinhoff et al. 2023).

Die Anzahl der Personen, die sich zum ersten Mal primär aufgrund eines problematischen Kokainkonsums in Behandlung begaben, stieg in Europa ab Ende der 1990er-Jahre zunächst stark an und erreichte 2008 einen Höhepunkt (n = 73.200), fiel dann bis 2012 (n = 40.800) und ist seitdem wieder stark angestiegen. Insgesamt gaben ca. 80.000 Personen, die in den teilnehmenden Staaten der EU in 2019 eine Behandlung aufgesucht haben, an, Kokain als Primärdroge zu konsumieren (EMCDDA 2007, 2022).

Die **Art des Kokainkonsums** variiert mit der sozialen Schicht. Während regelmäßige Konsumenten, die sozial gut integriert sind und über ein mittleres oder hohes Einkommen verfügen, vor allem Kokainpulver nasal zu sich nehmen, rauchen ausgegrenzte und von einer Abhängigkeit Betroffene oft zusätzlich Crack oder die freie Kokainbase. Der Injektionskonsum von Kokainlösungen tritt inzwischen fast ausschließlich bei Schwerstabhängigen auf und geht häufig mit einem zusätzlichen Heroininjektionskonsum einher (EMCDDA 2022). Crackkonsum tritt in Europa vor allem in Belgien, Frankreich, Irland, Italien und Spanien auf, während er in Deutschland, Österreich oder der Schweiz kaum eine Rolle spielt, was sich auch in den Behandlungsnachfragen widerspiegelt (EMCDDA 2022). In den USA existiert hingegen auch weiterhin eine größere Population von Crackkonsumenten. Hier gaben in 2021 ca. 996.000 Personen an, im letzten Jahr vor der Erhebung Crack konsumiert zu haben (0,4 % der Bevölkerung > 12 Jahre; SAMHSA 2023).

[1] Der Erhebungszeitraum variiert in den einzelnen Ländern, da die Daten zwischen 2015 (Griechenland) und 2020 (Bulgarien, Lettland, Niederlande, Norwegen, Österreich, Spanien, Tschechien) erhoben wurden. Die Daten aus Deutschland stammen aus dem Jahr 2018.

Tab. 11.1 Prävalenzen des Kokainkonsums in deutschsprachigen Ländern und in der Europäischen Union (© Europäische Beobachtungsstelle für Drogen und Drogensucht 2022)

Land	Jahr	15–34 Jahre		15–64 Jahre	
		Letztjahresprävalenz (%)	Lebenszeitprävalenz (%)	Letztjahresprävalenz (%)	Lebenszeitprävalenz (%)
Deutschland[a]	2018	2,4	6,9	1,6	4,1
Österreich[a]	2020	5,6	6,9	1,5	6,5
Schweiz[b]	2016	1,7	5,9	0,8	5,3
Europäische Union[a]	2022[c]	2,2	6,5	1,3	5,0

[a] EMCDDA (2022)
[b] Gmel et al. (2017)
[c] Die Prävalenzdaten der einzelnen Länder wurden zwischen 2015 (Griechenland) und 2020 (Bulgarien, Lettland, Niederlande, Norwegen, Österreich, Spanien, Tschechien) erhoben.

Tab. 11.2 Pharmakologisches Profil des Kokains

	Noradrenalin-Transporter	Dopamin-Transporter	Serotonin-Transporter
Bindungsaffinität[a] $pK_i \pm SEM$	5,20 ± 0,10	6,19 ± 0,06	5,62 ± 0,08
Bindungsaffinität[a] K_i (nM)	1275	249	818
Ausschüttung[b] IC_{50} (nM)	> 10.000	> 10.000	> 10.000

[a] Iversen et al. (2013)
[b] Rothman et al. (2001)

11.3 Pharmakologie

11.3.1 Pharmakodynamik

Kokain ist ein nichtselektiver Monoamin-Wiederaufnahmehemmer, d. h. es hemmt relativ gleichmäßig die Wiederaufnahme von Dopamin, Noradrenalin und Serotonin an den jeweiligen Transportern (> Tab. 11.2). Im Gegensatz zu den meisten Amphetaminderivaten stellt Kokain jedoch kein Substrat für den Monoamin-Transport dar, sodass die Substanz nicht über diese Transporter in die Synapse aufgenommen wird und auch keine aktive Ausschüttung der Monoamine provoziert. Die Konzentration der jeweiligen Neurotransmitter im synaptischen Spalt wird daher nur durch die Blockade der Wiederaufnahme am Transporter erhöht (Rothman et al. 2001; Iversen et al. 2013, 2014). Darüber hinaus besitzt Kokain keine nennenswerte Affinität für bekannte Neurotransmitter-Rezeptoren, sodass die psychoaktive Wirkung allein auf einer indirekten und nichtselektiven Stimulation von monoaminergen Rezeptoren zu basieren scheint (Ritz et al. 1987).

Die belohnenden und euphorisierenden Akuteffekte des Kokains werden vor allem seiner blockierenden Wirkung am Dopamintransporter zugeschrieben, durch welche die postsynaptische Dopaminkonzentration in den für das Belohnungssystem relevanten mesolimbischen und frontalen Arealen ansteigt (Ritz et al. 1987; Volkow et al. 1999). Inzwischen geht man aber davon aus, dass auch serotonerge und noradrenerge Mechanismen die belohnende Wirkung des Kokains unterstützen (dela Pena et al. 2015; Muller und Homberg 2015).

Zusätzlich zu seinen Wirkungen an den Monoamin-Transportern blockiert Kokain auch die Natrium- und Kaliumkanäle von Nervenzellen und kardialen Muskelzellen, wodurch die Entstehung und Weiterleitung von elektrischen Impulsen unterbrochen wird. Dieser Effekt erklärt sowohl die lokalanästhetische als auch partiell die kardiotoxische Wirkung der Substanz (Stankowski et al. 2015).

11.3.2 Pharmakokinetik

Kokain wird meistens entweder in seiner kristallinen und wasserlöslichen Form als Kokainhydrochlorid oder als freie und rauchbare Kokainbase konsumiert. **Kokainhydrochlorid** kann als Pulver geschnupft oder als wässrige Lösung parenteral verabreicht werden. Auch eine orale, rektale oder vaginale Aufnahme des Salzes ist möglich. Die **freie Kokainbase** entsteht z. B. durch die Reaktion von Kokainhydrochlorid mit schwach basischen Salzen oder Ammoniakwasser. Wird Kokainhydrochlorid z. B. mit

Natriumhydrogencarbonat („Backpulver") aufgekocht, entsteht ein Gemisch aus freier Kokainbase und Natriumchlorid, das auch als **„Crack"** bezeichnet wird. Da die Base bei einer tieferen Temperatur verdampft als das Salz (ca. 90 °C vs. ca. 190 °C), kann sie geraucht werden, sie eignet sich dann aber aufgrund ihrer mangelnden Wasserlöslichkeit nicht mehr für andere Konsumarten. Während Crack meist in speziellen Pfeifen konsumiert wird, kann die mit Ammoniakwasser gefällte freie Kokainbase („Freebase") zusätzlich auch auf Aluminiumfolie zum Verdampfen gebracht und eingeatmet werden („basen", „Folie rauchen"). Die sog. **Kokapaste** kann, mit Tabak oder Cannabis vermischt, ebenfalls geraucht werden. Kokapaste ist ein Gemisch aus Kokainsulfat und diversen Lösungsmitteln wie Kerosin und Methanol, das als Zwischenprodukt bei der Extraktion des Kokains aus den Kokablättern anfällt. Sie ist vergleichsweise billig und wird vor allem in den südamerikanischen Produktionsländern konsumiert (Rätsch und Ott 2003).

Kokain wird rasch über alle Schleimhäute oder die Lunge resorbiert. Da es im Blut als schwache Base vorliegt ($pK_a = 8{,}6$) und zudem sowohl hydrophile als auch lipophile Eigenschaften besitzt, überwindet Kokain leicht alle Zellmembranen, sodass es schnell im Körper aufgenommen und verteilt wird (Benowitz 1993; Pomara et al. 2012). Die Geschwindigkeit der Aufnahme und Verteilung hängt jedoch stark von der Art der Applikation und der Dosis ab.

Die subjektive Wirkung tritt insbesondere beim *Rauchen* innerhalb weniger Sekunden ein, bei *intravenöser* Injektion dauert es nur geringfügig länger. Das Wirkungsmaximum setzt beim Rauchen und bei Injektion schon nach 1,5–2 min ein, aber die Wirkung hält nur maximal 20–40 min an. Nach *intranasaler* Gabe werden die ersten euphorisierenden Effekte nach 3–5 min berichtet, während die Wirkung nach *oraler* Einnahme frühestens nach 15 min, meist jedoch erst nach 30 min einsetzt. Nach nasaler Gabe wird das Wirkmaximum nach ca. 30 min erreicht, und die Wirkung hält 60–90 min an. Bei oraler Verabreichung kann der Wirkungspeak nach 45–90 min erwartet werden, und die subjektiven Effekte halten bis zu 4 h an (van Dyke et al. 1978; Brust 2004). Nach Aufnahme werden die höchsten Konzentrationen in Hirn, Milz, Nieren und Lunge erreicht, gefolgt von Blut, Herz und Muskeln (Prakash und Das 1993).

Positronenemissionstomografie (PET)-Studien mit [^{11}C]-Kokain haben ergeben, dass Kokain eine starke und schnelle Aufnahme im Striatum zeigt und dort nach etwa 5–10 min das Bindungsmaximum erreicht. Die Halbwertszeit („clearance half time") der striatalen Bindung liegt bei 12–20 min. Die Hirnregionen mit der höchsten Aufnahme waren das Putamen, der Nucleus accumbens und das Kaudatum, gefolgt von weiteren Regionen mit moderater (Thalamus > posteriores Zingulum > Amygdala/Hippokampus-Region > Pol des temporalen Kortex) und niedriger [^{11}C]-Kokain-Anreicherung (orbitaler Kortex > Gyrus praecentralis > Zerebellum). Der Zeitverlauf der [^{11}C]-Kokain-Aufnahme im Striatum war stark mit dem Zeitverlauf des subjektiven Gefühls der Euphorie („High") der Probanden korreliert, und die Autoren machten vor allem die Bindung an striatale Dopamintransporter für diesen Effekt verantwortlich (Fowler et al. 2001). Kokain ist zudem plazentagängig und tritt ebenso in die Muttermilch über (Benowitz 1993). Zu den Folgen des Kokainkonsums in der Schwangerschaft sei auf D'Apolito (2013) und Ross et al. (2015) verwiesen. Kokain weist bei niedrigen Konzentrationen eine hohe Plasmaproteinbindung von 85–90 % auf und ist dabei im Wesentlichen an Albumin und das alpha-1-saure Glykoprotein gebunden. Hohe Kokain-Plasmakonzentrationen können aber auch mit einer verminderten Plasmaproteinbindung (bis minimal 30 %) einhergehen (Edwards und Bowles 1988; Parker et al. 1995).

Während bei *pulmonaler* (42 mg Kokainbase) oder *intravenöser* Verabreichung (25 mg Kokainhydrochlorid) bereits nach 5 min die höchste Plasmakonzentration (C_{max}) erreicht wird, dauert es bei der *nasalen* Applikation (32 mg Kokainhydrochlorid) 50 min bis zur C_{max} (Cone 1995). Bei *oraler* Aufnahme wird der Plasmapeak noch etwas später als bei nasaler Applikation erreicht (Wilkinson et al. 1980). Die mittleren maximalen Plasmakonzentrationen lagen in Studien bei 227 ng/ml (42 mg Kokainbase geraucht), 230 ng/ml (25 mg Kokainhydrochlorid i. v.), 63 ng/ml (32 mg Kokainhydrochlorid nasal) und 210–242 ng/ml (2 mg/kg Kokainhydrochlorid oral) (van Dyke et al. 1978; Wilkinson et al. 1980; Cone 1995). Bei stark intoxikierten Personen können aber auch Konzentrationen von mehreren Tausend ng/ml gemessen werden (Benowitz 1993). Die Angaben zur mittleren Eliminationshalbwertszeit ($t_{1/2}$) schwanken zwischen Studien sehr stark: pulmonal: 38–272 min; i. v.: 37–244 min, nasal: 42–299 min, oral: 47–78 min (van Dyke et al. 1978; Wilkinson et al. 1980; Benowitz 1993; Cone 1995). Die $t_{1/2}$ war in den meisten Studien klar dosisabhängig mit längeren Halbwertszeiten nach höheren Dosierungen. Auch die Komplexität der zur Berechnung der $t_{1/2}$ angewendeten Modelle (Ein- vs. Mehrkompartimentmodelle) spielte eine Rolle. Komplexere Modelle führten meist zu längeren Halbwertszeiten. Die langsamere Kinetik bei nasaler Applikation wird durch die vasokonstriktiven Eigenschaften des Kokains erklärt, sodass die Aufnahme über die Nase teilweise selbstlimitierend ist (Cone 1995). Auch die Angaben zur mittleren Bioverfügbarkeit variieren beträchtlich: geraucht 26–70 %, nasal 30–94 % und oral 30–40 % (Benowitz 1993; Cone 1995). Die niedrige Bioverfügbarkeit bei oraler Einnahme scheint auf einen starken First-Pass-Effekt hinzudeuten (Benowitz 1993). Ein schnelleres Anfluten ist mit einem stärkeren Abhängigkeitspotenzial der jeweiligen Route verbunden, sodass das Risiko einer Abhängigkeit wie folgt eingeordnet werden kann: Rauchen > Injektion > Schnupfen > orale Einnahme (Allain et al. 2015).

Kokain wird schnell und extensiv metabolisiert (➤ Abb. 11.2). Der größte Teil (80–90 %) wird über die drei Esterasen Pseudocholinesterase (Pseudo-ChE), humane

11

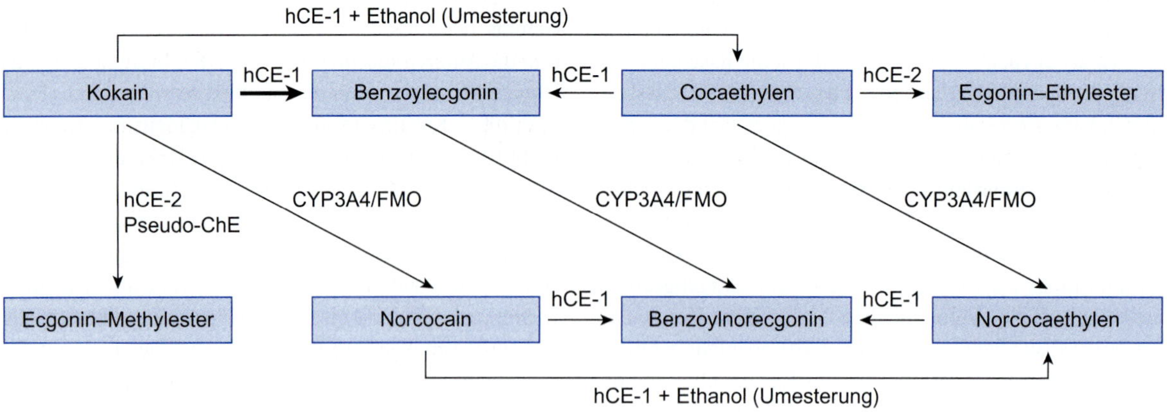

Abb. 11.2 Metabolismus von Kokain (modifiziert nach Pomara et al. 2012) [L231]

Carboxylesterase-1 (hCE-1) und humane Carboxylesterase-2 (hCE-2) zunächst zu den inaktiven Metaboliten Ecgonin-Methylester und Benzoylecgonin hydrolysiert. Beide Metaboliten können dann über eine weitere nichtenzymatische Hydrolyse noch zu Ecgonin abgebaut werden. Der Hauptmetabolit Benzoylecgonin (35–54 %) sowie die Nebenmetaboliten Ecgonin-Methylester (32–49 %) und Ecgonin (< 5 %) sind alle hoch wasserlöslich und werden, wie auch ein kleiner Anteil der unveränderten Muttersubstanz (1–9 %), mit dem Urin ausgeschieden. Die Halbwertszeiten der inaktiven Metaboliten sind länger als die des Kokains und daher noch mehrere Tage nach dem letzten Konsum im Urin nachweisbar.

Kokain wird zudem zu einem kleineren Teil oxidativ über das Cytochrom P450 CYP3A und flavinhaltige Monooxygenasen (FMO) in den aktiven Metaboliten **Norcocain** demethyliert. Norcocain selbst wird dann wiederum durch die hCE-1 zu Benzoylnorecgonin umgebaut, das dann ebenfalls mit dem Urin ausgeschieden wird (Bortolotti et al. 2012; Pomara et al. 2012). Das pharmakologisch aktive Norcocain bindet stärker an den Noradrenalin- und Serotonintransporter, aber weniger stark an den Dopamintransporter als Kokain (Boja et al. 1994). In Anwesenheit von Ethanol katalysiert die hCE-1 Kokain über eine Umesterung zu Cocaethylen und Norcocain zu Norcocaethylen. Cocaethylen und Norcocaethylen werden wiederum durch Hydrolyse zu Benzoylecgonin und Benzoylnorecgonin abgebaut. Cocaethylen kann zusätzlich über die hCE-2 in Ecgonin-Ethylester metabolisiert werden (Bortolotti et al. 2012; Pomara et al. 2012). Es hat eine längere Eliminationshalbwertszeit als Kokain, was die längere Wirksamkeit und die erhöhte Akuttoxizität einer Kokain-Alkohol-Kombination erklären könnte (Dinis-Oliveira 2015).

Bei Personen mit **Leberschäden** oder einem vererbten oder auch erworbenen **Pseudocholinesterase-Mangel** (z. B. bei ältere Männer, Schwangere und Feten) sollte der Abbau von Kokain verlangsamt sein, was zu einer Wirkungsverlängerung und einer Erhöhung der Akuttoxizität beitragen kann (Loper 1989). Substrate und Inhibitoren des CYP3A4-Isoenzyms (z. B. zahlreiche Antidepressiva, Opiate, Antibiotika und Antimykotika) können den Abbau von Kokain verlangsamen und so seine Toxizität erhöhen. Da Kokain selbst ein CYP2D6-Inhibitor ist, kann es wiederum die Toxizität für CYP2D6-Substrate steigern (z. B. bestimmte Antipsychotika, Opioide, Betablocker und Antidepressiva; Dinis-Oliveira 2015).

11.4 Klinik

Die klinischen Begleit- und Folgeerscheinungen des Kokaingebrauchs sind in ➤ Box 11.1 zusammengefasst.

BOX 11.1

Klinische Begleit- und Folgeerscheinungen des Kokaingebrauchs (modifiziert und erweitert nach Treadwell und Robinson 2007)

Psychiatrisch:
- Depressive Störungen
- Angststörungen
- Suizidalität
- Paranoia
- Delirium
- Stimulanzieninduzierte Psychosen
- Schlafstörungen
- Persönlichkeitsstörungen (insbesondere Cluster B)
- Aggressivität
- Soziale Probleme
- Kognitive Störungen

Neurologisch:
- Kopfschmerzen
- Bewegungsstörungen
- Krampfanfälle
- Apoplex
- Hirnblutungen
- Zerebrale Vaskulitis
- Zerebrale Atrophien

Ophthalmologisch:
- Sehnervschädigungen
- Farbsehstörungen (meist auf der Blau-Gelb-Achse)

Kardiologisch:
- Myokardinfarkt
- Kardiomyopathie
- Myokarditis
- Arrhythmien
- Arterielle und venöse Thrombosen
- Plötzlicher Herztod

Pulmologisch:
- Pneumothorax
- Mediastinalemphysem
- Lungenembolie
- Lungenödem
- Pulmonale Blutungen
- Bronchiolitis obliterans

Otorhinolaryngologisch:
- Chronische Rhinitis
- Perforation der Nasenscheidewand
- Osteolytische Sinusitis
- Abnormale Riechfunktionen
- Granulomatose mit Polyangiitis

Dentologisch:
- Erosion des Zahnschmelzes
- Ulzerationen des Zahnfleischs

Gastroenterologisch:
- Ischämische Kolitis

Endokrinologisch:
- Gynäkomastie
- Galaktorrhö
- Sexuelle Dysfunktion

Infektiologisch (primär bei intravenösen Konsumenten):
- Bakterielle Endokarditis
- HIV
- Hepatitis
- Injektionsabszesse
- Zellulitis

Weitere Störungen:
- Gewichtsverlust
- Rhabdomyolyse

11.4.1 Akuteffekte

Niedrigere Dosen erzeugen akut eine leichte Euphorie und Antriebssteigerung, das Gefühl erhöhter Energie, Wachheit und Aufmerksamkeit, verstärkte Ausgelassenheit, Libidosteigerung (bei Männern ggf. zusätzlich eine verzögerte Ejakulation) sowie ein erhöhtes Selbstbewusstsein. Moderate Dosen erzeugten das klassische „Kokain-High" mit intensiver Euphorie und einer stark gesteigerten Redseligkeit. Hinzu kommen oft Grandiositätsgedanken und das Gefühl großer physischer und psychischer Stärke. Antrieb und Aufmerksamkeit sind gesteigert und sensorische Eindrücke werden intensiviert. Appetit, Durst und Schlafbedürfnis werden unterdrückt. Manche Personen zeigen zudem bereits bei niedrigeren Dosen impulsive und aggressive Verhaltensweisen oder auch Angstzustände und Panikattacken.

Höhere Dosen sind oft mit einer starken motorischen und inneren Unruhe assoziiert. Das Gedächtnis, die Impulskontrolle und das Urteilsvermögen sind beeinträchtigt, und es kann zu Verwirrtheitszuständen kommen. Starke Ängste, paranoide Befürchtungen, Agitiertheit, Reizbarkeit, Gefühlskälte, Gewaltausbrüche und Krampfanfälle können auftreten. Insbesondere bei chronischen Konsumenten, aber auch bei Erstkonsumenten können sich psychotische Symptome mit akustischen und visuellen Halluzinationen sowie Wahnvorstellungen entwickeln.

Im Rahmen einer stimulanzieninduzierten Psychose kann das bei anderen Psychosearten relativ seltene Symptom des **Dermatozoenwahns** auftreten, bei dem die Betroffenen der unverrückbaren Überzeugung sind, dass sich Insekten, Würmer oder Spinnen unter ihrer Haut oder in ihrem Körper befinden und bewegen (➤ Kap. 8.5.4). Die affektive oder psychotische Symptomatik kann so bedrängend werden, dass es zu Suizidgedanken oder auch -handlungen kommen kann (Loper 1989; Benowitz 1993; Prakash und Das 1993; Quednow 2016).

Nach Abklingen der euphorisierenden Akutwirkung kommt es besonders bei vorherigem Binge-Konsum sowie bei chronischen Hochdosiskonsumenten postakut oft zum sog. **Crash**, der durch eine starke depressive und ängstliche Symptomatik gekennzeichnet ist und mehrere Stunden, manchmal auch Tage anhalten kann. Hinzu kommen meist Konzentrations- und Gedächtnisprobleme, eine verminderte Impulskontrolle, emotionale Instabilität, Weinkrämpfe, Gefühle der Hilflosigkeit und des verminderten Selbstwerts sowie Suizidgedanken bis hin zum Suizid. Diese stark negativen Affekte sind oft mit dem Wunsch nach einer erneuten Einnahme verbunden und werden als starker Risikofaktor für die Entwicklung einer Abhängigkeit angesehen (Prakash und Das 1993; Quednow 2016).

11.4.2 Störungen durch den Gebrauch von Kokain

Abhängigkeitsentwicklung

Der chronische Konsum von Kokain kann zu verschiedenen sozialen, körperlichen und psychischen Folgeerscheinungen führen (➤ Kap. 8.5), bei fortgesetztem Konsum besteht das Risiko einer Abhängigkeitsentwicklung. Schätzungen zufolge entwickeln ca. 5–6 % der Kokainkonsumenten innerhalb des ersten Jahres des Konsums eine Abhängigkeit, während bei ca. 15–21 % der Konsumenten irgendwann im Laufe des Lebens eine Kokainabhängigkeit eintritt (Wagner und Anthony 2002; Lopez-Quintero et al. 2011). Das Risiko, eine Abhängigkeit von Kokain zu entwickeln, scheint jedoch mit dem Risiko einer Alkoholabhängigkeit vergleichbar zu sein (Anthony et al. 1994). Neuere Erkenntnisse stützen diese Befunde und schätzen das (Lebenszeit-)Risiko für die Entwicklung einer Abhängigkeit bei Alkoholkonsumenten auf 22,7 % und bei

Kokainkonsumenten auf 20,7 % (Lopez-Quintero et al. 2011). Allerdings kommt es bei Kokainkonsum im zeitlichen Verlauf offenbar schneller zu einer Abhängigkeitsentwicklung als bei Alkoholkonsum. Bei der Abhängigkeitsentwicklung spielen neben sozialen Einflüssen und der Verfügbarkeit insbesondere weitere **psychische Komorbiditäten** (Lopez-Quintero et al. 2011) sowie genetische Faktoren eine wichtige Rolle (Agrawal et al. 2012). Zieht man das hohe Abhängigkeitsrisiko sowie die physischen Konsequenzen des Konsums in Betracht, so wird Kokain nach wie vor als die zweitgefährlichste Substanz nach Heroin angesehen (Nutt et al. 2007).

Die Diagnose einer Kokainabhängigkeit erfolgt nach den üblichen nicht substanzspezifischen Kriterien gemäß ICD-10 oder DSM-5 (hier als Substanzkonsumstörung). Im Vergleich zu anderen Substanzen (z. B. Alkohol und Opioiden) ist die Toleranzentwicklung gegenüber Kokain bei fortgesetztem Konsum jedoch weniger ausgeprägt, und es entwickeln sich kaum körperliche Entzugssymptome. Dennoch kann es, insbesondere nach Phasen intensiven Konsums, zu einem typischen Kokainentzugssyndrom („Crash", ➤ Kap. 8.5.1) kommen, das durch eine deutliche Depressivität (z. T. in Verbindung mit Suizidalität) und Erschöpfung geprägt sein kann und gut in den Kriterien der ICD-11 beschrieben ist (➤ Box 11.2).

BOX 11.2

Kokainentzug nach ICD-11; 6C45.4

Wesentliche (erforderliche) Merkmale

1. Das Vorhandensein einer klinisch bedeutsamen Ansammlung von Symptomen, Verhaltensweisen und/oder physiologischen Merkmalen, die nach Beendigung oder Reduzierung des Kokainkonsums bei Personen auftreten, die eine Abhängigkeit von Kokain entwickelt oder Kokain über einen längeren Zeitraum oder in großen Mengen konsumiert haben.
2. Zu den Symptomen des Kokainentzugs gehören depressive oder dysphorische Stimmung, Reizbarkeit, Müdigkeit, psychomotorische Unruhe oder Retardierung, lebhafte unangenehme Träume, Schlaflosigkeit oder Hypersomnie, gesteigerter Appetit, Angstzustände und Verlangen nach Kokain.
3. Die Symptome lassen sich nicht besser durch einen anderen medizinischen Zustand oder eine andere psychische Störung erklären.

Zusätzliche klinische Merkmale

1. Zu den ersten Symptomen des Kokainentzugs gehören ein dysphorischer und energiearmer Zustand, der sich in depressiver oder dysphorischer Stimmung, Reizbarkeit, Müdigkeit, Trägheit und Hypersomnie äußert. Dies tritt in der Regel innerhalb von 6–24 Stunden nach Beendigung des Kokainkonsums auf.
2. Die Entzugsphase kann bis zu 7 Tage dauern. In den späteren Stadien ist das Verlangen nach Kokain besonders ausgeprägt.
3. Es kann zu Selbstmordgedanken kommen, insbesondere wenn die Stimmung sehr dysphorisch ist.
4. Zu Beginn des Kokainentzugs können Merkmale auftreten, die von der berauschenden Wirkung des Kokains herrühren, z. B. Hyperaktivität, paranoide Gedanken und auditive Halluzinationen.
5. Die charakteristischen Merkmale des Kokainentzugs stehen im Gegensatz zu den akuten pharmakologischen Wirkungen des Kokains.
6. Die Kokainentzugssymptome werden bei wiederholten Entzugsepisoden (dem sogenannten Anzünden), mit zunehmendem Alter oder bei Vorliegen von Begleiterkrankungen schwerer.

In der klinischen Praxis zeigen sich bei Menschen mit Kokainabhängigkeit oft ein ausgeprägtes Craving (starkes Verlangen, Kokain zu konsumieren), ein Kontrollverlust bezüglich des Konsums mit zum Teil exzessiven Konsumphasen sowie die Entwicklung teils gravierender sozialer, psychischer und körperlicher Folgeschäden (➤ Kap. 8.5).

Aufgrund des angenommenen Wirkmechanismus (v. a. die Erhöhung der Dopaminkonzentration im synaptischen Spalt durch Hemmung der Wiederaufnahme) und der damit verbundenen psychotropen Effekte (➤ Kap. 8.4.1) kommt es, anders als beispielsweise beim Konsum von Heroin, bei Konsumenten oft nicht zu einem Sättigungserleben. Dies führt, zusammen mit dem Bestreben, den oben genannten Crash-Zustand zu vermeiden, teilweise zu einem durchgängigen und exzessiven Konsummuster, dem sog. **Binge-Konsum**, der häufig nur aufgrund fehlender finanzieller Mittel zur Beschaffung der Substanz oder durch eine geschützte Umgebung unterbrochen werden kann (zur Therapie von Intoxikation, Entzugserscheinung und der Kokainabhängigkeit ➤ Kap. 11.6 bzw. ➤ Kap. 11.7).

Neurobiologische Veränderungen

Die neurobiologischen Veränderungen, die mit der Entwicklung einer Kokainabhängigkeit verbunden sind, werden sowohl in präklinischen Tiermodellen als auch im Rahmen der Humanforschung zunehmend besser verstanden. Es zeigt sich, dass sowohl **Veränderungen innerhalb des dopaminergen Belohnungssystems** als auch Veränderungen in anderen neuronalen Netzwerken und Neurotransmittersystemen, die für Lern- und Gedächtnisfunktionen, emotionale Verarbeitung sowie exekutive Kontrollfunktionen zuständig sind, mit der Entwicklung einer Abhängigkeit einhergehen (für eine entsprechende Übersicht s. Koob und Volkow 2016 sowie ➤ Kap. 11.5.1 und ➤ Kap. 11.5.2).

Chronische Kokainkonsumenten zeigen zahlreiche Veränderungen der dopaminergen Neurotransmission. PET-Studien haben gezeigt, dass Kokainkonsumenten eine verringerte Dopaminausschüttung, eine verminderte Dopamin-$D_{2/3}$-Rezeptor-Dichte sowie eine reduzierte Dopaminsynthese im Striatum aufweisen (Volkow et al. 2009a; Ashok et al. 2017). Die verminderte striatale Dopamin-$D_{2/3}$-Rezeptor-Dichte war in einer PET-Studie zudem mit einem verminderten Glukosemetabolismus im präfrontalen Kortex (PFC) assoziiert, womit z. B. die sich verschlechternde Kontrolle über den Substanzkonsum im Verlauf einer sich entwickelnden Abhängigkeit erklärt wird (➤ Kap. 11.6.1 und ➤ Kap. 11.6.2; Volkow et al. 2009a). Auch Serotonin- und Noradrenalin-Transporter scheinen infolge einer chronischen Kokainadministration in striatalen und thalamischen Regionen vermehrt exprimiert zu werden (Banks et al. 2008; Ding et al. 2010).

Störungen der dopaminergen Neurotransmission liegen möglicherweise auch der klinisch beobachtbaren verminderten Sensitivität gegenüber verschiedenen nicht drogenassoziierten Verstärkern zugrunde, was auch zu den oft erkennbaren Veränderungen im Sozialverhalten beitragen könnte (s. auch Volkow et al. 2011; Quednow 2017). So weisen Kokainkonsumenten veränderte, meist verminderte Aktivierungen im ventromedialen PFC und orbitofrontalen Kortex (OFC) auf, wenn sie mit Geldbeträgen (Goldstein et al. 2007a, b; Jia et al. 2011; Patel et al. 2013) oder sozialen Interaktionen belohnt werden (Preller et al. 2014a; Tobler et al. 2016). Insbesondere die bei sozialen und nichtsozialen Belohnungen überlappend auftretenden Minderaktivierungen des ventromedialen PFC bei Kokainkonsumenten weisen darauf hin, dass es sich um ein generalisiertes Defizit in der Repräsentation und Evaluation des Werts von Belohnungsquellen handeln könnte (Tobler et al. 2016). Gleichzeitig ist bei Kokainabhängigkeit die Reagibilität belohnungssensitiver Strukturen gegenüber kokainassoziierten Reizen verstärkt (Moeller und Goldstein 2014).

Aktuelle Modelle der Suchtentwicklung gehen davon aus, dass insbesondere der chronische Konsum von Stimulanzien zusehends zu einer Abschwächung der Reaktion auf alltägliche und nicht drogenassoziierte Belohnungsreize führt und im Gegenzug die Bedeutung der Belohnung durch die Substanz immer zentraler und handlungsleitender wird (Volkow et al. 2011; Quednow 2017). Auf der Verhaltensebene ist oftmals beobachtbar, dass im Rahmen der Abhängigkeitsentwicklung frühere Interessen und soziale Kontakte zugunsten des Konsums von Kokain vernachlässigt werden, und dies trotz bekannter oder sich schon andeutender Folgeschäden. Diese Verhaltensänderungen könnten mit den oben genannten Veränderungen innerhalb des dopaminergen Systems im Zusammenhang stehen.

Darüber hinaus sind bei Kokainabhängigkeit auch weitere Veränderungen in präfrontalen Hirnarealen sowohl auf metabolischer (Volkow et al. 1992b) als auch auf struktureller Ebene (Makris et al. 2008) nachweisbar (➤ Kap. 8.5.1). Es ist davon auszugehen, dass diese Veränderungen mit **Störungen in der inhibitorischen Kontrolle und im Entscheidungsverhalten** einhergehen (Volkow et al. 2011) und Konsumverhalten begünstigen, wie dies auch Tiermodelle nahelegen (Chen et al. 2013).

Insbesondere präklinische Tiermodelle deuten zudem darauf hin, dass **Veränderungen im glutamatergen System** eine wichtige Rolle für die Entstehung und Aufrechterhaltung einer Kokainabhängigkeit spielen (Kalivas 2009b), sodass das glutamaterge System zunehmend als mögliches Ziel für pharmakotherapeutische Ansätze zur Behandlung der Kokainabhängigkeit wahrgenommen und untersucht wird (Potenza et al. 2011). Die zentrale Rolle des glutamatergen Systems bei der Entstehung des Kokain-Cravings wurde jüngst auch in einer Humanstudie bestätigt, welche die Magnetresonanzspektroskopie bei Kokainkonsumenten einsetzte (Engeli et al. 2021).

11.5 Psychiatrische, neurologische und internistische Folgeschäden

11.5.1 Neurologische Folgen

MERKE

Die Kokaineinnahme ist primär im Rahmen der Akutwirkung mit einem erhöhten Risiko für Kopfschmerzen, Krampfanfälle, Bewegungsstörungen, Hirnblutungen und Schlaganfälle verbunden (Neiman et al. 2000).

Kopfschmerzen

Akut, aber auch postakut können starke und migräneartige Kopfschmerzen bei und nach Kokainkonsum auftreten. Manche Konsumenten nehmen Kokain aber auch als Selbstmedikation gegen ihre Migräne ein und können darüber eine Abhängigkeit entwickeln. Es wird vermutet, dass akute kokaininduzierte Kopfschmerzen durch die vasokonstriktiven und sympathomimetischen Eigenschaften der Substanz hervorgerufen werden, während Kopfschmerzen, die im Entzug oder im Laufe von Binge-Konsumphasen entstehen, eher auf serotonerge Veränderungen zurückzuführen sein könnten.

Auch **hypertensive Enzephalopathien** und **zerebrale Vaskulitiden** nach Kokainkonsum sind beschrieben. Es sei angemerkt, dass in allen biopsiebestätigten Fällen einer kokainassoziierten zerebralen Vaskulitis die Angiografie negativ ausfiel (Neiman et al. 2000). Kokain scheint die Funktion der Blut-Hirn-Schranke direkt zu beeinträchtigen, sodass bei Exposition kleine endotheliale Entzündungsherde entstehen können. Diese bilden dann Eintrittspunkte für die lokale Infiltration durch Erreger und zirkulierende Immunzellen, was zur Exazerbation einer neurovaskulären Entzündung führen kann (Sajja et al. 2016).

Krampfanfälle

Kokain selbst kann akut Krampfanfälle hervorrufen oder ein bestehendes Krampfleiden verschlimmern. Es treten vor allem einzelne generalisierte tonisch-klonische Anfälle auf, aber auch fokale Anfälle, Anfallsserien oder ein Status epilepticus wurden berichtet. Das Auftreten eines partial komplexen Status epilepticus bei sehr intensiven Konsummustern wurde ebenfalls beschrieben. Es können entweder direkte toxische Effekte und eine damit verbundene Erniedrigung der Krampfschwelle oder, bei vorbestehender Epilepsie, auch indirekte Effekte wie eine verminderte Compliance bei der Einnahme von Antiepileptika, Mangelernährung und unzureichender Schlaf ursächlich sein (Neiman et al. 2000). Als mögliche Ursache des krampfauslösenden Effekts wurden eine Verminderung der GABAergen Inhibition oder eine Erhöhung des Serotoninspiegels durch das Kokain sowie kokaininduzierte Hirnödeme postuliert (Neiman et al. 2000; Sordo et al. 2013). Krampfanfälle können aber auch als Folge eines ischämischen oder hämorrhagischen Schlaganfalls auftreten (s. u.).

MERKE
Da Krampfanfälle oft im Rahmen fataler Intoxikationen auftreten, sollte in diesen Fällen eine sofortige notfallmedizinische Versorgung eingeleitet werden.

Allerdings scheinen die meisten Antiepileptika nur eine begrenzte Wirksamkeit bei der Behandlung solcher Anfälle zu haben (Neiman et al. 2000). Ferner wurde angezweifelt, ob Kokain selbst eine kausale krampfauslösende Wirkung besitzt oder ob diese vor allem im Zusammenhang mit Alkohol, Barbituraten, Benzodiazepinen, Cannabis, Heroin oder Streckmitteln zustande kommt (Neiman et al. 2000; Sordo et al. 2013).

Bewegungsstörungen

Kokain kann akut transiente Bewegungsstörungen verursachen, die durch Choreoathetose, Akathisie und Parkinson-Tremor gekennzeichnet sind. Die Symptome setzen unmittelbar nach Konsum ein, enden meist nach Nachlassen der Akutwirkung, können aber auch bis zu einer Woche andauern und verschwinden in der Regel ohne oder nach minimaler Behandlung.

Auch **Dystonien** können auftreten, die denen ähneln, wie sie durch Antipsychotika ausgelöst werden. Des Weiteren können multifokale Tics durch Kokain induziert werden. Patienten mit Tourette-Syndrom zeigen nach Kokain oft eine Verschlimmerung der Symptomatik (Neiman et al. 2000).

Zerebrale Ischämien und Blutungen

Kokain wirkt über mehrere Mechanismen auf das kardiovaskuläre System: Es stimuliert zum einen das sympathische Nervensystem durch die Wiederaufnahmehemmung der Katecholamine Dopamin und Noradrenalin und erhöht die Sensitivität adrenerger Nervenendungen für Noradrenalin. Da die Substanz als Lokalanästhetikum auch Natrium- und Kaliumkanäle blockiert, wirkt sie zudem wie ein Antiarrhythmikum der Klasse I, was zu einer Suppression kardiovaskulärer Parameter führt. Diese beiden Effekte wirken prinzipiell antagonistisch, aber der sympathomimetische Effekt scheint eher bei niedrigeren Dosen und der lokalanästhetische Effekt eher bei höheren Dosen für kardiovaskuläre Pathologien relevant zu sein. Zusätzlich ist Kokain ein potenter Vasokonstriktor, da es ein indirekter Serotoninrezeptor-Agonist ist, die Ausschüttung von Endothelin-1 aus Endothelzellen stimuliert und zudem die Produktion des Vasodilatators Stickstoffmonoxid inhibiert. Schließlich fördert Kokain die Thrombogenese durch eine Aktivierung von Thrombozyten und deren erhöhte Aggregationsbereitschaft, durch Ausschüttung von α-Granula-Proteinen aus den Thrombozyten, durch eine erhöhte Plasminogen-Aktivator-Inhibitor-Aktivität und über eine Steigerung der Plasmakonzentration von Fibrinogen und des Von-Willebrand-Faktors (Schwartz et al. 2010).

MERKE
Aufgrund dieser Mechanismen ist die akute Einnahme von Kokain mit einem stark erhöhten Risiko für zerebrovaskuläre Ereignisse wie zerebrale Ischämien und Hirnblutungen verbunden (Das 1993a; Kosten 1998; Treadwell und Robinson 2007; Schwartz et al. 2010).

In der Regel treten diese Symptome innerhalb von 3 h nach Einnahme auf, wobei 73 % der Patienten mit kokaininduzierten Hirninfarkten und -blutungen keine vorbekannten kardiovaskulären Risikofaktoren aufweisen. Im Unterschied zur Normalbevölkerung, in der zerebrale Ischämien häufiger beobachtet werden als Hirnblutungen, treten **Hirninfarkte und Hirnblutungen** nach Kokainkonsum etwa gleich häufig auf. Die Auftretenswahrscheinlichkeit dieser Störungen variiert jedoch mit der Art des Konsums: Nach nasalem Konsum treten Hirnblutungen offenbar häufiger als zerebrale Ischämien auf (80 vs. 20 %), während nach dem Rauchen der Kokainbase beide Ereignisse etwa gleich wahrscheinlich zu sein scheinen (Treadwell und Robinson 2007). Kokaininduzierte Infarkte treten sowohl in anterioren als auch posterioren Hirnarterien auf, wobei 44 % thrombembolisch, 11 % kardioembolisch und 22 % mikroangiopathisch verursacht sind. Auch retinale Infarkte, Rückenmarksinfarkte und transitorische ischämische Attacken wurden beschrieben (Treadwell und Robinson 2007; Schwartz et al. 2010).

Hirnblutungen können intraparenchymal, intraventrikulär und subarachnoidal entstehen und werden primär kokaininduzierten Blutdruckspitzen zugeschrieben. Bei kokainassoziierten Subarachnoidalblutungen lagen in 88 % d. F. arterielle Aneurysmen vor. Im Vergleich zu kokainnegativen Patienten weisen kokainassoziierte Hirnblutungen möglicherweise eine schlechtere Prognose und eine erhöhte Mortalität auf (OR = 2,7; Treadwell und Robinson 2007; Schwartz et al. 2010). Da die Kokain-Alkohol-Kombination mit einem 40-fach erhöhten Risiko für kardiovaskuläre Ereignisse und mit einer 25-fach erhöhten Wahrscheinlichkeit für einen akuten Herztod verbunden ist, dürfte sie ebenfalls mit einem höheren Risiko für zerebrale Ischämien verbunden sein (Schwartz et al. 2010).

Hirnmorphologische Veränderungen

Zahlreiche Bildgebungsstudien haben Veränderungen der makroskopischen Morphologie des Gehirns identifiziert. Zuerst wurde mittels CT festgestellt, dass Kokainkonsumenten häufiger **zerebrale Atrophien bzw. Ventrikelerweiterungen** (frontales Horn des lateralen Ventrikels) aufweisen (Pascual-Leone et al. 1991). Zudem konnte mithilfe der Diffusions-Tensor-Bildgebung gezeigt werden, dass die Integrität der frontalen weißen Substanz bei kokainabhängigen Personen vermindert war, was gut zu der Vorstellung einer gestörten orbitofrontalen Konnektivität bei Kokainkonsumenten passt (Lim et al. 2002). Zuletzt wurde jedoch angemerkt, dass die **Veränderungen der weißen Substanz** bei Kokainkonsumenten wahrscheinlich zusätzlich durch intensiven Alkoholkonsum und spezifische Streckmittel mitverursacht werden könnten (Michels et al. 2022).

Mehrere PET-Studien hatten zuvor gezeigt, dass der **zerebrale Glukosemetabolismus** im OFC und in den Basalganglien während des Entzugs stark erhöht, danach aber für die nächsten 3–6 Monate stark vermindert war (Volkow et al. 1991, 1992a, 1993). Der verminderte Glukosemetabolismus im OFC war zudem mit einer verminderten Dichte der Dopamin-D_2-Rezeptoren im Striatum korreliert (Volkow et al. 1993). Eine Metaanalyse von 16 Bildgebungsstudien, die mit der voxelbasierten Morphometrie (VBM) strukturelle MRT-Aufnahmen von stimulanzienabhängigen Personen (Kokain, Methamphetamin, Amphetamin) und Kontrollen verglichen hatten, ergab, dass chronische Stimulanzienkonsumenten in der Insula, im ventromedialen PFC, im inferioren Gyrus frontalis, im prägenualen anterioren Zingulum sowie im anterioren Thalamus niedrigere Dichten der grauen Substanz aufweisen (Ersche et al. 2013). Eine spätere Metaanalyse, die strukturelle Veränderungen von Methamphetamin- und Kokainkonsumenten mit Kontrollen verglich, bestätigte, dass Kokainkonsumenten vor allem Veränderungen in der linken Insula, in multiplen frontalen Regionen inkl. dem inferioren Gyrus frontalis und dem OFC, im inferioren Gyrus temporalis, im rechten Kaudatum sowie im rechten Heschl-Gyrus/Roland-Operculum offenbaren (Hall et al. 2015). Eine aktuelle Längsschnittuntersuchung mit Kokainkonsumenten zeigte, dass die Veränderungen der frontalen grauen Substanz nach längerer Abstinenz auch teilweise reversibel sein können (Hirsiger et al. 2019).

Insbesondere die frontalen strukturellen Veränderungen werden mit den kognitiven Defiziten und verminderter Impulskontrolle in Verbindung gebracht (Ersche et al. 2013; Hall et al. 2015; Hirsiger et al. 2019; ➤ Kap. 8.6.2).

11.5.2 Kognition und Verhalten

Positive („Liking") und negative Affekte („Craving") sowie motivationale Prozesse („Wanting") sind zentral für die Entwicklung von Substanzstörungen (Berridge et al. 2009; Koob 2013). Der Beginn eines Substanzkonsums wie auch die Entwicklung und der Erhalt einer Substanzstörung werden aber zusätzlich durch zahlreiche kognitive Prozesse beeinflusst, und hier spielen vor allem die Impulskontrolle, das planerische Denken und Problemlösen sowie bewusste und unbewusste Entscheidungsprozesse eine wichtige Rolle (Garavan und Hester 2007).

MERKE

Das Verständnis dieser kognitiven Mechanismen und ihrer Veränderungen im Rahmen des Substanzkonsums ist einerseits für die Erklärung des Übergangs vom kontrollierten Gelegenheitskonsum über den zunehmenden Missbrauch bis hin zur Etablierung der Abhängigkeit relevant. Andererseits sind sie aber nach Entwicklung der Abhängigkeit auch für Phasen der Abstinenz und für die Entstehung von Rückfällen von großer Bedeutung (Garavan und Hester 2007; Gould 2010).

Da kognitive Aspekte in jeder Phase des Substanzmittelkonsums eine kritische Rolle spielen können, wurden Substanzstörungen auch als eine **Funktion veränderter Wahrnehmungsprozesse** (Gould 2010) oder als eine **Form des pathologischen Lernens** beschrieben (Hyman 2005). Es stellt sich aber die Frage, welche kognitiven Beeinträchtigungen eine vorbestehende Funktionsstörung und welche eine Folge des chronischen Konsums repräsentieren. Die Klärung dieser Frage ist für die Prävention, Behandlung und Rehabilitation von wesentlicher Bedeutung.

Wie in ➤ Kap. 8.5.1 besprochen, weisen Kokainkonsumenten ein erhöhtes Risiko für Hirninfarkte und -blutungen auf, die im Rahmen kleiner wiederholter Infarkte oder Mikroblutungen (Multiinfarktdemenz) zunächst auch unbemerkt bleiben können (Neiman et al. 2000; Treadwell und Robinson 2007). Kokainkonsumenten mit solchen neurologischen Ereignissen zeigen erwartungsgemäß oft schwerwiegende neuropsychologische Defizite (Strickland et al. 1993, 1998; Strickland und Stein 1995). Allerdings weist nur etwa ein Viertel aller kokainabhängigen Patienten nachweisbare kardiovaskuläre Hirnschädigungen auf (Bartzokis et al. 1999), und kognitive Beeinträchtigungen sind auch bei Konsumenten beobachtbar, die keine zerebralen Infarkte oder Blutungen in der Bildgebung präsentieren (Bolla und Cadet 2007). Es wurde daher vorgeschlagen, dass sowohl Veränderungen in der zerebrovaskulären Funktion (Schlaganfall, Hirnblutungen) als auch kokaininduzierte anhaltende Adaptation verschiedener Neurotransmittersysteme zu den kognitiven Problemen dieser Patientengruppe beitragen (Bolla und Cadet 2007). Hirsiger et al. (2019) konnten im Längsschnitt zudem zeigen, dass kokainassoziierte Veränderungen der frontalen kortikalen Dicke mit Veränderungen in der Kognition einhergingen.

Mehrere Metaanalysen wie auch eine Studie mit vergleichsweise großer Stichprobe (*Zurich Cocaine Cognition Study*, ZuCo^{2}St) haben bestätigt, dass chronische Kokainkonsumenten unter breiten und relativ unspezifischen kognitiven Defiziten leiden (Jovanovski et al. 2005; Spronk et al. 2013; Vonmoos et al. 2013a; Potvin et al. 2014). Abhängige Kokainkonsumenten wiesen in der ZuCo^{2}St meist moderate bis

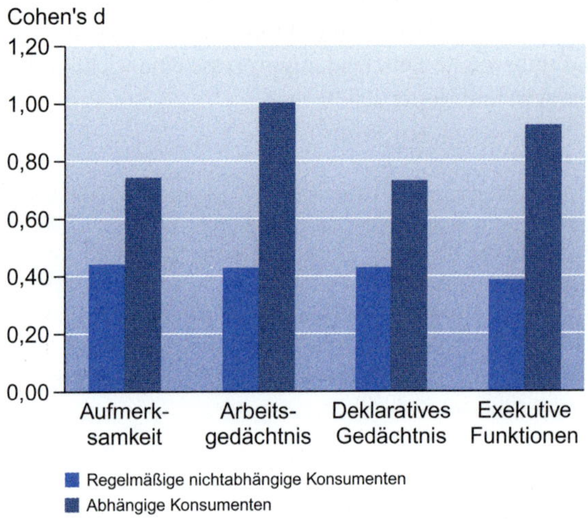

Abb. 11.3 Effektstärken kognitiver Defizite bei regelmäßigen aber nichtabhängigen und abhängigen Kokainkonsumenten im Vergleich zu gesunden stimulanziennaiven und gematchten Kontrollen (Vonmoos et al. 2013a) [L231]

starke Defizite (Cohen's $d = 0{,}74–1{,}00$) und regelmäßige, aber nichtabhängige Konsumenten moderate Beeinträchtigungen ($d = 0{,}39–0{,}44$) in den kognitiven Domänen **Aufmerksamkeit, Arbeitsgedächtnis, deklaratives Gedächtnis und exekutive Funktionen**[2] auf (Vonmoos et al. 2013a; ➤ Abb. 11.3).

Bei abhängigen Konsumenten war das Arbeitsgedächtnis am stärksten beeinträchtigt, während bei den nichtabhängigen Personen Konzentrationsfähigkeit und Aufmerksamkeit am stärksten betroffen waren. Insgesamt waren die neuropsychologischen Testleistungen meist stark mit den Konsumparametern korreliert, d. h., je mehr Kokain pro Woche oder über die Lebensspanne konsumiert wurde oder je höher die Konzentration von Kokain in den Haaren war, desto stärker waren die kognitiven Leistungseinbußen (Vonmoos et al. 2013a). Im Rahmen der ZuCo²St zeigten insgesamt 12 % der nichtabhängigen und 30 % der abhängigen Konsumenten klinisch bedeutsame und alltagsrelevante kognitive Einschränkungen (> 2 SD als die Kontrollgruppe), wobei das Risiko für kognitive Defizite besonders stark anstieg, wenn mehr als 500 g Kokain über die bisherige Lebensspanne konsumiert wurden (Vonmoos et al. 2013a).

Es konnte zudem gezeigt werden, dass Kokainkonsumenten Veränderungen in der Farbwahrnehmung und in der frühen sensorischen Informationsverarbeitung aufweisen. So zeigten 40–50 % der Kokainkonsumenten klinisch relevante **Farbsehstörungen**, die sich meist in Form einer sonst eher seltenen Blau-Gelb-Schwäche äußerten und die durch eine kokainvermittelte Störung des retinalen Dopaminhaushalts erklärt werden könnten. Das Auftreten einer Blau-Gelb-Farbsehstörung war zudem mit stärkeren kognitiven Einbußen verbunden (Hulka et al. 2013b). Die elektrophysiologisch gemessenen Veränderungen in der frühen Aufmerksamkeitsfilterung („sensorimotor gating") waren interessanterweise stark mit dem Verlangen nach Kokain (Craving) assoziiert, was auf dopaminerge oder noradrenerge Veränderungen infolge des Kokainkonsums hindeutet (Preller et al. 2013).

Neben den basalen kognitiven Fähigkeiten wurde in jüngerer Zeit zunehmend auch die **soziale Kognition als relevanter Aspekt der Kokainkonsumstörung** erkannt (Quednow 2017). So konnte gezeigt werden, dass chronische Kokainkonsumenten Schwierigkeiten in der prosodischen Emotionserkennung und bei der multimodalen Integration emotionaler Zustände anderer Personen (z. B. Gesichtsausdruck und Stimmlage) haben. Die Emotionserkennung aus visuellem Stimulusmaterial (Gesichter, Augenpaare, komplexe Szenen) war hingegen unbeeinträchtigt (Hulka et al. 2013a; Preller et al. 2014b). Es zeigte sich zudem, dass gelegentliche und abhängige Konsumenten Schwierigkeiten haben, emotionale Empathie für andere Personen zu empfinden, und sich in interaktiven Spielen ihren Mitspielern gegenüber weniger prosozial verhielten (Hulka et al. 2013a; Preller et al. 2014b; Aue et al. 2022). Abhängige Konsumenten wiesen zudem eine beeinträchtigte mentale und emotionale Perspektivenübernahme (Theory of Mind) auf (Preller et al. 2014b; Aue et al. 2022).

MERKE

Diese Befunde deuten darauf hin, dass ein chronischer Kokainkonsum die sozialkognitiven Fähigkeiten und damit das soziale Funktionieren im Alltag erschweren kann, was sich auch in verminderten sozialen Kontakten und anderen Problemen im Sozialverhalten manifestiert (Preller et al. 2014b).

Zuletzt wurde zudem mithilfe der funktionellen MRT gezeigt, dass Kokainkonsumenten das Belohnungssystem bei impliziter (Blickkontakt) wie expliziter (soziale Rückmeldungen) sozialer Verstärkung weniger stark aktivieren (Preller et al. 2014a; Tobler et al. 2016). Es wurde inzwischen darauf hingewiesen, dass Störungen der sozialen Wahrnehmung und des Sozialverhaltens bei Patienten mit einer Kokainkonsumstörung auch den Aufbau einer therapeutischen Beziehung erschweren können, was die hohe Rückfallquote bei schwer kokainabhängigen Personen selbst nach intensiver Therapie mit erklären helfen könnte (Quednow 2016, 2017).

Soziale und nichtsoziale kognitive Defizite waren nicht allein durch die bei Kokainkonsumenten gehäuft auftretenden Symptome einer Aufmerksamkeitsdefizit-/Hyperaktivitätsstörung (ADHS) oder einer Depression zu erklären. Allerdings zeigte sich auch, dass eine Kombination aus **Kokainkonsum und ADHS** besonders kritisch für das Auftreten schwerer kognitiver Beeinträchtigungen war (Von-

[2] Exekutive Funktionen waren in dieser Studie als strategisches Denken, kognitive Flexibilität und Regellernen definiert.

moos et al. 2013a; Preller et al. 2014b; Wunderli et al. 2016). Ähnlich wie beim Cannabis spielte auch beim Kokain das Alter bei Erstkonsum eine entscheidende Rolle, da ein früher Beginn (vor dem 18. Lj.) mit sehr viel stärkeren kognitiven Beeinträchtigungen einherging (Vonmoos et al. 2013a; Preller et al. 2014b).

Im Längsschnitt konnte gezeigt werden, dass ein großer Teil der sozialen und nichtsozialen kognitiven Auffälligkeiten wahrscheinlich durch den Kokainkonsum verursacht wird, da Konsumenten, die ihren Konsum innerhalb von 12 Monaten steigerten, sich weiter verschlechterten, während Konsumenten, die ihren Konsum reduzierten, sich wieder verbesserten (Vonmoos et al. 2014, 2019). Personen, die nur einen moderaten regelmäßigen Konsum zeigten, dann aber mehr als 6 Monate abstinent waren, erreichten sogar wieder das Leistungsniveau der Kontrollen. Allerdings zeigte sich auch, dass ein früher Konsumbeginn mit einer stark eingeschränkten Reversibilität der kognitiven Funktionen nach Konsumreduktion einherging. Dies bedeutet, dass kognitive Defizite nach Kokainkonsum teilweise reversibel sind, zumindest wenn nur moderat und mit spätem Beginn konsumiert wurde (Vonmoos et al. 2014, 2019).

Es wird seit Langem vermutet, dass ein Teil der kognitiven Defizite auf **neuroplastische Adaptationen** vor allem im Dopaminsystem zurückzuführen ist (Volkow et al. 2002). Pharmakogenetische Untersuchungen mit Kokainkonsumenten sowie Tierstudien deuten aber darauf hin, dass Veränderungen im Serotonin- und Noradrenalinsystem ebenfalls bei der Entstehung kokaininduzierter kognitiver Defizite eine Rolle spielen könnten (Havranek et al. 2015, 2017; Muller und Homberg 2015).

Wie oben bereits angedeutet, spielen bei der Entwicklung einer Substanzstörung spezifische **exekutive Funktionen** eine große Rolle: planerisches Denken und Entscheiden („decision-making") sowie verschiedene Formen der Impulsivität (Lucantonio et al. 2012; Noel et al. 2013). Insbesondere bei diesen Funktionen wurde diskutiert, ob sie nun Prädispositionen oder Folgen des Konsums darstellen, da zum einen ein vorbestehender Mangel an vorausschauendem Denken[3] sowie eine erhöhte Impulsivitätsneigung den Konsumbeginn begünstigen könnten (Bechara et al. 2002), zum anderen aber auch der chronische Konsum zu Veränderungen in den relevanten Hirnregionen wie dem OFC führen könnte, sodass diese Funktionen mit der Zeit mehr und mehr beeinträchtigt werden (Lucantonio et al. 2012). Es wurde aber auch schon früh vorgeschlagen, dass es einen interaktiven und sich verstärkenden Effekt von prädisponiertem kognitivem Stil (z. B. erhöhte Impulsivität, gesteigerte Belohnungssensitivität und mangelnde Voraussicht) und substanzinduzierten Veränderungen in den funktionsentsprechenden Transmittersystemen und neuronalen Strukturen auf Entscheidungsfindung und Impulskontrolle geben könnte. Dies führt zu einem Teufelskreis: Jemand, der bereits eine leichte Neigung zur Impulsivität und zu vorschnellem und nicht durchdachtem Handeln zeigt, fängt mit dem Kokainkonsum an, weil er sich die zukünftigen Konsequenzen nicht bewusst macht. Die wiederholte Einnahme der Substanz führt dann zu neurofunktionalen und neurochemischen Veränderungen (z. B. im OFC und auf Ebene der Basalganglien), welche die Impulsivität verstärken und das vorausschauende Denken weiter beeinträchtigen, sodass ein weiterer Kokainkonsum immer stärker begünstigt wird (Bolla et al. 1998).

Interessanterweise sind die Befunde zur erhöhten Impulsivität und zum Entscheidungsverhalten bei Kokainkonsumenten nicht sehr konsistent. Während sich die Befunde zur **motorischen Impulskontrolle** (z. B. gemessen mit *Stop Signal Tasks* oder *GoNo/Go Tasks*) und auch zu planerischem Denken teilweise widersprechen, weisen Kokainkonsumenten einheitlich erhöhte Werte in der über Fragebögen erfassten Trait-Impulsivität auf (Vonmoos et al. 2013b; Hulka et al. 2014). Zudem zeigen Kokainkonsumenten über viele Studien hinweg eine gesteigerte Belohnungsimpulsivität, da sie in *Delay Discounting Tasks* kleinere, aber schnelle Belohnungen gegenüber verzögerten größeren Gewinnen bevorzugen und somit offenbar schlechter auf eine zukünftige Belohnung warten können[4] (Hulka et al. 2014). In einer Längsschnittstudie konnte gezeigt werden, dass sich Kokainkonsumenten als weniger impulsiv beschrieben, nachdem ihr Konsum abgenommen hatte, jedoch angaben, impulsiver zu sein, wenn sie den Konsum gesteigert hatten. Im Kontrast dazu blieb die erhöhte Belohnungsimpulsivität über die Zeit konstant und variierte nicht mit den sich verändernden Konsummustern (Hulka et al. 2015).

MERKE

Dies deutet daraufhin, dass verschiedene Facetten der Impulsivität unterschiedliche Rollen bei der Entwicklung einer Substanzstörung spielen könnten. Während eine erhöhte Belohnungsimpulsivität eine relevante Prädisposition für den Substanzkonsum zu sein scheint, kann sich eine allgemeine subjektiv empfundene Impulsivität durch den Konsum zusätzlich weiter verschlechtern.

11.5.3 Internistische Folgen

Die durch Kokain hervorgerufenen somatischen Komplikationen sind vielfältig und oft wenig spezifisch. Die Therapie ist somit meist symptomatisch. Im Folgenden werden einige in der Praxis häufig anzutreffende körperliche Folgeerscheinungen sowie deren Behandlungsmöglichkeiten beschrieben.

Kokain kann dosis- und toleranzabhängig zu **Blutdruckanstieg** und **Tachykardie** führen. Herzrhythmusstörungen

[3] Bechara et al. (2002: 1691) nannten diese Eigenschaft treffend eine *„myopia for the future"*.

[4] Dies wird auch als „mangelnde Fähigkeit zum Verstärkungsaufschub" beschrieben.

11

und Myokardinfarkte sind am ehesten bei arteriosklerotisch vorgeschädigten Patienten als Folge von Vasospasmen beobachtbar, können aber auch bei ansonsten herzgesunden (jungen) Personen auftreten und bedürfen ggf. intensivmedizinischer Behandlung. **Kardiopulmonale Symptome** sind insgesamt die am häufigsten von Kokainkonsumenten berichteten Beschwerden, und thorakale Schmerzen werden als häufigstes Einzelsymptom genannt (Brody et al. 1990). Verschiedene pathophysiologische Mechanismen (➤ Kap. 8.6.1) tragen zum Entstehen myokardialer Ischämien und Myokardinfarkten bei (McCord et al. 2008). Es wird geschätzt, dass bei ca. 1–6 % der Kokainkonsumenten, die sich aufgrund thorakaler Schmerzen in Behandlung begeben, eine myokardiale Infarzierung vorliegt (Hollander et al. 1994; Weber et al. 2000). Ischämien treten dabei vor allem in den ersten Stunden nach Kokainkonsum auf, können aber auch zeitlich verzögert entstehen (McCord et al. 2008). Das Risiko für einen Myokardinfarkt ist beispielsweise in der ersten Stunde nach dem Konsum um das 24-Fache erhöht, sinkt dann aber in der 2. und 3. Stunde auf ein 4-fach erhöhtes Risiko ab (Schwartz et al. 2010).

Zusätzlich zu den genannten kardialen Symptomen kann im Rahmen des Kokainkonsums motorische Unruhe auftreten, teilweise mit typischen choreatiformen Bewegungsmustern. Insbesondere bei höheren Dosierungen kann es zu oftmals zu aggressiv gefärbten Erregungszuständen kommen. Schwere oder letale Intoxikationen (Krämpfe, Atemlähmung) sind selten zu beobachten, können aber vorkommen (z. B. bei Bodypacking[5] mit undichten Behältnissen).

Die Therapie der oben genannten Folgeerscheinungen des Kokainkonsums richtet sich nach den jeweiligen Symptomen. In vielen akuten Fällen ist, neben üblichen symptomspezifischen Maßnahmen, die Gabe eines Benzodiazepins hilfreich. Diese ist insbesondere auch bei kardiovaskulären Symptomen hilfreich und kann ggf. durch die zusätzliche Gabe von Magnesium ergänzt werden. Betablocker sind hingegen bei kokaininduzierten kardialen und zerebralen Ischämien nicht zu empfehlen (McCord et al. 2008; Schwartz et al. 2010).

Durch die kokainbedingte Unterdrückung des Hungergefühls kann es im Rahmen chronischen Konsums häufig zu einer **Gewichtsabnahme** kommen bis hin zu Mangelernährungszuständen.

Die meisten somatischen Komplikationen bei chronischen Kokainkonsumenten treten im Rahmen des *intravenösen Konsums* auf. Hierbei sind **Infektionskrankheiten** (wie virale Hepatitiden, HIV, Abszesse, Endokarditis, Osteomyelitis) im Vergleich zu Heroinkonsumenten gehäuft, vermutlich durch die höhere Applikationsfrequenz während der Konsumphasen und das damit verbundene risikoreichere und unhygienischere Injektionsverhalten. Auch mit dem Kokainkonsum assoziiertes risikoreiches Sexualverhalten kann das gehäufte Auftreten von entsprechend übertragbaren Infektionskrankheiten begünstigen.

Chronische **Ulzera** durch Injektionen in die Wundränder sind fast ausschließlich bei Kokainkonsumenten beobachtbar. Bei Spritzenabszessen von Kokainkonsumenten findet sich gelegentlich eine typische zentrale Nekrose, die durch die Gewebetoxizität von paravenös injiziertem Kokain bedingt ist. Zur Therapie eines Spritzenabszesses ist fast immer eine kleine Stichinzision ausreichend, Antibiotika sind nur bei Fieber oder bei Abszessen in kritischen Gebieten (z. B. Hals, Leiste) nötig.

Bei *nasalem Kokainkonsum* ist die Reizung der Nasenschleimhäute mit entsprechender Rhinorrhö und Borkenbildung typisch. Diese führen mit der Zeit zu einer atrophen Schleimhaut, und im weiteren Verlauf kann sich eine Nasenseptumperforation entwickeln. Eine frühzeitige Therapie mit befeuchtenden Nasensalben kann die Beschwerden mildern. Der inhalative Kokainkonsum (in Europa meist als Freebase) kann z. T. schwere Lungenschädigungen hervorrufen und zu Exazerbationen von bereits vorbestehendem Asthma und chronisch-obstruktiven Lungenerkrankungen beitragen. Durch Reste von Ammoniak, das bei der Freebase-Herstellung verwendet wird (➤ Kap. 8.3.2), werden die Schleimhäute oftmals stark gereizt (Herdener et al. 2012).

11.5.4 Psychiatrische Folgen

Als typische psychische Komplikationen des Kokainkonsums gelten **kokaininduzierte Psychosen**, die oftmals durch paranoide Zustandsbilder (Verfolgungswahn) charakterisiert sind. Zusätzlich können halluzinatorische Symptome auftreten, die häufig visueller Natur sind. Ich-Störungen und auch akustische Halluzinationen treten offenbar weniger häufig auf als bei psychotischen Episoden im Rahmen schizophrener Erkrankungen (Mitchell und Vierkant 1991). Insbesondere als Folge eines lang andauernden und intensiven Konsums können sich für Kokainkonsumenten typische taktile und viszerale Halluzinationen entwickeln. Hierbei kommt es zu einem für die Betroffenen in der Regel sehr unangenehmen Gefühl von Fremdkörpern oder Parasiten unter der Haut. Die in der Folge klinisch oft beobachtbaren typischen Exkoriationen entstehen durch den Versuch, die Haut entsprechend aufzukratzen, um diese Fremdkörper oder Parasiten zu entfernen. Kokaininduzierte psychotische Symptome bilden sich im Allgemeinen nach Beendigung des Konsums wieder zurück. Bei akuten psychotischen Symptomen in Verbindung mit Angst, Anspannung und Erregung kann eine vorübergehende Gabe von Benzodiazepinen hilfreich sein, teilweise auch die Gabe von Antipsychotika.

Speziell zu beachten ist auch die in manchen Fällen starke **Auswirkung des Kokains auf die Sexualität,** vor allem bei Männern (Brown et al. 2007). Der Konsum von Kokain kann

[5] Als *Bodypacking* wird der Transport von Kokain in Kondomen oder Plastiksäckchen im Gastrointestinaltrakt des eigenen Körpers bezeichnet.

sexuelle Fantasien anregen und enthemmen. Kokain fördert daher risikoreiche (und ungeschützte) sexuelle Kontakte. Bei einem Teil der Patienten kann sich eine regelrechte „Sexsucht" entwickeln. Hierdurch kann eine Kokainabhängigkeit bzw. ihre Behandlung entscheidend verkompliziert werden (z. B. durch sexuell übertragbare Infektionskrankheiten sowie finanzielle und soziale Folgeschäden). Da solche Episoden von den Patienten im Nachhinein oft als schamvoll erlebt und nicht spontan berichtet werden, ist es wichtig, entsprechendes Verhalten gezielt anzusprechen.

Beim Nachlassen der akuten Kokainwirkung kann es, insbesondere in den ersten Tagen nach längeren und exzessiven Konsumphasen, zu einem **Crash** kommen (➤ Kap. 8.5.1). Dieser ist u. a. durch Anhedonie, Depressivität, Ängstlichkeit, Reizbarkeit und starkes Kokain-Craving gekennzeichnet (Lago und Kosten 1994), suizidale Krisen können ebenfalls auftreten. Einige der Kokainentzugssymptome wie erhöhte Depressivität, Ängstlichkeit, Schlafstörung, gesteigerter Appetit und erhöhtes Kokainverlangen können über Wochen hinweg fortbestehen (Gawin und Kleber 1986; American Psychiatric Association 2010). Obwohl Antidepressiva bei der Behandlung depressiver Episoden bei Kokainabhängigkeit wirksam sein können (Rounsaville 2004), gibt es wenig Evidenz für ihre Anwendung in der Entzugsphase. In der klinischen Praxis ist ihr Einsatz vor allem bei persistierender affektiver Symptomatik dennoch zu erwägen. Gute Erfahrungen bestehen in Einzelfällen auch mit dem Einsatz von Substanzen mit direkter Wirkung auf die dopaminerge Neurotransmission zur Linderung Crash-assoziierter Symptome.

11.6 Psychosoziale Therapien

11.6.1 Allgemeine Behandlungsgrundsätze und Behandlungsziele

Wie bei anderen Substanzstörungen ist auch bei Störungen durch den Konsum von Kokain die Erhaltung bzw. Wiedererlangung der Gesundheit und der sozialen Integration wichtigstes Therapieziel. Abstinenz oder ein moderater, gesundheits- und sozialverträglicher Konsum sowie die Behandlung entsprechender Begleit- und Folgeerkrankungen sollen helfen, dieses Ziel zu erreichen (Herdener et al. 2012).

Im Weiteren wird auf entsprechende pharmakologische und psychotherapeutische Ansätze zur Behandlung der Kokainabhängigkeit und die oben genannten Therapieziele eingegangen, während die Behandlung wichtiger Folgeerscheinungen des Kokains bereits in ➤ Kap. 8.5 beschrieben wurde. Da derzeit keine Medikamente zur Behandlung der Kokainabhängigkeit zugelassen sind (Quednow und Herdener 2016) und die Wirksamkeit psychosozialer Behandlungsangebote besser belegt ist, stehen meist psychosoziale Ansätze im Zentrum der Behandlung der Kokainabhängigkeit (NICE 2007).

Bei Patienten, die neben der Störung durch Kokain noch weitere, nicht durch Kokain induzierte psychische Störungen (z. B. Abhängigkeit von zusätzlichen psychotropen Substanzen, Erkrankungen aus dem schizophrenen Formenkreis, affektive Störungen und/oder Persönlichkeitsstörungen etc.) aufweisen, ist die Behandlung meist zusätzlich erschwert. Bei dieser Patientengruppe können im Prinzip dennoch die nachstehend genannten pharmakologischen und psychotherapeutischen Behandlungsprinzipien angewendet werden. In der Praxis ist jedoch festzustellen, dass z. B. strukturierte psychotherapeutische Verfahren bei Patienten mit entsprechenden Komorbiditäten an ihre Grenzen stoßen können. In diesen Situationen kann jedoch (evtl. auch vorübergehend) im Sinne einer Schadensminderung ein pragmatisches, wirksames Vorgehen angeboten werden (Tatarsky und Marlatt 2010).

Die Behandlung der Kokainabhängigkeit kann, je nach Patient, Schwere der Erkrankung und etwaigen Komorbiditäten, ambulant, in Tageskliniken oder stationär durchgeführt werden. Bei Patienten mit guter sozialer Integration zeigen sich keine nennenswerten Unterschiede zwischen den Behandlungserfolgen in ambulanten, teilstationären oder stationären Angeboten (Simpson et al. 1999). Entsprechend ist bei diesen Patienten ein schrittweises Vorgehen sinnvoll, bei dem zunächst das am wenigsten eingreifende und kostengünstigste (d. h. in der Regel das ambulante) Verfahren zu wählen ist. Bei Bedarf bzw. fehlendem Erfolg kann dann im Verlauf die Inanspruchnahme tagesklinischer oder auch stationärer Angebote notwendig werden. In Krisensituationen sind oftmals Kurzhospitalisationen hilfreich, um einen fortgesetzten (Binge-)Konsum zu unterbrechen, die Patienten körperlich und psychisch zu stabilisieren und auch um Folgeschäden des Konsums zu verhindern (Herdener et al. 2012). Zudem kann in solchen Behandlungsphasen versucht werden, die Motivation für ambulante Nachfolgebehandlungen zu vertiefen. Bei Patienten, die neben der Kokainabhängigkeit noch weitere beeinträchtigende Probleme im psychischen, körperlichen und/oder sozialen Bereich aufweisen, kann eine längerfristige stationäre Behandlung zu einem positiven Verlauf beitragen (Goldstein et al. 2000; Simpson et al. 2002).

MERKE

Trotz vieler Herausforderungen bei der pharmakologischen und psychotherapeutischen Behandlung der Kokainabhängigkeit zeigt sich bei Langzeitbeobachtungen ein Rückgang des Kokainkonsums auch als längerfristiger Effekt der Behandlung.

So wurden z. B. in nordamerikanischen Studien mehr als 700 Patienten mit einer Kokainabhängigkeit 1 oder 5 Jahre nach der Behandlung (diese beinhaltete zahlreiche verschiedene Behandlungsformen und -settings im Rahmen eines naturalistischen Studiendesigns) nachuntersucht. Hierbei zeigte sich, dass 1 Jahr nach Ende der Therapie nur noch 21 % der Patienten einen wöchentlichen Kokainkonsum aufwiesen, der Rest konsumierte seltener oder überhaupt nicht mehr. Nach 5 Jahren waren es nur 25 %, die noch wöchentlich konsumierten (Simpson et al. 1999, 2002).

11.6.2 Psychotherapie

Im Vordergrund stehende psychotherapeutische Behandlungsmöglichkeiten der Kokainabhängigkeit sind vor allem verhaltensbezogene Interventionen. So ist z. B. die Wirksamkeit eines **Kontingenzmanagements** (KM) für die Behandlung der Kokainabhängigkeit gut untersucht, bei insgesamt moderaten Effektstärken (Prendergast et al. 2006a). Bei diesem Ansatz wird erwünschtes Verhalten (z. B. drogenfreie Urinproben, Teilnahme an therapeutischen Angeboten) durch entsprechende Verstärker (z. B. Gutscheine) gefördert. Hierdurch kann der Kokainkonsum reduziert und Abstinenz gefördert werden, auch bei Patienten, die einer Behandlung sonst nur schwer zugänglich sind (Weiss und Petry 2014). Allerdings ist es bisher unklar, ob durch KM auch eine längerfristige Abstinenz erreicht werden kann, da sich die Effekte nach Behandlungsende offenbar rasch zurückbilden (Prendergast et al. 2006b). Dieser Behandlungsansatz ist bisher vor allem außerhalb Europas verbreitet und untersucht, und es bleibt abzuwarten, inwieweit die oben berichteten Ergebnisse auf die Verhältnisse im deutschsprachigen Raum übertragbar sind (Petitjean et al. 2014).

In Europa werden vor allem **kognitiv-verhaltenstherapeutische Verfahren** (KVT) bei der psychotherapeutischen Behandlung der Kokainabhängigkeit eingesetzt. Für deren Wirksamkeit findet sich ebenfalls gute Evidenz, und die Effekte scheinen auch über das Behandlungsende hinaus anhaltend zu sein (Carroll et al. 1994). Deshalb soll nachfolgend vor allem auf wichtige Aspekte der KVT der Kokainabhängigkeit eingegangen werden.

Mithilfe einer KVT soll den Patienten geholfen werden, eine Veränderung hinsichtlich des problematischen Konsums von Kokain zu erreichen. Im Wesentlichen geht es darum, mit den Patienten zu analysieren, in welchen Situationen sie am ehesten zum Kokainkonsum neigen. Sie sollen dann dabei unterstützt werden, diese Situationen nach Möglichkeit entweder zu meiden oder einen anderen Umgang damit zu erlernen. Sie sollen zudem verschiedene Probleme und problematische Verhaltensweisen im Zusammenhang mit dem Substanzgebrauch besser bewältigen können. Zum Erreichen dieser Ziele sind deshalb zum einen die **Verhaltensanalyse,** zum anderen ein **Fertigkeitentraining** hilfreich (ausführliches deutschsprachiges Behandlungsmanual zur KVT der Kokainabhängigkeit s. Wiesbeck et al. 2010). Wichtige Schritte im Rahmen der KVT sind zudem zunächst die Förderung der Motivation zur Veränderung des Kokainkonsums. Das Fertigkeitentraining ist u. a. darauf ausgerichtet, Techniken zu erlernen, mit denen der Drang, Kokain zu konsumieren (Craving), erkannt und bewältigt werden kann. Die KVT bietet zudem ein gutes Modell, um die Patienten dabei zu unterstützen, auch mit anderen starken Affekten wie Niedergeschlagenheit, Wut oder Trauer umzugehen. Darüber hinaus sollen die Patienten dabei gestützt werden, ihr soziales Beziehungsnetz auszudehnen und dauerhafte, wertvolle Beziehungen (wieder) aufzubauen (Quednow 2017).

Grundsätzlich sind KVT-Ansätze auch mit anderen Behandlungsformen der Kokainabhängigkeit kombinierbar. So konnte z. B. eine randomisierte kontrollierte Studie (RCT) aus der Arbeitsgruppe von Kathleen M. Carroll zeigen, dass nach 12-wöchiger Intervention eine signifikante Überlegenheit von KVT gegenüber einer anderen Psychotherapieform (interpersonelle Therapie) und von Disulfiram gegenüber Placebo bestand. Die Kombination von KVT und Disulfiram führte zu einem stärkeren Rückgang des Kokainkonsums als KVT allein (Carroll et al. 2004).

Auch die **Kombination von KVT mit anderen psychotherapeutischen Ansätzen** ist möglich. Insbesondere scheinen Elemente aus der motivierenden Gesprächsführung hilfreich (Miller und Rollnick 2015), um die Veränderungsmotivation zu fördern und KVT zu ergänzen (McKee et al. 2007). Eine Kombination von KVT mit KM ist ebenfalls möglich (Petitjean et al. 2014).

Eine weitere psychotherapeutische Option für die Behandlung von Substanzstörungen und somit auch der Kokainabhängigkeit könnten zukünftig vermehrt auch **achtsamkeitsbasierte Verfahren** sein. Neuere Untersuchungen deuten auf eine Wirksamkeit von Ansätzen hin, die KVT-Elemente zur Rückfallprävention mit achtsamkeitsbasierten Meditationspraktiken verbinden (Bowen et al. 2014). In einer großen RCT zeigte sich bei Patienten mit verschiedenen Substanzstörungen ein vermindertes Rückfallrisiko bzw. eine Reduktion des Substanzkonsums durch achtsamkeitsbasierte Rückfallprävention. Auch 1 Jahr nach der 8-wöchigen Intervention ließen sich noch positive Effekte der achtsamkeitsbasierten Therapie nachweisen (Bowen et al. 2014). Wie erfolgreich sich dieses Verfahren spezifisch bei Kokainabhängigkeit anwenden lässt, ist noch unklar, aber die obigen Ergebnisse sowie eigene klinische Erfahrungen hierzu sind ermutigend. Eine deutschsprachige Übersetzung des Behandlungsmanuals liegt vor (Bowen et al. 2012).

MERKE

Bezüglich der oben aufgeführten psychotherapeutischen Verfahren ist zu beachten, dass nicht alle Patienten mit Kokainabhängigkeit in der Lage sind, von diesen oft höherschwelligen strukturierten Angeboten zu profitieren. Dies betrifft insbesondere Patienten mit ausgeprägten Komorbiditäten (z. B. Abhängigkeit von zusätzlichen psychotropen Substanzen, Erkrankungen aus dem schizophrenen Formenkreis, affektive Störungen und/oder Persönlichkeitsstörungen) und/oder schwerwiegenden sozialen Folgeerscheinungen.

Diesen Patienten kann dennoch im Sinne einer Schadensminimierung ein pragmatisches und wirksames therapeutisches Vorgehen angeboten werden (Tatarsky und Marlatt 2010), bei dem – neben dem niederschwelligen Zugang zu Behandlungsangeboten (auch für Patienten, die aktuell nicht auf den Substanzkonsum verzichten können) – die Reduktion der mit dem Substanzkonsum verbundenen Risiken und Folgeschäden im Vordergrund steht.

11.7 Pharmakotherapie

Derzeit sind keine Medikamente zur Behandlung der Kokainabhängigkeit zugelassen. Die nachstehend vorgestellten, aufgrund aktueller Evidenz und eigener klinischer Erfahrung vielversprechendsten pharmakotherapeutischen Ansätze können deshalb nur im sog. Off-Label-Use zur Anwendung kommen (Quednow und Herdener 2016; Quednow et al. 2022).

Die Europäische Beobachtungsstelle für Drogen und Drogensucht führt auf ihrem *Best Practice Portal* (www.emcdda.europa.eu/best-practice/treatment/cocaine-users) als einzige nutzbringende Substanz für die Behandlung der Kokainabhängigkeit **Disulfiram** auf. So wurde in einer frühen Studie zunächst festgestellt, dass bei kokainabhängigen Personen mit zusätzlicher Alkoholgebrauchsstörung bei der Einnahme von Disulfiram auch ein Rückgang des Kokainkonsums bzw. eine längere Kokainabstinenz beobachtbar war (Carroll et al. 1998). In weiteren Untersuchungen zeigte sich dieser Effekt jedoch auch bei Betroffenen mit Kokainabhängigkeit ohne zusätzliche Alkoholproblematik (George et al. 2000; Carroll et al. 2004). Neben der bekannten Hemmung der Aldehyddehydrogenase kommt es durch Disulfiram auch zu einer Hemmung der Dopamin-β-Hydroxylase und damit vermutlich zu einer Erhöhung der Dopaminkonzentration durch einen verzögerten Dopaminabbau (Shorter und Kosten 2011). Dieser potenzielle „indirekt dopaminagonistische" Effekt könnte der beobachteten Wirkung auf das Kokainkonsumverhalten zugrunde liegen. Allerdings beurteilt ein Cochrane-Review den Evidenzgrad für den Einsatz von Disulfiram in dieser Indikation als niedrig (Pani et al. 2010). Eine aktuellere Metaanalyse randomisierter klinischer Studien berichtete zudem ein schlechtere Therapieadhärenz bei Disulfiram im Vergleich zu Placebo (Chan et al. 2019).

Antidepressiva und **Dopamin-Agonisten** werden von der EMCDDA als „wahrscheinlich nutzbringend" eingestuft. Entsprechende Cochrane-Analysen, die mit klassischen Methoden durchgeführt wurden, weisen bisher allerdings nicht auf einen Nutzen von Antidepressiva hin (Pani et al. 2011). Gleiches gilt für den Einsatz von **Dopamin-Antagonisten** (z. B. Antipsychotika; Amato et al. 2011). Interessanterweise zeigte sich bei der Analyse der gleichen Daten mit einem anderen Verfahren, der „surface under the cumulative ranking curve analyses" (SUCRA), dass Dopamin-Agonisten und -Antagonisten in Bezug auf eine Reduktion des Kokainkonsums am besten wirksam waren, während Antipsychotika das Kokain-Craving am besten reduzierten (EMCDDA 2014b).

Aus anderen Bereichen der Suchtmedizin ist bekannt, dass pharmakotherapeutische Ansätze im Sinne einer **Substitution** (Ersatz der Problemsubstanz mit einem in der Regel langfristig weniger schädlichen Agonisten mit meist langsamerem Anfluten der Wirksubstanz und längerer Wirkdauer, z. B. Nikotinpflaster oder Methadon) wirksam sind. Entsprechend sind Substitutionsansätze auch bei Kokainabhängigkeit untersucht worden, z. B. die Gabe von **Methylphenidat** (ein Stimulans, das ähnlich wie Kokain die dopaminerge und noradrenerge Neurotransmission verstärkt), allerdings mit uneinheitlichen Ergebnissen, und somit wenig überzeugender Evidenz für einen entsprechenden Einsatz (Dürsteler et al. 2015). Allerdings könnten auch Einschränkungen der bisherigen Studien mit MPH und anderen Stimulanzien wie zu kleine Studiengrößen und unzureichende Dosierungen Ursache für den bisher fehlenden Wirksamkeitsnachweis dieses Ansatzes sein (Dürsteler et al. 2015).

Eine neuere Studie, die in einem Substitutionsansatz ein **Dexamphetamin** mit verzögerter Wirkstofffreisetzung zur Behandlung der Kokainabhängigkeit (bei Menschen mit gleichzeitig bestehender Heroinabhängigkeit) in einem randomisierten placebokontrollierten Doppelblinddesign mit ausreichender Stichprobengröße untersuchte, verwendete hierbei höhere Dosierungen als frühere Arbeiten (Nuijten et al. 2016). Dabei zeigte sich eine positive Wirkung im Sinne eines Rückgangs des Kokainkonsums. Eine kürzlich veröffentlichte Metaanalyse kam zu dem Schluss, dass die Behandlung mit verschreibungspflichtigen Stimulanzien die Dauer der Abstinenz bei Kokainabhängigkeit verlängert, wobei Amphetamine die signifikantesten Behandlungseffekte zeigen (Tardelli et al. 2020).

Insbesondere bei komorbider Aufmerksamkeitsdefizit-/Hyperaktivitätsstörung (ADHS), die als zusätzliche psychische Störung bei Kokainabhängigkeit häufig ist (van de Glind et al. 2014), könnte eine pharmakotherapeutische Behandlung mit **Stimulanzien** ebenfalls hilfreich sein. Bei beiden Störungsbildern bestehen dopaminerge Defizite und Störungen im Bereich exekutiver Funktionen (Volkow et al. 2009b; Cunha et al. 2013), und es liegen möglicherweise auch ähnliche genetische Risikofaktoren vor (Young et al. 2009). Eine Studie von Levin et al. (2015) untersuchte den Einfluss einer Stimulanzienbehandlung (Amphetaminsalze mit verzögerter Wirkstofffreisetzung) bei Patienten mit Kokainabhängigkeit und komorbidem ADHS. Bei dieser Patientengruppe fand sich ein Rückgang sowohl der ADHS-Symptomatik als auch des Kokainkonsums, insbesondere bei höherer Dosierung des Amphetamins.

Im Zusammenhang mit der Stimulanzienverordnung an Menschen mit Kokainabhängigkeit wird immer wieder auch auf das Missbrauchspotenzial der verordneten Medikamente hingewiesen. Dieses tatsächlich vorliegende Risiko könnte bei bestimmten Retardierungsformen oder auch bei der Verwendung von **Lisdexamphetamin** (ein Prodrug mit enzymatischer Aktivierung) vermindert sein. Eine Stimulanziengabe sollte daher nicht grundsätzlich abgelehnt werden, zumal neuere Studien zumindest für gewisse Subgruppen positive Ergebnisse aufweisen (s. o.). Ein geringeres Missbrauchspotenzial scheint auch bei anderen Stimulanzien wie z. B. **Modafinil** zu bestehen, dessen pharmakologischer Wirkmechanismus letztlich nicht eindeutig geklärt ist, auch wenn jüngste Studien nahelegen, dass es sich um einen atypischen Dopamintransporter-Inhibitor handeln könnte (Reith et al. 2015). Auch für Modafinil konnte in einzelnen Untersuchungen gezeigt werden, dass hierunter der Kokainkonsum reduziert werden konnte (Dackis et al. 2005), während spätere Studien mit größeren Stichproben jedoch zu teilweise uneinheitlichen Ergebnissen kommen (Dackis et al. 2012; Kampman et al. 2015).

Bei Patienten, bei denen neben einer Kokainproblematik noch eine zusätzliche Opioidabhängigkeit besteht, kann der Beginn einer substitutionsgestützten Behandlung der Opioidabhängigkeit bereits zu einer deutlichen Abnahme des Kokainkonsums führen (Herdener et al. 2017).

Substanzen, die das GABAerge System beeinflussen, z. B. Vigabatrin, Tiagabin oder Baclofen, wurden in kleineren neueren Studien ebenfalls untersucht, mit teilweise vielversprechenden ersten Ergebnissen (American Psychiatric Association 2010; Shorter und Kosten 2011).

Eine weitere interessante Substanz zur Behandlung der Kokainabhängigkeit könnte **N-Acetylcystein (NAC)** sein. NAC ist, zumindest in präklinischen Modellen der Kokainabhängigkeit, in der Lage, einen pathologisch veränderten Glutamatstoffwechsel zu normalisieren und Selbstapplikationsverhalten zu reduzieren (Kalivas 2009b). In einer aktuellen Übersichtsarbeit, die die Daten aus sechs klinischen Studien zusammenfasst, wird aber inzwischen die Auffassung vertreten, dass NAC die bereits erreichte Abstinenz eher aufrechterhalten könnte, als dass es das Kokain-Craving oder die Abstinenzrate beeinflusst (Nocito Echevarria et al. 2017). Der Nachweis der Wirksamkeit von NAC zur Behandlung der Kokainabhängigkeit in größeren klinischen Studien steht jedoch ebenfalls noch aus.

Mehrere Studien haben das therapeutische Potenzial des N-Methyl-D-Aspartat (NMDA)-Rezeptorantagonisten **Ketamin** nachgewiesen (Dakwar et al. 2014, 2016, 2019). Da Ketamin depressive Symptome unmittelbar lindern kann (Marcantoni et al. 2020), könnte die Wirkung von Ketamin auf die Kokainabhängigkeit zumindest teilweise durch seine antidepressiven Mechanismen vermittelt werden. Ob Ketamin Kokain-Craving direkt oder über den Umweg der Verbesserung affektiver Symptome beeinflusst, ist Gegenstand weiterer Forschung.

11.8 Fazit für die Praxis

Kokain ist nach Cannabis die am zweithäufigsten konsumierte illegale Substanz in Europa. Unter Experten gilt es als Substanz mit hohem Schadenspotenzial, denn der Konsum kann zu verschiedenen, teilweise gravierenden sozialen, körperlichen und psychischen Folgeerscheinungen führen. Zudem besteht bei fortgesetztem Konsum das Risiko einer Abhängigkeit.

Die Behandlung akuter Konsumfolgeerscheinungen erfolgt symptomorientiert. Es können hierbei akute Notfallsituationen auftreten, die entsprechende somatische oder psychiatrische Interventionen notwendig machen. Bei chronischem Konsum beobachtbare (sozio-)kognitive Folgeerscheinungen sind möglicherweise bei Konsumreduktion oder -verzicht in Teilen reversibel.

Bei Patienten mit Kokainabhängigkeit liegen in vielen Fällen **komorbide psychische Störungen** vor, die entsprechend diagnostiziert und, idealerweise in einem integrativen Ansatz, mitbehandelt werden sollten. Wichtigstes Therapieziel bei Störungen durch den Konsum von Kokain wie auch bei anderen Substanzstörungen ist die Erhaltung bzw. die Wiedererlangung der Gesundheit und der sozialen Integration. Abstinenz oder ein moderater, gesundheits- und sozialverträglicher Konsum sowie die Behandlung entsprechender Begleit- und Folgekrankheiten können helfen, dieses Ziel zu erreichen. Dabei sollte, je nach individueller Situation, zunächst das am wenigsten eingreifende und kostengünstigste Behandlungssetting gewählt werden (d. h. ambulante vor teilstationärer vor stationärer Behandlung).

Es gibt derzeit keine zugelassene **pharmakologische Behandlungsoption** für die Therapie einer Kokainabhängigkeit, aber es können einzelne Substanzen, für deren Wirksamkeit es wissenschaftliche Hinweise gibt, individuell im Sinne eines Off-Label-Use versuchsweise angewendet werden. Meist stehen jedoch individualisierte, psychotherapeutische und psychosoziale Therapieansätze im Vordergrund der Behandlung, in manchen Situationen auch im Sinne einer Schadensminderung. Trotz der zahlreichen Herausforderungen bei der pharmakologischen und psychotherapeutischen Behandlung der Kokainabhängigkeit, die sich zum Teil über längere Zeiträume erstrecken und mehrere Behandlungssequenzen beinhalten kann, sind die in diesem Kapitel beschriebenen Behandlungsoptionen, die dem individuellen Bedarf entsprechend kombiniert und angepasst werden sollten, erfolgversprechend.

LITERATUR

Agrawal A., Verweij K. J., Gillespie N. A. et al. The genetics of addiction – a translational perspective. Transl Psychiatry. 2012; 2: e140.

Allain F., Minogianis E. A., Roberts D. C., Samaha A. N. How fast and how often: the pharmacokinetics of drug use are decisive in addiction. Neurosci Biobehav Rev. 2015; 56: 166–179.

Amato L., Minozzi S., Davoli M. Efficacy and safety of pharmacological interventions for the treatment of the Alcohol Withdrawal Syndrome. Cochrane Database Syst Rev. 2011; 6:.

American Psychiatric Association Practice Guideline for the Treatment of Patients with Substance Use Disorders. 2nd ed. 2010; American Psychiatric Association. Arlington, VA.

Anthony J. C., Warner L. A., Kessler R. C. Comparative epidemiology of dependence on tobacco, alcohol, controlled substances, and inhalants: basic findings from the National Comorbidity Survey. Exp Clin Psychopharmacol. 1994; 2: 244–268.

Ashok A. H., Mizuno Y., Volkow N. D., Howes O. D. Association of Stimulant Use With Dopaminergic Alterations in Users of Cocaine, Amphetamine, or Methamphetamine: A Systematic Review and Meta-analysis. JAMA Psychiatry. 2017; 74: 511–519.

Aue T., Kexel A. K., Kluwe-Schiavon B., Bührer S., Baumgartner M. R., Soravia L. M., Quednow BB. In- and out-group effects on social perception and empathy in cocaine use disorder. Front Psychiatry. 2022; 13: 879016.

Banks M. L., Czoty P. W., Gage H. D. et al. Effects of cocaine and MDMA self-administration on serotonin transporter availability in monkeys. Neuropsychopharmacology. 2008; 33: 219–225.

Bartzokis G., Beckson M., Hance D. B. et al. Magnetic resonance imaging evidence of "silent" cerebrovascular toxicity in cocaine dependence. Biol Psychiatry. 1999; 45: 1203–1211.

Bechara A., Dolan S., Hindes A. Decision-making and addiction (part II): myopia for the future or hypersensitivity to reward?. Neuropsychologia. 2002; 40: 1690–1705.

Benowitz N. L. Clinical pharmacology and toxicology of cocaine. Pharmacol Toxicol. 1993; 72: 3–12.

Berridge K. C., Robinson T. E., Aldridge J. W. Dissecting components of reward: 'liking', 'wanting', and learning. Curr Opin Pharmacol. 2009; 9: 65–73.

Boja J. W., Kuhar M. J., Kopajtic T. et al. Secondary amine analogues of 3 beta-(4'-substituted phenyl)tropane-2 beta-carboxylic acid esters and N-norcocaine exhibit enhanced affinity for serotonin and norepinephrine transporters. J Med Chem. 1994; 37: 1220–1223.

Bolla K. I., Cadet J. L. Cocaine. In: Kalechstein A. van Gorp W. G. Neuropsychology and Substance Use. 2007; Taylor & Francis. New York. 111–138.

Bolla K. I., Cadet J. L., London E. D. The neuropsychiatry of chronic cocaine abuse. J Neuropsychiatry Clin Neurosci. 1998; 10: 280–289.

Bortolotti F., Gottardo R., Pascali J., Tagliaro F. Toxicokinetics of cocaine and metabolites: the forensic toxicological approach. Curr Med Chem. 2012; 19: 5658–5663.

Bowen S., Chawla N., Marlatt G. A. Achtsamkeitsbasierte Rückfallprävention bei Substanzabhängigkeit: das MBRP-Programm. Mit Online-Materialien. 2012; Beltz. Weinheim.

Bowen S., Witkiewitz K., Clifasefi S. L. et al. Relative efficacy of mindfulness-based relapse prevention, standard relapse prevention, and treatment as usual for substance use disorders: a randomized clinical trial. JAMA Psychiatry. 2014; 71: 547–556.

Brody S. L., Slovis C. M., Wrenn K. D. Cocaine-related medical problems: consecutive series of 233 patients. Am J Med. 1990; 88: 325–331.

Brown A. H., Domier C. P., Rawson R. A. Stimulants, sex, and gender. Sexual Addiction & Compulsivity. 2007; 12: 169–180.

Brust J. C. M. Neurological Aspects of Substance Abuse. 2nd ed. 2004; Butterworth-Heinemann. Philadelphia.

Carroll K. M., Rounsaville B. J., Nich C. et al. One-year follow-up of psychotherapy and pharmacotherapy for cocaine dependence: delayed emergence of psychotherapy effects. Arch Gen Psychiatry. 1994; 51: 989–997.

Carroll K. M., Nich C., Ball S. A. et al. Treatment of cocaine and alcohol dependence with psychotherapy and disulfiram. Addiction. 1998; 93: 713–727.

Carroll K. M., Fenton L. R., Ball S. A. et al. Efficacy of disulfiram and cognitive behavior therapy in cocaine-dependent outpatients: a randomized placebo-controlled trial. Arch Gen Psychiatry. 2004; 61: 264–272.

Chan B., Kondo K., Freeman M., Ayers C., Montgomery J., Kansagara D. Pharmacotherapy for Cocaine Use Disorder – a Systematic Review and Meta-analysis. Journal of General Internal Medicine. 2019; 34: 2858–2873.

Chen B. T., Yau H.-J., Hatch C. et al. Rescuing cocaine-induced prefrontal cortex hypoactivity prevents compulsive cocaine seeking. Nature. 2013; 496: 359–362.

Cone E. J. Pharmacokinetics and pharmacodynamics of cocaine. J Anal Toxicol. 1995; 19: 459–478.

Cunha P. J., Gonçalves P. D., Ometto M. et al. Executive cognitive dysfunction and ADHD in cocaine dependence: searching for a common cognitive endophenotype for addictive disorders. Front Psychiatry. 2013; 4: 12610.3389/fpsyt.2013.00126.

D'Apolito K. Breastfeeding and substance abuse. Clin Obstet Gynecol. 2013; 56: 202–211.

Dackis C. A., Kampman K. M., Lynch K. G. et al. A double-blind, placebo-controlled trial of modafinil for cocaine dependence. Neuropsychopharmacology. 2005; 30: 205–211.

Dackis C. A., Kampman K. M., Lynch K. G. et al. A double-blind, placebo-controlled trial of modafinil for cocaine dependence. J Subst Abuse Treat. 2012; 43: 303–312.

Dakwar E., Hart C. L., Levin F. R., Nunes E. V., Foltin R. W. Cocaine self-administration disrupted by the N-methyl-D-aspartate receptor antagonist ketamine: a randomized, crossover trial. Molecular Psychiatry. 2016; 22: 76–81.

Dakwar E., Levin F., Foltin R. W., Nunes E. V., Hart C. L. The Effects of Subanesthetic Ketamine Infusions on Motivation to Quit and Cue-Induced Craving in Cocaine-Dependent Research Volunteers. Biological Psychiatry. 2014; 76: 40–46.

Dakwar E., Nunes E. V., Hart C. L., Foltin R. W., Mathew S. J., Carpenter K. M., Choi C. J. J., Basaraba C. N., Pavlicova M., Levin F. R. A Single Ketamine Infusion Combined With Mindfulness-Based Behavioral Modification to Treat Cocaine Dependence: A Randomized Clinical Trial. American Journal of Psychiatry. 2019; 176: 923–930.

Das G. Cardiovascular effects of cocaine abuse. Int J Clin Pharmacol Ther Toxicol. 1993; 31: 521–528.

Das G. Cocaine abuse in North America: a milestone in history. J Clin Pharmacol. 1993; 33: 296–310.

Dela Pena I., Gevorkiana R., Shi W. X. Psychostimulants affect dopamine transmission through both dopamine transporter-dependent and independent mechanisms. Eur J Pharmacol. 2015; 764: 562–570.

Ding Y. S., Singhal T., Planeta-Wilson B. et al. PET imaging of the effects of age and cocaine on the norepinephrine transporter in the human brain using (S,S)-[(11)C]O-methylreboxetine and HRRT. Synapse. 2010; 64: 30–38.

Dinis-Oliveira R. J. Metabolomics of cocaine: implications in toxicity. Toxicol Mech Methods. 2015; 25: 494–500.

Dürsteler K. M., Berger E.-M., Strasser J. et al. Clinical potential of methylphenidate in the treatment of cocaine addiction: a review of the current evidence. Subst Abuse Rehab. 2015; 6: 61–74.

Edwards D. J., Bowles S. K. Protein binding of cocaine in human serum. Pharm Res. 1988; 5: 440–442.

EMCDDA – European Monitoring Centre for Drugs and Drug Addiction European Drug Report. 2007; Publications Office of the European Union. Luxembourg.

EMCDDA – European Monitoring Centre for Drugs and Drug Addiction European Drug Report. 2013; Publications Office of the European Union. Luxembourg.

EMCDDA – European Monitoring Centre for Drugs and Drug Addiction European Monitoring Centre for Drugs and Drug Addiction. European Drug Report. 2014; Publications Office of the European Union. Luxembourg.

EMCDDA – European Monitoring Centre for Drugs and Drug Addiction Treatment for cocaine dependence – reviewing current evidence. www.emcdda.europa.eu/topics/pods/treatment-for-cocaine-dependence2014; Publications Office of the European Union. Luxembourg.

EMCDDA – European Monitoring Centre for Drugs and Drug Addiction European Drug Report. Trends and Developments. 2022; Publications Office of the European Union. Luxembourg.

Engeli E. J. E., Zoelch N., Hock A., Nordt C., Hulka L. M., Kirschner M., et al. Impaired glutamate homeostasis in the nucleus accumbens in human cocaine addiction. Mol Psychiatry. 2021; 26: 5277–5285.

Ersche K. D., Williams G. B., Robbins T. W., Bullmore E. T. Meta-analysis of structural brain abnormalities associated with stimulant drug dependence and neuroimaging of addiction vulnerability and resilience. Curr Opin Neurobiol. 2013; 23: 615–624.

Fowler J. S., Volkow N. D., Wang G. J. et al. Cocaine: PET studies of cocaine pharmacokinetics, dopamine transporter availability and dopamine transporter occupancy. Nucl Med Biol. 2001; 28: 561–572.

Freud S. Über Coca. Centralblatt für die gesammte Therapie. 1884; 2: 289–314.

Friman H. R. Germany and the transformation of cocaine, 1880–1920. Gootenberg P. Cocaine: Global Histories. 2014; Routledge. New York. 1–12.

Garavan H., Hester R. The role of cognitive control in cocaine dependence. Neuropsychol Rev. 2007; 17: 337–345.

Gawin F. H., Kleber H. D. Abstinence symptomatology and psychiatric diagnosis in cocaine abusers. Clinical observations. Arch Gen Psychiatry. 1986; 43: 107–113.

George T. P., Chawarski M. C., Pakes J. et al. Disulfiram versus placebo for cocaine dependence in buprenorphine-maintained subjects: a preliminary trial. Biol Psychiatry. 2000; 47: 1080–1086.

Gmel G., Kuendig H., Notari L., Gmel C. Suchtmonitoring Schweiz – Konsum von Alkohol, Tabak und illegalen Drogen in der Schweiz im Jahr 2016. 2017; Sucht Schweiz. Lausanne, Schweiz.

Goldstein M. F., Deren S., Magura S. et al. Cessation of drug use: impact of time in treatment. J Psychoactive Drugs. 2000; 32: 305–310.

Goldstein R. Z., Alia-Klein N., Tomasi D. et al. Is decreased prefrontal cortical sensitivity to monetary reward associated with impaired motivation and self-control in cocaine addiction?. Am J Psychiatry. 2007a; 164: 43–51.

Goldstein R. Z., Tomasi D., Alia-Klein N. et al. Subjective sensitivity to monetary gradients is associated with frontolimbic activation to reward in cocaine abusers. Drug Alcohol Depend. 2007b; 87: 233–240.

Gootenberg P. Introduction: Cocaine: the hidden history. Gootenberg P. Cocaine: Global Histories. 2014; Routledge. New York. 1–12.

Gordon A. Insanities caused by acute and chronic intoxications with opium and cocain. JAMA LI. 1908; 97–101.

Gould T. J. Addiction and cognition. Addict Sci Clin Pract. 2010; 5: 4–14.

Hall M. G., Alhassoon O. M., Stern M. J. et al. Gray matter abnormalities in cocaine versus methamphetamine-dependent patients: a neuroimaging meta-analysis. Am J Drug Alcohol Abuse. 2015; 41: 290–299.

Havranek M. M., Vonmoos M., Muller C. P. et al. Serotonin transporter and tryptophan hydroxylase gene variations mediate working memory deficits of cocaine users. Neuropsychopharmacology. 2015; 40: 2929–2937.

Havranek M. M., Hulka L. M., Tasiudi E. et al. alpha2A-Adrenergic receptor polymorphisms and mRNA expression levels are associated with delay discounting in cocaine users. Addict Biol. 2017; 2: 561–569.

Herdener M., Dürsteler K. M., Seifritz E., Nordt C. Changes in substance use in patients receiving opioid substitution therapy and resulting clinical challenges: a 17-year treatment case register analysis. Lancet Psychiatry. 2017; 4: 302–309.

Herdener M., Oppliger R., Stohler R. Behandlung der Kokainabhängigkeit. Praxis. 2012; 101: 1013–1019.

Hirsiger S., Hänggi J., Germann J., Vonmoos M., Preller K. H., Engeli E. J. E., et al. Longitudinal changes in cocaine intake and cognition are linked to cortical thickness adaptations in cocaine users. Neuroimage Clin. 2019; 21: 101652.

Hollander J. E., Hoffman R. S., Gennis P. et al. Prospective multicenter evaluation of cocaine-associated chest pain. Cocaine Associated Chest Pain (COCHPA) Study Group. Acad Emerg Med. 1994; 1: 330–339.

Hulka L. M., Preller K. H., Vonmoos M. et al. Cocaine users manifest impaired prosodic and cross-modal emotion processing. Front Psychiatry. 2013; 4: 98.

Hulka L. M., Wagner M., Preller K. H. et al. Blue-yellow colour vision impairment and cognitive deficits in occasional and dependent stimulant users. Int J Neuropsychopharmacol. 2013; 16: 535–547.

Hulka L. M., Eisenegger C., Preller K. H. et al. Altered social and non-social decision-making in recreational and dependent cocaine users. Psychol Med. 2014; 44: 1015–1128.

Hulka L. M., Vonmoos M., Preller K. H. et al. Changes in cocaine consumption are associated with fluctuations in self-reported impulsivity and gambling decision-making. Psychol Med. 2015; 45: 3097–3110.

Hyman S. E. Addiction: a disease of learning and memory. Am J Psychiatry. 2005; 162: 1414–1422.

Iversen L., Gibbons S., Treble R. et al. Neurochemical profiles of some novel psychoactive substances. Eur J Pharmacol. 2013; 700: 147–151.

Iversen L., White M., Treble R. Designer psychostimulants: pharmacology and differences. Neuropharmacology. 2014; 87: 59–65.

Jia Z., Worhunsky P. D., Carroll K. M. et al. An initial study of neural responses to monetary incentives as related to treatment outcome in cocaine dependence. Biol Psychiatry. 2011; 70: 553–560.

Jovanovski D., Erb S., Zakzanis K. K. Neurocognitive deficits in cocaine users: a quantitative review of the evidence. J Clin Exp Neuropsychol. 2005; 27: 189–204.

Kalivas P. W. The glutamate homeostasis hypothesis of addiction. Nat Rev Neurosci. 2009; 10: 561–572.

Kalivas P. W. The glutamate homeostasis hypothesis of addiction. Nature Publishing Group. 2009; 10: 561–572.

Kampman K. M., Lynch K. G., Pettinati H. M. et al. A double blind, placebo controlled trial of modafinil for the treatment of cocaine dependence without co-morbid alcohol dependence. Drug Alcohol Depend. 2015; 155: 105–110.

Karch S. B. Cocaine: history, use, abuse. J R Soc Med. 1999; 92: 393–397.

Karch S. B. A Brief History of Cocaine. 2nd ed. 2006; Taylor & Francis. Boca Raton, FL.

Koob G. F. Addiction is a reward deficit and stress surfeit disorder. Front Psychiatry. 2013; 4: 72.

Koob G. F., Volkow N. D. Neurobiology of addiction: a neurocircuitry analysis. Lancet Psychiatry. 2016; 3: 760–773.

Kosten T. R. Pharmacotherapy of cerebral ischemia in cocaine dependence. Drug Alcohol Depend. 1998; 49: 133–144.

Lago J. A., Kosten T. R. Stimulant withdrawal. Addiction. 1994; 89: 1477–1481.

Levin F. R., Mariani J. J., Specker S. et al. Extended-release mixed amphetamine salts vs placebo for comorbid adult attention-deficit/hyperactivity disorder and cocaine use disorder: a randomized clinical trial. JAMA Psychiatry. 2015; 72: 593–602.

Lim K. O., Choi S. J., Pomara N. et al. Reduced frontal white matter integrity in cocaine dependence: a controlled diffusion tensor imaging study. Biol Psychiatry. 2002; 51: 890–895.

Loper K. A. Clinical toxicology of cocaine. Med Toxicol Adverse Drug Exp. 1989; 4: 174–185.

Lopez-Quintero C., Perez de los Cobos J., Hasin D. S. et al. Probability and predictors of transition from first use to dependence on nicotine, alcohol, cannabis, and cocaine: results of the National Epidemiologic Survey on Alcohol and Related Conditions (NESARC). Drug Alcohol Depend. 2011; 115: 120–130.

Lucantonio F., Stalnaker T. A., Shaham Y. et al. The impact of orbitofrontal dysfunction on cocaine addiction. Nat Neurosci. 2012; 15: 358–366.

Makris N., Gasic G. P., Kennedy D. N. et al. Cortical thickness abnormalities in cocaine addiction – a reflection of both drug use and a pre-existing disposition to drug abuse?. Neuron. 2008; 60: 174–188.

Marcantoni W. S., Akoumba B. S., Wassef M., Mayrand J., Lai H., Richard-Devantoy S., Beauchamp S. A systematic review and meta-analysis of the efficacy of intravenous ketamine infusion for treatment resistant depression: January 2009 – January 2019. Journal of Affective Disorders. 2020; 277: 831–841.

McCord J., Jneid H., Hollander J. E. et al. Management of cocaine-associated chest pain and myocardial infarction: a scientific statement from the American Heart Association Acute Cardiac Care Committee of the Council on Clinical Cardiology. 2008; American Heart Association, Inc. Washington. 1897–1907.

McKee S. A., Carroll K. M., Sinha R. et al. Enhancing brief cognitive-behavioral therapy with motivational enhancement techniques in cocaine users. Drug Alcohol Depend. 2007; 91: 97–101.

Michels L., Moisa M., Stämpfli P., Hirsiger S., Baumgartner M. R., Surbeck W., et al. The impact of levamisole and alcohol on white matter microstructure in chronic cocaine users. Addict Biol. 2022; 27: e13149.

Miller W. R., Rollnick S. Motivierende Gesprächsführung. 2015; Lambertus. Freiburg.

Mitchell J., Vierkant A. D. Delusions and hallucinations of cocaine abusers and paranoid schizophrenics: a comparative study. J Psychol. 1991; 125: 301–310.

Moeller S. J., Goldstein R. Z. Impaired self-awareness in human addiction: deficient attribution of personal relevance. Trends Cogn Sci. 2014; 18: 12. 635–641.

Muller C. P., Homberg J. R. The role of serotonin in drug use and addiction. Behav Brain Res. 2015; 277: 146–192.

Neiman J., Haapaniemi H. M., Hillbom M. Neurological complications of drug abuse: pathophysiological mechanisms. Eur J Neurol. 2000; 7: 595–606.

NICE Drug misuse – psychosocial interventions: NICE clinical guideline 51. 2007; The National Institute for Health and Care Excellence. London.

Niemann A. Über eine neue organische Base in den Cocablättern. 1860; Universitätsverlag. Göttingen.

Nocito Echevarria M. A., Andrade Reis T., Ruffo Capatti G., Siciliano Soares V., da Silveira D. X., Fidalgo T. M. N-acetylcysteine for treating cocaine addiction – A systematic review. Psychiatry Research. 2017; 251: 197–203.

Noel X., Brevers D., Bechara A. A neurocognitive approach to understanding the neurobiology of addiction. Curr Opin Neurobiol. 2013; 23: 632–638.

Nuijten M., Blanken P., van de Wetering B. et al. Sustained-release dexamfetamine in the treatment of chronic cocaine-dependent patients on heroin-assisted treatment: a randomised, double-blind, placebo-controlled trial. Lancet. 2016; 387: 2226–2234.

Nutt D., King L. A., Saulsbury W., Blakemore C. Development of a rational scale to assess the harm of drugs of potential misuse. Lancet. 2007; 369: 1047–1053.

Pani P. P., Trogu E., Vacca R. et al. Disulfiram for the treatment of cocaine dependence. Cochrane Database Syst Rev. 2010; 1.

Pani P. P., Trogu E., Vecchi S., Amato L. Antidepressants for cocaine dependence and problematic cocaine use. Cochrane Database Syst Rev. 2011; 12.

Parker R. B., Williams C. L., Laizure S. C., Lima J. J. Factors affecting serum protein binding of cocaine in humans. J Pharmacol Exp Ther. 1995; 275: 605–610.

Pascual-Leone A., Dhuna A., Anderson D. C. Cerebral atrophy in habitual cocaine abusers: a planimetric CT study. Neurology. 1991; 41: 34–38.

Patel K. T., Stevens M. C., Meda S. A. et al. Robust changes in reward circuitry during reward loss in current and former cocaine users during performance of a monetary incentive delay task. Biol Psychiatry. 2013; 74: 529–537.

Petitjean S. A., Dürsteler-MacFarland K. M., Krokar M. C. et al. A randomized, controlled trial of combined cognitive-behavioral therapy plus prize-based contingency management for cocaine dependence. Drug Alcohol Depend. 2014; 145: 94–100.

Pomara C., Cassano T., D'Errico S. et al. Data available on the extent of cocaine use and dependence: biochemistry, pharmacologic effects and global burden of disease of cocaine abusers. Curr Med Chem. 2012; 19: 5647–5657.

Potenza M. N., Sofuoglu M., Carroll K. M., Rounsaville B. J. Neuroscience of behavioral and pharmacological treatments for addictions. Neuron. 2011; 69: 695–712.

Potvin S., Stavro K., Rizkallah E., Pelletier J. Cocaine and cognition: a systematic quantitative review. J Addict Med. 2014; 8: 368–376.

Prakash A., Das G. Cocaine and the nervous system. Int J Clin Pharmacol Ther Toxicol. 1993; 31: 575–581.

Preller K. H., Ingold N., Hulka L. M. et al. Increased sensorimotor gating in recreational and dependent cocaine users is modulated by craving and attention-deficit/hyperactivity disorder symptoms. Biol Psychiatry. 2013; 73: 225–234.

Preller K. H., Herdener M., Schilbach L. et al. Functional changes of the reward system underlie blunted response to social gaze in cocaine users. Proc Natl Acad Sci U S A. 2014; 111: 2842–2847.

Preller K. H., Hulka L. M., Vonmoos M. et al. Impaired emotional empathy and related social network deficits in cocaine users. Addict Biol. 2014; 19: 452–466.

Prendergast M., Podus D., Finney J. et al. Contingency management for treatment of substance use disorders: a meta-analysis. Addiction. 2006; 101: 1546–1560.

Prendergast M., Podus D., Finney J. et al. Contingency management for treatment of substance use disorders: a meta-analysis. Addiction. 2006; 101: 1546–1560.

Quednow B. B. The rise of the ego: social cognition and interaction in cocaine users. Preedy V. R. Neuropathology of Drug Addictions and Substance Misuse. 2016; Academic Press. London. 257–268.

Quednow B. B. Social cognition and interaction in stimulant use disorders. Curr Opin Behav Sci. 2017; 13: 55–62.

Quednow B. B., Herdener M. Human pharmacology for addiction medicine: from evidence to clinical recommendations. Prog Brain Res. 2016; 224: 227–250.
Quednow B. B., Engeli E. J. E., Herdener M. Pharmacotherapy for Cocaine Use Disorders. In: Riederer P, Laux G, Nagatsu T, Le W, Riederer C (Eds.), NeuroPsychopharmacotherapy. 2022; Springer, Cham.
Rätsch C., Ott J. Coca und Kokain. 2003; AT-Verlag. Aarau.
Redman M. Cocaine: What is the Crack? A brief history of the use of cocaine as an anesthetic. Anesth Pain Med. 2011; 1: 95–97.
Reith M. E., Blough B. E., Hong W. C. et al. Behavioral, biological, and chemical perspectives on atypical agents targeting the dopamine transporter. Drug Alcohol Depend. 2015; 147: 1–19.
Richards L. G. Demographic Trends and Drug Abuse, 1980–1995. 1981; National Institute on Drug Abuse. Rockville, Maryland.
Ritz M. C., Lamb R. J., Goldberg S. R., Kuhar M. J. Cocaine receptors on dopamine transporters are related to self-administration of cocaine. Science. 1987; 237: 1219–1223.
Ross E. J., Graham D. L., Money K. M., Stanwood G. D. Developmental consequences of fetal exposure to drugs: what we know and what we still must learn. Neuropsychopharmacology. 2015; 40: 61–87.
Roth L., Daunderer M., Kormann K. Giftpflanzen – Pflanzengifte: Vorkommen, Wirkung, Therapie – allergische und phototoxische Reaktionen. 6. A. 2012; Nikol. Hamburg.
Rothman R. B., Baumann M. H., Dersch C. M. et al. Amphetamine-type central nervous system stimulants release norepinephrine more potently than they release dopamine and serotonin. Synapse. 2001; 39: 32–41.
Rounsaville B. J. Treatment of cocaine dependence and depression. Biol Psychiatry. 2004; 56: 803–809.
Sajja R. K., Rahman S., Cucullo L. Drugs of abuse and blood-brain barrier endothelial dysfunction: a focus on the role of oxidative stress. J Cereb Blood Flow Metab. 2016; 36: 539–554.
SAMHSA Key Substance Use and Mental Health Indicators in the United States: Results from the 2021 National Survey on Drug Use and Health. 2023; Center for Behavioral Health Statistics and Quality, Substance Abuse and Mental Health Services Administration. Rockville, MD.
Schwartz B. G., Rezkalla S., Kloner R. A. Cardiovascular effects of cocaine. Circulation. 2010; 122: 2558–2569.
Shorter D., Kosten T. R. Novel pharmacotherapeutic treatments for cocaine addiction. BMC Med. 2011; 9: 119.
Simpson D. D., Joe G. W., Fletcher B. W. et al. A national evaluation of treatment outcomes for cocaine dependence. Arch Gen Psychiatry. 1999; 56: 507–514.
Simpson D. D., Joe G. W., Broome K. M. A national 5-year follow-up of treatment outcomes for cocaine dependence. Arch Gen Psychiatry. 2002; 59: 538–544.
Sordo L., Indave B. I., Degenhardt L. et al. A systematic review of evidence on the association between cocaine use and seizures. Drug Alcohol Depend. 2013; 133: 795–804.
Spronk D. B., van Wel J. H., Ramaekers J. G., Verkes R. J. Characterizing the cognitive effects of cocaine: a comprehensive review. Neurosci Biobehav Rev. 2013; 37: 1838–1859.
Stankowski R. V., Kloner R. A., Rezkalla S. H. Cardiovascular consequences of cocaine use. Trends Cardiovasc Med. 2015; 25: 517–526.
Steinhoff A., Shanahan L., Bechtiger L., Zimmermann J., Ribeaud D., Eisner M., et al. When substance use is underreported: comparing self-reports and hair toxicology in an urban cohort of young adults. J Am Acad Child Adolesc Psychiatry. 2023; 62: 791–804.
Strickland T. L., Mena I., Villanueva-Meyer J. et al. Cerebral perfusion and neuropsychological consequences of chronic cocaine use. J Neuropsychiatry Clin Neurosci. 1993; 5: 419–427.
Strickland T. L., Miller B. L., Kowell A., Stein R. Neurobiology of cocaine-induced organic brain impairment: contributions from functional neuroimaging. Neuropsychol Rev. 1998; 8: 1–9.
Strickland T. L., Stein R. Cocaine-induced cerebrovascular impairment: challenges to neuropsychological assessment. Neuropsychol Rev. 1995; 5: 69–79.
Tardelli V. S., Bisaga A., Arcadepani F. B., Gerra G., Levin F. R., Fidalgo T. M. Prescription psychostimulants for the treatment of stimulant use disorder: a systematic review and meta-analysis. Psychopharmacology. 2020; 237: 2233–2255.
Tatarsky A., Marlatt G. A. State of the art in harm reduction psychotherapy: an emerging treatment for substance misuse. J Clin Psychol. 2010; 66: 2. 117–122.
Tobler P. N., Preller K. H., Campbell-Meiklejohn D. K. et al. Shared neural basis of social and non-social reward deficits in chronic cocaine users. Soc Cogn Affect Neurosci. 2016; 11: 1017–1025.
Treadwell S. D., Robinson T. G. Cocaine use and stroke. Postgrad Med J. 2007; 83: 389–394.
UNODC The Globalization of Crime: a transnational organized crime threat assessment. 2010; United Nations Office on Drugs and Crime. New York.
UNODC Global Report on Cocaine. 2023; United Nations Office on Drugs and Crime. New York.
UNODC World Drug Report. 2022; United Nations Office on Drugs and Crime. New York.
Van de Glind G., Konstenius M., Koeter M. W. J. et al. Variability in the prevalence of adult ADHD in treatment seeking substance use disorder patients: results from an international multi-center study exploring DSM-IV and DSM-5 criteria. Drug Alcohol Depend. 2014; 134: 158–166.
Van Dyke C., Jatlow P., Ungerer J. et al. Oral cocaine: plasma concentrations and central effects. Science. 1978; 200: 211–213.
Volkow N. D., Fowler J. S., Wolf A. P. et al. Changes in brain glucose metabolism in cocaine dependence and withdrawal. Am J Psychiatry. 1991; 148: 621–626.
Volkow N. D., Hitzemann R., Wang G. J. et al. Long-term frontal brain metabolic changes in cocaine abusers. Synapse. 1992; 11: 184–190.
Volkow N. D., Hitzemann R., Wang G. J. et al. Long-term frontal brain metabolic changes in cocaine abusers. Synapse (N York, NY). 1992; 11: 184–190.
Volkow N. D., Fowler J. S., Wang G. J. et al. Decreased dopamine D2 receptor availability is associated with reduced frontal metabolism in cocaine abusers. Synapse. 1993; 14: 169–177.
Volkow N. D., Fowler J. S., Wang G. J. Imaging studies on the role of dopamine in cocaine reinforcement and addiction in humans. J Psychopharmacol. 1999; 13: 337–345.
Volkow N. D., Fowler J. S., Wang G. J., Goldstein R. Z. Role of dopamine, the frontal cortex and memory circuits in drug addiction: insight from imaging studies. Neurobiol Learn Mem. 2002; 78: 610–624.
Volkow N. D., Fowler J. S., Wang G. J. et al. Imaging dopamine's role in drug abuse and addiction. Neuropharmacology. 2009a; 56: Suppl 1. 3–8.
Volkow N. D., Wang G.-J., Kollins S. H. et al. Evaluating dopamine reward pathway in ADHD: clinical implications. JAMA. 2009b; 302: 1084–1091.
Volkow N. D., Baler R. D., Goldstein R. Z. Addiction: pulling at the neural threads of social behaviors. Neuron. 2011; 69: 599–602.
Vonmoos M., Hulka L. M., Preller K. H. et al. Cognitive dysfunctions in recreational and dependent cocaine users: role of attention-deficit hyperactivity disorder, craving and early age at onset. Br J Psychiatry. 2013; 203: 35–43.
Vonmoos M., Hulka L. M., Preller K. H. et al. Differences in self-reported and behavioral measures of impulsivity in recreational and dependent cocaine users. Drug Alcohol Depend. 2013; 133: 61–70.

Vonmoos M., Hulka L. M., Preller K. H. et al. Cognitive impairment in cocaine users is drug-induced but partially reversible: evidence from a longitudinal study. Neuropsychopharmacology. 2014; 39: 2200–2210.

Vonmoos M., Eisenegger E., Bosch O. G., Preller K. H., Hulka L. M., Baumgartner M. R., Seifritz E., Quednow B. B. Improvement of emotional empathy and cluster B personality disorder symptoms associated with decreased cocaine use severity. Front Psychiatry. 2019; 10: 213.

Wagner F. A., Anthony J. C. From first drug use to drug dependence: developmental periods of risk for dependence upon marijuana, cocaine, and alcohol. Neuropsychopharmacology. 2002; 26: 479–488.

Weber J. E., Chudnofsky C. R., Boczar M. et al. Cocaine-associated chest pain: How common is myocardial infarction?. Acad Emerg Med. 2000; 7: 873–877.

Weiss L. M., Petry N. M. Substance abuse treatment patients with early onset cocaine use respond as well to contingency management interventions as those with later onset cocaine use. J Subst Abuse Treat. 2014; 47: 146–150.

Wiesbeck G. A., Strasser J., Dürsteler-MacFarland K. M. Therapiemanual Kokainabhängigkeit: Grundlagen und Arbeitsmaterialien zur kognitiv-verhaltenstherapeutischen Behandlung. 2010; Kohlhammer. Stuttgart.

Wilkinson P., van Dyke C., Jatlow P. et al. Intranasal and oral cocaine kinetics. Clin Pharmacol Ther. 1980; 27: 386–394.

Wunderli M. D., Vonmoos M., Niedecker S. M. et al. Cognitive and emotional impairments in adults with attention-deficit/hyperactivity disorder and cocaine use. Drug Alcohol Depend. 2016; 1: 92–99.

Young S. E., Friedman N. P., Miyake A. Behavioral disinhibition: liability for externalizing spectrum disorders and its genetic and environmental relation to response inhibition across adolescence. J Abnorm Psychol. 2009; 118: 117–130.

KAPITEL

12 Cannabis und Cannabinoide

Eva Hoch, Robert Hämmig, Ulrich Preuss

Kernaussagen

- Die Cannabispflanze wird seit Jahrtausenden als Nutzpflanze, Heilpflanze und Droge von Menschen genutzt.
- Erst Anfang der 1990er-Jahre wurden von verschiedenen internationalen Forschergruppen Komponenten des sogenannten endocannabinoiden Systems entdeckt (z. B. endogende Liganden, körpereigene Cannabinoide, spezifische Enzyme). Seine Erforschung dauert bis heute an.
- Nach Alkohol und Tabak ist Cannabis die am weitesten verbreitete Droge. Die Mehrzahl der Konsumenten nutzt die Substanz nicht regelmäßig.
- Intensiver langzeitlicher Cannabiskonsum kann mit unerwünschten psychischen, körperlichen und sozialen Folgen einhergehen. Besonders vulnerabel sind Kinder, Jugendliche, Schwangere und das ungeborene Kind sowie Menschen mit dem Risiko für psychische Erkrankungen.
- Cannabinoide werden heute auch als Medikamente eingesetzt, in der Regel als Ergänzung zu anderen Pharmaka. Es besteht je nach Störungsbild unterschiedliche wissenschaftliche Evidenz, dass sie bei einigen Krankheitszuständen wirksam sind.
- Aufgrund der vielen in Cannabis enthaltenen Wirkstoffe sind bislang nicht alle therapeutischen Effekte bekannt und ausgeschöpft.
- Cannabiskonsum ist der häufigste Anlass für eine Suchtbehandlung in Europa. Motivationsförderung und kognitive Verhaltenstherapie gelten als der Goldstandard für Jugendliche und Erwachsene mit Cannabiskonsumstörungen. Bisher ist kein Arzneimittel zur pharmakotherapeutischen Behandlung zugelassen.

12.1 Inhalte von Cannabis

Cannabis enthält über 550 chemische Verbindungen, unter denen mehr als 100 Phytocannabinoide identifiziert wurden, darunter Δ9-Tetrahydrocannabinol (THC) und Cannabidiol (CBD). Die Phytocannabinoide wirken durch Bindung an die Cannabinoidrezeptoren sowie an andere Rezeptorsysteme. Die wichtigsten sind dabei die Cannabinoide, als Hauptsubstanzen THC (*Trans*-Δ9-Tetrahydrocannabinol) und CBD. Ebenfalls in Cannabis enthalten sind aromatische Terpene und Terpenoide, die Hauptbestandteile der ätherischen Öle des Cannabis sind, und Alkaloide, deren Wirkungen noch nicht völlig bekannt sind.

Trans-Δ9-Tetrahydrocannabinol (THC) ist das wichtigste psychoaktive Cannabinoid in der Cannabispflanze. Das zweite wichtige Cannabinoid ist das nicht psychoaktive Cannabidiol. Der Gehalt dieser Cannabinoide kann je nach Zuchtlinie der Pflanzen sehr stark variieren. Derzeit sind über 100 Cannabinoide (die Angaben variieren beträchtlich) bekannt. Δ^9-THC und Δ^8-THC ahmen die Wirkung des körpereigenen Arachidonoylethanolamid (AEA) nach und binden an den CB_1-Rezeptor im Gehirn. THC wird in der Leber über das Cytochrom-P450-Enzymsystem zu 11-Hydroxy-Δ^9-tetrahydrocannabinol (11-OH-Δ^9-THC) metabolisiert. Dieses ist psychoaktiv und wird in einem zweiten Schritt zu 11-nor-9-Carboxy-THC (THC-COOH) inaktiviert. Verantwortlich dafür ist CYP2C9, jedoch sind auch CYP2C19 und CYP3A4 beteiligt. Hemmung von CYP2C9 führt zu stärkeren Rauschzuständen. THC und seine Metaboliten werden zum größeren Teil über die Fäzes ausgeschieden, ca. 20 % im Urin.

THC ist ein partieller Agonist an den CB-Rezeptoren, bindet aufgrund seiner Lipophilie unspezifisch an verschiedene Körpergewebe und wird dort v. a. bei regelmäßigem Konsum gespeichert. Beim Rauchen gehen ca. 30 % des THC durch Pyrolyse verloren. Die Wirkung tritt innerhalb weniger Minuten ein. Eine bessere Ausbeute wird durch das Verdampfen in einem Vaporizer erzielt, der auf eine optimale Temperatur eingestellt werden kann und die Pyrolyse verhindert. Oral verabreichte Cannabinoide weisen eine noch schlechtere Bioverfügbarkeit auf, da sie einem First-Pass-Effekt unterliegen, der außer durch Inhalation auch durch nasale, sublinguale, rektale oder vaginale Applikation oder einen transdermalen Patch umgangen werden kann.

In einem Übersichtsartikel (von Grotenhermen 2004) werden die Angaben aus verschiedenen Arbeiten zur Bioverfügbarkeit von Δ^9-THC zusammengefasst. Neben einem pyrolysebedingten Verlust von 30 % beträgt sie bei geübten Rauchern ca. 23–27 %, bei ungeübten jedoch nur 10–14 %. Der Plasma-Peak tritt nach ca. 3 min auf, die Peakwirkung (Spitzenkonzentration) nach ca. 30 min, wenn der THC-Spiegel schon wieder deutlich absinkt. Nach oraler Einnahme dauert es 1–2 h bis zum entsprechenden Plasma-Peak (Plasma-Spitze), wiederum mit verzögertem Wirkungspeak. Eine direkte Korrelation zwischen Spiegel und Wirkung besteht nicht. In der Pflanze findet sich THC vorwiegend als THC-Säure (THCA). THCA hat keine psychoaktiven Wirkungen, scheint aber immunmodulierende Effekte zu haben. Erst eine Decarboxylierung führt zum aktiven THC. Die Decarboxylierung erfolgt durch Hitze, Licht und Lagerung. Teilweise erfolgt sie bereits in der Pflanze, abhängig von Standort und klimatischen Bedingungen.

Das **Cannabidiol** (CBD) liegt wie das THC als Säure in der Pflanze vor (CBDA). CBDA hat nur geringe Wirkung, wenn überhaupt, und muss wie THC decarboxyliert werden. CBD wirkt antagonistisch am CB_1-Rezeptor und hebt so einen Teil der Wirkung von THC auf, insbesondere wurde beobachtet, dass es durch THC ausgelöste Angstzustände und andere unerwünschte Wirkungen blockiert oder eindämmt, was möglicherweise auf eine Aktivierung des $5HT_{1A}$-Rezeptor zurückzuführen ist. Es wurde berichtet, dass CBD neuroprotektiv, analgetisch, sedierend, antiemetisch, antispastisch und entzündungshemmend wirkt. Für die Wirkung dürfte auch wichtig sein, dass CBD ein allosterischer Modulator der μ- und δ-Opiatrezeptoren ist. Entsprechend dürfte es eine Rolle im Schmerzempfinden spielen (Britch et al. 2021).

THC und CBD binden an zahlreiche Rezeptoren; was dies jeweils in der Gesamtheit der Wirkung bedeutet, ist nicht klar. An der Gesamtwirkung sind sicher auch Cannabigerol (CBG), ein CB_1- und $5HT_{1A}$-Rezeptor-Antagonist sowie α2-Adrenozeptor-Agonist, Tetrahydrocannabivarin (THCV), ein CB_1-Rezeptor-Antagonist, CB_2-Rezeptor-Teilantagonist und $5HT_{1A}$-Rezeptor-Agonist und Cannabichrom (CBC) beteiligt sowie wahrscheinlich auch weitere Bestandteile der Phytocannabinoide (Aizpurua-Olaizola et al. 2016; Ben Amar 2006; Cascio et al. 2010, 2015; Colizzi et al. 2016; Giese et al. 2015; Gould 2015; Grotenhermen et al. 2015; Hollister et al. 1981; Kathmann et al. 2006; Marcu 2016; Pertwee 2006; Verhoeckx et al. 2006).

Terpene und **Terpenoide** sind im Pflanzenreich weit verbreitet und auch in der Cannabispflanze enthalten. Sie sind lipophil und passieren entsprechend leicht die Blut-Hirn-Schranke. Für verschiedene der im Cannabis gefundenen Terpene und Terpenoide liegen Beschreibungen ihrer Wirkungen vor. Für D-Limonen fand man antitumoröse, anxiolytische und immunmodulierende Eigenschaften. β-Myrcen, das sich auch im Hopfen findet, hat entzündungshemmende, analgetische und antioxydative Wirkungen. Es scheint auch für die Sedierung durch Cannabiskonsum maßgeblich verantwortlich zu sein. α-Pinen ist ein Acetylcholinesterasehemmer und kann dadurch der THC-induzierten eingeschränkten Gedächtnisleistung entgegenwirken. Auch Linalool hat analgetische, anxiolytische, entzündungshemmende und antikonvulsive Eigenschaften. Pentazyklische Terpene wie das β-Amyrin und das Cycloartenol weisen verschiedene biologische Aktivitäten auf. Sie wirken antibakteriell, antimykotisch, entzündungshemmend und antitumoral (Andre et al. 2016; Giese et al. 2015; Russo 2011).

12.2 Epidemiologie

Nach Alkohol und Tabak ist Cannabis die am dritthäufigsten konsumierte kontrollierte Substanz weltweit. Im Jahr 2020 schätzten die Vereinten Nationen, dass 209 Millionen Menschen oder 4 % der 15- bis 64-jährigen Weltbevölkerung im vergangenen Jahr Cannabis konsumiert hatten.

Die Prävalenz des Cannabiskonsums ist je nach Region sehr unterschiedlich. Am höchsten ist sie in Nordamerika, Australien und Neuseeland sowie Westafrika. Im Vergleich zu Erwachsenen ist die Jahresprävalenz des Cannabiskonsums im letzten Jahr unter Jugendlichen höher (5,8 Prozent in der Altersgruppe der 15- bis 16-Jährigen) (WHO UNOCD 2022). Auch in Europa ist Cannabis nach wie vor die mit Abstand am häufigsten konsumierte „illegale" Droge in (EMCDDA 2023). Schätzungsweise 8 % der europäischen Erwachsenen (22,6 Millionen im Alter von 15 bis 64 Jahren) haben im letzten Jahr Cannabis konsumiert (EMCDDA 2023). Rund 3,7 Millionen Erwachsenen konsumieren in der Europäischen Union (1,3 %) täglich oder fast täglich Cannabis. Nach älteren Schätzungen der Europäischen Drogenbeobachtungsstelle erfüllen drei Millionen (zirka 1 % der Gesamtbevölkerung) die diagnostischen Kriterien einer Konsumstörung (schädlicher Gebrauch oder Abhängigkeit) (EMCDDA 2023). In Deutschland wird die Zwölf-Monats-Prävalenz des Cannabiskonsums bei 18- bis 64-Jährigen in der Allgemeinbevölkerung auf 8,8 % geschätzt, dies entspricht rund 4,5 Millionen Cannabiskonsumenten (Karachaliou et al. 2022). Es sind 10,7 % der Männer und 6,8 % der Frauen, die die Droge im letzten Jahr konsumiert haben. Bei den Kindern und Jugendlichen (12- bis 17-Jährige) haben 10,4 % Cannabis zumindest einmal gebraucht, von den 18- bis 25-Jährigen waren es 46,4 % (BZgA 2020). Auch durch die Covid-Epidemie war der Rauschkonsum von Cannabinoiden größtenteils unbeeinträchtigt und hat bei einem nicht geringen Prozentsatz der Jugendlichen und Erwachsenen sogar etwas zugenommen (Hanewinkel et al., 2023). Ein problematischer Drogenkonsum (nach den Kriterien der Severity of Dependence Scale; Martin et al. 2006) ist mit einer Prävalenz von 2,5 % (1,3 Millionen Personen) vor allem in Bezug auf Cannabis zu beobachten. In dieser Personengruppe waren Männer mit einer Prävalenz von 3,4 % häufiger betroffen als Frauen (1,6 %). Die weltweiten Daten zur Verbreitung der Cannabiskonsumstörung (englisch: Cannabis Use Disorders, CUD) sind unvollständig und teilweise nicht aktuell, aber nach der jüngsten globalen Schätzung erfüllten im Jahr 2016 22,1 Millionen Menschen die Diagnosekriterien für CUD (289,7 Fälle pro 100.000 Menschen). Im Jahr 1992 wurde das Lebenszeitrisiko einer Abhängigkeit bei denjenigen, die jemals Cannabis probiert hatten, auf 9 % geschätzt (Anthony et al. 1994). In jüngerer Zeit weisen national repräsentative Daten aus den USA darauf hin, dass etwa 30 % der Cannabiskonsumenten eine CUD entwickeln können (Hasin et al. 2015).

12.3 Pharmakologie

Von grundlegender Bedeutung für unser pharmakologisches Verständnis über die Wirkung von Cannabis und Cannabinoiden spielt die Entdeckung des körpereigenen Cannabissystems. Das Cannabis in der Pflanze war Anlass für die Entdeckung der Cannabinoidrezeptoren CB_1 und CB_2 Anfang der 1990er-Jahre. Die damals erst entdeckten CB_1-Rezeptoren finden sich hauptsächlich im Zentralnervensystem und in geringerem Ausmaß in den peripheren Nerven, in den Tonsillen, im Gastrointestinaltrakt, im Uterus, in den Testes, in der Prostata und in anderen Geweben. Keine Rezeptoren finden sich hingegen in der Medulla oblongata, dem Teil des Hirnstamms, der für die zentrale Steuerung der Atmung und kardialer Funktionen zuständig ist. Der Rezeptor sitzt in der Zellwand und ist G-Protein-gekoppelt. Eine Aktivierung führt zu vermindertem cAMP in der Zelle, einer Modulation des intrazellulären Ca^{2+} und K^+ und einer Kaskade von intrazellulären Prozessen. THC beeinflusst indirekt verschiedene Neurotransmittersysteme im Gehirn wie Dopamin, Serotonin und GABA. CB_2-Rezeptoren finden sich vorwiegend im Immunsystem. Auch der CB_2-Rezeptor ist G-Protein-gekoppelt. Längere Zeit galt der CB_2-Rezeptor als ein nur peripher vorkommender Rezeptor, was sich als falsch erwies. Er findet sich z. B. auch auf der Mikroglia des Zerebellums (Übersichten bei Kumar et al. 2023; Almarez und Butowski 2023).

Ebenfalls Teil des endogenen Cannabissystems sind die körpereigenen Cannabinoide. Der lipophile endogene Ligand Anandamid (Arachidonoylethanolamid, AEA) bindet an CB_1 -und CB_2-Rezeptoren. AEA induziert im Tiermodell Hypothermie, Analgesie und Katalepsie und stimuliert den Appetit. Da für AEA die beobachtete Immunmodulation nicht nachgewiesen werden konnte, musste es mindestens einen weiteren Liganden geben. Der entsprechende Ligand fand sich mit 2-Arachidonoylglycerol (2-AG). 2-AG erwies sich als der wichtigere Ligand für die Signalübertragung. Eine Verbindung zu Nahrungsaufnahme, Hypotension, Neuroprotektion, Zellproliferation und anderen physiologischen Prozessen wurde nachgewiesen (Luchicchi et al. 2021). Beide Liganden, AEA und 2-AG, binden sowohl an CB_1 als auch CB_2, 2-AG jedoch stärker als AEA. Der Sitz der CB-Rezeptoren ist v. a. präsynaptisch; das bedeutet, dass das Signal rückwärts übertragen wird („retro signaling" oder „retrograde Neurotransmission"). Dadurch wird z. B. die Ausschüttung von Glutamat in den synaptischen Spalt gehemmt. Weitere Liganden des Endocannabinoid-Systems sind in ➤ Box 12.1 zusammengefasst. Ein weiterer möglicher Rezeptor des Endocannabinoid-Systems ist der Rezeptor GPR55, wobei diskutiert wird, ob er zum Endocannabinoid-System gezählt werden soll. Der GPR55 ist ein G-Protein-gekoppelter Rezeptor und kann durch die Endocannabinoide Anandamid, 2-AG, 2-Arachidonylglycerylether (Noladinether) und Virodhamin aktiviert werden. (Übersichten bei Kumar et al. 2023, Almarez und Butowski 2023)

BOX 12.1

Rezeptoren und Liganden des Endocannabinoid-Systems

Rezeptoren
- CB_1
- CB_2
- GPR55

Endogene Liganden
- Anandamid (Arachydonoylethanolamid, AEA)
- 2-Arachidonoylglycerol (2-AG)
- 2-Arachidonylglycerylether (Noladinether)
- *N*-Arachidonoyldopamin (NADA)
- Virodhamin (OAE)
- Lysophosphatidylinositol (LPI)

Weitere G-Protein-gekoppelte Rezeptoren, die mit Endocannabinoiden interferieren, umfassen die muscarinischen M_1- und M_4-, die Adenosin- (A_3-), die $5HT_1$- und $5HT_2$-sowie andere Rezeptoren.

AEA aktiviert auch die postsynaptischen TPRV1-Kanäle (TRPV = „transient receptor potential cation channel subfamily V member 1"). Dann interagieren die Endocannabinoide auch mit „Ligand-gated-Ionenkanälen" ($5HT_3$-, nikotinischen Acetylcholin-, Glycin-, ionotropen Glutamat-NMDA-Rezeptoren) sowie „Voltage-gated-Ionenkanälen".

Die endogenen Liganden werden bei Aktivierung des Rezeptors schnell durch die Enzyme Fettsäureamid-Hydrolase („fatty acid amid hydrolase", FAAH), Monoglyceridlipase (MGL) und „***N*-Acylethanolamin-hydrolysierende Säureamidase**" (NAAA) hydrolysiert. Zudem ist eine Oxidation durch die Cyclooxygenase-2, die Lipoxygenase und Cytochrom P450 möglich.

Da das Endocannabinoid-System diverse regulatorische Aufgaben wahrnimmt und eine Störung desselben mit verschiedenen Erkrankungen einhergeht, sucht man nach Möglichkeiten, in das System pharmakologisch gezielt einzugreifen. Neben der Zufuhr von externen Cannabinoiden, seien es Agonisten oder Antagonisten, kommt auch die Beeinflussung der für den Abbau verantwortlichen Enzyme infrage (Biernacki und Skrzydlewska 2016; Bow und Rimoldi 2016; Mechoulam et al. 2014; Pertwee 2015; Pertwee et al. 2010; Vemuri und Makriyannis 2015).

12.4 Klinik

Cannabis kann auf verschiedene Arten konsumiert werden. Heute werden in Europa meist die Blütenstände der weiblichen Pflanzen in **Pfeifen** unterschiedlichster Art und **Zigaretten** geraucht. Sie werden zu meist „indoor" in Gewächshäusern produziert und sind so von den klimatischen Bedingungen unabhängig. Sie haben traditionelle Harzprodukte wie „Charras" und „Roter Libanese" weitgehend verdrängt. Die Wirkung von gerauchtem Cannabis ist heute deshalb sehr unterschiedlich zu den Erfahrungen der Konsumenten in den frühen 1970er-Jahren. Neben einer leichten Euphorie und Lachzwang erlebten diese beim Konsum v. a. Übelkeit (Schwarz und Beckenbach 1980).

Mit den **Vaporizern** stehen heute Utensilien zur Verfügung, die das Cannabis nicht verbrennen, sodass keine Verbrennungsprodukte inhaliert werden. Die Qualität der auf dem Markt erhältlichen Geräte ist unterschiedlich (Lanz et al. 2016).

In den USA zeichnet sich ein Trend zum Konsum von konzentriertem Cannabis ab (höherer THC-Gehalt, Carlini et al. 2017). Dabei gibt es verschiedene Methoden, wie der Wirkstoff THC konzentriert werden kann. Bei der traditionellen Methode wird das Harz, das Haschisch genannt wird, von den Blütenständen abgestreift. Eine neuere Methode ist die **Extraktion mit Butangas.** Zu diesem Zweck wird ein aufrechtstehender Zylinder mit verkleinerten Hanfblüten gefüllt. Die untere Seite des Zylinders ist mit einem feinen Sieb verschlossen; von oben wird Butangas durch den Zylinder getrieben. Die unten austretende zähflüssige Masse wird BHO („butane hash oil" oder Dab genannt und kann bis zu 90 % THC enthalten. Der tropfenweise Konsum der Masse wird **„Dabbing"** genannt. Dabei wird Glas oder Titan, der „nail", mit einem Flambierbrenner oder einer Lötlampe erhitzt und mit einer Nadel etwas BHO aufgetragen; die entstehenden Dämpfe werden mit einer geeigneten Einrichtung aufgefangen und inhaliert (Raber et al. 2015).

Intensiver Cannabisgebrauch über einen längeren Zeitraum kann zu **Cannabisgebrauchsstörungen** führen **(englisch: Cannabis Use Disorder (CUD))**. Dies sind psychische und Verhaltensstörungen mit klinisch heterogenem Störungsbild. Unter dem Begriff werden alle relevanten Störungen gefasst, die auffällig mit dem Cannabiskonsum assoziiert sind. Hierzu zählen akute Intoxikationen (nach ICD-10, F12.0), Intoxikationspsychosen (nach DSM 5), der schädliche Konsum (nach ICD-10; F12.1), die Abhängigkeit (nach ICD F12.2) und das Cannabisentzugssyndrom (F12.3).

12.4.1 Akute Cannabisintoxikation

Cannabis wirkt berauschend und hat viele verschiedene kurzfristige Wirkungen. Es kann euphorisierend, entspannend, den Appetit anregend, die Wahrnehmung verändernd wirken. Kurzfristige psychische Effekte können auch unangenehm sein, z. B. zu intensiven Ängsten, Dysphorie und Paranoia oder Übelkeit und Erbrechen führen. Kurzfristig kann eine Verschlechterung verschiedener kognitiver Funktionen erfolgen, beispielsweise von Aufmerksamkeit, Gedächtnis, Lernen, Planung und Entscheidungsfindung (Hoch, Friemel und Schneider 2019; Hoch et al. 2015). Die Psychomotorik ist verlangsamt, die Reaktionszeiten nehmen zu. Da diese Fähigkeiten zum sicheren Führen eines Fahrzeugs benötigt werden, ergibt sich ein erhöhtes Risiko für Verkehrsunfälle und dabei auch ein erhöhtes Mortalitätsrisiko. Insbesondere bei unerfahrenen Konsumierenden oder Überdosierung können unerwünschte Cannabiswirkungen auftreten, z. B. heftige Angstzustände und Panikattacken, Halluzinationen und Erbrechen. Es können weiter auftreten: Agitiertheit und Angst, gelegentlich paranoide Ideen (Misstrauen), ein verlangsamtes Zeiterleben, eine Beeinträchtigung von Urteilsvermögen und Aufmerksamkeit, im Extremfall optische oder akustische und taktile Halluzinationen, Depersonalisation und Derealisation. Zu den **körperlichen Zeichen der Cannabisintoxikation** gehören: Tachykardie oder erhöhte Herzrate, außerdem Mundtrockenheit und konjunktivale Injektion (Rötung der Bindehaut). So kann Cannabis eine Angina pectoris auslösen. Bei Menschen, die kürzlich einen Herzinfarkt erlitten haben, ist das Reinfarktrisiko Stunden nach einem Konsum erhöht. Cannabis kann auch zu orthostatischer Hypotension führen, was das Risiko für ischämische Hirninfarkte erhöht. Die Hypotension tritt v. a. bei gleichzeitigem Alkoholkonsum auf.

Cannabisintoxikationen führen selten zu stationären Aufnahmen. Die akuten Intoxikationszustände klingen von selbst ab. Beruhigung durch eine sichere Umgebung und persönlichen Beistand ist dabei hilfreich. Auf eine pharmakologische Sedierung kann in aller Regel verzichtet werden. Die tödliche Dosis THC für Menschen wurde aufgrund von Studien mit Nagern extrapoliert und dürfte im mittleren zweistelligen Grammbereich liegen, während die üblichen Konsummengen im zweistelligen Milligrammbereich liegen. Da es im Hirnstamm und damit im Zentrum der zentralen Atemregulation keine Cannabisrezeptoren gibt, ist nicht mit einer Atemlähmung zu rechnen.

MERKE

Cannabisintoxikation

- Intoxikationen durch pflanzliche Cannabinoide führen nie zum Tod durch Atemlähmung.
- Intoxikationen können mit starken Emotionen (z. B. Euphorie, Angstzuständen oder Paranoia), Verlangsamung von Bewegungen, verändertes Zeiterleben, Denk-, Konzentrations- und Wahrnehmungsstörungen sowie verändertes Erleben der eigenen Person verbunden sein.
- Körperliche Symptome können sein: Schwindel, Übelkeit und Erbrechen. Alle klingen von selbst wieder ab und erfordern in der Regel keine medizinischen Maßnahmen.

12.4.2 Störungen durch Cannabiskonsum

Zentrales Merkmal der **Cannabisabhängigkeit oder Cannabisgebrauchsstörung** ist, dass es Personen schwerfällt, den Cannabiskonsum einzustellen, selbst wenn Cannabiskosum psychische oder körperliche Folgen hat wie z. B. Beeinträchtigung der Konzentrationsfähigkeit oder im Zusammenhang mit Tabakkonsum eine Risikoerhöhung für Atemwegserkrankungen (American Psychiatric Association 2020, DSM-5; WHO 2020, ICD-10). Ungefähr 17,0 % der wöchentlichen und 19,0 % der täglichen Cannabiskonsumenten erfüllten die Kriterien für Cannabisabhängigkeit (Cougle et al. 2016). Störungen durch Cannabiskonsum werden im DSM-5 (APA 2020) als problematisches Konsummuster beschrieben, das in klinisch bedeutsamer Weise zu Beeinträchtigungen oder Leiden führt. Dieses Gebrauchsmuster muss innerhalb eines Zeitraums von 12 Monaten auftreten. Das Diagnosemanual hat die kategoriale Unterscheidung von Missbrauch und Abhängigkeit zugunsten eines dimensionalen Konzeptes aufgegeben. Substanzgebrauchsstörungen werden hier durch 11 mögliche Symptome beschrieben. Beim Vorliegen von 2–3 dieser Symptome liegt eine leichte, bei 4–5 Symptomen eine mäßige und ab 6 Symptome eine schwere Substanzgebrauchsstörung vor. In beiden Klassifikationssystemen werden die Diagnosekriterien substanzübergreifend definiert. Menge und Häufigkeit des Substanzkonsums kommt dabei keinerlei diagnostische Bedeutung zu. Im DSM-5 wird die Cannabiskonsumstörung als eigenständige Erkrankung mit cannabisspezifischem Entzugssyndrom aufgenommen (➤ Tab. 12.1).

Wenn langjährige intensive Nutzer den Cannabiskonsum einstellen, kann aufgrund der körperlichen Gewöhnung ein Entzugssyndrom auftreten. Die Entzugssymptome erhöhen die Schwierigkeit aufzuhören und können einen Rückfall begünstigen. Klinisch verlaufen Cannabisentzüge meist ohne körperliche Risiken für die betroffene Person. Bei Menschen, die gleichzeitig psychisch erkrankt sind und mehrere Substanzen konsumieren, kann es zu einem komplizierten

Tab. 12.1 Diagnostische Kriterien für eine Cannabisgebrauchsstörung (nach DSM-5) bzw. schädlichen und abhängigen Cannabisgebrauch (nach ICD-10) [W798]

Cannabisgebrauchsstörung nach DSM-5	Substanzabhängigkeit nach ICD-10 (F1x.2)
Beim Auftreten von mindestens 2 Symptomen innerhalb eines 12-Monats-Zeitraums gilt die Substanzgebrauchsstörung als erfüllt. 1. Substanz wird häufig in größeren Mengen oder länger als geplant konsumiert (Kontrollverlust). 2. Anhaltender Wunsch oder erfolglose Versuche, den Substanzgebrauch zu verringern oder zu kontrollieren. 3. Hoher Zeitaufwand für Beschaffung und Konsum oder um sich von den Wirkungen des Konsums zu erholen. 4. Craving oder starkes Verlangen nach der Substanz. 5. Wiederholter Konsum, der zu einem Versagen bei der Erfüllung wichtiger Verpflichtungen in der Schule, bei der Arbeit oder zu Hause führt. 6. Fortgesetzter Substanzgebrauch trotz ständiger oder wiederholter sozialer oder zwischenmenschlicher Probleme. 7. Aufgabe oder Einschränkung wichtiger sozialer, beruflicher oder Freizeitaktivitäten aufgrund des Substanzkonsums. 8. Wiederholter Konsum in Situationen, in denen es aufgrund des Konsums zu einer körperlichen Gefährdung kommen kann. 9. Fortgesetzter Konsum trotz der Kenntnis von körperlichen oder psychischen Problemen, die durch den Substanzkonsum entstanden sind oder sich dadurch verschlechtert haben. 10. Toleranzentwicklung gekennzeichnet durch Dosissteigerung oder verminderte Wirkung unter derselben Dosis. 11. Entzugsymtome: a.) Ein für die Substanz spezifisches Entzugssyndrom, b.) Substanz (oder ähnliche Substanz) wird konsumiert, um Entzugssymptome zu lindern oder zu vermeiden. Die Schwere der Symptomatik wird folgend spezifiziert: Vorliegen von 2–3 Kriterien: mild; Vorliegen von 4–5 Kriterien: moderat; Vorliegen von mehr als 6 Kriterien: schwer.	Drei oder mehr der folgenden Kriterien sollten zusammen mindestens einen Monat lang bestanden haben. Falls sie nur für eine kürzere Zeit gemeinsam aufgetreten sind, sollten sie innerhalb von 12 Monaten wiederholt bestanden haben 1. Ein starkes Verlangen oder eine Art Zwang, die Substanz zu konsumieren. 2. Verminderte Kontrolle über den Substanzgebrauch, d. h. über Beginn, Beendigung oder die Menge des Konsums, deutlich daran, dass mehr von der Substanz konsumiert wird oder über einen längeren Zeitraum als geplant, und an erfolglosen Versuchen oder dem anhaltenden Wunsch, den Substanzkonsum zu verringern oder zu kontrollieren. 3. Ein körperliches Entzugssyndrom, wenn die Substanz reduziert oder abgesetzt wird, mit den für die Substanz typischen Entzugssymptomen oder auch nachweisbar durch den Gebrauch derselben oder einer sehr ähnlichen Substanz, um Entzugssymptome zu mildern oder zu vermeiden. 4. Toleranzentwicklung gegenüber den Substanzeffekten. Für eine Intoxikation oder um den gewünschten Effekt zu erreichen, müssen größere Mengen der Substanz konsumiert werden, oder es treten bei Konsum derselben Menge deutlich geringere Effekte auf. 5. Einengung auf den Substanzgebrauch, deutlich an der Aufgabe oder Vernachlässigung anderer wichtiger Vergnügungen oder Interessenbereiche wegen des Substanzgebrauchs; oder es wird viel Zeit darauf verwandt, die Substanz zu bekommen, zu konsumieren oder sich davon zu erholen. 6. Anhaltender Substanzgebrauch trotz eindeutig schädlicher Folgen, deutlich an dem fortgesetzten Gebrauch, obwohl der Betreffende sich über die Art und das Ausmaß des Schadens bewusst war oder hätte bewusst sein können.
	Schädlicher Gebrauch nach ICD-10 (F1x.1)
	A) Deutlicher Nachweis, dass der Substanzgebrauch verantwortlich ist für die körperlichen oder psychischen Probleme, einschließlich der eingeschränkten Urteilsfähigkeit oder des gestörten Verhaltens, das evtl. zu Behinderung oder zu negativen Konsequenzen in den zwischenmenschlichen Beziehungen geführt hat. B) Die Art der Schädigung sollte klar bezeichnet werden können. C) Das Gebrauchsmuster besteht mindestens seit einem Monat oder trat wiederholt in den letzten zwölf Monaten auf. Auf die Störung treffen die Kriterien einer anderen psychischen oder Verhaltensstörung bedingt durch dieselbe Substanz, zum gleichen Zeitpunkt nicht zu (außer akute Intoxikation F1x.0).

Entzug kommen. Die Cannabis-Entzugssymptomatik kann allerdings auch eine moderate bis mittelgradige Schwere erlangen. In Studien aus den USA berichteten 54 % der ambulanten und 87 % der stationären Patienten mit Cannabiskonsumstörungen von einem klinisch schwerem Cannabisentzugssyndrom (Livne et al. 2019; Bahij et al. 2020).

Früher wurde diskutiert, inwieweit es überhaupt einen eigentlichen Cannabisentzug gibt. Die ICD-10 und das DSM-5 gehen aber beide davon aus. Typische Symptome, die auftreten können, sind in ➤ Box 12.2 dargestellt

BOX 12.2

Typische Symptome des Cannabisentzuges (Connor et al. 2022)

- Schlafstörungen
- Albträume
- Reizbarkeit
- Aggressivität
- Depressivität
- Craving
- Schmerzen
- Konzentrationsstörung, kognitive Probleme
- Schwitzen
- Tremor
- Kälteschauer
- Appetitstörungen

Das **Cannabisentzugssyndrom** klingt meist rasch ab, eine stationäre Behandlung ist kaum notwendig. Eine spezifische Pharmakotherapie ist bisher nicht etabliert. Bei Vorliegen schwerer Angststörungen oder anderer komorbider psychischer Störungen mit entsprechender psychopathologischer Symptomatik sind pharmakologische Interventionen indiziert. Sehr selten sind sog. **Flashbacks** nach Cannabiskonsum (Bonnet und Preuss 2017).

12.4.3 Langzeitfolgen von Cannabisgebrauch

Bei **intensivem Langzeitkonsum von Cannabis** lassen sich recht konsistent Defizite bezüglich verbalen Lernens, Gedächtnis- und Aufmerksamkeitsfunktionen finden. Auch sinkt der IQ dabei über die Zeit. Wie weit sich diese Defizite nach Beendigung des Konsums erholen, wird in der wissenschaftlichen Literatur kontrovers diskutiert (Hoch et al. 2019).

Ein früher Beginn des Cannabiskonsums vor dem 15. Lebensjahr korreliert mit vorzeitigem Schulabgang, späterem niedrigerem Einkommen, niedrigerem Berufsabschluss, größerer Abhängigkeit von Sozialhilfe, Arbeitslosigkeit und Konsum von anderen Drogen. Dabei spielen aber auch Umgebungs- und genetische Faktoren eine Rolle. Allerdings bleiben die kausalen Zusammenhänge dieser Korrelationen unklar. Umstritten ist bei Langzeitkonsumenten das Auftreten eines **amotivationalen Syndroms**, das vor allem bei Personen mit Cannabisabhängigkeit klinisch beobachtet und subjektiv berichtet wird. Das Beschwerdebild ist dadurch gekennzeichnet, dass die Betroffenen keine oder keine ausreichende Motivationalität zeigen, gesellschaftlich vorgegebene Leistungsnormen zu erfüllen. Eine Metaanalyse ergab Defizite im Lernverhalten (Grant et al. 2003), während Schreiner und Dunn (2012) leichte, globale Defizite der kognitiven Leistungsfähigkeit fanden, einschließlich exekutiver Funktionen, Merkfähigkeit, abstraktem Denken, Aufmerksamkeit und Lernvermögen. Die Reversibilität ist nicht eindeutig durch Studien geklärt. Studien mit Jugendlichen deuten persistierende Defizite an (Broyd et al. 2016; Lisdahl et al. 2013; Medina et al. 2007; Meier et al. 2012, 2016; Solowij et al. 2011; Tait et al. 2011, 2013). Dazu würden die Korrelationen mit den Volumenreduktionen in den Bereichen der Amygdala und des Hippocampus passen (Koenders et al. 2016).

MERKE

Probleme des Cannabiskonsums

- Früher Beginn (nicht abgeschlossene Hirnreifung) und große Konsummengen erhöhen das Risiko für Folgestörungen.
- Nach neueren Schätzungen entwickeln bis zu 30 Prozent der Konsumierenden eine Cannabiskonsumstörung.
- Langzeitkonsum ist mit Folgestörungen assoziiert wie z. B. mit dem Auftreten von kognitiven Einbußen, komorbiden psychischen Störungen (z. B. Psychosen, affektiven Störungen, Bipolaren Störungen), einer Verringerung des Bildungserfolgs oder somatischen Risiken.

Psychose und Depression

Die Entwicklung einer **Psychose** ist in der Bevölkerung ein seltenes Ereignis. Dieses Risiko steigt bei Cannabiskonsumenten unter dem 18. Lebensjahr und steht in Beziehung zum Alter bei Konsumbeginn und zur Konsumfrequenz. Der Beginn von Konsum in der Kindheit, eine hohe Konsumfrequenz und hohe Konsummengen sind ungünstige Einflussfaktoren, die das Risiko für das Auftreten einer schizophrenen Psychose, meist zu Beginn des 3. Lebensjahrzehnts signifikant erhöhen.

Gesichert ist der ungünstigere Verlauf einer Schizophrenie mit Exazerbation der Symptome und das Triggern eines Rückfalls, wenn der Konsum nicht sistiert wird. Die schizophrene Symptomatik ist unter dem Einfluss von Cannabis deutlich florider, es treten mehr Positivsymptome wie Wahn und Halluzinationen sowie Ich-Störungen auf. Auch treten die Erstsymptome einer Schizophrenie bei Cannabiskonsumenten in einem früheren Alter auf als bei Nichtkonsumenten. Wie groß die genetischen Einflüsse das Risiko für das Auftreten von Psychosen bei Cannabiskonsumenten sind, ist noch nicht abschließend erforscht. Es kann allerdings davon ausgegangen werden, dass das Risiko unter Cannabiskonsum in der Jugend in der Folge eine schizophrene Psychose zu entwickeln, dann besonders hoch ist, wenn eine familiäre, biologische oder genetische Disposition für schizophrene Erkrankungen vorbesteht. In Einzelstudien mit psychisch Gesunden konnte nachgewiesen werden, dass eine Variation am rs2494732-Locus des *AKT1*-Gens ein Prädiktor für eine akute psychotische Reaktion auf Cannabis, Abhängigkeit und auch für schizotypische Symptome war. Das Arbeitsgedächtnis war unter Cannabis bei weiblichen Studienteilnehmern schlechter. Zudem gab es Hinweise, dass im drogenfreien Zustand ein COMT-Polymorphismus einen Einfluss auf das Arbeitsgedächtnis hat (Morgan et al. 2016) und dass eine Assoziation zwischen einer individuellen Belastung mit Schizophrenierisiko-Allelen und dem Konsum von Cannabis besteht. Dies war signifikant für den Vergleich von Personen, die Cannabis konsumierten, und jenen, die nie konsumiert hatten sowie mit der konsumierten Menge von Cannabis. Dies legt den Verdacht nahe, dass die Assoziation von Schizophrenie und Cannabis auf einer geteilten genetischen Ätiologie basiert (Power et al. 2014).

Für **Depressivität** besteht ein Zusammenhang mit Cannabiskonsum. Das Auftreten von Depressivität scheint sich in Abhängigkeit von der Intensität des Cannabisgebrauchs zu erhöhen. Die Zahlen zu Cannabis und Suizidgedanken und Suizidversuchen sind nicht schlüssig. Die wenigen vorhandenen Daten legen vermehrte Suizidgedanken, aber nicht mehr Suizidalität nahe.

Das Auftreten einer **Angststörung** bei Cannabiskonsumenten und cannabisbezogenen Störungen ist erhöht und wird nach Metaanalysen auf eine OR von 1.24 bzw. 1.68 beziffert (Kedzior und Laeber 2014).

Das Neuauftreten von **bipolaren Störungen** wird durch Cannabiskonsum um den Faktor 3 erhöht. Die Inzidenz von bipolaren Störungen durch Cannabiskonsum erhöht sich um den Faktor 1,4 bei wöchentlichem Konsum und um den Faktor 2,5 bei nahezu täglichem Konsum. Bei bereits bestehender bipolarer Störung erhöht Cannabiskonsum das Risiko für ein Wiederauftreten von **manischen Symptomen oder Episoden** (Hoch, Friemel und Schneider 2019)

Eine umfassende Übersicht über den Zusammenhang von Cannabis und weiteren psychischen Störungen sowie körperlichen Symptomen und Erkrankungen gibt die Studie „Cannabis: Potenzial und Risiko" (Hoch, Friemel und Schneider 2019).

Cannabis und somatische Folgestörungen

Chronischer und regelmäßiger Cannabiskonsum kann im Mund- und Rachenbereich zu Wucherungen des Zahnfleisches führen. Mögliche Folgen sind eine Entzündung der Mundschleimhaut (Stomatitis) bzw. der Uvula („Gaumenzäpfchen", Entzündung: Uvulitis) (Soyka et al 2017).

Eine longitudinale Untersuchung, die Cannabis- und Nikotinraucher verglich, konnte dagegen außer Problemen im Mund-Kiefer-Bereich kaum gesundheitliche Einschränkungen nachweisen, zumindest bei Individuen im mittleren Lebensalter. Im Verdauungstrakt wird eine „Fettleber" (Steatosis hepatis) durch chronischen Cannabiskonsum verschlechtert. Dies ist vor allem bei einer Leberentzündung durch Viren (Hepatitis C) der Fall, was die These einer möglichen ungünstigen (steatogenen und fibrose-induzierenden) Wirkung des Endocannabinoidsystems bei Lebererkrankungen unterstützt (Soyka et al 2017).

Erst in den letzten Jahren einer vermehrten Wahrnehmung cannabisinduzierter Störungen wird über ein sog. Cannabis-Hyperemesis-Syndrom (Cannabis-induziertes Erbrechen) berichtet. Dieses Beschwerdebild bleibt oft unerkannt und ist neben dem chronischen Cannabiskonsum als auslösenden Faktor mit wiederholten Episoden von Übelkeit und Erbrechen beschrieben (Bonnet 2022).

Cannabis wird häufig inhaliert. Diese Inhalation führt häufig zur Reizung des Atmungssystems (respiratorischen System), schädigt die Bronchiolen (Atembläschen) und kann in einer chronischen Bronchitis (chronische Entzündung) münden. Weitere Studien stellten eine verminderte Atmungsfunktion und mögliche krankhafte Veränderungen von Lungengewebe fest, die möglicherweise eine chronisch obstruktive Lungenerkrankung (COPD) fördern könnten (Hall 2015). Da viele Konsumenten neben Cannabinoiden auch Tabak inhalieren (z. B. Mischung von Cannabisprodukten mit Tabak), lassen sich die Wirkungen und Folgen beider Substanzen schwer voneinander trennen.

Ähnlich wie der chronische Tabakkonsum können Atemnot (Dyspnoe), Heiserkeit oder eine chronisch obstruktive Lungenerkrankungen (COPD) induziert oder verschlechtert werden. Dies gilt besonders für den kombinierten Konsum von Tabak und Cannabis (Hoch et al. 2015).

Das Rauchen von Cannabinoiden führt nur selten zu lebensbedrohlichen Problemen über das Atmungssystem. Der oben erläuterte CB1-Rezeptor ist im Atemzentrum des Gehirns nahezu nicht vorhanden. Deshalb entfaltet Cannabis anders als Opioide (Starke Schmerz- und Suchtmittel), Alkohol oder bestimmte Schlaf- und Beruhigungsmittel keine zentrale atemdepressive Wirkung. Möglicherweise hängt das Schädigungsmuster wie häufig bei Substanzkonsum von der Frequenz des Konsums und Inhalationstiefe der Cannabinoide ab.

Nach bisherigen Untersuchungen weist Cannabisrauch eine ähnliche Zusammensetzung an kanzerogenen Begleitstoffen auf wie der Tabakrauch. Fall-Kontroll-Studien wiesen darüber hinaus darauf hin, dass bei den Konsumenten zelluläre Veränderungen in der Lunge zu beobachten waren, die auch bei Tabakkonsumenten einer **Tumorerkrankung** vorausgingen.

Für den Zusammenhang zwischen der Inzidenz von Lungentumoren und weiteren Lungenerkrankungen bei chronischen Cannabis-Konsumenten sind allerdings nur unzureichende Daten verfügbar, wobei der häufig gemeinsame Konsum von Cannabinoiden und Tabak zu berücksichtigen ist. Wahrscheinlich ist Tabak für das Risiko ausschlaggebend.

Gut belegt ist allerdings, dass Cannabiskonsum das Risiko für Tumoren im Nasen-Rachen-Bereich erhöht, unabhängig vom Tabakgebrauch. Für weitere Tumorerkrankungen, etwa des Kopfes und des Halses, liegen bisher keine ausreichenden Daten hinsichtlich Konsumdauer und -menge von Cannabinoiden vor (Soyka et al. 2017).

Unter den am besten nachgewiesenen Folgen des Cannabinoidkonsums und der -intoxikation zählen kardiovaskuläre Symptome (Herz-Kreislauf-System) wie Tachykardien und Blutdruckerhöhung. Diese werden als Folge einer Reihe von pharmakologischen Wirkungen der Cannabinoide angesehen. Durch den Konsum wird eine paradoxe Wirkung auf das autonome Nervensystem mit einer Erhöhung von Katecholaminen (z. B. Stresshormonen) ausgelöst. Diese ist begleitet von einer Verengung von Blutgefäßen in der Peripherie (außerhalb des Gehirns), von peripherer und kardialer Vasokonstriktion, verminderter kardialer Auswurfreaktion und erhöhter Rate von verändertem rotem Blutfarbstoff (Carboxy-Hämoglobin). Dosisabhängig können Cannabinoide in größeren Mengen auch zu kardialen Rhythmusstörungen (Herzrhythmusstörungen) bis hin zu Vorhofflimmern führen.

Während die Toxizität (Schädlichkeit) von Cannabinoiden insgesamt als eher niedrig eingeschätzt wird, sind dennoch Todesfälle aufgrund von Durchblutungsstörungen in Herz und Gehirn nach akuter Einnahme nach ca. 1 Stunde beschrieben (Mittleman et al. 2001). Bei weiterem Konsum bleibt außerdem ein erhöhtes Risiko für erneute kardiale oder zerebrale Ischämien (Mukamal et al. 2008).

Chronischer Cannabiskonsum beeinträchtigt eine Reihe von Funktionen des reproduktiven Systems, wie z. B. die Regelmäßigkeit der Menstruation, der Reifung der Eizellen, die Einnistung des Embryos und dessen Entwicklung. Bei Männern können vermehrt Ejakulationsprobleme, verminderte Spermienzahl, Libidoverlust oder Impotenz begünstigt werden. Cannabiskonsum während der Schwangerschaft ist mit einem erhöhten Risiko für Geburtskomplikationen und vermindertem Geburtsgewicht verbunden und beeinflusst vorgeburtlich die Gehirnentwicklung sowie langfristig dessen kognitive Entwicklung. Bei während der Schwangerschaft cannabisexponierten Kindern von konsumierenden Müttern sind eine Reihe von Verhaltensauffälligkeiten beschrieben, etwa vermehrte Impulsivität, Beeinträchtigungen des Lernens, des Gedächtnisses und exekutiver Funktionen und zwar besonders bei Cannabisexposition in den letzten Monaten der Schwangerschaft. Außerdem weisen Studien auf ein möglicherweise reduziertes Geburtsgewicht bei regelmäßigem Konsum von Cannabis während der Schwangerschaft hin (Hoch et al. 2015).

Cannabinoide haben vielfältige Wirkungen auf das Immunsystem. Beide beschriebenen Cannabisrezeptoren können sowohl im Zentralnervensystem als auch in peripheren Zellen gefunden werden, insbesondere der CB2-Rezeptor, der sich an einer Reihe von Immunzellen (u. a. B-Lymphozyten und Makrophagen) befindet. Generell wird Cannabinoiden eine immunsuppressive (unterdrückende) Wirkung bei einer Reihe von Autoimmunerkrankungen oder bei anderen inflammatorischen Prozessen zugeschrieben wie etwa bei Multipler Sklerose, Atherosklerose, rheumatischen Erkrankungen, Asthma sowie Erkrankungen des Magen-Darm-Traktes und der Leber. Andererseits gibt es Hinweise darauf, dass die cannabinoid-induzierte Verminderung der Aktivität bestimmter Immunzellen (T-Zell-Aktivität) zu einer erhöhten Rate von Plattenepitelkarzinomen des Kopfes und Halses führt (Sydney et al. 1997).

12.5 Psychotherapie der Cannabisabhängigkeit

Für viele junge Menschen ist der Konsum von Cannabis eine vorübergehende Phase, die in der späten dritten Lebensdekade endet. In Europa spielt Cannabis dennoch eine zunehmend größere Rolle in der Suchthilfe. Die Substanz wird am häufigsten von Betroffenen als Hauptursache für eine erstmalige Drogenbehandlung genannt (EMCDDA 2023). In der ambulanten und stationären Suchthilfe ist Cannabis, nach Alkohol, ebenfalls der Hauptanlass für eine suchtspezifische Behandlung (DSHS, 2023). Die Zahl der Hilfesuchenden hat sich in den letzten beiden Jahrzehnten in Deutschland vervierfacht.

Wenn jemand eine Behandlung seiner Abhängigkeit benötigt, stellt sich die Frage, wie diese auszugestalten sei. Wie bei jeder Erkrankung aus dem psychiatrischen Spektrum kommen auch hier psychotherapeutische und psychosoziale sowie pharmakotherapeutische Interventionen in Betracht.

Von der Europäischen Drogenbeobachtungsstelle wurde bereits vor mehreren Jahren eine Expertise in Auftrag gegeben, die einen Überblick über evidenzbasierte Behandlungsmöglichkeiten gibt (EMCDDA 2015). Bei Jugendlichen haben sich v. a. motivationale Therapien wie das Motivational Interviewing (MI) oder die Motivational Enhancement Therapy (MET) (Miller und Rollnick 2015; Miller et al. 1992) sowie kognitiv-behaviorale Therapien, Kontingenzmanagement und familientherapeutische Ansätze als relativ erfolgversprechend erwiesen. Oft handelt es sich um sehr kurze Interventionen mit nur wenigen Sitzungen. Bei Erwachsenen haben sich die genannten Therapien ebenfalls als wirksam erwiesen. Die erwähnte Expertise sowie mehrere Übersichtsarbeiten

(Davis et al. 2014; Gates et al. 2016; Poznyak et al. 2016) unterstreichen ebenfalls, dass Motivationsförderung, kognitive Verhaltenstherapie (KVT) und Kontingenzmanagement die höchste Effektivität aufweisen. Besonders gut ist die Datenlage für KVT (Walther et al. 2016). Patienten mit komorbiden psychiatrischen Erkrankungen bedürfen wahrscheinlich längerer Behandlungen als Patienten mit einer Cannabiskonsumstörung ohne psychiatrische Komorbidität. Diese Ergebnisse bestätigt auch eine Cochrane Review zu psychosozialen Interventionen bei Cannabisabhängigkeit (Gates et al. 2016). Bei den untersuchten Studien waren die erzielten Abstinenzraten zwar ähnlich niedrig wie bei anderen Suchtbehandlungen, aber es gelang immerhin, die Konsumfrequenz und den Schweregrad der Abhängigkeit im Vergleich zu Kontrollen zu reduzieren. Eine intensive Intervention über mehr als vier Sitzungen basierend auf MET und KVT und mit Anreizen zur Abstinenz schien für die Behandlung am besten geeignet. Wie in den meisten anderen Ländern werden in Deutschland die allermeisten Patienten mit cannabisbezogenen Störungen ambulant behandelt. Nur bei schweren Entzugssymptomen oder komorbiden Erkrankungen und Folgeschäden ist eine stationäre Behandlung sinnvoll (Hoch et al. 2015a, 2015b). Selbsthilfegruppen spielen bei Cannabiskonsumenten eine eher untergeordnete Rolle.

Ein gut untersuchtes Behandlungsmodell für cannabisbezogene Störungen im deutschen Sprachraum ist das **CANDIS-Programm** (Hoch et al. 2011), das für ältere Jugendliche (ab 16 Jahren) und Erwachsene entwickelt und erfolgreich wissenschaftlich evaluiert wurde (Hoch et al. 2014, 2012; siehe auch www.candis-projekt.de). Ziel ist entweder ein Konsumstopp oder eine Konsumreduktion. Das Programm ist modular aufgebaut und beinhaltet psychoedukative und motivationale Aspekte. Motivation, Bereitschaft und Fertigkeiten zur Verhaltensänderung werden trainiert. Suchtverlangen, Rückfallprophylaxe, psychosoziales Problemlösen und Training sozialer Kompetenzen sind wichtige Elemente in den einzelnen Sitzungen. Die Wirksamkeit dieses klar strukturierten Programms wurde wissenschaftlich nachgewiesen.

Weitere Therapien sind niederschwellige Kurzinterventionen wie **„realise it"** (www.realise-it.org) oder **„can stop"**, ein gruppentherapeutisches Behandlungsmodul (www.canstop.med.uni-rostock.de. Neuere Ansätze basieren auf **internet- und computerbasierte Behandlungsinterventionen**, die interessant sein könnten, weil gerade Jugendliche das traditionelle Suchtsystem eher nicht frequentieren. Zu nennen ist hier z. B. das internetbasierte Aussteigerprogramm **„quit the shit"** (www.drugcom.de) oder andere internetbasierte Kontaktforen (Übersicht bei Hoch et al. 2016).

Derzeit wird unter der Federführung der Deutsche Gesellschaft für Kinder- und Jugendpsychiatrie, Psychosomatik und Psychotherapie e. V. (DGKJP), der Deutschen Gesellschaft für Suchtforschung und Suchttherapie e. V. (DG-Sucht) und der Deutschen Gesellschaft für Psychiatrie, Psychotherapie, Psychosomatik und Nervenheilkunde (DGPPN) eine interdisziplinäre S3-Leitlinie „Behandlung cannabisbezogener Störungen" entwickelt. Empfehlungen zur psychosozialen Behandlung von Kindern, Jugendlichen und Erwachsenen mit Cannabisabhängigkeit und/oder weiteren psychischen Störungen werden auf der Grundlage von systematisch recherchierter Literatur und Expertenkonsens gegeben. Die Leitlinie wird voraussichtlich im Jahr 2024 veröffentlicht werden. Für komorbide psychische Störungen, die häufig im Zusammenhang mit Cannabiskonsumstörungen auftreten, wird auf die jeweiligen störungsspezifischen, evidenzbasierten Behandlungsempfehlungen verwiesen (siehe www.awmf.org).

12.6 Pharmakotherapie der Cannabisabhängigkeit

Ein systematischer Cochrane-Review zu den **pharmakologischen Behandlungsansätzen** der Cannabisabhängigkeit kommt zum Schluss, dass die Evidenz für alle untersuchten Pharmakotherapien inkomplett ist und die Qualität der Resultate aufgrund der geringen Stichprobenumfänge, der Inkonsistenz und des Biasrisikos nicht hoch ist (Marshall et al. 2014). Eine weitere Übersichtsarbeit von Nielsen und Kollegen (2019) belegt, dass zur Behandlung der Cannabisabhängigkeit eine Vielzahl von Arzneimitteln getestet wurde. Sie repräsentieren ein breites Spektrum an pharmakologischen Strategien. Dazu gehören Tetrahydrocannabinol-Präparate, verschiedene Arten von Antidepressiva, Anxiolytika, ein glutamaterger Modulator und das Neuropeptid Oxytocin. Cannabinoid-Agonisten bedürfen weiterer Forschung. Für den FAAH-Hemmer PF-04457845, Oxytocin, Vareniclin und Gabapentin gibt es zwar Anzeichen für positive Effekte. Allerdings liegen für diese Medikamente noch keine ausreichenden Beweise für den klinischen Einsatz vor. Möglicherweise sind bestimmte antidepressive Substanzen und medizinische Cannabisprodukte zur Behandlung von Cannabiskonsumstörungen nicht wirksam (Kbondo et al 2020). In Balter et al. (2014) werden Oxycontin und Lithium als zu beforschende Medikamente vorgeschlagen. Insgesamt werden größere, längerfristige Studien in repräsentativen Behandlungsgruppen gefordert. Zusammenfassend muss festgestellt werden, dass es bis heute keine pharmakologische Standardtherapie zur Behandlung des Cannabiscravings, der Entzugssymptome und zur Rückfallprophylaxe gibt.

Wenn keine medizinischen oder psychiatrischen Komorbiditäten vorliegen, stellt der Cannabisentzug in der Regel keine ernsthaften Risiken für den Einzelnen dar. Das Craving zu Beginn des Entzugs kann dennoch unangenehme Beschwerden mit sich bringen. Hier können verhaltenstherapeutische Ansätze unterstützend eingesetzt werden. Durch Psychoedukation und ein Training der Bewältigungsfähigkeiten können Craving-

Erfahrungen «normalisiert» werden. Die Patienten werden über die zu erwartenden Anzeichen, Symptome und den zeitlichen Verlauf informiert. Sie erhalten Informationen und Wege zum Umgang mit bestimmten Symptomen. So helfen z. B. Bewegung oder heiße Bäder zur Bewältigung von Reizbarkeit. Vermeidung von übermäßigem Koffein hilft gegen Unruhe. Verzehr nahrhafter Lebensmittel können dem verminderten Appetitmangel entgegenwirken. Letztendlich sind die Symptome vorübergehend und ein Zeichen, dass sich der Körper regeneriert (Hoch et al., 2012).

Die sich in Arbeit befindende neue S3-Leitinie „Behandlung cannabisbezogener Störungen" wird auch Empfehlungen zur pharmakologischen Behandlung von Kindern, Jugendlichen und Erwachsenen mit Cannabisabhängigkeit und/oder weiteren psychischen Störungen aussprechen.

MERKE

Behandlung der Cannabisabhängigkeit

- Cannabiskonsum ist der häufigste Anlass für eine erstmalige Drogenbehandlung in Europa.
- Die besten Hinweise auf eine Wirksamkeit zeigen intensive psychosoziale Interventionen basierend auf Motivational Enhancement Therapy (MET) und kognitiver Verhaltenstherapie (KVT), verbunden mit Anreizen zur Abstinenz. Diese können die Konsumreduktion nachhaltig fördern.
- Pharmakologische Interventionen sind derzeit wenig evidenzbasiert oder indiziert.
- Für komorbide psychische Störungen wird auf die jeweiligen störungsspezifischen, evidenzbasierten Behandlungsempfehlungen verwiesen.

12.7 Cannabis als Medizin: medizinische Cannabinoide

In der Schweiz wird Cannabis als verbotenes Betäubungsmittel eingestuft, wobei dieses Verbot für medizinische Zwecke vom eidgenössischen Parlament am 1. August 2022 aufgehoben wurde, sodass Ausnahmebewilligungen zur ärztlichen Verschreibung durch das Bundesamt für Gesundheit (BAG) nicht mehr benötigt werden. Ärzt*innen können so Cannabisarzneimittel (z. B. als Magistralrezepturen, die durch eine Apotheke hergestellt wurde) verschreiben, müssen jedoch während der ersten beiden Behandlungsjahre dem BAG Behandlungsdaten melden. Durch die Gesetzesänderung wurde auch der Anbau, die Verarbeitung, die Herstellung und der Handel von Cannabis zu medizinischen Zwecken wie andere Betäubungsmittel (z. B. Fentanyl) dem Bewilligungs- und Kontrollsystem des Schweizerischen Heilmittelinstituts Swissmedic unterstellt. Der Umgang mit Cannabis für nicht-medizinische Zwecke bleibt außerhalb von Pilotversuchen, d. h. der kontrollierten Abgabe von Cannabis zu Genusszwecken, weiterhin verboten.

Die rechtliche Grundlage in Deutschland zur Verwendung von Cannabinoiden als Medikamente (Verschreibungsmöglichkeiten von Cannabisarzneimitteln in Form von Medizinalhanf und Cannabisextrakten) wurde über das „Gesetz zur Änderung betäubungsmittelrechtlicher und anderer Vorschriften" eingeleitet, das am 10. März 2017 in Kraft getreten ist. Es beinhaltet eine Reihe von Änderungen in einschlägigen Gesetzen und Verordnungen (z. B. des Betäubungsmittelgesetzes [BtMG], der Betäubungsmittelverschreibungsverordnung [BtMVV] und des fünften Sozialgesetzbuchs [Deutsches SGB V]).

Der deutsche Gesetzgeber war dabei bestrebt, den medizinisch wie ordnungspolitisch wenig sinnvollen Eigenanbau von Cannabispflanzen zu vermeiden, um Cannabinoide zur Linderung von Symptomen und Erkrankungen verwenden zu können (Medina et al 2007, Hanson et al 2010). Ergänzungen im SGB V (§ 31, Absatz 6) regeln den Anspruch von gesetzlich Versicherten auf eine Versorgung zu Lasten der gesetzlichen Krankenkassen (Meier et al 2012, Solowij et al 2011). Demnach haben Versicherte mit einer schwerwiegenden Erkrankung Anspruch auf die Versorgung mit medizinischem Cannabis,

- wenn eine allgemein anerkannte, dem medizinischen Standard entsprechende Leistung nicht zur Verfügung steht oder
- im Einzelfall nach der begründeten Einschätzung der behandelnden Vertragsärztin oder des behandelnden Vertragsarztes unter Abwägung der zu erwartenden Nebenwirkungen und unter Berücksichtigung des Krankheitszustandes der oder des Versicherten nicht zur Anwendung kommen kann, und eine
- nicht ganz entfernt liegende Aussicht auf eine spürbare positive Einwirkung auf den Krankheitsverlauf oder auf schwerwiegende Symptome besteht.

In Deutschland ist derzeit eine Reihe von Fertigarzneimitteln auf Cannabisbasis zugelassen, die auf Betäubungsmittelrezept verordnet werden können (Preuss et al 2018):

- Nabiximols als Mundspray (Sativex®, THC und CBD im Verhältnis 1:1), mit der speifischen Zulassung für die Zusatzbehandlung von Spastik bei Multipler Sklerose.
- Nabilon als synthetisches THC-Analogon ist zur Behandlung von chemotherapieinduziertem Erbrechen zugelassen.

Eine Reihe von **Cannabisblüten** und **Vollextrakten** sind als **Rezepturarzneimittel** ebenfalls in Deutschland zugelassen. Je nach Verabreichungsform unterscheidet sich die Pharmakologie der Plasmakonzentration von THC und Derivaten. Dabei handelt es sich um Phytocannabinoide, die aus (standardisiert angebauten) Hanfpflanzen gewonnen werden. Die Palette der angebotenen Extrakte und Blüten ist je nach Anbieter variabel und ändert sich ständig. Damit ist auch die aktuelle Aufstellung nicht in jeder Apotheke verfügbar. Eine Absprache mit der jeweils dispensierenden Apotheke ist bei

Verordnung von spezifischen Cannabisprodukten empfehlenswert (Preuss et al 2018).

Nach Auskunft von Apotheken handelt es sich bei den sogenannten **Vollspektrumextrakten** um Produkte, die neben den beiden Hauptwirkstoffen THC und CBD auch alle weiteren Cannabiswirkstoffe enthalten wie beispielsweise Terpene. Sie sind typischerweise auf den THC- und/oder CBD-Gehalt standardisiert.

Die Hersteller werben mit einer besseren Wirksamkeit der Vollextrakte gegenüber wirksamkeitsbestimmenden Reinsubstanzen wie Dronabinol. Sogenannte standardisierte Vollspektrum-Cannabisextrakte sind arzneimittelrechtlich bisher nicht zugelassen. Sie liegen als Rezepturarzneimittel vor und werden von mehreren Firmen in unterschiedlichen Verhältnissen und Dosierungen von THC und CBD angeboten. Im Gegensatz zu den Blüten, die geraucht oder mit einem Verdampfer inhaliert werden müssen, sind diese Produkte für die orale Anwendung gedacht. Es handelt sich um Tropfen zum Einnehmen.

Entsprechend der gesetzlichen Vorgaben in Deutschland wurde über das Bundesinstitut für Arzneimittel und Medizinprodukte zwischen April 2017 und März 2022 eine **Kohortenstudie** als Begleiterhebung zur Anwendung von Cannabisarzneimittelverordnungen durchgeführt. Die Erhebung umfasste Cannabisarzneimittel, die gesetzlich Versicherten nach Genehmigung der Krankenkassen verschrieben wurden und die zur Behandlung der bestehenden Erkrankung bzw. Symptomatik als Fertigarzneimittel zugelassen waren (BfArm 2023).

Unter Berücksichtigung der gesetzlichen Verpflichtung für Ärztinnen und Ärzte, an der Begleiterhebung teilzunehmen, wurden im Jahr 2022 16.809 vollständige Datensätze in die Endauswertung einbezogen. Mit Cannabisarzneimitteln behandelte Patientinnen und Patienten waren im Durchschnitt 57 Jahre alt, in gut 54 % der Fälle weiblich. Bei der Behandlung mit Cannabisblüten lag das Durchschnittsalter bei 45,5 Jahren, mehr als zwei Drittel der Behandelten waren männlich. In mehr als drei Viertel aller Fälle (76,4 %) wurden Cannabisarzneimittel zur Behandlung chronischer Schmerzen verschrieben. Weitere häufig behandelte Symptome waren Spastik (9,6 %), Anorexie oder Mangelernährung (5,1 %) und Übelkeit oder Erbrechen (2,2 %). In 14,5 % der Fälle lag eine Tumorerkrankung, in 5,9 % eine Multiple Sklerose vor.

Nach deren Angaben verordnen Ärztinnen und Ärzte der hausärztlichen Versorgung am häufigsten Cannabisarzneimittel. Die Verordnung von Cannabisblüten dürfte allerdings in der Praxis einen deutlich höheren Anteil ausmachen. Nach Patientenangaben ist in nahezu 75 % der Fälle durch die Anwendung von Cannabisarzneimitteln eine Besserung der Symptomatik zu erreichen. Nebenwirkungen waren häufig, aber in der Regel nicht schwerwiegend. Müdigkeit und Schwindel (insbesondere bei Frauen) traten sehr häufig auf. In einem Drittel der Fälle wurde die Therapie vor Ablauf eines Jahres abgebrochen, hauptsächlich aufgrund fehlender Wirkung (38,5 %). In 25,9 % waren Nebenwirkungen der Abbruchgrund, in 20,2 % das Versterben der Patientin bzw. des Patienten. In 70 % der Fälle wurde eine Besserung der Lebensqualität berichtet. Mit Cannabisblüten behandelte Patientinnen und Patienten bewerten den Therapieerfolg grundsätzlich höher, brechen die Therapie seltener ab und geben seltener Nebenwirkungen an. Lediglich die Nebenwirkung „Euphorisierung“ wird dreimal häufiger berichtet als bei den anderen Cannabisarzneimitteln.

Eine **Kontraindikation** bei der Verordnung sollte bei anamnestischen Hinweisen auf Alkohol- und Substanzkonsumstörungen sowie Psychosen gelten, sowie bei psychotischen Erkrankungen innerhalb von erstgradigen Familienangehörigen (Preuss et al 2018, Hoch et al. 2019). Ebenso können **Nebenwirkungen** das Risiko für kardiovaskuläre Erkrankungen (insbesondere Myokardinfarkte) bei entsprechend veranlagten Personen erhöhen. Aus Untersuchungen mit Nabiximols und Dronabinol im Vergleich zu Placebo liessen sich folgende Nebenwirkungen für Cannabinoide finden: sehr häufig (> 10 %) traten Schwindel und Müdigkeit auf, häufig (> 1 %) reduzierter oder erhöhter Appetit, Gleichgewichts-, Aufmerksamkeits- und Gedächtnisstörungen, Depression, Desorientierung, Euphorie, Konfusion, paranoide Reaktionen, Schläfrigkeit, verschwommenes Sehen, Durchfall, Aphten im Mund, Mundtrockenheit, Übelkeit und Erbrechen sowie Schmerzen in der Mundhöhle. Seltener werden Halluzinationen, Herzrasen, Bluthochdruck und starkes Schwitzen berichtet. Rauschkonsum von Cannabis wie auch der Gebrauch als Medikament kann zur Sedierung und zu Einschränkungen der kognitiven Fähigkeiten führen und damit auch die Fahrtüchtigkeit und die Teilnahme am Straßenverkehr beeinträchtigen. Deshalb sollten Patienten ausdrücklich auf diese Beeinträchtigungen hingewiesen werden. Ebenfalls sollte die Aufklärung schriftlich dokumentiert werden. Nach abgeschlossener Einstellungsphase einer Cannabistherapie können Patienten am Straßenverkehr (z. B. Autofahren) teilnehmen, sofern die Grunderkrankung dem nicht entgegensteht und sie frei von Nebenwirkungen ist. Die Verkehrsteilnahme ist bei medizinischem Cannabis im Zustand der beeinträchtigten Fahrtüchtigkeit strafrechtlich bedenklich. Den Patienten wird deshalb empfohlen, eine Kopie des Betäubungsmittelrezepts oder einen Behandlungsausweis mitzuführen.

12.8 Fazit für die Praxis

- Die Nutzung von Cannabis als Rauschdroge birgt verschiedene akute und chronische Risiken.
- Eine Überdosierung mit Cannabis führt nicht zu einer Atemlähmung und ist deshalb nicht tödlich.
- Insbesondere der frühe Konsumbeginn in der Adoleszenz sowie ein intensiver und langjähriger Gebrauch von hoch-

potenten Cannabisprodukten sind mit psychischen und körperlichen Folgeerkrankungen assoziiert.
- Cannabiskonsum kann zu Missbrauch und Abhängigkeit (mit Toleranz, Craving und Entzugsbeschwerden) und einem mittelgradig schweren Cannabisentzugssyndrom führen.
- Für die Behandlung des Abhängigkeitssyndroms ist die Kombination von Motivationsförderung und kognitiver Verhaltenstherapie am wirksamsten.
- Es existiert bisher keine zugelassene Medikation für Cannabiskonsumstörungen.
- In vielen Ländern weltweit ist Cannabis als Medizin legal einsetzbar. Die Belege für eine moderate Wirksamkeit sind für chronische Schmerzen am konsistentesten. Nebenwirkungen der Medikation können auftreten, sind aber in der Regel mild und transient.

RESÜMEE

Die Rauschdroge Cannabis wurde im letzten Jahrzehnt in einigen Ländern auf dem amerikanischen Kontinent legalisiert. Die Entkriminalisierung für den persönlichen Gebrauch von Erwachsenen findet derzeit in einigen Europäischen Ländern statt. Der Großteil der Konsumierenden nutzt die Substanz experimentell oder unregelmäßig. Der Cannabisgebrauch hat in vielen EU-Ländern in der letzten Dekade zugenommen. Auch die Zahl der Suchtbehandlungen wegen Cannabis ist deutlich angestiegen – auch ohne eine Veränderung der drogenpolitischen Rahmenbedingungen. Es ist deshalb auch künftig wichtig, dass Mediziner, Suchttherapeuten, Psychotherapeuten und weitere Berufsgruppen des Gesundheitssystems über die psychischen und körperlichen Risiken von Cannabis – insbesondere das Abhängigkeitspotenzial – informiert sind. Wer selbst keine Suchttherapie durchführen möchte, sollte Betroffene unmittelbar ins Suchthilfesystem weitervermitteln. Cannabiskonsumstörungen sind gut behandelbar. Therapeutische Interventionen einschließlich Psychoedukation, Verhaltenstherapie und Motivationsförderung sind als effektiv belegt.

LITERATUR

Aizpurua-Olaizola O, Soydaner U, Ozturk E, et al. Evolution of the cannabinoid and terpene content during the growth of Cannabis sativa plants from different chemotypes. J Nat Prod 2016; 79 (2): 324–331.

Almaraz JER, Butowski N. Central nervous system cancers and use of cannabis and related products: An updated narrative. In: Martin CR, Patel BV and Preedy VR eds.: Cannabis Use, Neurobiology, Psychology, and Treatment. Academic Press, London, San Diego, Cambrigde USA, Oxford, 2023, S. 279–328.

American Psychiatric Association. Diagnostic and statistical manual of mental disorders (5th ed., text rev.). 2022. https://doi.org/10.1176/appi.books.9780890425787.

American Psychiatric Association. Diagnostic and Statistical Manual of Mental Disorders: DSM-5 (American Psychiatric Association). 2013.

Anthony JC, Warner LA, Kessler RC. Comparative epidemiology of dependence on tobacco, alcohol, controlled substances, and inhalants: basic findings from the national comorbidity survey. Exp. Clin. Psychopharmacol. 1994; 2, 244–268.

Andre CM, Hausman JF, Guerriero G. Cannabis sativa: The plant of the thousand and one molecules. Front Plant Sci 2016; 7(19): 1–17.

Bahji A, Stephenson C, Tyo R, Hawken E R, Seitz D P. Prevalence of cannabis withdrawal symptoms among people with regular or dependent use of cannabinoids: a systematic review and metaanalysis. JAMA Netw. Open 2020;3:e202370.

Balter RE, Cooper ZD, Haney M. Novel pharmacologic approaches to treating cannabis use disorder. Curr Addict Rep 2014; 1(2): 137–143.

Ben Amar M. Cannabinoids in medicine: a review of their therapeutic potential. J Ethnopharmacol 2006; 105(1–2): 1–25.

Biernacki M, Skrzydlewska E. Metabolism of endocannabinoids. Postepy Hig Med Dosw (Online) 2016; 70(0): 830–843.

Bonnet U, Preuss UW. The cannabis withdrawal syndrome: current insights. Subst Abuse Rehabil. 2017 Apr 27;8:9–37.

Bonnet U. Cannabis-Related Cyclic/Episodic Hyperemesis Conditions: From Suspected to Definitive Cannabinoid Hyperemesis Syndrome. Med Princ Pract. 2022;31(5):497–498.

Bow EW, Rimoldi JM. The Structure-Function Relationships of Classical Cannabinoids: CB1/CB2 Modulation. Perspect Medicin Chem. 2016;8:17–39.

Britch SC, Babalonis S,Walsh SL. Cannabidiol: pharmacology and therapeutic targets.Psychopharmacology 2021; 238(1), 9–28.

Broyd SJ, van Hell HH, Beale C, et al. Acute and chronic effects of cannabinoids on human cognition. A systematic review. Biol Psychiatry 2016; 79(7): 557–567.

Bundesamt für Arzneimittelsicherheit BfArM 2022: https://www.bfarm.de/SharedDocs/Downloads/DE/Bundesopiumstelle/Cannabis/Abschlussbericht_Begleiterhebung.pdf?__blob=publicationFile. Abgerufen 5.11.2023.

Carlini BH, Garrett SB, Harwick RM. Beyond joints and brownies: Marijuana concentrates in the legal landscape of WA State. Int J Drug Policy 2017; 42: 26–29.

Cascio MG, Gauson LA, Stevenson LA, et al. Evidence that the plant cannabinoid cannabigerol is a highly potent alpha2-adrenoceptor agonist and moderately potent 5HT1A receptor antagonist. Br J Pharmacol 2010; 159(1): 129–141.

Cascio MG, Zamberletti E, Marini P, et al. The phytocannabinoid, delta(9)-tetrahydrocannabivarin, can act through 5-HT(1)A receptors to produce antipsychotic effects. Br J Pharmacol 2015; 172(5): 1305–1318.

Colizzi M, McGuire P, Pertwee RG, Bhattacharyya S. Effect of cannabis on glutamate signalling in the brain: a systematic review of human and animal evidence. Neurosc Biobehav Rev 2016; 64: 359–381.

Connor JP, Stjepanović D, Le Foll B, Hoch E, Budney AJ, Hall WD. Cannabis use and cannabis use disorder. Nat Rev Dis Primers. 2021;7(1):16. doi :10.1038/s41572-021-00247-4.

Cougle J R, Hakes J K, Macatee R J, Zvolensky M J, Chavarria J. Probability and correlates of dependence among regular users of alcohol, nicotine, cannabis, and cocaine: concurrent and prospective analyses of the National Epidemiologic Survey on Alcohol and Related Conditions. J. Clin. Psychiatry 77, e444–e450 (2016).

Davis AK, Osborn LA, Leith J, et al. Development and evaluation of the Marijuana Reduction Strategies Self-Efficacy Scale. Psychol Addict Behav 2014; 28(2): 575–579.

Europäische Beobachtungsstelle für Drogen und Drogensucht (2023). Cannabis – the current situation in Europe (European Drug Report 2023). https://www.emcdda.europa.eu/publications/european-drug-report/2023/cannabis_en. Letzter Abruf: 31.10.2023.

European Monitoring Center for Drugs and Drug Addiction (2023). Annual Report 2023. The State of the Drugs Problem in Europe. Lisbon: EMCDDA.

European Monitoring Centre for Drugs and Drug Addiction (2015). Treatment of cannabis-related disorders in Europe. Luxembourg: Publications Office of the European Union; 2015; EMCDDA Insights No 17.

Gates P J, Sabioni P, Copeland J, Le Foll B, Gowing L. Psychosocial interventions for cannabis use disorder. Cochrane Database of Systematic Reviews. 2016; 5: CD005336. DOI: 10.1002/14651858. CD005336.pub4.
Giese MW, Lewis MA, Giese L, Smith KM. Development and validation of a reliable and robust method for the analysis of cannabinoids and terpenes in cannabis. J AOAC Int 2015; 98(6): 1503–1522.
Gould J. 4 Big Questions. Nature Outlook 2015; 525(7570): S18.
Grant I, Gonzalez R, Carey CL, et al. Non-acute (residual) neurocognitive effects of cannabis use: a meta-analytic study. J Int Neuropsychol Soc 2003; 9(5): 679–689.
Grotenhermen F, Berger M, Gebhardt K. Cannabidiol. Solothurn: Nachtschatten Verlag 2015.
Grotenhermen F. Pharmacology of cannabinoids. Neuro Endocrinol Lett. 2004 Feb-Apr;25(1–2):14–23.
Hall W (2015) What has research over the past two decades revealed about the adverse health effect of recreational cannabis use? Addiction110(1):19–35.
Hanewinkel R, Hansen J et al.: Auswirkungen der Corona-Pandemie auf den Substanz- und Medienkonsum Jugendlicher und junger Erwachsener in Deutschland" 2023. https://www.bundesgesundheitsministerium.de/fileadmin/Dateien/5_Publikationen/Drogen_und_Sucht/Berichte/Abschlussbericht/ACoSuM_Abschlussbericht_bf.pdf. Abgerufen 11.9.2023.
Hanson KL, Winward JL, Schweinsburg AD, Medina KL, Brown SA, Tapert SF. Longitudinal study of cognition among adolescent marijuana users over three weeks of abstinence. Addict Behav. 2010; 35(11)970–6.
Hasin D S, et al. Prevalence of marijuana use disorders in the United States between 2001–2002 and 2012–2013. JAMA Psychiatry 2015; 72, 1235.
Hoch E, Bonnet U, Thomasius R, Ganzer F, Havemann-Reinecke U, Preuss UW. Risks associated with the non-medicinal use of cannabis. Dtsch Arztebl Int. 2015 Apr 17;112(16):271–8.
Hoch E, Bühringer G, Pixa A, et al. CANDIS treatment program for cannabis use disorders: findings from a randomized multi-site translational trial. Drug Alcohol Depend 2014; 134: 185–193.
Hoch E, Friemel CM, Schneider M. Cannabis: Potenzial und Risiko. Eine wissenschaftliche Bestandsaufnahme. Heidelberg: Springer Nature; 2019.
Hoch E, Noack R, Henker J, et al. Efficacy of a targeted cognitive-behavioral treatment program for cannabis use disorders (CANDIS). Eur Neuropsychopharmacol 2012; 22(4): 267–280.
Hoch E, Preuss UW, Ferri M, Simon R. Digital Interventions for Problematic Cannabis Users in Non-Clinical Settings: Findings from a Systematic Review and Meta-Analysis. Eur Addict Res. 2016;22(5):233–42.
Hoch E, Zimmermann P, Henker J, et al. Modulare Therapie von Cannabisstörungen. Das CANDIS-Programm. Göttingen: Hogrefe 2011.
Hollister LE, Gillespie HK, Ohlsson A, et al. Do plasma concentrations of Δ9-tetrahydrocannabinol reflect the degree of intoxication? J Clin Pharmacol 1981; 21(S1): 171S–177S.
Karachaliou K, Rauschert C, Schneider F, von Glahn-Middelmenne C, Friedrich M, Neumeier E (2022) Bericht des nationalen REITOX-Knotenpunkts an die EMCDDA (Datenjahr 2021/2022) https://www.dbdd.de/fileadmin/user_upload_dbdd/05_Publikationen/PDFs/REITOX_BERICHT_2022/REITOX_Bericht_2022_DE_WB_03_Drogen.pdf, Letzter Abruf: 31.10.2023.
Kathmann M, Flau K, Redmer A, et al. Cannabidiol is an allosteric modulator at mu- and delta-opioid receptors. Naunyn Schmiedebergs Arch Pharmacol 2006; 372(5): 354–361.
Koenders L, Cousijn J, Vingerhoets WA, et al. Grey matter changes associated with heavy cannabis use: a longitudinal sMRI study. PLoS One 2016; 11(5): e0152482.
Kondo KK, Morasco BJ, Nugent SM, Ayers CK, O'Neil ME, Freeman M, Kansagara D. Pharmacotherapy for the Treatment of Cannabis Use Disorder: A Systematic Review. Ann Intern Med. 2020 Mar 17;172(6):398–412.
Kumar D, Khan B, Sharma A, Goyal R (2023) Neurobiology of the endocannabinoid system and relevance to cannabis use. In: Martin CR, Patel BV and Preedy VR eds.: Cannabis Use, Neurobiology, Psychology, and Treatment. Academic Press, London, San Diego, Cambrigde USA, Oxford, 2023: 253–264.
Lanz C, Mattsson J, Soydaner U, Brenneisen R. Medicinal cannabis: in vitro validation of vaporizers for the smoke-free inhalation of Cannabis. PLoS One 2016; 11(1): e0147286.
Lisdahl KM, Gilbart ER, Wright NE, Shollenbarger S. Dare to delay? The impacts of adolescent alcohol and marijuana use onset on cognition, brain structure, and function. Front Psychiatry 2013; 4: 53.
Livne O, Shmulewitz D, Lev-Ran S, Hasin D S. DSM-5 cannabis withdrawal syndrome: demographic and clinical correlates in US adults. Drug Alcohol Depend. 2019; 195:170–177.
Luchicchi A, Pistis M. Anandamide and 2-arachidonoylglycerol: Pharmacological Properties, Functional Features, and Emerging Specificities of the Two Major Endocannabinoids. Molecular Neurobiology 2012; 46(2), 374–392.
Marcu JP. An overview of major and minor phytocannabinoids. In: Preedy VR (ed.). Neuropathology of Drug Addictions and Substance Misuse. London: Academic Press 2016: 672–678.
Marshall K, Gowing L, Ali R, Le Foll B. Pharmacotherapies for cannabis dependence. Cochrane Database Syst Rev 2014; 12: CD008940.
Martin G, Copeland J, Gates P, et al. The Severity of Dependence Scale (SDS) in an adolescent population of cannabis users: reliability, validity and diagnostic cut-off. Drug Alcohol Depend 2006; 83:90–93.
Mechoulam R, Hanus LO, Pertwee R, Howlett AC. Early phytocannabinoid chemistry to endocannabinoids and beyond. Nat Rev Neurosci 2014; 15(11): 757–764.
Medina KL, Hanson KL, Schweinsburg AD, et al. Neuropsychological functioning in adolescent marijuana users: Subtle deficits detectable after a month of abstinence. J Int. Neuropsychol Soc 2007 ;13 :807–820.
Meier MH, Caspi A, Ambler A, et al. Persistent cannabis users show neuropsychological decline from childhood to midlife. Proc Natl Acad Sci USA 2012; 109(40): E2657–2664.
Meier MH, Caspi A, Cerda M, et al. Associations between cannabis use and physical health problems in early midlife: a longitudinal comparison of persistent cannabis vs tobacco users. JAMA Psychiatry 2016; 73(7): 731–740.
Miller WR, Rollnick S. Motivierende Gesprächsführung: Motivational Interviewing. Freiburg: Lambertus 2015.
Miller WR, Zweben A, DiClemente CC, Rychtarik RG. Motivational Enhancement Therapy Manual: A Clinical Research Guide for Therapists Treating Individuals with Alcohol Abuse and Dependence. Project MATCH Monograph Series, Vol. 2. Mattson ME (Hrsg. der Serie). Rockville, MD: National Institute of Alcohol Abuse and Alcoholism; 1992.
Mittleman MA, Lewis RA, Maclure M, Sherwood JB, Muller JE. Triggering myocardial infarction by marijuana. Circulation 2001;103:2805–2809.
Mukamal KJ, Maclure M, Muller JE, Mittleman MA. An exploratory prospective study of marijuana use and mortality following acute myocardial infarction. Am Heart J 2008;155:465–470.

Nielsen S, Gowing L, Sabioni P, Le Foll B. Pharmacotherapies for cannabis dependence. Cochrane Database Syst Rev. 2019;1(1):CD008940.

Nielsen S, Sabioni P, Gowing L, Le Foll B. Pharmacotherapies for Cannabis Use Disorders: Clinical Challenges and Promising Therapeutic Agents. Handbook of experimental pharmacology 2020; 258:355–372. https://doi.org/10.1007/164_2019_258.

Orth B, Merkel C. Die Drogenaffinität Jugendliche in der Bundesrepublik Deutschland 2019. Rauchen, Alkoholkonsum und Konsum illegaler Drogen: aktuelle Verbreitung und Trends. BZgA-Forschungsbericht. Köln: Bundeszentrale für gesundheitliche Aufklärung, 2020.

Pertwee R. Endocannabinoids and their pharmacological actions. In: Pertwee R (ed.). Handbook of Experimental Pharmacology. Cham: Springer 2015: 1–37.

Pertwee RG, Howlett AC, Abood ME, et al. International Union of Basic and Clinical Pharmacology. LXXIX. Cannabinoid receptors and their ligands: beyond CB(1) and CB(2). Pharmacol Rev 2010; 62(4): 588–631.

Pertwee RG. Cannabinoid pharmacology: the first 66 years. Br J Pharmacol 2006; 147 (Suppl 1): S163–171.

Peter Falkai, Hans-Ulrich Wittchen (Hrsg.): Diagnostisches und statistisches Manual psychischer Störungen DSM-5. Hogrefe, 2015, ISBN 978-3-8017-2599-0, S. 26–27.

Poznyak V, Renström M, Gehring E, et al. The health and social effects of nonmedical cannabis use. Geneva: World Health Organization 2016.

Preuss UW, Hoch E, Wong JWM, Pogarell O. Medizinisches Cannabis: Hintergründe, Evidenzen, Praxishinweise. Suchtmed 2018;20:349–367.

Raber JC, Elzinga S, Caplan C. Understanding dabs: contamination concerns of cannabis concentrates and cannabinoid transfer during the act of dabbing. J Toxicol Sci 2015; 40(6): 797–803.

Rauschert C, Möckl J, Seitz N N, Wilms N, Olderbak S, Kraus L. The Use of Psychoactive Substances in Germany. Deutsches Arzteblatt international 2022; 119(31–32), 527–534.

Russo EB. Taming THC: potential cannabis synergy and phytocannabinoid-terpenoid entourage effects. Br J Pharmacol 2011; 163(7): 1344–1364.

Schreiner AM, Dunn ME. Residual effects of cannabis use on neurocognitive performance after prolonged abstinence: a meta-analysis. Exp Clin Psychopharmacol. 2012;20(5):420–429.

Schwarz J, Beckenbach W. Das subjektive Wirkungsspektrum von Haschisch und die Häufigkeit von Nebenwirkungen. In: Feuerlein W (Hrsg.). Cannabis heute. Bestandsaufnahme zum Haschischproblem. Wiesbaden: Akademische Verlagsgesellschaft 1980: 75–84.

SGB V https://www.gesetze-im-internet.de/sgb_5/__31.html, abgerufen 5.11. 2023.

Solowij NK, Jones KA, Rozman ME et al (2011) Verbal learning and memory in adolescent cannabis users, alcohol users and non-users. Psychopharmacology 216,131–144.

Soyka M, Preuss UW, Hoch E et al.: Cannabis-induced disorders. Nervenarzt 2017;88(3):311–325.

Sydney S, Beck JE, Tekawa IS, Quesenberry CP, Friedman GD (1997) Marijuana use and mortality. Am J Public Health 87: 585–590.

Tait RJ, Mackinnon A, Christensen H. Cannabis use and cognitive function: 8-year trajectory in a young adult cohort. Addiction 2011; 106(12): 2195–2203.

Tait RJ, Spijkerman R, Riper H. Internet and computer based interventions for cannabis use: a meta-analysis. Drug Alcohol Depend 2013; 133(2): 295–304.

Tossmann HP, Kasten L. Realize it. Abschlussbericht des Bundestransfers. (2010). http://www.drogenbeauftragte.de/fileadmin/dateien-dba/DrogenundSucht/Illegale_Drogen/Cannabis/Downloads/Realize_it-Transfer Abschlussbericht.pdf, abgerufen 5 11 2023.

UNOCD (2020). World Drug Report 2020. https://wdr.unodc.org/wdr2020/index2020.html, abgerufen 5 11 2023.

Vemuri VK, Makriyannis A. Medicinal chemistry of cannabinoids. Clin Pharmacol Ther. 2015;97(6):553-8.

Verhoeckx KC, Korthout HA, van Meeteren-Kreikamp AP, et al. Unheated Cannabis sativa extracts and its major compound THC-acid have potential immuno-modulating properties not mediated by CB1 and CB2 receptor coupled pathways. Int Immunopharmacol 2006; 6(4): 656–665.

Walther L, Gantner A, Heinz A, Majic T. Evidence-based treatment options in cannabis dependency. Dtsch Arztebl Int 2016; 113(39): 653–659.

WHO (2022) World Drug Report. https://www.unodc.org/unodc/en/data-and-analysis/world-drug-report-2022.html. Letzter Abruf: 31.10.2023.

World Health Organization 2020. International statistical classification of diseases and related health problems, ICD-10 Volume 2. https://www.who.int/publications/m/item/international-statistical-classification-of-diseases-and-related-health-problems---volume-2, zuletzt abgerufen 1.11.2023.

World Health Organization. International Classification of Diseases for Mortality and Morbidity Statistics (11th Revision) (WHO, version 09/2020). https://icd.who.int/browse11/l-m/en, abgerufen 5 11 2023.

KAPITEL

13 Opioide

Marc Walter, Michael Soyka

Kernaussagen

- Opioide sind halbsynthetische oder synthetische Substanzen, die morphinartige Eigenschaften besitzen und an Opioidrezeptoren binden.
- Opioide wirken akut sedierend, anxiolytisch, hypnotisch und analgetisch.
- Opioide sind einerseits hochwirksame Analgetika für die Behandlung von Schmerzzuständen, andererseits illegale Drogen (Heroin) und Substitutionspräparate bei Opioidabhängigkeit.
- Opioide sind in der Akutbehandlung von starken Schmerzen indiziert.
- Opioidmissbrauch bezeichnet einen außerhalb der medizinischen Indikation und Verordnung liegenden Gebrauch von Opioiden.
- Die Opioidabhängigkeit ist eine schwere Suchterkrankung mit häufig komorbiden psychischen Störungen und anderen Suchterkrankungen. Meist besteht eine psychische und auch ausgeprägte physische Abhängigkeit. Die Mortalität ist hoch.
- Bei der Opioidabhängigkeit stellen Opioid-Agonisten kombiniert mit psychosozialen Interventionen heute die Behandlung der Wahl dar.

13.1 Einleitung

13.1.1 Opioide aus heutiger Sicht

In der Praxis werden die Begriffe „Opioide“ und „Opiate“ oft synonym verwendet. Der Begriff „Opiate“ im engeren Sinne umfasst Stoffe, die natürlicherweise in Schlafmohn *(Papaver somniferum)* vorkommen und nicht notwendigerweise auch an Opioidrezeptoren binden. „Opioide“ hingegen ist ein Sammelbegriff für eine uneinheitliche Gruppe natürlicher, halbsynthetischer oder synthetischer Substanzen, die z. T. auch endogen produziert werden, morphinartige Eigenschaften besitzen und an Opioidrezeptoren binden (Seidenberg und Honegger 1998).

1898 wurde **Diacetylmorphin** unter dem Handelsnamen „Heroin“ von der Fa. Bayer als Schmerz- und Hustenmittel auf den Markt gebracht. Nach 1900 wurde Heroin aufgrund seines euphorisierenden und suchterzeugenden Effekts zuerst in den USA zu einem Problem; in Europa gab es zwischen den Weltkriegen noch wenig Erfahrung mit heroinabhängigen Patienten. 1956 wurde mit dem *Narcotic Drug Control Act* ein Verbot des medizinischen Gebrauchs beschlossen. Es konnte aber nicht verhindert werden, dass seit Ende der 1960er-Jahre die Anzahl der heroinabhängigen Patienten und Drogentoten auch in Europa stetig zunahm, bis Anfang der 1990er-Jahre ein Höhepunkt erreicht war. Seit Etablierung der opioidgestützten Behandlungen insbesondere mit Methadon konnte die Zahl der Drogentoten stark reduziert werden. Die positiven Effekte einer Substitutionsbehandlung mit Methadon waren besonders durch die orale Applikationsform und die lange Halbwertszeit bedingt. In zahlreichen kontrollierten Studien konnten eine Verbesserung des Gesundheitszustands sowie ein Rückgang des illegalen Heroinkonsums und der Kriminalität durch die Methadonsubstitution gezeigt werden. Dies führte zu einer breiten Akzeptanz der Methadonsubstitution als Standardbehandlung der Heroinabhängigkeit. Später folgten mit Buprenorphin, Diacetylmorphin und retardierten Morphinpräparaten weitere Formen der Opioidsubstitution. 2006 wurden Methadon und Buprenorphin von der WHO auf die Liste der wichtigen Medikamente gesetzt. 2007 wurden Substitutionsbehandlungen in allen Ländern der EU angeboten (Uchtenhagen 2011). Heroingestützte Behandlungen mit Diacetylmorphin wurden nach der Schweiz auch in Deutschland, den Niederlanden, Dänemark und Luxemburg offiziell zugelassen (Strang et al. 2015). Insgesamt sind dies positive Entwicklungen, die eine spezifische Substitutionsbehandlung jedes einzelnen Patienten ermöglichen.

Seit dem Höhepunkt in den 1990er-Jahren konnte ein Rückgang der Inzidenz (Rate der Neuerkrankungen) der Heroinabhängigkeit in der Schweiz festgestellt werden (Nordt und Stohler 2006), der auch für die anderen europäischen Länder angenommen wird (Scherbaum und Lieb 2013). Gleichzeitig gibt es einen bedeutsamen Anstieg des Durchschnittsalters der opioidabhängigen Patienten in den Substitutionsambulanzen und Kliniken (Dürsteler-MacFarland et al. 2011).

In den USA wurde seit 2013 erneut ein starker Anstieg des Opioidkonsums, der Drogenüberdosierungen und der Mortalität beschrieben. Diese Entwicklung ist zu einem großen Teil auf den Missbrauch verschreibungspflichtiger Opioide zurückzuführen (Rowe et al. 2016). Verschärft wurde diese Entwicklung vor allem in den letzten Jahren durch die vermehrte Verfügbarkeit von hochpotenten synthetischen Opioiden wie Fentanyl, die mittlerweile für die meisten Fälle von Überdosen bzw. Intoxikationen verantwortlich sind. Von 2010 bis 2017 stiegen die Zahl der Todesfälle durch Fentanyl und andere synthetische Opioide um das Zehnfache an, auf zuletzt 28 000 pro Jahr (Compton und Jones 2019). Die Abgabe von Take-Home-Naloxon sowie der Ausbau von Angeboten der Schadensminderung sollten die Situation verbessern, ein Ende der Epidemie ist aber zu diesem Zeitpunkt noch nicht absehbar (Ciccarone 2021).

Aktuell bleibt es unklar, ob dieser Trend in Zukunft anhalten wird, ob sich in Europa ähnlich wie in den USA das Problem des Missbrauchs verschreibungspflichtiger Opioide entwickelt und möglicherweise auch die Prävalenz der Heroinabhängigkeit wieder deutlich ansteigen wird. Dies muss nicht zwingend sein, da sich auch die politischen und therapeutischen Rahmenbedingungen zwischen den USA und Europa deutlich voneinander unterscheiden.

Derzeit ist auch hinsichtlich des Erfolgs der etablierten Substitutionsbehandlungen ein Trend dahingehend festzustellen, dass die Trennung zwischen multimorbiden heroinabhängigen Patienten einerseits und chronischen Schmerzpatienten mit Opioidmedikation andererseits etwas unschärfer geworden ist. Heroin- und mehrfach abhängige Patienten sind häufiger als früher psychisch stabilisiert und haben weniger körperliche Folgeschäden. Auch sozial sind sie teilweise wieder integriert. Nach wie vor ist aber eine Substitutionsbehandlung von einer Schmerzbehandlung zu unterscheiden. Aus suchtmedizinischer Sicht ist es für die weitere Behandlung entscheidend, ob eine Opioidabhängigkeit im engeren Sinn vorliegt oder nicht.

13.1.2 Rechtliche Grundlagen

Betäubungsmittelgesetz (BtMG)

Opioide sind Betäubungsmittel, und ihr Einsatz ist streng geregelt. In Deutschland regelt das **Betäubungsmittelgesetz (BtMG)** den Einsatz und generellen Umgang mit Betäubungsmitteln, einschließlich Opioiden. In den Anlagen I–III des Gesetzes wird aufgeführt, welche Stoffe und Substanzen im Gesetz als Betäubungsmittel erfasst werden (➤ Tab. 13.1).

Das Verschreibungsmonopol für Betäubungsmittel liegt beim Arzt. Für Betäubungsmittel, die dem Betäubungsmittelgesetz (BtMG) unterliegen, gibt es spezielle Rezepte (erhältlich bei der Bundesopiumstelle). Die Abgabe ist Apotheken vorbehalten.

Opioide fallen unter Anlage III des BtMG. Ihre Abgabe regelt die **Betäubungsmittelverschreibungsverordnung (BtMVV)**, insbesondere die Abgabe und den Verkehr der in Anlage III des BtMG aufgeführten Substanzen sowie deren Höchstabgabemengen. Die BtMVV regelt insbesondere auch den Umgang mit Betäubungsmitteln, die zur Substitutionsbehandlung eingesetzt werden (§ 5 Schreiben zur Substitution) sowie zum Substitutionsregister (§ 5a). Die Kontrolle über die Abgabe von Betäubungsmitteln unterliegt der **Bundesopiumstelle (BOPST)** beim Bundesinstitut für Arzneimittel und Medizinprodukte (BfArM, Ausgabe der Betäubungsmittelrezepte, Substitutionsregister).

In Deutschland müssen Ärzte die sog. suchtmedizinische Qualifikation nachweisen, um Substitutionsmittel verschreiben zu können. Der Patient muss jeweils bei der BOPST gemeldet werden, wo ein Register geführt wird.

Tab. 13.1 Anlagen I–III des Betäubungsmittelgesetzes (BtMG)

Anlage I	Regelt die nicht verkehrsfähigen Betäubungsmittel (Handel und Abgabe verboten, z. B. LSD und andere illegale Drogen)
Anlage II	Regelt die verkehrsfähigen, aber nicht verschreibungsfähigen Betäubungsmittel (Handel erlaubt, aber Abgabe verboten, z. B. Ausgangsstoffe wie Kokablätter)
Anlage III	Beinhaltet die verkehrsfähigen und verschreibungsfähigen Betäubungsmittel (Abgabe nach BtMVV)

Substitutionsrichtlinie der Bundesärztekammer

Die rechtlichen Grundlagen der Substitutionsbehandlung haben sich am 2. Oktober 2017 in Deutschland entscheidend geändert. Grundlage ist die Substitutionsrichtlinie der Bundesärztekammer (BÄK), die eine deutliche Verbesserung und Vereinfachung der Substitutionspraxis darstellt. Die aktuellen Richtlinien der BÄK sind nachfolgend zusammengefasst.

Wörtlicher Auszug aus der BÄK-Richtlinie zur Durchführung der substitutionsgestützten Behandlung Opioidabhängiger (Bundesärztekammer 8.4.2023)

1. Therapieziele

Opioidabhängigkeit ist eine schwere chronische Krankheit. Sie bedarf in der Regel einer lebenslangen Behandlung, bei der körperliche, psychische und soziale Aspekte gleichermaßen zu berücksichtigen sind. Die substitutionsgestützte Behandlung ist eine wissenschaftlich gut evaluierte Therapieform und stellt für die Mehrheit der Patienten die Therapie der Wahl dar.

Ziele der substitutionsgestützten Behandlung sind:

- Sicherstellung des Überlebens,
- Stabilisierung und Besserung des Gesundheitszustands,
- Unterstützung der Behandlung somatischer und psychischer Begleiterkrankungen,
- Reduktion riskanter Applikationsformen von Opioiden,
- Reduktion des Konsums unerlaubt erworbener oder erlangter Opioide,
- Reduktion des Gebrauchs weiterer Suchtmittel,
- Abstinenz von unerlaubt erworbenen oder erlangten Opioiden,
- Verringerung der durch die Opioidabhängigkeit bedingten Risiken während einer Schwangerschaft sowie während und nach der Geburt,
- Verbesserung der gesundheitsbezogenen Lebensqualität,
- Reduktion der Straffälligkeit,
- Teilhabe am Leben in der Gesellschaft und am Arbeitsleben.

[...]

Im Rahmen eines zielorientierten motivierenden Gesprächs soll – entsprechend der Vorgaben des § 5 Absatz 2 Satz 1 BtMVV – auch eine Opioidabstinenz thematisiert und entsprechend dokumentiert werden.

[...]

3. Therapiekonzept

[...]

3.1. Abklärung der Indikation und des Therapiekonzeptes

Die Indikationsstellung für eine substitutionsgestützte Behandlung umfasst die Abklärung des Vorliegens einer Opioidabhängigkeit gemäß Kapitel 2 Satz 1, die Berücksichtigung im Einzelfall vorliegender Kontraindikationen sowie die jeweils individuelle Situation des Patienten.

Insbesondere sind folgende ärztliche Maßnahmen bei Einleitung und während einer Substitutionsbehandlung erforderlich:

- gründliche Erhebung der Vorgeschichte des Patienten, insbesondere hinsichtlich des Drogenkonsums sowie assoziierter Begleit- und Folgeerkrankungen,
- eingehende Untersuchung des Patienten,
- gegebenenfalls Austausch mit Vorbehandler (nach entsprechender Schweigepflichtsentbindung),
- Durchführung eines Drogenscreenings,
- Feststellung der Opioidabhängigkeit und Indikationsstellung,
- die Abklärung weiterer substanzbedingter und komorbider psychischer Störungen – inklusive bestehender Medikation,
- die Abklärung begleitender somatischer Erkrankungen, insbesondere kardialer, hepatologischer, pneumologischer und infektiöser Erkrankungen,
- Abklärung einer eventuell bestehenden Schwangerschaft,
- die Abklärung der aktuellen Lebenssituation und gegebenenfalls vorliegender psychosozialer Belastungen unter Hinzuziehung der gegebenenfalls vorhandenen psychosozialen Betreuung.

[...]

4. Bewertung des Therapieverlaufs einschließlich der Durchführung von Kontrollen

Die Bewertung des Therapieverlaufs orientiert sich an dem mit dem Patienten vereinbarten Therapiezielen.

Die Kontaktdichte soll dem Behandlungsverlauf angepasst werden.

[...]

Der substituierende Arzt muss sich im gesamten Behandlungsverlauf anhand des klinischen Eindrucks und gegebenenfalls unter Hinzuziehung laborchemischer Parameter ein Bild davon machen, ob der Patient das Substitut in der verordneten Weise einnimmt sowie ob und in welchem Umfang ein Konsum anderer psychotroper Substanzen einschließlich Alkohol besteht.

Hat der Patient akut andere psychotrope Stoffe konsumiert, die in Kombination mit dem Substitut zu einer gesundheitlichen Gefährdung führen können, ist das Substitut in angepasster Dosierung zu verabreichen oder gegebenenfalls von einer Verabreichung vollständig abzusehen.

[...]

4.1. Voraussetzung und Feststellung für das Verschreiben des Substitutionsmittels zur eigenverantwortlichen Einnahme („Take-home-Verschreibung")

Eine Take-home-Verschreibung ist eine Verschreibung des Substitutionsmittels zur eigenverantwortlichen Einnahme. Sie ist mit einer Ausgabe bzw. Übermittlung des Rezepts an den Patienten im Rahmen einer persönlichen Konsultation oder im Nachgang zu einer telemedizinischen Konsultation verbunden.

...

Eine Mitgabe von Substitutionsmedikamenten aus dem Praxisbestand ist hingegen strafbar (siehe § 13 in Verbindung mit § 29 BtMG). Eine Ausnahme sieht die BtMVV lediglich für die in § 5 Absatz 7 Satz 2 genannten Voraussetzungen vor (Substitution mit Codein oder Dihydrocodein).

§ 5 Absatz 8 und 9 BtMVV erlauben in ausgewiesenen Fällen eine Verschreibung des Substitutionsmittels zur eigenverantwortlichen Einnahme. Wegen des Missbrauchsrisikos obliegt dem behandelnden Arzt bei Take-home-Verschreibungen eine besondere Verantwortung. Diese umfasst auch eine Abklärung möglicher Gefährdungen des Patienten sowie Dritter, z.B. im Haushalt lebender Kinder.

In der Regel sollte eine Take-home-Verschreibung zunächst für kurze Zeiträume erfolgen. Die Verschreibung unterliegt der Entscheidung und Verantwortung des behandelnden Arztes, ein Anspruch auf sie besteht seitens des Patienten nicht.

Die Einschätzung zur Take-home-Verschreibung ist fortlaufend gemäß den nachfolgenden Anforderungen und Feststellungen des allgemein anerkannten Standes der Erkenntnisse der medizinischen Wissenschaft zu überprüfen.

[...]

4.1.1. Take-home-Verschreibung bei ausnahmsweiser eigenverantwortlicher Einnahme des Substitutionsmittel (gemäß § 5 Absatz 8 Satz 1 Nummer 2 BtMVV)

Grundsätzlich ist dem Patienten das vom Arzt verschriebene Substitutionsmittel zum unmittelbaren Verbrauch zu überlassen (§ 5 Absatz 7 BtMVV). Das Substitutionsmittel darf davon abweichend zur eigenverantwortlichen Einnahme in der für bis zu sieben aufeinander folgende Tage benötigten Mange unter den folgenden rechtlichen Voraussetzungen im Rahmen einer persönlichen oder infolge einer telemedizinischen Konsultation verschrieben werden...

- die Kontinuität der Substitutionsbehandlung des Patienten kann nicht anderweitig gewährleistet werden,
- der Verlauf der Behandlung lässt dies zu,
- Risiken der Selbst- und Fremdgefährdung sind soweit wie möglich ausgeschlossen und
- Die Sicherheit und Kontrolle des Betäubungsmittelverkehrs werden nicht beeinträchtigt

4.1.2. Take-home-Verschreibung (gemäß § 5 Absatz8 Satz 1 Nummer 1 BtMVV)

Ist eine Überlassung des Substitutionsmittels zum unmittelbaren Verbrauch nach § 5 Absatz 7 BtMVV nicht mehr erforderlich, darf dem Patienten das Substitutionsmittel im Rahmen einer persönlichen Konsultation zur eigenverantwortlichen Einnahme

- In der für bis zu sieben aufeinander folgende Tage (§ 5 Absatz 8 Satz 2 BtMVV) oder
- in begründeten Einzelfällen in der für bis zu 30 aufeinander folgende Tage benötigten Menge (§ 5 Absatz 8 Satz 3 BtMVV)

unter den nachfolgenden aufgeführten Feststellungen verschrieben werden (§ 5 Absatz 9 BtMVV):

Eine Verschreibung des Substitutionsmittels zur eigenverantwortlichen Einnahme für einen Zeitraum bis zu 7 Tagen kann dann erfolgen, wenn der Patient sich in einer stabilen Substitutionsbehandlung befindet. Zur Bewertung des Einzelfalls soll der Arzt folgende Kriterien heranziehen:

- regelmäßige Wahrnehmung der erforderlichen Arztkontakte,
- die Einstellung auf das Substitutionsmittel ist abgeschlossen,
- der bisherige Verlauf der Behandlung hat zu einer klinischen Stabilisierung des Patienten geführt,
- Risiken einer Selbst- und Fremdgefährdung, insbesondere für gegebenenfalls im Haushalt mitlebende Kinder, sind soweit wie möglich ausgeschlossen,
- der Patient konsumiert stabil keine weiteren Substanzen, die zusammen mit der Einnahme des Substitutionsmittels zu einer schwerwiegenden gesundheitlichen Gefährdung führen können,
- der Patient verstößt nicht gegen getroffene Vereinbarungen, eine psychosoziale Stabilisierung ist erfolgt.

Im Rahmen der Take-home-Vereinbarung nach § 5 Absatz 8 Satz 1 Nummer 1 BtMVV soll der Arzt aus medizinischer Sicht in der Regel einmal pro Woche persönlichen Kontakt mit dem Patienten haben und bei Bedarf eine klinische Untersuchung sowie eine geeignete Kontrolle komorbiden Substanzgebrauchs durchführen, um den

Behandlungsverlauf angemessen zu beurteilen und gegebenenfalls darauf reagieren zu können. Einmal die Woche soll auch eine kontrollierte Einnahme des Substitutionsmittels stattfinden.

4.1.3. Begründete Einzelfälle für eine über 7 Tage hinausgehende Take-home-Verschreibung

Eine Verschreibung des Substitutionsmittels zur eigenverantwortlichen Einnahme kann in begründeten Einzelfällen auf einen Zeitraum bis zu 30 Tagen (§ 5 Absatz 9 Satz 1 Nummer 2 BtMVV) ausgedehnt werden.

[...]

4.2. Beendigung und Abbruch der substitutionsgestützten Behandlung

Eine reguläre Beendigung der Substitution kann in Abstimmung zwischen Arzt und Patient erfolgen, wenn sie nicht mehr erforderlich oder seitens des Patienten nicht mehr gewünscht ist.

Eine Substitutionstherapie soll vorzeitig beendet werden, wenn

- sich schwerwiegende Kontraindikationen ergeben,
- sie mit einem fortgesetzten schwerwiegenden Konsum psychotroper Substanzen einhergeht.

Eine vorzeitige Beendigung der Behandlung durch den Arzt kann dann begründet sein, wenn der Patient sich wiederholt und anhaltend nicht an getroffene Vereinbarung hält.

[...]

13.2 Epidemiologie

Insgesamt konsumieren derzeit ca. 62 Mio. Menschen weltweit Opioide, die Hälfte davon (31 Mio.) konsumiert Heroin oder Opium. Die Zahl der Konsumenten verdoppelte sich zwischen 2010 und 2019 (UNO World Drug Report 2021).

Weltweit liegt die berechnete Prävalenz für die Opioidabhängigkeit bei 0,22 % und damit zwischen der Amphetaminabhängigkeit (0,25 %) und der Cannabisabhängigkeit (0,19 %). Rund 40 Millionen Menschen weltweit sind opioidabhängig und es gibt jährlich 109500 Tote aufgrund von Opioidkonsum (Degenhardt et al. 2019). Während Ostasien die niedrigsten Werte (0,14 %) erreicht, werden in Australien die höchsten Prävalenzraten beschrieben (0,46 %). Für Westeuropa wird die Häufigkeit für die Opioidabhängigkeit mit 0,35 % angegeben. Wie auch bei anderen Suchterkrankungen ist der Anteil der Männer höher als der Frauen; aktuell liegt der Männeranteil für die Opioidabhängigkeit bei 70 %. Die Beeinträchtigung durch die Opioidabhängigkeit wird entsprechend den *Disability-Adjusted Life Years* (DALYs), einer aus der Kombination von Sterblichkeit und Behinderung durch eine Erkrankung errechneten Kennzahl, besonders hoch eingeschätzt. Sie stellt den größten Anteil innerhalb der Gruppe der Drogenabhängen dar (9,2 Mio. von gesamt 20 Mio. für illegale Drogen) (Degenhardt et al. 2013).

Die Prävalenzrate der Opioidabhängigkeit in Europa und Deutschland gilt über die letzten Jahre als stabil; allerdings wird eine Zunahme des durchschnittlichen Alters der Betroffenen festgestellt. Zusätzlich gibt es ein Stadt-Land-Gefälle in der Häufigkeit. Insgesamt wird die Gesamtzahl der Betroffenen in Europa auf 1,3 Mio. Personen geschätzt (Scherbaum und Lieb 2013).

Die Prävalenzraten des risikoreichen Opioidkonsums, der weitgehend der Opioidabhängigkeit entspricht, sind in den letzten Jahren in Deutschland und der Schweiz stabil und liegen bei etwa 0,3 % (Walter und Vogel 2020). Männer sind etwa zwei Mal häufiger betroffen als Frauen. Die Zahl der Menschen, die sich erstmalig wegen einer Opioidabhängigkeit in Behandlung begeben, ist hingegen in Europa seit 2007 um die Hälfte zurückgegangen, was sich auch in einer sinkenden Inzidenz der Opioidabhängigkeit widerspiegelt (EMCDDA 2022). Das Alter bei Erstkonsum liegt im Mittel bei 23 Jahren. Die Prävalenz für Heroinabhängigkeit in Europa beträgt 0,34 %. Heroin ist bei 74 % aller tödlichen Überdosen beteiligt (EMCDDA 2022).

Nach epidemiologischen Daten haben sich die Zahlen für den Missbrauch von Opioiden in den letzten 20 Jahren in den USA verdreifacht (Brady et al. 2016). Auch in Europa wurde dieser Anstieg im Gebrauch von Opioiden festgestellt, wenn auch bislang wesentlich moderater. So nahm in Deutschland der Anteil der Versicherten mit mindestens einer Opioidverordnung von 2000 bis 2010 um 37 % von 3,3 auf 4,5 % zu (Schuler und Grießinger 2015).

Der missbräuchliche Konsum von Opioiden ist nicht auf illegale Substanzen wie Heroin und Substitutionsmittel beschränkt. Bemerkenswert ist dabei, dass das europäische Land mit der höchsten Rate an Todesfällen durch Opioide, nämlich Estland, Heroin kaum kennt; vielmehr gehen die meisten dieser Todesfälle auf den Konsum von Opioidanalgetika zurück.

In Nordamerika wurden im Jahr 2022 über 100.000 Todesfälle auf Drogenintoxikation zurückgeführt (Jaffe et al. 2023). Allein in den USA starben von 1999 bis 2018 mehr als 750.000 Personen an einer Überdosis, mehrheitlich durch Opioide. 2017 wurde der Peak bei den Todesfällen durch Opioid-Analgetika und Heroin festgestellt, der Peak bei den Todesfällen durch synthetische Opioide, z. B. Fentanyl, ist dagegen aktuell noch nicht erreicht (Ciccarone 2021).

War der Heroinkonsum, zumindest in den USA, früher ein Phänomen vor allem der sozial randständigen Gruppen, hat sich dies heute etwas geändert: Der Heroinkonsum hat zunehmend auch bürgerliche Schichten erreicht. In Europa war die Zahl der Erstkonsumenten in den letzten Jahren eher rückläufig. Aktuelle Konsummuster veröffentlicht regelmäßig die Europäische Beobachtungsstelle für Drogen und Drogensucht (EMCDDA)

Ungefähr die Hälfte der opioidabhängigen Personen in Europa befindet sich aktuell in einer Substitutionsbehandlung (EMCDDA 2021). Aufgrund des niedrigschwelligen Angebots der Opioid-Agonisten-Behandlung sind in der Schweiz mehr als zwei Drittel der opioidabhängigen Personen in einer regelmäßigen Substitution (Vogel und Walter 2019, Labhart et al. 2022).

13.3 Pharmakologie

13.3.1 Genetik der Opioidabhängigkeit

Der Entwicklung und Aufrechterhaltung der Opioidabhängigkeit liegen mehrdimensionale biopsychosoziale Determinanten zugrunde. Wiederholte Erfahrungen von körperlichem, sexuellem und/oder emotionalem Missbrauch bzw. Vernachlässigung in der Kindheit gehören zu denjenigen traumatisierenden Erlebnissen, die bei der Drogenabhängigkeit besonders häufig vorkommen und einen wichtigen Faktor für die Entwicklung und den Verlauf der Erkrankung darstellen (Schäfer und Najavits 2007). Neben traumatisierenden Erlebnissen als umweltbedingtem Risikofaktor belegen Zwillingsstudien die Vermutung, dass das Risiko für die Entstehung einer Drogenabhängigkeit genetisch beeinflusst wird. Die Heritabilität als Maß für die Erblichkeit der Drogenabhängigkeit wird entsprechend den durchgeführten Zwillingsstudien auf 50 % und höher eingeschätzt (Dick und Agrawal 2008).

Als prädisponierendes Persönlichkeitsmerkmal wird eine erhöhte Impulsivität bzw. eine verminderte Impulskontrolle als ein wichtiger Risikofaktor für die Entstehung der Drogenproblematik beschrieben (Walter et al. 2022). Die Faktoren Impulsivität und Aggressivität zeigen wie der Faktor Drogenkonsum auch eine hohe Assoziation mit dem Cluster „Externalisierung" bei psychischen Störungen auf. Zu den externalisierenden Störungen werden neben der Alkohol- und der Drogenabhängigkeit auch das ADHS und die antisoziale Persönlichkeitsstörung gezählt. Es wird angenommen, dass gemeinsame genetische Faktoren einen Einfluss im Sinne einer psychopathologischen Vulnerabilität auf diese externalisierenden Störungen haben (Krueger und South 2009). Einige Gene wie *GABRA2* ($GABA_A$-Rezeptor-Gen) und *CHRM2* (cholinerges System) wurden als allgemeine Risikofaktoren für externalisierende Störungen identifiziert (Dick und Agrawal 2008). Ergebnisse einer breit angelegten Metaanalyse mit mehr als 1 Million Individuen konnte für verschiedene Suchterkrankungen eine Reihe von Risikogenen identifizieren, allerdings nur eines für Opiatabhängigkeit (Hatoum et al. 2023).

Der μ-Opioidrezeptor (OPMR1) gilt als der wichtigste Mediator für die Wirkung der Opioide. Studien zu Polymorphismen am μ-Rezeptor wurden durchgeführt, um die unterschiedliche Wirksamkeit der Opioide und ihre Assoziation mit der Opioidabhängigkeit zu untersuchen. Die Punktmutation von A118G ist ein häufiger Polymorphismus des μ-Opioidrezeptors. Träger dieser Mutation zeigten eine funktionelle Veränderung am Rezeptor. A118G führt zu einer Reduktion der OPRM1-mRNA-Expression, die mit einer weiteren Reduktion der μ-Opioid-Rezeptorkonzentration sowie einer erhöhten Affinität des endogenen Liganden β-Endorphin verbunden ist. Das A118G hängt auch mit einer veränderten Stressreaktivität zusammen (Kreek et al. 2012) und hat möglicherweise einen moderaten protektiven Effekt auf die Entwicklung von Substanzstörungen (Schwantes-An et al. 2016).

Genomweite Assoziationsstudien zeigen weitere positive Ergebnisse für mögliche Risikogene, die Transmittersysteme (Nelson et al. 2016) und das Calcium-Signaling (Gelernter et al. 2014) betreffen.

Neben Assoziationsstudien zu genetischem Polymorphismus und Opioidabhängigkeit sind die Studien zur Pharmakogenetik der Medikamente zur Behandlung der Opioidabhängigkeit von Relevanz. Besonders Methadon als der Standard in der Opioidsubstitution ist gut untersucht. Genetische Faktoren können hier helfen, die individuell notwendige Dosis für jeden Patienten zu identifizieren. Methadon wird hauptsächlich mithilfe der Cytochrom-P450-Enzyme CYP3A4, CYP2B6, CYP2D6 in der Leber metabolisiert. Es konnte gezeigt werden, dass die homozygoten Träger mit dem Allel CYP2B6*6 (785 A> G und 516 G> T) eine niedrigere Methadondosierung benötigen als die heterozygoten Träger und die Nichtträger (Levran et al. 2013). Diese Genvariante ist mit einer langsameren Metabolisierung und deshalb mit höheren Plasmaspiegeln bei gleicher Methadondosis verbunden (Crettol et al. 2005). Im Unterschied dazu war die Genvariante des Methadon-Transporterproteins P-Glykoprotein ABCB1 1236 C> T mit höheren Methadondosierungen (> 150 mg/d) assoziiert (Kreek et al. 2012).

13.3.2 Neurobiologie der Opioide

Alle aktiven Metaboliten von Heroin und die Opioide wirken primär am Opioidrezeptor. Heroin (Diacetylmorphin) durchdringt nach Applikation die Blut-Hirn-Schranke in hoher Konzentration und wird schnell in Morphin und 6-Monoacetylmorphin metabolisiert. Heroin selbst bindet aufgrund seiner Molekülstruktur (fehlende freie 3-OH-Gruppe) wahrscheinlich nicht am Opioidrezeptor. Die i. v. Applikationsform von Heroin sorgt aber für den schnellen Wirkungseintritt und den „Rush" unmittelbar nach der Injektion. Die Peak-Plasmakonzentrationen von Heroin und 6-Monoacetylmorphin werden bereits nach den ersten 1–3 min erreicht (Walter et al. 2013). Nach dem Rush-Effekt der ersten Minuten beginnt die Euphoriephase der Droge, die ca. 1 h anhält. Diese Euphoriephase wird mit der Plateauphase von Morphin im Plasma in Zusammenhang gebracht (➤ Abb. 13.1). Im Unterschied zu Heroin (Halbwertszeit [HWZ] 1–4 min) und 6-Monoacetylmorphin (HWZ 9–49 min) besitzt Morphin eine wesentlich längere Halbwertzeit von 100–300 min (Kosel et al. 2008). Morphin und 6-Monoacetylmorphin werden in der Leber glukuronidiert und anschließend über die Niere ausgeschieden. Wegen des raschen Wirkungseintritts gilt Heroin als die begehrte Droge, ansonsten gibt es pharmakologisch keine Gründe,

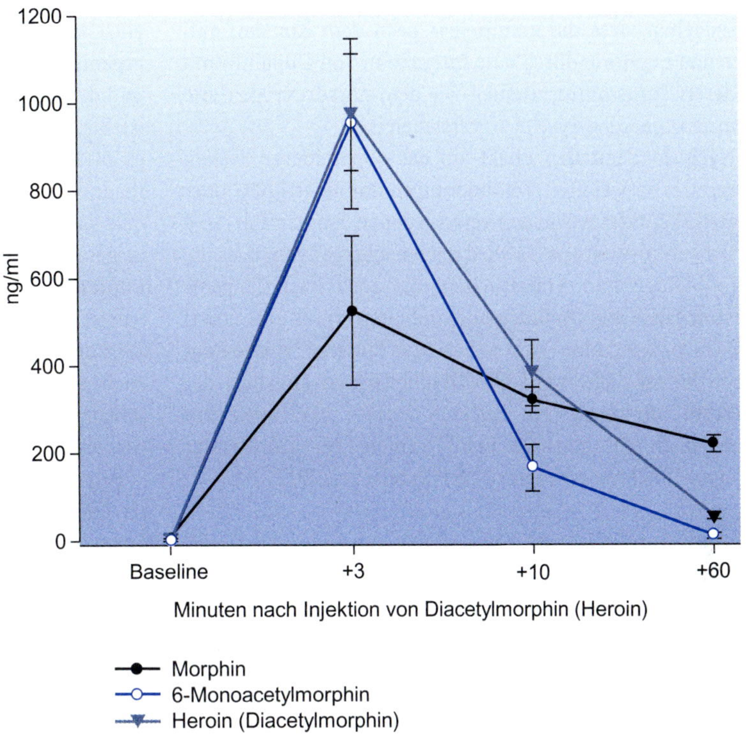

Abb. 13.1 Plasmakonzentration von Heroin (Diacetylmorphin) und seinen aktiven Metaboliten bei 30 Patienten in heroingestützter Behandlung nach Heroininjektion (modifiziert nach Walter et al. 2013) [L231]

Heroin dem Morphin vorzuziehen (Beubler et al. 2007). In ➤ Abb. 13.1 sind die Veränderungen der Plasmakonzentrationen von Heroin, 6-Monoacetylmorphin und Morphin bis 60 min nach Heroinapplikation dargestellt.

Die aktiven Metaboliten Morphin und Monoacetylmorphin binden an Opioidrezeptoren an Interneuronen in der Substantia nigra und im ventralen tegmentalen Areal (VTA). Bei den Opioidrezeptoren werden drei Rezeptorsubtypen unterschieden: der μ-Rezeptor, der κ-Rezeptor und der δ-Rezeptor. Die meisten klinisch eingesetzten Opioide wirken am μ-Rezeptor. Über die μ-Rezeptoren im Gehirn werden u. a. die Euphorie und die Analgesie vermittelt. Über die κ-Rezeptoren werden die spinale Analgesie, Atemdepression und Sedierung vermittelt. Selektive Aktivierung der κ-Rezeptoren kann zu Dysphorie führen. Der δ-Rezeptor ist mit der analgetischen Wirkung auf Rückenmarksebene assoziiert.

Alle zur Behandlung der Opioidabhängigkeit, aber auch der Alkoholabhängigkeit wirksamen Medikamente wie Methadon, Buprenorphin, Naltrexon und Nalmefen wirken als Agonisten, Partialagonisten oder als Antagonisten an μ-Rezeptoren und κ-Rezeptoren (➤ Abb. 13.2).

Über die Opioidrezeptoren werden inhibierende GABAerge Interneurone stimuliert, und es wird vermehrt Dopamin ausgeschüttet. Wie für alle psychotropen Substanzen ist der Konsum von Opioiden auf diesem Weg mit einem schnellen Dopaminanstieg und einer Aktivierung im ventralen Striatum und anderen Hirnarealen verbunden. Die mesolimbische Dopamintransmission stellt einen zentralen Teil der Regulationsmechanismen dar, in die andere Transmitter wie

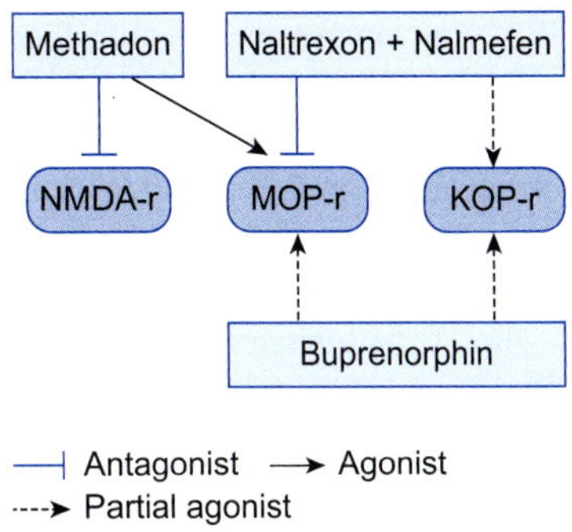

Abb. 13.2 Medikamente zur Behandlung von Suchterkrankungen und ihre Eigenschaften an den Opioidrezeptoren (NMDA-r = NMDA-Rezeptor; MOP-r = μ-Rezeptor; KOP-r = κ-Rezeptor) (modifiziert nach Kreek et al. 2012) [L231]

GABA und Hirnareale wie Amygdala, Hippokampus und präfrontaler Kortex (PFC) involviert sind (Hauber und Sommer 2009). Die mesolimbisch-mesokortikalen Dopaminbahnen umfassen Projektionen von der VTA zu limbischen (Amygdala, ventrales Pallidum, Hippokampus und Nucleus accumbens) und kortikalen (präfrontaler, orbitofrontaler und zingulärer Kortex) Strukturen (Koob und Volkow 2010). Die dopaminerge Aktivierung motiviert zu einer weiteren Substanzeinnahme (sog. dopaminerges Belohnungssystem), ohne dass es zwingend zu einem Lustempfinden nach dem Drogenkonsum kommen muss. Die Dopaminfreisetzung und die Euphorie nach Drogenkonsum sind aber eng miteinander assoziiert sind (Volkow et al. 2003). Es ist davon auszugehen, dass die unmittelbar nach dem Konsum auftretende Euphorie durch eine Interaktion von Dopamin mit anderen Transmittersystemen wie dem noradrenergen und dem serotonergen System zu verstehen ist.

Nach dem initialen Effekt auf das dopaminerge System kommt es zu weiteren Veränderungen auf die mRNA- oder Protein/Peptid-Level in den verschiedenen Transmitter- und Neuropeptidsystemen. Es wird davon ausgegangen, dass die neurobiologischen Anpassungen, die auch nach längerer Abstinenzzeit von Opioiden noch anhalten, durch eine endogene Up-Regulation des κ-Rezeptor-Systems mitbedingt sind, die möglicherweise die Dysphorie und ängstlich-depressive Stimmungslage erklären könnte, die wiederum maßgeblich das negative Reinforcement bei anhaltender Drogeneinnahme erklären würde (Kreek et al. 2012).

13.3.3 Wirkung der Opioide

Opioide wirken akut vor allem analgetisch, sedierend, anxiolytisch, hypnotisch und möglicherweise auch antidepressiv. Opioide supprimieren die Aktivität der HPA-Achse und die Kortisolsekretion. Diese Wirkungen machen die Substanz für Heroinkonsumenten attraktiv. Auch nach langjähriger Einnahme in Substitutionsbehandlungen konnte diese akute Wirkung von Heroin in kontrollierten Studien nachgewiesen werden (Blum et al. 2013; Schmidt et al. 2015).

Wie bereits beschrieben, ist der Zusammenhang zwischen rascher Anflutungsgeschwindigkeit und Wirkungsintensität ein charakteristisches Merkmal des i. v. Heroinkonsums. So stehen die Euphorie und auch die Atemdepression direkt proportional zur Anflutungsgeschwindigkeit im Gehirn (Beubler 2007). Dies erklärt die Tatsache, dass die Atemdepression in der heroingestützten Behandlung wesentlich häufiger vorkommt als in der Methadonsubstitution. Die heroingestützte Behandlung weist einerseits zwar größere Effekte in der Reduzierung des illegalen Opioidkonsums und der Kriminalität bei Schwerstabhängigen auf als Methadon, zeigt andererseits aber auch häufiger meist schwere Nebenwirkungen und Komplikationen wie Überdosierungen und epileptische Anfälle (Oviedo-Joekes et al. 2009). Zudem ist die Heroingabe mit einer Reduzierung der Perfusion in der Insula, im medialen PFC sowie im anterioren Zingulum assoziiert (Denier et al. 2013), sodass die heroingestützte Behandlung vorrangig für schwerer kranke opioidabhängige Patienten indiziert ist.

Aufgrund ihrer pharmakologischen Eigenschaften sind Methadon und Buprenorphin bislang die am häufigsten verwendeten Opioide in der Substitutionsbehandlung. In Dosierungen über 60 mg/d verbessert **Methadon** gegenüber Placebo die Therapieadhärenz und reduziert den illegalen Opioidkonsum (Mattick et al. 2009). Niedrigere Dosierungen (< 60 mg) unterdrücken zwar erfolgreich Entzugssymptome, sind aber in der Regel nicht ausreichend, um auch das Craving entscheidend zu reduzieren. **Buprenorphin** > 16 mg/d zeigte gegenüber Placebo einen Rückgang der Entzugssymptome und des illegalen Opioidkonsums. Bei niedrigerer Dosierung ist Buprenorphin weniger wirksam als Methadon (Mattick et al. 2014). Ein wesentlicher Unterschied gegenüber Methadon ist insbesondere die geringere Sedierung. Auch Todesfälle werden in der Eindosierungsphase unter Buprenorphin insgesamt seltener berichtet als unter Methadon. Obwohl Buprenorphin schon in niedrigen Dosierungen eine starke Affinität zum Opioidrezeptor besitzt, flacht die Dosis-Wirkungs-Kurve im Sinne eines „Ceiling-Effekts“ ab, sodass auch schwere Nebenwirkungen wie die Atemdepression seltener auftreten, solange Buprenorphin als Monotherapie wie verordnet eingenommen wird (Bell et al. 2009).

Seit einigen Jahren ist nach Methadon, Buprenorphin und Heroin (Diacetylmorphin) auch **Morphin in retardierter Form** zur Substitutionsbehandlung zugelassen. Morphin ist effektiv (Haltequote, illegaler Heroinkonsum) (Beck et al. 2014) und zeigte in kontrollierten Studien weniger Nebenwirkungen (QTc-Zeit-Verlängerung) als Methadon (Hämmig et al. 2014). Seit einiger Zeit sind auch Retardpräparate von Buprenorphin verfügbar.

Pharmakologisch bedeutsam ist neben der sedierenden, antitussiven und antidiarrhoischen Wirkung vor allem der **analgetische Effekt** der Opioide. Kurz wirksame oral eingenommene Opioidanalgetika wie Oxycodon oder Hydrocodon, die in der Regel einen raschen Wirkungsbeginn (10–60 min) und eine relative kurze Wirkungsdauer (2–4 h) haben, werden generell eingesetzt, um akute Schmerzen zu behandeln. Langanhaltende Opioidpräparate haben dagegen einen langsameren Wirkungsbeginn (30–90 min) und eine längere Wirkdauer (4–72 h) und werden insbesondere bei chronischen Schmerzzuständen verabreicht (Brady et al. 2016). Grundsätzlich sind Kombinationspräparate zu vermeiden, auch weil bei den Dosissteigerungen die Nebenwirkungen der Nicht-Opioidanalgetika ebenfalls stark zunehmen können. Als reine Opioidanalgetika werden Morphin, Oxycodon und Hydrocodon besonders häufig eingenommen.

Endokrine Effekte von Opioiden sind in den letzten Jahren vermehrt ins Bewusstsein gerückt. Opioide beeinflussen sowohl die HPA-Achse als auch die Schilddrüsenfunktion, die gonadotrope, somatotrope und laktotrope Achse. Es kann zu einer insuffizienten ACTH-, TSH-, LH/FSH-, GH- und Prolaktinsekretion kommen. Die genaue Pathophysiologie dieser Effekte ist nicht ausreichend verstanden. Klinische Folgen sind z. B.:

- Schlafstörungen
- Menopausale Beschwerden
- Libido- und Potenzprobleme (z. B. erektile Dysfunktion, Testosteronmangel!)
- Osteoporose
- Gewichtsprobleme
- Mangelnde Appetitkontrolle

- Depression
- Migräne, Kopfschmerzen
- Gedächtnis- und Konzentrationsstörungen
- Angst- und Panikattacken
- Reizdarm, Koliken, Spasmen, Verstopfung, Durchfälle

Klinisch relevant sind diese Nebenwirkungen vor allem bei Langzeitbehandlungen mit Opioiden, insbesondere auch in der Substitutionstherapie.

13.3.4 Einzelne Opioide

Morphin

Morphin ist der Prototyp der Opioide und als Tablette und Suspension verfügbar. Morphin wird vor allem bei mittelstarken bis starken Schmerzen und ungenügender Wirksamkeit schwächerer Opioide angewandt. Retardiertes Morphin ist heute bei starken Schmerzen das Mittel der ersten Wahl.

Morphin ist das Hauptalkaloid des Opiums und gehört, wie andere stark wirkende Opioide, der Stufe III des WHO-Stufenschemas an. Morphin ist ein starker Agonist am μ-Opioidrezeptor und hat nur eine geringe Affinität zu den κ-Opioidrezeptoren. Morphin wird nach oraler Gabe relativ gut resorbiert, wegen eines hohen First-Pass-Effekts ist die Bioverfügbarkeit mit 20–40 % allerdings relativ gering. Nach intravenöser (i. v.) oder intramuskulärer (i. m.) Anwendung liegt die Bioverfügbarkeit dagegen bei fast 100 %. Die maximale Analgesie tritt bei i. v. Gabe nach ca. 20 min auf, nach i. m. Gabe nach 30–60 min, nach subkutaner (s. c.) Gabe nach 45–90 min. Die Wirkungsdauer beträgt bei i. v. oder i. m. Gabe ca. 4–5 h und ist bei der oralen Gabe retardierter Morphinpräparate deutlich verlängert.

Die typischen Nebenwirkungen entsprechen denen anderer Opioide (Verstopfung, Übelkeit und Erbrechen, bei höheren Dosierungen Benommenheit, auch Stimmungsveränderungen, Miosis, Hyperventilation und Blutdruckabfall). Morphin wirkt auch antiemetisch.

Heroin

Heroin (chemisch Diacetylmorphin oder auch Diamorphin) ist ein sehr stark analgetisch wirksames halbsynthetisches Opioid mit einem sehr hohen Abhängigkeitspotenzial. Heroin wurde ursprünglich als Analgetikum entwickelt. Ab ca. 1910 wurde die Suchtpotenz von Heroin zunehmend erkannt. Heroin wird geraucht, geschnupft, hat aber insbesondere i. v. eine schnelle und starke Wirkung. Heroin wird im Körper über 6-Monoacetylmorphin (6-MAM) zu Morphin metabolisiert und hat eine Plasma-Halbwertszeit von nur 3 min. Heroin ist deutlich stärker fettlöslich als Morphin und gelangt rasch ins Gehirn, flutet entsprechend rasch auch an den Opioidrezeptoren an.

Typisch für den Heroinkonsum ist der initiale Kick oder Flash, der bei chronischem Konsum oder Abhängigkeiten schwächer ist oder ganz fehlen kann. Heroin selber bindet nur relativ schwach an die Opioidrezeptoren und ist im Wesentlichen ein Prodrug, dessen aktive Metaboliten die Hauptwirkung vermitteln. Die intrinsische Wirkung von 6-MAM ist höher als die von Morphin und relevant für das starke Rauschgefühl nach i. v. Konsum. Wie auch bei anderen Opioiden gibt es starke Toleranzentwicklungen; oft wird das 10- bis 30-Fache der ursprünglich konsumierten Substanz eingenommen. Der Reinheitsgrad von Heroin im Straßenverkauf variiert zwischen 5 und 15 %, maximal 20 %. Oft nehmen Heroinkonsumenten ca. 100–200 mg der reinen Substanz zu sich. Schwankungen des Reinheitsgrads sind auch für die Rate an Todesfällen relevant. Heroin durchdringt die Blut-Hirn-Schranke leicht. Bei fehlender Opioidtoleranz hält die Wirkung ca. 6 h oder länger an. Bei körperlich Abhängigen ist sie dagegen häufig schwächer und kürzer. Wegen der hohen Schwarzmarktpreise sind Heroinabhängige einerseits häufig mehrfachabhängig („polytoxikoman"), andererseits kriminell oder dissozial, um ihren Konsum aufrechtzuerhalten (sog. Beschaffungskriminalität).

Klinisch steht beim Heroin die extrem stark euphorisierende und analgetische Wirkung im Vordergrund. Intravenöser Konsum dominiert; daneben gibt es aber auch intranasalen, oralen Konsum, und gelegentlich wird Heroin auch inhaliert bzw. geraucht. Die physische und psychische Abhängigkeit von Heroin ist extrem stark ausgeprägt.

Mittlerweile ist Heroin in einigen Ländern, z. B. auch in Deutschland, bei sog. therapieresistenten Fällen zugelassen. Seit 2009 ist Heroin in Deutschland ein verschreibungsfähiges Betäubungsmittel, das unter Aufsicht in speziellen Einrichtungen an Schwerstabhängige abgegeben werden kann.

Methadon

Methadon ist ein synthetisch hergestelltes, potentes Analgetikum, vor allem aber der heutige Goldstandard in der Substitutionsbehandlung.

Methadon ist ein Agonist am μ-Opioidrezeptor. Methadon ist chiral; es existieren zwei spiegelbildliche Moleküle (Enantiomere). International wird meist ein 1:1-Gemisch (Racemat) verwendet, in Deutschland und anderen Ländern steht auch das rechtsdrehende **Dextromethadon** (D-Methadon) als Monosubstanz zur Verfügung. **Levomethadon** (L-Methadon) ist ein potentes Antitussivum, hat aber keine analgetische Potenz, während Dextromethadon (L-Polamidon) stark analgetisch wirksam ist. Entsprechend wirkt L-Methadon am Opioidrezeptor doppelt so stark analgetisch wie das Racemat und muss entsprechend niedriger dosiert werden. In Deutschland gibt es Methadon in Tablettenform sowie als Lösungen, die über die Apotheke beziehbar sind. Es wird hauptsächlich über das Cytochrom-P450-Isoenzym CYP3A4 zu den inaktiven Metaboliten EDTP und EMDP abgebaut. Eine geringe Rolle spielen die CYP-Enzyme 2B6, 2C8, 2C18, 2C19 und 2D6. Wie auch bei anderen Opioiden sind zahlreiche Interaktionen mit anderen Medikamenten zu beachten, insbesondere mit solchen, die den Abbauweg blockieren und zu einer Erhöhung der Plasmakonzentration führen können. Methadon bindet stark an Plasmaproteine (85–90 %).

Einige Prozent der Bevölkerung sind sog. Fast-Metabolizer, die Methadon schneller abbauen. Üblicherweise sind aber 24-stündige Dosierungsintervalle ausreichend, bevor es zu Entzugssymptomen kommt. Alternativ bietet sich die Abgabe in 2 Tagesdosen an. Typische Dosierungen in der Substitutionsbehandlung sind, bei großer interindividueller Schwankungsbreite, 60–100 (120) mg Methadon pro Tag. Unter diesen Dosierungen können die Symptome des Heroinentzugs typischerweise blockiert werden. Methadon ist auch zur Behandlung des Heroinentzugs ein Medikament der ersten Wahl. Klinisch sind Tabletten, Ampullen und Suppositorien verfügbar. Eine Tablette Methadon enthält z. B. 5 mg, als maximale Einzeldosen werden 20 mg angegeben.

Toleranzentwicklungen und auch Euphorie sind auch unter Methadon häufig, wenngleich nicht so stark ausgeprägt wie bei Heroin. Typische **Nebenwirkungen** sind Schläfrigkeit, Benommenheit, Übelkeit, Erbrechen, Ödeme, auch Harnverhalt und Obstipation. Viele Patienten leiden zumindest bei Langzeiteinnahme auch unter sexuellen Störungen. QT-Zeit-Verlängerungen im EKG sind häufig, Herzrhythmusstörungen bis hin zu den potenziell lebensgefährlichen Torsades-de-Pointes-Arrhythmien sind zu beachten. Risikofaktoren für QT-Zeit-Verlängerungen sind u. a. weibliches Geschlecht, Hypokalzämie, Hypomagnesiämie, Herzerkrankungen und Arzneimittelinteraktionen. Entsprechend sind EKG-Kontrollen bei Therapiebeginn sinnvoll.

Wie bei anderen Opioiden gehören zu den typischen Zeichen einer **Überdosierung** mit Methadon Miosis, Atemdepression und Bewusstseinsstörungen, Blutdruckabfall und Tachykardie, Hypothermie und Areflexie.

Buprenorphin

Buprenorphin ist ein stark wirksames Analgetikum, das zur Behandlung starker Schmerzen eingesetzt wird. Es wird halbsynthetisch aus dem Opioidalkaloid Thebain gewonnen.

Anders als Methadon ist Buprenorphin kein reiner μ-Opioidrezeptor-Agonist, sondern hat eine gemischt agonistisch/antagonistische Wirkung am κ-Rezeptor. Wegen eines First-Pass-Metabolismus und der daraus resultierenden schlechten Bioverfügbarkeit muss Buprenorphin sublingual eingenommen werden. Außer als Sublingualtablette und Injektionslösung wird es auch als transdermales Pflaster angeboten. Mittlerweile ist auch eine Filmtablette verfügbar, außerdem mehrere Retardpräparate (Soyka 2021). Analgetisch wirksame Tabletten sind in den Dosierungen 0,2 und 0,4 mg erhältlich.

Buprenorphin wird über das Cytochrom-P450-Enzymsystem zu Norbuprenorphin abgebaut, das ebenfalls pharmakologisch wirksam ist, jedoch eine geringere analgetische Wirkung hat. Zu 75 % erfolgt die Verstoffwechslung über die Isoenzyme CYP3A4 und CYP3A5. Entsprechend existiert eine Vielzahl von Wechselwirkungen mit Medikamenten. Buprenorphin und Norbuprenorphin werden glucuronidiert, zum überwiegenden Teil über die Gallenblase und den Stuhl, und nur etwa zu 10–30 % über die Nieren ausgeschieden. Buprenorphin ist lipophil; es erfolgt eine teilweise Rückresorption aus dem Magen-Darm-Trakt mit langsamer Diffusion aus dem Fettgewebe. Die Plasma-HWZ variieren entsprechend zwischen 3 und 44 h. Entscheidend ist aber, dass Buprenorphin eine lange Rezeptorbindung hat, die nicht mit der Blutkonzentration und der Plasma-HWZ korreliert. Die Wirkdauer ist mindestens so lang wie die von Methadon.

Buprenorphin wird zur Substitutionsbehandlung von Opioidabhängigen eingesetzt (Übersicht in Soyka et al. 2011), wobei neben der Monoform auch eine Kombinationstablette im Handel ist, die Buprenorphin und Naloxon im Verhältnis 4 : 1 enthält (2 mg Buprenorphin und 0,5 mg Naloxon bzw. 8 mg Buprenorphin und 2 mg Naloxon). Sie wird nur in der Substitutionsbehandlung verwendet. Die Zugabe von Naloxon soll den i. v. Konsum von Buprenorphin verhindern. In der Substitutionsbehandlung Opioidabhängiger kommt Buprenorphin in Dosen von 8–12 mg, z. T. auch 24–32 mg zur Anwendung.

Mittlerweile sind in Deutschland und anderen Ländern drei Depot- oder Retardformulierungen von Buprenorphin verfügbar (Soyka 2021). CAM 2038 (Buvidal) ist ein Depotpräparat, das wöchentlich (zu Beginn der Therapie) oder monatlich s. c. gegeben werden kann. Es gibt vier verschiedene Dosierungen für wöchentliche Injektionen (8, 16, 24 oder 32 mg) oder monatliche Gaben (64, 96, 128 oder 160 mg). RBP-6000 (Sublocade) ist verfügbar in Dosierungen von 100 and 300 mg für monatliche s. c. Gaben. Schließlich ist auch ein Buprenorphinimplantat (Probuphine, Sixmo) verfügbar, das chirurgisch minimalinvasiv implantiert und nach 6 Monaten auch wieder entfernt werden muss. Die maximal freigesetzten Dosierungen entsprechen 8 mg Buprenorphin sublingual täglich.

Die Nebenwirkungen von Buprenorphin entsprechen denen anderer Opioide. Ähnlich wie bei Methadon kann es auch zur Verlängerung des QT-Intervalls kommen. Gelegentlich sind im Gegensatz zu Methadon Leberwerterhöhungen beschrieben worden, die aber offensichtlich selten sind.

Pethidin

Pethidin gehört zu den stark wirksamen Analgetika, ist aber 5- bis 10-mal schwächer wirksam als Morphin. Pethidin kann i. m. und s. c. injiziert werden. Handelsübliche Injektionslösungen enthalten 100 mg.

Pethidin ist ein Agonist am µ-Opioidrezeptor; daher sind seine Wirkungen und Nebenwirkungen denen vom Morphin sehr ähnlich. Die maximale Wirkung von Pethidin wird bei i. v. Gabe innerhalb von 3–10 min und bei i. m. Gabe nach 20–40 min erreicht. Auch bei oraler und rektaler Applikation weist Pethidin eine gute Bioverfügbarkeit auf. Pethidin und seine Metaboliten werden vorwiegend renal ausgeschieden. Übliche Einzeldosen betragen 50–100 mg i. m. oder 25–50 mg i. v.; eine Wiederholung ist nach ca. 3–6 h möglich. Die Tageshöchstdosis von 500 mg sollte nicht überschritten werden. Insgesamt ist die Wirkungdauer mit 2–4 h für ein Opioid eher kurz.

Fentanyl

Fentanyl ist ein stark wirksames Analgetikum (Opioid der WHO-Stufe III), das auch in der Anästhesie (einschließl. Analgesie) eingesetzt wird. Handelsübliche Injektionslösungen enthalten 0,05 mg Fentanyl. Die Dosierung richtet sich nach dem Körpergewicht. Verfügbar sind auch transdermale Pflaster, die von Opiatabhängigen gerne „ausgekocht" werden.

Nach der 23. Betäubungsmittel-Rechtsänderungsverordnung vom 20. Juli 2012 darf laut § 2 der BtMVV ein Arzt innerhalb von 30 Tagen eine Höchstmenge von 500 mg Fentanyl verschreiben.

Die orale Bioverfügbarkeit von Fentanyl liegt bei 25–50 %, und es verfügt über eine ca. 90-fach stärkere analgetische Potenz als Morphin. Fentanyl hat Bedeutung als „neue Modedroge" bekommen (Unglaub et al. 2014). In den USA hat der Fentanylmissbrauch unvorstellbare Ausmaße angenommen.

Die Arzneimittelkommission der deutschen Ärzteschaft (AkdÄ) gab zur Anwendung von Fentanyl-Pflastern folgende Hinweise:

- Stark wirksame Opioide sind indiziert, wenn Nicht-Opioidanalgetika, schwach wirkende Opioide oder deren Kombination nicht ausreichend wirksam sind (WHO-Stufenschema).
- Vor Anwendung eines Fentanyl-Pflasters sollte geprüft werden, ob eher ein stark wirksames Opioid oder eine andere analgetische Therapie indiziert ist.
- Fentanyl-Pflaster eignen sich vor allem für Patienten mit chronischen Schmerzen und stabilem Opioidbedarf, die ein Opioid nicht oral einnehmen können.
- Fentanyl-Pflaster bilden ein Wirkstoffdepot in den oberen Hautschichten. Die Wirkung tritt erst mit einer Latenz von 12–24 h ein, weshalb die Verabreichung bei akuten Schmerzen nicht sinnvoll ist.
- Fentanyl-Pflaster müssen sicher aufbewahrt und entsorgt werden; sie dürfen nicht in die Hände von Kindern gelangen.
- Patienten sollten über die Zeichen einer Überdosierung aufgeklärt werden.

Tramadol

Tramadol ist in Kapsel-, Tropfen- und Injektionsform sowie als Suppositorien erhältlich.

Tramadol ist ein Agonist am µ-, δ-, und κ-Opioidrezeptor. Die Dämpfung der Schmerzwahrnehmung wird aber durch andere Mechanismen vermittelt, speziell eine Hemmung der Wiederaufnahme von Noradrenalin. Seine analgetische Potenz beträgt nur 1/10 der von Morphin. Tramadol ist das einzige i. v. Opioidanalgetikum, das in Deutschland nicht unter das BtMG fällt. Tramadol wird nach oraler Gabe zu ca. 95 % resorbiert. Seine Bioverfügbarkeit beträgt 60–75 %, die Halbwertszeit 5–6 h. Tramadol wird zur Behandlung von mäßig starken bis starken Schmerzen eingesetzt (oral, rektal und intravenös).

Übliche Dosierungen (Einzeldosis) liegen bei 100–200 mg oral. Tagesdosen von 400 mg sind meist ausreichend. Das Missbrauchspotenzial ist eher gering (Radbruch et al. 2013).

Oxycodon

Dieses Analgetikum spielt in den USA als meist verkaufte Substanz eine große Rolle.

Oxycodon wird bei mittelstarken bis starken prolongierten Schmerzen eingesetzt oder bei ungenügender Wirksamkeit nichtopioiderger Analgetika. Oxycodon ist oral wirksam. Handelsübliche Retardtabletten enthalten 5, 10, 20, 40 und 80 mg Oxycodon. Die Anfangsdosis beträgt meist 10 mg alle 12 h. 60 mg Morphin entsprechen ca. 30 mg Oxycodon.

Des Weiteren steht ein Kombinationspräparat mit Naloxon zur Verfügung. Neben retardiertem oralem Morphin ist es das Opioid der ersten Wahl bei starken chronischen Schmerzen. Oxycodon-Naloxon ist in seiner analgetischen Wirksamkeit mit den stark wirksamen Opioiden vergleichbar. Die Maximaldosis der fixen Kombination von Oxycodon-Naloxon ist auf 80 mg beschränkt. Oxycodon selber kann bis 400 mg/d dosiert werden.

Tilidin

Tilidin ist eine synthetisch hergestellte Substanz, die zur Behandlung starker bis sehr starker Schmerzen eingesetzt wird. Tilidin wird als Prodrug in der Leber zu den eigentlich aktiven Metaboliten Nortilidin und Bisnortilidin verstoffwechselt. Nortilidin hat die stärkere analgetische Wirkung (WHO-Stufe II). Tilidin ist ein µ-Opioidrezeptor-Agonist. Der Abbau erfolgt über die Enzyme CYP3A4 und CYP21019. Die analgetische Wirkung tritt bei Injektion bzw. Einnahme von Tropfen nach 5–10 min, bei Einnahme von Kapseln nach ca. 15–20 min ein. Die Wirkdauer beträgt ca. 4–6 h, bei Retard-Arzneimitteln ist die Wirkdauer länger.

Es besteht ein deutliches Missbrauchspotenzial. Um dem entgegenzuwirken, wird Tilidin zusammen mit dem Opioid-Antagonisten Naloxon als Fertigarzneimittel abgegeben. Das Prinzip ist ähnlich wie bei der Kombination von Buprenorphin mit Naloxon: Der i. v. Konsum von Naloxon führt rasch zu Entzugserscheinungen und soll so den Drogenabhängigen von der Injektion abhalten.

Nachdem Tilidin in der Drogenszene zunächst keine große Verbreitung gefunden hat, wird es jetzt punktuell, speziell in Berlin, sehr häufig missbraucht. Über Aggressivität unter dem Einfluss von Tilidin wurde verschiedentlich berichtet.

Tilidinhaltige Arzneimittel unterliegen dem BtMg. Die Kombination Tilidin/Naloxon (Tropfen) müssen seit dem 1. Januar 2013 auf einem BtM-Rezept verschrieben werden. Die BOPST sieht für diese Kombination eine höhere Missbrauchsgefahr als z. B. für Tramadol-Tropfen (Radbruch et al. 2013). Bei retardierten Darreichungsformen ist das Missbrauchsrisiko geringer.

Codein

Codein/Hydrocodein wird zur symptomatischen Therapie des Hustens eingesetzt, oft in Kombination mit Paracetamol. Codein selbst bindet an den μ-Opioidrezeptor, allerdings mit geringer Affinität. Seine analgetische Wirkung entfaltet es über seinen aktiven Metaboliten Morphin. Die mittlere Tagesdosis bei Reizhusten beträgt für Erwachsene 60–120 mg.

Handelsübliche Tabletten enthalten 50 mg. Die maximale Einzeldosis beträgt 100 mg, die maximale Tagesdosis 200 mg. Die analgetische Wirkung/Potenz von Codein beträgt im Vergleich zu Morphin ca. 10 %. Codein unterliegt dem BtMG. Niedrige Dosen z. B. in Husten- und Schmerzmitteln sind von den Vorschriften der BtMVV ausgenommen, eine Abgabe an betäubungsmittel- oder alkoholabhängige Personen sollte allerdings nicht erfolgen.

Codein hat eine relativ kurze Wirkdauer. Schon daher ist es als Substitutionsmittel wenig geeignet. Vor der Einführung von Methadon wurde es in Deutschland in der Substitutionsbehandlung als „Ausweichmittel" verwendet, da es nicht dem BtMG unterlag.

Hydromorphon

Hydromorphon ist ein starkes Analgetikum, das im Gegensatz zu anderen Opioiden nur z. T. über das Cytochrom-P450-System abgebaut wird. Im Vergleich zu anderen Morphinen ist Hydromorphon etwa 7,5-fach stärker. Zuletzt wurde Hydromorphon in Nordamerika als mögliche Substanz in der Substitutionstherapie überprüft (Oviedo-Joekes et al 2016). Erste Ansätze dazu gibt es mittlerweile auch in Europa.

Wirksamkeit

In ➤ Tab. 13.2 ist die Pharmakologie einiger Opioide zusammengefasst (s. auch Freye 2010; Soyka 2015).

MERKE

Mit der anhaltenden und chronischen Einnahme entwickelt sich die typische Toleranz der Opioide. Besonders bei chronischen Schmerzen muss dann entweder die Dosis gesteigert oder auf ein höher potentes Opioid gewechselt werden. Das Risiko einer gefährlichen Überdosierung entsteht vor allem dann, wenn während der Behandlung einer Opioidabhängigkeit oder bei Opioidmissbrauch die tägliche Dosis reduziert oder ganz gestoppt wurde, also keine Toleranz mehr vorliegt. Dies gilt auch nach Behandlungen mit dem Opioid-Antagonisten Naltrexon.

Tab. 13.2 Pharmakologie der Opioide

Opioid	Wirkdauer	Analgetische Potenz (Morphinäquivalenz)	Charakteristika
Fentanyl	20–30 min	125	Analgetika in Anästhesie und Intensivmedizin; Fentanyl-TTS-Pflaster bei chronischen Schmerzen
Buprenorphin	30–40 min	30–40	Partialagonist; höchste μ-Rezeptor-Affinität, im Vergleich zu Morphin aber geringere maximal erreichbare Analgesie. Effektiv in der Substitutionsbehandlung
Levomethadon	5–7 h	2	Lange Wirkdauer; verglichen mit Morphin geringere Euphorie und stärkere Sedierung. Wie Methadon effektiv in der Substitutionsbehandlung. Weniger Nebenwirkungen als Methadon-Racemat (QTc-Verlängerung)
Oxycodon	2–4 h	2	Zusätzliche Wirkung am κ-Rezeptor; Wirkung bei neuropathischen Schmerzen
Morphin	2–4 h	1	Bei schweren Schmerzzuständen; in retardierter Form als Substitutionsmedikation zugelassen
Tramadol	4 h	0,1–0,2	Kaum Atemdepression, Übelkeit relativ häufig; Kombination mit Morphin möglich

13.4 Klinik

13.4.1 Opioidintoxikation

Durch Opioide bedingte Störungsbilder lassen sich anhand der ICD-10-Kriterien prinzipiell in vier diagnostische Kategorien einordnen: akute Intoxikation, schädlicher Gebrauch, Abhängigkeit und Entzugssyndrom (Dilling et al. 1991).

MERKE

Der Begriff **„akute Intoxikation"** bezeichnet ein vorübergehendes Zustandsbild mit Beeinträchtigung u. a. des Bewusstseins, des Denkens, der Wahrnehmung, des Affekts und des Verhaltens.

Die Ausprägung ist abhängig von Art und Dosis der konsumierten Substanz. Die Diagnose „akute Intoxikation" sollte nach den ICD-10-Kriterien nur gestellt werden, wenn keine länger dauernden Probleme mit der konsumierten Substanz bestehen. Eine Opioidintoxikation führt zur klassischen Symptomtrias aus Miosis, Atemlähmung und Koma. Weitere häufige Symptome gerade bei Überdosierung mit Heroin hängen vermutlich mit Verunreinigungen von illegalem Heroin zusammen und lassen sich nicht durch die pharmakologischen Eigenschaften erklären. In ➤ Tab. 13.3 sind die Opioidwirkungen und die häufigsten Symptome der Opioidintoxikation zusammengestellt.

Gefährliche und lebensbedrohliche Opioidintoxikationen entstehen auch häufig durch mehrere verschriebene und illegal konsumierte Opioide und durch Kombination mit anderen Medikamenten, insbesondere mit Benzodiazepinen. Als Risikofaktoren für Überdosierungen konnten zudem männliches Geschlecht, Rauchen, Nikotin, höhere Opioiddosis, inadäquate Verschreibungspraktiken von Opioiden und Suchterkrankungen in der Vorgeschichte festgestellt werden (Jones et al. 2014). Während Männer häufiger andere Einnahmeformen (z. B. Sniffen) wählen, tritt bei Frauen die für Überdosierungen gefährliche Kombination mit gleichzeitiger Einnahme von Benzodiazepinen häufiger auf (Back et al. 2010).

Die Behandlung mit dem Antidot **Naloxon** gilt nach wie vor als Standardtherapie der Opioidintoxikation. Das gilt auch für die Wirkung auf die Atemdepression. Dabei gilt es zu beachten, dass die Wirkdauer von Naloxon wesentlich kürzer ist als die der meisten Opioide, sodass die Gabe von initial 0,5–1 mg i. v. wiederholt werden muss. Neuere Studien ergaben gleichwertige Effekte von intranasal im Vergleich zu i. v. appliziertem Naloxon auf die Symptome der Opioidintoxikation (Sabzghabaee et al. 2014).

Tab. 13.3 Opioidwirkung und Opioidintoxikation

Wirkungen	Intoxikation
Euphorie	Miosis
Anxiolyse	Hyperreflexie
Sedierung	Antriebsminderung
Analgesie	Zyanose
Übelkeit und Erbrechen	Atemlähmung
Blutdruckabfall	Schock
Unterdrückung des Hustenreizes	Koma
Tonussteigerung der glatten Muskulatur	

Intoxikationen sind die bei weitem häufigste Ursache von Todesfällen bei Heroinabhängigkeit (Degenhardt et al. 2011):

- Drogenbezogen 52 %
- Verletzungen 26 %
- Suizide 13 %
- Lebererkrankungen 7 %
- Straßenverkehr 5 %
- Gewalttaten 2 %
- Kardiovaskuläre Erkrankungen 6 %
- Krebs 6 %
- HIV-Infektion/Aids 2 %
- Alkohol 3 %

13.4.2 Opioidmissbrauch

MERKE

Der Begriff **„Opioidmissbrauch"** beinhaltet grundsätzlich jeden Gebrauch von Opioiden, der außerhalb der medizinischen Indikation und Verordnung zu sehen ist.

Dies umfasst grundsätzlich die Einnahme ohne medizinische Verordnung, die Nichteinhaltung oder ein Missverständnis in der Einnahmepraxis von Opioiden, die Selbstmedikation, z. B. zur Behandlung von Schlafstörungen oder ängstlich-depressiven Symptomen, sowie Craving nach Opioiden (Brady et al. 2016).

MERKE

Als **„schädlicher Gebrauch"** von Opioiden wird nach ICD-10 ein Konsummuster verstanden, das zu körperlichen oder psychischen Schäden geführt hat, ohne dass bereits eine Abhängigkeit im engeren Sinne besteht.

Typische schädliche Folgen des i. v. Heroinkonsums etwa umfassen Infektionen mit HIV und Hepatitis C, aber auch im Verlauf auftretende komorbide depressive Störungen. Da der Heroinkonsum in vielen Fällen zu einer Abhängigkeit führt, betrifft der Missbrauch oder der schädliche Gebrauch von Opioiden vor allem, aber nicht nur den Gebrauch von Opioidanalgetika.

Während Opioiden in der Akutbehandlung von Schmerzen ein wichtiger Stellenwert zukommt, ist ihr Einsatz zur Behandlung von chronischen, nicht tumorbedingten Schmerzen eher umstritten. Bei chronischen Schmerzzuständen wie Arthrose oder neuropathischen Schmerzen kann die Gabe von Opioiden in der kurz- und mittelfristigen Therapie (bis zu wenigen Monaten) indiziert sein, falls Paracetamol oder nichtsteroidale Antirheumatika nicht ausreichend wirken. Für die Langzeitbehandlung bei chronischen nicht tumordingten Schmerzen liegt derzeit keine gesicherte wissenschaftliche Evidenz vor (Chaparro et al. 2013; McNicol et al. 2013). Eine engmaschige Begleitung der chronischen Schmerzbehandlung mit Opioiden wird in jedem Fall empfohlen, insbesondere wenn die Dosis von 120 mg Morphin-Äquivalenten pro Tag erreicht ist. Bei Schmerzzuständen wie Kopfschmerzen, Fibromyalgie-Syndrom und chronischen Rückenschmerzen überwiegen meist die Risiken einer Opioidbehandlung (Franklin 2014).

Die Hauptrisikofaktoren der Opioideinnahme sind die Überdosierung mit Atemdepression und die Entwicklung einer Opioidabhängigkeit.

13.4.3 Opioidabhängigkeit

Eine physische und psychische Abhängigkeit entwickelt sich bei Opioiden, speziell nach Heroinkonsum, schnell; die psychische Bindung und das Verlangen nach der Droge (Craving) sind typischerweise hoch. Oft entwickelt sich eine Opioidabhängigkeit bereits im Jugend- oder frühen Erwachsenenalter. Der Verlauf ist häufig ungünstig und chronisch.

Das Bedingungsgefüge, das zur Entwicklung einer Opioidabhängigkeit beiträgt, ist komplex. Häufig spielen der Freundeskreis, die Peergroup, Neugierde oder Leichtsinn für erste Konsumerfahrungen eine sehr große Rolle. Viele, wenn auch nicht alle Erstkonsumenten kommen aus sozial oder familiär schwierigen Verhältnissen. Zahlreiche Heroinkonsumenten haben psychiatrische Begleit- oder Folgeerkrankungen. Zu den typischen Bedingungskonstellationen gehören z. B. Suchterkrankungen oder psychische Störungen bei den Eltern, Broken-Home-Situationen, physische oder sexuelle Traumata in der eigenen Vorgeschichte, und im weitesten Sinne dissoziale Verhaltensmuster. Anders als bei Patienten mit sich eher langsam oder spät entwickelnden Suchterkrankungen ist gerade bei Heroinkonsumenten die Persönlichkeitsentwicklung häufig nicht abgeschlossen, die soziale und berufliche Integration nicht gelungen und der gesamte Lebensweg nun durch die Suchtentwicklung beeinträchtigt. Entsprechend komplex und breit angelegt müssen die therapeutischen Hilfestellungen sein.

Es ist nicht geklärt, in wie vielen Fällen der schädliche Gebrauch von Opioidanalgetika zu einer Opioidabhängigkeit im engeren Sinne führt. Bei Patienten, die Opioide zur chronischen Schmerzbehandlung einsetzen, sind für die Entwicklung einer Opioidabhängigkeit Häufigkeiten von 1–40 % beschrieben. Die Häufigkeit ist abhängig davon, welche Kriterien für die Diagnose einer Opioidabhängigkeit zugrunde gelegt werden (Wachholtz et al. 2015).

MERKE

Die **Opioidabhängigkeit** ist wie alle Suchterkrankungen eine chronische, von Rückfällen begleitete Störung des Gehirns, mit dem Zwang, Heroin oder andere Opioide trotz vielfältiger negativer somatischer und psychosozialer Konsequenzen zu konsumieren.

Der Begriff „Abhängigkeit" wird charakterisiert durch den Vorrang des Substanzkonsums gegenüber anderen Verhaltensweisen. Um die Diagnose stellen zu können, müssen gemäß ICD-10 mindestens drei der folgenden Kriterien vorliegen (Dilling et al. 1991, siehe Kapitel Diagnostik):

- Übermächtiger Wunsch, die Substanz zu konsumieren
- Verminderte Kontrollfähigkeit der Substanzeinnahme
- Körperliches Entzugssyndrom
- Toleranzentwicklung
- Vernachlässigung anderer Interessen
- Anhaltender Konsum trotz des Nachweises eindeutig schädlicher Folgen

Anhand dieser diagnostischen Kriterien wird deutlich, dass ein Symptom wie etwa das Auftreten des Entzugssyndroms bei Opioidmissbrauch allein noch nicht mit der Diagnose einer Opioidabhängigkeit gleichzusetzen ist.

Die Opioidabhängigkeit wird oft von Craving (Drogenverlangen) begleitet, die durch konditionierte drogenbezogene Reize oder Stress ausgelöst werden und eine bedeutende Rolle in der Rückfallgenese spielen. Wiederholter Heroinkonsum führt zu neuroadaptiven Vorgängen in Transmittersystemen, aber auch zu strukturellen Veränderungen des Gehirns. Diese Veränderungen wirken sich auf die Informationsverarbeitung und auf die Regulation von Emotionen aus, sind u. a. aber auch für die aversiven Effekte des Opioidentzugssyndroms verantwortlich.

13.4.4 Opioidentzugssyndrom

Das Entzugssyndrom stellt einen Symptomkomplex aus körperlichen und/oder psychischen Störungen dar, der in wechselnder Ausprägung bei völligem oder teilweisem Entzug der konsumierten Substanz auftritt. Von einem Opioidentzugssyndrom wird gesprochen, wenn mindestens drei der in ➤ Tab. 13.4 aufgeführten, möglichst objektiven Symptome vorliegen, die nicht durch eine andere Störung erklärbar sind.

Nicht ganz geklärt ist die Frage, ab welcher regelmäßigen Opioiddosis ein Entzugssyndrom gesichert auftritt. Es ist anzunehmen, dass sich bei einer täglichen Einnahme von Opioiden auch zur Schmerzbehandlung nach etwa 2–3 Wochen die typischen Entzugssymptome einstellen können (Brady et al. 2016).

Das Auftreten eines Opioidentzugssyndroms hängt von dem eingenommenen Opioid ab. Bei Heroin beginnt es nach ca. 8 h, bei Methadon aufgrund seiner längeren HWZ erst nach ca. 24 h. Während das Maximum der Entzugssymptomatik im Heroinentzug nach 36–48 h erreicht ist, tritt es beim Methadonentzug erst nach etwa 3 Tagen ein.

Tab. 13.4 Opioidentzugssyndrom

Objektive Symptome	Subjektive Symptome
Naselaufen oder Niesen	Reizbarkeit
Tränenfluss	Nervosität, Antriebssteigerung
Gähnen	Schlafstörungen
Piloerektion, kalte Haut oder wiederholte Schauer	Verlangen nach einem Opioid
Diarrhö	Muskelschmerzen oder Muskelkrämpfe
Übelkeit oder Erbrechen	Magenkrämpfe
Husten	Depressive Verstimmung
Tachykardie oder Hypertonie	Verlangen nach einem Opioid
Pupillenerweiterung	
Leichter Tremor	

13.4.5 Komorbidität

Aufgrund der Schwere und der auftretenden Komorbiditäten stellt die Heroinabhängigkeit den „Prototyp" der Drogenabhängigkeit dar. Oft ist die Heroinabhängigkeit auch Teil einer Mehrfachabhängigkeit von mehreren psychotropen Substanzen, neben Heroin vermehrt von Kokain, aber auch von anderen Stimulanzien sowie von Alkohol und Benzodiazepinen. Unter dem Begriff **„Mehrfachabhängigkeit"** wird allgemein die Abhängigkeit von verschiedenen psychotropen Substanzen verstanden, die entweder abwechselnd oder gleichzeitig konsumiert werden. Der Begriff der „Polytoxikomanie" sollte aufgrund der häufig mitschwingenden entwertenden Konnotation nicht mehr verwendet werden (Walter und Vogel 2020).

Mit wenigen Ausnahmen konsumieren Opioidabhängige noch andere Suchtmittel: Bei 70–80 % besteht eine Abhängigkeit von mindestens einer weiteren psychotropen Substanz (Vogel et al. 2010). Multiple Substanzabhängigkeiten sind ebenfalls zu berücksichtigen, da sie die Behandlung komplizieren. In diesem Zusammenhang sei insbesondere auf die Atemdepression bei gleichzeitiger Einnahme von sedierenden Substanzen wie Alkohol oder Benzodiazepinen hingewiesen. Die meisten opioidabhängigen Patienten sind auch von Kokain abhängig, beide Substanzen werden häufig zusammen (als „Cocktail") injiziert. Nicht selten treten in diesem Zusammenhang kokaininduzierte Psychosen in unterschiedlicher Ausprägung auf, die u. a. den therapeutischen Beziehungsaufbau deutlich erschweren können. Prinzipiell sollte der Patient motiviert werden, die zusätzlich konsumierten Substanzen ebenfalls zu reduzieren.

Komorbide psychische Störungen kommen bei der Opioidabhängigkeit ebenfalls sehr häufig vor. Insgesamt ist das Auftreten einer oder mehrerer begleitender psychischer Störung eher die Regel und nicht die Ausnahme. Komorbide psychische Störungen werden bei der Opioidabhängigkeit wie bei den anderen Suchterkrankungen auch als Doppeldiagnosen bezeichnet (Walter und Gouzoulis-Mayfrank 2019). Hier sind insbesondere **affektive Störungen, Persönlichkeitsstörungen und die posttraumatische Belastungsstörung (PTBS)** zu nennen. So erfüllen etwa 50 % der Patienten im Laufe ihres Lebens die Kriterien für eine Major Depression. Eine Persönlichkeitsstörung (meist eine antisoziale Persönlichkeitsstörung oder eine Borderline-Persönlichkeitsstörung) liegt ebenfalls bei ungefähr 50 % der Patienten vor (Walter und Pichler 2022). Die Diagnose einer komorbiden PTBS kann bei 25–50 % der Suchtpatienten gestellt werden (Walter und Gouzoulis-Mayfrank 2019). Das Auftreten einer oder mehrerer Persönlichkeitsstörungen sowie einer PTBS hängt dabei häufig mit der Schwere der Suchtproblematik zusammen (Walter et al. 2022). Eine aktuelle Metaanalyse von 345 Studien ergab eine mittlere Prävalenz für Depressionen von 36,1 %, für Angsterkrankungen von 29,1 %, ADHS von 20,9 %, PTSD von 18,1 %, bipolarer Störung von 8,7 %, antisozialer Persönlichkeit von 33,6 % und Borderline Persönlichkeitsstörung von 18,2 % (Santo et al 2022). Es gibt Hinweise dafür, dass bei opioidabhängigen Patienten die Prävalenz für eine spezifische komorbide Persönlichkeitsstörung höher ausfällt als bei anderen Suchterkrankungen. Drogenabhängige zeigten zudem mehr Traumasymptome als alkoholabhängige Patienten (Schäfer et al. 2010).

Psychische Komorbiditäten sind insgesamt häufiger mit einer schlechteren Prognose verbunden und sollten bei der Behandlung berücksichtigt werden. So konnte festgestellt werden, dass eine komorbide Persönlichkeitsstörung einen signifikanten Prädiktor für eine anhaltende Drogenabhängigkeit über mehrere Jahre darstellt (Fenton et al. 2012).

Eine adäquate medikamentöse und psychotherapeutische Behandlung der zusätzlich bestehenden psychischen Störungen ist dabei meist die Voraussetzung für eine erfolgreiche Suchttherapie. Die komorbide Persönlichkeitsstörung remittiert in der Regel nicht nach einer Behandlung der Suchterkrankung. Umgekehrt ist es die komorbide Suchterkrankung, die mit einem schlechteren Verlauf bei Patienten mit einer Borderline-Persönlichkeitsstörung assoziiert ist (Zanarini et al. 2004).

13.4.6 Folgeschäden

Aus Langzeituntersuchungen bei Opioidabhängigen ist einerseits ersichtlich, dass die Mortalität exzessiv erhöht ist, insbesondere aufgrund des Risikos für Überdosierungen (s. u.), zum anderen gelingt es nur relativ wenigen Patienten, dauerhaft abstinent zu werden (Hser et al. 1993; Termoshuizen et al. 2005; Hser 2007). Aufgrund der hohen Kosten und der Illegalität der Beschaffung von Heroin neigen viele Patienten zu delinquenten und dissozialen Verhaltensmustern. Beschaffungskriminalität, Prostitution und illegale Handlungen sind bei diesen Patienten häufig, entsprechend häufig sind auch rechtliche Konsequenzen und Inhaftierungen. Ein weiteres Problem ist die hohe Belastung mit körperlichen und neurologischen Folgestörungen. Opioide selber haben zwar eine sehr geringe Organtoxizität, Verunreinigungen, insbesondere beim i.v. Konsum führen aber häufig zu Infektionen. Typische Folgeschäden der Opioidabhängigkeit sind:

- Spritzenabszess
- Kachexie, schlechter Allgemeinzustand
- Hohe Raten an Infektionserkrankungen wie Hepatitis, HIV
- Tuberkulose
- Endokarditis, Herzerkrankungen
- Dissozialität, Kriminalität (Beschaffungskriminalität, Prostitution, Delinquenz)
- Traumatisierungen
- Wiederholte Überdosierungen
- Enzephalitis, ZNS-Erkrankungen (Z. n. Überdosis!)
- Sexuelle Störungen/Dysfunktionen

13.5 Psychosoziale Therapien

13.5.1 Allgemeine Grundlagen

Wie bei anderen Suchterkrankungen lassen sich auch bei Opioidabhängigkeit verschiedene Therapieziele formulieren (Gossop und Mardsen 1996). Dazu gehören z. B. Aufbau und Festigung der Behandlungsmotivation, Ausarbeitung individueller Behandlungsziele und letztlich entweder die (dauerhafte) Drogenabstinenz oder zumindest eine Verminderung des Drogenkonsums im Sinne einer „Harm-Reduction"-Strategie (Schadensbegrenzung). Letztere haben vor allem in der Behandlung der Drogenabhängigkeit große Bedeutung gewonnen, um die Mortalität, aber auch das Risiko von Begleit- und Folgeerkrankungen wie HIV- oder Hepatitis-Infektionen zu vermindern und um psychosoziale Folgeschäden (einschl. Kriminalität) zu vermeiden. Zu den „Harm-Reduction"-Strategien gehören verschiedene Interventionen wie z. B. niederschwellige Entgiftungen, Spritzenaustauschprogramme und die Substitutionstherapie. Der Einsatz solcher „Harm-Reduction"-Strategien ist international sehr unterschiedlich; er hängt von der jeweiligen Rechtsprechung und den zur Verfügung stehenden Ressourcen ab. Zu den eher präventiven Ansätzen gehört die Informations- und Aufklärungsarbeit.

Zu den verschiedenen in der Therapie von Opioidabhängigkeit eingesetzten Therapiebausteinen gehören insbesondere die kognitive Verhaltenstherapie (KVT), z. T. auch psychodynamische und systemische Therapien sowie motivationsfördernde Ansätze (Miller und Rollnick 1991). Generell sind viele Heroinabhängige psychopathologisch auffällig und haben, wie oben beschrieben, eine oder mehrere komorbide psychiatrische Störungen, was in der Therapie berücksichtigt werden muss (Pani et al. 2014).

Die Literatur ist dabei nicht so umfangreich wie z. B. bei Alkoholabhängigkeit, und häufig wird nicht zwischen Opioidabhängigkeit und Drogenabhängigkeit/Polytoxikomanie insgesamt unterschieden.

13.5.2 Behandlungsziele

Ziele sind neben der eigentlichen Drogenabstinenz die Veränderung des individuellen Lebensstils, die Verbesserung psychosozialer Ressourcen und Integration, der Aufbau vertrauensvoller Beziehungen, ggf. soziale Reintegration und eine Verbesserung der Lebensqualität. Die Vermittlung bestimmter Fähigkeiten und Eigenschaften (Skills) spielt oft eine große Rolle. Die Behandlung Drogenabhängiger in abstinenzorientierten Therapien erfolgt nach wie vor im Wesentlichen im stationären Rahmen, und oft dauern die Therapien lange (3 Monate bis 1 Jahr, ggf. länger). Wie bei anderen Suchterkrankungen spielen Gruppentherapien eine große Rolle. Im Zentrum der Therapien stehen neben der Stabilisierung des Selbstwertgefühls auch arbeitspraktische und rehabilitative Ansätze.

Generell sind in der psychotherapeutischen und psychosozialen Betreuung Opioidabhängiger therapeutische Basismethoden der Gesprächsführung zu berücksichtigen (Küfner und Ridinger 2008). Der Therapeut sollte empathisch auftreten, Wärme und Akzeptanz zeigen, echt und authentisch wirken und nach Möglichkeit z. B. Elemente und Techniken der motivierenden Gesprächsführung berücksichtigen.

MERKE

Wichtig sind eine eher aktive Grundhaltung (Was und wie kann ich als Therapeut im Rahmen des Therapieprozesses zur Lösung der Aufgaben des Klienten beitragen?) und eine strukturierte Gesprächsführung.

Zu den übergreifenden Behandlungsstrategien gehört die Förderung von Selbstwirksamkeit und eine Ressourcenaktivierung: Positive Erfahrungen sind zu verstärken, bestehende Fähigkeiten zu nutzen, ein problem- und lösungsorientiertes Vorgehen ist sinnvoll. Es gilt, die jeweilige individuelle Problemlage des Patienten zu berücksichtigen, seine Behandlungsbereitschaft aktiv zu fördern und konkrete Behandlungsziele zu vereinbaren. Gemeinsame und konkrete Ziele lassen sich leichter erreichen, als nur ungefähre Veränderungsfantasien zu unterstützen. Immer ist der Substanzkonsum zu berücksichtigen; wenn irgend möglich, sind Selbstmanagementstrategien zu verfolgen. Typische Fragestellungen dabei sind:

- Wie gehe ich mit Risikosituationen um?
- Was mache ich bei
  - Drogenverlangen, „Suchtdruck"?
  - Stress oder unerwarteten Lebenssituationen?

- emotionalen Belastungen?
- sozialen Problemen?
- interpersonellen Konflikten?

Insgesamt ist die Abbruchquote bei Drogenentwöhnungstherapien sehr hoch, sie hängt aber auch von der jeweils erreichten Klientel ab. Gossop und Marsden (1996) bezifferten sie mit ca. 40 %, z. T. werden auch noch deutlich höhere Abbruchraten berichtet, insbesondere bei Therapien, die straffällig gewordene Drogenabhängige aufnehmen. Viele Patienten, die wegen drogenassoziierter Straftaten verurteilt wurden, werden nach § 64 StGB im Maßregelvollzug („Therapie statt Strafe") in entsprechenden Therapieeinrichtungen behandelt. Neben der Verminderung und Beendigung des Drogenkonsums und der verbesserten sozialen Integration spielt vor allem eine reduzierte Kriminalität und bessere Gesundheitsfürsorge eine entscheidende Rolle. Gossop und Marsden (1996) berichteten optimistische Ergebnisse mit Abstinenzraten von 51 % 6 Monate nach Beendigung der stationären Therapie. Die meisten internationalen Untersuchungen haben aber deutlich niedrigere Abstinenzraten im Langzeitverlauf von 20 bis max. 30 % gezeigt. Große Untersuchungen wurden z. B. in den USA von Simpson und Sells (1982, 1990) oder von Hubbard et al. (1989) im Rahmen der *Treatment Outcome Prospective Study* (5-Jahres-Katamnese) vorgelegt. Je nach Definition waren im ersten Jahr der Therapie oft 30–50 % der Patienten drogenfrei. Neben Psychotherapien im engeren Sinne kommen auch Selbsthilfegruppen der *Narcotics Anonymous* oder therapeutische Wohngemeinschaften als Interventionen infrage.

13.5.3 Wirksamkeit

Als evidenzbasierte Psychotherapieformen sind derzeit insbesondere die motivierende Gesprächsführung und das Kontingenzmanagement zu nennen. Diese Psychotherapieformen weisen den höchsten Evidenzgrad auf und wurden auch bei Opioidabhängigkeit untersucht. Für die KVT, die allgemein auch als Basis für die suchtspezifischen Psychotherapieformen gilt, fanden sich in mehreren Studien positive Ergebnisse (Walter et al. 2015). Zur Effizienz von Drogentherapien liegen Langzeitstudien (Simpson und Sells 1982, 1990) und Metaanalysen vor; eine besondere Bedeutung kommt hier der Untersuchung von Dutra et al. (2008) zu. Zu erwähnen sind auch einige Cochrane-Analysen zur Effizienz von psychosozialen Therapien in Kombination mit Substitutionsbehandlungen (Amato et al. 2004). Die Richtlinien der *American Psychiatric Association* (Kleber et al. 2007) betonen u. a., dass nach stationären Behandlungen eine ambulante Weiterbehandlung drogenabhängiger Patienten wichtig ist.

Umfassende Metaanalysen zur Behandlung von Opioidabhängigkeit wurden z. B. auch von Berglund et al. (2003) vorgelegt. Insgesamt konnten 24 methodisch gut durchgeführte Studien in diese Metaanalyse eingeschlossen werden. Insgesamt zeigte sich eine Effizienz der Psychotherapien im Vergleich zu den Kontrollgruppen mit mäßig starken Effektstärken. Rein supportive Therapien sind wahrscheinlich eher wirkungslos.

Im deutschsprachigen Raum (s. AWMF online) existiert derzeit leider keine gültige S3-Behandlungsleitlinie, geplant ist, dass in Deutschland bis Ende 2024 eine aktuelle S3-Leitlinie zur Opiatabhängigkeit vorliegt (s AWMF online). Jährlich werden in Deutschland ca. 25.000 Patienten mit Opioidabhängigkeit ambulant oder stationär behandelt, die damit ca. 15 % der Patienten mit Suchterkrankungen stellen (Braun et al. 2015).

Dabei liegen gerade bei Opioidabhängigkeit zahlreiche komorbide Substanzstörungen nicht nur von Tabak, sondern auch von Cannabis, Alkohol, Kokain und Benzodiazepinen vor. Insgesamt scheint auch der Drogenkonsum bei einer Mehrfachabhängigkeit nicht besonders gut auf zusätzliche psychotherapeutische Behandlungsformen anzusprechen. Der Effekt suchtspezifischer psychotherapeutischer Interventionen auf die Mehrfachabhängigkeit ist von allen Suchterkrankungen am geringsten ausgeprägt (Dutra et al. 2008). Dieses Ergebnis hebt zum einen die Bedeutung der Substitution mit Opioid-Agonisten als evidenzbasierte Therapie hervor, unterstreicht aber auch die kritische Evidenz für eine zusätzliche Psychotherapie bei der Opioidabhängigkeit (Amato et al. 2011).

13.6 Pharmakotherapie

13.6.1 Pharmakotherapie des Entzugssyndroms

Naturgemäß spricht das Opioidentzugssyndrom rasch auf die Gabe von Opioiden an. Hier bieten sich in der Regel eher länger wirkende Substanzen wie Methadon (Amato et al. 2013) oder Buprenorphin zur Entzugsbehandlung an, je nach Klinik kann die Medikation dann mehr oder weniger rasch ausgeschlichen werden.

Zur Behandlung des Opioidentzugssyndrom stellt die tägliche orale Gabe von **Methadon** mit schrittweiser Dosisreduktion eine kostengünstige Standardmedikation dar. Empfohlen wird am ersten Tag eine Methadongabe von 10–20 mg. Bei Patienten mit Methadonsubstitution richtet sich die Anfangsdosis nach der täglich eingenommen Opioiddosis. Auch **Buprenorphin** ist als partieller μ-Rezeptor-Agonist zur Behandlung des Opioidentzugssyndroms geeignet. Mit der Gabe der ersten Dosis sollte bis zum Auftreten eines Entzugssyndroms gewartet werden (Walter und Wiesbeck 2009).

Die meisten Empfehlungen zur Pharmakotherapie im Opioidentzug beziehen sich auf die Substitutionsbehandlung oder auf Heroinabhängige. Einen ausgezeichneten aktuellen Überblick gibt z. B. die Arbeit von Diaper et al. (2013). Die Autoren kommen zu dem Schluss, dass sowohl Methadon als auch Buprenorphin zur Behandlung des Opioidentzugs geeignet sind, wobei letztere Substanz möglicherweise etwas schneller wirksam ist. Ein schrittweises Absetzen der Medikation über wenige Wochen wird bevorzugt. Andere Opioide wie Tramadol oder „Slow-Release"- bzw. langsam wirkendes orales Morphin werden dagegen nicht empfohlen.

Eine Alternative ist die Gabe von α_2-Agonisten vom Typ **Clonidin** oder **Lofexidin**, die gegen den „Noradrenalin-Sturm" wirksam sind. Durch über den Tag verteilte Dosen von je 75 µg Clonidin (1 Tbl. = 150 µg) können Entzugssyndrome erfolgreich behandelt werden. Nebenwirkungen sind Sedierung und Mundtrockenheit. Ferner kann es gelegentlich zu Niedergeschlagenheit, Schwächegefühl und Blutdruckabfall, außerdem zu Schlafstörungen, Erbrechen und Durchfall kommen. Zur Vermeidung von starken Blutdruckanstiegen nach Absetzen von Clonidin sollte dieses zum Therapieende ausschleichend reduziert werden (Gold et al. 1980).

Prinzipiell lassen sich α_2-Agonisten mit Opioiden kombinieren. Clonidin wird wegen seines Risikos für Hypotonie und Bradykardie z. B. in den kritischen NICE-Leitlinien zwar nicht empfohlen, sein Einsatz ist aber verantwortbar (Übersicht in Diaper et al. 2013).

Für Entzugsbehandlungen von Opioidanalgetika liegen ebenfalls einige Studien vor; hier wird eher zu schrittweisem Absetzen geraten (Sigmon et al. 2013). Verglichen mit Heroinkonsumenten zeigen Entzugsbehandlungen bei Patienten mit Opioidanalgetika bessere Ergebnisse (Moore et al. 2007; Dreifuss et al. 2013).

Im stationären Rahmen lassen sich Opioidentzugssymptome erfahrungsgemäß besser beherrschen, meist kann der eigentliche Entzug innerhalb von 1 Woche abgeschlossen werden, aber auch ein etwas langsameres Herabdosieren ist möglich. Abhängig von der ursprünglichen Dosierung können pro Tag ca. 20–30 mg Methadon meist ohne größere Probleme abgesetzt werden (Kleber et al. 2007).

Ein klinisches Instrument zur Objektivierung des Opioidentzugs ist die *Clinical Opiate Withdrawal Scale* (COWS, Wesson und Ling 2003), von der auch verschiedene Varianten vorliegen. Kreislauf, Bewusstsein und andere relevante Parameter sollten regelmäßig kontrolliert werden. Patienten im Opioidentzug „schmuggeln" manchmal noch Drogen ein, die sie oft zusätzlich zur Entzugsmedikation nehmen, sodass es unerwartet zu schweren Intoxikationen kommen kann. Ein initiales Drogenscreening ist deshalb unbedingt notwendig.

Die Abbruchquoten bei Opioidentzügen sind hoch. Deswegen sind auch schon Therapieversuche zur Entzugsbehandlung Opioidabhängiger durch Gabe von Opioid-Antagonisten wie **Naloxon** und **Naltrexon in Narkose** propagiert worden. Opioid-Antagonisten führen beim Opioidabhängigen zum sofortigen Auftreten eines Entzugssyndroms, das durch eine gleichzeitige Vollnarkose evtl. teilweise „verschlafen" werden kann. Dem offensichtlichen Vorteil einer 100-prozentigen Compliance stehen viele Nachteile gegenüber:

- Hohes Narkoserisiko
- Hohe Kosten, Intensivbehandlung
- Gefahr von „Drehtürentgiftungen"
- Fehlen psychotherapeutischer Interventionsmöglichkeiten

Teilweise sind Dauerinfusionen mit Naloxon propagiert worden, aber auch Naltrexon zerkleinert durch die Magensonde gegeben wurde versucht. Ein standardisiertes, empirisch gut überprüftes Vorgehen gibt es bislang nicht.

Die empirische Datenlage ist weiter schlecht (Gowing et al. 2010).

13.6.2 Substitutionsbehandlung bei Opioidabhängigkeit

Die Behandlung mit Opioid-Agonisten gehört zu den am besten untersuchten Therapieformen in der Medizin und ihre grundsätzliche Wirksamkeit ist sehr gut belegt. Alle evidenzbasierten Behandlungsleitlinien der Opioidabhängigkeit empfehlen sie mittlerweile als Therapie der ersten Wahl. Grundsätzlich sollte die medikamentöse Behandlung immer mit psychosozialen Interventionen kombiniert werden (Vogel et al. 2010), obwohl die wissenschaftliche Evidenz begleitender psychosozialer Therapien nicht ausreichende belegt ist (Amato et al. 2011). Begleitende psychische Störungen sollten integrativ sowohl psychopharmakologisch als auch -therapeutisch mitbehandelt werden. Ebenso benötigen viele Patienten Unterstützung bei der Wiedereingliederung in Bezug auf Arbeit, Wohnen und finanzielle Angelegenheiten. Die Vielfalt der Problemfelder setzt unbedingt eine gute interdisziplinäre Zusammenarbeit zwischen den verschiedenen Institutionen der Suchthilfe voraus (Walter und Vogel 2020).
Die Hauptgründe für die Einführung der Substitionstherapie vor mehr als 20 Jahren waren:

- Hohe Mortalität und Infektionsrisiko (Hepatitis, HIV)
- Hohe Inzidenz körperlicher und neurologischer Erkrankungen
- Fehlende Anbindung der Patienten an das Suchthilfesystem
- Dissozialität, schlechte soziale Integration
- Beschaffungskriminalität, Prostitution
- Bessere therapeutische Erreichbarkeit

Zu den rechtlichen Grundlagen der Substitutionstherapie mit Opioiden wurde in ➤ Kap. 13.1.2 Stellung genommen (BtMG, BtMVV). Nach deutschem Recht ist hierfür ein nachweislich qualifizierter Arzt mit Substitutionsgenehmigung erforderlich. Mittlerweile haben zahlreiche Ärzte die suchtmedizinische Qualifikation erworben, die Zahl der tatsächlich substituierenden Ärzte sinkt in den letzten Jahren aber wohl auch wegen der hohen rechtlichen und administrativen Hürden, welche die Substitutionstherapie im Einzelfall aufwirft. In jedem Fall sind die sog. BUB-Richtlinien (Bewertung ärztlicher Untersuchungs- und Behandlungsmethoden zur Substitutionsbehandlung bei manifester Opioidabhängigkeit) zu berücksichtigen. Für das notwendige Drogenscreening gelten die Vorschriften der BtMVV, stichprobenartige Urinkontrollen zum Ausschluss eines Beikonsums sind notwendig. Take-Home-Abgaben des Substitutionsmittels sind nach BtMVV grundsätzlich für bis zu 7 Tage möglich. Die eigenverantwortliche Einnahme setzt allerdings einen guten klinischen Verlauf voraus. Die Aushändigung der Verschreibungen ist dann nicht zulässig, wenn Stoffe konsumiert werden, die zusammen mit der Einnahme des Substitutionsmittels gefährlich sind, noch keine Einstellung auf eine stabile Dosis erreicht wurde, andere Stoffe missbräuchlich konsumiert werden oder der Patient Schwierigkeiten hat, die Kontrolle über den Konsum des Substitutionsmittels zu behalten, oder wenn die Weitergabe oder der Verkauf des Substitutionsmittels an Dritte drohen. Im Prinzip sollte das Ende der Behandlung angestrebt werden, wenn sich die Lebenssituation des Patienten stabilisiert hat. Tatsächlich befinden sich aber zahlreiche Patienten heute langfristig in Substitutionsbehandlung (Soyka et al. 2017); eine dauerhafte Abstinenz ist eher die Ausnahme.

Als Substitutionsmittel zugelassen und häufig eingesetzt werden Methadon bzw. Levomethadon (L-Polamidon) und Buprenorphin bzw. Buprenorphin in Kombination mit Naloxon. Sie sind bislang der Goldstandard in der Substitutionsbehandlung. Hinsichtlich Wirksamkeit und Haltequote unterscheiden sich die angegebenen Substanzen mit Ausnahme des Diacetylmorphins nur wenig, wobei Methadon und Buprenorphin besser untersucht sind als retardiertes Morphin (Mattick et al. 2014; Hochheimer und Unick 2022). Tendenziell ist die Retentionsrate bei Methadon am höchsten (Lim et al. 2022). Wichtig ist eine ausreichend hohe Dosierung, bei der Entzugserscheinungen und Substanzverlangen unterdrückt werden, ohne dass eine übermäßige Sedation besteht. Die optimale Dosierung kann interindividuell stark variieren und muss klinisch gefunden werden (Vogel und Walter 2019).

Die Pharmakologie der einzelnen Substanzen ist in ➤ Kap. 13.3.4 beschrieben. Sowohl Methadon als auch Buprenorphin haben eine sehr gute Evidenzbasierung (Mattick et al. 2009, 2014). Die jeweils notwendigen Dosierungen sind sehr unterschiedlich, typischerweise liegen die in der Substitution notwendigen Dosen für **Methadon** bei 60–100 mg/d, gelegentlich auch höher. Die Medikation muss einmal am Tag genommen werden. Entscheidend ist, Substanzverlangen und Entzugserscheinungen zu unterdrücken. Plasmaspiegelmessungen für Methadon sind möglich, in der Substitutionspraxis aber nicht üblich. Bei schweren Nebenwirkungen und vor allem bei fehlender Wirksamkeit (Fast-Metabolizer) können diese sinnvoll sein. Die Langzeiteffekte von Opioiden müssen in der Substitutionsbehandlung berücksichtigt werden.

Als Alternative zu Methadon wird **Buprenorphin** eingesetzt. Gelegentlich kann es darunter zu Leberwerterhöhungen kommen. Das Risiko ist aber gering. Die Einführung von Retardpräparaten von Buprenorphin, die wöchentlich oder monatlich verabreicht werden, ist dabei ein wichtiger Fortschritt in der Substitutionsbehandlung (Soyka 2021).

Die prinzipielle Wirksamkeit der Substitutionsbehandlung, speziell mit Methadon und Buprenorphin, ist ausgesprochen gut belegt (Übersicht in Kleber et al. 2007; Lim et al. 2022). Generell sollte durch die Substitution auch eine psychosoziale Behandlung von Drogenabhängigen ermöglicht werden (Küfner und Ridinger 2008).

Aktuell überprüft und sehr wahrscheinlich bald im Zulassungsverfahren dürften neue Buprenorphin-Präparationen mit verlängerter Wirkung sein. Dazu gehören ein subdermales Präparat, das in den USA von der FDA schon zugelassen wurde (White et al 2009; Ling et al. 2010; Rosenthal et al. 2013, 2016; Barnwal et al. 2017). Auch ein Depotpräparat steht wohl bald zur Verfügung (Walsh et al. 2017). Wahrscheinlich sind solche Präparate am ehesten für ausreichend stabilisierte Patienten sinnvoll und interessant.

Der Umgang mit dem sog. **Beikonsum** bleibt eines der zentralen Themen in der Substitutionsbehandlung. Ist dieser nicht mit Sanktionen verbunden, so berichten Patienten in der Regel offen über die eingenommenen nicht verordneten Substanzen. Der Beikonsum wird so zugänglich für psychoedukative, motivierende und therapeutische Interventionen. Drogenscreenings bringen nur selten einen deutlichen Mehrwert, sind aber gesetzlich vorgeschrieben. Eine Indikation für solche Screenings besteht zu Beginn einer Substitutionsbehandlung, bei unklaren Intoxikationen oder behördlich angeordneten Maßnahmen. Manchmal können sie auch therapeutisch unterstützend eingesetzt werden.

Ebenso sollte der nicht verordnete parenterale Konsum von Opioiden mit dem Ziel der Risikominderung therapeutisch angegangen werden. Das verbreitete Versetzen von flüssigem Methadon mit Sirup ist wenig hilfreich und kann zu erheblichen Komplikationen führen, wenn die Flüssigkeit trotzdem injiziert wird. Stattdessen ist es sinnvoll, die Dosis des Opioid-Agonisten zu überprüfen und ggf. auf eine effektivere Dosis zu steigern. Manchmal kann auch ein Wechsel des Präparats oder des Bezugsmodus angezeigt sein. Sollten diese Maßnahmen in Verbindung mit psychotherapeutischen Interventionen keine Besserung erbringen, so kann der Wechsel in die heroingestützte Behandlung stabilisierend wirken – so diese in der Nähe angeboten wird (Walter und Vogel 2020).

13.6.3 Besonderheiten der Substitutionsbehandlung

Diamorphin

In Deutschland und einigen anderen Ländern ist mittlerweile Diamorphin (Diacetylmorphin, Heroin) für die Behandlung Schwerstabhängiger verfügbar. Nach Durchführung des Modellprojekts „Heroingestützte Behandlung" in den Jahren 2002–2006 (Haasen et al. 2007) wurde Heroin in die klinische Behandlung eingeführt (Ferri et al. 2006). Meist ist eine gleichzeitige Gabe von Methadon als Substitutionsmittel notwendig, da Diamorphin nur eine kurze Halbwertszeit hat (zur Evidenzbasierung s. Strang et al. 2015). In den systematischen Review von Strang et al. (2015) wurden sechs randomisierte Studien eingeschlossen, die insgesamt zeigen, dass die Ärzte Diamorphin bei Patienten, die therapierefraktär waren, effizient ist. Die Autoren betonen aber auf nachvollziehbare Weise, dass die Heroinbehandlung „more clinic attention" benötige, um Sicherheitsaspekte zu berücksichtigen.

Retardierte Morphine

Mittlerweile sind retardierte Morphine (Morphinsulfat) auch in den deutschsprachigen Ländern verfügbar. Auch hier liegen einige Studien vor (Kastelic et al. 2008; Strang et al. 2010). Ein gewisser Nachteil war stets, dass ein Heroinkonsum im Harntest nicht ohne Weiteres erkennbar ist und ein i. v. Missbrauch vorliegen kann. Dies betrifft grundsätzlich auch andere Substitutionsmittel.

In Österreich wurde Morphinsulfat als Alternative für jene Patienten propagiert, bei denen eine Unverträglichkeit von Methadon oder Buprenorphin vorliegt. Tatsächlich ist Morphinsulfat z. B. in Österreich aktuell das am häufigsten gegebene Substitutionsmittel. Ein Vorteil ist wohl auch eine geringere Rate an QT-Verlängerungen.

Hydromorphon

Neben der in einigen Ländern mittlerweile verfügbaren Therapie mit Heroin für Schwerstabhängige wird auch injizierbares Hydromorphon (3-mal täglich) als Alternative zu Heroin untersucht. Hier liegt mittlerweile eine Reihe von Untersuchungen vor (Oviedo-Joekes et al. 2009), darunter eine kürzlich publizierte 6-monatige Vergleichsstudie, die ähnliche Ergebnisse wie für Heroin zeigte (Oviedo-Joekes et al. 2016). In der kanadischen Salome-Studie wurde injizierbares Hydromorphon gegen Heroin getestet, wobei die Dosen individuell dosierbar waren. Hydromorphon wurde in Maximaldosen von 400–1.000 mg/Tag gegeben. Die Behandlungsergebnisse in der Hydromorphon-Gruppe waren dabei ähnlich wie bei Heroin, wobei schwere Nebenwirkungen eher in der Heroin-Gruppe als in der Diacetylmorphin-Gruppe auftraten. Auch injizierbares Methadon wird untersucht (Strang et al. 2010).

Effizienz der Substitutionsbehandlung

Kaum eine Behandlungsmethode im Bereich der Suchterkrankungen hat die Therapielandschaft so verändert wie die Einführung der Substitutionsbehandlung bei Opioidabhängigkeit, die heute ohne Frage eine anerkannte First-Line-Behandlung darstellt (Kampmann et al. 2015; Soyka et al. 2011; Connock et al. 2007). Die Effizienz der Behandlung von Methadon und Buprenorphin belegen zahlreiche Therapiestudien, Metaanalysen und Cochrane-Reviews (Mattick et al. 2014; Soyka et al. 2011). Neben der Reduktion von Opioidkonsum und anderem Substanzmissbrauch stehen die Verbesserung der sozialen Integration, die Verminderung von Kriminalität und letztlich die Rehabilitation der Patienten im Zentrum der Therapie. Letztlich öffnet oft erst eine Substitutionsbehandlung die Möglichkeit zu einer weiteren psychosozialen Behandlung. Aktuelle Forschungsergebnisse haben dabei gezeigt, dass eine ausreichende Dosierung des Substitutionsmittels sowohl bei Methadon als auch Buprenorphin für eine gute Retentionsrate und das Behandlungsergebnis sehr wichtig ist (Hser et al. 2007). Höhere Dosen sind meist effektiver und flexible Dosierungsschemata günstiger als feste Dosierungen (Bao et al. 2009). Eine aktuelle Metaanalyse zeigte noch einmal eine bessere Retentionsrate von Patienten unter Methadon verglichen mit Buprenorphin (Degenhardt et al 2023). Einige Befunde deuteten auf einen reduzierten Kokainkonsum, weniger Craving und Angst unter Buprenorphin hin.

Zahlreiche Langzeituntersuchungen mit opioidsubstituierten Patienten zeigen, dass in vielen Fällen die Entscheidung zur Substitutionsbehandlung eine langfristige, wenn nicht gar dauerhafte ist. In einer großen naturalistischen Nachuntersuchung mit über 1.600 Opioidabhängigen in Substitutionsbehandlung zeigte sich, dass im Langzeitverlauf nach 6 Jahren noch rund 70 % in Substitutionsbehandlung waren (Soyka et al. 2017), während die Abstinenzrate mit ca. 7 % sehr gering war. Die Substitutionsbehandlung ist auch unter Kostengesichtspunkten effektiv (Fairley et al. 2021).

Zu den Risiken der Substitutionsbehandlung gehört neben der Überdosierung und der Weitergabe bzw. dem Missbrauch des Substitutionsmittels z. B. eine opioidinduzierte Q5-Prolongation oder kardiale (Torsade-des-Pointes-) Arrhythmien (Katz et al. 2011), vor allem bei Methadon in höheren Dosierungen. Hier bieten sich z. B. Buprenorphin oder Morphinsulfat als Alternativen an.

13.6.4 Therapie mit Opioid-Antagonisten

Naltrexon

Neben der Behandlung mit Opioid-Agonisten werden auch Opioid-Antagonisten, nämlich **Naltrexon**, als „Nüchternheitshilfe" bei Opioidabhängigen eingesetzt (Johannsson et al. 2006).

Eine Tablette enthält 50 mg und blockiert die Opioidrezeptoren für 24–26 h. Nicht in Deutschland verfügbar ist auch ein Depotpräparat, das 380 mg Naltrexon enthält und den Opioidrezeptor für 1 Monat blockiert (Krupitsky et al. 2012; Lee et al. 2015). Typischerweise wird eine Behandlung mit Naltrexon mit kognitiv-behavioralen Therapien kombiniert.

Zu den Nebenwirkungen gehören gastrointestinale Beschwerden (häufig), Müdigkeit und Schlafstörungen, auch Leberwerterhöhungen.

Bei Behandlungsbeginn sollten die Patienten entzogen sein (mindestens 7-tägige Abstinenz), was durch einen opioidfreien Urin nachgewiesen werden sollte. Manche Ärzte empfehlen auch eine „Challenge" mit 0,8–1,6 mg i. v. oder i. m. Naloxon, um eine Opioidbelastung auszuschließen (Schuckit 2016). Alternativ kann man auch eine kleine Testdosis (12,5–25,0 mg) oral geben. Nach Substitutionsbehandlung kann die Induktion noch etwas langsamer verlaufen.

MERKE

Ein häufiges Problem und gefährlich ist, dass nach Beendigung einer Naltrexon-Therapie keine Opioidtoleranz mehr vorliegt, ein rückfälliger Patient also leichter ateminsuffizient werden kann.

Zudem sind die Abbruchquoten sehr hoch (Johansson et al. 2006). Die Studienlage ist insgesamt nicht sehr überzeugend (Minozzi et al. 2011).Die Haltequoten sind viel geringer als bei Opioid-Agonisten (Lim et al. 2022). Naltrexon ist ein nahezu reiner Opioid-Antagonist ohne sonstige pharmakologische Wirkung. Die Substanz bindet an Opioidrezeptoren und verdrängt Opioide. Sie selbst hat keine psychotropen Effekte und kein Suchtpotenzial. Neben der oralen Form gibt es auch Depotpräparate (nicht in Deutschland).

Mögliche Indikationsbereiche und die notwendigen Laboruntersuchungen sowie das praktische Vorgehen bei der Behandlung mit (oralem) Naltrexon sind in ➤ Box 13.1 zusammengefasst.

BOX 13.1

Praktisches Vorgehen bei der Behandlung von Opioidabhängigen mit Naltrexon

Mögliche Indikationsbereiche:
- Frühfälle von Drogenabhängigkeit
- Gute soziale Integration, hohe Motivation zur Abstinenz
- Festes Therapiesetting
- Evtl. zur Überbrückung bis zum Beginn einer Langzeittherapie
- Evtl. bei medizinischem Personal, Missbrauch von Opioidanalgetika

Erforderliche Laboruntersuchungen vor Behandlungsbeginn:
- Leberenzyme
- Unauffälliges Drogenscreening (Urin): Voraussetzung für den Behandlungsbeginn

Opioidfreies Intervall vor Behandlungsbeginn:
- Opioide mit kurzer HWZ (Heroin, Morphin etc.): ≥ 7 Tage
- Opioide mit längerer HWZ (Methadon): ≥ 10 Tage

Dosierung:
- Initial 25 mg Testdosis (Ausschluss Drogenentzug)
- Danach 50 mg/d
- Alternativ: 350 mg Wochendosis (Mo 100 mg – Mi 100 mg – Fr 150 mg)

Nach Absetzen einer Naltrexon-Behandlung besteht keine erhöhte Opioidtoleranz mehr, sodass bei einem Drogenrückfall die Gefahr tödlicher Intoxikationen hoch ist. Vor Beginn einer Behandlung mit Naltrexon ist daher sorgfältig zu überprüfen, ob der Patient tatsächlich vollständig entzogen bzw. drogenfrei ist; wichtig ist zudem eine genaue Aufklärung über die fehlende Opioidtoleranz.

Nebenwirkungen von Naltrexon sind eher selten. Vor allem bei höheren Dosierungen kann es zur Erhöhung der Lebertransaminasen, zu Durchfall, Erbrechen und anderen gastrointestinalen Symptomen sowie in Einzelfällen zur Entwicklung einer thrombozytopenischen Purpura kommen.

Nicht nur in Europa, auch in USA ist für die Behandlung der Opioidabhängigkeit Naltrexon-Depot verfügbar (Übersicht in Syed und Keating 2013). Die Substanz wird z. B. bei Opioidabhängigen mit Deliktbelastung oder Problemen in der Compliance eingesetzt. Typische Nebenwirkungen von Naltrexon sind gelegentlich ein Anstieg der Transaminasen, Schlafstörungen und Hypertension.

Naloxon

Naloxon ist ein rasch wirksamer Opioidantagonist, der nur bei parenteraler Gabe wirksam ist. An einer intranasalen Naloxon-Applikation wird allerdings gearbeitet; sie ist in einigen Ländern bereits verfügbar (Strang et al. 2016). Zur Verhütung von bzw. Frühintervention bei Opioidüberdosierungen wird zunehmend eine Take-Home-Gabe von Naloxon als mögliche Behandlungsstrategie diskutiert (McDonald et al. 2017; Parmar et al. 2017).

13

13.7 Fazit für die Praxis

- Opioide in der Suchtmedizin – das sind Heroin als die illegale Droge sowie Methadon, Buprenorphin, Morphin und Diacetylmorphin (pharmazeutisches Heroin) als Opioide, die zur Substitutionsbehandlung zugelassen sind, sowie diejenigen Opioide, die bei Schmerzen verschrieben werden. Diese Opioidanalgetika werden teilweise missbräuchlich und damit anders als verordnet verwendet, entweder zusätzlich bei vorhandener Drogenproblematik und Substitution oder unabhängig davon.
- Die Opioidabhängigkeit wird häufig mit einer Heroinabhängigkeit als „Prototyp" der Drogenabhängigkeit gleichgesetzt, was nicht zutreffend ist. Allerdings sind bei tödlichen Überdosierungen meist Opioide, speziell Heroin beteiligt. Der Entzug von Opioiden entwickelt sich meist rasch und ist für den Patienten sehr unangenehm.
- Bei der schweren Opioidabhängigkeit handelt es sich meist um eine Mehrfachabhängigkeit von mehreren psychotropen Substanzen (Kokain, Alkohol, Benzodiazepine) und komorbiden psychischen Störungen.
- Als Therapie der Wahl gilt die Substitution mit Opioid-Agonisten (Methadon, Buprenorphin, retardiertes Morphin). In der psychosozialen Therapie der Opioidabhängigkeit wird insbesondere die kognitive Verhaltenstherapie eingesetzt, zum Teil auch psychodynamische und systemische Therapien, sowie motivationsfördernde Ansätze.

LITERATUR

Amato L., Minozzi S., Davoli M. et al. Psychosocial combined with agonist maintenance treatments versus agonist maintenance treatments alone for treatment of opioid dependence. Cochrane Database Syst Rev. 2004; 4:

Amato L., Minozzi S., Davoli M., Vecchi S. Psychosocial combined with agonist maintenance treatments versus agonist maintenance treatments alone for treatment of opioid dependence. Cochrane Database Syst Rev. 2011; 10:

Amato L., Davoli M., Minozzi S. et al. Methadone at tapered doses for the treatment of opioid withdrawal. Cochrane Database Syst Rev. 2013; 2:

Back S. E., Payne R. L., Simpson A. N., Brady K.T. Gender and prescription opioids: findings from the National Survey on Drug Use and Health. Addict Behav. 2010; 35: 1001–1007.

Backmund M, Lüdecke C, Isernhagen K et al. und die Leitliniengruppe der DGS (Teilnehmerinnen und Teilnehmer der Konsensuskonferenzen) (2014). Leitlinien der Deutschen Gesellschaft für Suchtmedizin (DGS eV). Therapie der Opiatabhängigkeit – Teil 1: Substitutionsbehandlung. Suchtmedizin in Forschung und Praxis 16: 7–20.

Bao Y-P., Liu Z-M, Epstein D. H., Du C., Shi J., Lu L. A meta-Analysis of Retention in methadone maintenance by Dose and Dosing Strategy. Am J Drug Alcohol Abuse 2009; 35: 28–33.

Barnwal P., Das S., Mondal S. et al. Prubuphine (buprenorphine implant): a promising candidate in opioid dependence. Ther Adv Psychopharmacol. 2017; 7: 119–134.

Beck T., Haasen C., Verthein U. et al. Maintenance treatment for opioid dependence with slow-release oral morphine: a randomized cross-over, non-inferiority study versus methadone. Addiction. 2014; 109: 617–626.

Bell J., Trinh L., Butler B. et al. Comparing retention in treatment and mortality in people after initial entry to methadone and buprenorphine treatment. Addiction. 2009; 104: 1193–1200.

Berglund M., Thelander S., Jonsson E. Treating Alcohol and Drug Abuse. An evidence based review. Alcohol Clin Exp Res. 2003; 27: 10. 1645–1656.

Beubler E. Haltmeyer H. Springer A. Opiatabhängigkeit. 2. A.. 2007; Springer. Wien.

Blum J., Gerber H., Gerhard U. et al. Acute effects of heroin on emotions in heroin-dependent patients. Am J Addict. 2013; 22: 598–604.

Brady K.T., McCauley J. L., Back S. E. Prescription opioid misuse, abuse, and treatment in the United States: an update. Am J Psychiatry. 2016; 173: 18–26.

Braun B., Künzel J., Brand H. Jahresstatistik 2013 der professionellen Suchtkrankenhilfe. DHS Jahrbuch Sucht 2015. 2015; Pabst. Lengerich. 214–240.

Bundesärztekammer Richtlinie der Bundesärztekammer zur Durchführung der substitutionsgestützten Behandlung Opioidabhängiger. https://www.bundesaerztekammer.de/fileadmin/user_upload/BAEK/Themen/Public_Health/Richtlinien/Richtlinie-BAEK-Substitution_16.02.2023.pdf.

Chaparro L. E., Furlan A. D., Deshpande A. et al. Opioids compared to placebo or other treatments for chronic low-back pain. Cochrane Database Syst Rev. 2013; 8: CD004959.

Compton W. M., Jones W. C. Epidemiology of the U. S. opioid crisis: the importance of the vector. Ann N Y Acad Sci. 2019; 1451: 130–143.

Connock M., Juarez-Garcia A., Jowett S. et al. Methadone and buprenorphine for the management of opioid dependence: a systematic review and economic evaluation. Health Technol Assess. 2007; 11: 1–171.

Ciccarone D. The Rise of Illicit Fentanyls, Stimulants and the Fourth Wave of the Opioid Overdose Crisis. Curr Opin Psychiatry. 2021; 34: 344–350.

Crettol S., Déglon J. J., Besson J. et al. Methadone enantiomer plasma levels, CYP2B6, CYP2C19, and CYP2C9 genotypes, and response to treatment. Clin Pharmacol Ther. 2005; 78: 593–604.

Degenhardt L., Bucello C., Mathers B. et al. Mortality among regular or dependent users of heroin and other opioids: a systematic review and meta-analysis of cohort studies. Addiction. 2011; 106: 32–51.

Degenhardt L., Clark B., MacPherson G., Leppan O., Nielsen S., Zahra E., et al. Buprenorphine versus methadone for the treatment of opioid dependence: a systematic review and meta-analysis of randomised and observational studies. Lancet Psychiatry 2023; 10: 386–402.

Degenhardt L., Whiteford H.A., Ferrari A. J. et al. Global burden of disease attributable to illicit drug use and dependence: findings from the Global Burden of Disease Study 2010. Lancet. 2013; 382: 1564–1574.

Degenhardt L., Grebely J., Stone J. et al. Global patterns of opioid use and dependence: harms to populations, interventions, and future action. Lancet 2019; 394: 1560–1579.

Denier N., Gerber H., Vogel M. et al. Reduction of cerebral perfusion after heroin administration. Plos One. 2013; 8: e71461.

Diaper A., Law F., Melichar J. Pharmacological strategies for detoxification. Br J Clin Pharmacol. 2013; 77: 302–314.

Dick D. M., Agrawal A. The genetics of alcohol and other drug dependence. Alcohol Res Health. 2008; 31: 111–118.

Dilling H., Mombour W., Schmidt M. H., World Health Organization Internationale Klassifikation psychischer Störungen ICD-10 Kapitel V (F) klinisch-diagnostische Leitlinien. 1991; Huber. Bern.

Dowell D., Noonan R.K., Houry D. Underlying factors in drug overdose deaths. JAMA. 2017; 10.1001/jama.2017.15971.

Dreifuss J.A., Griffin M.L., Frost K. et al. Patient characteristics associated with buprenorphine/naloxone treatment outcome for prescription opioid dependence: results from a multisite study. Drug Alcohol Depend. 2013; 131: 112–118.

Dürsteler-MacFarland K.M., Vogel M., Wiesbeck G.A., Petitjean S.A. There is no age limit for methadone: a retrospective cohort study. Subst Abuse Treat Prev Policy. 2011; 6: 9.

Dutra L., Stathopoulou G., Basden S.L. et al. A meta-analytic review of psychosocial interventions for substance use disorders. Am J Psychiatry. 2008; 165: 179–187.

EMCDDA – Europäische Beobachtungsstelle für Drogen und Drogensucht, Europäischer Drogenbericht 2022: Trends und Entwicklungen. 2022, Amt für Veröffentlichungen der Europäischen Union, Luxemburg.

Fairley M., Humphreys K., Joyce V.R. et al. Cost-effectiveness of Treatments for opioid Use Disorder. JAMA Psychiatry 2021; 78: 767–777.

Fenton M.C., Keyes K., Geier T. et al. Psychiatric comorbidity and the persistence of drug use disorders in the United States. Addiction. 2012; 107: 599–609.

Ferri M., Davoli M., Perucci C.A. Heroin maintenance treatment for chronic heroin dependent individuals: a Cochrane systematic review of effectiveness. J Subst Abuse Treat. 2006; 30: 62–72.

Freye E. Opioide in der Medizin. 8. A.. 2010; Springer. Heidelberg.

Gelernter J., Kranzler H.R., Sherva R. et al. Genome-wide association study of opioid dependence: multiple associations mapped to calcium and potassium pathways. Biol Psychiatry. 2014; 76: 66–74.

Gold M.S., Pottash A.C., Sweeney D.R., Kleber H.D. Opiate withdrawal using clonidine. Safe, effective and rapid non-opiate treatment. JAMA. 1980; 243: 343–348.

Gossop M., Marsden J. Assessment and treatment of opiate problems. Baillieres Clin Psychiatry. 1996; 2: 445–459.

Gowing L., Ali R., White J.M. Opioid antagonists under heavy sedation or anaesthesia for opioid withdrawal. Cochrane Database Syst Rev. 2010; 1: CD002022.

Haasen C., Verthein U., Degkwitz P. et al. Heroin-assisted treatment for opioid dependence: randomized controlled trial. Br J Psychiatry. 2007; 191: 55–62.

Hämmig R., Köhler W., Bonorden-Kleij K. et al. Safety and tolerability of slow-release oral morphine versus methadone in the treatment of opioid dependence. J Subst Abuse Treat. 2014; 47: 275–281.

Hatoum A.S., Colbert S.M.C., Johnson E.C. et al. Multivariate genome-wide association meta-analysis of over 1 million subjects identifies loci underlying multiple use disorders. Nat Ment Heath 2023; 1: 210–223.

Hauber W., Sommer S. Prefrontostriatal circuitry regulates effort-related decision making. Cereb Cortex. 2009; 19: 2240–2247.

Hochheimer M., Unick G.J. Systematic and meta-analysis of retention in treatment using medications for opioid use disorder by medication, race/ethnicity, and gender in the United States. Addict Behav 2022, 124: 107113.

Hser Y.I. Predicting long-term stable recovery from heroin addiction: findings from a 33-year follow-up study. J Addict Dis. 2007; 26: 51–60.

Hser Y.I., Anglin D., Powers K. A 24-year follow-up of California narcotics addicts. Arch Gen Psychiatry. 1993; 50: 577–584.

Hubbard R.L., Marsden M.E., Rachal J.V. et al. Drug Abuse Treatment: A National Study of Effectiveness. 1989; University of North Carolina Press. Chapel Hill/NC.

Jaffe K., Blawatt S., Lehal E. et al. "As long as that place stays open, I'll stay alive": Accessing injectable opioid agonist treatment during dual public health crises. Harm Reduct J. 2023; 20: 51.

Johansson B.A., Berglund M., Lindgren A. Efficacy of maintenance treatment with naltrexone for opioid dependence: a meta-analytical review. Addiction. 2006; 101: 491–503.

Jones C.M., Lurie P., Woodcock J. Addressing prescription opioid overdose: data support a comprehensive policy approach. JAMA. 2014; 312: 1733–1734.

Kampman K., Jarvis M. American Society of Addiction Medicine (ASAM) National Practice Guideline for the use of medications in the treatment of addiction involving opioid use. J Addict Med. 2015; 9: 358–367.

Kastelic A., Dubajic G., Strbad E. Slow-release oral morphine for maintenance treatment of opioid addicts intolerant to methadone or with inadequate withdrawal suppression. Addiction. 2008; 103: 1837–1846.

Katz D.F., Sun J., Hatri V. et al. QTc interval screening in an opioid treatment program. Am J Cardiol. 2011; 112: 1013–1018.

Kleber H.D., Weiss R.D., Anton Jr. R.F. et al. Treatment of patients with substance use disorders, second edition. Am J Psychiatry. 2007; 164: 4 Suppl. 5–123.

Koob G.F., Volkow N.D. Neurocircuitry of addiction. Neuropsychopharmacol Rev. 2010; 35: 217–238.

Kosel M., Noss R.S., Hämmig R. et al. Cerebral blood flow effects of acute intravenous heroin administration. Eur Neuropsychopharmacol. 2008; 18: 278–285.

Kreek M.J., Levran O., Reed B. et al. Opiate addiction and cocaine addiction: underlying molecular neurobiology and genetics. J Clin Invest. 2012; 122: 3387–3393.

Krueger R.F., South S.C. Externalizing disorders: cluster 5 of the proposed meta-structure for DSM-V and ICD-11. Psychol Med. 2009; 39: 2061–2070.

Krupitsky E., Zvartau E., Blokhina E. et al. Randomized trial of long-acting sustained-release naltrexone implant vs oral naltrexone or placebo for preventing relapse to opioid dependence. Arch Gen Psychiatry. 2012; 69: 973–981.

Küfner H., Ridinger M. Psychosoziale Behandlung von Drogenabhängigen unter Substitution (PSB-D) Manual 2.0. 2008; Pabst. Lengerich, Berlin, Bremen.

Labhart F., Monnier E., Maffli E. Nationale Statistik der Substitutionsbehandlungen mit Opioid-Agonisten – Ergebnisse 2021. 2022; Sucht Schweiz, Lausanne.

Lee J.D., McDonald R., Grossman E. et al. Opioid treatment at release from jail using extended-release naltrexone: a pilot proof-of-concept randomized effectiveness trial. Addiction. 2015; 110: 1008–1014.

Levran O., Peles E., Hamon S. et al. CYP2B6 SNPs are associated with methadone dose required for effective treatment of opioid addiction. Addict Biol. 2013; 18: 709–716.

Ling W., Casadonte P., Bigelow G. et al. Buprenorphine implants for treatment of opioid dependence: a randomized controlled trial. JAMA. 2010; 304: 1576–1583.

Lim J., Farhat I., Douros A., Panagiotoglou D. Relative effectiveness of medications for opioid-related disorders: A systematic review and network meta-analysis of randomized controlled trials. Plos One 2022; 17: e0266142.

Mattick R.P., Breen C., Kimber J., Davoli M. Methadone maintenance therapy versus no opioid replacement therapy for opioid dependence. Cochrane Database Syst Rev. 2009; 3: CD002209.

Mattick R.P., Breen C., Kimber J., Davoli M. Buprenorphine maintenance versus placebo or methadone maintenance for opioid dependence. Cochrane Database Syst Rev. 2014; 2: CD002207.

McDonald R., Campbell N.D., Strang J. Twenty years of take-home naloxone for the preventon of overdose deaths from heroin and other opioids – conception and maturation. Drug Alcohol Depend. 2017; 178: 176–187.

McNicol E.D., Midbari A., Eisenberg E. Opioids for neuropathic pain. Cochrane Database Syst Rev. 2013; 8: CD006146.
Miller W.R., Rollnick S. Motivational Interviewing. 1991; Guilford Press. New York.
Minozzi S., Amato L., Vecchi S. et al. Oral naltrexone maintenance treatment for opioid dependence. Cochrane Database Syst Rev. 2011; 13: CD001333.
Moore B.A., Fiellin D.A., Barry D.T. et al. Primary care office-based buprenorphine treatment: comparison of heroin and prescription opioid dependent patients. J Gen Intern Med. 2007; 22: 527–530.
Nelson E.C., Agrawal A., Heath A.C. et al. Evidence of CNIH3 involvement in opioid dependence. Mol Psychiatry. 2016; 21: 608–614.
Nordt C., Stohler R. Incidence of heroin use in Zurich, Switzerland: a treatment case register analysis. Lancet. 2006; 367: 1830–1834.
Oviedo-Joekes E., Brissette S., Marsh D.C. et al. Diacetylmorphine versus methadone for the treatment of opioid addiction. N Engl J Med. 2009; 361: 777–786.
Oviedo-Joekes E., Guh D., Brissette S. et al. Hydromorphone compared with diacetylmorphine for long-term opioid dependence. A randomized clinical trial. JAMA Psychiatry. 2016; 73: 447–455.
Pani P.P., Trogu E., Vigna-Taglianti F. et al. Psychopathological symptoms of patients with heroin addiction entering opioid agonist or therapeutic community treatment. Arch Gen Psychiatry. 2014; 13: 35.
Parmar M.K.B., Strang J., Choo L. et al. Randomized controlled pilot trial of naloxone-on-release to prevent post-prison opioid overdose deaths. Addiction. 2017; 112: 502–515.
Radbruch L., Glaeske G., Grond S. et al. Topical review on the abuse and misuse potential of tramadol and tilidine in Germany. Subst Abuse. 2013; 34: 313–320.
Rosenthal R.N., Ling W., Casadonte P. et al. Buprenorphine implants for treatment of opioid dependence: randomized comparison to placebo and sublingual buprenorphine/naloxone. Addiction. 2013; 108: 2141–2149.
Rosenthal R.N., Lofwall M.R., Kim S. et al. Effect of buprenorphine implants on illicit opioid use among abstinent adults with opioid dependence treated with sublingual buprenorphine: a randomized clinical trial. JAMA. 2016; 316: 282–290.
Rowe C., Santos G.M., Behar E., Coffin P.O. Correlates of overdose risk perception among illicit opioid users. Drug Alcohol Depend. 2016; 159: 234–239.
Sabzghabaee A.M., Eizadi-Mood N., Yaraghi A., Zandifar S. Naloxone therapy in opioid overdose patients: intranasal or intravenous? A randomized clinical trial. Arch Med Sci. 2014; 10: 309–314.
Santo T., Camplell G., Gisev N., Martino-Burke D., Wilson J., College-Frisby S., et al. Prevalence of mental disorders among people with opioid use disorder: A systematic review and meta-analysis. Alcohol Drug Depend 2022; 238: 109551.
Schäfer I., Najavits L.M. Clinical challenges in the treatment of patients with posttraumatic stress disorder and substance abuse. Curr Opin Psychiatry. 2007; 20: 614–618.
Schäfer I., Langeland W., Hissbach J. et al.. Childhood trauma and dissociation in patients with alcohol dependence, drug dependence, or both. A multi-center study. Drug Alcohol Depend. 2010; 109: 84–89.
Scherbaum N., Lieb B. Opiatabhängigkeit. Fortschr Neurol Psychiatr. 2013; 81: 346–357.
Schmidt A., Walter M., Gerber H. et al. Normalising effect of heroin maintenance treatment on stress-induced brain connectivity. Brain. 2015; 138: 217–228.
Schuckit M. Treatment of opioid-use disorders. New Engl J Med. 2016; 375: 357–368.
Schuler M., Grießinger N. Opioide bei Nichttumorschmerz im höheren Lebensalter. Schmerz. 2015; 29: 380–401.
Schwantes-An T.H., Zhang J., Chen L.S. et al. Association of the OPRM1 variant rs1799971 (A118G) with non-specific liability to substance dependence in a collaborative de novo meta-analysis of European-ancestry cohorts. Behav Genet. 2016; 46: 151–169.
Seidenberg A., Honegger U. Methadon, Heroin und andere Opioide medizinisches Manual für die ambulante opioidgestützte Behandlung. 1998; Huber. Bern.
Sigmon S.C., Dunn K.E., Saulsgiver K. et al. A randomized, double-blind evaluation of buprenorphine taper duration in primary prescription opioid abusers. JAMA Psychiatry. 2013; 70: 1347–1354.
Simpson D.D., Sells S.B. Effectiveness of treatment for drug abuse: an overview of the DARP Research Program. Adv Alcohol Subst Abuse. 1982; 2: 27–29.
Simpson D.D. Sells S.B. Opioid Addiction and Treatment: A 12-year follow-up. 1990; Krieger. Malaber/FL.
Soyka M. Drogennotfälle. 2013; Schattauer. Stuttgart.
Soyka M. Medikamentenabhängigkeit. 2015; Schattauer. Stuttgart.
Soyka M. Novel long-Acting Buprenorphine medications for opioid Dependence: Current Update. Pharmacopsychiatry 2021; 54: 18–22.
Soyka M., Kranzler H.R., van den Brink W. et al. The World Federation of Societies of Biological Psychiatry (WFSBP) guidelines for the biological treatment of substance use and related disorders. Part 2: Opioid dependence. World J Biol Psychiatry. 2011; 12: 160–187.
Soyka M., Strehle J., Rehm J. et al. Six-Year outcome of opioid maintenance treatment in heroin-dependent patients: results from a naturalistic study in a nationally representative sample. Eur Addict Res. 2017; 23: 97–105.
Strang J., Metrebian N., Lintzeris N. et al. Supervised injectable heroin or injectable methadone versus optimised oral methadone as treatment for chronic heroin addicts in England after persistent failure in orthodox treatment (RIOTT): a randomised trial. Lancet 2010; 375: 1885–1895.
Strang J., Groshkova T., Uchtenhagen A. et al. Heroin on trial: systematic review and meta-analysis of randomised trials of diamorphine-prescribing as treatment for refractory heroin addiction. Br J Psychiatry. 2015; 207: 5–14.
Strang J., McDonald R., Alqurshi A. et al. Naloxone without the needle – systematic review of candidate routes for non-injectable naloxone for opioid overdose reversal. Drug Alcohol Depend 2016; 163: 16–23.
Syed Y.Y., Keating G.M. Extended-release intramuscular naltrexone (VIVITROL): a review of its use in the prevention of relapse to opioid dependence in detoxified patients. CNS Drugs. 2013; 27: 851–861.
Termoshuizen F., Krol A., van Ameijden E.J.C. Long-term outcome of chronic drug use. The Amsterdam Cohort Study among Drug Users. Am J Epidemiology. 2005; 161: 271–279.
Uchtenhagen A.A. Heroin maintenance treatment: from idea to research to practice. Drug Alcohol Rev. 2011; 30: 130–137.
Unglaub W., Erbas B., Wodarz N. Fentanyl: eine neue „Modedroge"?. Bayerisches Ärzteblatt. 2014; 1–2: 46–47.
United Nations World Drug Report 2021. https://www.unodc.org/unodc/en/data-and-analysis/wdr-2021_booklet-3.html2021.
Vogel M., Petitjean S., Borgwardt S. et al. Therapie der Opioidabhängigkeit: ein Update. Schweiz Arch Neurol Psychiatr. 2010; 161: 5–13.
Vogel M., Walter M. Opioid- und Mehrfachabhängigkeit. PSYCH up2date 2019; 13: 1–17.
Volkow N.D., Fowler J.S., Wang G.-J. The addicted human brain: insights from imaging studies. J Clin Invest. 2003; 111: 1444–1451.
Wachholtz A., Foster S., Cheatle M. Psychophysiology of pain and opioid use: implications for managing pain in patients with an opioid use disorder. Drug Alcohol Depend. 2015; 146: 1–6.

Walsh S.L., Comer S.D., Lofwall M.R. et al. Effect of buprenorphine weekly depot (cam2038) and hydromorphone blockade in individuals with opioid use disorder: a randomized clinical trial. JAMA Psychiatry. 2017; 74: 9. 894–902.
Walter M., Wiesbeck G.A. Pharmakotherapie von Abhängigkeits- und Entzugssyndromen. Ther Umsch. 2009; 66: 449–457.
Walter M., Gerber H., Kuhl H.C. et al. Acute effects of intravenous diacetylmorphine on the hypothalamic-pituitary-adrenal axis response. J Clin Psychopharmacol. 2013; 33: 193–198.
Walter M., Dürsteler K.M., Petitjean S. et al. Psychosoziale Behandlungen bei Suchterkrankungen – suchtspezifische Psychotherapieformen und ihre Wirksamkeit. Fortschr Neurol Psychiatr. 2015; 83: 201–210.
Walter M., Vogel M. Opioidabhängigkeit und Mehrfachabhängigkeit. Eine Übersicht. Suchtmed 2020; 22: 7–16.
Walter M., Gouzoulis-Mayfrank E. Psychische Störungen und Suchterkrankungen. Diagnostik und Behandlung von Doppeldiagnosen. 2. Aufl. 2019; Kohlhammer. Stuttgart.
Walter M., Pichler E.-M. Persönlichkeitsstörungen und Sucht. Suchttherapie 2022; 23: 170–176.
Walter M., Sollberger D., Euler E. Persönlichkeitsstörungen und Sucht. 2. Aufl. 2022; Kohlhammer. Stuttgart.
Wesson D.R., Ling W. The Clinical Opiate Withdrawal Scale (COWS). J Psychoactive DRUGS. 2003; 35: 253–259.
White J.H., Bell J., Saunders J. et al. Open-label dose-finding trial of buprenorphine implants (probuphine) for treatment of heroin dependence. Drug Alcohol Depend. 2009; 103: 37–43.
Zanarini M.C., Frankenburg F.R., Hennen J. et al. Axis I comorbidity in patients with borderline personality disorder: 6-year follow-up and prediction of time to remission. Am J Psychiatry. 2004; 161:

KAPITEL

14 Stimulanzien vom Amphetamin-Typ

Euphrosyne Gouzoulis-Mayfrank, Tomislav Majić, Michael Schaub

Kernaussagen

- Der Konsum von amphetaminartigen Stimulanzien (*amphetamin-type stimulants*, ATS) hat in Europa und insbesondere in Deutschland in den letzten Jahren deutlich zugenommen. Während viele Anwender ATS im Freizeitsetting medizinisch weitgehend unauffällig konsumieren, hat sich parallel dazu die Behandlungsnachfrage von missbräuchlichen bzw. abhängigen ATS-Konsumierenden deutlich erhöht.
- Das stärkste Abhängigkeitspotenzial haben Amphetamin und insbesondere Methamphetamin.
- Neben der Pharmakotherapie bei komplizierten Intoxikationssyndromen und akuten Entzugssymptomen sollte bei ATS-Konsumenten ein strukturiertes Assessment zum Ausmaß des Konsums und zu möglichen Auswirkungen erfolgen. Regelmäßig ATS Konsumierenden sollte eine motivationale und auf der kognitiven Verhaltenstherapie beruhende Behandlung angeboten werden.
- Neben möglichen somatischen Akutkomplikationen birgt der regelmäßige und hoch dosierte Konsum von ATS das Risiko anhaltender neurotoxischer Effekte auf das zentrale Serotonin- und Dopaminsystem.

14.1 Einleitung

Der Begriff „amphetaminartige Stimulanzien" („amphetamine-type stimulants", ATS) bezeichnet eine Gruppe von Substanzen, die eine β-substituierte Phenethylamin-Grundstruktur aufweisen. Die ATS-Gruppe umfasst zahlreiche vorwiegend synthetische Substanzen wie Amphetamin, Methamphetamin, Methylphenidat, Mephedron, die Gruppe der Entaktogene wie MDMA („Ecstasy"), aber auch natürlich vorkommende Stimulanzien wie Ephedrin und Cathinon. Allen ATS gemeinsam ist eine Grundstruktur, die aus einem ebenen Arylring sowie einer damit verknüpften stickstoffhaltigen Seitenkette besteht, wodurch strukturchemisch eine große Ähnlichkeit zu den endogenen Neurotransmittern Dopamin und Noradrenalin besteht. Manchmal wird der Begriff „Amphetamine" synonym für die ganze Gruppe der ATS verwandt. Obwohl es insbesondere klinisch, aber auch pharmakodynamisch einige Überschneidungen mit Kokain gibt, wird Kokain nicht zu den ATS gezählt.

14.2 Epidemiologie

14.2.1 Historische Verbreitung und Konsumentengruppen

Amphetamin und **Methamphetamin** wurden historisch als synthetische Alternativen zu Ephedra gefunden, einem Extrakt aus der Pflanze *Ephedra sinica*, die in der traditionellen chinesischen Medizin bereits vor 5.000 Jahren angewendet wurde. **Ephedrin**, das aktive Alkaloid in *Ephedra sinica*, wurde 1885 erstmals extrahiert und untersucht (Vearrier et al. 2012). Die Suche nach einer synthetischen Variante des Ephedrins führte 1887 in Deutschland zur Synthese von Amphetamin und in Japan zur Synthese von Methamphetamin-Pulver sowie 1919 zur Synthese von Methamphetamin in kristalliner Form (EMCDDA 2011; Vearrier et al. 2012). 1932 begannen Smith, Kline und French (SKF) mit der Produktion von vorerst nicht verschreibungspflichtigen Inhalatoren mit Amphetamin (Benzedrin®); später stellten sie auch Amphetamin- und Methamphetamin-Tabletten her (Rasmussen 2008). 1937 bewilligte die American Medical Association gegenüber SKF die Bewerbung von „Benzedrinsulfat"-racemischen Amphetamintabletten zur Behandlung von Narkolepsie, postenzephalitischem Parkinson-Syndrom und leichter Depression, was eine rasche Zunahme an Verschreibungen, besonders bei Hausärzten, zur Folge hatte (Rasmussen 2008). Die deutsche Pharmafirma Temmler brachte 1938 die 3-mg-Pervitin®-Tablette auf den europäischen Markt.

Im Zweiten Weltkrieg wendeten die amerikanischen und britischen Truppen Amphetamin (Benzedrin® Tabletten 5 mg) routinemäßig in der Aviatik an; analog dazu wurden Methamphetamin-Tabletten von den deutschen (Pervitin®, z. T. als Inhalt der sogenannten Panzerschokolade der Wehrmacht) und japanischen (Philopon®) Fliegertruppen eingesetzt (Vearrier et al. 2012). Während des Zweiten Weltkriegs nahmen allein aufseiten der Amerikaner rund 16 Mio. Soldaten zum ersten Mal Amphetamin-Tabletten ein (Rasmussen 2008). Am Ende des Zweiten Weltkriegs konsumierten Schätzungen zufolge über ½ Mio. Zivilisten regelmäßig Amphetamin- bzw. Methamphetamin-Tabletten zur Behandlung von depressiven Verstimmungen oder zur Gewichtsreduktion (Rasmussen 2008). Nach dem Auslauf von Patentrechten in den USA kam es zu einer intensiveren Vermarktung der jeweiligen Produkte wie auch zu neuen pharmakologischen Produktvarianten (z. B. 1950 das Dextroamphetamin). In Europa war der Konsum von Amphetamin außer in Großbritannien auch in Schweden stark verbreitet. Schätzungen gehen davon aus, dass im Jahr 1943 rund 3 % der erwachsenen schwedischen Bevölkerung Amphetamin konsumierten, rund 4.000 Personen davon mindestens wöchentlich (EMCDDA 2010). Trotz Beschränkungen bei der Verschreibung und im Vertrieb von Amphetamin blieb der Konsum in der Allgemeinbevölkerung, insbesondere bei

Frauen, bis in die 1960er-Jahre in Schweden mehr oder weniger unverändert (Svensson 2009).

Eine ähnliche Situation zeigte sich in Großbritannien und den USA. Obwohl dort Anfang der 1960er-Jahre erste negative Effekte von Amphetamin bzw. Methamphetamin auch in der Presse diskutiert wurden, die vornehmlich deren Suchtpotenzial und ein erhöhtes Risiko für Amphetaminpsychosen beinhalteten, wurde sowohl in Großbritannien als auch in den USA der Gipfel der „ersten Amphetamin-Epidemie" erst 1969 erreicht. Nach mehreren gesetzlichen Verschärfungen nahmen Produktion und Konsum von (Meth-)Amphetamin, aber auch gerade der Missbrauch von in Inhalationsgeräten befindlichem Methamphetamin in beiden Ländern in den Folgejahren drastisch ab. Zudem unterstellten die Vereinten Nationen 1971 Amphetamin denselben strikten Kontrollmechanismen wie Heroin und Kokain.

Die „zweite Amphetamin-Epidemie" begann Anfang der 1980er-Jahre mit der Punkrock-Subkultur und nahm Ende der 1980er-Jahre mit der Verbreitung der elektronischen Musikszene zu. Hauptproduktionsländer für Amphetamin waren damals in Europa, neben vielen kleinen Labors in Deutschland, Holland und Großbritannien, Polen und die baltischen Staaten. Das Hauptproduktionsland in Europa für Methamphetamin ist seit den 1970er-Jahren die Tschechische Republik (EMCDDA 2011).

Später kamen die industrielle Produktion des Arzneimittels **Methylphenidat** und unvermeidlich auch dessen Missbrauch hinzu, wobei bemerkenswerterweise in den USA die Summe der für industrielle Zwecke produzierten Amphetaminsalze – trotz starken Bevölkerungswachstums und inklusive des damals nicht erhältlichen Methylphenidats – erst im Jahre 2006 wieder den Stand von 1969 (Gipfel der ersten Amphetamin-Epidemie) erreichte (Rasmussen 2008).

Obwohl **3,4-Methylendioxy-N-methylamphetamin (MDMA, Ecstasy)** bereits 1912 erstmals bei Merck auf der Suche nach Anorektika synthetisiert und patentiert wurde, wurde es anders als Amphetamin und Methamphetamin nie vermarktet. In den 1970er-Jahren wurde MDMA durch Alexander Shulgin als Therapeutikum propagiert, analog zu dem damaligen Einsatz der Psychedelika in Psychotherapien (Benzenhöfer und Passie 2010). Seitdem erfolgte der therapeutische Einsatz in einigen Ländern, allerdings ohne geregelte Zulassung und ohne wissenschaftliche Begleitung, sodass aus dieser Zeit keine wissenschaftlichen Publikationen vorliegen. Mit dem sogenannten *Misuse of Drug Act* (1971) wurde MDMA in Großbritannien für illegal erklärt, 1985 dann in den USA und rasch auch in praktisch allen Ländern (Milroy 1999). Auf dem europäischen Kontinent tauchte MDMA erstmals auf Ibiza im Zusammenhang mit der neu entstandenen Technokultur auf (1987/88) und verbreitete sich zusammen mit dieser Kultur zunächst in den europäischen Großstädten.

Cathinone finden sich natürlich in der aus Ostafrika stammenden Khat-Pflanze, die endemisch weit verbreitet ist und von der Bevölkerung einiger ostafrikanischer Länder wie dem Jemen und Äthiopien traditionell konsumiert wird. Die kleinen Stengel mit rotgrünen Blättern werden eingewickelt in große Blätter verkauft und oft in Gesellschaft gekaut und geschluckt. In Europa und den USA werden seit den 1990er-Jahren überwiegend synthetische Cathinone konsumiert. Deren Verbreitung ist – ähnlich wie MDMA – mit der Technokultur assoziiert gewesen (German et al. 2014). Methcathinon wurde bereits 1928 synthetisiert, entwickelte sich aber erst in den frühen 1990er-Jahren zur ersten synthetischen Cathinon-Droge. Mephedron und Methylendioxypyrovaleron (MDPV) wurden erstmals 1929 beschrieben, erste Missbrauchsberichte liegen aber auch erst aus den frühen 2000er-Jahren vor. Methylon wurde 1996 patentiert. In den letzten Jahren wurden mehr als 150 weitere Cathinone identifiziert, die als Designerdrogen oder „Neue Psychoaktive Substanzen" (NPS) auf dem illegalen Markt – häufig nur vorübergehend – angeboten wurden. **Mephedron** ist die einzige Substanz unter den Cathinonen, die seit mehreren Jahren konstant auf dem Schwarzmarkt angeboten und konsumiert wird (Mead und Parrott 2020).

14.2.2 Beschlagnahmungen

Stimulanzien des Amphetamin-Typs gehören gemäß dem Europäischen Drogenbericht in Nord- und Mitteleuropa zu den am häufigsten sichergestellten Stimulanzien noch vor Kokain (EMCDDA 2022). Bis auf die Tschechische Republik, die Slowakei, Litauen und Lettland, wo viel Methamphetamin beschlagnahmt wird, wird grundsätzlich mit Abstand am häufigsten Amphetamin sichergestellt (EMCDDA 2022). Sowohl Amphetamin als auch Methamphetamin werden in Europa für den heimischen Markt wie auch für den Export – insbesondere für den Nahen und Mittleren Osten – produziert. Produktionsstandorte für Amphetamine sind vor allem Belgien, die Niederlande, Polen und Deutschland. Während zwischen 2002 und 2014 die Sicherstellungen von Amphetamin in Europa relativ stabil waren, nahmen sie für Methamphetamin seit 2009 gerade in den mittel- und osteuropäischen Ländern zu. Deutlich geringer fallen die Sicherstellungen von Ecstasy (MDMA und Derivate) aus (EMCDDA 2022).

Statistiken zu anderen Stimulanzien des Amphetamin-Typs lassen sich vereinzelt bei den Verschreibungsstatistiken von Methylphenidat finden, wobei hier statistisch gesehen der orale Konsum bei indizierter Verschreibung zur Behandlung von AD(H)S überwiegt (Rasmussen et al. 2015), sowie bei den von Cathinonen abgeleiteten neuen psychoaktiven Substanzen (NPS).

14.2.3 Prävalenz in der Allgemeinbevölkerung

Die durch Bevölkerungsumfragen ermittelte 12-Monats-Prävalenz des Amphetaminkonsums ergibt ein ähnliches Länderabbild wie bei den Sicherstellungen, wobei in diesen Umfragen der Konsum von Amphetamin im Vergleich zu Methamphetamin deutlich häufiger angegeben wird. Dabei gilt zu beachten, dass Amphetamin aus ganz unterschiedlichen Gründen in der Allgemeinbevölkerung eingenommen wird. Neben dem Freizeitdrogenkonsum wird **Amphetamin** auch zur Leistungssteigerung (Maier et al. 2016), in der harten Drogenszene oder etwa in der MSM-Szene („men who have sex with men") vor und während des Sexualakts konsumiert (EMCDDA 2010). Zu den Ländern mit einer 12-Monats-Prävalenz > 2,0 % bei den 15- bis 34-Jährigen gehören in Europa gemäß aktuellen Zahlen Deutschland, Estland, Irland, Kroatien, Holland und neuerdings auch Österreich (EMCDDA 2022).

Der Konsum von **Methamphetamin** war ursprünglich auf die Tschechische Republik und etwas später dann auch auf die Slowakei beschränkt, hat aber in den letzten Jahren auch in den angrenzenden Regionen von Deutschland wie Thüringen, Sachsen und Bayern zumindest gemäß Amphetamin- und Methamphetaminrückständen im Abwasser (Been et al. 2016) zugenommen.

Der vornehmlich am Wochenende stattfindende Konsum von **MDMA („Ecstasy")** beträgt in Bezug auf die 12-Monats-Prävalenz in der Altersgruppe der 15- bis 34-Jährigen in den meisten zentraleuropäischen Ländern 0,6–1,0 % und liegt nur in Großbritannien, den Niederlanden und in der Tschechischen Republik bei über 2,5 %. Dabei decken sich die Konsumverhältnisse gemäß den Bevölkerungsumfragen in dieser Altersgruppe erstaunlich gut mit den Abwasseranalysen nach MDMA-Rückständen in größeren europäischen Städten (Ort et al. 2014; EMCDDA 2022).

Zur Verbreitung von Cathinonen liegen keine sicheren Daten vor. Als einzelne Substanz scheint lediglich Mephedron eine nennenswerte Verbreitung zu haben (Mead und Parrott 2020).

14.2.4 Behandlungsnachfrage

Hinsichtlich der Behandlungsnachfrage steht die „Hauptproblemsubstanz" Stimulanzien des Amphetamin-Typs in West- und Zentraleuropa wie Kokain konstant über die letzten Jahre (2010, 2015, 2020) an dritter Stelle nach den Opiaten und Cannabis (UNODC 2022). Probleme mit Langzeit-, chronischem und intravenösem (i. v.) Konsum von Amphetamin waren ursprünglich vor allem bei Klienten in den nordeuropäischen Ländern zu beobachten, Probleme aufgrund von Langzeitkonsum von Methamphetamin vorwiegend in der Tschechischen Republik und der Slowakei (EMCDDA 2022). Rund 93 % der im Jahr 2020 gemeldeten 9.400 Methamphetamin-Klienten entfallen auf die Länder Tschechien, Deutschland, die Slowakei und die Türkei (EMCDDA 2022). Gerade in der Türkei ist der Methamphetamin-Konsum in den letzten fünf Jahren stark angestiegen. Das EMCDDA vermutet die neu in der Türkei vorkommende Behandlungsnachfrage als ein Indiz dafür, dass die afghanischen Taliban neue Handelsrouten für ihr anstelle von Opiaten produziertes Methamphetamin nutzen (EMCDDA 2022).

Unter den europäischen Behandlungsaufnahmen von Amphetamin- und Methamphetaminkonsumenten befinden sich rund 76 % Männer, insgesamt mit einem Durchschnittsalter bei Erstkonsum von 20 Jahren, einem Durchschnittsalter bei erstmaliger Behandlungsaufnahme von 29 Jahren und einem durchschnittlichen Konsum von 4,4 Tagen/Woche im letzten Monat vor Behandlungseintritt (EMCDDA 2022). Haupteinnahmeweg ist der nasale (67 %), gefolgt von oralem (16 %), inhalativem (9 %) und i. v. (7 %) Konsum.

Die Behandlungsnachfrage aufgrund von MDMA und den übrigen infrage kommenden ATS ist ungleich geringer und beschränkt sich im Wesentlichen auf Notfallbehandlungen, auch im Fall des vergleichsweise hoch addiktiven Mephedrons (Baumann et al. 2013).

14.3 Pharmakologie

14.3.1 Akute Effekte von ATS

ATS entfalten ihre psychovegetativen Effekte durch eine Verstärkung der monoaminen Neurotransmission, und zwar – je nach Substanz zu unterschiedlichen Anteilen – durch eine Erhöhung der Konzentrationen von Noradrenalin, Dopamin und Serotonin im synaptischen Spalt. Die Transporter von Dopamin (DAT), Noradrenalin (NET) und Serotonin (SERT) sind Membranproteine der Zelloberfläche, die den Rücktransport der Monoamine in die präsynaptische Nervenendigung ermöglichen. Hier finden sich ein Zytosolpool, in dem sich die neu synthetisierten Monoamine befinden, und ein vesikulärer Pol, in dem Monoamine gespeichert werden, bevor sie bei Eintreffen eines Aktionspotenzials in den synaptischen Spalt sezerniert werden. Der Transport aus dem zytosolischen in den vesikulären Pool erfolgt durch den vesikulären Monoamintransporter 2 (VMAT2), der sich in der Vesikelmembran befindet und eine wesentliche Bedeutung für die Wirkung der ATS hat. Die pharmakodynamischen Effekte kommen durch ein Zusammenspiel von verschiedenen **Wirkmechanismen** zustande, wie es im Folgenden am Beispiel von Amphetamin dargestellt wird:

1. Als kompetitives Substrat für NET, DAT und SERT wird Amphetamin anstelle der Monoamine aus dem synaptischen Spalt in die präsynaptische Nervenendigung

aufgenommen. Dadurch verbleibt mehr Monoamin im synaptischen Spalt.

2. Wenn es in der präsynaptischen Nervenendigung angekommen ist, führt Amphetamin direkt zu einer Freisetzung von Monoaminen aus dem zytosolischen Pool in den synaptischen Spalt.
3. Da Amphetamin auch eine Affinität zu VMAT2 hat, blockiert es die Verschiebung von Monoaminen in die präsynaptischen Speichervesikel.
4. Dadurch kommt es zu einer Umkehr des Wirkmechanismus von DAT, NET und SERT („Retro-Transport") vom vesikulären in den zytosolischen Pool, sodass die Monoamine nun von hier aus vermehrt in den synaptischen Spalt gepumpt werden.
5. Zusätzlich zeigt Amphetamin eine leichte hemmende Wirkung auf die Monoaminoxidase (MAO), sodass es zu einem verminderten Abbau der Monoamine kommt.

MERKE

Insgesamt kommt es nach Einnahme von ATS zu einem Anstieg der Konzentration von Monoaminen im synaptischen Spalt, sodass ATS als indirekte Agonisten an postsynaptischen Monoaminrezeptoren betrachtet werden können.

Durch die Einnahme etwa von Amphetamin oder Methamphetamin kommt es auf diesem Weg zur Aktivierung von dopaminergen, noradrenergen und serotonergen Bahnen in verschiedenen Hirnregionen (Cruickshank und Dyer 2009). Vermutlich kommt die euphorisierende und suchterzeugende Wirkung von ATS jedoch auch durch eine Wirkung auf das endogene Opioidsystem zustande, da nach der Gabe von Amphetamin z. B. erhöhte Konzentrationen von β-Endorphin im Nucleus accumbens gefunden wurden, einer Hirnregion, die besonders mit Belohnungseffekten in Zusammenhang gebracht wird. Die noradrenergen Effekte von ATS werden u. a. durch die entsprechenden Aktivierungen in vorderen mediobasalen Hirnregionen (Wachheit), am Hippokampus (Konsolidierung von Gedächtnis) und am präfrontalen Kortex (kognitive Funktionen) vermittelt (Berridge und Waterhouse 2003).

Das Hydrochlorid von d-Methamphetamin, das wegen seines kristallinen Aussehens auch als **„Crystal Meth"** bezeichnet wird, verfügt aufgrund seines typischerweise hohen Reinheitsgrades im Vergleich zu anderen Formen über ein besonders hohes abhängigkeitserzeugendes Potenzial (McKetin et al. 2006). Die kristalline Form von Methamphetamin kann im Gegensatz zu den meisten anderen ATS auch inhalativ konsumiert werden, da es beim Erhitzen nicht zur Pyrolyse kommt (Cook et al. 1993). Amphetamin und Methamphetamin werden über das Cytochrom-P450 (2D6) der Leber metabolisiert und zu einem großen Teil noch unmetabolisiert über die Niere ausgeschieden.

Während Methamphetamin häufig inhalativ konsumiert wird, werden beide Substanzen auch pernasal, parenteral (insbesondere i. v., sog. slamming) und auch peroral konsumiert, wobei die unterschiedlichen Routen jeweils mit einer unterschiedlichen Bioverfügbarkeit und Nachweisbarkeit in Serum und Urin einhergehen (Cruickshank und Dyer 2009). Dabei ist zu berücksichtigen, dass die über noradrenerge Stimulation vermittelten vegetativen Effekte (Anstieg von Blutdruck, Herz- und Atemfrequenz) u. U. länger anhalten können als die psychotropen Effekte, sodass bei einem zu frühen erneuten Konsum nach Abklingen der subjektiven Wirkung das Risiko für kardiovaskuläre Komplikationen erhöht sein kann (Cook et al. 1993).

Die Strukturformeln einiger ausgewählter ATS sind in ➤ Abb. 14.1 dargestellt. Amphetamin zeigt eine enge strukturchemische Verwandtschaft zu dem pflanzlich vorkommenden **β-Phenethylamin** Ephedrin, das in den Pflanzen der Ephedra-Gruppe („Meerträubel", „Mormonentee") zu finden ist. Ephedrin und sein Stereoisomer Pseudoephedrin wurden aufgrund ihrer β-sympathomimetischen Effekte

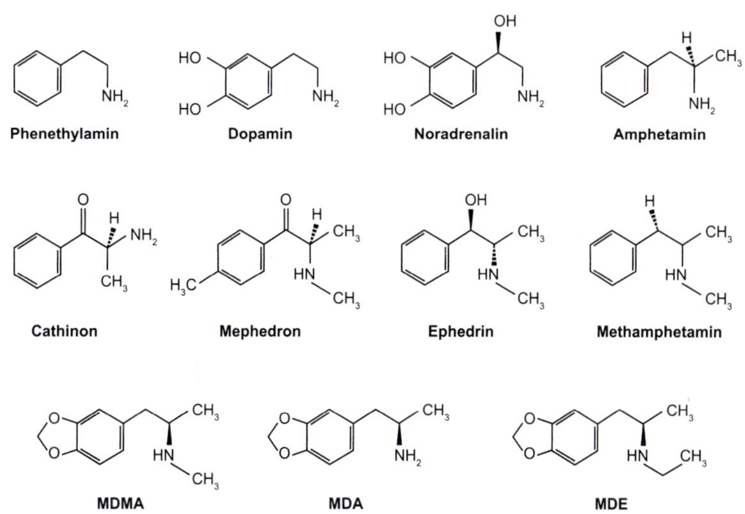

Abb. 14.1 Strukturformeln ausgewählter amphetaminartiger Stimulanzien (ATS) und verwandter Substanzen *Obere Reihe:* Phenethylamin (Grundstruktur der ATS-Gruppe), endogene Katecholamine Dopamin und Noradrenalin, Amphetamin *Mittlere Reihe:* Cathinon, Mephedron, Ephedrin, Methamphetamin *Untere Reihe:* Entaktogene: 3,4-Methylendioxy-N-methylamphetamin (MDMA); 3,4-Methylendioxyamphetamin (MDA) und 3,4-Methylendioxy-N-methylamphetamin (MDE) [L231]

u. a. als Asthmamedikamente und Diätmittel eingesetzt. In der Suchtmedizin spielen sie vor allem als Inhaltsstoffe von sog. Legal Highs eine Rolle (Ricaurte und McCann 2005), als Dopingmedikamente sowie als Ausgangsstoff für die illegale Herstellung von Methamphetamin.

Die Gruppe der **Cathinone** leitet sich von den Alkaloiden des vor allem in Ostafrika auftretenden Khat-Strauchs ab, der stimulierende Wirkungen besitzt und eine Abhängigkeitsentwicklung vom Stimulanzien-Typ begründen kann (Feyissa und Kelly 2008). Zu dieser Gruppe zählen vor allem Cathin und Cathinon, die strukturell den Alkaloiden der Ephedra-Pflanze stark ähneln. Cathinone sind ebenfalls β-Phenethylamin-Derivate, bei denen an der β-Position eine Ketongruppe angehängt ist (Valente et al. 2014). Diese Substanzgruppe spielt in einigen arabisch-ostafrikanischen Staaten seit Jahrhunderten eine wichtige endemische Rolle: Hier werden die Blätter der Khat-Pflanze gekaut und größere Teile der Bevölkerung konsumieren täglich im Sinne einer endemischen Khat-Abhängigkeit (Kelly 2011). Insbesondere im Jemen soll der verbreitete Konsum von Khat maßgeblich zum volkswirtschaftlichen und gesundheitlichen sowie ökologischen Niedergang des Landes beitragen. Khat benötigt eine intensive Bewässerung, ist für Bauern lukrativ und verdrängt damit andere Pflanzen aus der Landwirtschaft. Der regelmäßige Konsum führt zu Abhängigkeitsentwicklung, Zahnverfall, Kachexie und auf der volkswirtschaftlichen Ebene zu einer Abnahme der Arbeitskraft.

Seit einigen Jahren sind vermehrt synthetische Derivate der Khat-Alkaloide als **neue psychoaktive Substanzen** (NPS) aufgetreten. Diese werden über das Internet als Pflanzendünger oder Badesalze vertrieben, bis sie illegalisiert werden. Dabei werden immer wieder neue Substanzen entwickelt, indem verschiedene Gruppen an das Cathinonmolekül angehängt werden (Valente et al. 2014). Mephedron stellt dabei die epidemiologisch bisher relevanteste Substanz dar, andere Substanzen umfassen MDPV, Methylon, Methcathinon, und mittlerweile über 150 andere Substanzen mit z. T. erheblicher Akuttoxizität (EMCDDA 2022, Daziane et al. 2023).

Zu den ATS zählt darüber hinaus die Gruppe der **Entaktogene** oder **Empathogene** (Nichols 1986). Der Begriff „Entaktogen", der sich aus griech. „en" (innen), lat. „tangere" (berühren) und griech. „gennan" (erzeugen) zusammensetzt, lässt sich übersetzen mit „das Innere berühren" (Gouzoulis-Mayfrank und Daumann 2015), was die spezifische Wirkung dieser Substanzgruppe auf das subjektive Erleben beschreibt. Dabei ist **3,4-Methylendioxymethamphetamin (MDMA, „Ecstasy")** das mit Abstand am weitesten verbreitete und am besten untersuchte Entaktogen (Green et al. 2003). Weiterhin zählen zu dieser Gruppe der psychotrope Metabolit von MDMA, 3,4-Methylendioxyamphetamin (MDA, „Adam"), sowie zahlreiche andere Substanzen wie MDE, MBDB und 2C-B.

Entaktogene führen im Vergleich zu den anderen ATS zu einer stärkeren Steigerung der serotonergen Neurotransmission, die neben dopaminergen Effekten maßgeblich an der Entstehung der psychologischen Effekte beteiligt sind (Nichols 1986). Im Sinne eines indirekten Agonismus an 5-HT-Rezeptoren führen Entaktogene durch eine Vermehrung von Serotonin im synaptischen Spalt zu einer vermehrten Stimulation der postsynaptischen 5-HT-Rezeptoren (Green et al. 2003). Während die meisten ATS eine hohe Affinität zum NET und DAT und nur eine geringe Affinität zum SERT haben, zeigen Entaktogene eine etwa 10-mal höhere Affinität zu SERT als zu DAT oder NET (Battaglia et al. 1988).

MDMA zeigt außerdem jedoch eine – wenn auch geringe – intrinsische Affinität zu 5-HT2-Rezeptoren, wodurch die leichten psychedelischen Effekte der Entaktogene erklärt werden (Liechti und Vollenweider 2001). Zudem sind sie ebenfalls leichte Inhibitoren der Monoaminoxidase A (MAO-A). Diese Effekte lassen sich in vitro und in vivo im Tierversuch nachweisen und werden als Begründung für die besonderen, abweichenden psychovegetativen Effekte dieser Gruppe im Vergleich zu den anderen ATS gesehen (Nichols 1986). Neben diesen Effekten auf die Neurotransmission zeigt MDMA jedoch auch endokrine Effekte im Sinne einer vermehrten Sekretion von Oxytocin, Prolaktin und Kortison (de la Torre et al. 2000). Bei Ratten kann MDMA typischerweise zu einer Hyperthermie und zu einem zentralen Serotonin-Verhaltenssyndrom führen (Spanos und Yamamoto 1989). Im Hirngewebe von Ratten kann bereits wenige Stunden nach der Applikation von MDMA eine um bis zu 80 % verminderte Gesamtkonzentration an Serotonin und seines Metaboliten, 5-Hydroxyindolessigsäure (5-HIAA), gemessen werden (Schmidt et al. 1987). Analog dazu fand sich in einer Post-mortem-Untersuchung eines 26-jährigen chronischen MDMA-Konsumenten eine Depletion des striatalen Serotonins von 50–80 % des Normalwerts (Kish et al. 2000).

Somit ist davon auszugehen, dass die Einnahme von Entaktogenen nicht nur akut zu einer exzessiv gesteigerten serotonergen Aktivität führt, sondern dass auch eine die akute Wirkung überdauernde Verminderung der serotonergen Neurotransmission auftritt, die neben anderen Faktoren mit einigen subakuten bis langfristigen Effekten dieser Substanzgruppe in Zusammenhang gebracht wird.

Zusammenfassend unterscheiden sich die einzelnen Substanzen der ATS-Gruppe am ehesten im Hinblick auf die jeweilige Affinität zu einem Monoamintransporter. Dabei ist denkbar, dass das Verhältnis der Affinität von DAT zu SERT entscheidend für einige klinische Unterschiede innerhalb der ATS-Gruppe sein könnte – eine Hypothese, die insbesondere im Zusammenhang mit dem Auftreten von immer neuen Substanzen aus der ATS-Gruppe relevant sein könnte (Liechti 2015): Denn eine höhere dopaminerge Aktivität (= hohe DAT/SERT-Ratio) scheint mit einem höheren abhängigkeitserzeugenden Potenzial einherzugehen, während eine höhere serotonerge Aktivität (= niedrige DAT/SERT-Ratio) mit eher entaktogenen oder psychedelischen Effekten und einem geringeren abhängigkeitserzeugenden Potenzial assoziiert zu sein scheint. Dafür ist jedoch letztlich auch der Applikationsweg von entscheidender Bedeutung, sodass in Bezug auf die Einschätzung des abhängigkeitserzeugenden Potenzials dieser Gruppe sowohl pharmakodynamische als auch pharmakokinetische Aspekte eine wichtige Rolle spielen (Nutt 2012).

14.3.2 Chronische Effekte von ATS/Neurotoxizität

Die Frage, ob ATS neurotoxisch sind und chronische Schäden am Hirngewebe verursachen, wurde in den letzten 40 Jahren intensiv untersucht, zunächst vor allem für **MDMA**. Dabei konnten neurotoxische Effekte von MDMA seit Mitte der 1980er-Jahre im Tierversuch immer wieder eindeutig belegt werden (Costa und Golembiowska 2022). Studien an Primaten zeigten Langzeitveränderungen im serotonergen System nach hohen oder wiederholten Dosierungen von MDMA, und sogar einzelne Dosierungen führten zu einer Verminderung der zerebralen Serotoninkonzentration über mehrere Wochen. Veränderungen betreffen die Verminderung von Serotonin und seines Hauptmetaboliten 5-HIAA, eine Reduktion der Dichte von SERT und der serotonergen Axondichte in verschiedenen Hirnregionen (Capela et al. 2009). Dabei gibt es deutliche Unterschiede zwischen verschiedenen Spezies; während in den meisten Versuchen bei Ratten eine Regeneration der Veränderungen innerhalb von einem Jahr festzustellen war, konnten bei Primaten Schäden z. T. noch nach sieben Jahren nachgewiesen werden. Die geringste Dosis, bei der bei Primaten über Monate und Jahre persistierende Veränderungen serotonerger Parameter nachweisbar waren, beträgt 40 mg/kg KG MDMA, verabreicht parenteral innerhalb von 4 Tagen (5 mg/kg KG 2 ×/d; Halpin et al. 2014).

Auch für **Amphetamin** und insbesondere für **Methamphetamin** sind im Tierversuch neurotoxische Effekte belegt (Quinton und Yamamoto 2006). Der Dosisbereich von Methamphetamin, der bei Primatenstudien zu langfristigen neurotoxischen Veränderungen dopaminerger und serotonerger Parameter im Hirngewebe führt, liegt bei 4–10 Verabreichungen von 5–10 mg/kg KG parenteral innerhalb von 1–4 Tagen (Gouzoulis-Mayfrank und Daumann 2009). Anders als bei MDMA sind neurotoxische Effekte hier nicht auf das serotonerge System beschränkt, sondern Amphetamin und Methamphetamin können zu einer ausgedehnten Degeneration von serotonergen *und* dopaminergen Axonterminalen führen, die im ventralen Striatum besonders schwer ausgeprägt ist. Damit kommt es zu einer Verminderung von Serotonin und Dopamin sowie zu einer geringeren Dichte von SERT und DAT im Hirngewebe, besonders im Striatum.

Für eine Einschätzung möglicher neurotoxischer Wirkungen der **Cathinone** ist die tierexperimentelle Datenlage nicht ausreichend (Mead und Parrott 2020).

Bei den ATS scheint die Neurotoxizität mit der Bildung von freien Radikalen in Zusammenhang zu stehen, die durch Hyperthermie und hohe Umgebungstemperaturen verstärkt wird, sodass diese beiden Einflussgrößen die neurotoxischen Wirkungen dieser Substanzen verstärken können (Capela et al. 2009). Im Zusammenhang mit der Neurotoxizität kommt es zu neuroinflammatorischen und mitochondrialen Veränderungen, vermehrter Apoptose und Mikrogliose (Jayanthi et al. 2021; Sabrini et al. 2020; Capela und Carvalho 2022; Costa und Golembiowska 2022).

Die funktionellen Langzeitauswirkungen der neurotoxischen Schädigungen sind den tierexperimentellen Ergebnissen zufolge insgesamt eher geringgradig ausgeprägt. Sie betreffen eine erhöhte Ängstlichkeit und beeinträchtigte Gedächtnisleistungen bei Nagetieren und Affen, die mit MDMA behandelt wurden. Auch bei Tieren, die Methamphetamin erhielten, werden trotz nachgewiesener neurotoxischer Schädigungen eher geringgradige Verhaltensstörungen berichtet (Davis et al. 2023). Interessanterweise scheinen die behavioralen Langzeitauswirkungen deutlicher zu sein, wenn die Versuchsanordnung eine Selbstadministration der Substanzen ermöglicht (Sabrini et al. 2020). Dies kann hinsichtlich der Frage nach möglichen neurotoxischen Schädigungen bei Konsumenten relevant sein.

RESÜMEE

ATS leiten sich von der Phenethylamin-Grundstruktur ab und wirken in unterschiedlichem Maße über indirekte aminerge Mechanismen, die – je nach Substanz in unterschiedlichem Verhältnis – zu einer Vermehrung der Monoamine Dopamin, Noradrenalin und Serotonin im synaptischen Spalt führen. Neben pharmakodynamischen Unterschieden spielen auch pharmakokinetische Eigenschaften eine wichtige Rolle im Hinblick auf das abhängigkeitserzeugende Potenzial der einzelnen ATS.

14.4 Klinik

14.4.1 Akut- und Subakuteffekte der ATS

Alle ATS haben ähnliche bzw. gleichsinnige Effekte auf Wachheit, Aktivitätsniveau und Leistungsfähigkeit, die Wirkungen sind jedoch unterschiedlich stark und unterschiedlich komplex. Während Amphetamin und Methamphetamin zu einer ausgeprägten Aktivierung und Leistungssteigerung führen, sind ihre Effekte auf das emotionale und interpersonale Erleben gering (Stimulanzien). Im Vergleich dazu stehen unter Entaktogenen (MDMA und MDMA-ähnliche Substanzen) emotionale Phänomene häufig im Vordergrund (Glücksgefühle, Gefühl der Nähe zu anderen Menschen), und die Konsumenten berichten regelhaft über Wahrnehmungsveränderungen und andere leichtere halluzinogene Effekte. Somit sind die psychischen Effekte der Entaktogene im Vergleich zu den Stimulanzien Amphetamin und Methamphetamin deutlich komplexer.

Effekte auf psychische, kognitive und vegetative Funktionen

Amphetamin und Methamphetamin

Die stimulierenden Wirkungen der klassischen Amphetamine sind seit vielen Jahrzehnten bekannt (➤ Kap. 14.2.1). Amphetamin und Methamphetamin werden überwiegend als kristallines Pulver durch die Nase „gezogen“; sie können aber auch oral, durch Inhalieren des Rauchs nach Erhitzung des Pulvers oder als i. v. Injektion zugeführt werden. Die Dosen variieren nach Substanz, Konsumform und Gewöhnungsgrad deutlich. Eine übliche Erstkonsumdosis beim typischen nasalen Konsum von Methamphetamin beträgt etwa 50–100 mg, bei abhängigen Konsumenten werden nicht selten Tagesdosen von 0,5–1,5 g erreicht (Härtel-Petri et al. 2016). Die Wirkung setzt je nach Applikationsart unterschiedlich schnell ein und hält bis zu mehreren Stunden an. Amphetamin und Methamphetamin wirken antriebssteigernd, euphorisierend und stimmungsaufhellend. Versuchspersonen empfinden wenig Müdigkeit, können lange wach bleiben und berichten über ein Hochgefühl sowie gesteigerte Selbstsicherheit. In der Technoszene hilft die leistungssteigernde physiologische Wirkung der Substanzen, um nächtelang durchtanzen zu können. Neben der **Euphorisierung** wirken sich die Stimulanzien jedoch auch enthemmend aus, sodass es zu großspurigem Verhalten und abhängig von der sozialen Umgebung bei eingeschränkter Impulskontrolle vermehrt zu aggressiven Zwischenfällen kommen kann. Die Wirkung von Methamphetamin ist qualitativ mit der Wirkung von Amphetamin vergleichbar, jedoch intensiver und länger dauernd. Insbesondere Methamphetamin wird auch als aphrodisierende Substanz im Rahmen von „Chem Sex“ in der MSM-Szene verwendet (Strasser et al. 2023). Dies kann insofern zu erheblichen Risiken führen, als eine Enthemmung bei gleichzeitiger Intensivierung des Lusterlebens zu riskanten sexuellen Verhaltensweisen beitragen kann.

Durch die **stimulierende Wirkung auf den Sympathikus** kommt es auf somatischer Ebene zu Tachykardie, Blutdrucksteigerung, Mydriasis, Erhöhung der Atemfrequenz, Zentralisierung des Kreislaufs mit Vasokonstriktion an den Akren und stärkerer Durchblutung der großen Muskelgruppen sowie zu einem leichten Anstieg der Körpertemperatur. Bei manchen Konsumenten treten Mundtrockenheit, leichtes Zittern und Kopfschmerzen auf. Der Appetit ist regelhaft gemindert, was bei regelmäßigem Konsum zum Gewichtsverlust bis hin zur Kachexie führt. Die Appetitminderung wird allerdings von den Konsumenten z. T. als angenehmer Nebeneffekt im Dienste der Gewichtskontrolle geschätzt (Hill und Weiss 2011; Daumann und Gouzoulis-Mayfrank 2015; Härtel-Petri et al. 2016).

Auch auf **kognitiver Ebene** wirkt Amphetamin bei kleinen bis mittleren Dosierungen leistungssteigernd. Experimentell konnte dies hinsichtlich Aufmerksamkeitsfunktionen, logischem Denkvermögen sowie der Leistungen in computerbasierten kognitiven Tests mehrfach gezeigt werden. Entsprechend werden Amphetamine und Abkömmlinge wie Modafinil und Methylphenidat als sog. Neuroenhancer genutzt (Bagot und Kaminer 2014; Maier et al. 2016). Bei hohen Dosen oder chronisch hohem Konsum ist jedoch die kognitive Leistungsfähigkeit zunehmend eingeschränkt und das Verhalten ungerichtet repetitiv und perseverierend (Wood et al. 2014; Härtel-Petri et al. 2016).

Nach Abklingen der Akutwirkung kommt insbesondere nach höheren Dosierungen ein Zustand der Erschöpfung und psychomotorischen Verlangsamung auf, der von leichter Bradykardie, Hypotonie und Frösteln begleitet sein kann. Bei regelmäßigem Konsum mit Abhängigkeitsentwicklung tritt ein Entzugssyndrom mit Craving, massiver Abgeschlagenheit und ängstlich-depressiver Verstimmung auf (siehe „Entzug“).

MDMA („Ecstasy“)

MDMA wird fast immer in Tablettenform oral konsumiert. Die psychotropen Wirkungen setzen in der Regel 20–60 Minuten nach der Einnahme von gewöhnlich 75–150 mg Reinsubstanz ein. Das Wirkungsmaximum wird in der darauffolgenden Stunde erreicht, und nach weiteren 2–4 Stunden klingen die psychotropen Effekte ab.

Neben einer allgemeinen Stimulierung und Euphorisierung treten typischerweise eine starke subjektive Entspannung, innere Ruhe, Angstfreiheit, Zufriedenheit und Selbstakzeptanz sowie intensive Gefühle der Nähe zu anderen Menschen auf. Dieses charakteristische „entaktogene“ subjektive Erleben ist mit einer erhöhten Kommunikationsbereitschaft und einem gesteigerten Kontaktbedürfnis verbunden. Die Konsumenten erleben emotional häufig eine verstärkte Empathie, Akzeptanz und Verständnis für andere (Kamilar-Britt und Bedi 2015). Darüber hinaus treten regelhaft Wahrnehmungsveränderungen wie verschwommenes Blickfeld, Nachbilder, Leuchten von Objekten oder erhöhte Geräuschempfindlichkeit und Veränderungen in der Wahrnehmung von Zeit- und Raumdimensionen auf (McCann 2011; Daumann und Gouzoulis-Mayfrank 2015). Als Komplikationen können auch agitiert-dysphorische oder psychotische Zustandsbilder auftreten (siehe „Somatische Akutkomplikationen“).

Die **somatischen Akuteffekte** von Ecstasy weisen eine starke Überlappung mit den klassischen Amphetaminen auf: Tachykardie, Palpitationen, leichte Blutdrucksteigerung, leichter Tremor, Mydriasis und leicht erhöhte Körpertemperatur. Deutlicher ausgeprägt sind bei MDMA eine Verspannung der Kiefermuskulatur (Trismus), Zähneknirschen (Bruxismus) und Hitzewallungen oder Kälteschauer. Darüber hinaus werden Parästhesien, Übelkeit, Mundtrockenheit und Verschwommensehen genannt. Kognitiv fühlen sich die Konsumenten unter MDMA subjektiv meist klar und leistungsstark; objektiv lässt sich jedoch keine Leistungssteigerung feststellen, vielmehr sind z. T. sogar Konzentrations- und Merkfähigkeitsdefizite zu beobachten.

Die charakteristische subjektive innere Ruhe kontrastiert auffällig mit der gleichzeitig objektiv bestehenden Stimulierung mit erhöhtem Sympathikotonus. Dieses für MDMA und ähnliche Substanzen charakteristische Phänomen der „psychovegetativen Entkopplung" (subjektive innere Ruhe und körperlich-vegetative Stimulierung) kann im Konsumumfeld zu körperlichen Komplikationen wie Austrocknung und Kreislaufkollaps führen, wenn unerfahrene Konsumenten die Warnsignale des Körpers nicht richtig wahrnehmen bzw. nicht adäquat auf sie reagieren (s. „Somatische Akutkomplikationen").

Nach Abklingen der Akutwirkung und teilweise noch für die darauffolgenden 2–4 Tage können Konsumenten unangenehme „Nacheffekte" im Sinne eines „Katers" empfinden. Dazu gehören diffuses Unwohlgefühl, Erschöpfung, ängstlich-depressive Verstimmung, Irritabilität, Kopfschmerzen, Appetitminderung, Schlafstörungen und Frösteln. Diese „Nacheffekte" können bereits nach einmaliger Einnahme einer üblichen Dosis auftreten und entsprechen nicht einem Entzugssyndrom bei Abhängigkeit. Am ehesten handelt es sich dabei um das zeitlich selbstlimitierte klinische Korrelat einer vorübergehenden MDMA-induzierten Serotonindepletion im Hirngewebe, wie sie im Tierexperiment gezeigt werden konnte (➤ Kap. 11.3).

Mephedron

Die psychotropen Akutwirkungen von Mephedron werden qualitativ ähnlich beschrieben wie die Effekte von MDMA. Allerdings ist die Wirkdauer offenbar kürzer und es kommt häufiger zur wiederholten Einnahme in kurzer Abfolge im Sinne eines binge use (Mead und Parrott 2020).

Somatische Akutkomplikationen

Unter der Wirkung von ATS sind gravierende somatische Akutkomplikationen bis hin zu letalen Verläufen möglich (McCann 2011; Hill und Weiss 2011; Daumann und Gouzoulis-Mayfrank 2015; Paulus und Stewart 2020). Diese Fälle sind zwar, gemessen an der Verbreitung des Konsums, relativ selten, es ist jedoch eine Reihe von schweren Zwischen- und Todesfällen mit Beteiligung und z. T. eindeutig kausaler Wirkung von ATS bekannt. In England und Wales wurden von 1997 bis 2007 im Zusammenhang mit dem Konsum von Amphetamin und Methamphetamin 832 Todesfälle und im Zusammenhang mit Ecstasy 605 Todesfälle registriert (Schifano et al. 2010). In den meisten Fällen wurden zeitgleich andere Substanzen konsumiert, in einigen Fällen handelte es sich aber ausschließlich um ATS.

Eine relativ seltene, aber sehr schwerwiegende Komplikation betrifft die **Störung der zentralen Regulation der Körpertemperatur** (Thermoregulation), die über zentrale serotonerge Mechanismen vermittelt wird. Das Syndrom, das der malignen Hyperthermie ähnelt, tritt häufiger nach Konsum von MDMA und fast immer in der Partyszene auf, wenn zu der substanzbedingten Dysregulation der Aufenthalt in den überhitzten Räumen von Diskotheken mit hohem Flüssigkeitsverlust durch exzessives Tanzen und unzureichender Flüssigkeitszufuhr hinzukommen. Es kommt zu einer Überhitzung des Körpers und in schwerwiegenden Fällen zu einer Kaskadenreaktion mit disseminierter intravasaler Gerinnung (DIC), Rhabdomyolyse und akutem Nierenversagen. Diese Komplikation ist unabhängig vom Blutspiegel und kann sich auch nach einmaliger Einnahme einer üblichen Dosis entwickeln.

Des Weiteren gehören **epileptische Anfälle** zu den bekanntesten Komplikationen nach Konsum von ATS. Die Anfälle treten häufig in der Frühphase der Rauschwirkung auf. Wie beim Syndrom der gestörten Thermoregulation besteht auch hier kein Zusammenhang mit der Substanzdosis: Ein Anfall oder auch eine Anfallsserie kann sich auch nach einer üblichen Einmaldosis ereignen.

Relativ häufig kommt es unter dem Einfluss von ATS zu **Kreislaufdysregulationen** und **kardialen Arrhythmien**. Als Komplikationen können Blutdruckkrisen auftreten, und es wurden Fälle von plötzlichem Herztod sowie zerebralen Infarkten und Blutungen beschrieben. Diese werden auf Blutdruckkrisen und/oder Vaskulitiden zurückgeführt, wobei vereinzelt auch vorbestehende, bis dahin stumme Erkrankungen wie ein zerebrales Aneurysma beschrieben wurden.

Insbesondere bei höheren Dosen von MDMA oder MDMA-Analoga und vor allem bei gleichzeitiger Medikation mit anderen serotonerg wirksamen Substanzen kann es zum gefürchteten **serotonergen Syndrom** kommen, das durch motorische Unruhe, Myoklonien, Verwirrtheit und Bewusstseinstrübungen gekennzeichnet ist (Dobry et al. 2013). Ferner können insbesondere bei hohen Dosen von Amphetamin und Methamphetamin sehr unangenehme bis schmerzhafte Dystonien auftreten.

Weitere seltenere oder weniger bekannte somatische Akutkomplikationen sind **Elektrolytverschiebungen** durch Mineralstoff- und Wasserverluste aufgrund starken Schwitzens. Vereinzelt wurden Elektrolytverschiebungen als Verdünnungseffekte infolge erheblicher Flüssigkeitszufuhr und/oder eines Syndroms der inadäquaten ADH-Sekretion des antidiuretischen Hormons (ADH) beschrieben (Wasserintoxikation).

Neben den somatischen Akutkomplikationen sollten hier auch Krankheitsbilder erwähnt werden, die sich subakut entwickeln können. Darunter gehören **Leberfunktionsstörungen** zu den relativ seltenen, aber potenziell schwerwiegenden Komplikationen des Konsums von ATS, insbesondere von Ecstasy. Das klinische Bild entspricht einer subakuten toxischen oder viralen Hepatitis unterschiedlicher Schweregrade. Die Patienten entwickelten typischerweise ihre Symptome wenige Tage nach der letzten Einnahme, und es konnte jeweils kein weiterer potenziell verantwortlicher pathogenetischer Faktor für die Hepatitis eruiert werden. Die meisten Patienten erholten sich, bei wenigen Patienten kam es jedoch zum Leberversagen, teilweise mit Todesfolge.

14.4.2 ATS-bezogene psychische Störungen

Schädlicher Gebrauch und Abhängigkeit

Nach Hochrechnungen auf Basis der Prävalenzzahlen für Konsum und konsumbezogene Störungen dürfte etwa jeder fünfte regelmäßige Konsument von ATS ein klinisch relevantes Konsummuster entwickeln (Kraus et al. 2013; Daumann und Gouzoulis-Mayfrank 2015). Bei etwa der Hälfte dieser Fälle kann nach den ICD-10-Kriterien ein **schädlicher Konsum** (ICD-10 F15.1) diagnostiziert werden, wenn (noch) keine Abhängigkeit vorliegt, aber der Substanzkonsum zu einer manifesten Gesundheitsschädigung geführt hat. Beispiele für eine solche Gesundheitsschädigung können eine psychische Störung, z. B. eine drogeninduzierte Psychose oder depressive Störung, oder aber eine körperliche Erkrankung bzw. Komplikation sein (WHO 2000). Nach Einführung der **ICD-11** wird künftig zwischen einer *Episode* von schädlichem Konsum (ICD-11 6C46.0) und einem *Muster* von episodischem oder kontinuierlichem schädlichen Konsum (ICD-11 6C46.1) unterschieden werden, wobei der Substanzkonsum zu einer manifesten Gesundheitsschädigung bei der konsumierenden Person *oder* einer anderen Person aus seinem/ihrem Umfeld geführt haben kann (WHO 2022).

Bei **abhängigen Konsumenten** von Amphetamin oder Methamphetamin (ICD-10 F15.2; ICD-11 6C46.2) können sowohl eine psychische Gewöhnung mit Kontrollverlust und Craving als auch eine körperliche Abhängigkeit mit Toleranzentwicklung auftreten. Letztere betrifft die euphorisierenden und vegetativen Effekte auf den Kreislauf sowie auch die anorektische Wirkung. Die motorische Hyperaktivität bleibt hingegen unverändert und kann sich gelegentlich zu ausgeprägt repetitiven stereotypen Bewegungsmustern steigern. In der Abstinenz kommt es zu einem charakteristischen Entzugssyndrom (siehe „Entzug“). Das Abhängigkeitspotenzial hängt deutlich von der Applikationsart ab: Schwere Abhängigkeits- und Toleranzentwicklungen mit Applikation extrem hoher Dosen kommen insbesondere beim i. v. Konsum vor. Abhängige Konsumenten weisen häufig auch andere Abhängigkeiten oder schädlichen Konsum auf. Mischbilder einer schweren Abhängigkeit mit Opiaten, Kokain, Amphetaminen und Beruhigungsmitteln sind typisch für diese Klientel. Mephedron und andere Cathinone scheinen ein ähnliches Abhängigkeitspotenzial zu besitzen wie Amphetamin (Mead und Parrott 2020). In der ICD-10 gibt es kein gesondertes Kapitel für Störungen durch die **Gruppe der Cathinone,** sodass etwaige Diagnosen in der klinischen Praxis derzeit als Stimulanzienbezogene Störungen codiert werden (F15.x). In der ICD-11 wurde Methkathinon explizit unter die Stimulanzien subsummiert (Amphetamin, Methamphetamin und Methkathinon; Kapitel 6C46), während für Störungen durch synthetische Cathinone ein gesondertes Kapitel (Kapitel 6C47) eingeführt wurde. Diese Unterscheidung unterstreicht die Bedeutung der Cathinongruppe unter den NPS und wird eine Präzisierung künftiger Codierungen mit sich bringen.

Die Entaktogene (Ecstasy: MDMA und Analoga) sind hinsichtlich einer Abhängigkeitsentwicklung deutlich weniger problematisch: Eine psychische Abhängigkeit kommt eher selten und eine körperliche Abhängigkeit praktisch nicht vor. Viele Konsumenten machen die Erfahrung, dass die angenehmen Wirkungen der Substanz mit der Zeit nachlassen und auch durch Dosiserhöhung nicht mehr zu erreichen sind (keine Toleranz!), sodass sie den Konsum wieder reduzieren oder einstellen. Dennoch gibt es eine kleine Gruppe von MDMA-Konsumenten mit eskalierendem Konsum mehrmals in der Woche und mit bis zu 10 oder gar mehr Tabletten pro Abend. In der ICD-10 gibt es kein gesondertes Kapitel für Störungen durch Entaktogene, sodass die Diagnosen in der klinischen Praxis derzeit als Stimulanzienbezogene Störungen codiert werden (F15.x). In der ICD-11 wurde ein gesondertes Kapitel für Störungen durch Entaktogene (MDMA und ähnliche Substanzen; Kapitel 6C4C) eingeführt, sodass künftig auch hier die Codierungen präziser sein werden.

Intoxikation mit Komplikationen

ATS-Intoxikationen mit psychiatrischen oder körperlichen Komplikationen, d. h. komplizierte Rauschverläufe, sind in Notaufnahmen von Krankenhäusern keine Seltenheit. Wenn körperliche Komplikationen wie Kreislaufzusammenbrüche, Krampfanfälle und Bewusstseinsstörungen vorliegen (ICD-10 F15.01, F15.02, F15.05, F15.06; ICD-11 6C46.3, 6C47.3, 6C4C.3), stehen sie bei Notfallaufnahmen im Vordergrund und machen Intensivmaßnahmen erforderlich. Bei den psychiatrischen Komplikationen kann es sich um delirante oder psychotische Bilder mit Halluzinationen und Wahnvorstellungen, um expansiv-aggressive Zustände oder ängstlich-agitierte Bilder handeln (ICD-10 F15.03, F15.04). Die Symptome können bei MDMA ca. 3–4 Stunden und bei Amphetamin und Methamphetamin bis zu 8 oder 10 Stunden andauern (Daumann und Gouzoulis-Mayfrank 2015; Härtel-Petri et al. 2016; Gouzoulis-Mayfrank et al. 2016).

Unter **Amphetamin** und Methamphetamin **sind schizophrenieähnliche bzw. schizomanische Bilder** typisch (ICD-10 F15.03, F15.04; ICD-11 6C46.3). Sie gehen einher mit akustischen oder taktilen Halluzinationen („Ameisenlaufen“, Gefühl, als ob „Wanzen“ unter der Haut laufen, dabei häufig Aufkratzen und manchmal Eröffnung der Haut mit Messern o. Ä.), Verfolgungsideen (Speed-Paranoia), starkem

Bewegungsdrang und agitiert-expansivem Verhalten. Auch erhebliche fremdaggressive Ausbrüche sind möglich.

Nach Konsum von **MDMA** sind als Komplikation eher **ängstlich-agitierte Bilder** typisch, jedoch können auch psychotische Bilder auftreten. Aufgrund der spezifischen Wirkungen von MDMA mit einer erhöhten Suggestibilität und Bedürfnissen von Nähe und körperlichem Kontakt spielt auch das Risiko von sexuellen Übergriffen eine wichtige Rolle, da die Konsumierenden sich unter dem Einfluss der Substanz oft nicht ausreichend abgrenzen können. Aus einer Harm-Reduction-Perspektive ist präventiv eine Aufklärung über diese Gefahren wichtig.

Unter **Mephedron** sind bislang weniger Akutkomplikationen bekanntgeworden, allerdings ist die Datenlage hier unsicherer (Mead und Parrott 2020).

In der Akutsituation ist es häufig nicht möglich, eine Anamnese vom Betroffenen zu erhalten. Wichtig für die Diagnosestellung sind der klinisch-psychopathologische Befund, der körperlich-vegetative Befund, die Fremdanamnese und weitere Hinweise aus dem Umfeld, ein Drogenscreening sowie die Verlaufsbeobachtung, die ein Abklingen der Symptomatik innerhalb von Stunden ergibt. Die gängigen kommerziellen Screenings im Urin sind bis zu 3 Tage nach dem Konsum von ATS positiv. Bei positivem Befund sollte ergänzend ein toxikologischer Bestätigungstest durchgeführt werden.

Entzug

Das Entzugssyndrom von **Amphetamin und Methamphetamin** (ICD-10, F15.3; ICD-11 6C46.4) ist durch Drogenverlangen (Craving), innere Unruhe und Rebound-Phänomene wie Abgeschlagenheit, depressive Einbrüche, Ängstlichkeit und Konzentrationsstörungen gekennzeichnet. Wie beim Kokainentzug kann auch hier Suizidalität auftreten, die dann eine stationäre Behandlungsindikation darstellt. Das Entzugssyndrom bildet sich im Allgemeinen innerhalb von 1–2 Wochen zurück, bei schwerer Abhängigkeit kann es über 3 Wochen protrahiert verlaufen (Hill und Weiss 2011; Härtel-Petri et al. 2016).

MDMA und MDMA-Analoga haben kein körperliches Abhängigkeitspotenzial, und so tritt auch bei regelmäßigem Konsum kein Entzugssyndrom bei Abstinenz auf. Bei dem als „mid-week low" bekannten Syndrom nach dem Konsum handelt es sich nach überwiegender Meinung nicht um klassische Entzugsphänomene, sondern am ehesten um einen Subakuteffekt der Substanz durch die Serotonindepletion des Hirngewebes (siehe „Somatische Akutkomplikationen"). Dennoch ist in der ICD-11 die Codierung eines Entzugssyndroms bei MDMA-Abhängigkeit oder bei längerdauerndem höherdosiertem Konsum vorgesehen (6C4C.4), das durch Abgeschlagenheit, Lethargie, Schlafstörungen, Depressivität, ängstlicher Anspannung, Craving, Konzentrationsstörungen und Appetitmangel charakterisiert ist.

ATS-induzierte Störungen

Nach den Kriterien der ICD-10 tritt eine ATS-induzierte Störung (ICD-10 F15.5x) direkt nach dem Konsum oder spätestens innerhalb von 2 Wochen nach dem letzten Konsum auf. Die Dauer beträgt in der Regel mehrere Tage bis Wochen, wobei leichtere (Rest-)Symptome bis zu 6 Monate persistieren können. Phänomenologisch handelt es sich um ähnliche Bilder, wie sie auch als Komplikation im Rausch auftreten können, insbesondere Psychosen mit Halluzinationen und Wahnvorstellungen, aber auch delirante, maniforme und depressive sowie ängstlich geprägte Bilder. Künftig werden diese Komplikationen, die die pharmakologische Wirkdauer der Substanz deutlich überdauern, unter den ICD-11 Codes 6C46.5, 6C46.6, 6C46.7, 6C47.5, 6C47.6, 6C47.7, 6C4C.5, 6C4C.6 und 6C4C.7 codiert.

Bei Konsumenten von **Amphetamin und Methamphetamin** sind insbesondere induzierte schizophrenieähnliche psychotische Störungen mit Halluzinationen und Verfolgungswahn typisch (ICD-10 F15.5; ICD-11 6C46.6), während nach Konsum von **MDMA** nach klinischem Eindruck induzierte affektive Störungen mit ängstlich-depressiver Symptomatik überwiegen (ICD-11 6C4C.70, 6C4C.71). Bei den amphetamininduzierten Psychosen scheint es ein Zusammenspiel zwischen der Substanzwirkung und der genetischen Prädisposition für eine Psychose zu geben. Für dieses Zusammenspiel sprechen der Befund prämorbider schizoider und schizotypischer Merkmale sowie die Häufung von Schizophrenien und affektiven Störungen in den Familien von Methamphetaminkonsumenten, die später eine Psychose entwickeln (Chen et al. 2005).

Flashbacks

Echophänomene oder Flashbacks werden vereinzelt von MDMA-Konsumenten noch Wochen oder Monate nach dem Konsum berichtet (Litjens et al. 2014). Dabei treten für kurze Zeit (Sekunden bis wenige Minuten) Empfindungen und Wahrnehmungen „wie unter der Substanz" spontan auf, ohne dass der Betroffene erneut konsumiert hat. Flashbacks werden ansonsten typischerweise nach Halluzinogenkonsum beschrieben (➤ Kap. 12.3.3).

14.5 Psychiatrische, neurologische und internistische Folgeschäden

14.5.1 Hinweise auf neurotoxische Langzeiteffekte beim Menschen

Bei Versuchstieren führen ATS in hohen Dosen zu lang anhaltenden neurotoxischen Veränderungen serotonerger und dopaminerger Neurone im ZNS (➤ Kap. 14.3.2). Die Frage, ob ATS auch für den Menschen neurotoxisch sind und bei Konsumenten zu langfristigen oder gar bleibenden Hirnschädigungen mit klinisch relevanten Auswirkungen führen können, ist seit mehr als 30 Jahren Gegenstand intensiver Forschung.

MDMA („Ecstasy")

Bisher ist nicht abschließend geklärt, inwiefern sich die tierexperimentellen Befunde über neurotoxische Effekte auf den Menschen übertragen lassen. Die niedrigste Dosis, die beim nichtmenschlichen Primaten zu nachweisbaren neurotoxischen Schädigungen führte, liegt deutlich höher als die übliche Dosis eines durchschnittlichen Partykonsumenten, aber nicht so weit von den Dosen einer Untergruppe starker Konsumenten entfernt. Darüber hinaus ist es vorstellbar, dass die bei länger dauerndem Konsum kumulativ eingenommenen Dosen bei Konsumenten ähnliche neurotoxische Veränderungen hervorrufen könnten wie die höheren, innerhalb eines kurzen Zeitraums verabreichten Dosen bei Tierexperimenten. Weiter potenzierend könnten sich der regelhaft betriebene Mischkonsum sowie die übrigen typischen Begleitumstände des Konsums auswirken: Ecstasy wird überwiegend in der Partyszene in überfüllten, überhitzten Räumen bei exzessiver körperlicher Belastung durch stundenlanges Tanzen und teilweise unzureichender Flüssigkeitszufuhr konsumiert. Somit geschieht der Konsum typischerweise bei hohen Körper- und Umgebungstemperaturen, die im Tierexperiment zu einer Verstärkung der Neurotoxizität durch MDMA führen.

Als möglicher Hinweis auf eine **Schädigung serotonerger Neurone** bei Ecstasykonsumenten wurden bei einer Reihe von Studien aus den 1990er-Jahren im Liquor von Ecstasykonsumenten niedrige Konzentrationen des Serotoninmetaboliten 5-HIAA nachgewiesen als bei Kontrollgruppen. Allerdings korrelierte nur in einer Studie die Konzentration von 5-HIAA mit der Intensität des Ecstasykonsums, womit die Interpretation der Befunde erschwert wird. Bei Studien mit Positronen-Emissions-Tomografie (PET) und Liganden für den Serotonintransporter (SERT) wurde wiederholt eine niedrige Dichte der SERT bei Ecstasykonsumenten im Vergleich zu Kontrollprobanden berichtet, diese zeigte sich allerdings nach längerer Abstinenz und in Korrelation mit der Dauer der Abstinenzperiode reversibel (Van de Blaak und Dumont 2022).

Weitere indirekte negative **Folgen auf die Hirnfunktion und -struktur** könnten mit den vasokonstriktorischen und trophischen Wirkungen von Serotonin auf das Hirngewebe zusammenhängen. Mehrere Studien berichteten Auffälligkeiten hinsichtlich regionaler Durchblutungs- und Aktivierungsmuster bei kognitiven Aufgaben, Hinweise auf eine Ausdünnung von Nervenendigungen (fraktionale Anisotropie, FA; Diffusion Tensor Imaging, DTI) sowie Hinweise auf neuronale Schädigung (Reduktion von Markern für die neuronale Integrität) und Gliaproliferation (MR-Spektroskopie) bei starken MDMA-Konsumenten. Allerdings ist die Studienlage insgesamt nicht konsistent und die Interpretation einzelner Ergebnisse durch methodische Einschränkungen, insbesondere aufgrund des häufigen Mischkonsums, erschwert (Gouzoulis-Mayfrank und Daumann 2009; Müller et al. 2016; Roberts et al. 2018; Montgomery und Roberts 2022; Zimmermann et al 2022).

In der Zusammenschau gibt es einige Hinweise auf schädliche Langzeitwirkungen eines regelmäßigen und hoch dosierten Konsums von MDMA auf das zentrale Serotoninsystem und möglicherweise darüber hinaus auf die Gehirnfunktion und -struktur. Obwohl die Forschungsergebnisse nicht ganz konsistent sind und auch für eine Reversibilität der Veränderungen nach längerer Abstinenz sprechen, sind persistierende funktionelle Auswirkungen bei den Konsumenten insbesondere hinsichtlich kognitiver Leistungen denkbar (Van der Blaak und Dumont 2022, ➤ Kap. 14.5.3).

Amphetamin und Methamphetamin

Viele abhängige Konsumenten erreichen den tierexperimentell als neurotoxisch belegten Dosisbereich für Amphetamin und Methamphetamin. Darüber hinaus sind auch hier die hohen kumulativen Dosen über die Zeit und die potenzierenden Effekte des Mischkonsums und der Begleitumstände des Konsums zu berücksichtigen, sodass insgesamt neurotoxische Langzeitwirkungen bei Konsumenten von Stimulanzien durchaus denkbar sind.

Ähnlich wie bei den MDMA-Konsumenten zeigt sich die Hirnstruktur von Amphetaminkonsumenten bei Routine-CT- oder NMR-Untersuchungen unauffällig. Mithilfe sensitiverer Verfahren mit Forschungsprotokollen wurden bislang einige Auffälligkeiten im Vergleich zu Kontrollgruppen gezeigt; beschrieben sind z. B. vergrößerte Volumina des Striatums und reduzierte Volumina in frontalen und parietalen Kortexregionen, eine Verdünnung kortikaler Strukturen, niedrige Konzentrationen der neuronalen Marker NAA-Acetylaspartat und Kreatin in den Basalganglien (MR-Spektroskopie), niedrige Dichte der Dopamintransporter (DAT) und der D2-Dopaminrezeptoren im Striatum sowie der Serotonintransporter (SERT) und der vesikulären Monoamintransporter (VMAT2) in Subregionen des Striatums (PET und Single-Photon-Emissions-Tomografie, SPECT) und ein veränderter Glukosemetabolismus in limbischen und orbitofrontalen Regionen (Chang et al. 2007; Mackey et al. 2014; Hall et al. 2015; London et al. 2015, Shukla und Vincent 2021). Einschränkend muss hier erwähnt werden, dass es sich auch in diesen Studien um Mischkonsumenten handelte, sodass nicht eindeutig zwischen Effekten durch Amphetamine oder Ecstasy unterschieden werden kann.

In der Zusammenschau liegen ausreichend Hinweise vor, dass der Konsum von Stimulanzien und insbesondere ein regelmäßiger und hoch dosierter Konsum von Methamphetamin neurotoxische Veränderungen im Gehirn, vor allem die dopaminergen Systeme betreffend, zur Folge haben kann. Zur möglichen Reversibilität der Veränderungen nach längerer Abstinenz kann noch keine Aussage getroffen werden.

Für **Mephedron** ist die Datenlage nicht ausreichend, um eine Aussage zu möglichen Langzeiteffekten des Konsums treffen zu können (Mead und Parrott 2020).

14.5.2 Psychische Langzeitauswirkungen, psychiatrische Komorbidität

Über die zeitlich abgegrenzten substanzinduzierten Störungen hinaus finden sich bei einer Reihe von Untersuchungen mit ATS-Konsumenten erhöhte Werte für Depressivität, Ängstlichkeit, Impulsivität, emotionale Instabilität sowie für ein generell höheres psychisches Beschwerdeniveau, und es besteht eine auffällige Komorbidität insbesondere mit Angst- und depressiven Störungen. Dabei wird ein möglicher Zusammenhang mit den neurotoxischen Wirkungen der Substanzen auf das dopaminerge und serotonerge System diskutiert. Es finden sich jedoch keine konsistenten richtungweisenden Assoziationen zwischen psychometrischen Scores und dem Ausmaß des ATS-Konsums, und auch die wenigen Längsschnittuntersuchungen sind hier nicht richtungweisend (Gouzoulis-Mayfrank und Daumann 2009).

MERKE

Somit können die vielfach festgestellten emotional-instabilen und impulsiven Persönlichkeitszüge bzw. das allgemein hohe psychische Belastungsniveau auch als prädisponierende Faktoren für eine generelle Affinität zu Drogen gewertet werden. Prospektiv angelegte Studien sprechen auch dafür, dass die komplexen Zusammenhänge zwischen ATS-Konsum und psychischen Störungen häufig als Begünstigung des Konsums durch psychische Probleme – und nicht umgekehrt – zu verstehen sind (Lieb et al. 2002; Huizink et al. 2006; Wagner et al. 2015; Paulus und Stewart 2020).

Diese Befunde schließen natürlich nicht aus, dass der Konsum von ATS insbesondere bei vulnerablen Personen zur Manifestation psychischer Störungen beitragen kann. So ist es insbesondere denkbar, dass ATS-induzierte Psychosen in Schizophrenien übergehen können, d. h. der Konsum von Stimulanzien könnte ein Risikofaktor für die Entstehung einer Schizophrenie sein. Prospektive epidemiologische Studien konnten bislang keinen solchen Zusammenhang nachweisen, wobei möglicherweise die statistische Power für diese Fragestellung nicht ausreichend war. Eine retrospektive Auswertung eines sehr großen Datensatzes von mehr als 40.000 stationären Behandlungen von Methamphetaminkonsumenten in den USA zeigte erstmalig vor etwa 10 Jahren, dass diese – ähnlich wie Cannabiskonsumenten – in den darauffolgenden Jahren gehäuft wegen einer Schizophrenie behandelt wurden (Callaghan et al. 2012a). Eine aktuelle multizentrische Untersuchung über fünf europäische und ein südamerikanisches Land bezog 1100 Fälle mit Erstmanifestation einer Schizophrenie und knapp 1500 gesunde Kontrollen ein und bestätigte, dass ein ATS-Konsum das Psychoserisiko erheblich erhöhte (Odds Ratio 1,74 bzw. 1,6 für aktuellen bzw. Life-time-Konsum); dabei wurden mögliche konfundierende Faktoren einschließlich Cannabiskonsum, Ethnizität und Bildungsstand berücksichtigt und kontrolliert (Rodríguez-Toscano et al. 2023). Insbesondere diese wichtige und methodisch anspruchsvolle Studie lässt es sehr wahrscheinlich erscheinen, dass der Konsum von ATS in Interaktion mit weiteren Risikofaktoren zur Manifestation von Psychosen aus dem schizophrenen Formenkreis beitragen kann.

14.5.3 Langzeitauswirkungen auf kognitive Funktionen

Die Studienlage zu kognitiven Defiziten bei **Ecstasykonsumenten** ist umfangreich. In Querschnittstudien werden weitgehend konsistent (relative) mnestische Defizite im Vergleich zu Kontrollgruppen gefunden. Darüber hinaus werden z. T. auch schwache zentrale exekutive Funktionen und eine auffällige kognitive Impulsivität gezeigt. Es handelt sich in der Regel um subtile Befunde; manche starke Konsumenten sind jedoch deutlicher beeinträchtigt und spüren es auch selbst in ihrem Alltag. Die Auffälligkeiten korrelieren mit dem Ausmaß des Konsums und werden deswegen am ehesten als Folge des Konsums interpretiert und mit der serotonergen Neurotoxizität von MDMA in Zusammenhang gebracht (Camarasa et al. 2012; Daumann und Gouzoulis-Mayfrank 2015; Van de Blaak und Dumont 2022). Wichtig sind aber auch die Ergebnisse zweier prospektiver Studien, wonach selbst der Konsum von nur wenigen Ecstasy-Tabletten ausreichen kann, um Merkfähigkeit und Lernleistungen tendenziell ungünstig zu beeinflussen (Schilt et al. 2007; Wagner et al. 2013). Insgesamt gilt die Beeinträchtigung kognitiver Leistungen, insbesondere von Gedächtnisleistungen, durch Ecstasy als gesichert.

Ob die kognitiven Funktionen sich nach längerer Abstinenz von MDMA vollständig erholen, kann nicht mit Sicherheit beantwortet werden, da die wenigen Längsschnittstudien hierzu nicht konsistent waren. Eine aktuelle Übersichtsarbeit kommt zu dem Ergebnis, dass insbesondere die Gedächtnisleistungen sich nicht vollständig erholen, obwohl die Dichte der SERT im Hirngewebe – als wichtigster Marker für serotonerge Neurotoxizität – sich nach längerdauernder Abstinenz reversibel zeigt (Van de Blaak und Dumont 2022).

Zwischenzeitlich ist auch die Studienlage zu kognitiven Defiziten bei **Amphetamin-** und insbesondere bei **Methamphetaminkonsumenten** umfangreich. Berichtet wurden (relativ) schwache Gedächtnisleistungen sowie Auffälligkeiten bei den frontalen exekutiven Funktionen und dem planerischen Denken. Allerdings sind die Ergebnisse zum Zusammenhang zwischen kognitiven Leistungen und Ausmaß des Konsums inkonsistent und es liegen bislang keine prospektiven Studien vor. So könnten die relativen kognitiven Defizite Folge des Amphetaminkonsums sein und mit dem neurotoxischen Potenzial der Amphetamine zusammenhängen, oder aber sie könnten als Risikofaktor für die Entwicklung des Drogenkonsums betrachtet werden. Neuere Literaturübersichten kommen zu dem Ergebnis, dass zumindest ein starker Methamphetaminkonsum zu einer durchschnittlich leichten Verschlechterung kognitiver Leistungen führen kann, dass die Defizite unterschiedlich lange persistieren können und dass das Ausmaß der kognitiven Beeinträchtigung interindividuell stark variiert (Hart et al. 2012; Dean et al. 2013; Paulus und Stewart 2020; Shukla und Vincent 2011).

14.5.4 Somatische Langzeitauswirkungen

Abgesehen von der Möglichkeit somatischer Akutkomplikationen (siehe „Somatische Akutkomplikationen") sind die sozial integrierten moderaten „Freizeitkonsumenten" von ATS in der Regel auch somatisch wenig beeinträchtigt. Konsumenten, die von Amphetamin und – noch mehr – von Methamphetamin abhängig sind und hohe Dosen konsumieren, weisen jedoch eine Reihe somatischer Langzeitschäden aus. Insbesondere die i. v. Konsumenten haben häufig einen schlechten Allgemeinzustand, sie nehmen an Gewicht ab bis zur Kachexie, können Herzmuskelschäden entwickeln, leiden häufig unter chronischer Erschöpfung und haben ein erhöhtes Risiko für Infektionskrankheiten (z. B. Abszesse, Hepatitis, HIV-Infektion). Wenn die Konsumenten den Stoff durch die Nase „ziehen", können sich lokal Schleimhautschäden bis hin zur Nasenscheidewandperforation entwickeln; dies hängt am ehesten mit den vasokonstriktorischen Effekten der Amphetamine zusammen. Typisch sind außerdem Hautveränderungen („Speed-Pickel") sowie Zahnschäden, die mit der Mundtrockenheit und dem häufigen Zähneknirschen unter der Substanzwirkung in Zusammenhang gebracht werden (Cruickshank und Dyer 2009; Härtel-Petri et al. 2016).

Schließlich ist an dieser Stelle erwähnenswert, dass im Zusammenhang mit der dopaminergen Neurotoxizität von Amphetaminen bei (starken) Konsumenten ein möglicherweise **erhöhtes Risiko für eine Parkinson-Erkrankung** diskutiert wird. In mehreren Studien wurden motorische Auffälligkeiten, Parkinson-Symptome und morphologische Auffälligkeiten der Substantia nigra bei Konsumenten von Methamphetamin berichtet (Volkow et al. 2001; Todd et al. 2016; Salari et al. 2022). Erstmalig berichtete die bereits oben erwähnte amerikanische retrospektive Studie mit einem Datensatz von über 40.000 stationären Behandlungen von Methamphetaminkonsumenten, dass sie innerhalb der darauffolgenden 16 Jahre fast doppelt so häufig wegen einer Parkinson-Erkrankung behandelt wurden (Callaghan et al. 2012b). Eine weitere amerikanische Studie mit dem medizinischen Datensatz von etwa 34.000 Fällen, davon fast 5.000 Amphetamin-/Methamphetaminkonsumenten, ergab ein fast 3-fach erhöhtes Risiko für eine Parkinson-Erkrankung (Curtin et al. 2015). In der Zusammenschau wird Methamphetamin, insbesondere bei längerdauerndem und hochdosiertem Konsum, als ein Risikofaktor für die Entwicklung der Parkinson-Erkrankung sowie atypischer Parkinson-Syndrome betrachtet (Kish et al. 2017; Lappin et al. 2018; Lappin und Darke 2021; Shresta et al. 2022).

14.6 Therapie

In der Akuttherapie ATS-bezogener Störungen spielen medikamentöse Ansätze eine relevante Rolle, während die Postakutbehandlung eindeutig eine Domäne der Psychotherapie und der psychosozialen Therapien ist. Die Abhängigkeit von Amphetamin und insbesondere von Methamphetamin ist eine chronische Erkrankung mit häufigen Rückfällen und erheblichen Auswirkungen auf Lebensgestaltung, Funktionsniveau und Lebensqualität. Eine aktuelle Übersicht zu Methamphetamin fasst zusammen, dass ohne Therapie 5-Jahresremissionsraten von bis zu 30 % erwartet werden können. Nach Therapie werden Rückfallraten von ca. 60 % innerhalb von 12 Monaten und ca. 75 % innerhalb von 5 Jahren berichtet (Paulus und Stewart 2020). Eine aktuelle Studie aus dem deutschen System der stationären Suchtrehabilitation berichtete, dass Methamphetaminabhängige stärkere kognitive Einschränkungen hatten, aber dennoch ähnlich von der Therapie profitierten wie Abhängige anderer Drogen (Behle et al. 2022).

14.6.1 Psychotherapie und psychosoziale Interventionen

Grundsätzlich wird bei ATS konsumierenden Personen ein **Stepped-Care-Ansatz** empfohlen, wobei Amphetamine in den ausführlichen substanzübergreifenden kognitiv-verhaltenstherapeutischen Behandlungsmanualen zur Drogenabhängigkeit ausgeklammert sind (z. B. NIDA 2012). Es existieren – gerade im Vergleich mit Studien zur Behandlung von Kokainabhängigkeit – nur wenige Studien zur Behandlung von Amphetaminabhängigkeit und noch weniger Studien, die den strengen Einschlusskriterien für Metaanalysen standhalten (Harada et al. 2018). Bisher liegt keine Evidenz für differenzielle Behandlungseffekte psychosozialer Ansätze zur Behandlung der Abhängigkeit von ATS und Kokain vor (Vocci und Montoya 2009).

Ein erster Schritt außerhalb des klinischen Behandlungssettings in einem Stepped-Care-Ansatz sollte in einem strukturierten Assessment des Amphetaminkonsums und möglichen damit zusammenhängenden Problemen bestehen (Baker et al. 2005). Regelmäßig Amphetamin Konsumierenden sollte nebst einem solchen Assessment eine kurze, auf motivierender Gesprächsführung und den Prinzipien der kognitiven Verhaltenstherapie (KVT) beruhende Behandlung angeboten werden (Baker et al. 2005). Bei gleichzeitigem Vorhandensein von depressiven Symptomen sollen dabei zusätzliche Behandlungsangebote gemacht werden (Baker et al. 2005; SAMHSA 2013). Ein besonderes Augenmerk gilt dabei auch suizidalen Tendenzen (SAMHSA 2015). Generell sollen komorbide psychische Erkrankungen erkannt und entsprechend therapiert werden (SAMHSA 2013). Ein Stepped-Care-Ansatz kann analog auch bei regelmäßig MDMA und Cathinon Konsumierenden (Mephedron, Methylon etc.) empfohlen werden (Winstock et al. 2010).

Exemplarisch sei an dieser Stelle ein **Kurzzeittherapie-Manual** für regelmäßig Amphetamin Konsumierende bzw. Amphetaminabhängige genannt, das aus Australien stammt (Baker et al. 2003) und zusammen mit einem Selbsthilfeheft (NDARC 2001) angewandt wird. Es enthält Rollenspiele, und die teilnehmenden Klienten werden zwischen den Lektionen mit Aufgaben beauftragt. Nach einer Lektion motivierender Gesprächsführung (Miller und Rollnick 2002) zur Motivationssteigerung für die Konsumreduktion von Amphetaminen folgt eine Lektion basierend auf KVT, die hauptsächlich die Entwicklung von Copingstrategien zur Vermeidung des Konsums und Rückfallprävention (Marlatt und Gordon 1985) enthält. In der dritten Lektion werden progressive Muskelrelaxation und weitere Strategien im Umgang mit Craving erläutert und geübt. Die vierte und letzte Lektion beinhaltet schließlich den Umgang mit Rückfällen und die Entwicklung einer persönlichen Copingübung für Hochrisikosituationen.

Für regelmäßige und insbesondere für abhängige **Methamphetamin**konsumierende existieren hingegen ausführliche **kognitiv-verhaltenstherapeutische Behandlungsansätze** (Lee und Rawson 2008), und die übergeordneten Behandlungsprinzipien bei Drogenabhängigkeit können ebenfalls empfohlen werden (NIDA 2012). In Deutschland wurde 2016 eine S3-Leitlinie zur Behandlung von Methamphetaminabhängigkeit verfasst, die auf psychotherapeutische Interventionen nach erfolgtem Entzug bzw. in der Postakutbehandlung sowie auf unterschiedlich vermittelte Formen der Rückfallprävention eingeht (Die Drogenbeauftragte der Bundesregierung et al. 2016).

Sowohl längere **kognitiv-verhaltenstherapeutische Psychotherapien** wie bereits auch solche mit zwei bis vier Therapieeinheiten zeigen moderate Abstinenzeffekte (Lee und Rawson 2008; Vocci und Montoya 2009). Ein besonderes Augenmerk gilt suizidalen Tendenzen und ihrer integrierten Behandlung (SAMHSA 2015) sowie der Erkennung und Therapie komorbider psychischer Störungen (SAMHSA 2013). Für die Risikogruppe der methamphetaminabhängigen bi- und homosexuellen Männer liegen adaptierte kognitiv-verhaltenstherapeutische Therapiemanuale vor, die ein besonderes Augenmerk auf sexuell übertragbare Krankheiten legen (Reback und Shoptaw 2014). Ebenfalls wirksam scheint das in den USA oft angewandte **Kontingenzmanagement** zur Behandlung von (Meth-)Amphetaminabhängigkeit zu sein, insbesondere wenn es kombiniert mit **Community Reinforcement** eingesetzt wird (Lee und Rawson 2008; Paulus und Stewart 2020). Das Kontingenzmanagement hat allerdings - sehr wahrscheinlich aufgrund anderer Versorgungs- und Versicherungsstrukturen sowie aus kulturellen Gründen – kaum in der Regelversorgung europäischer Länder Fuß fassen können.

Neben den klassischen verhaltenstherapeutischen Prinzipien liegt nach neueren Übersichtsarbeiten ausreichend Evidenz für die Wirksamkeit von **Community Reinforcement** Ansätzen, **behavioraler Aktivierung** sowie **Sporttherapie** bei Menschen mit Methamphetaminabhängigkeit vor (De Crescenzo et al. 2018; Martinez-Vispo et al. 2018; Paulus und Stewart 2020). Schließlich liegen auch erste Hinweise für den Einsatz und die Wirksamkeit internet-gestützter kognitiv-behavioraler Therapieformen vor (Paulus und Stewart 2020; Chun-Hung et al. 2023).

14.6.2 Pharmakotherapie

Empfehlungen zur Therapie von Störungen durch ATS finden sich in der S2-Leitlinie der Deutschen Gesellschaft für Psychiatrie und Psychotherapie, Psychosomatik und Nervenheilkunde (DGPPN) und der Deutschen Gesellschaft für Suchtforschung und Suchttherapie (DG-Sucht), die allerdings deutlich veraltet ist (Thomasius und Gouzoulis-Mayfrank 2006), sowie in der ebenfalls veralteten australischen Leitlinie (DASSA 2006 Guidelines Development Working Party 2006). Aus Großbritannien liegt eine weitere Leitlinie zu „Club Drugs" und „neuen psychoaktiven Substanzen" (NPS) vor, bei der auch ATS ausführlich behandelt werden (NEPTUNE 2015). Speziell zu den methamphetaminbezogenen Störungen kann die deutsche S3-Leitlinie aus dem Jahr 2016 herangezogen werden (Drogenbeauftragte der Bundesregierung et al. 2016).

Insgesamt beruhen die Empfehlungen zur medikamentösen Behandlung überwiegend auf Expertenmeinungen, die wiederum auf der klinischen Erfahrung und Extrapolationen aus Studien mit kokainabhängigen Patienten basieren. Somit ist das Evidenzniveau überwiegend als schwach zu werten. Wenn eine gute Evidenzlage besteht, wird im Folgenden gesondert darauf hingewiesen.

Tab. 14.1 Pharmakotherapie bei komplizierten Intoxikationssyndromen durch ATS

Substanz	Syndrom	Medikation
Amphetamin/Methamphetamin	Intoxikation mit Erregung/Aggressivität (ICD-10 F15.03, F15.04; ICD-11 6C46.3)	Benzodiazepine (z. B. Diazepam, Lorazepam, Midazolam)
	Intoxikation mit psychotischen Symptomen (ICD-10 F15.03, F15.04; ICD-11 6C46.3)	Benzodiazepine (z. B. Diazepam, Lorazepam, Midazolam) Ggf. zusätzlich atypische Antipsychotika (z. B. Olanzapin, Risperidon)
MDMA und MDMA-ähnliche Substanzen („Ecstasy")	Intoxikation mit Angst, Agitation, Depressivität (ICD-11 6C4C.3)	Benzodiazepine (z. B. Diazepam, Lorazepam, Midazolam) **Cave:** keine Antidepressiva!
	Intoxikation mit psychotischen Symptomen (ICD-11 6C4C.3)	Benzodiazepine (z. B. Diazepam, Lorazepam, Midazolam) **Cave:** keine Antipsychotika!

Akutbehandlung

Wenn bei der Intoxikation körperliche Komplikationen wie Kreislaufversagen, Hyperthermie, Anfälle und Bewusstseinsstörungen vorliegen, stehen diese bei der Behandlung im Sinne intensivmedizinischer Maßnahmen im Vordergrund. Anders verhält es sich bei psychiatrischen Komplikationen (ICD-10 F15.03, F15.04; ICD-11 6C46.3; ➤ Kap. 14.3.2), bei denen die Begleitung und Beruhigung des Betroffenen – idealerweise in einer abschirmenden Umgebung – im Vordergrund steht. Da es sich häufig um unklare und Mischintoxikationen handelt, empfiehlt sich grundsätzlich, zurückhaltend mit einer Pharmakotherapie zu sein, insbesondere wenn bzw. solange keine adäquate Überwachungsmöglichkeit besteht. Bei ausgeprägter Symptomatik sind medikamentöse Maßnahmen jedoch manchmal unumgänglich. Die in ➤ Tab. 14.1 zusammengefassten Empfehlungen berücksichtigen die S3-Leitlinie zu methamphetaminbezogenen Störungen (Gouzoulis-Mayfrank et al. 2016).

Medikamente der ersten Wahl bei allen komplizierten Rauschverläufen sind schnell wirksame **Benzodiazepine,** z. B. Diazepam, Lorazepam oder Midazolam oral oder i. v. Allerdings muss beachtet werden, dass Benzodiazepine bei Mischintoxikationen problematisch sein können. Wenn zusätzlich z. B. GHB, Alkohol oder Opiate konsumiert worden sind und dies nicht bekannt ist, kann eine Benzodiazepingabe, insbesondere wenn sie parenteral erfolgt, zu einer gefährlichen Atemdepression bis hin zum Atemstillstand führen. Entsprechend darf die Indikation erst nach gründlicher Abwägung gestellt werden.

Bei psychotischen Bildern, wie sie vor allem unter Amphetamin und Methamphetamin auftreten können, kann es sinnvoll sein, zusätzlich ein Antipsychotikum zu verabreichen. Wenn eine orale Medikation infrage kommt, werden eher **atypische Antipsychotika** wie Risperidon oder Olanzapin empfohlen. Die früher übliche orale oder parenterale Akutmedikation mit einem potenten Butyrophenon (z. B. Haloperidol) kommt wegen des ungünstigen Nebenwirkungsprofils nur noch als zweite Wahl in Betracht (Frühdyskinesien; Dysphorie, die die Angst noch verstärken kann). Grundsätzlich soll bei Antipsychotika das Risiko kardialer Nebenwirkungen und Komplikationen – gerade in der Intoxikation mit ATS –berücksichtigt werden. Daher wird empfohlen, vor der Medikamentengabe möglichst ein EKG abzuleiten.

Bei psychotischen Rauschverläufen nach Einnahme von MDMA (ICD-10 F15.03, F15.04; ICD-11 6C4C.3) sollte man mit einer antipsychotischen Medikation generell zurückhaltender sein. Ausgehend von Erfahrungen mit Halluzinogenen ist zu befürchten, dass Antipsychotika die aversiven und ängstigenden Akutwirkungen zusätzlich verstärken können. Andere Medikationen sind bei einer Intoxikation oder bei Verdacht auf eine Intoxikation mit MDMA oder Amphetaminen nicht indiziert. Insbesondere sind Antidepressiva, vor allem selektive Serotonin-Wiederaufnahmehemmer (SSRS), bei der akuten Ecstasyintoxikation kontraindiziert, da sie in dieser Phase unwirksam sind und in der Kombination mit Ecstasy zum lebensbedrohlichen Serotoninsyndrom beitragen können.

Pharmakotherapie bei Entzugssymptomatik

Bei Abhängigkeit von Amphetamin und Methamphetamin dauern die körperlichen Entzugssymptome ca. 1–2 Wochen, bei starker Abhängigkeit ggf. bis zu 3 Wochen an, das Craving deutlich länger. Die möglichen medikamentösen Strategien sind in ➤ Tab. 14.2 zusammengefasst.

Nach der S3-Leitlinie zu methamphetaminbezogenen Störungen (Gouzoulis-Mayfrank et al. 2016) können **antriebssteigernde Antidepressiva** wie **Bupropion oder Desipramin** eingesetzt werden, wenn im Rahmen des Entzugs eine depressiv-ängstliche Symptomatik, Erschöpfung und/oder Hypersomnie vorherrschen. Die Wirksamkeit von Desipramin ist beim Kokainentzug gut belegt und dürfte beim Amphetaminentzug ähnlich sein.

Wenn im Rahmen des Methamphetaminentzugs Schlafstörungen und/oder Unruhe vorherrschen, können **sedierende Antidepressiva** oder **sedierende, niedrigpotente oder atypische Antipsychotika** wie **Olanzapin** oder **Quetiapin** hilfreich sein. Wenn ein starkes Craving vorherrscht, kann versuchsweise **Acetylcystein** in einer

Tab. 14.2 Mögliche pharmakotherapeutische Strategien für das Entzugssyndrom bei Amphetamin-/Methamphetamin-abhängigkeit (ICD-10 F15.3; ICD-11 6C46.4; modifiziert nach Gouzoulis-Mayfrank et al. 2016)

Zielsyndrom	Medikation
Entzugssyndrom mit vorherrschender depressiv-ängstlicher Symptomatik, Erschöpfung und/oder Hypersomnie	Antriebsteigernde Antidepressiva • Bupropion • Desipramin
Entzugssyndrom mit vorherrschender Schlafstörungen und/oder Unruhe	Sedierende Antidepressiva Sedierende, niedrigpotente oder atypische Antipsychotika • Olanzapin • Quetiapin
Entzugssyndrom mit starkem Craving	Acetylcystein 600 mg in der 1. und 1.200 mg in der 2. bis 4. Woche, anschließend Washout über 3 Tage (nach Mousavi et al. 2015)
Entzugssyndrom mit vorherrschender depressiv-ängstlicher Symptomatik und suizidaler Gefährdung	Benzodiazepine **Cave:** Abhängigkeitspotenzial! Zeitlich begrenzte Gabe!
Stark ausgeprägtes Entzugssyndrom und Entzugsabbrüche in der Vorgeschichte	Dexamphetamin retard **Cave:** ausschließlich im stationären Setting! Ausschleichen der Dosis nach spätestens 2 Wochen

Tagesdosis von 600–1.200 mg eingesetzt werden. Für dieses gut verträgliche Medikament wurde in einer kleinen, aber ansonsten methodisch sauberen RCT eine Reduktion von Craving nachgewiesen, sodass hier ausnahmsweise ein relativ gutes Evidenzniveau vorliegt (Mousavi et al. 2015). **Benzodiazepine** sollten in der Entzugsbehandlung aufgrund ihres Abhängigkeitspotenzials nur äußerst zurückhaltend eingesetzt werden.

Im Rahmen einer stationären Entzugsbehandlung kann zur Linderung von Entzugssymptomen bei methamphetaminabhängigen Konsumierenden zeitlich streng begrenzt auch **Dexamphetamin retard** eingesetzt werden, wenn frühere Entzugsversuche gescheitert sind. Die Verträglichkeit und Wirksamkeit im Sinne einer Abschwächung der Entzugssymptome konnten in einer offenen Pilotstudie und drei RCTs gezeigt werden (Longo et al. 2010; Galloway et al. 2011; Thompson et al. 2021, Acheson et al. 2022), sodass sich auch hier ein relativ gutes Evidenzniveau ergibt. Zu anderen Stimulanzien liegen entweder keine Studien zur Akutbehandlung methamphetaminabhängiger Patienten vor, oder die vorliegenden Studien erbrachten keine oder nur marginale Vorteile gegenüber Placebo.

Pharmakotherapie bei induzierter Psychose

Bei induzierten Psychosen durch Amphetamin- oder Methamphetamin (ICD-10 F15.5; ICD-11 6C46.6) sind Antipsychotika Mittel der ersten Wahl. Wegen des günstigeren Nebenwirkungsprofils sollte einem atypischen Antipsychotikum der Vorzug gegeben werden. Begleitend kann vorübergehend auch ein Benzodiazepin zur Anwendung kommen (Gouzoulis-Mayfrank et al. 2016; Hamdorf et al. 2016). Eine neuere systematische Übersichtsarbeit kam zu dem Schluss, dass hinsichtlich der Wirksamkeit am ehesten Olanzapin oder Quetiapin vorteilhaft sein könnten, allerdings wurde die Evidenz als gering eingeschätzt (Srisurapanont et al. 2021).

14.6.3 Postakutbehandlung

Die Postakutbehandlung ist die Domäne der Psychotherapie und der psychosozialen Therapien (➤ Kap. 11.5). Medikamente wurden im Rahmen von Studien ganz überwiegend in Kombination mit Psychotherapie untersucht. In der Zusammenschau können medikamentöse Ansätze im Rahmen eines Gesamtbehandlungsplans unterstützend versucht werden, die Wirksamkeit wird allerdings insgesamt als unsicher bzw. begrenzt bewertet (Lee et al 2018; Paulus und Stewart 2020).

Nach der S3-Leitlinie zu methamphetaminbezogenen Störungen (Braunwarth et al. 2016) können in erster Linie **antriebssteigernde Antidepressiva** eingesetzt werden, mit dem Ziel, die Abstinenz zu unterstützen oder die Haltequote zu verbessern. Relativ am besten ist die Datenlage zu **Bupropion** mit mehreren RCTs und Hinweisen auf gewisse Vorteile, zumindest bei Patienten, die nicht täglich konsumierten. Letztlich bleibt aber unklar, ob die Substanz allein ohne Psychotherapie überhaupt wirksam ist (Apuy et al. 2023). Bei Sertralin oder Paroxetin wurden keine günstigen Effekte oder sogar schlechtere Ergebnisse im Vergleich zu Placebo beschrieben, sodass SSRIs nicht empfohlen werden können. RCTs mit N-Acetylcystein – allein oder in Kombination mit Naltrexon – ergaben ebenfalls keine Vorteile gegenüber Placebo (Grant et al. 2010; McKetin et al. 2021).

Hinsichtlich einer **Substitution mit Stimulanzien** über die Entzugsphase hinaus reicht die Datenlage aktuell für eine Empfehlung ebenfalls nicht aus. Es liegen RCTs mit retardiertem Amphetamin, retardiertem Methylphenidat und Modafinil bei Methamphetaminabhängigen vor, die nur kleine Vorteile im Vergleich zu Placebo bei überwiegend deutlichen methodischen Problemen aufweisen. Insgesamt kommt die S3-Leitlinie zu methamphetaminbezogenen Störungen zu der Einschätzung, dass weitere Untersuchungen notwendig sind, um über den Stellenwert einer Substitution mit Stimulanzien in der Postakutbehandlung zu entscheiden (Braunwarth et al. 2016). Neuere Übersichten kommen zu ähnlichen Ergebnissen (Lee et al 2018;

Tardelli et al. 2020; Paulus und Stewart 2020). Bemerkenswert ist allerdings eine aktuelle schwedische Registerstudie mit knapp 14.000 Menschen mit Erstdiagnose einer Amphetamin- oder Methamphetaminkonsumstörung und einer Follow-up-Zeit von durchschnittlich knapp vier Jahren, die einen Vorteil von Lis-Dexamphetamin und Methylphenidat hinsichtlich Hospitalisierung und Mortalität berichtete (Heikkinen et al. 2023). Diese Studie unterstreicht die Notwendigkeit weiterer Untersuchungen.

14.7 Fazit für die Praxis

Der Konsum von amphetaminartigen Stimulanzien (ATS) birgt erhebliche Risiken hinsichtlich **Akut- und Langzeitkomplikationen.** Typisch für Amphetamin und Methamphetamin sind Rauschverläufe mit Agitiertheit, dysphorisch-ängstlicher Verstimmung, expansivem und aggressivem Verhalten, Verfolgungsideen und Halluzinationen sowie substanzinduzierte Psychosen mit einer Dauer von Tagen bis Wochen. Darüber hinaus haben alle ATS das Potenzial für schwerwiegende somatische Akutkomplikationen wie Blutdruckkrisen, Hirnblutungen, Herzinfarkte, epileptische Anfälle und ein der malignen Hyperthermie ähnliches Syndrom.

Mittel der ersten Wahl bei komplizierten Intoxikationssyndromen durch ATS sind schnell wirksame Benzodiazepine. Beim (Meth-)Amphetaminentzug können syndromal geleitet antriebsteigernde oder sedierende Antidepressiva, niedrigpotente Antipsychotika, ggf. Acetylcystein und in Ausnahmefällen unter stationären Bedingungen auch Dexamphetamin eingesetzt werden. Die Postakuttherapie einer (Meth-)Amphetaminabhängigkeit ist eine Domäne der **Psychotherapie** und umfasst motivationale, kognitiv-behaviorale und aktivierende Elemente.

Schließlich findet sich bei starken und vor allem bei abhängigen Konsumenten eine hohe Komorbidität mit anderen psychischen Störungen, wobei die Zusammenhänge in der Regel komplex und keinesfalls unidirektional sind. Aktuell verdichten sich die Hinweise auf eine Rolle des ATS Konsums als **Risikofaktor für die Entwicklung einer Psychose aus dem schizophrenen Formenkreis.** Regelmäßige ATS-Konsumenten weisen relative kognitive Defizite in den Bereichen Merkfähigkeit, frontale exekutive Funktionen und planerisches Denken auf, die mit dem bekannten neurotoxischen Potenzial der ATS auf das zentrale dopaminerge und serotonerge System in Zusammenhang gebracht werden. Aktuelle Hinweise auf eine Rolle des Methamphetaminkonsums als Risikofaktor für die Entwicklung eines Parkinson-Syndroms werden ebenfalls mit dem neurotoxischen Potenzial der Substanz auf das zentrale dopaminerge System in Zusammenhang gebracht.

LITERATUR

Acheson L. S., Ezard N., Lintzeris N., Dunlop A., Brett J., Rodgers C., et al. Lisdexamfetamine for the treatment of acute methamphetamine withdrawal: A pilot feasibility and safety trial. Drug Alcohol Depend. 2022; 241: 109692. doi: 10.1016/j.drugalcdep.2022.109692.

Apuy L. F. M., Barreto A. B., Merino L. A. H. Efficacy of bupropion and cognitive behavioral therapy in the treatment of methamphetamine use disorder: a systematic review and meta-analysis. Braz J Psychiatry. 2023;45(3):280-5. doi: 10.47626/1516-4446-2022-2979.

Bagot K. S., Kaminer Y. Efficacy of stimulants for cognitive enhancement in non-attention deficit hyperactivity disorder youth: a systematic review. Addiction. 2014; 109: 547–557.

Baker A., Kay-Lambkin F., Lee N. et al. A Brief Cognitive Behavioural Intervention for Regular Amphetamine Users. 2003; Australian Government Department of Health and Ageing. Canberra.

Baker A., Lee N. K., Claire M. et al. Brief cognitive behavioural interventions for regular amphetamine users: a step in the right direction. Addiction. 2005; 100: 367–378.

Battaglia G., Brooks B. P., Kulsakdinun C., De Souza E. B. Pharmacologic profile of MDMA (3,4-methylenedioxymethamphetamine) at various brain recognition sites. Eur J Pharmacol. 1988; 149: 159–163.

Baumann M. H., Partilla J. S., Lehner K. R. Psychoactive "bath salts": not so soothing. Eur J Pharmacol. 2013; 698: 1–5.

Been F., Bijlsma L., Benaglia L. et al. Assessing geographical differences in illicit drug consumption – a comparison of results from epidemiological and wastewater data in Germany and Switzerland. Drug Alcohol Depend. 2016; 161: 189–199.

Behle N, Kamp F, Proebstl L, Hager L, Riebschläger M, Schacht-Jablonowsky M, et al. Treatment outcome, cognitive function, and psychopathology in methamphetamine users compared to other substance users. World J Psychiatry. 2022; 12(7):944–957. doi: 10.5498/wjp.v12.i7.944.

Benzenhöfer U., Passie T. Rediscovering MDMA (ecstasy): the role of the American chemist Alexander T. Shulgin. Addiction 2010; 105: 1355–1361. doi.org/10.1111/j.1360-0443.2010.02948.x.

Berridge C. W., Waterhouse B. D. The locus coeruleus-noradrenergic system: modulation of behavioral state and state-dependent cognitive processes. Brain Res Brain Res Rev. 2003; 42: 33–84.

Braunwarth W.-D., Härtel-Petri R., Hamdorf W. et al. Postakutbehandlung. Drogenbeauftragte der Bundesregierung, Bundesministerium für Gesundheit (BMG), Bundesärztekammer (BÄK) und DGPPN. S3-Leitlinie Methamphetamin-bezogene Störungen. 2016; Springer. 55–81. https://www.aezq.de/mdb/edocs/pdf/literatur/s3-ll-methamphetamin-bezogene-stoerungen-lang.pdf.

Callaghan R. C., Cunningham J. K., Allebeck P. et al. Methamphetamine use and schizophrenia: a population-based cohort study in California. Am J Psychiatry. 2012; 169: 389–396.

Callaghan R. C., Cunningham J. K., Sykes J., Kish S. J. Increased risk of Parkinson's disease in individuals hospitalized with conditions related to the use of methamphetamine or other amphetamine-type drugs. Drug Alcohol Depend. 2012; 120: 35–40.

Camarasa J., Rodrigo T., Pubill D., Escubedo E. Memory impairment induced by amphetamine derivatives in laboratory animals and in humans: a review. Biomol Concepts. 2012; 3: 1–12.

Capela J. P., Carmo H., Remião F. et al. Molecular and cellular mechanisms of ecstasy-induced neurotoxicity: an overview. Mol Neurobiol. 2009; 39: 210–271.

Capela JP, Carvalho FD. A review on the mitochondrial toxicity of "ecstasy" (3,4-methylenedioxymethamphetamine, MDMA). Curr Res Toxicol. 2022; 3:100075. doi: 10.1016/j.crtox.2022.100075.

Chang L., Alicata D., Ernst T., Volkow N. Structural and metabolic brain changes in the striatum associated with methamphetamine abuse. Addiction. 2007; 102: Suppl 1. 16–32.

Chen C. K., Lin S. K., Sham P. C. et al. Morbid risk for psychiatric disorder among the relatives of methamphetamine users with and without psychosis. Am J Med Genet B Neuropsychiatr Genet. 2005; 136: 87–91.
Chun-Hung L, Guan-Hsiung L,Wu-Chuan Y, Yu-Hsin L. Chatbot-assisted therapy for patients with methamphetamine use disorder: a preliminary randomized controlled trial. Front Psychiatry. 2023; 14:1159399. doi: 10.3389/fpsyt.2023.1159399.
Cook C. E., Jeffcoat A. R., Hill J. M. et al. Pharmacokinetics of methamphetamine self-administered to human subjects by smoking S-(+)-methamphetamine hydrochloride. Drug Metab Dispos. 1993; 21: 717–723.
Courtney K. E., Ray L. A. Methamphetamine: an update on epidemiology, pharmacology, clinical phenomenology, and treatment literature. Drug Alcohol Depend. 2014; 143: 11–21.
Costa G, Gołembiowska K. Neurotoxicity of MDMA: Main effects and mechanisms. Exp Neurol. 2022; 347:113894. doi: 10.1016/j.expneurol.2021.113894.
Cruickshank C. C., Dyer K. R. A review of the clinical pharmacology of methamphetamine. Addiction. 2009; 104: 1085–1099.
Curtin K., Fleckenstein A. E., Robison R. J. et al. Methamphetamine/amphetamine abuse and risk of Parkinson's disease in Utah: a population-based assessment. Drug Alcohol Depend. 2015; 146: 30–38.
DASSA – Drug & Alcohol Services South Australia Guidelines for the medical management of patients with methamphetamine-induced psychosis. 2006: https://tinyurl.com/2p8cdhab.
Daumann J., Gouzoulis-Mayfrank E. Amphetamine, Ecstasy und Designerdrogen. 2015; Kohlhammer. Stuttgart.
Davis D. L., Metzger D. B., Vann P. H., et al. Effects of chronic methamphetamine exposure on rewarding behavior and neurodegeneration markers in adult mice. Psychopharmacology 2023; 240(6):1343–1358. doi: 10.1007/s00213-023-06374-y. Epub 2023 May 2.
Daziane G., Fabrizio Lo Farro A. F., Montana V., et al. Synthetic Cathinones and Neurotoxicity Risks: A Systematic Review. Int J Mol Sci 2023;24(7):6230. doi: 10.3390/ijms24076230.
Dean A. C., Groman S. M., Morales A. M., London E. D. An evaluation of the evidence that methamphetamine abuse causes cognitive decline in humans. Neuropsychopharmacology. 2013; 38: 259–274.
De Crescenzo F, Ciabattini M, D'Alo GL, et al. Comparative efficacy and acceptability of psychosocial interventions for individuals with cocaine and amphetamine addiction: A systematic review and network meta-analysis. PLoS Med. 2018;15(12):e1002715.
De la Torre R., Farré M., Roset P. N. et al. Pharmacology of MDMA in humans. Ann N Y Acad Sci. 2000; 914: 225–237.
Dobry Y., Rice T., Sher L. Ecstasy use and serotonin syndrome: a neglected danger to adolescents and young adults prescribed selective serotonin reuptake inhibitors. Int J Adolesc Med Health. 2013; 25: 193–199.
Drogenbeauftragte der Bundesregierung, Bundesministerium für Gesundheit (BMG) Bundesärztekammer (BÄK) und DGPPN S3-Leitlinie Methamphetamin-bezogene Störungen. 2016; Springer. https://www.aezq.de/mdb/edocs/pdf/literatur/s3-ll-methamphetamin-bezogene-stoerungen-lang.pdf.
EMCDDA – European Monitoring Centre for Drugs and Drug Addiction European Drug Report 2022: Trends and Developments. 2022; Publications Office of the European Union. Luxembourg.
Feyissa A. M., Kelly J. P. A review of the neuropharmacological properties of khat. Prog Neuropsychopharmacol Biol Psychiatry. 2008; 32: 1147–1166.
Galloway G. P., Buscemi R., Coyle J. R. et al. A randomized, placebo-controlled trial of sustained-release dextroamphetamine for treatment of methamphetamine addiction. Clin Pharmacol Ther. 2011; 89: 276–282.
German C. L., Fleckenstein A. E., Hanson G. R. Bath salts and synthetic cathinones: an emerging designer drug phenomenon. Life Sci. 2014; 97: 2–8.
Gouzoulis-Mayfrank E., Daumann J. Neurotoxicity of drugs of abuse – the case of methylenedioxyamphetamines (MDMA; ecstasy) and amphetamines. Dialog Clin Neurosci. 2009; 11: 3. 305–317.
Gouzoulis-Mayfrank E., Wodarz N., Christ M. et al. Akuttherapie. Drogenbeauftragte der Bundesregierung, Bundesministerium für Gesundheit (BMG), Bundesärztekammer (BÄK) und DGPPN. S3-Leitlinie Methamphetamin-bezogene Störungen. Springer; S. 34–54. 2016; https://www.aezq.de/mdb/edocs/pdf/literatur/s3-ll-methamphetamin-bezogene-stoerungen-lang.pdf.
Grant J. E., Odlaug B. L., Kim S. W. A double-blind, placebo-controlled study of N-acetyl cysteine plus naltrexone for methamphetamine dependence. Eur Neuropsychopharmacol. 2010; 20(11):823-8. doi: 10.1016/j.euroneuro.2010.06.018.
Green A. R., Mechan A. O., Elliott J. M., O'Shea E., Colado M. I. The pharmacology and clinical pharmacology of 3,4-methylenedioxymethamphetamine (MDMA, "ecstasy"). Pharmacol Rev. 2003; 55: 463–508.
Green A. R., King M. V., Shortall S. E., Fone K. C. Lost in translation: preclinical studies on 3,4-methylenedioxymethamphetamine provide information on mechanisms of action, but do not allow accurate prediction of adverse events in humans. Br J Pharmacol. 2012; 166: 1523–1536.
Guidelines Development Working Party, Jenner J., Spain D. et al. Management of Patients with Psychostimulant Toxicity: Guidelines for Emergency Departments. 2006; Australian Government Department of Health and Ageing. Canberra. https://tinyurl.com/4wuaf8sz.
Hall M. G., Alhassoon O. M., Stern M. J. et al. Gray matter abnormalities in cocaine versus methamphetamine-dependent patients: a neuroimaging meta-analysis. Am J Drug Alcohol Abuse. 2015; 41: 290–299.
Halpin L. E., Collins S. A., Yamamoto B. K. Neurotoxicity of methamphetamine and 3,4-methylenedioxymethamphetamine. Life Sci. 2014; 97: 37–44.
Hamdorf W., Braunwarth W.-D., Härtel-Petri R. et al. Komorbide psychische und organische Erkrankungen. Drogenbeauftragte der Bundesregierung, Bundesministerium für Gesundheit (BMG), Bundesärztekammer (BÄK) und DGPPN. S3-Leitlinie Methamphetamin-bezogene Störungen. Springer; S. 82–116. 2016; https://www.aezq.de/mdb/edocs/pdf/literatur/s3-ll-methamphetamin-bezogene-stoerungen-lang.pdf.
Harada T., Tsutomi H., Mori R., Wilson DB. Cognitive-behavioural treatment for amphetamine-type stimulants (ATS)-use disorders. Cochrane Database Syst Rev. 2018; 12(12): CD011315.
Hart C. L., Marvin C. B., Silver R., Smith E. E. Is cognitive functioning impaired in methamphetamine users? A critical review. Neuropsychopharmacology. 2012; 37: 586–608.
Härtel-Petri R., Löhner B., Hamdorf W. et al. Symptomatik, Diagnostik und Behandlungsplanung. Drogenbeauftragte der Bundesregierung, Bundesministerium für Gesundheit (BMG), Bundesärztekammer (BÄK) und DGPPN. S3-Leitlinie Methamphetamin-bezogene Störungen. Springer; S. 10–29. 2016; https://www.aezq.de/mdb/edocs/pdf/literatur/s3-ll-methamphetamin-bezogene-stoerungen-lang.pdf.
Heikkinen M., Taipale H., Tanskanen A., Mittendorfer-Rutz E., Lähteenvuo M., Tiihonen J. Association of Pharmacological Treatments and Hospitalization and Death in Individuals With Amphetamine Use Disorders in a Swedish Nationwide Cohort of 13 965 Patients. JAMA Psychiatry. 2023; 80(1):31–39. doi: 10.1001/jamapsychiatry.2022.3788.

Hill K. P., Weiss R. D. Amphetamines and other stimulants. Ruiz P. Strain E. C. Lowinson and Ruiz⊠s Substance Abuse: A comprehensive textbook. 5th ed. 2011; Lippincott Williams & Wilkins. Philadelphia. 238–254.
Huizink A. C., Ferdinand R. F., van der Ende J., Verhulst F. C. Symptoms of anxiety and depression in childhood and use of MDMA: prospective, population based study. BMJ. 2006; 332: 825–828.
Jayanthi S., Daiwile A. P., Cadet J. L. Neurotoxicity of methamphetamine: Main effects and mechanisms. Exp Neurol. 2021; 344:113795. doi: 10.1016/j.expneurol.2021.113795.
Jenner J., Spain D., Whyte I. et al. Management of Patients with Psychostimulant Toxicity: Guidelines for Emergency Departments. 2006; Australian Government Department of Health and Ageing. Canberra. http://tinyurl.com/zwh4z5t.
Kamilar-Britt P., Bedi G. The prosocial effects of 3,4-methylenedioxymethamphetamine (MDMA): controlled studies in humans and laboratory animals. Neurosci Biobehav Rev. 2015; 57: 433–446.
Kelly J. P. Cathinone derivatives: a review of their chemistry, pharmacology and toxicology. Drug Test Anal. 2011; 3: 439–453.
Kish S. J., Furukawa Y., Ang L. et al. Striatal serotonin is depleted in brain of a human MDMA (Ecstasy) user. Neurology. 2000; 55: 294–296.
Kish S. J., Boileau I., Callaghan R. C., Tong J. Brain dopamine neurone "damage": methamphetamine users vs. Parkinson's disease horizontal line. A critical assessment of the evidence. Eur J Neurosci. 2017; 45: 1. 58–66.
Kraus L., Pabst A., Gomes de Matos E., Piontek D. Kurzbericht Epidemiologischer Suchtsurvey 2012. Tabellenband: Prävalenz des Konsums illegaler Drogen, multipler Drogenerfahrung und drogenbezogener Störungen nach Geschlecht und Alter im Jahr 2012. 2013; IFT Institut für Therapieforschung. München.
Lappin J. M., Darke S. Methamphetamine and heightened risk for early-onset stroke and Parkinson's disease: A review. Exp Neurol 2021; 343:113793. doi: 10.1016/j.expneurol.2021.113793.
Lappin J. M., Darke S., Farrell M. Methamphetamine use and future risk for Parkinson's disease: Evidence and clinical implications. Drug Alcohol Depend. 2018; 187:134–140. doi: 10.1016/j.drugalcdep.2018.02.032.
Lee N. K., Jenner L., Harney A, Cameron J. Pharmacotherapy for amphetamine dependence: A systematic review. Drug Alcohol Depend. 2018; 191:309–337.
Lee N. K., Rawson R. A. A systematic review of cognitive and behavioural therapies for methamphetamine dependence. Drug Alcohol Rev. 2008; 27: 309–317.
Lieb R., Schuetz C., Pfister H. et al. Mental disorders in ecstasy users: a prospective-longitudinal investigation. Drug Alcohol Depend. 2002; 68: 195–207.
Liechti M. Novel psychoactive substances (designer drugs): overview and pharmacology of modulators of monoamine signaling. Swiss Med Wkly. 2015; 145: w14043.
Liechti M., Vollenweider F. X. Which neuroreceptors mediate the subjective effects of MDMA in humans? A summary of mechanistic studies. Hum Psychopharmacol. 2001; 16: 589–598.
Ling W., Chang L., Hillhouse M. et al. Sustained-release methylphenidate in a randomized trial of treatment of methamphetamine use disorder. Addiction. 2014; 109: 1489–1500.
Litjens R. P., Brunt T. M., Alderliefste G. J., Westerink R. H. Hallucinogen persisting perception disorder and the serotonergic system: a comprehensive review including new MDMA-related clinical cases. Eur Neuropsychopharmacol. 2014; 24: 1309–1323.
London E. D., Kohno M., Morales A. M., Ballard M. E. Chronic methamphetamine abuse and corticostriatal deficits revealed by neuroimaging. Brain Res. 2015; 1628: 174–185.
Longo M., Wickes W., Smout M. et al. Randomized controlled trial of dexamphetamine maintenance for the treatment of methamphetamine dependence. Addiction. 2010; 105: 146–154.
Mackey S., Stewart J. L., Connolly C. G. et al. A voxel-based morphometry study of young occasional users of amphetamine-type stimulants and cocaine. Drug Alcohol Depend. 2014; 135: 104–111.
Maier L. J., Haug S., Schaub M. P. Prevalence of and motives for pharmacological neuroenhancement in Switzerland-results from a national Internet panel. Addiction. 2016; 111: 280–295.
Marlatt G. A., Gordon J. R. Relapse Prevention: Maintenance Strategies in the Treatment of Addictive Behaviours. 1985; Guilford Press. New York.
Martinez-Vispo C., Martinez U., Lopez-Duran A., Fernandez Del Rio E., Becona E. Effects of behavioural activation on substance use and depression: a systematic review. Subst Abuse Treat Prev Policy 2018;13(1):36.
McCann U. D. PCP/Designer Drugs/MDMA. Ruiz P. Strain E. C. Lowinson and Ruiźs Substance Abuse: A comprehensive textbook. 5th ed. 2011; Lippincott Williams & Wilkins. Philadelphia. 277–283.
McKetin R., Kelly E., McLaren J. The relationship between crystalline methamphetamine use and methamphetamine dependence. Drug Alcohol Depend. 2006; 85: 3. 198–204.
Mc Ketin R., Dean O. M., Turner A. N-acetylcysteine (NAC) for methamphetamine dependence: A randomised controlled trial. EClinicalMedicine 2021;38:101005. doi: 10.1016/j.eclinm.2021.101005.
Mead J., Parrott A. Mephedrone and MDMA: A comparative review. Brain Res. 2020; 1735:146740. doi: 10.1016/j.brainres.2020.146740.
Miller W. R., Rollnick S. Motivational Interviewing: Preparing People to Change Addictive Behaviour. 2nd ed. 2002; Guilford Press. New York.
Milroy C. M. Ten years of 'ecstasy'. J R Soc Med. 1999; 92: 68–72.
Montgomery C., Roberts C. A. Neurological and cognitive alterations induced by MDMA in humans. Exp Neurol. 2022;347:113888. doi: 10.1016/j.expneurol.2021.113888.
Mousavi S. G., Sharbafchi M. R., Salehi M. et al. The efficacy of N-acetylcysteine in the treatment of methamphetamine dependence: a double-blind controlled, crossover study. Arch Iran Med. 2015; 18: 28–33.
Mueller F., Lenz C., Steiner M. et al. Neuroimaging in moderate MDMA use: a systematic review. Neurosci Biobehav Rev. 2016; 62: 21–34.
NDARC – National Drug and Alcohol Research Centre A Users' Guide to Speed. 2001; NDARC, University of New South Wales. Sydney.
NEPTUNE – Novel Psychoactive Treatment UK Network Guidance on the Clinical Management of Acute and Chronic Harms of Club Drugs and Novel Psychoactive Substances. https://www.chem-safe.org/wp-content/uploads/NEPTUNE-Guidance-March-2015.pdf.
Nichols D. E. Differences between the mechanism of MDMA, MBDB, and the classic hallucinogens. Identification of a new therapeutic class: entactogens. J Psychoactive Drugs. 1986; 18: 305–313.
NIDA – National Institute on Drug Abuse Principles of Drug Addiction Treatment: A research-based guide. 3rd ed. 2012; NIH Publication No. 12–4180. www.drugabuse.gov/sites/default/files/podat_1.pdf.
Nutt D. J. Drugs without the Hot Air. Minimizing the Harms of Legal and Illegal Drugs. 2012; UIT Cambridge. Cambridge.
Ort C., van Nuijs A. L., Berset J. D. et al. Spatial differences and temporal changes in illicit drug use in Europe quantified by wastewater analysis. Addiction. 2014; 109: 1338–1352.
Paulus M. P., Stewart J. L. Neurobiology, Clinical Presentation, and Treatment of Methamphetamine Use Disorder: A Review. JAMA Psychiatry. 2020;77(9):959–966. doi: 10.1001/jamapsychiatry.2020.0246.

Paris J. M., Cunningham K. A. Lack of serotonin neurotoxicity after intraraphe microinjection of (+)-3,4-methylenedioxymethamphetamine (MDMA). Brain Res Bull. 1992; 28: 115–119.
Quinton M. S., Yamamoto B. K. Causes and consequences of methamphetamine and MDMA toxicity. AAPS J. 2006; 8: E337–347.
Rasmussen N. America's first amphetamine epidemic 1929–1971: a quantitative and qualitative retrospective with implications for the present. Am J Public Health. 2008; 98: 974–985.
Rasmussen L., Zoëga H., Hallas J., Pottegård A. Deviant patterns of methylphenidate use in adults: a Danish nationwide registry-based drug utilization study. Pharmacoepidemiol Drug Saf. 2015; 24: 1189–1196.
Reback C. J., Shoptaw S. Development of an evidence-based, gay-specific cognitive behavioral therapy intervention for methamphetamine-abusing gay and bisexual men. Addict Behav. 2014; 39: 1286–1291.
Ricaurte G. A., McCann U. D. Recognition and management of complications of new recreational drug use. Lancet. 2005; 365: 2137–2145.
Roberts C. A., Quednow B. B., Montgomery C., Parrott A. C. MDMA and brain activity during neurocognitive performance: An overview of neuroimaging studies with abstinent 'Ecstasy' users. Neurosci Biobehav Rev. 2018; 84:470–482. doi: 10.1016/j.neubiorev.2017.07.015.
Rodríguez-Toscano E., Alloza C., Fraguas D. Differences in Patterns of Stimulant Use and Their Impact on First-Episode Psychosis Incidence: An Analysis of the EUGEI Study. Schizophr Bull 2023; doi: 10.1093/schbul/sbad013.
Sabrini S., Russell B., Wang G., Lin J., Kirk I., Curley L. Methamphetamine induces neuronal death: Evidence from rodent studies. Neurotoxicology. 2020; 77:20–28. doi: 10.1016/j.neuro.2019.12.006.
Salari M, Hojjati Pour F, Rashedi R, Etemadifar M. Atypical Parkinsonism: Methamphetamine may play a role. Clin Case Rep. 2022; 10(5):e05808. doi: 10.1002/ccr3.5808.
SAMHSA – Substance Abuse and Mental Health Service Administration Substance Abuse Treatment for Persons with Co-Occurring Disorders (revised edition). 2013; U. S. Department of Health and Human Services. Rockville.
SAMHSA – Substance Abuse and Mental Health Service Administration Addressing Suicidal Thoughts and Behaviors in Substance Abuse Treatment (revised edition). 2015; U. S. Department of Health and Human Services. Rockville.
Schifano F., Corkery J, Naidoo V, et al. Overview of amphetamine-type stimulant mortality data – UK, 1997–2007. Neuropsychobiology. 2010; 61: 122–130.
Schilt T., de Win M. M., Koeter M. et al. Cognition in novice ecstasy users with minimal exposure to other drugs: a prospective cohort study. Arch Gen Psychiatry. 2007; 64: 728–736.
Schmidt C. J., Levin J. A., Lovenberg W. In vitro and in vivo neurochemical effects of methylenedioxymethamphetamine on striatal monoaminergic systems in the rat brain. Biochem Pharmacol. 1987; 36: 747–755.
Shrestha P., Katila N., Lee S., Seo J. H., Jeong J. H., Yook S. Methamphetamine induced neurotoxic diseases, molecular mechanism, and current treatment strategies. Biomed Pharmacother. 2022; 154:113591. doi: 10.1016/j.biopha.2022.113591.
Shukla M., Vincent B. Methamphetamine abuse disturbs the dopaminergic system to impair hippocampal-based learning and memory: An overview of animal and human investigations. Neurosci Biobehav Rev. 2021; 131:541–559. doi: 10.1016/j.neubiorev.2021.09.016.
Spanos L. J., Yamamoto B. K. Acute and subchronic effects of methylenedioxymethamphetamine [(+/-)MDMA] on locomotion and serotonin syndrome behavior in the rat. Pharmacol Biochem Behav. 1989; 32: 835–840.
Srisurapanont M., Likhitsathian S., Suttajit S., Maneeton N., Maneeton B., Oon-Arom A., Suradom C. Efficacy and dropout rates of antipsychotic medications for methamphetamine psychosis: A systematic review and network meta-analysis. Drug Alcohol Depend. 2021; 219:108467. doi: 10.1016/j.drugalcdep.2020.108467.
Strasser M., Halms T., Rüther T., Hasan A., Gertzen M. Lethal Lust: Suicidal Behavior and Chemsex-A Narrative Review of the Literature. Brain Sci. 2023; 20:13(2):174. doi: 10.3390/brainsci13020174.
Svensson B. Problem amphetamine and methamphetamine use, related consequences and responses. Chapter 12, 2009 national report to the EMCDDA by the Swedish Focal Point. 2009; Swedish National Institute of Public Health. https://www.emcdda.europa.eu/publications/selected-issues/problem-amphetamine_en.
Tardelli V. S., Bisaga A., Arcadepani F. B., Gerra G., Levin F. R., Fidalgo T. M. Prescription psychostimulants for the treatment of stimulant use disorder: a systematic review and meta-analysis. Psychopharmacology 2020; 237(8):2233–2255. doi: 10.1007/s00213-020-05563-3.
Thomasius R., Gouzoulis-Mayfrank E. Psychische und verhaltensbezogene Störungen durch Kokain, Amphetamine, Ecstasy und Halluzinogene. Schmidt L. G. Gastpar M. Falkai P. et al. Evidenzbasierte Suchtmedizin. Behandlungsleitlinie Substanzbezogene Störungen der DG-Sucht und DGPPN. 2006; Deutscher Ärzte-Verlag. Köln. 241–270.
Thompson R. G., Oliveto A., Thostenson J. D., Wilson M. P., McGaugh J., Mancino M. J. Utility of a controlled amphetamine withdrawal paradigm among adults who use methamphetamine: A pilot clinical trial. J Psychopharmacol. 2021; 35(11):1420–1430. doi: 10.1177/02698811211050563.
Todd G., Pearson-Dennett V., Wilcox R. A. et al. Adults with a history of illicit amphetamine use exhibit abnormal substantia nigra morphology and parkinsonism. Parkinsonism Relat Disord. 2016; 25: 27–32.
UNODC – United Nations Office on Drugs and Crime World Drug Report 2022. https://www.unodc.org/unodc/data-and-analysis/world-drug-report-2022.html.
Valente M. J., Guedes de Pinho P., de Lourdes Bastos M. et al. Khat and synthetic cathinones: a review. Arch Toxicol. 2014; 88: 15–45.
van de Blaak F. L., Dumont GJH. Serotonin transporter availability, neurocognitive function and their correlation in abstinent 3,4-methylenedioxymethamphetamine users. Hum Psychopharmacol. 2022; 37(1):e2811. doi: 10.1002/hup.2811.
Vearrier D., Greenberg M. I., Miller S. N. et al. Methamphetamine: history, pathophysiology, adverse health effects, current trends, and hazards associated with the clandestine manufacture of methamphetamine. Dis Mon. 2012; 58: 38–89.
Vocci F. J., Montoya I. D. Psychological treatments for stimulant misuse, comparing and contrasting those for amphetamine dependence and those for cocaine dependence. Curr Opin Psychiatry. 2009; 22: 263–268.
Volkow N. D., Wang G. J., Fowler J. S. et al. Prediction of reinforcing responses to psychostimulants in humans by brain dopamine D2 receptor levels. Am J Psychiatry. 1999; 156: 1440–1443.
Volkow N. D., Chang L., Wang G. J. et al. Association of dopamine transporter reduction with psychomotor impairment in methamphetamine abusers. Am J Psychiatry. 2001; 158: 377–382.
Wagner D., Becker B., Koester P. et al. A prospective study of learning, memory, and executive function in new MDMA users. Addiction. 2013; 108: 136–145.
Wagner D., Koester P., Becker B. et al. A longitudinal study of self-reported psychopathology in early ecstasy and amphetamine users. Psychopharmacology. 2015; 232: 897–905.

WHO – Weltgesundheitsorganisation Internationale Klassifikation psychischer Störungen ICD-10 Kapitel V (F). Klinisch-diagnostische Leitlinien. Deutsche Ausgabe. Dilling H. Mombour W. Schmidt M. H. 4. A. 2000; Huber. Bern, Göttingen, Toronto, Seattle. 89–90.
WHO – Weltgesundheitsorganisation World Health Organization. ICD-11: International classification of diseases (11th revision); 2023. https://icd.who.int/browse11/l-m/en#/http%3a%2f%2fid.who.int%2ficd%2fentity%2f1016273204; zuletzt abgerufen am 30.07.2023.
Winstock A. R., Marsden J., Mitcheson L. What should be done about mephedrone? BMJ. 2010; 340: c1605.
Wood S., Sage J. R., Shuman T., Anagnostaras S. G. Psychostimulants and cognition: a continuum of behavioral and cognitive activation. Pharmacol Rev. 2014; 66: 193–221.
Zimmermann J., Friedli N., Bavato F., Stämpfli P., Coray R., Baumgartner M. R., et al. White matter alterations in chronic MDMA use: Evidence from diffusion tensor imaging and neurofilament light chain blood levels. Neuroimage Clin. 2022; 36:103191. doi: 10.1016/j.nicl.2022.103191.

KAPITEL

15 Halluzinogene

Tomislav Majić, Euphrosyne Gouzoulis-Mayfrank, Michael Schaub

Kernaussagen

- Halluzinogene werden derzeit in vielen Ländern wieder populärer, die epidemiologische Relevanz liegt jedoch weiterhin deutlich hinter Cannabis und Stimulanzien.
- Halluzinogene bilden eine heterogene Gruppe und umfassen Psychedelika, Dissoziativa und andere atypische Halluzinogene.
- Psychedelika wie LSD und Psilocybin wirken durch agonistische Effekte am 5-HT_{2A}-Rezeptor, sind von geringer Toxizität und haben kein nennenswertes Abhängigkeitspotenzial, während Dissoziativa wie Ketamin antagonistisch am NMDA-Rezeptor wirken und ein Abhängigkeitspotenzial besitzen.
- Bei akuten halluzinogen-bezogenen Störungen können nichtmedikamentöse Interventionen hilfreich sein. Benzodiazepine sind oft wirksam und Antipsychotika sollten nur zurückhaltend eingesetzt werden.
- Postakute halluzinogen-bezogene Störungen umfassen Psychosen, Angststörungen, dissoziative Störungen, Flashbacks und anhaltende Wahrnehmungsstörungen.

15.1 Einleitung

Der Begriff „Halluzinogene" bezeichnet eine heterogene Gruppe von Substanzen, die intensive und komplexe Bewusstseinsveränderungen hervorrufen (➤ Kap. 12.3). Neben Wahrnehmungsveränderungen, Pseudohalluzinationen und Halluzinationen kommt es unter dem Einfluss dieser Substanzen zu zahlreichen anderen psychischen Phänomenen (➤ Kap. 15.5). Eine traditionelle Klassifikation unterscheidet zwischen Halluzinogenen 1. und 2. Ordnung (Leuner 1981). **Halluzinogene 1. Ordnung** werden auch als serotonerge, klassische oder typische Halluzinogene oder auch als **„Psychedelika"** bezeichnet (Nichols 2016). Da sich diese Bezeichnung in der wissenschaftlichen Literatur zunehmend durchsetzt, wird zur Abgrenzung gegen die anderen Gruppen von Halluzinogenen im weiteren Text für diese Gruppe der Begriff „Psychedelika" verwendet.

Während Psychedelika in den üblichen Dosierungen zu qualitativen, nicht aber zu quantitativen Bewusstseinsveränderungen führen, können **Halluzinogene 2. Ordnung** sowohl qualitative als auch quantitative Veränderungen des Bewusstseins hervorrufen. Diese, auch als **atypische Halluzinogene** bezeichnete Gruppe umfasst wiederum verschiedene Klassen von Substanzen, z. B. die dissoziativen Anästhetika (Dissoziativa), die anticholinergen Tropan-Alkaloide, die Fliegenpilz-Alkaloide und das sog. Wahrsagesalbei" (*Salvia divinorum*). Einige Halluzinogene 2. Ordnung, insbesondere das Dissoziativum Ketamin, können zur Entwicklung einer Abhängigkeit führen (Liu et al. 2016; ➤ Abb. 15.1).

Darüber hinaus gibt es bestimmte Substanzen, die in höheren Dosierungen halluzinogene Effekte entfalten können, die aber nicht zur Gruppe der Halluzinogene gezählt werden (z. B. Cannabinoide, Entaktogene).

Mit der Entwicklung von immer **neuen psychoaktiven Substanzen (NPS)** in den letzten Jahrzehnten sind zahlreiche neue synthetische Halluzinogene entstanden (Schifano et al. 2015). NPS imitieren die älteren Substanzen strukturchemisch und hinsichtlich ihrer psychoaktiven Effekte, weichen in ihrem toxikologischen Risikoprofil jedoch häufig von ihnen ab – so etwa die Psychedelika der NBOMe-Gruppe (Kyriakou et al. 2016). Dadurch sind die Wirkungen dieser Substanzen oft wenig voraussehbar; treten Komplikationen auf, wird die Therapie erschwert durch fehlende Nachweismethoden im Standardlabor. In einigen Ländern wie Österreich und der Schweiz wird im Rahmen des Harm-Reduction-Ansatzes seit einigen Jahren das Drug-Checking (DC) (Maghsoudi et al. 2022) eingesetzt; auch in Deutschland laufen zurzeit Pilotprojekte. Dabei können User ihre illegalen Substanzen qualitativ und quantitativ auf die erwarteten Wirkstoffe und den Reinheitsgrad testen lassen, um dem Risiko von Verunreinigungen oder zu hohen Wirkstoffkonzentrationen entgegenzuwirken. Während DC anfangs vor allem bei Substanzen mit einer schmalen „therapeutischen Breite" eingesetzt wurde (wie synthetische Opioide und MDMA-Tabletten („Ecstasy")), wird es mittlerweile auch zur Testung von Psychedelika und Dissoziativa verwendet (Hirschfeld et al. 2021). Auch bei Halluzinogenen könnte DC künftig einen Beitrag zur Vermeidung von angstvollen Rauschverläufen, Unfällen und Intoxikationen sowie möglicherweise auch von postakuten halluzinogen-bezogenen Störungsbildern leisten.

15.2 Epidemiologie

Epidemiologische Daten zur Beschlagnahmung und zum Konsum von Halluzinogenen werden hauptsächlich für LSD, halluzinogene Pilze und Ketamin erfasst. Dabei schwanken die Zahlen zu den Beschlagnahmungen stark und lassen keine methodisch verantwortbaren Ländervergleiche zu. Prävalenzzahlen zum Konsum von Halluzinogenen werden in den europäischen Ländern unregelmäßig erfasst (EMCDDA 2023). Trotz zahlreicher methodischer Limitationen wird hier zusätzlich auf den *Global Drug Survey* 2014–2016 (www.globaldrugsurvey.com) und die Konsumstatistik der Kurzberatungen im Schweizer Nachtleben (2011–2013; Maier et al. 2014) zurückgegriffen.

Die Lebenszeit- und die 12-Monats-Prävalenz des **LSD**-Konsums bei jungen Erwachsenen (15- bis 34-Jährige) schwankt **zwischen den europäischen Ländern** und zeigt einen leichten Trend zur Zunahme in den letzten 10 Jahren.

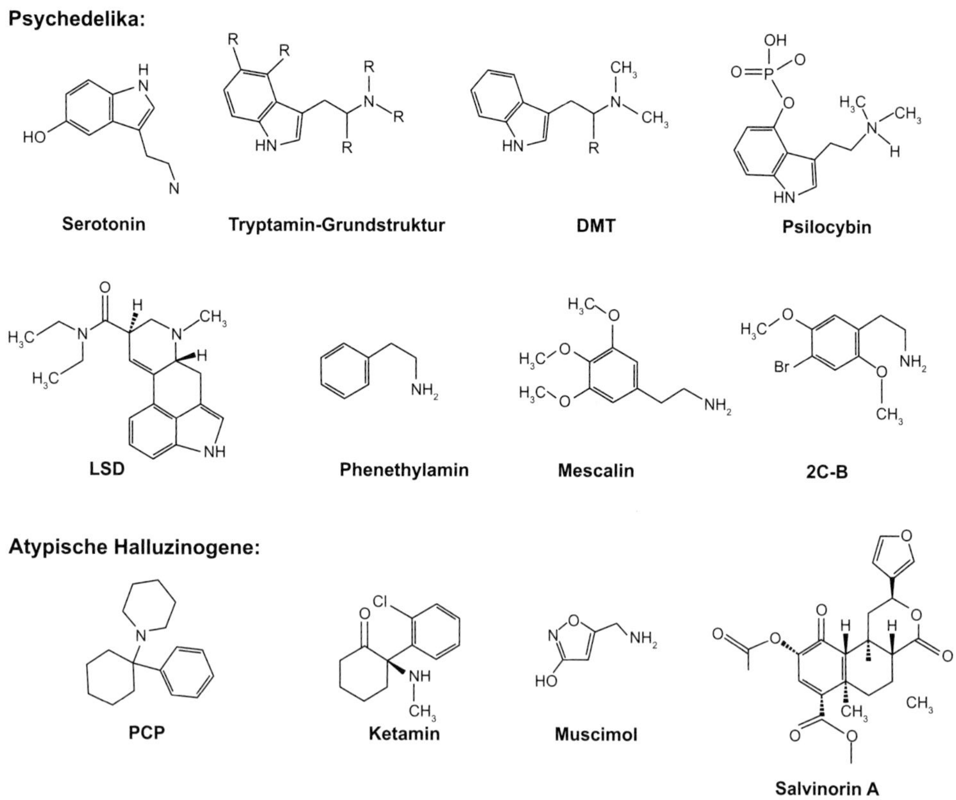

Abb. 15.1 Strukturformeln ausgewählter Halluzinogene **Klassische Halluzinogene (Psychedelika):** *Obere Reihe:* Serotonin (5-Hydroxytryptamin, 5-hat) als Referenzstruktur; Gruppe der psychedelischen Tryptamine: Tryptamin-Grundstruktur, *N,N*-Dimethyltryptamin (DMT), 4-Phosphoryloxy-*N,N*-dimethyltryptamin (Psilocybin) *Mittlere Reihe:* Ergolide: Lysergsäurediethylamid (LSD), Gruppe der Phenethylamine: Phenethylamin (Grundstruktur), Mescalin, 4-Brom-2,5-dimethoxyphenylethylamin (2C-B) **Atypische Halluzinogene**: *Untere Reihe:* Dissoziativa: Phencyclidin (PCP), Ketamin; Fliegenpilz-Alkaloid Muscimol; Alkaloid des *Salvia divinorum* [L231]

Während für junge Erwachsene 2013 eine 12-Monats-Prävalenz zwischen 0 und 1,7 % berichtet wurde, stiegen die Höchstwerte z. B. in Tschechien im Jahr 2018 auf bis zu 2,7 % an (EMCDDA 2023). Auch bezüglich der Lebenszeitprävalenz zeigen sich Unterschiede zwischen den europäischen Ländern: In Großbritannien (2011; 7,7 %) und Irland (2011; 5,4 %) war diese mit Abstand am höchsten, während Deutschland (2,5 %) und Österreich (1,9 %) im Mittelfeld liegen. Die 12-Monats-Prävalenz des LSD-Konsums bei jungen Erwachsenen liegt bis auf Tschechien (2011; 1,7 %), die Schweiz (1,4 %; Gmel et al. 2014), Polen (2010; 1,2 %) und Zypern (2010; 1,0 %) in den europäischen Ländern aber unter 1,0 % (Deutschland 2009: 0,2 %; Österreich 2008: 0,4 %; EMCDDA 2013).

Die Lebenszeitprävalenz des Konsums von **halluzinogenen Pilzen** bei jungen Erwachsenen liegt wohl in einem ähnlichen Bereich wie bei LSD, wurde aber nur vereinzelt in einigen wenigen europäischen Ländern erhoben (EMCDDA 2023). Schätzungen der 12-Monats-Prävalenz für den Konsum von halluzinogenen Pilzen unter jungen Erwachsenen (15- bis 34-Jährige) liegen zwischen 0,0 und 2,2 % (EMCDDA 2023).

Die im Rahmen des *Global Drug Survey* ermittelte Lebenszeitprävalenz des Konsums von LSD und halluzinogenen Pilzen lag hingegen 2015 in **Deutschland** (N = 32.625) bei 13 bzw. 19 %. Bei dieser durch eine der wichtigsten Online-Zeitschriften im deutschsprachigen Raum durchgeführten Umfrage nehmen hauptsächlich im Vergleich zur Allgemeinbevölkerung besser gebildete, mehrheitlich männliche junge Erwachsene teil. Die 12-Monats-Prävalenz bei LSD und halluzinogenen Pilzen lag mit 5 bzw. 6 % unter dem Mittel der 12-Monats-Prävalenz von LSD und halluzinogenen Pilzen aller bei dieser Befragung erfassten Länder (je bei 8,5 %) (GDS 2015). Weitere oft genannte Halluzinogene waren in den weltweit erfassten Ländern 2,5-Dimethoxy-4-bromphenylethylamin (2C-B) mit einer 12-Monats-Prävalenz von 3,8 % und Dimethyltryptamin (DMT; Winstock et al. 2014) mit 2,2 %. Zudem ist 2C-B mit einer 12-Monats-Prävalenz von 16,7 % in der Konsumstatistik der Kurzberatungen im Schweizer Nachtleben nebst LSD (31,8 %) die am häufigsten konsumierte synthetische halluzinogene Substanz, noch weit vor der ganzen NPS-Gruppe (7,8 %; N = 2.384; Maier et al. 2014). Eine weitaus höhere Lebenszeitprävalenz für die Einnahme von Psychedelika wird z. B. für die USA angegeben.

LSD war bereits im *Global Drug Survey* 2014 (N = 78.819) mit 31 % der Personen, die jemals Drogen über das Internet gekauft haben, die am zweitmeisten online erworbene Substanz, deutlich vor 2C-B (12 %) und DMT (9 %). In einer internationalen Stichprobe aus der Zeit der frühen Corona-Pandemie fand sich 2C-B an dritter Stelle nach LSD und Psilocybin (Evens et al. 2021). Dabei ist zum Teil umstritten, ob 2C-B überhaupt den klassischen Psychedelika zuzuordnen ist, da es auch deutliche entaktogene Wirkungen entfaltet (González et al. 2015).

Der Global Drug Survey 2020 wurde in 16 Sprachen erhoben; mehr als 40 % der Teilnehmer stammten aus Deutschland, den Vereinigten Staaten und Brasilien. Aufgrund der Entwicklung der letzten Jahre wurde eine differenziertere Erhebung des Psychedelika-Konsums durchgeführt, wobei eine internationale Stichprobe von über 20.000 angab, LSD (N = 15.000) oder Psilocybin-haltige Pilze (N = 11.000) eingenommen zu haben (Winstock et al. 2021). Dabei stieg die 12-Monats-Prävalenz innerhalb der befragten Stichprobe seit 2015 bis 2020 sukzessive an, für LSD von 8,5 % auf 21,0 %, für „Magic Mushrooms" von 8,6 % auf 16,1 %; seit 2016 für 2C-B von 3,8 % auf 6,1 % und für DMT von 2,2 % auf 2,8 %. Die Mehrheit der Konsumenten gab an, in den letzten 12 Monaten zwischen 2 und 10 Mal LSD oder Psilocybin eingenommen zu haben. Für LSD war die am häufigsten genannte Dosierung eine Konsumeinheit, und etwa 9 von 10 Konsumenten hatten die Substanz oral als Löschblattfilz („Pappe") oder Mikro-Tablette eingenommen. Für Pilze zeigten die Mengenangaben eine höhere Variabilität. Als Konsummotive gab etwa eine Hälfte der Teilnehmer an, LSD oder Pilze zur Verbesserung des Wohlbefindens („for well-being") zugeführt zu haben, während zwischen 11,7 % und 20,8 % dies zur Selbstmedikation bei einer psychiatrischen Störung und etwa einer von drei Teilnehmern LSD oder Psilocybin wegen Sorgen („worry") gebraucht hatten. Als häufigste Zielsyndrome der Gruppe von Menschen, die Psychedelika in den letzten 12 Monaten zur Selbstmedikation einsetzten (N = 6.500), wurden Depressionen (37,4 %), Ängste (18,4 %), Beziehungsprobleme (12,5 %), Traumata (5,3 %) und posttraumatische Belastungsstörungen (2,8 %) genannt. Aus der Gruppe, die Psychedelika zur Behandlung von emotionalem Distress einsetzte, gaben 4,2 % an, in den letzten 12 Monaten einmalig wegen Psychedelika-Wirkungen in einer Rettungsstelle behandelt worden zu sein. Über 80 % dieser Gruppe gab an, die Einnahme von Psychedelika als „sehr hilfreich" (52,0 %) oder „etwas hilfreich" (34,0 %) für ihre Beschwerden erlebt zu haben, während eine geringe Zahl berichtete, dass sich die Beschwerden „etwas" (1 %) oder „stark" (0,1 %) verschlechtert hätten.

Ein neuerer Trend betrifft die Einnahme von LSD und anderen Psychedelika in sogenannten Mikrodosierungen („Microdosing"), die definiert sind als Dosierung unter der keine psychedelischen Effekte wahrnehmbar sind. Diese entspricht etwa 10 % einer üblichen Dosis, oder etwa 10–20 µg LSD-Äquivalent (Passie 2019). „**Microdosing**" erfreut sich einiger Beliebtheit im Rahmen von Selbstmedikationsversuchen bei psychischen Erkrankungen und im Sinne eines „psychedelischen Neuroenhancements" zur Verbesserung der Kreativität und Leistungsfähigkeit, obwohl bisherige Studien dahingehend keine Vorteile gegenüber Placebo zeigten (Cavanna et al. 2022). Im Global Drug Survey 2020 fanden sich in der Psychedelika-Stichprobe die größten Anteile von Teilnehmern, die LSD in den letzten 12 Monaten im Rahmen von „Microdosing" eingenommen hatten in der Schweiz (38,5 %), Griechenland (37,5 %) und Kolumbien (34,9 %), während in Deutschland 25,9 % von LSD-Microdosing berichteten. In folgenden Ländern wurden in den letzten 12 Monaten am häufigsten Pilze in im Rahmen von „Microdosing" eingenommen: Südafrika (45,8 %), Vereinigte Staaten (32,9 %), Kanada (32,9 %), während in Deutschland nur 15,4 % dies berichteten.

Hinsichtlich der Entwicklungen in Deutschland ist eine Erhebung der Bundeszentrale für gesundheitliche Aufklärung zu nennen, die nicht zwischen LSD und anderen Psychedelika unterschied (Orth und Merkel 2020). Hiernach lag in Deutschland die 12-Monats-Prävalenz für den Konsum von LSD und Psilocybin-haltigen Pilzen bei 0,2 %, bzw. 0,3 % der Jugendlichen und ca. 0,3 % bzw. 0,4 % der Erwachsenen. Am höchsten ist die 12-Monats-Prävalenz für junge Erwachsene im Alter von 18–25 Jahren mit jeweils 1,5 % für LSD und psychoaktive Pflanzen.

Mit Blick auf die Entwicklungen der letzten 10 Jahre ist kritisch anzumerken, dass im Rahmen der erneuten Erforschung von Psychedelika im klinischen Kontext und einer Zunahme von großenteils emphatischen medialen Berichten die Sichtbarkeit dieser Substanzen in der Öffentlichkeit („Hype") zugenommen hat (Yaden et al. 2022), und damit möglicherweise auch das Interesse, Psychedelika im rekreationalen Rahmen zu konsumieren. Diese Tendenzen schlagen sich in den epidemiologischen Befunden bisher nur sehr begrenzt nieder; Psychedelika werden anders als Cannabis und Stimulanzien immer noch eher selten konsumiert. In einigen US-amerikanischen Regionen wie Oregon und Colorado wurden inzwischen n etwa Psilocybin-haltige Pilzen legalisiert. Durch eine bisweilen euphorische Berichterstattung ohne bisher ausreichend belastbare Datenlage und ohne die Möglichkeit, Psychedelika in der klinischen Versorgung regulär zu verschreiben, präsentieren sich bisweilen Patienten, die Substanzen wie LSD oder Psilocybin verschrieben bekommen möchten, oder die illegale Selbstmedikationsversuche – z. B. bei depressiven Störungen – unternommen haben und bei denen es zu z. T. behandlungsbedürftigen psychiatrischen Komplikationen (s. unten) gekommen ist.

Ketamin wurde in den 1960er-Jahren als Anästhetikum für die Tiermedizin entwickelt und wird in der Notfall- und Intensivmedizin breit als Anästhetikum angewendet. Es wurde vermutlich während des Vietnamkriegs durch amerikanische Soldaten erstmalig rekreational als Rauschmittel eingesetzt. Etwa seit den 1990er-Jahren wird Ketamin zunächst in der Clubszene und einigen anderen Subkulturen konsumiert;

in den letzten 15 Jahren hat der Konsums vor allem in der Clubszene zugenommen; die Prävalenz liegt jedoch unter der von Psychedelika (EMCDDA 2023). Dem Global Drug Survey 2020 zufolge gab es auch hier einen graduellen Anstieg von 2015 (4,6 %) bis 2020 (15,9 %); 15,4 % der Befragten gab an, Ketamin im Rahmen von Selbstmedikationsversuchen eingenommen zu haben.

Phencyclidin (PCP) spielt in Europa faktisch keine Rolle; häufiger findet PCP-Konsum in Nordamerika statt.

Im Gegensatz zu den Psychedelika und Dissoziativa spielen die **übrigen atypischen Halluzinogene** in den westlichen Ländern epidemiologisch praktisch keine Rolle. Während sich Fliegenpilzalkaloide in früheren Jahrhunderten vor allem in Sibirien einer hohen Beliebtheit erfreuten (Saar 1991), werden sie – wie etwa auch die Nachtschattenalkaloide – mittlerweile allenfalls im Rahmen von Intoxikationen in der intensivmedizinischen Versorgung beobachtet. Ein regelmäßiger, gar in pathologischen Mustern erfolgender Gebrauch wird vermutlich aufgrund des fehlenden abhängigkeitserzeugenden Potenzials, einem hohen Risiko für körperlich bedrohliche Intoxikationen und wenig steuerbaren Akutwirkungen nicht beobachtet.

15.3 Pharmakologie

15.3.1 Psychedelika

Der Begriff „psychedelisch“ wurde Ende der 1950er-Jahre durch den kanadischen Psychiater Osmond geprägt und setzt sich aus den griechischen Termini Ψυχη („Seele“) und δῆλοζ („offenbaren“) zusammen. Damit wird die psychologische Wirkung dieser Substanzen auf das Bewusstsein beschrieben, die mit einer Intensivierung der Wahrnehmung externer und intrapsychischer Prozesse einhergeht. LSD ist die Leitsubstanz der Psychedelika, die bis heute am weitesten verbreitete und wissenschaftlich am besten untersuchte Substanz dieser Gruppe.

Psychedelika werden chemisch in drei Hauptgruppen unterteilt (Nichols 2016):

1. **Tryptamine:** Die Indolamid-Grundstruktur der zum großen Teil natürlich auftretenden Tryptamine zeigt eine große strukturelle Ähnlichkeit zu Serotonin. Zu den Tryptaminen zählen z. B. die in den „Magic Mushrooms“ enthaltenen Substanzen Psilocin und Psilocybin, das in zahlreichen Pflanzen vorkommende *N,N*-Dimethyltryptamin (DMT) sowie die im Sekret der Coloradokröte *(Bufo alvarius)* enthaltenen Substanzen 5-Methoxy-*N,N*-dimethyltryptamin (5-MeO-DMT) und Bufotenin.
2. **Ergoline** können als strukturell komplexere, rigidere Varianten der Tryptamine betrachtet werden, zu denen das Alkaloid des Mutterkorns (LSD) und das in Samen der Hawaiianischen Holzrose enthaltene Lysergsäureamid (LSA) zählen. Im Gegensatz zu vielen natürlich vorkommenden Tryptaminen ist LSD eine semisynthetische Substanz. Bis auf LSD ist diese Gruppe bisher wenig untersucht.
3. **Ringsubstituierte Phenethylamin-Derivate** besitzen strukturelle Ähnlichkeit zu den Katecholaminen. Leitsubstanz dieser Gruppe ist Mescalin, das in einigen amerikanischen Kakteenarten (z. B. *Lophophora williamsii*/Peyote, *Trichocereus pachanoi*/San Pedro) auftritt. Die restliche Gruppe besteht vorwiegend aus synthetischen Substanzen und lässt sich weiter unterteilen in Phenethylamine (zu denen Mescalin und 2,5-Dimethoxy-4-brom-phenylethylamin (2C-B) zählen), sowie die auch als „psychedelische Amphetamine“ bezeichneten Phenylisopropylamine DOM, DOB und DOI. Eine neuere Untergruppe sind die *N*-Benzylphenethylamine, zu denen Substanzen wie 25I-NBOMe und 25B-NBOMe zählen (➤ Tab. 15.1).

Psychedelika verbindet die (partial-)agonistische Wirkung am postsynaptischen serotonergen 5-HT_{2A}-Rezeptor, die mit den typischen psychoaktiven Effekten assoziiert ist. Bei einer Prämedikation mit dem 5-HT_{2A}-selektiven Antagonisten Ketanserin werden die psychedelischen Effekte beim Menschen und im Tierversuch aufgehoben, während sie durch Dopamin-Antagonisten wie Haloperidol u. U. eher verstärkt werden (Vollenweider und Kometer 2010). Die einzelnen Psychedelika unterscheiden sich jedoch in Bezug auf ihre Affinität zu zahlreichen anderen Rezeptoren: So zeigen die Phenylalkylamine eine höhere Selektivität für den 5-HT_2-Rezeptor, während Tryptamine – insbesondere 5MeO-DMT – z. B. auch eine hohe Affinität zum 5-HT_{1A}-Rezeptor haben (Halberstadt und Geyer 2011). LSD zeigt die höchste Affinität zu 5-HT_{2A}-Rezeptoren, aber auch eine hohe Affinität zu dopaminergen und adrenergen Rezeptoren (Halberstadt 2015).

Auf der **molekularen Ebene** gehören die 5-HT_{2A}-Rezeptoren zur Gruppe der G-Protein-gekoppelten Rezeptoren (GPCR) (Conn und Sanders-Bush 1984). Durch die Bindung des 5-HT_2-Rezeptors an die q-Einheit des G-Protein-Komplexes kommt es zu einer Aktivierung der Phospholipase Cβ, zur Hydrolyse der Membranphospholipide in Inosiltriphosphat (IP_3) und Diacylglycerol und schließlich zu einer Aktivierung von intrazellulärem Kalzium (Halberstadt 2015). Die genauen molekularen Abläufe sind jedoch nicht abschließend geklärt.

Vermutlich führen Psychedelika über eine indirekt vermehrte **Freisetzung von Glutamat** zu einer erhöhten kortikalen Erregbarkeit, zu einer Beeinflussung der kortikokortikalen Interaktionen und zugleich der thalamischen Filterfunktionen (Nichols und Chemel 2006). Durch diese Mechanismen kommt es möglicherweise zu einer veränderten Ansprechbarkeit auf Außenreize und zugleich zu einer Intensivierung und Enthemmung der Wahrnehmung intrapsychischer Prozesse.

Manche Psychedelika führen zu einer raschen, ausgeprägten **Toleranzentwicklung** im Sinne einer

Tab. 15.1 Übersicht über die Gruppe der Halluzinogene (modifiziert nach Gouzoulis-Mayfrank 2011)

Substanzgruppe	Einzelsubstanzen	Vorkommen	Applikationsform	Wirkmechanismus
Psychedelika				
Tryptamine	Psilocin, Psilocybin	diverse Pilzsorten	oral	partieller Agonismus am 5-HT_{2A}-Rezeptor, 5–$_{1A}$-Rezeptor
	DMT	Pflanzen, „Ayahuasca"	inh., oral, p. n.	
	5MeO-DMT	Krötensekret, Pflanzen	inh., p. n.	
Ergoline	LSD	halbsynthetisch	vor allem oral	
	LSA	pflanzlich	oral	
Phenethylamin-Derivate	Mescalin	Kakteen (Peyote, San Pedro), synthetisch	oral	
	DOM, DOB, DOI, 2C-B	synthetisch	oral	
Atypische Halluzinogene				
Dissoziativa Anästhetika	Phencyclidin (PCP)	synthetisch	oral, i. m., i. v., inh.	NMDA-Rezeptor-Antagonismus
	Ketamin	synthetisch	p. n., i. m., i. v., oral	
	Methoxetamin	synthetisch	oral	
	Dextrometorphan (DXM)	synthetisch	oral	
Tropan-Alkaloide	Atropin	Pflanzen (Nachtschattengewächse)	oral	anticholinerg
	Ibotensäure Muscimol	Fliegenpilz	oral	GABAerg
Salvinorine	Salvinorin A	„Wahrsagesalbei" (*Salvia divinorum*)	inh., oral, buccal	κ-Opioidrezeptor-Agonismus

Abkürzungen: DMT: Dimethyltryptamin, 5Meo-DMT: 5-Methoxy-dimethyltryptamin, LSD: Lysergsäurediethylamid, LSA: Lysergsäureamid, DOM: 2,5-Dimethoxy-4-methylamphetamin, DOB: 2,5-Dimethoxy-4-bromamphetamin, DOI: 2,5-Dimethoxy-4-iodamphetamin, 2C-B: 4-Brom-2,5-dimethoxyphenylethylamin, PCP: Phencyclidin, i. m.: intramuskulär, i. v.: intravenös, p. n.: pernasal, inh.: inhalativ

Tachyphylaxie, die z. B. bei LSD bereits am vierten Tag nach kontinuierlicher Einnahme zum nahezu vollständigen Verlust der psychoaktiven Wirkung führt (Belleville et al. 1956). Diese wird u. a. mit einer akuten Down-Regulation der 5-HT_{2A}-Rezeptoren erklärt. Unter bestimmten Substanzen ist dabei eine Kreuztoleranz zu beobachten, etwa unter LSD und Mescalin bzw. Psilocin (Buckholtz et al. 1990). Anders als bei den meisten abhängigkeitserzeugenden Substanzen ist diese Toleranzentwicklung typischerweise jedoch nicht mit einer Dosissteigerung und Abhängigkeitsentwicklung assoziiert. Interessanterweise führen nicht alle Psychedelika zu einer solchen Toleranzentwicklung; bei N,N-DMT, 5-MeO-DMT oder Mescalin z. B. sind diese Phänomene in deutlich geringerer Ausprägung zu beobachten als für LSD.

15.3.2 Dissoziativa

Dissoziativa sind eine heterogene Gruppe von synthetischen Substanzen, deren Leitsubstanz **Phencyclidin (PCP)** ist. Die wichtigsten Dissoziativa PCP und Ketamin zählen strukturchemisch zu den Arylcyclohexylaminen, ebenso die neue psychoaktive Substanz Methoxetamin (MXE). Zu den Dissoziativa gehören außerdem das in einigen Antitussiva enthaltene Dextrometorphan (DXM) und das in Tiermodellen der Schizophrenie eingesetzte MK-801. Während PCP vorwiegend in Amerika Verbreitung findet, spielt insbesondere Ketamin im Kontext der Clubszene auch in Europa seit den 1980er-Jahren eine zunehmend wichtige Rolle (Morris und Wallach 2014).

Ketamin liegt in chiraler Form als *R*-Ketamin, als das viermal wirksamere *S*-Ketamin und als das zweimal so wirksame Racemat vor (Mion und Villevielle 2013). Es wird größtenteils zu dem aktiven Metaboliten Norketamin umgebaut. Ketamin ist – wie die anderen Dissoziativa – ein nichtkompetitiver Antagonist am postsynaptischen NMDA-Rezeptor und zeigt eine schwächere Aktivität am Sigma-1-Rezeptor und an opioidergen μ-Rezeptoren (Stahl 2013). Zusätzlich bindet Ketamin an muscarinerge Acetylcholinrezeptoren und stimuliert die Freisetzung von Dopamin (Morgan und Curran 2011), was mit dem abhängigkeitserzeugenden Potenzial von Ketamin in Verbindung gebracht wird. Ketamin bindet dabei an der sog. PCP-Bindungsstelle im ionotropen Kanal des NMDA-Rezeptors. Durch die Blockade der NMDA-Rezeptoren auf inhibitorischen GABA-Neuronen im präfrontalen Kortex (PFC) führt Ketamin zu einer Downstream-Stimulierung der glutamatergen Neurotransmission mit erhöhter Freisetzung von Glutamat im PFC, wodurch postsynaptisch die ebenfalls glutamatergen AMPA-Rezeptoren aktiviert werden (Corlett et al. 2007). Bei Prämedikation mit Lamotrigin, das zu einer Verminderung der Glutamatfreisetzung führt, werden die psychotropen Effekte von Dissoziativa unterbunden oder abgeschwächt.

15.3.3 Sonstige Halluzinogene 2. Ordnung

Neben zahlreichen NPS mit psychedelischen oder dissoziativen Effekten existieren diverse weitere atypische Halluzinogene, die meist aus Pflanzen gewonnen werden. Dazu zählen die Gruppe der zentral wirksamen anticholinergen **Tropan-Alkaloide** wie Atropin, Hyoscyamin und Scopolamin, die in einigen Nachtschattengewächsen (z. B. Tollkirsche, Stechapfel und Bilsenkraut) enthalten sind. Bei dieser Gruppe der auch als „Delirantia" bezeichneten Substanzen kommt es in höheren Dosierungen durch die ausgeprägte anticholinerge Wirkung zu deliranten Zustandsbildern, die über viele Stunden anhalten können. Der Konsum ist wenig verbreitet, es wird jedoch immer wieder von Experimenten mit akzidentellen Überdosierungen, vor allem bei Kindern und Jugendlichen, berichtet, die z. T. eine intensivmedizinische Behandlung erforderlich machen (Glatstein et al. 2016). Auch gibt es immer wieder Berichte über die Einnahme von **Fliegenpilzen**; diese enthalten Muscimol und Ibotensäure, die vermutlich über GABAerge Wirkmechanismen psychoaktive Wirkungen entfalten (Halpern 2004).

Des Weiteren ist *Salvia divinorum* („Wahrsagesalbei") zu erwähnen, das vor einigen Jahren zunächst als legales pflanzliches Halluzinogen für den rekreationalen Gebrauch eingesetzt wurde. Seine psychedelischen und vermutlich auch dissoziativen Effekte werden über einen Agonismus am Sigma-Rezeptor vermittelt (Johnson et al. 2011). Dabei ist insgesamt davon auszugehen, dass auch *Salvia divinorum* ein nur geringes abhängigkeitserzeugendes Potenzial hat und kaum toxisch ist.

15.4 Klinik

15.4.1 Konsumformen

Psychedelika

Die meisten Psychedelika (LSD, Psilocybin, Mescalin) werden vorwiegend oral eingenommen, sind jedoch auch parenteral wirksam. Das synthetische hergestellte **LSD** wirkt in sehr kleinen Dosen im µg-Bereich. Es wird meist in Tropfenform auf kleine Papierstückchen aufgetragen oder in Wasser aufgelöst. Die sog. Pappen oder Trips, die etwa 50–200 µg LSD enthalten, werden von den Konsumenten geschluckt. **Psilocybin** wird in der Regel in der natürlich vorkommenden Form eingenommen, indem die getrockneten Pilze („magic mushrooms") oral eingenommen werden. Häufig werden 3–8 Pilze, entsprechend ca. 10–20 mg Psilocybin, eingenommen. **Mescalin** wird ebenfalls in der natürlich vorkommenden Form als getrockneter Kaktus (Peyote oder San Pedro) gekaut oder in der extrahierten Form als Pulver oder in Kapseln geschluckt.

DMT und **5-MeO-DMT** unterliegen bei oraler Aufnahme einem ausgeprägten First-Pass-Effekt und werden durch die Monoaminoxidase (MAO) abgebaut, sodass sie oral nicht wirksam sind und deshalb vorwiegend inhalativ oder seltener pernasal eingenommen werden. Eine Besonderheit stellt der aus dem Amazonasgebiet stammende Sud **Ayahuasca** dar. Er enthält sowohl reversible MAO-Hemmer in Form von Harminen und Harmalinen (z. B. aus der Liane *Banisteriopsis caapi)* als auch DMT (z. B. aus dem Strauchgewächs *Psychotria viridis* oder aus *Mimosa hostilis*), das durch die gleichzeitige Einnahme des MAO-Hemmers oral wirksam wird.

Andere synthetisch hergestellte Halluzinogene wie z. B. **2C-B** werden in Pulverform oder als Tabletten eingenommen. Die Effekte von LSD und Mescalin klingen erst nach 8–12 h ab, während die Wirkungen von Psilocybin mit 3–6 h deutlich kürzer anhalten. Gerauchtes DMT und 5-MeO-DMT zeigen eine kurze Wirkung von 10–20 Minuten, die subjektiv häufig sehr intensiv und zeitlich länger erlebt wird. Als Bestandteil von Ayahuasca wirkt DMT aufgrund der oralen Einnahme und der MAO-Hemmung über mehrere Stunden und wird vorwiegend in rituellen Kontexten häufig mehrmalig hintereinander eingenommen.

Atypische Halluzinogene

Ketamin wird meistens pernasal eingenommen; vor allem bei abhängigen Konsummustern kommt es jedoch häufig auch zur parenteralen Applikation (i. v. oder i. m.); über die orale und rektale Route ist es ebenfalls wirksam, bei jedoch deutlich verminderter Bioverfügbarkeit.

Die weiteren atypischen Halluzinogene werden überwiegend oral durch Ingestion von Pflanzenteilen oder Trinken von Teezubereitungen aus Pflanzenteilen konsumiert (Stechapfel, Engelstrompete, Fliegenpilze u. a.).

Salvia divinorum ist aufgrund eines ausgeprägten First-Pass-Metabolismus oral eingenommen nicht wirksam; daher werden die Blätter getrocknet und geraucht oder als Tinktur oder durch Kauen über die Mundschleimhaut aufgenommen.

15.5 Akute und postakute Effekte von Halluzinogenen

Psychische Wirkungen

Halluzinogene Substanzen rufen beim Menschen intensive und komplexe qualitative Veränderungen des Bewusstseins hervor, die affektive, kognitive und Wahrnehmungsvorgänge umfassen und häufig transzendentale sowie kosmisch-mystische Erfahrungen beinhalten. Unter der Wirkung von Halluzinogenen ist das **Zeiterleben** deutlich verändert, wobei ein schnellerer oder langsamerer Zeitverlauf bis hin zum völligen Stehenbleiben der Zeit möglich ist. Die Umwelt und die eigene Person werden auf eine besondere, traumartige Weise erlebt: Es kommt zu Entgrenzungs- und Verschmelzungserlebnissen, die angenehm bis ekstatisch oder aber auch angstvoll erlebt werden können. **Optische Wahrnehmungsveränderungen und Halluzinationen** gehören zu den typischen Effekten von Halluzinogenen. Formen und Farben der Umgebung verändern sich, wobei intensiv leuchtende, sich rasch kaleidoskopartig bewegende Formen als besonders eindrucksvoll beschrieben werden. Verändertes Körperempfinden und akustische Wahrnehmungsveränderungen sowie gelegentlich Körperhalluzinationen und akustische Halluzinationen gehören auch zum Spektrum der psychotropen Effekte. Ein besonders typisches Phänomen sind die sog. **Synästhesien**, wonach die Wahrnehmung auf zwei oder mehr sensorischen Gebieten sich gegenseitig beeinflusst (z. B. „Pulsieren" von Tapetenmustern im Rhythmus der Musik). Die veränderte Wahrnehmung kann insgesamt bedrohlich wirken, sie kann aber auch zu einem genussvollen, ästhetischen Gesamterleben werden. Das Verhalten kann explorativ oder in sich gekehrt sein. Die Affektivität ist stark verändert, wobei Glücksgefühle, manchmal aber auch Traurigkeit, Angst und rasch wechselnde Affekte erlebt werden. Scheinbar widersprüchliche Emotionen, Gedanken und Wahrnehmungen können gleichzeitig nebeneinander stehen und mit Ratlosigkeit oder aber mit subjektiv „tieferen Einsichten" einhergehen. Häufig stellt sich ein besonderes „Evidenzerleben" im Sinne einer subjektiv besonderen Wichtigkeit oder Einzigartigkeit des Erlebten ein, der sich im Begriff „Bewusstseinserweiterung" widerspiegelt.

Bei den **klassischen Halluzinogenen (Psychedelika)** tritt bei üblichen Dosierungen keine Vigilanzminderung auf. Die intensiven Bewusstseinsveränderungen werden in der Regel im Bewusstsein ihrer artifiziellen, substanzinduzierten Natur erlebt, sodass im „unkomplizierten" Rausch stets der sog. „reflektierende Ich-Rest" erhalten ist. Die Konsumenten können sich nach Abklingen der Wirkung und meist auch langfristig gut an ihre Erlebnisse unter der Substanz erinnern. Grundsätzlich sind die Effekte der verschiedenen Psychedelika ähnlich, sie können jedoch auch unter der gleichen Substanz und Dosis interindividuell und sogar intraindividuell von Mal zu Mal sehr unterschiedlich ausfallen. Neben der Dosis sind auch das aktuelle Befinden und die Erwartungen des Konsumenten sowie die Umgebungsbedingungen wichtige Faktoren, die das Rauscherlebnis beeinflussen bzw. gestaltend einwirken (Set und Setting).

Dissoziative Anästhetika und andere atypische Halluzinogene unterscheiden sich von den klassischen dadurch, dass sie selbst bei üblichen Dosierungen neben Phänomenen aus dem oben beschriebenen Bereich der qualitativen Bewusstseinsveränderung auch dämpfende und sedierende Effekte bzw. eine Vigilanzminderung, Orientierungsstörung und delirante Symptome hervorrufen. Für Ketamin sind erhebliche Veränderungen des Körpererlebens und ein passives bis apathisches Verhalten typisch. Nach Abklingen der Substanzwirkungen wird das Erlebte häufig nur partiell erinnert.

In diesem Zusammenhang ist erwähnenswert, dass einmalige Gaben von Ketamin eine rasch einsetzende antidepressive Wirkung haben können. Dabei wird bei bestimmten Patienten innerhalb von 24 Stunden eine oft ausgeprägte antidepressive Wirkung (auch bei Suizidalität und bei therapieresistenten Depressionen) beobachtet, die meist jedoch innerhalb von wenigen Tagen wieder abklingt (Zarate et al. 2006). Dieser Effekt wird mit einer gesteigerten Synaptogenese in Zusammenhang gebracht, die wiederum durch die Stimulierung der glutamatergen Neurotransmission und Aktivierung der AMPA-Rezeptoren erklärt wird (Li et al. 2010). Auf der Basis mehrerer Studien wurde Ketamin als Nasenspray von der europäischen Arzneimittelkommission im Dezember 2019 zur Akutbehandlung von Suizidalität im Rahmen schwerer depressiver Episoden und zur Behandlung therapieresistenter Depressionen zugelassen; die Zulassung in Deutschland folgte am 1.3.2021 (z. B. Ionescu et al. 2021).

Die Einnahme von **Tropan-Alkaloiden** kann zu einem schweren anticholinergen Delir mit der entsprechenden psychovegetativen Symptomatik und schweren Störungen des Bewusstseins, der Kognition und der Realitätskontrolle („Belladonna-Alkaloid-Intoxikation") führen (Glatstein et al. 2016). Dabei treten bisweilen lebensbedrohliche Rauschzustände auf, die mit ausgeprägten szenisch-optischen Halluzinationen, psychomotorischen Erregungszuständen und schwerer Desorientierung einhergehen. *Salvia divinorum* führt zu einem kurz anhaltenden intensiven Rauschzustand mit optischen und akustischen Halluzinationen und einer veränderten Körper- und Selbstwahrnehmung – ein Zustand, für den psychedelische und dissoziative Effekte beschrieben wurden (Johnson et al. 2011).

Somatische Wirkungen

Die somatischen Begleiteffekte sind bei klassischen Halluzinogenen relativ gering ausgeprägt. Es kann zu einer leichteren Mydriasis und zu einem Anstieg von Blutdruck, Herzfrequenz (Holze et al. 2022) und ggf. auch Körpertemperatur kommen. Zu Beginn des Rauscherlebnisses können Übelkeit und Brechreiz auftreten (Pechnick und Cunningham 2011); in späteren Phasen der Wirkung und nach dem Abklingen werden häufiger Kopfschmerzen berichtet (Johnson et al. 2012). Die gängigen Psychedelika LSD, Psilocybin, DMT und Mescalin gelten als kaum neuro- oder somatotoxisch; es gibt seit der Entwicklung von LSD keine Berichte über Todesfälle, die direkt der Wirkung der Substanz zugeschrieben wurden; Ähnliches gilt für die Tryptamine (Nichols 2016). Bei den Phenethylaminen und insbesondere bei einigen neueren Psychedelika, vor allem der NBOMe-Gruppe, liegt die letale Dosierung vermutlich niedriger.

Hingegen sind die somatischen Begleiteffekte bei atypischen Halluzinogenen, insbesondere bei den biogenen Substanzen (z. B. Fliegenpilze, Nachtschattengewächse) kritisch. Dabei kann es durch den Konsum der Pflanzenteile mit unterschiedlicher Konzentration der jeweiligen Stoffe leicht zu akzidentellen Überdosierungen kommen. Die vegetativen Begleiterscheinungen sind potenziell lebensgefährlich. Im Extremfall können nach Einnahme von Pflanzenteilen oder dem Trinken von Teezubereitungen aus Nachtschattengewächsen eine Bewusstseinstrübung bis hin zum Koma mit Atemlähmung sowie vegetative Entgleisungen und kardiovaskuläre Zwischenfälle eintreten (McCann 2011). Auch bei der schweren Fliegenpilz-Intoxikation stehen organotoxische Komplikationen im Vordergrund.

Unter Ketamin kann es vor dem Hintergrund der dissoziativen Effekte auf das Bewusstsein im Zusammenhang mit den analgetischen Effekten und z. T. schweren psychomotorischen Erregungszuständen zu Unfällen und Verletzungen kommen (Ng et al. 2010).

15.5.1 Halluzinogenbezogene Störungen

Aufgrund der Heterogenität der unterschiedlichen als Halluzinogene bezeichneten Substanzen betreffen nur wenige Risiken und Folgeschäden die gesamte Gruppe. Halluzinogene – insbesondere Psychedelika – zeigen spezifische zeitliche Muster von psychischen Effekten, die sie von anderen Substanzgruppen maßgeblich unterscheiden. Nach den oft als überwältigend erlebten akuten Effekten wurden subakute Effekte („Afterglow" oder „Carryover") beschrieben, die in der Regel einige Tage bis Wochen anhalten können (Majić et al. 2015). Zusätzlich wurden gelegentlich auch langanhaltende Effekte nach über 12 Monaten berichtet (Griffiths et al. 2007). Die meisten dieser Effekte werden in der Literatur häufig als positiv und z. T. auch therapeutisch nützlich bewertet. Entlang der besonderen zeitlichen Dynamik der Psychedelika-Effekte können unter allen genannten Substanzen jedoch akute, subakute und chronische Komplikationen auftreten. Dabei spielen akut angstvolle, psychotische und desorganisierte Zustandsbilder eine Rolle, während mittel- bis langfristig gelegentlich psychotische Episoden, Angst- und dissoziative Symptome sowie sogenannte Flashbacks und anhaltende Wahrnehmungsstörungen auftreten können (Majić et al. 2016; ➤ Tab. 15.2). Zusätzlich besteht während der akuten Effekte der Substanzen ein erhöhtes Unfallrisiko.

Tab. 15.2 Psychiatrische Komplikationen nach Einnahme von Halluzinogenen (modifiziert nach Gouzoulis-Mayfrank 2011)

Verlaufsform	Störungsbild	ICD-10	ICD-11	Psychopathologie	Dauer	Therapie
Akut	Psychotischer Rauschverlauf Panik Horrortrips	F16.03 F16.04	6C49.3	Angstvolle Ich-Auflösung (AIA), u. U. mit paranoidem Erleben	Limitiert entsprechend der Wirkdauer der Substanz	Talking-down Veränderung des Settings Ggf. BZD **Cave:** keine Antipsychotika
Subakut	Halluzinogeninduzierte Psychosen	F16.5	6C49.5	Paranoid-halluzinatorisches Bild, oft mit deutlicher affektiver Symptomatik	Tage bis Wochen, seltener Monate	Wirksamkeit von Antipsychotika unsicher Ggf. Benzodiazepine Ggf. Lithium, EKT
Chronisch	Flashbacks/ Echopsychosen	F16.7	6C49.Y	Passagere Phänomene wie im akuten Rausch	Auftreten wiederholt im Zeitraum von Wochen bis Monaten nach letztem Konsum; Dauer jeweils Sekunden bis Minuten	Oft kaum Leidensdruck, keine Therapie erforderlich
	HPPD (Hallucinogen Persisting Perception Disorder)	F16.7	6C49.Y	Vorwiegend - aber nicht ausschließlich - visuelle Phänomene, die Veränderungen im Rausch ähneln und persistieren	Wochen bis Monate (selten Jahre) nach letztem Konsum	Abstinenz Ggf. BZD In Einzelfällen Berichte über Wirksamkeit von SSRI, Clonidin, Naltrexon **Cave:** keine Antipsychotika!
	Panikstörung	F16.8	6C49.61	Entsprechend den Symptomen einer Panikstörung	Wochen bis Monate nach Konsum	Abstinenz Ggf. Behandlung entsprechend Behandlung der Panikstörung

Abkürzungen: BZD: Benzodiazepine, AP: Antipsychotika, EKT: Elektrokonvulsionstherapie, SSRI: selektive Serotonin-Wiederaufnahmehemmer; HPPD: Hallucinogen Persisting Perception Disorder

Klassifikation

Mit der ICD-10) stand für psychische und Verhaltensstörungen durch Halluzinogene ein Katalog von Störungsbildern zur Verfügung, der baukastenartig eine Kodierung von Halluzinogen-bezogenen Störungen zuließ. Diese Auswahl war eng an die möglichen Syndrome angelehnt, die beim Konsum von abhängigkeitserzeugenden Substanzen – insbesondere Alkohol – beobachtet werden, den Spezifika von Halluzinogen-bezogenen Störungen aber nur bedingt Rechnung tragen. Diese Defizite wurden auch in der ICD-11 nicht wesentlich gelöst, wodurch beide Systeme unvollständig bleiben.

In der **ICD-10** wurden psychische und Verhaltensstörungen durch Halluzinogene durch F16.XX codiert; unter der 4. und 5. Stelle konnten genauere Angaben zum jeweiligen Störungsbild gemacht werden, die – entsprechend den anderen Substanzgruppen – folgende Krankheitsbilder umfassten: Intoxikation, schädlicher Gebrauch, Abhängigkeitssyndrom, Entzugssyndrom, Entzugssyndrom mit Delir, psychotisches Syndrom, amnestisches Syndrom, Restzustände und verzögert auftretende psychotische Syndrome sowie „sonstige“ und „andere“ Bilder.

In der **ICD-11** findet sich eine neue Codierweise, wobei 6C49 die Überkategorie für „Störungen durch Halluzinogene“ bezeichnet und als neues Erkrankungsbild die „Episode durch schädlichen Gebrauch“ (6C49.0) aufgeführt ist. Diese umfasst die durch die Zufuhr von Halluzinogenen direkt (durch toxische Wirkungen der Substanz im Körper) oder indirekt (z. B. durch daraus resultierende Verhaltensweisen wie Unfälle oder eine schädliche Form der Verabreichung) entstandenen gesundheitlichen Schäden, wenn der Schaden nicht auf ein bekanntes Verhaltensmuster des Halluzinogengebrauchs zurückzuführen ist.

Andere, in der ICD-10 noch enthaltende Bilder wie das Entzugssyndrom und das amnestische Syndrom finden sich in der ICD-11 nicht mehr, wohl aber die **Halluzinogenabhängigkeit.** Induzierte affektive und Angststörungen lassen sich unter der Kategorie 6C49.6 (Bestimmte näher bezeichnete psychische oder Verhaltensstörungen durch Halluzinogene) codieren. Weiterhin nicht explizit aufgeführt sind die Hallucinogen Persisting Perception Disorder (HPPD), die sich nur unter einer der Restkategorien codieren lässt, sowie Halluzinogen-bezogene dissoziative Störungen einschließlich des Depersonalisations- und Derealisationssyndroms. Auch diese lassen sich weiterhin unter Restkategorien (ICD-10: F16.8; ICD-11: 6C49.Y) kodieren.

Für die Störungen durch **atypische Halluzinogene** ist in der ICD-11-Klassifikation eine gesonderte Kategorie vorgesehen, die in etwa die gleichen einzelnen Diagnosen enthält, wie die Kategorie der Halluzinogene (6C4D: Störungen durch Dissoziativa, einschließlich Ketamin oder PCP [Phenylcyclidin]).

Neben den genannten psychiatrischen Symptomen können in einigen Fällen auch diffusere Beschwerden auftreten, die mit den Inhalten und der Intensität der unter der Halluzinogenwirkung erlebten Erfahrungen zusammenhängen. Manche Akuteffekte weichen so stark von dem gewohnten Erleben im normalen Tages-Wach-Bewusstsein ab und umfassen bisweilen tiefe existentielle Inhalte, dass manche Konsumenten sich von ihnen auch nach Abklingen der akuten Wirkungen weiterhin überfordert fühlen und Schwierigkeiten haben, das Erlebte in ihre alltäglichen Vorstellungen von sich, ihrer Umwelt und der Gesellschaft zu integrieren (Gorman et al. 2021). Diese Störungen sind u. U. eher dem erlebnisreaktiven Spektrum zuzuordnen und psychotherapeutischen Kurzinterventionen oft gut zugänglich.

Abhängigkeit und Entzug

Es gibt kaum Berichte über die Entwicklung einer Psychedelika-Abhängigkeit im engeren Sinne, und auch im Tierversuch ließen sich keine verhaltensverstärkenden („reinforcing“) Effekte von Psychedelika nachweisen (Halpern 2003; Gouzoulis-Mayfrank 2011; Nichols 2016). In Einzelfällen wurden habituelle Gebrauchsmuster beschrieben, die nicht einem Abhängigkeitssyndrom im engeren Sinne entsprechen, sondern eher einer Neigung, die bewusstseinsverändernden Effekte von Halluzinogenen immer wieder erleben zu wollen. Bisweilen kann diese Neigung mit einem gewissen Eskapismus mit Vermeidung einer realitätsbezogenen Verantwortungsübernahme in Zusammenhang stehen. Hier könnten kurz und rasch anflutende Psychedelika bzw. Applikationsformen (inhalativ, intravenös) eine besonders wichtige Rolle spielen.

Im Gegensatz dazu wurde insbesondere für Ketamin und PCP das Auftreten von klinisch manifesten psychischen Abhängigkeitssyndromen mit Dosissteigerung, Kontrollverlust bzgl. des Konsums und Craving-Phänomenen berichtet. Diese können sich insbesondere bei parenteralem Konsum rasch einstellen und sind z. T. mit einem exzessiven täglichen Konsum verbunden (Jansen und Sferios 2001). Dabei wurden zwar bisher keine psychovegetativen Entzugssymptome wie bei Opioiden, Benzodiazepinen oder Alkohol beschrieben, aber durchaus ausgeprägte, als pathologisch zu bezeichnende Konsummuster.

Intoxikation mit Komplikationen

Die in der Akutphase der Halluzinogenwirkung auftretenden psychischen Komplikationen umfassen psychotische Reaktionen mit einer Störung des Realitätsbezugs sowie Zustände von angstvoller Ich-Auflösung, die häufig auch eine Nähe zu psychotischen Symptomen zeigt. Mit diesen gehen u. U. auch desorganisierte Zustandsbilder einher. Im Mittelpunkt der Halluzinogenwirkung steht dabei die zunehmende Durchlässigkeit und schließlich **Auflösung von Ich-Grenzen und**

-**Strukturen.** Diese kann zunächst grundsätzlich im Sinne von mystischen Erfahrungen eines Einheitserlebens angenehm wahrgenommen werden (sog. ozeanische Entgrenzung oder „mystische" oder „Gipfelerfahrung"), oder aber im Sinne einer überwältigenden und überfordernden Erfahrung der Orientierungslosigkeit, Haltlosigkeit und bis zu Panik reichenden Überflutung durch Erlebnisinhalte im Sinne einer „angstvollen Ich-Auflösung" (Studerus et al. 2010).

Wenn die Bewusstseinsveränderungen unter der Substanzwirkung eine bestimmte Intensität überschreiten, kann es abhängig von Dosis und Umgebungsbedingungen zum Zusammenbruch der Reflexions- und Integrationsfähigkeit kommen, sodass die kritische Distanz zum Erlebten nicht mehr aufrechterhalten werden kann und die Unterscheidung zwischen Rausch und Realität nicht mehr gelingt. In diesen Fällen kann es über ein abnormes Bedeutungserleben zu wahnhaften Situationsumdeutungen und somit zu einem psychotischen Rauschverlauf mit Angst und Agitation kommen („Bad Trip" oder „Horrortrip"). Diese wird nach ICD-10 als akute Intoxikation mit Delir bzw. mit Wahrnehmungsstörungen klassifiziert (ICD-10: F16.03, F16.04) und ist per definitionem durch die Dauer der pharmakologischen Wirkung der jeweiligen Substanz limitiert (z. B. bei Psilocybin-Pilzen bis etwa 6 h, bei LSD bis etwa 12 h).

Für das Auftreten derartiger angstvoller Erlebnisse unter Halluzinogen-Einfluss wurde wiederholt die Bedeutung präventiver Maßnahmen betont. Für die Valenz und den subjektiven Verlauf von Erfahrungen unter psychoaktiven Substanzen wurde das Modell von **Set – Setting – Substanz** (Hartogsohn 2017) vorgeschlagen. Dabei umfasst „Set" die individuellen Ausgangsbedingungen der Konsumierenden, also Persönlichkeit, biographische Erfahrungen, aktuelle psychische Situation, ggf. Vorbereitung auf die Substanzerfahrung etc. Als „Setting" wird die jeweilige Umgebung, in der eine Substanz eingenommen wird, bezeichnet – also Anwesenheit weiterer Personen, ggf. musikalische Begleitung, Räumlichkeiten, etc. „Substanz"-bezogene Aspekte schließlich umfassen den Substanztyp, die Dosierung, die Route der Administration, etc. Für die Psychedelika-Wirkung wurde ein besonders intensiver Zusammenhang zwischen diesen Faktoren beschrieben (Hartogsohn 2017). Damit spielt für den Bereich der Prävention („Harm Reduction") die Aufklärung über die pharmakologischen und extrapharmakologischen Faktoren der Halluzinogen-Wirkungen eine herausragende Rolle.

Halluzinogen-induzierte psychotische Störungen

Über die psychotischen Rauschverläufe im akuten Stadium der Substanzeffekte hinaus kann es – meistens erst bei einem häufigeren Gebrauch von Halluzinogenen – zu drogeninduzierten Psychosen von mehrwöchiger Dauer kommen (ICD-10: F16.5). Nach ICD-10-Kriterien tritt dabei die psychotische Symptomatik in engem zeitlichem Zusammenhang mit dem Konsum auf (in der Regel **innerhalb von 48 h**) und klingt innerhalb von vier Wochen nach dem letzten Konsum zumindest weitgehend und innerhalb von sechs Monaten nach dem letzten Konsum vollständig ab. Drogeninduzierte Psychosen weisen häufiger affektive Anteile auf. Letztlich ist jedoch allein aus dem psychopathologischen Querschnittsbild eine schizophrene oder schizoaffektive Störung differenzialdiagnostisch schwer abzugrenzen (Vardy und Kay 1983).

Flashbacks und Hallucinogen Persisting Perception Disorder (HPPD)

Als weitere Komplikation können Flashbacks („Echo"- oder „Nachhallpsychosen") und anhaltende Wahrnehmungsstörungen nach Einnahme von Halluzinogenen („hallucinogen persisting perception disorder", HPPD) auftreten (Majić et al. 2016). Halluzinogen-assoziierte Flashbacks sind phänomenologisch und ätiologisch abzugrenzen von Flashback-Phänomenen im Sinne von Intrusionen bei posttraumatischen Belastungsstörungen. Nach Halluzinogen-Erfahrungen wurden kurze Phasen eines Wiedererlebens von mehr oder weniger umfänglichen Aspekten der akuten psychoaktiven Wirkungen berichtet, die oft Sekunden bis wenige Minuten anhalten, spontan wieder abklingen, meistens kaum mit einem subjektiven Leidensdruck verbunden sind und daher auch keine psychiatrisch-psychotherapeutischen Interventionen erforderlich machen. Bei HPPD handelt es sich um persistierende, vor allem optische Wahrnehmungsstörungen, die inhaltlich vielgestaltig sind, meist aber Reminiszenzen auf eine früher erlebte Wahrnehmungsveränderung unter Psychedelika zu sein scheinen (Majić et al. 2016). Nach DSM-5 sind sie definiert als das Auftreten von vor allem visuellen Wahrnehmungsphänomenen bei erhaltener Realitätskontrolle in drogenfreiem Zustand bei Personen, die in ihrem Leben bereits mindestens einmal Halluzinogene eingenommen haben.

Während Flashbacks definiert sind als sporadische und passagere Wahrnehmungsstörungen, handelt es sich bei **HPPD** um persistierende Phänomene. Dabei sind die auf Pseudohalluzinationen beschränkten HPPD-Syndrome klar abzugrenzen von drogeninduzierten psychotischen Phänomenen, bei denen es zu einem Verlust der Realitätskontrolle kommt. Die Betroffenen suchen dementsprechend häufig eher einen Augenarzt oder Neurologen als einen Psychiater auf. Flashbacks und HPPD wurden besonders häufig nach der Einnahme von LSD beschrieben, treten aber auch nach Psilocybin-Einnahme auf; es gibt bisher allerdings keine Fallberichte über HPPD nach Einnahme von DMT oder Mescalin. In einer internetbasierten Befragung gaben über 60 % der Psychedelika-Anwender an, sporadisch bereits Flashbacks erlebt zu haben (Baggott et al. 2011). Diese führten jedoch nicht zu wesentlichen Beeinträchtigungen, Leidensdruck oder Behandlungsbedürftigkeit. 4,2 % der Befragten gaben einen erheblichen Leidensdruck durch anhaltende psychische Störungen einschließlich HPPD an, der zur Inanspruchnahme von medizinischer Hilfe geführt hatte. In einer Stichprobe aus 142 gesunden Probanden, die in Studien mit LSD, Psilocybin und MDMA teilgenommen hatten, berichteten knapp 10 % von visuellen Wahrnehmungsstörungen, die jeweils einige Tage nach der Einnahme der Substanzen fortbestanden, innerhalb von etwa einer Woche aber selbständig sistierten und keine Behandlung erforderlich machten (Müller et al. 2022). Systematische Untersuchungen an größeren Stichproben zu Flashbacks und HPPD liegen bis zum heutigen Tage nicht vor. Angesichts des weltweit seit den 1960er-Jahren bestehenden Konsums von Psychedelika und der geringen Anzahl von Fallberichten ist jedoch davon auszugehen, dass es sich bei HPPD um ein sehr seltenes Störungsbild handelt.

Halluzinogen-assoziierte Angststörungen

In einigen Fällen wurde nach der Einnahme von Halluzinogen – vor allem Psychedelika, manchmal auch Ketamin – das erstmalige Auftreten von Angststörungen beschrieben, die sowohl als Panikstörungen auftreten können wie auch diffuse oder generalisierte Angstphänomene umfassen. Halluzinogen-assoziierte Angststörungen wurden bisher kaum wissenschaftlich untersucht; am ehesten stellen sie durch akute psychologische Effekte der Substanzwirkung oder Störungen der serotonergen Neurotransmission begünstigte affektive Nachschwankungen dar.

Halluzinogen-assoziierte Depersonalisations- und Derealisationssyndrome

Mit Angstsymptomen eng verbunden sind dissoziative Phänomene, allen voran das Depersonalisations- und Derealisationssyndrom (DPDR). Dieses tritt zwar in den meisten Fällen ohne eine vorangegangene Einnahme von psychoaktiven Substanzen auf (Simeon et al. 2009). Es kann aber auch nach Halluzinogen-Einnahme auftreten und wurde auch im Zusammenhang mit der Einnahme anderer psychoaktiver Substanzen wie Cannabinoiden oder MDMA beschrieben.

Sonstige Halluzinogen-assoziierte psychische Störungen

Weitere Halluzinogen-bezogene Störungen, die das Zeitfenster der akuten Effekte überdauern können, umfassen Schwierigkeiten, die mit den unter der Wirkung aufgetretenen Erlebnisinhalten zusammenhängen können, ohne dass Symptome auftreten, die einer der oben genannten Kategorien zuzuordnen wären.

15.6 Psychiatrische, neurologische und internistische Folgeschäden

15.6.1 Psychedelika

Die möglichen Folgeschäden bei wiederholtem oder chronischem Konsum von Psychedelika betreffen im Wesentlichen die oben genannten psychiatrischen Komplikationen. Auch wenn Psychedelika in Einzelfällen das Auftreten von Psychosen aus dem schizophrenen oder affektiven Formenkreis begünstigen könnten, konnte ein erhöhtes Risiko zumindest auf Bevölkerungsebene bislang nicht nachgewiesen werden. In einer großen epidemiologischen Studie aus den USA, in der 190.000 Personen befragt wurden, war die Lebenszeitprävalenz der Einnahme von Psychedelika im Vergleich zur Allgemeinbevölkerung mit einem signifikant niedrigeren Auftreten von Suizidgedanken und -versuchen innerhalb der letzten 12 Monate assoziiert, während die Einnahme aller anderen gängigen psychotropen Substanzen mit einem erhöhten Risiko einherging (Hendricks et al. 2015). Auch war die Einnahme von Psychedelika statistisch nicht mit einem vermehrten Auftreten von psychischen Erkrankungen verbunden (Johansen und Krebs 2015). Dennoch wurde das Auftreten von psychotischen und Angststörungen nach Einnahme von Psychedelika in Einzelfallberichten konsistent beschrieben. Insbesondere bei den über 6 Monate anhaltenden Störungsbildern aus dem schizophrenen Spektrum ist jedoch nicht abschließend geklärt, inwiefern bei den Betroffenen eine sog. latente Psychose durch Psychedelika „aktiviert“ wurde oder ob sie ohne die Einnahme der Substanz nicht zu einem späteren Zeitpunkt an einer Schizophrenie erkrankt wären (Vardy und Kay 1983).

15.6.2 Dissoziativa

An somatischen Komplikationen wurde bei chronischem Konsum von Ketamin das Auftreten von z. T. schweren **hämorrhagischen Zystitiden** berichtet, die in einigen Fällen eine operative Zystektomie erforderlich machen (Skeldon und Goldenberg 2014). Typische Symptome sind Pollakisurie, Urge-Inkontinenz und eine teils schmerzhafte Hämaturie sowie eine Hydronephrose. Vermutlich entwickeln mindestens 30 % der chronischen Konsumenten diese Symptomatik (Muetzelfeldt et al. 2008). Die Symptome bessern sich teilweise, wenn der Konsum eingestellt oder die Dosis reduziert wird, z. T. kommt es jedoch auch zu chronifizierten Beschwerden. Nach chronischem Ketaminkonsum wurden außerdem kolikartige Abdominalschmerzen („K cramps") beschrieben, wobei ätiologisch eine Erweiterung der Gallengänge angenommen wird (Gutkin et al. 2012). Bei Ketaminkarenz kommt es meist zum Sistieren dieser Beschwerden.

Außerhalb des medizinischen Einsatzes von Ketamin als Antidepressivum (Ionescu et al. 2021) ist unklar, ob der anhaltende Konsum von Ketamin das Auftreten von **depressiven Störungsbildern** nicht auch begünstigen kann, insbesondere wenn der Konsum nach langer Zeit beendet wird. Zudem wurde für Ketamin berichtet, dass es das erneute Auftreten von psychotischen Episoden bei Patienten mit Schizophrenie begünstigen kann (Lahti et al. 1995). Ob Dissoziativa auch bei vorher gesunden Menschen psychotische Episoden auslösen können, ist nicht abschließend geklärt. Nach chronischem Konsum wurde jedoch das gehäufte Auftreten von schizophrenen Basissymptomen berichtet (Morgan und Curran 2011).

Interessanterweise wurde bei Patienten mit bipolaren Störungen kein vermehrtes Auftreten psychotischer oder affektiver Episoden unter Ketamin gesehen, selbst wenn dieses über längere Zeiträume hinweg verabreicht wurde (Aan Het Rot et al. 2012).

Weitere häufig diskutierte Effekte von Ketamin betreffen **kognitive Beeinträchtigungen.** Beim chronischen rekreationalen Gebrauch von Ketamin kommt es zu Störungen des Kurz- und Langzeitgedächtnisses, die bei sporadischem Konsum nicht nachgewiesen wurden (Morgan und Curran 2011). Unter dem Einfluss von Ketamin kann es aufgrund der dissoziativen Analgesie zu schweren Unfällen kommen (Ng et al. 2010).

15.7 Psychotherapie

Da selbst bei chronischer Einnahme von Psychedelika über einen längeren Zeitraum kaum je eine Abhängigkeitsentwicklung berichtet wird, kommen hier suchtspezifische Behandlungsansätze meist nicht zum Einsatz. Ähnliches gilt für die meisten atypischen Halluzinogene mit Ausnahme von Ketamin und – in Nordamerika – auch PCP. Allerdings ist bei Halluzinogenkonsumenten ein Mischkonsum mit anderen Substanzen wie Cannabis, Alkohol oder Stimulanzien eher die Regel (Gouzoulis-Mayfrank 2011). Falls es in diesen Fällen zu schädlichen oder abhängigen Gebrauchsmustern gekommen ist, ist die Einleitung einer suchtspezifischen Therapie entsprechend der Behandlung der relevanten Substanzen indiziert.

Für die Behandlung der **PCP- oder Ketaminabhängigkeit** stehen bislang keine spezifischen Therapien zur Verfügung. Hier sind bisher Ansätze aus der Behandlung der Stimulanzien- oder Cannabisabhängigkeit wie kognitive Verhaltenstherapie (KVT) in Kombination mit motivierender Gesprächsführung (Motivational Interviewing, MI) erwägenswert. Auch der Besuch von Selbsthilfegruppen entsprechend der abstinenzerhaltenden Behandlung anderer Substanzen wie Alkohol ist aus klinischer Sicht empfehlenswert.

In Bezug auf die **Behandlung psychiatrischer Komplikationen** wird sich die Psychotherapie auf die Behandlung des aufgetretenen Störungsbildes fokussieren, unter besonderer Berücksichtigung eines möglicherweise weiter bestehenden Konsums von Halluzinogenen oder anderen Substanzen (Thomasius und Gouzoulis-Mayfrank 2006). Dies trifft auch für das Auftreten psychotischer Zustandsbilder zu, die in der Regel zusätzlich medikamentös behandelt werden sollten. Dabei sind die Zusammenhänge zwischen Substanzkonsum und psychiatrischer Komorbidität komplex und vielgestaltig (Gouzoulis-Mayfrank 2008).

Halluzinogen-assoziierte Angststörungen werden mit den gängigen psychotherapeutischen Verfahren für die Behandlung von Angststörungen behandelt. In einigen Fällen wird es hilfreich sein, die Inhalte der erlebten Halluzinogen-Erfahrung in der therapeutischen Arbeit genauer zu explorieren, um ggf. angsterzeugende Aspekte aus biografischem Wiedererleben unter der Substanz zu erfassen, in ihrer Bedeutung für die anhaltende Symptomatik einzuordnen und ggf. eine therapeutische „Integration" der Inhalte zu ermöglichen (Gorman et al. 2021).

Depersonalisations- und Derealisationssyndrome (DPDR) sind Störungsbilder aus dem dissoziativen Spektrum, die mit Angsterkrankungen eng verwandt sind. DPDR nach Einnahme von Halluzinogenen werden entsprechend den allgemeinen Behandlungsleitlinien von DPDR therapiert, wonach psychotherapeutisch psychodynamische und verhaltenstherapeutische Verfahren eingesetzt werden können (Michal et al. 2014).

Auch **sonstige postakute Halluzinogen-bezogene Störungen** können psychotherapeutisch behandelt werden. In einigen Fällen kommt es aufgrund der oft überwältigenden psychotropen Effekte zu Symptomen, die erlebnisreaktiven Störungen ähneln können und z. B. als Anpassungsstörungen diagnostiziert und behandelt werden können. Dabei sollten die besonderen Umstände und die Erlebnisinhalte der auslösenden Index-Erfahrung mit Halluzinogenen berücksichtigt werden.

Erwähnenswert ist an dieser Stelle die Rückkehr eines klinisch-wissenschaftlichen Interesses an Psychedelika und Entaktogenen im Rahmen der substanzunterstützten Psychotherapie in den letzten 15 Jahren. Nachdem die Halluzinogenforschung Ende der 1970er-Jahre durch gesetzliche Regularien weltweit zum Erliegen gebracht wurde, wurden seit den 1990er-Jahren zunächst wieder grundwissenschaftliche Humanstudien im Rahmen des Modellpsychose-Paradigmas mit Psychedelika und Ketamin durchgeführt (z. B. Gouzoulis-Mayfrank et al. 1998; 2005). Seit einigen Jahren wurde auch die klinisch-therapeutische Forschung mit Psychedelika wieder aufgenommen und wird in verschiedenen

Indikationen evaluiert (Majić et al. 2015). Zu diesen zählen die Behandlung von Angst und depressiven Zuständen bei terminaler körperlicher Erkrankung mit LSD und Psilocybin (Grob et al. 2011), die Behandlung der Alkohol- und Nikotinabhängigkeit mit Psilocybin (Bogenschutz und Johnson 2016) und die Behandlung der Zwangsstörung mit Psilocybin (Moreno et al. 2006). Nachdem zunächst Pilotstudien in unterschiedlichen Indikationen publiziert wurden, liegen mittlerweile auch Ergebnisse aus größeren Phase-II-Studien vor, für Psilocybin in der Behandlung von majoren Depressionen, z. B. aus einer multizentrischen Studie in einem Behandlungszentrum auch in Deutschland (Goodwin et al. 2022). Für die erste größere bizentrische Phase-II-Studie aus Deutschland werden erste Daten in 2024 erwartet.

15.8 Pharmakotherapie

15.8.1 Abhängigkeit

Spezifische Antiaddiktiva stehen für die Behandlung einer Halluzinogenabhängigkeit nicht zur Verfügung und sind aus den oben genannten Gründen auch nicht sinnvoll. Selbst für die Behandlung der Ketaminabhängigkeit gibt es bisher keine wirksame medikamentöse Behandlungsoption. Denkbar ist der Einsatz von Substanzen mit Einfluss auf das glutamaterge System, diese wurden jedoch noch nicht untersucht, sodass diesbezüglich keine Empfehlung ausgesprochen werden kann.

15.8.2 Akute Komplikationen

Die Behandlung von Komplikationen unter der akuten Einwirkung einer Substanz setzt prinzipiell die Kenntnis der eingenommenen Substanz voraus. Aus verschiedenen Gründen sind verlässliche Informationen häufig nicht erhältlich: Die meisten Substanzen sind illegal und von unbekanntem Reinheitsgrad. Oft ist den Konsumenten selbst nicht sicher bekannt, welche Wirkstoffe in den eingenommenen Präparationen enthalten sind, und z. T. bestehen schwere Bewusstseins- und Verhaltensstörungen, die eine gezielte Exploration erheblich erschweren. Dennoch sollte – u. U. auch durch Laboruntersuchungen – versucht werden, Kenntnis über die zugrunde liegenden Substanzen zu gewinnen (Thomasius und Gouzoulis-Mayfrank 2006).

Beim Auftreten von stark angstgefärbten Verläufen und Panikreaktionen unter Einfluss von **Psychedelika** ist einem nichtmedikamentösen Vorgehen im Sinne des Schaffens einer supportiven, Sicherheit gebenden Umgebung und Sprechen mit dem Patienten der Vorzug zu geben (Talking down, (Gouzoulis-Mayfrank 2011; oder Talking through). Falls dies nicht möglich ist oder nicht ausreicht, ist die Gabe von Benzodiazepinen zu erwägen. Dabei ist jedoch zu berücksichtigen, dass Halluzinogene häufig in Form eines Mischkonsums, manchmal auch zusammen mit neueren, wenig bekannten Substanzen eingenommen werden, die in den Standard-Laborscreenings nicht nachgewiesen werden. Bei Unklarheit sollte die Gabe von Substanzen mit atemdepressiven Effekten nur unter intensivmedizinischen Bedingungen erfolgen. Der Einsatz insbesondere von klassischen D2-Antagonisten wie Haloperidol kann zu einer Zunahme von dysphorischen Reaktionen und Angst führen und möglicherweise das Risiko für ein späteres Auftreten von anhaltenden Wahrnehmungsstörungen begünstigen (Thomasius und Gouzoulis-Mayfrank 2006). Im Falle des Einsatzes eines Antipsychotikums sollte eine atypische Substanz, z. B. Olanzapin, bevorzugt werden.

Auch bei **Dissoziativa** ist die nichtmedikamentöse Behandlung im Sinne eines Talking down oder Talking through zu bevorzugen. Aufgrund der zusätzlich bestehenden quantitativen Störung des Bewusstseins und des u. U. vorliegenden schweren dissoziativen Bildes sind viele Konsumenten beim Auftreten des Vollbilds eines Ketaminrauschs durch Ansprache kaum mehr erreichbar („K-hole"). Da im Gegensatz zu den Psychedelika bei Dissoziativa gleichzeitig eine Analgesie besteht und es bisweilen zu unwillkürlichen und unkoordinierten Bewegungsabläufen kommt, steht hier die Prävention von Verletzungen und Unfällen im Vordergrund. Dabei können – analog zum Einsatz von Ketamin in der Notfallmedizin – zusätzlich kurz wirksame Benzodiazepine wie Midazolam unter intensivmedizinischen Bedingungen eingesetzt werden. In einigen Fällen kann zur Abwehr von Gefahren eine kurzfristige Fixierung der Patienten erforderlich werden. Dabei ist die relativ kurze Halbwertszeit von Ketamin zu beachten, die eine länger dauernde medizinische Versorgung – im Gegensatz etwa zu PCP-Intoxikationen – nur in seltenen Fällen erforderlich macht.

Da der Wirkstoffgehalt von **Pflanzen mit anticholinergen Alkaloiden** nicht vorauszusehen ist, kann es hier leicht zu schweren akzidentellen Intoxikationen mit psychovegetativen Komplikationen kommen, die dem Bild eines anticholinergen Delirs entsprechen. Analog zu den Dissoziativa besteht auch bei Intoxikationen mit Pflanzen, die anticholinerge Alkaloide enthalten, hier häufig ein derartig schwerer Verlust des Realitätsbezugs, dass die Patienten durch rein supportiv-psychologische Maßnahmen in vielen Fällen nicht mehr erreichbar sind. Durch die vegetativen Entgleisungen und häufig auftretende psychomotorische Komplikationen mit Kontrollverlust und Unfallgefahr wird in den meisten Fällen eine intensivmedizinische Überwachung und Behandlung mit Sicherung der Vitalparameter erforderlich sein. Ansonsten gelten die Behandlungsempfehlungen für das anticholinerge Delir, einschließlich der optionalen Gabe des Parasympatholytikums Physostigmin unter intensivmedizinischen Bedingungen.

15.8.3 Postakute Komplikationen

Die Behandlung der **drogeninduzierten Psychose** sollte mit einem vorsichtigen Einsatz von atypischen Antipsychotika erfolgen. Diese sind zwar Mittel der ersten Wahl, die Angaben über die Wirksamkeit sind jedoch widersprüchlich. In vielen Fällen zeigt sich keine ausreichende Besserung, sodass hier alternativ oder zusätzlich der Einsatz von Benzodiazepinen oder Lithium zu erwägen ist. Auch für die Elektrokonvulsionstherapie (EKT) liegen positive Berichte sowohl für Psychedelika als auch für Dissoziativa vor, weshalb auch diese Therapieoption zu erwägen ist. Sollte die psychotische Symptomatik nach 6 Monaten nicht abgeklungen sein, ohne dass es zu einem erneuten Konsum gekommen ist, ist die Diagnose einer Schizophrenie zu stellen, und die Patienten sind entsprechend zu behandeln (Thomasius und Gouzoulis-Mayfrank 2006).

Für die Behandlung von anhaltenden oder rekurrenten Wahrnehmungsstörungen nach Einnahme von Halluzinogenen (**Flashbacks oder HPPD**) gibt es aufgrund der Seltenheit dieses Störungsbildes keine kontrollierten Studien, sondern lediglich Einzelfallberichte und Fallserien. Seit der Veröffentlichung einiger Fallberichte spielen Antikonvulsiva wie Lamotrigin und Levetiracetam in der klinischen Versorgung von HPPD eine wichtige Rolle, auch Benzodiazepine scheinen wirksam zu sein, wobei das abhängigkeitserzeugende Potenzial zu berücksichtigen ist. Antipsychotika galten bislang als kontraindiziert, da sie das Zustandsbild häufig verschlechtern, in Einzelfällen wurden jedoch auch günstige Effekte von Olanzapin und Risperidon berichtet. Vereinzelt wurden auch positive Effekte von SSRS oder SNRS, Clonidin oder Opiatantagonisten wie Naltrexon berichtet.

In der Regel erfolgt die Behandlung von **anhaltenden Angststörungen nach Halluzinogen-Einnahme** entsprechend der von Substanzen unabhängigen Störungsbilder, also psychopharmakologisch z. B. mit SSRIs oder SNRIs, in einigen Fällen werden Benzodiazepine temporär gegeben.

Die weiteren Halluzinogen-bezogenen Störungsbilder wie das Depersonalisations- und Derealisationssyndrom und sonstige Störungen werden vorwiegend psychotherapeutische Strategien zum Einsatz kommen, die allgemeinen Behandlungsempfehlungen für das jeweilige Krankheitsbild folgen sollten.

15.9 Fazit für die Praxis

In den letzten Jahren nahmen das wissenschaftliche und mediale Interesse an klassischen Psychedelika wie LSD und Psilocybin und Dissoziativa wie Ketamin zu. Zwischen den verschiedenen Gruppen von Halluzinogenen bestehen in Bezug auf mögliche Komplikationen und deren Handhabung deutliche Unterschiede. Die Wirkungen und Risiken der klassischen Psychedelika wie LSD und Psilocybin beschränken sich weitgehend auf den psychischen Bereich. Bei Akutkomplikationen ist die Kenntnis der Faktoren Set (mentaler Ausgangszustand des Patienten vor Einnahme der Substanz), Setting (Umgebungsfaktoren) sowie Art und Dosierung der jeweiligen Substanz von entscheidender Bedeutung. Dissoziativa wie Ketamin induzieren zusätzlich eine quantitative Bewusstseinsveränderung, können zur Abhängigkeitsentwicklung führen und bergen aufgrund der dissoziativ-anästhetischen Wirkung möglicherweise ein erhöhtes Risiko für schwere Unfälle unter der Substanzwirkung. Anticholinerge Substanzen wie bestimmte Nachtschattengewächse führen zu schweren vegetativen Nebenwirkungen und Delirien und können eine intensivmedizinische Behandlung erforderlich machen, spielen aber epidemiologisch kaum eine Rolle. In der psychiatrischen Behandlung von akuten, subakuten und chronischen Komplikationen sollten nichtmedikamentöse Verfahren bevorzugt werden. In vielen akuten Fällen sind Benzodiazepine wirksam, bei postakuten Komplikationen wird eine syndrombezogene Therapie empfohlen; Antipsychotika sollten insgesamt zurückhaltend eingesetzt werden.

LITERATUR

Aan Het Rot M., Zarate C. A., Charney D. S., Mathew S. J. Ketamine for depression: Where do we go from here?. Biol Psychiatry. 2012; 72: 7. 537–547.

Baggott M. J., Coyle J. R., Erowid E. et al. Abnormal visual experiences in individuals with histories of hallucinogen use: a Web-based questionnaire. Drug Alcohol Depend. 2011; 114: 1. 61–67.

Belleville R. E., Fraser H. F., Isbell H. et al. Studies on lysergic acid diethylamide (LSD-25). I. Effects in former morphine addicts and development of tolerance during chronic intoxication. AMA Arch Neurol Psychiatry. 1956; 76: 5. 468–478.

Bogenschutz M. P., Johnson M. W. Classic hallucinogens in the treatment of addictions. Prog Neuropsychopharmacol Biol Psychiatry. 2016; 64: 250–258.

Buckholtz N. S., Zhou D. F., Freedman D. X., Potter W. Z. Lysergic acid diethylamide (LSD) administration selectively downregulates serotonin2 receptors in rat brain. Neuropsychopharmacology. 1990; 3: 2. 137–148.

Cavanna, F., Muller, S., de la Fuente, L. A. et al. Microdosing with psilocybin mushrooms: a double-blind placebo-controlled study. Translational Psychiatry2022; 12(1), 307.

Conn P. J., Sanders-Bush E. Selective 5HT-2 antagonists inhibit serotonin stimulated phosphatidylinositol metabolism in cerebral cortex. Neuropharmacology. 1984; 23: 8. 993–996.

Corlett P. R., Honey G. D., Fletcher P. C. From prediction error to psychosis: ketamine as a pharmacological model of delusions. J Psychopharmacol. 2007; 21: 3. 238–252.

EMCDDA – European Monitoring Centre for Drugs and Drug Addiction Drogen im Blickpunkt. Halluzinogene Pilze: Die Herausforderung, im elektronischen Zeitalter auf die Existenz natürlich vorkommender Substanzen zu reagieren. 2007; EMCDDA. Lissabon.

EMCDDA – European Monitoring Centre for Drugs and Drug Addiction Statistical Bulletin. 2013; EMCDDA. Lissabon.

EMCDDA - European Monitoring Centre for Drugs and Drug Addiction (2023), European Drug Report 2023: Trends and Developments,

https://www.emcdda.europa.eu/publications/european-drug-report/2023_en.
Evens R, Reiche S, Marek RM, et al. Psychedelic experiences during the early COVID-19 pandemic: Findings from an international online survey. Frontiers in Psychiatry. 2021; 12, 732028.
Glatstein M., Alabdulrazzaq F., Scolnik D. Belladonna alkaloid intoxication: the 10-year experience of a large tertiary care pediatric hospital. Am J Ther. 2016; 23: 1. e74–77.
Gmel G., Kuendig H., Notari L., Gmel C. Suchtmonitoring Schweiz – Konsum von Alkohol, Tabak und illegalen Drogen in der Schweiz im Jahr 2013. 2014; Sucht Schweiz. Lausanne.
González D., Torrens M., Farré M. Acute effects of the novel psychoactive drug 2C-B on emotions. BioMed research international, 2015.
Goodwin G. M., Aaronson S. T., Alvarez O., et al. Single-dose psilocybin for a treatment-resistant episode of major depression. New England Journal of Medicine. 2022; 387(18), 1637–1648.
Gorman I., Nielson E. M., Molinar A., Cassidy K., Sabbagh J. Psychedelic harm reduction and integration: A transtheoretical model for clinical practice. Frontiers in psychology. 2021; 710.
Gouzoulis-Mayfrank E. Doppeldiagnose Psychose und Sucht–Grundlagen und Therapie. Z Kinder Jugendpsychiatr Psychother. 2008; 36: 4. 245–253.
Gouzoulis-Mayfrank E. Halluzinogene. In: Gründer G. Benkert O (Hrsg.) Handbuch der Psychopharmakotherapie. 2. A. 2011; Springer. Berlin, Heidelberg. 913–918.
Gouzoulis-Mayfrank E., Hermle L., Thelen B., Sass H. History, rationale and potential of experimental hallucinogenic drug research in psychiatry. Pharmacopsychiatry. 1998; 31: S2. 63–68.
Gouzoulis-Mayfrank E., Heekeren K., Neukirch A. et al. Psychological effects of (S)-ketamine and N,N-dimethyltryptamine (DMT): a double-blind, cross-over study in healthy volunteers. Pharmacopsychiatry. 2005; 38: 6. 301–311.
Grob C. S., Danforth A. L., Chopra G. S. et al. Pilot study of psilocybin treatment for anxiety in patients with advanced-stage cancer. Arch Gen Psychiatry. 2011; 68: 1. 71–78.
Gutkin E., Hussain S. A., Kim S. H. Ketamine-induced biliary dilatation: from Hong Kong to New York. J Addict Med. 2012; 6: 1. 89–91.
Halberstadt A. L. Recent advances in the neuropsychopharmacology of serotonergic hallucinogens. Behav Brain Res. 2015; 277: 99–120.
Halberstadt A. L., Geyer M. A. Multiple receptors contribute to the behavioral effects of indoleamine hallucinogens. Neuropharmacology. 2011; 61: 3. 364–381.
Halpern J. H. Hallucinogens: an update. Curr Psychiatry Rep. 2003; 5: 347–354.
Halpern J. H. Hallucinogens and dissociative agents naturally growing in the United States. Pharmacol Ther. 2004; 102: 2. 131–138.
Hartogsohn I. Constructing drug effects: A history of set and setting. Drug Science, Policy and Law. 2017, 3, 2050324516683325.
Hendricks P. S., Thorne C. B., Clark C. B. et al. Classic psychedelic use is associated with reduced psychological distress and suicidality in the United States adult population. J Psychopharmacol. 2015; 29: 3. 280–288.
Hirschfeld T., Smit-Rigter L., van der Gouwe D. et al. Safer tripping: serotonergic psychedelics and drug checking. Submission and detection rates, potential harms, and challenges for drug analysis. Current Addiction Reports. 2021; 8, 389–398.
Holze F., Ley L., Müller F., et al. Direct comparison of the acute effects of lysergic acid diethylamide and psilocybin in a double-blind placebo-controlled study in healthy subjects. Neuropsychopharmacology. 2022; 47(6), 1180–1187.
Ionescu D. F., Fu D. J., Qiu X. et al. Esketamine nasal spray for rapid reduction of depressive symptoms in patients with major depressive disorder who have active suicide ideation with intent: results of a phase 3, double-blind, randomized study (ASPIRE II). International Journal of Neuropsychopharmacology. 2021; 24(1), 22–31.
Jansen K. L., Sferios E. Ketamine: Dreams and Realities. 2nd ed. 2004; Multidisciplinary Association for Psychedelic Studies (MAPS). Sarasota, FL.
Johansen PØ, Krebs T. S. Psychedelics not linked to mental health problems or suicidal behavior: a population study. J Psychopharmacol. 2015; 29: 3. 270–279.
Johnson M. W., MacLean K. A., Reissig C. J. et al. Human psychopharmacology and dose-effects of salvinorin A, a kappa opioid agonist hallucinogen present in the plant Salvia divinorum. Drug Alcohol Depend. 2011; 115: 1–2. 150–155.
Johnson M. W., Sewell R. A., Griffiths R. R. Psilocybin dose-dependently causes delayed, transient headaches in healthy volunteers. Drug and alcohol dependence 2012; 123(1–3), 132–140.
Kyriakou C., Marinelli E., Frati P. et al. NBOMe: new potent hallucinogens–pharmacology, analytical methods, toxicities, fatalities: a review. Eur Rev Med Pharmacol Sci. 2015; 19: 17. 3270–3281.
Lahti A. C., Koffel B., LaPorte D., Tamminga C. A. Subanesthetic doses of ketamine stimulate psychosis in schizophrenia. Neuropsychopharmacology. 1995; 13: 1. 9–19.
Leuner H. Halluzinogene: Psychische Grenzzustände in Forschung und Psychotherapie. 1981; Huber. Bern.
Li N., Lee B., Liu R. J. et al. mTOR-Dependent synapse formation underlies the rapid antidepressant effects of NMDA antagonists. Science. 2010; 329: 5994. 959–964.
Liu Y., Lin D., Wu B., Zhou W. Ketamine abuse potential and use disorder. Brain Res Bull. 2016; 126: Pt 1. 68–73.
Maghsoudi N., Tanguay J., Scarfone K., et al. Drug checking services for people who use drugs: a systematic review. Addiction. 2022; 117(3), 532–544.
Maier L. J., Bachmann A., Bücheli A., Schaub M. P. Erarbeitung Instrumente zur Früherkennung und Frühintervention von problematischem Substanzkonsum im Schweizer Nachtleben (2011–2013). Zürich: Schweizer Institut für Sucht- und Gesundheitsforschung ISGF. Bericht Nr.. 2014; 352: 10.5167/uzh-102177.
Majić T., Schmidt T. T., Gallinat J. Peak experiences and the afterglow phenomenon: When and how do therapeutic effects of hallucinogens depend on psychedelic experiences?. J Psychopharmacol. 2015; 29: 3. 241–253.
Majić T., Schmidt T. T., Hermle L. Flashbacks und anhaltende Wahrnehmungsstörungen nach Einnahme von serotonergen Halluzinogenen. von Heyden M. Jungaberle H. Majić T. Handbuch Psychoaktive Substanzen. 2016; Springer. Berlin, Heidelberg. 1–13.
McCann D. U. PCP/Designer Drugs/MDMA. Ruiz P. Strain E. C. Lowinson and Ruiźs Substance Abuse: A comprehensive textbook. 5th ed. 2011; Lippincott Williams & Wilkins. Philadelphia, USA. 277–283.
Mion G., Villevieille T. Ketamine pharmacology: an update (pharmacodynamics and molecular aspects, recent findings). CNS Neurosci Ther. 2013; 19: 6. 370–380.
Moreno F. A., Wiegand C. B., Taitano E. K., Delgado P. L. Safety, tolerability, and efficacy of psilocybin in 9 patients with obsessive-compulsive disorder. J Clin Psychiatry. 2006; 67: 11. 1735–1740.
Morgan C. J., Curran H. V. Ketamine use: a review. Addiction. 2011; 107: 1. 27–38.
Morris H., Wallach J. From PCP to MXE: a comprehensive review of the non-medical use of dissociative drugs. Drug Test Anal. 2014; 6: 7–8. 614–632.
Muetzelfeldt L., Kamboj S. K., Rees H. et al. Journey through the K-hole: phenomenological aspects of ketamine use. Drug Alcohol Depend. 2008; 95: 3. 219–229.
Müller, F., Kraus, E., Holze, F., et al. Flashback phenomena after administration of LSD and psilocybin in controlled studies with healthy participants. Psychopharmacology. 2022; 239(6), 1933–1943.

Ng S. H., Tse M. L., Ng H. W., Lau F. L. Emergency department presentation of ketamine abusers in Hong Kong: a review of 233 cases. Hong Kong Med J. 2010; 16: 1. 6–11.
Nichols D. E. Psychedelics. Pharmacol Rev. 2016; 68: 2. 264–355.
Nichols D. E., Chemel B. R. The neuropharmacology of religious experience: Hallucinogens and the experience of the divine. McNamara P. Where God and Science Meet: How brain and evolutionary studies alter our understanding of religion, USA. 2006; Greenwood Publishing Group. 1–33.
Orth B., Merkel C. Die Drogenaffinität Jugendlicher in der Bundesrepublik Deutschland 2019. Rauchen, Alkoholkonsum und Konsum illegaler Drogen: aktuelle Verbreitung und Trends, BZgA-Forschungsbericht, Bundeszentrale für gesundheitliche Aufklärung, Köln, 2020.
Pechnick R. N., Cunningham K. A. Hallucinogens. Ruiz P. Strain E. C. Lowinson and Ruiźs Substance Abuse: A comprehensive textbook. 5th ed. 2011; Lippincott Williams & Wilkins. Philadelphia, USA. 267–276.
Saar, M. Ethnomycological data from Siberia and North-East Asia on the effect of Amanita muscaria. Journal of Ethnopharmacology. 1991; 31(2), 157–173.
Schifano F., Orsolini L., Duccio Papanti G., Corkery J. M. Novel psychoactive substances of interest for psychiatry. World Psychiatry. 2015; 14: 1. 15–26.
Simeon D., Kozin D. S., Segal K., Lerch, B. Is depersonalization disorder initiated by illicit drug use any different? A survey of 394 adults. The Journal of clinical psychiatry. 2009; 70(10), 9893.
Skeldon S. C., Goldenberg S. L. Urological complications of illicit drug use. Nat Rev Urol. 2014; 11: 3. 169–177.
Stahl S. M. Mechanism of action of ketamine. CNS Spectr. 2013; 18: 5. 225–227.
Studerus E., Gamma A., Vollenweider F. X. Psychometric evaluation of the altered states of consciousness rating scale (OAV). PloS one. 2010; 5(8), e12412.
Thomasius R., Gouzoulis-Mayfrank E. Psychische und verhaltensbezogene Störungen durch Kokain, Amphetamine, Ecstasy und Halluzinogene. Schmidt L. G. Gastpar M. Falkai P. et al. Evidenzbasierte Suchtmedizin. Behandlungsleitlinie Substanz-bezogene Störungen. 2006; Deutscher Ärzte-Verlag. Köln.
Vardy M. M., Kay S. R. LSD psychosis or LSD-induced schizophrenia?: A multimethod inquiry. Archives of General Psychiatry. 1983; 40(8), 877–883.
Vollenweider F. X., Kometer M. The neurobiology of psychedelic drugs: implications for the treatment of mood disorders. Nat Rev Neurosci. 2010; 11: 9. 642–651.
Winstock A. R., Kaar S., Borschmann R. Dimethyltryptamine (DMT): prevalence, user characteristics and abuse liability in a large global sample. J Psychopharmacol. 2014; 28: 1. 49–54.
Winstock, A. R., Timmerman, C., Davies, E., et al. (2021). Global Drug Survey (GDS) 2020: Psychedelics key findings report.
Zarate Jr. C.A., Singh J. B., Carlson P. J. et al. A randomized trial of an N-methyl-D-aspartate antagonist in treatment-resistant major depression. Arch Gen Psychiatry. 2006; 63: 8. 856–864.

KAPITEL

16 Nikotin

Kernaussagen

- Nikotin wird überwiegend mittels Zigaretten und in geringem Umfang über andere Tabakprodukte wie Zigarillos, Zigarren, Tabakpfeifen oder Shishas konsumiert.
- Seit einiger Zeit gewinnen E-Zigaretten, Tabakerhitzer oder alternative Konsumformen wie Nikotinpouches an Bedeutung.
- Die Konsumprävalenzen für Tabak steigen seit wenigen Jahren in der jugendlichen Bevölkerung wieder deutlich an, auch in der erwachsenen Bevölkerung ist in Deutschland eine Zunahme der Konsumzahlen festzustellen.
- Jeder zweite regelmäßige Raucher ist abhängig.
- Die Abhängigkeit des Tabakkonsumenten liegt sowohl in psychosozialen Faktoren als auch in der biologischen Wirkung von Nikotin begründet.
- Menschen mit psychischen Störungen weisen ein erhöhtes Risiko für eine Tabakabhängigkeit auf.
- Tabakkonsum begünstigt kardiovaskuläre, onkologische, pulmonale und viele andere Erkrankungen. Rauchen ist die wichtigste vermeidbare gesundheitliche Gefährdung.
- Die aktuellen S3-Behandlungsleitlinien aus dem Jahre 2021 empfehlen die regelmäßige Erfassung des Rauchstatus, eine motivationale Intervention zur Förderung der Ausstiegsbereitschaft und eine psychologische Unterstützung, ggf. in Verbindung mit medikamentöser Unterstützung, falls ein Abstinenzvorsatz ohne therapeutische Hilfe nicht zu realisieren ist.
- Für die medikamentöse Behandlung wurden in Deutschland a) Nikotin in verschiedenen Darreichungsformen, b) Bupropion, c) Vareniclin und Cytisin zugelassen.
- Die verhaltenstherapeutische Einzel- oder Gruppentherapie wird als wirksamste psychotherapeutische Unterstützung des entwöhnungswilligen Rauchers empfohlen.

16.1 Epidemiologie

Anil Batra

16.1.1 Historische Entwicklung

Die Tabakpflanze *Nicotiana tabacum* wurde im 15. Jahrhundert aus Amerika eingeführt. Während der Tabakkonsum bei den Ureinwohnern Amerikas in erster Linie spirituellen, religiösen und kulturellen Zwecken diente, trat die Tabakpflanze in Europa rasch einen Siegeszug als Genussmittel an. Vor allem mit der industriellen Fertigung der Zigaretten wurde der Konsum des Pfeifentabaks in den Hintergrund gedrängt. War es bis dahin oft noch ein umständliches, zeitaufwendiges und nur wenigen vorbehaltenes Vergnügen, so ermöglichte die Zigarette einen schnellen, günstigen und unkomplizierten Genuss (Schivelbusch 1990).

Insbesondere zwischen den 1950er- bis 1970er-Jahren kam es weltweit – zunächst in den Industrienationen, in den letzten Jahrzehnten auch in China, Indien und vielen anderen asiatischen, afrikanischen und südamerikanischen Ländern – zu einem starken Anstieg des Tabakkonsums, der erst durch die Aufklärung über die gesundheitlichen Risiken, nationale und internationale Bestrebungen zur Bekämpfung des Tabakkonsums, Reglementierungen des Verkaufs, der Werbung und einer staatlichen Kontrolle durch Steuern und Produktrichtlinien gebremst wurde. Seither ist in fast allen Regionen der Welt – mit Ausnahme der Westpazifikregion–ein Rückgang der Konsumprävalenzen zu verzeichnen. Die höchsten Konsumraten sind bei den Männern weiterhin im Westpazifik und Südostasien, die niedrigsten in den WHO-Regionen Afrika und Amerika festzustellen, bei den Frauen liegt Europa weiterhin an der Spitze, die niedrigsten Prävalenzen des Tabakkonsums liegen in Osteuropa, im Westpazifik und in Afrika vor (WHO 2021).

16.1.2 Aktuelle Konsumzahlen

Die Aktualprävalenz des Rauchens (ermittelt im Rahmen von Mikrozensuserhebungen des Statistischen Bundesamtes in der Bevölkerungsgruppe ab dem 15. Lebensjahr) betrug bei der letzten Erhebung im Jahr 2021 in der bundesdeutschen Bevölkerung ab dem 15. Lebensjahr 18,9 % (Statistisches Bundesamt 2022). Die Auskunftsquote lag bei der Befragung allerdings nur bei 64,5 %. 22,3 % der Männer mit Angaben zum Tabakkonsum berichteten, Raucher zu sein, die entsprechende Prävalenz bei den Frauen erreichte 15,7 %. Die höchsten Rauchquoten wurden in der Altersgruppe der 35- bis 45-jährigen Männer (25,3 %) und in der Gruppe der 50- bis 60-jährigen Frauen (21,4 %) erreicht. Die Ergebnisse der Mikrozensusbefragung weisen auf einen Rückgang des Tabakkonsums bis zum Untersuchungszeitpunkt in der Bevölkerung ab dem 15. Lebensjahr hin.

Dies steht zumindest für die letzten Jahre im Widerspruch zu den Ergebnissen der DEBRA-Studie (Deutsche Befragung zum Rauchverhalten). Die DEBRA-Studie (www.debra-study.info) ermittelt im Auftrag des Bundesministeriums für Gesundheit (BMG) in zweimonatigen Abständen aktuelle Rauchprävalenzen und kumuliert über diese regelmäßigen Befragungen eine immer größer werdende Kohorte. Zuletzt wurde am 10.11.2023 (DEBRA 2023) eine Gesamtprävalenz von 33,9 % berichtet, die höchsten Werte wiesen die 18- bis 24-Jährigen auf (3,6 %), gefolgt von den über 25-Jährigen (34,3 %) und den 12- bis 17ährigen Jugendlichen (14,9 %).

Die gegensätzlichen Aussagen können nur durch methodische Unterschiede oder eine gravierende Trendwende in den letzten Jahren erklärt werden.

Von Interesse sind die Ergebnisse der ergänzenden Fragestellungen: Nur 10,6 % der befragten Personen in der DEBRA-Studie sind interessiert an einem Rauchstopp, 1,9 % berichten einen Konsum von E-Zigaretten (überwiegend 18- bis 24-Jährige: 3,5 %) und weitere 0,6 % geben an, Tabakerhitzer zu benutzen.

In den 27 Mitgliedsländern der Europäischen Union wurde 2020 eine durchschnittliche Raucherquote von etwa 23 % ermittelt, Deutschland liegt in dieser Statistik mit 24 % leicht über dem Durchschnitt, am unteren Ende der Tabelle ist Schweden mit 7 % zu finden, Spitzenreiter ist Griechenland mit 42 % (Statista 2024). Damit hat sich über die letzten Jahre hinweg der zuvor in Deutschland festgestellte schwache Rückgang des Tabakrauchens nicht fortgesetzt, obgleich intensive **Maßnahmen zur Eindämmung des Rauchens** getroffen wurden: Hierzu gehörten in den letzten Jahren in Deutschland Steuererhöhungen, Nichtraucherschutzgesetze, Werbeverbote sowie Verkaufsverbote an Jugendliche u. v. m., die allerdings im internationalen Vergleich eher zurückhaltend umgesetzt wurden: Problematisch ist der moderate Preis für die Schachtel Zigaretten (zum Vergleich: Irland ca. 15 Euro, Norwegen 14 Euro, Australien 27 Euro; Statista 2023). Die Außenwerbung für Tabakprodukte war in Deutschland bis Ende 2021 erlaubt, für E-Zigaretten war Außenwerbung noch bis 31.12.2023 gestattet.

Es ist davon auszugehen, dass die Werbemaßnahmen, die das Bild des Rauchens in der Öffentlichkeit beeinflussen, insbesondere die Werbung für neue Produkte, E-Zigaretten, Tabakerhitzer u. a., die auf sozialen Medien diskutiert, bewertet und beworben werden, für die Trendwende mitverantwortlich sind und Aufklärung, Jugendschutz und die Verhinderung des Einstiegs in den Tabakkonsum durch die schulische Prävention weniger wirksam machen.

Immerhin zielte die Prävention der letzten Jahrzehnte darauf, den positiven Aspekt des Tabakkonsums hinsichtlich einer Verklärung von Autonomie, Selbstständigkeit, Männlichkeit und Stärke zugunsten einer Positivierung des Nichtraucherdaseins aufzulösen.

Der **Zigarettenverkauf** war in Deutschland seit 2002 zunächst deutlich rückläufig, ist aber seit einigen Jahren stabil: Im Jahr 2022 wurden 65,8 Mrd. Zigaretten verkauft, 2,5 Mrd. Zigarren und Zigarillos, 25 080 Tonnen Feinschnitt und 324,5 Tonnen Pfeifentabak verkauft. Die steuerlichen Verkaufswerte lagen aufgrund der Steuererhöhungen bei etwa 21,9 Mrd. Euro (+37,7 %) (Statistisches Bundesamt 2023) .

Tabak wird weiterhin überwiegend in Form von Zigaretten konsumiert, einen weitaus geringeren Marktanteil haben die o. g. Produkte wie Zigarren, Zigarillos, Pfeifentabak, Schnupftabak oder Kautabak. Etwas zugenommen hat in der Gruppe der Heranwachsenden die Popularität des Konsums von Wasserpfeifentabak **(Shisha),** bei dem Tabakmischungen verschwelt werden; das inhalierte Gemisch gilt als ähnlich gesundheitsschädlich wie der Zigarettenkonsum.

Neuere Produkte, die hinsichtlich ihrer gesundheitlichen Eigenschaften sowie ihres Potenzials, den Tabakkonsum wieder attraktiv zu machen und insbesondere Kindern und Jugendlichen den Einstieg in den Tabakkonsum wieder schmackhaft machen könnten, sind die **E-Zigarette** (elektrische/elektronische Zigarette) und die Tabakerhitzer. Die E-Zigarette ist eine Vorrichtung, in der Kartuschen mit Nikotin und Geschmackstoffen sowie Lösungsmitteln durch einen batteriebetriebenen Glühapparat erhitzt werden. Der Dampf der E-Zigarette wird vom Raucher inhaliert. Das Produkt enthält zwar keine Verbrennungsprodukte, unklar ist jedoch die gesundheitsgefährdende Wirkung der Begleitstoffe, die lokal auf die Lungenschleimhaut einwirken. Neuere „Einweg-E-Zigaretten" („Disposables"), die mit vielen verschiedenen alternativen Aromastoffen angeboten werden, sind besonders problematisch und umstritten: Sie erhöhen die Attraktivität des Nikotinkonsums und belasten als Wegwerfprodukt aufgrund der toxischen Inhaltsstoffe die Umwelt.

Im Tabakerhitzer wird Tabak in einer Haltevorrichtung, die in der äußeren Form einer Zigarette ähnelt, auf Temperaturen um 250 °C erhitzt. Darüber werden Nikotin und Geschmacks- bzw. Aromastoffe freigesetzt, die vom Konsumenten inhaliert werden.

Mittlerweile haben 32,3 % der Rauchenden bereits Erfahrungen mit E-Zigaretten gemacht, etwa 4 % konsumieren weiterhin E-Zigaretten. Über 8 % haben Tabakerhitzer probiert, etwa 0,6 % sind aktuell Konsumenten von Tabakerhitzern. Der „duale Konsum" von E-Zigaretten und Tabak stellt ein gesundheitliches Problem dar: es scheint als würden sich gesundheitliche Risiken addieren und nicht etwa – wie erhofft – der begleitende Konsum von E-Zigaretten, der einen Teil der Zigaretten ersetzt, zu einer Risikoreduktion beizutragen (Hanewinkel und Ulbricht 2024).

MERKE

Tabak gehört neben Alkohol zu den am weitesten verbreiteten legalen Suchtmitteln.

Aufgrund von Tabakkonsum sterben weltweit jährlich 8 Mio. Menschen (WHO 2023). 2013 wurde die Zahl der tabakassoziierten Todesfälle in Deutschland auf ca. 127.000 geschätzt (Deutsches Krebsforschungszentrum 2020; Mons und Kahnert 2019). Zigarettenrauchen verursacht in Deutschland damit mehr Todesfälle pro Jahr als die Summe derer, die an den Folgen von Alkohol, illegalen Drogen, Verkehrsunfällen, Aids, Mord und Suiziden versterben (Batra et al. 2015a). Die durchschnittliche Lebenszeit eines Rauchers verkürzt sich um ca. 10 Jahre (Doll et al. 2004). Dabei sterben nicht nur Raucher an den Folgen des Rauchens, auch das Passivrauchen führt jährlich zu ungefähr 3.300 Sterbefällen in Deutschland (Deutsches Krebsforschungszentrum 2005).

Damit zählt das Rauchen zu den wichtigsten vermeidbaren Todesursachen der Welt und gilt als der bedeutsamste vermeidbare Risikofaktor für nicht übertragbare chronische Krankheiten wie Herz-Kreislauf-Erkrankungen, chronische Atemwegserkrankungen, Krebs- und neurologische Erkrankungen (WHO 2014).

MERKE
Die durchschnittliche Lebenszeit eines Rauchers verkürzt sich um etwa 10 Jahre.

16.1.3 Psychosoziale Hintergründe der Motivation zum Tabakkonsum

Die aktuelle Entwicklung der Konsumzahlen bei Kindern und Jugendlichen lässt befürchten, dass der Raucheranteil in der Bevölkerung in den nächsten Jahren wieder zunehmen wird. Probierkonsum und neugieriges Verhalten sind in der Gruppe der pubertierenden Jugendlichen ausgeprägter als im höheren Erwachsenenalter. Jugendliche sind risikobereiter, empfänglicher für Werbebotschaften (indirekt auch durch Produktalternativen wie E-Zigaretten, Tabakerhitzer und Nikotin-Pouches, die jugendtypisch beworben werden) und Symbole von Autonomie, Stärke oder Risikobereitschaft (Miller et al. 2006). Die Verzögerung des Eintritts in den Tabakkonsum, den sämtliche Präventionsmaßnahmen und insbesondere auch zahlreiche schulische Präventionsprogramme anstreben, nutzt den Umstand, dass ein Ausprobieren des Tabakkonsums in höherem Lebensalter mit wachsender Gesundheitskompetenz zunehmend weniger attraktiv wird. Die Präventionsprogramme setzen dabei auf eine ausführliche Gesundheitsaufklärung, eine Stärkung der Autonomie und die Entwicklung alternativer Konzepte zur Steigerung der persönlichen Attraktivität des Jugendlichen.

Ungeachtet dessen beinhaltet das Rauchen weiterhin zahlreiche **Verstärkerfaktoren**: Neben den sozialkommunikativen Aspekten spielen die Funktionalität des Nikotinkonsums hinsichtlich psychotroper Eigenschaften wie z. B. der Konzentrationssteigerung, zugleich der Entspannung, Beruhigung und Reduktion von erlebtem Stress, aber auch der Bekämpfung von negativen Emotionen eine große Rolle. Nur so ist es zu erklären, dass Personen mit einer psychischen Komorbidität überdurchschnittlich hohe Raucherprävalenzen aufweisen. Auf diesen Aspekt wird in ➤ Kap. 16.3.1 ausführlich eingegangen.

Geschlechtsunterschiede im Tabakkonsum (fast in allen erwachsenen Altersgruppen ist die Raucherquote bei den Frauen um ca. 10 % niedriger) sind einerseits auf die erhöhte Stigmatisierung eines abhängigen Konsumverhaltens bei Frauen zurückzuführen, zugleich aber auch mit geringerer Risikobereitschaft, dem höheren Gesundheitsbewusstsein, Aspekten der Familienplanung, anderen Merkmalen der Autonomie im sozialen Kontakt sowie der geringeren Verbreitung in beruflichen Bezügen verbunden.

MERKE
Motivationsfaktoren zum fortgesetzten Tabakkonsum ergeben sich sowohl aus psychosozialen als auch aus biologischen Auswirkungen und Rahmenbedingungen des Rauchens.

16.2 Pharmakologie

Anil Batra

16.2.1 Bestandteile des Tabakrauchs

Das vom Raucher konsumierte Produkt (Zigarette oder andere rauchbare Tabakformen) besteht einerseits aus den getrockneten Blättern der natürlichen Tabakpflanze, enthält zum anderen aber auch Pestizide und Nitratdünger, die beim Anbau den Pflanzen zugeführt werden, oder weitere Substanzen, die während der Aufbereitungsphase und während des Herstellungsprozesses der Zigarette und dem Endprodukt zugeführt werden (Deutsches Krebsforschungszentrum 2020; Batra 2011; Singer et al. 2011).

So werden im Rahmen der Fermentation und Aufbereitung Zusatzstoffe beigefügt, die einerseits geschmackliche Produktveränderungen zum Ziel haben, zum anderen aber auch die Bioverfügbarkeit von Nikotin erhöhen sollen. Dazu gehören u. a. Zucker oder Menthol.

Aus dem Verbrennungsprozess resultiert ein inhalierbares Gemisch mit über 4.800 chemischen Verbindungen und Einzelsubstanzen, die z. T. erhebliche gesundheitsgefährdende Wirkungen haben. Dazu gehören Nitrosamine, Kohlenmonoxid, Formaldehyd, Blausäure, Acetaldehyd, Ammoniak, Benzol, Polonium-210 u. v. m. Viele davon sind als krebserzeugend klassifiziert. Zu diesen krebserzeugenden Substanzen gehören z. B. Formaldehyd, Benzo(a)pyren, Benzol, Polonium-210, Cadmium oder Nickel. Die gesundheitsschädlichen Auswirkungen der verschiedenen Tabakrauchbestandteile sind in ➤ Kap. 13.2.2 beschrieben.

Neben Nikotin sind noch weitere Alkaloide mit einer pharmakologischen Wirkung im Tabakrauch enthalten, die jedoch mengenmäßig bzw. bezüglich ihrer psychotropen Auswirkungen bzw. Wirkintensität im Vergleich zum Nikotin vernachlässigbar sind.

Im Folgenden sollen die Eigenschaften der Nikotinaufnahme, dem entscheidenden psychotropen Agens, ausführlicher dargestellt werden.

MERKE
Tabakrauch ist ein Gemisch aus über 4.800 Substanzen mit z. T. karzinogenen, teratogenen, atherogenen und abhängigkeitserzeugenden Eigenschaften.

16.2.2 Eigenschaften von Nikotin und Entwicklung der Nikotinabhängigkeit

Resorption und zerebrale Wirkung von Nikotin

Nikotin ist ein Tabakalkaloid, das zahlreiche psychotrope Effekte vermittelt und als wichtigste Grundlage für die physische Abhängigkeitsentwicklung des Rauchers angesehen wird (Dani und Heinemann 1996; Balfour 1994; Watkins et al. 2000). Nikotin wird beim Rauchen über die Lungenalveolen aufgenommen, kann aber als Lösung auch über Schleimhäute oder die Haut resorbiert werden.

Der Raucher entscheidet im Rahmen des Rauchvorgangs über Konzentration, Menge und Anflutgeschwindigkeit des aufgenommenen Nikotins: Frequenz und Zahl der Zigaretten, aber auch Inhalationstiefe und Verweildauer des inhalierten Tabakrauchs in der Lunge spielen dabei eine entscheidende Rolle. Durch Produktgestaltung ist es möglich, die pH-Werte des Tabakrauchs so zu verändern, dass die Nikotinresorption in der Lungenschleimhaut optimiert wird.

Das in den Blättern der Tabakpflanze enthaltene Nikotin wird beim Verbrennen des Tabaks zusammen mit den vielen anderen Tabakrauchbestandteilen inhaliert und über die Lungenschleimhaut aufgenommen (Deutsches Krebsforschungszentrum 2020). Innerhalb von ca. 7–10 Sekunden erreicht Nikotin über den kleinen Kreislauf zusammen mit dem oxygenierten Blut aus der Lunge die nikotinergen Acetylcholin-Rezeptoren des Gehirns und entfaltet hier durch eine mittelbare Beeinflussung diverser neuronaler Transmittersysteme eine mannigfaltige Wirkung (Le Foll und Goldberg 2006; Heinz et al. 2012; Watkins et al. 2000).

Durch die Stimulation präsynaptischer nikotinerger Acetylcholin-Rezeptoren, insbesondere des Subtyps alpha4beta2, kommt es zu einer erhöhten zerebralen Verfügbarkeit von Dopamin, Serotonin, Noradrenalin, Beta-Endorphinen, Acetylcholin und Vasopressin und nachgeordnet zu einer dosis- und kontextabhängigen sedierenden, anxiolytischen, konzentrationsfördernden, antidepressiven oder einer von vielen weiteren psychischen Auswirkungen. Die meisten regelmäßigen Raucher können den Rauchvorgang sowohl zur Stimulation als auch zur Sedierung und Anxiolyse nutzen (sog. bivalentes Wirkspektrum des Nikotins), sodass über die diversen psychotropen Affekte eine Vielzahl von Bedürfnissen verschiedener Personen bedingt werden kann.

Die Halbwertszeit von Nikotin wird beim Nichtraucher mit ca. 120 Minuten angegeben. Bei Rauchern sinkt sie infolge einer Enzyminduktion des Cytochrom P450 2A6 (CYP2A6) – es kommt zu einem beschleunigten Abbau und damit einer Halbwertszeit, die – so das Ergebnis eigener Untersuchungen – nur noch zwischen 30 und 60 Minuten betragen kann. Diese Enzyminduktion erklärt einen Teil der Toleranzentwicklung des Rauchers, der deutlich höhere Tageskonsummengen ohne Intoxikationserscheinungen zu sich nehmen kann als ein Nichtraucher.

Nikotin wird über die Leber mittels der Cytochrome P450 verstoffwechselt, entscheidend ist dabei CYP2A6, nachrangig sind auch CYP2D6, CYP2B6 und CYP2A13 am Prozess der Verstoffwechselung beteiligt. Die Abbauprodukte haben eine deutlich längere Halbwertszeit: **Cotinin** z. B. ist ein relativ stabiler und lange nachweisbarer Metabolit (ca. 19 h) und wird überwiegend über die Nieren ausgeschieden. Cotinin eignet sich aufgrund der langen Halbwertszeit für einen objektivierbaren Nachweis des Nikotinkonsums.

Nebenwirkungen des Nikotinkonsums

Bei Erstkonsumenten stellen sich nikotinvermittelte aversive Wirkungen des Rauchens wie Kopfschmerzen, Schwindelgefühl und eine leichte Übelkeit ein, die nach mehrfachem Konsum rasch zurückgehen. Mit einer zunehmenden Adaptation an die negativen Effekte des Nikotins, aber auch des mit dem Tabakrauch inhalierten Kohlenmonoxids kommt es im Verlauf der Rauchkarriere zu einer raschen Toleranzentwicklung und Steigerung des Tageszigarettenkonsums auf bis zu durchschnittlich 20 Zigaretten; in Einzelfällen wurden auch bis zu 120 Zigaretten pro Tag berichtet.

Die Nikotinaufnahme kann bei fehlender oder geringer Toleranz mit **Überdosierungs-/Intoxikationserscheinungen** einhergehen. Viele Raucher machen die Erfahrung, bei Überdosierung Kopfschmerzen, aber auch Übelkeit und Erbrechen zu erleiden, Erstkonsumenten berichten auch über Kreislaufregulationsstörungen, Tachykardie und Schwindel. Zu bedenken ist, dass bei hoher Dosierung Ateminsuffizienz, auch epileptische Anfälle und bradykarde Arrhythmien mit Herzstillstand, epileptische Anfälle, Koma und Herz-Kreislauf-Versagen auftreten können. Nikotin ist in hohen Dosierungen toxisch: Die letale Dosis wird mit ca. 0,5 Gramm Nikotin erreicht (entsprechend ca. 60 Milligramm pro Kilogramm Körpergewicht; Mayer, 2014). Neben dem bewussten Rauchvorgang können auch akzidentelle Aufnahmen von Nikotin (z. B. als Insektizidlösung oder aber bei missbräuchlichem Einsatz eines Nikotinpräparats) bei Kindern und Jugendlichen oder nikotinnaiven Erwachsenen zu diesen z. T. lebensbedrohlichen Intoxikationserscheinungen führen. Bei Überdosierung ist die Gabe von Atropin zu empfehlen, bei schwerwiegenden Intoxikationserscheinungen sind intensivmedizinische Maßnahmen erforderlich.

Bei bestehender körperlicher Abhängigkeit berichten die Raucher bei einem Rauchstopp zunächst leichte vegetative Entzugssymptome wie Reizbarkeit und Ruhelosigkeit sowie ein zwanghaftes Rauchverlangen („Craving"); später können bei anhaltender Abstinenz über die Dauer von Tagen bis (ca. 6) Wochen Konzentrationsstörungen, Angstsymptome, Appetitsteigerung oder Schlafstörungen auftreten. Depressive Symptome bis hin zu einem depressiven Syndrom (mit der Gefahr der Suizidalität) sind als gravierende Nebenwirkung der Tabakentwöhnung anzusehen (Hughes und Hatsukami 1986).

Entwicklung der Nikotinabhängigkeit

Die abhängigkeitserzeugende Wirkung von Nikotin wurde im Tierversuch nachgewiesen. Nagetiere zeigen unter

Laborbedingungen – ähnlich wie bei der Präsentation von Alkohol oder Opioiden, Kokain oder Amphetaminen – nach anfänglichem Probierkonsum rasch eine Dosissteigerung und Toleranzentwicklung. Es kommt bei einer Angebotsauswahl verschiedener Trinklösungen zur Ausbildung einer Präferenz für das Suchtmittel, die bei Abwesenheit der psychotropen Substanz zu einer lokomotorischen Aktivierung und Suchreaktion führt.

Wenngleich im Tierversuch viele kontextassoziierte Effekte von Nikotin (sozialkommunikative Wirkung, Entspannung in Stresssituationen, Belohnung nach anstrengenden Tätigkeiten u. a,) nicht experimentell imitiert werden können, so ist doch davon auszugehen, dass einige Kerndimensionen des Abhängigkeitssyndroms wie die positive Verstärkung, die durch die dopaminstimulierende Eigenschaft von Nikotin entsteht, aber auch die nikotinvermittelte Neuroadaptation der nikotinergen alpha4beta2-Acetylcholin-Rezeptoren und eine nachfolgend auftretende Entzugssymptomatik bei Fehlen des Suchtmittels als biologische Äquivalente des Kontrollverlustes oder der Toleranzentwicklung erklärt werden können (Heinz et al. 2012).

Neurobiologische Hypothesen zur Klärung des Abhängigkeitssyndroms konzentrieren sich auf das dopaminerge sowie auf das cholinerge System:

- Im Nucleus accumbens und im ventralen Striatum vermitteln präsynaptisch lokalisierte nikotinerge Acetylcholin-Rezeptoren vom alpha4beta2-Subtyp die belohnende Wirkung des Nikotinkonsums durch eine dopaminerge Stimulation im mesolimbisch lokalisierten Belohnungszentrum des Gehirns, dem Nucleus accumbens. Die dopaminerge Stimulation ist nach längerer Abstinenz (z. B. im Zuge des nächtlichen Absinkens des Nikotinspiegels) ausgeprägter. Im Verlauf eines Entzugs geht die relativ verringerte Dopamin-Verfügbarkeit möglicherweise mit den beschriebenen negativen Stimmungsveränderungen einher. Eine fortgesetzte Nikotinzufuhr des Rauchers wird lerntheoretisch mit der wiederholt erlebten positiven Verstärkung durch die positiv erlebte dopaminerge Stimulation erklärt (Di Chiara und Imperato 1988; Corrigall et al. 1992; Epping-Jordan et al. 1998).
- Darüber hinaus wirkt Nikotin am nikotinergen Acetylcholin-Rezeptor und führt hier primär zu einer Aktivierung, im Rahmen eines partiellen Antagonismus jedoch auch zu einer Reduktion der Ansprechbarkeit dieser Rezeptoren und konsekutiv zu einer vermehrten Bildung dieser Rezeptoren (Hochregulation) auf den zerebralen Neuronen (Benwell et al. 1988; Breese et al. 1997; Perry et al. 1999). Diese Vermehrung wurde insbesondere im Bereich des Hippokampus und Kortex nachgewiesen. Das körperliche Entzugssyndrom des Rauchers scheint im Falle einer Nikotinabstinenz mit dieser Hochregulation nikotinerger Acetylcholin-Rezeptoren einherzugehen. Lerntheoretisch gesehen folgt die wiederholte Nikotinzufuhr hier dem Prinzip der „negativen Verstärkung" zur Vermeidung negativer Befindlichkeiten.

Beschrieben wurden außerdem pharmakologische Wirkungen des Nikotins auf das serotonerge und das noradrenerge System.

Eine genetisch vermittelte neurobiologische Vulnerabilität für die Entstehung einer Nikotinabhängigkeit wird mit Kandidatengenen im cholinergen Rezeptorsystem, im Bereich der dopaminergen Transmission (Rezeptor-Subtypen DRD2 oder DRD4, Dopamintransporter), des Serotonin-Transporters oder auch des CYP2A6 oder CYP2D6 in Verbindung gebracht. Genetische Studien weisen auf eine biologischen Komponente der Abhängigkeitsentwicklung hin, die das jugendliche Konsumverhalten und die Wirkungen von Nikotin beeinflusst (Goldberg und Gould 2022).

Von Interesse und Bedeutung für die Prävention des Rauchens sind Befunde, die darauf hinweisen, dass ein früher Nikotinkonsum gewissermaßen eine Gateway-Funktion für das Ansprechen auf die Wirkung anderer psychotrop aktiver und abhängigkeitsfördernder Substanzen hat. Der frühe Nikotinkonsum begünstigt – so zeigen zumindest tierexperimentelle Studien – eine spätere Entwicklung einer Abhängigkeit von Alkohol oder illegalen Drogen (Ren et al. 2019).

Nikotin als (Psycho-)Pharmakon

Psychotrope Wirkungen des Nikotins sind nicht nur abhängig von der Dosis und der Anflutungsgeschwindigkeit des Nikotins, sondern auch von der Kontextsituation, in der konsumiert/geraucht wird. Beeinflusst werden Stimmung (positive Emotionen werden intensiver erlebt, während negative Affekte wie Angst oder Depressivität leichter überwunden werden können), Denken (subjektive Erhöhung der Konzentrationsfähigkeit) und Antrieb (sowohl im Sinne einer Aktivierung als auch einer Entspannung und Beruhigung). Nikotin reduziert (soziale) Ängstlichkeit, Depressivität, Unruhezustände, Aufmerksamkeits- und Konzentrationsstörungen oder auch Schlafstörungen und Appetitsteigerungen.

Entzugssymptome bei Nikotinabhängigkeit sind vor allem durch das starke Rauchverlangen (Craving) charakterisiert; viele berichten auch infolge einer fehlenden Nikotinwirkung von Schlafstörungen, Appetitsteigerung, psychomotorischer Unruhe, vermehrter Irritabilität und gereizter Stimmungslage. Mit einer gewissen Latenz treten auch depressive Verstimmungen bis hin zu manifesten depressiven Syndromen und Suizidalität auf.

Die begleitende Appetitsteigerung führt zu einer vermehrten Nahrungsaufnahme, insbesondere von Kohlenhydraten, die von vielen Rauchern im Entzug als unterstützend bei der Reduktion der Entzugssymptomatik angesehen werden.

Nikotin wurde bereits in der Vergangenheit als Pharmakon untersucht. Einzelne Hinweise ergeben sich bezüglich einer positiven Wirksamkeit bei Colitis ulcerosa oder Tourette-Syndrom. Aktuelle Verordnungen von Nikotin zielen insbesondere auf die Substitution von Nikotin im Rahmen der

Tabakentwöhnung zur Beseitigung der o. g. aversiv erlebten Entzugssymptome (➤ Kap. 13.6).

MERKE
Nikotin vermittelt zahlreiche psychotrope Wirkungen und ist entscheidend für die Abhängigkeitsentwicklung des Rauchers verantwortlich zu machen.

16.3 Psychiatrische, neurologische und internistische Folgeschäden

Tobias Rüther, Marcus Gertzen

16.3.1 Psychiatrische Komorbiditäten

Die Prävalenzrate einer Tabakabhängigkeitist bei Patienten mit einer psychiatrischen Erkrankung mit 40–50 % fast doppelt so hoch wie in der Allgemeinbevölkerung. Bei Patienten in stationärer psychiatrischer Behandlung liegt der durchschnittliche Raucheranteil sogar bei 70 % (Batra et al. 2015a). Die durchschnittliche Raucherprävalenz bei Suchterkrankungen beträgt 80 % (Rüther et al. 2014), bei Schizophrenie 70–90 %, bei affektiven Störungen und Angsterkrankungen 60 % (Batra et al. 2015a). Raucher mit einer psychiatrischen Erkrankung rauchen in der Regel mehr Zigaretten am Tag und diese intensiver (Osborn 2001; Rohde et al. 2003). Dies führt dazu, dass die Lebenserwartung bei rauchenden psychiatrischen Patienten mit einer Erkrankung aus dem schizophrenen Formenkreis oder einer bipolaren Störung zusätzlich (neben den bereits genannten 10 Jahren, die Raucher infolge des Tabakkonsums verlieren) um weitere 5–7 Jahre reduziert wird (Chesney et al. 2021). Menschen mit einer Alkoholabhängigkeit verdreifachen ihr Sterblichkeitsrisiko (Whitfield et al. 2022).

Wegen der psychotomimetischen Effekte und biochemischen Mechanismen des Nikotins wird das Rauchen von vielen psychisch Erkrankten als Selbstmedikation eingesetzt, um erkrankungsbedingte Defizite oder medikamentöse Nebenwirkungen der verordneten Psychopharmaka zu mildern. Rauchen wird z. B. von Patienten im Sinne einer Selbstmedikation zur Konzentrationsförderung genutzt. Auch verbessert es die Aufmerksamkeit und Leistung bei Kurzzeitgedächtnistests. Bei Unruhezuständen wird Rauchen oft als spannungslösend und beruhigend empfunden, und es dient als Copingstrategie bei Langeweile. Durch eine Hemmung der Monoaminoxidase (MAO) A und B werden serotonerge und cholinerge Effekte erzielt, was eine antidepressive Wirkung zur Folge haben kann.

Nikotin im Zusammenspiel mit einer Alkohol- oder Opioidabhängigkeit kann das Belohnungssystem synergetisch verstärken. Das bedeutet, dass sich die kombinierten Wirkungen verschiedener Substanzen potenzieren können (Batra et al. 2015a). Vermutet wird ein gemeinsamer genetischer Hintergrund (Hancock et al. 2018). Neben der Problematik, dass Patienten mit psychischer Erkrankung besonders häufig und schwer von Tabakabhängigkeit betroffen sind (Rüther et al. 2014), ist für diese Patienten zudem die Aufnahme einer Behandlung bzw. Unterstützung zur Behandlung ihrer Tabakabhängigkeit erschwert (Hall und Prochaska 2009). Dies stellt sich als besonders tragisch dar, da eine Tabakentwöhnung in der Regel mit einer Reduzierung der depressiven Symptomatik, Ängstlichkeit und Stressempfinden einhergeht (Taylor et al. 2014) und sogar die Wiederaufnahmefrequenz in eine stationäre Behandlungen senkt (Prochaska et al. 2006). Des Weiteren zeigt sich, dass rauchende psychiatrische Patienten entgegen häufig geäußerter Befürchtungen genauso motiviert sind, mit dem Rauchen aufzuhören, wie Raucher in der Normalbevölkerung (Acton et al. 2005; Etter et al. 2004; Prochaska et al. 2006, 2004). Obwohl die Abstinenzraten bei psychiatrischen Patienten deutlich unter denen der Allgemeinbevölkerung liegen, ist bei zur Rauchfreiheit motivierten psychiatrischen Patienten ein Rauchstopp auf jeden Fall zu unterstützen.

MERKE
Die Prävalenzrate einer Tabakabhängigkeit bei Patienten mit einer psychischen Erkrankung ist mit 40–50 % fast doppelt so hoch wie in der Allgemeinbevölkerung.
Tabakkonsumierende Patienten mit einer psychischen Erkrankung verkürzen ihre Lebenserwartung um weitere 5–7 Jahre.

16.3.2 Spezielle neurologische Komorbiditäten

Auch neurologischerseits haben Rauchen und Passivrauchen erhebliche Einflüsse auf das zentrale Nervensystem, die jedoch über Jahre kontrovers diskutiert wurden (Choi et al. 2017). Das Spektrum reicht hier von klinisch stummen zerebralen Veränderungen wie Marklagerläsionen oder subkortikaler Atrophie (Swan und Lessov-Schlaggar 2007) über neurodegenerative Erkrankungen wie multiple Sklerose, Alzheimer-Erkrankung (Naik und Cucullo 2015) oder M. Parkinson bis zu vaskulär bedingten Erkrankungen wie der vaskulären Demenz, der „small vessel ischaemic disease", dem ischämischen Schlaganfall und Aneurysmen. Selbst bei Bandscheibendegeneration und somit bei Bandscheibenvorfällen konnte Rauchen als Risikofaktor identifiziert werden, wobei hier mehrere Einflüsse des Rauchens auf die Krankheitsentstehung diskutiert werden (s. u.).

Pathogenetisch wird eine vasomotorische Dysfunktion, vor allem der endothelabhängigen Vasodilatation als frühester Faktor postuliert. Zigarettenrauch scheint in diesem Zuge die Verfügbarkeit von Stickstoffmonoxid (NO) – einem potenten Vasodilatator – über eine Reduktion der NO-Synthase-Aktivität und einen erhöhten NO-Verbrauch durch freie Radikale zu vermindern, woraus oxidativer Stress im Milieu der Endothelzellen durch die verbleibenden freien Radikale resultiert. Außerdem reguliert NO Inflammation, Leukozytenadhäsion, Plättchenaktivierung und Thrombosierung. Über verschiedene proinflammatorische Zytokine und Adhäsionsmoleküle werden Leukozyten auf der Oberfläche von Endothelzellen rekrutiert. Es folgen eine vermehrte Diapedese von Monozyten durch das Endothel sowie die Aufnahme von LDL und dessen Oxidation in Makrophagen. Hieraus resultieren die Formierung von Schaumzellen und die Bildung von atherosklerotischen Plaques. Parallel besteht bei Rauchern durch die Reduktion von endogenem plättcheneigenem NO und einer reduzierten Sensitivität für exogenes NO vermehrtes spontanes und aktiviertes Plättchenaggregationsverhalten. Außerdem besteht ein verändertes Niveau von prothrombotischen und antithrombotischen Faktoren wie dem Tissue Factor, dem Fibrinogen- oder Tissue-Factor Pathway Inhibitor-1 sowie die Veränderung in der Fibrinolyse. Ergebnis ist ein tendenziell prothrombotisches Milieu. Wichtig erscheint in diesem Kontext: Nikotin allein scheint keinen Einfluss auf die NO-Verfügbarkeit zu haben. Aktuell wird postuliert, dass der Nikotinspiegel, wie er im Serum von Rauchern vorliegt, geringe Effekte auf den Beginn und das Fortschreiten von Atherosklerose hat. Es handelt sich bei Nikotin jedoch um den abhängig machenden Anteil, der somit zu einer prolongierten Exposition mit anderen schädlichen Komponenten des Tabakrauchs führt (Ambrose und Barua 2004).

Vor diesem Hintergrund ist es verständlich, dass es durch Zigarettenrauch zu einer Schädigung der Integrität der Blut-Hirn-Schranke kommt. Sekundär folgen eine Erhöhung der endothelialen Scherkräfte und das Entstehen eines prothrombotischen Milieus, woraus wiederum die ischämische Infarzierung des zerebralen Gewebes sowohl mikroskopischer als auch makroskopischer Art resultiert. Dies kann als Grundlage neurologischer Folgeerkrankungen vaskulärer Genese angesehen werden (Mazzone et al. 2010). Hinsichtlich neurodegenerativer Folgeerkrankungen scheinen oxidativer Stress und inflammatorische Prozesse eine Schlüsselrolle einzunehmen (Chin-Chan et al. 2015; Durazzo et al. 2014; O'Gorman et al. 2012). Eine Sonderrolle nimmt das Rauchen als Risikofaktor für Bandscheibenvorfälle ein. Hierbei scheint eine Reduktion der arteriellen Durchblutung über die Degeneration kleiner Gefäße sowie eine Herunterregulation der Glykosaminoglykan-Produktion von Bindegewebezellen ursächlich eine Rolle zu spielen (Elmasry et al. 2015).

MERKE

Die wichtigsten neurologischen Folgeerkrankungen sind vaskulärer oder neurodegenerativer Genese.

16.3.3 Somatische Komorbiditäten

Tabakrauch enthält über 4.800 Substanzen, von denen mehr als 90 als karzinogen gelten. Durch die Inhalation können diese Schadstoffe über die Lunge besonders schnell aufgenommen werden. Nahezu jedes Organ des Körpers wird durch das Rauchen beschädigt (U. S. Department of Health and Human Services 2014; DKFZ 2020). Besonders betroffen sind das Herz-Kreislauf-System und die Atemwege. Erkrankungen dieser beiden Organsysteme bilden zusammen mit den Krebserkrankungen die drei häufigsten tabakassoziierten Folgeerkrankungen (Mons und Kahnert 2019), die im Folgenden kurz dargestellt werden.

Kardiovaskuläre Erkrankungen wie Herzinfarkt oder Schlaganfall waren 2022 die häufigste Todesursache in Deutschland (Statistisches Bundesamt 2023). Etwa 35 % aller Todesfälle wurden durch Herz-Kreislauf-Erkrankungen verursacht. Hierzu zählt auch die periphere arterielle Verschlusskrankheit (➤ Kap. 13.3.2). Ebenso verursacht der Tabakrauch eine Verengung der Blutgefäße und provoziert so eine Erhöhung des Blutdrucks. Zusätzlich wird der Herzmuskel geschädigt und die Versorgung mit Sauerstoff verschlechtert. Rauchen erhöht das Risiko eines jeden Einzelnen, aufgrund einer kardiovaskulären Erkrankung zu sterben, im Vergleich zu Nichtrauchern um das 2- bis 3-Fache. An zweiter Stelle folgen Krebserkrankungen: etwa 23 % aller Sterbefälle sind auf eine Karzinomerkrankung zurückzuführen.

Unter den Atemwegserkrankungen ist an erster Stelle die lebensbedrohliche **chronisch-obstruktive Lungenerkrankung** (COPD) zu nennen.

Die Zahl der Krankenhausbehandlungen im Zusammenhang mit tabakassoziierten Erkrankungen stieg in den letzten Jahren in Deutschland an (Statistisches Bundesamt 2021). An erster Stelle stehen Lungen- und Bronchial-, Kehlkopf- oder Luftröhrenkrebs, es folgt die chronisch obstruktive Lungenerkrankung (COPD).

Lungenkrebs ist unter den Krebserkrankungen als eine der häufigsten Todesursachen zu nennen. Rauchen erhöht das Risiko für Lungenkrebs um das 5- bis 10-Fache. Vier von fünf Lungenkrebstodesfällen sind auf das Rauchen zurückzuführen. Bei Männern ist Lungenkrebs seit vielen Jahren mit Abstand die häufigste Krebstodesursache. Unter den Frauen nimmt das Risiko, an Lungenkrebs zu sterben, seit 20 Jahren stetig zu. Aktuellen Schätzungen zufolge wird die Zahl der Frauen, die in den nächsten Jahren an Lungenkrebs sterben werden, noch weiter steigen und somit die Zahl der Frauen, die an Brustkrebs sterben (bisher häufigste Krebstodesursache unter den Frauen) übersteigen (Deutsches Krebsforschungszentrum 2020). Selbst Nichtraucher, die in ihrer Umgebung Tabakrauch ausgesetzt sind, haben noch ein um 20 % erhöhtes Risiko, an Lungenkrebs zu erkranken (Schwartz und Cote 2016).

Über diese drei wesentlichen, häufig tödlich verlaufenden Erkrankungen hinaus existiert eine Vielzahl an Er-

Tab. 16.1 Gesundheitliche Folgen des Rauchens (nach Tabakatlas, Deutsches Krebsforschungszentrum 2020)

Gehirn	Augen	Stoffwechsel
Abhängigkeit Zerebrovaskuläre Erkrankungen Neurodegenerative Erkrankungen	Blindheit Katarakt Makuladegeneration	Typ-2-Diabetes
Zähne und Kiefer	**Herz-Kreislauf-System**	**Atemwege**
Parodontose Karies Versagen von Zahnimplantaten	Koronare Herzkrankheit Atherosklerose Periphere arterielle Verschlusskrankheit	Akute Atemwegsentzündungen Chronische Atemwegserkrankungen Chronisch-obstruktive Lungenerkrankung Tuberkulose Asthma
Magen und Darm	**Knochen und Gelenke**	**Allg. Beeinträchtigungen**
Chronisch-entzündliche Darmerkrankungen Magengeschwüre Bauchaortenaneurysma	Rheumatoide Arthritis Verminderte Knochenstärke bei postmenopausalen Frauen Hüftfrakturen	Beeinträchtigung der Immunfunktion, der allgemeinen Gesundheit sowie bei Operationsfolgen
Fortpflanzung	**Krebserkrankungen**	**Krebspatienten**
Erektionsstörungen Verminderte Fruchtbarkeit bei Frauen Schwangerschaftskomplikationen Schäden für das Ungeborene und Langzeitfolgen	Rachen, Kehlkopf, Speiseröhre, Luftröhre, Lunge, akute myeloische Leukämie, Magen, Leber, Bauchspeicheldrüse, Nieren und Harnleiter, Blase, Dick- und Enddarm, Gebärmutterhals	Verschlechterung des Gesundheitszustands Erhöhtes Risiko für weitere Krebserkrankungen

krankungen und gesundheitlichen Folgeschäden, deren Auftreten kausal mit dem Rauchen oder Passivrauchen assoziiert ist (➤ Tab. 16.1).

16.3.4 Rauchen in der Schwangerschaft

Der Anteil rauchender Frauen, die während der Schwangerschaft den Tabakkonsum nicht aufgeben, ist weiterhin hoch: Auf Basis einer Metaanalyse ist davon auszugehen, dass die Prävalenz des Rauchens während der Schwangerschaft in Europa bei 8,1 % (95 % CI 4,0–12,2) und damit höher als in anderen WHO-Regionen (Amerika, Südostasien, Westpazifik, Osteuropa oder Afrika) liegt. Der Anteil der Frauen, die täglich rauchten und dies auch während der Schwangerschaft weiterhin taten, lag in der Europäischen Region bei 30,6 % (95 % KI 25,6–36,4 (Lange et al. 2018). Ein Teil der Frauen (ca. ein Drittel) hört spontan (ohne ärztlichen Rat) mit dem Rauchen auf, wenn sie von der Schwangerschaft erfahren. Allerdings bleibt davon auch nur ca. ein Drittel nach der abstinenten Schwangerschaft 1 Jahr postnatal rauchfrei (Satcher et al. 2002). In Kulturen mit einer deutlich abgesenkten Raucherquote in der Allgemeinbevölkerung ist aufgrund der damit bestehenden Selektion eher abhängiger Raucher sogar eine geringere Aufhörquote festzustellen: Aus den U. S. Birth Certificate Data 2014 ist abzuleiten, dass nur 25 % der US-Amerikanerinnen, die vor ihrer Schwangerschaft geraucht hatten, das Rauchen während ihrer Schwangerschaft aufgaben (Curtin und Matthews 2016).

Die Risiken für das ungeborene Kind schwangerer Raucherinnen sind vielfältig. Rauchen in der Schwangerschaft geht einher mit einem signifikanten Risiko für eine ektope Schwangerschaft, Placenta praevia, Plazentaablösung und frühzeitigen Blasensprung. Ferner ist es mit einem erhöhten Risiko für Frühgeburtlichkeit (Shah und Bracken 2000) sowie kardiovaskulären Auffälligkeiten, Auffälligkeiten des Bewegungsapparats, Reduktionsdefekten der Extremitäten, veränderter Fingeranzahl, Klumpfuß, Kraniosynostose, Gesichts- und Augendefekten, orofazialen Spaltbildungen, gastrointestinalen Defekten, Laparoschisis, Analatresie, Hernien und Hodenhochstand assoziiert (Hackshaw et al. 2011).

Kinder rauchender Schwangerer weisen ein niedrigeres Geburtsgewicht auf (Kramer 1987). Ein Zusammenhang zwischen plötzlichem Kindstod (Sudden Unexpected Infant Death, SIDS) und Rauchen während der Schwangerschaft konnte in verschiedenen Studien konsistent beobachtet werden (Cnattingius 2004). SIDS tritt bei Babys von Raucherinnen knapp viermal so häufig auf wie bei Kindern von Nichtraucherinnen. Rund ein Drittel aller SIDS-Todesfälle könnten vermieden werden, wenn kein Fetus mütterlichem Rauchen ausgesetzt wäre (Mitchell und Milerad 2006).

Über diese somatischen Krankheitsauffälligkeiten hinaus bestehen auch Hinweise, dass das Rauchen während der Schwangerschaft auch spätere Verhaltensauffälligkeiten beim Kind provoziert. Eine verringerte kognitive Fähigkeit, verringerte akademische Leistung und ein erhöhtes Risiko zur Entwicklung einer ADHS des Kindes können mit dem Rauchstatus der Mutter in Zusammenhang gebracht werden. Allerdings müssen hier auch die Effekte anderer konfundierender Umwelt- oder genetischer Faktoren berücksichtigt werden (Knopik 2009).

MERKE

Nahezu jedes Organ wird durch das Rauchen geschädigt. Die Risiken für das ungeborene Kind schwangerer Rauchender sind vielfältig.

16

16.4 Klinik

Anil Batra

16.4.1 Vorbemerkung

Noch ist die Beratung von Rauchern bzw. die Tabakentwöhnung in Deutschland keine erstattungsfähige medizinische oder psychotherapeutische Leistung. Dies mag daran liegen, dass das Rauchen in der öffentlichen Wahrnehmung nach wie vor als Lifestyle-Faktor angesehen wird, das Rauchen als potenzielle Ursache einer Abhängigkeitserkrankung infrage gestellt und die tabakassoziierten Erkrankungen im Wesentlichen als selbstverschuldet betrachtet werden.

Im Jahr 2021 wurde im Gesundheitsversorgungsweiterentwicklungsgesetz verankert, dass „stark abhängige" Raucherinnen und Raucher einmalig im Zeitraum von drei Jahren Anspruch auf eine Kostenerstattung einer medikamentösen Unterstützung der Tabakabstinenz haben sollten. Offen ist derzeit noch, welche der zugelassenen Medikamente außer einer Nikotinsubstitution für eine Kostenerstattung durch den gemeinsamen Bundesausschuss (G-BA) als geeignet angesehen werden.

Tatsächlich kostet das Rauchen bzw. das Auftreten von tabakassoziierten Erkrankungen das Gesundheitswesen in Deutschland jedoch hohe Summen. Die jährlichen direkten Kosten (Krankheits- und Behandlungskosten) werden auf 30,32 Mrd. Euro geschätzt, die indirekten Kosten (infolge Frühberentungen oder Ausfall bei Produktionskosten) sollen sich gar auf 66,92 Mrd. Euro belaufen (Effertz 2020). Laut WHO gehört das Rauchen zu den fünf wichtigsten vermeidbaren gesundheitlichen Risikofaktoren. Die erhöhte Mortalität im Zusammenhang mit dem Rauchen ist überwiegend durch die erhöhte Wahrscheinlichkeit für kardiovaskuläre, Karzinom- sowie pulmonale Erkrankungen bedingt. Raucher verlieren ca. 10 Jahre ihres Lebens (Doll et al. 2004). Der Anteil des Rauchens an der Gesamtmortalität beträgt in Industrienationen mit guter medizinischer Versorgung bis zu 15 %. Allein in Deutschland wird die Zahl der tabakassoziierten Todesfälle auf ca. 127.000 pro Jahr geschätzt (Mons und Kahnert 2019).

Dies sind Argumente für eine Intensivierung der Prävention, aber auch Frühintervention und Behandlung bei regelmäßigem Tabakkonsum, um sowohl tabakassoziierte Erkrankungen als auch die Entstehung einer Abhängigkeit zu verhindern.

Diesem Gedanken folgend haben unter der Federführung der Deutschen Gesellschaft für Suchtforschung und Suchttherapie (DG-Sucht) sowie der Deutschen Gesellschaft für Psychiatrie und Psychotherapie, Psychosomatik und Nervenheilkunde (DGPPN) mehr als 40 Fachgesellschaften ein Update der „AWMF-Leitlinien" mit Empfehlungen zur Diagnostik, Frühintervention und Behandlung von Rauchern erarbeitet. Die „S3-Leitlinie Tabakentwöhnung" wurde im Januar 2021 in ihrer 2. Auflage auf der Homepage der Arbeitsgemeinschaft der Wissenschaftlichen Medizinischen Fachgesellschaften e. V. (www.awmf.org) publiziert (Identifikationsnummer 076-006).

In den 80 Empfehlungen der o. g. Leitlinie werden überwiegend evidenzbasierte Aussagen auf der Basis von Studienergebnissen bzw. Metaanalysen formuliert; nur in wenigen Bereichen mussten Empfehlungen überwiegend auf der Basis von Expertenwissen formuliert werden (Batra et al. 2022). Dies ist insofern bedeutsam, als das Wissen um effektive Therapiemaßnahmen wenig verbreitet ist und überwiegend unseriöse Behandlungsangebote vorgehalten werden, denen die Evidenzbasierung gänzlich fehlt oder die im direkten Vergleich mit anderen Verfahren wenig wirksam sind.

Die Existenz dieser zahlreichen nicht evidenzbasierten Angebote ist allerdings auch ein Hinweis darauf, dass seitens der Raucher ein großes Bedürfnis besteht, den Aufhörwunsch mit externer Unterstützung erfolgreich umzusetzen. Offensichtlich ist eine Beendigung des Tabakkonsums aus eigener Motivationslage heraus für sich allein noch zu wenig erfolgversprechend.

Der Vorteil der Leitlinienentwicklung nach den Regeln der AWMF ist die damit verbundene Verpflichtung, regelmäßige Aktualisierungen vorzunehmen, sodass noch in den kommenden Jahren überarbeitete, auf dem aktuellen Forschungsstand entwickelte und aktualisierte Therapieleitlinien verfügbar sind.

Die nachfolgenden Informationen zu Diagnostik, Frühintervention, Motivation und psychotherapeutischen oder medikamentösen Unterstützungen entwöhnungswilliger Raucher und insbesondere auch von Risikogruppen mit einem schädlichen und abhängigen Nikotinkonsum nehmen Bezug auf diese aktuelle „S3-Leitlinie zur Prävention, Diagnostik und Behandlung des schädlichen und abhängigen Tabakkonsums" aus dem Jahr 2021.

Im Folgenden wird angesichts der überwiegenden Konsumform des Nikotins über das Inhalieren von Tabakrauch auch in Analogie zu den Leitlinien sowie der ICD-10 von einer **Tabakabhängigkeit** bzw. einem Tabakkonsum gesprochen. Dies wird dem Konsummuster sowie dem Abhängigkeitsmuster eher gerecht als die Bezeichnung „Nikotinabhängigkeit" bzw. „Nikotinkonsum", die im DSM-IV und DSM-5 gebräuchlich ist.

16.4.2 Diagnostik

Die „S3-Leitlinie zur Prävention, Diagnostik und Behandlung des schädlichen und abhängigen Tabakkonsums" (Batra et al. 2022) unterscheidet zwischen der Erfassung des Tabakkonsums (Screening) und der Diagnostik der Tabakabhängigkeit.

Für Ersteres werden Screeningfragen empfohlen, die den Rauchstatus und die Menge des täglichen Zigarettenkonsums erfassen sollen. Unterschieden wird zwischen Nichtrauchern, Nie-Rauchern, Ex-Rauchern und Rauchern. Letztere können unterteilt werden in Gelegenheitskonsumenten und regelmäßige Konsumenten. Die Menge des Zigarettenkonsums wird in Zigaretten pro Tag erfasst, darüber hinaus werden zur Abschätzung des gesundheitlichen Risikos anamnestische Angaben zur Dauer und Intensität des Konsums in „pack years", dem Produkt aus durchschnittlicher Zahl der Zigarettenschachteln pro Tag und Anzahl der Jahre, seit denen konsumiert wird, angegeben. Als objektive Parameter zur Erfassung der Intensität des Konsums stehen zudem der Kohlenmonoxid-Nachweis in der Ausatemluft (CO in der Exspirationsluft, gemessen in parts per million [ppm]) sowie die Bestimmung von Nikotin oder dessen Hauptmetabolit Cotinin im Urin, Speichel oder Serum zur Verfügung.

Zur Erfassung der Tabakabhängigkeit sowie des schädlichen Tabakkonsums werden die Kriterien der ICD-10 hinzugezogen, die einen missbräuchlichen oder abhängigen Substanzkonsum beschreiben und im Wesentlichen auch auf den Tabakkonsum übertragbar sind: Der zwanghafte/dranghafte Konsum, eine Toleranzentwicklung, der Kontrollverlust bezüglich der Menge und des Zeitrahmens, das Auftreten von spezifischen Entzugssymptomen (Nervosität, Schlafstörungen, Stimmungsverschlechterungen, Appetitsteigerung, erhöhte Irritabilität und Reizbarkeit, Obstipation u. a.), der fortgesetzte Konsum bei bestehenden tabakassoziierten Folgen oder aber die Veränderung des Freizeitverhaltens bzw. des Lebensrhythmus mit Blick auf Beschaffung, Konsum und Erholung von Konsum, sind die gängigen Marker, die im Falle, dass mindestens drei davon im Verlauf der letzten 12 Monate gleichzeitig erfüllt waren, für das Vorliegen einer **Abhängigkeitserkrankung** sprechen.

Aktuell hat die Klassifikation nach den Kriterien der ICD-10 wenig klinische Relevanz, da spezifische Leistungen zur Behandlung der Tabakabhängigkeit – ungeachtet der langfristigen Spätfolgen des regelmäßigen Tabakkonsums mit Blick auf zahlreiche kardiale, pulmonale und maligne Neuerkrankungen sowie der eindeutigen Charakteristik des Abhängigkeitssyndroms als Suchterkrankung – kaum im Vergütungssystem verankert sind (Ausnahme: DMP COPD). Erst mit der Umsetzung des im Jahr 2021 beschlossenen Gesundheitsversorgungsgesetzes wird für „stark abhängigen" Raucherinnen und Raucher eine Kostenerstattung der medikamentösen Behandlung über die Kassen möglich sein. Der Begriff der „starken Abhängigkeit" muss allerdings noch operationalisiert werden. Die vorgesehene Bindung an einen Fagerström-Test (s. u.), letztlich ein Selbstbeurteilungsinstrument, greift zu kurz, da weder die negativen gesundheitlichen Konsequenzen des Tabakkonsums noch das Scheitern von Abstinenzbemühungen alleine über das Testergebnis vorhergesagt werden können.

Neben der o. g. klassifikatorischen Diagnostik, die eine dichotome Bestimmung (ja/nein) hinsichtlich der Diagnosekategorien „Schädlicher Konsum" (ICD-10 F17.1) oder „Abhängiger Konsum" (ICD-10 F17.2) ermöglicht, wurden weitere psychometrische Instrumente entwickelt, um die Intensität des Rauchens bzw. der Tabakabhängigkeit besser abbilden zu können. Empfohlen wird in den S3-Leitlinien der Einsatz des **Fagerström-Tests für Zigarettenabhängigkeit** (Fagerström 2012), vormals bekannt als Fagerström Test for Nicotine Dependence (FTND, Heatherton et al. 1991). Der **FTCD** (FTND) erfasst die Stärke des Rauchens bzw. der Nikotinabhängigkeit auf einer Skala zwischen 0 und 10 Punkten, wobei 10 die stärkste Abhängigkeit darstellt, 0 sowohl mit einem Nichtraucherstatus als auch mit einem Gelegenheits- oder leichtem Zigarettenkonsum vereinbar ist. Zur besseren Orientierung sei darauf hingewiesen, dass in verschiedenen Studien der mittlere FTCD-Wert in der rauchenden Bevölkerung Deutschlands mit ca. knapp 3 Punkten ermittelt wurde, während der Durchschnittswert bei Teilnehmern von Tabakentwöhnungskursen durchschnittlich eher bei 5 Punkten anzusiedeln ist.

Der FTCD dient der Einschätzung der Schwere des Abhängigkeitssyndroms, der zu erwartenden Entzugssymptomatik, der Wahrscheinlichkeit einer Spontanremission und damit zur Behandlungsplanung, insbesondere zur differenziellen Überlegung, ob intensive psychotherapeutisch orientierte Maßnahmen bzw. medikamentöse Unterstützung erforderlich sein könnten oder ob eine rein motivationale Unterstützung des Rauchers ausreichen könnte.

Eine für den klinischen Alltag praktikable Kurzform des FTCD ist der **HSI (Heaviness Smoking Index)** mit nur zwei Fragen, der nach der Stärke des Rauchens (Zigaretten pro Tag) sowie dem Zeitpunkt der ersten Zigarette im Tagesverlauf (innerhalb von 5, 30 oder 60 Minuten) fragt.

Schätzzahlen zum Anteil der abhängigen Raucher auf der Basis des DSM-IV oder der ICD-10-Kriterien kommen zu dem Ergebnis, dass zwischen 50 und 60 % der regelmäßigen Raucher als abhängige Raucher anzusehen sind (Hoch et al. 2004; Hughes et al. 2006).

16.5 Psychotherapie

Stephan Mühlig

16.5.1 Definition

Unter dem Begriff „Psychotherapie" werden Verfahren und Methoden subsumiert, die darauf abzielen, mithilfe psychologischer Mittel das Denken, Erleben und Verhalten eines Patienten systematisch zu verändern, um eine psychische Störung zu heilen, ihre Symptome zu lindern oder der Verschlimmerung einer psychischen Störung vorzubeugen. Das primäre Ziel psychotherapeutischer Tabakentwöhnungsbehandlung besteht darin, einen vollständigen Rauchstopp zu erreichen, Rückfällen vorzubeugen und die Tabakabstinenz dauerhaft zu erhalten. Unter bestimmten Bedingungen und Indikationen können auch eine Konsumreduktion und ein kontrolliertes Rauchen als zweckmäßiges Therapieziel gelten.

Psychotherapeutische Interventionen in der Entwöhnungsbehandlung bei substanzbezogenen Störungen beinhalten u. a. folgende Maßnahmen:

- Informierung und Aufklärung der Betroffenen und ihrer Angehörigen
- Aufbau bzw. zur Stärkung der Aufhörmotivation
- Veränderung von Einstellungen und Denkmustern
- Stärkung von Bewältigungsressourcen im Umgang mit Entzugserscheinungen und Craving
- Verbesserung von sozialen und Problemlösekompetenzen sowie der Emotionsregulation
- Stärkung von Selbstkontrolle und Selbststeuerung

In der aktuellen Version der S3-Leitlinie werden für am die höchsten bewertete und mit einer „Soll-Empfehlung" verbundene verhaltenstherapeutische Unterstützung des entwöhnungswilligen Rauchenden die folgenden Komponenten empfohlen.

1. Psychoedukation
2. Motivationsstärkung
3. Maßnahmen zur kurzfristigen Rückfallprophylaxe
4. Interventionen zur Stärkung der Selbstwirksamkeit
5. Alltagspraktische Beratung mit konkreten Verhaltensinstruktionen und praktischen Bewältigungsstrategien (Problemlöse und Fertigkeitentraining
6. Stressmanagement

Diese Interventionen dienen letztlich dazu, das **Konsumverhalten** konsequent und nachhaltig zu verändern, d. h. eine dauerhafte Totalabstinenz oder zumindest eine anhaltend substanzielle Mengenreduktion zu erzielen.

Im Rahmen verhaltenstherapeutischer Ansätze wird diese Veränderung des Verhaltens durch Methoden erzielt, die auf eine direkte Verhaltensmodifikation durch gezielte Einflussnahme auf automatische Lernprozesse u. a. der respondenten und operanten Konditionierung fokussieren und dabei die Funktionalität des Konsums ergründen und zu substituieren versuchen.

In Deutschland sind vier **Psychotherapieverfahren** zur Behandlung psychischer Störungen zulasten der Gesetzlichen Krankenversicherung zugelassen: a) die tiefenpsychologisch fundierte Psychotherapie, b) die analytische Psychotherapie, c) die Verhaltenstherapie und d) die systemische Therapie.

Der Wirksamkeitsnachweis in der Behandlung der Tabakabhängigkeit liegt bislang nur für die Verhaltenstherapie auf hohem Evidenzniveau. Auch für die Hypnotherapie sowie achtsamkeitsbasierte Techniken liegen zwar einzelne positive Studienergebnisse vor, sie wurden jedoch in der Leitlinie nur mit einer „Kann-Empfehlung" berücksichtigt.

Innerhalb der o. g. Verfahrensgruppen ist jeweils eine Anzahl von Psychotherapiemethoden definiert, die zur Behandlung psychischer Störungen angewendet werden dürfen. In der Entwöhnungsbehandlung können diese Interventionsmethoden einzeln oder in Kombination im Rahmen komplexer Therapieprogramme sowie in Kombination mit Pharmakotherapie eingesetzt werden. Die in der ambulanten und stationären Entwöhnungsbehandlung zum Einsatz kommenden psychotherapeutischen Interventionen sind nicht notwendigerweise auf die Verfahren und Methoden der Psychotherapie-Richtlinien (Psych-RL) beschränkt, sofern sie außerhalb der Richtlinien-Psychotherapie durchgeführt werden. Im Falle der Tabakabhängigkeit besteht nach aktueller Auslegung durch den G-BA keine Indikation zur ambulanten Psychotherapie nach Psych-RL, sodass eine psychotherapeutische Behandlung im engeren Sinne derzeit in diesem Rahmen nicht durchgeführt werden kann.

Aus diesem Grund stehen einzel- oder gruppentherapeutische Angebote als verhaltenstherapeutisch basierte Präventionskurse zur Verfügung, die in Deutschland über die Zentrale Prüfstelle Prävention (ZPP) zertifiziert werden. Zugelassene Kursformate sind beispielsweise „Nichtrauchen in 6 Wochen" oder „Rauchfrei".

MERKE

Psychotherapeutische Behandlungsverfahren in der Therapie der Tabakabhängigkeit beinhalten psychoedukative Maßnahmen zur Information, Interventionen zur Motivationsförderung, operante Verfahren zur Unterstützung des Abstinenzerfolgs, die Stärkung von Bewältigungsressourcen im Umgang mit Entzugserscheinungen, die Linderung von Craving, die Vorbereitung auf rückfallgefährliche Situationen, die Verbesserung von sozialen und Problemlösekompetenzen sowie der Emotionsregulation und die Stärkung von Selbstkontrolle und Selbststeuerung.

16.5.2 Psychotherapeutische Interventionsmethoden und -techniken

Psychotherapeutische Interventionsmethoden und -techniken spielen in Entwöhnungsbehandlung bei tabakbezogenen Störungen für alle Zielgruppen eine zentrale Rolle. Zu den am weitesten verbreiteten evidenzbasierten psychotherapeutischen Interventionsformen zählen Psychoedukation, motivationale Interventionen wie die motivierende Gesprächsführung sowie die „klassische" und die kognitive Verhaltenstherapie (Batra 2011).

Psychoedukation

Im psychotherapeutischen Kontext wird unter Psychoedukation der Teil der Behandlung verstanden, der die aktive Informationsvermittlung und den dialogischen Austausch zu allen Aspekten der Entstehung und Aufrechterhaltung einer psychischen Störung sowie der Bedingungen, Möglichkeiten und Erfolgsaussichten zu deren Behandlung beinhaltet. Psychoedukation umfasst systematische, didaktisch-psychotherapeutische Maßnahmen, die dazu geeignet sind, Patienten und ihre Angehörigen über die Wirkweise, das Abhängigkeitspotenzial und die Schadensrisiken des Tabakrauchens aufzuklären, über die resultierenden tabakassoziierten Erkrankungen und deren Behandlung zu informieren, das Krankheitsverständnis und den selbstverantwortlichen Umgang mit der Störung zu fördern und die Patienten bei der Bewältigung zu unterstützen.

Psychoedukative Maßnahmen können im Einzel- oder Gruppensetting durchgeführt werden und unterschiedliche methodisch-didaktische Mittel umfassen (Vortrag, Gruppendiskussion, Dialog, Demonstration, Verhaltensübungen und Rollenspiele). Dabei kommen als Medien in erster Linie verbale Vermittlungsformen zum Einsatz, aber auch schriftliches Material wie in der Bibliotherapie (Selbsthilfemanuale, weiterführende Literatur, Broschüren etc.), Videos und anderes Anschauungsmaterial (z. B. grafische Darstellungen) oder das Internet.

Die Informationsvermittlung muss auf den Einstellungshintergrund, die Motivationslage, den Kenntnisstand und das kognitive Leistungsniveau des individuellen Patienten abgestimmt werden. Entscheidend für die Compliance und ein positives Therapieergebnis ist, dass der Patient die Informationen versteht und akzeptiert und dass die Entscheidungen im Rahmen der Entwöhnungstherapie konsensual getroffen und vom Patienten uneingeschränkt mitgetragen werden.

Motivierungsmethoden und Kurzintervention

Die Methode der **motivierenden Gesprächsführung** (engl. *Motivational Interviewing,* MI) wurde von Miller und Rollnick im Kontext der Suchtberatung und Suchttherapie entwickelt (➤ Kap. 5.3). MI ist ein **klientenzentrierter Ansatz** mit **direktiven Elementen,** der von einer grundsätzlich ambivalenten Änderungsbereitschaft süchtiger bzw. substanzabhängiger Patienten ausgeht. Sie wird bei Patienten eingesetzt, die keine ausreichende (intrinsische) Veränderungsmotivation mitbringen, um mittels unterschiedlicher Interventionstechniken eine Aufhörbereitschaft aufzubauen:

- In Phase 1 wird ohne konfrontative oder argumentative Überzeugungsversuche zunächst in nicht wertender Weise das Konsumverhalten des Patienten analysiert. Danach werden die Pro-und-Kontra-Aspekte vom Patienten selbst benannt und die Ambivalenz des Konsumverhaltens herausgearbeitet, indem die Diskrepanzen des Rauchverhaltens mit konfligierenden Lebenszielen (z. B. Gesundheit, Kinderwunsch, Geldersparnis) gesammelt werden. Auf diese Weise wird der Patient darin unterstützt, eine intrinsische Aufhörmotivation aufzubauen bzw. zu stärken („Change Talk") und eine klare Entscheidung für eine Änderung zu treffen („Commitment").
- In Phase 2 des MI sollen dann konkrete Ziele und Wege dorthin geplant und erarbeitet werden.

Die **Motivational Enhancement Therapy (MET)** stellt eine Abwandlung des MI dar. In der MET werden die Prinzipien und Interventionen des MI in hoch standardisierter und komprimierter Form über vier Sitzungen angeboten.

Die Methode der motivierenden Gesprächsführung bzw. des Motivational Enhancement lässt sich in Form einer **Kurzintervention** von bis zu fünf Sitzungen mit jeweils bis zu je 60 Minuten Dauer zur Konsumreduktion bzw. Abstinenzmotivierung auch in der primärärztlichen ambulanten Versorgung oder in Allgemeinkrankhäusern einsetzen und kann durch Angehörigeneinbeziehung und Informationsmaterial ergänzt werden.

Weitere evaluierte Konzepte der Kurzintervention zur Tabakentwöhnungsmotivierung, die auch in der deutschen S3-Leitlinie empfohlen werden, sind das 5A-Modell (Fiore et al. 2008) oder das ABC-Modell (McRobbie et al. 2008). Beim **5A-Modell** werden folgende Schritte durchlaufen:

- **A**bfragen des Rauchstatus („ask"): Alle Patienten zum Rauchen befragen und den Rauchstatus dokumentieren.
- **A**nraten des Rauchverzichts („advise"): Individuelle und motivierende Empfehlung zum Rauchstopp geben.
- **A**nsprechen der Aufhörmotivation („assess"): Erfassen, ob der Raucher bereit ist, sein Rauchverhalten zu ändern.
- **A**ssistieren beim Rauchverzicht („assist"): Raucher, die aufhören wollen, qualifiziert unterstützen oder an ein anerkanntes Entwöhnungsangebot weiterleiten.
- **A**rrangieren von Folgekontakten („arrange").

Das **ABC-Modell** besteht aus drei Schritten:

- **A** („Ask"): Abfragen des Rauchstatus, Dokumentation
- **B** („Brief advice oder intervention"): individuelle und motivierende Empfehlung zum Rauchstopp
- **C** („Cessation support"): qualifizierte Unterstützung bei Aufhörwunsch, Weiterleitung an ein anerkanntes Entwöhnungsangebot

Verhaltenstherapie

Die verhaltenstherapeutischen Ansätze in der Entwöhnungsbehandlung basieren direkt auf den lerntheoretischen Erkenntnissen zur Suchtentstehung. Beim Rauchen entwickelt sich durch die ständige und besonders häufige Wiederholung lernpsychologischer Konditionierungsprozesse im Gehirn über Jahre ein stabiles und automatisiertes Suchtverhalten. Das Gehirn eines Gewohnheitsrauchers wird täglich 200–400 (und im Jahr 73.000–146.000) Male mit Nikotin überflutet. Durch die wiederholte Verknüpfung des Reizes (Tabakinhalation) mit der anschließenden Reaktion (temporärer Zustand von Wohlbefinden) entsteht eine primäre *positive Verstärkung* des Rauchens, die sich zunehmend in das Gedächtnis einprägt („Suchtgedächtnis"). Hinzu treten vielfältige Einflüsse sekundärer positiver Verstärkungen des Rauchens (z. B. Geselligkeit, „Belohnungs"- oder „Pausen"-Zigarette etc.).

16

Für die langfristige Aufrechterhaltung der psychischen Abhängigkeit sind dann zunehmend Prozesse der *negativen Verstärkung* im Sinne der Vermeidung unangenehmer Konsequenzen verantwortlich, also die Linderung der Entzugssymptomatik durch erneuten Zigarettenkonsum. Für das aktuelle Suchtverlangen sind zudem interne und externe Auslösereize verantwortlich, welche die Qualität eines „konditionierten Reflexes" gewinnen und automatisch das Suchtverhalten auslösen. Diese automatisierten Informationsverarbeitungsprozesse (Cue Exposure) sind in ihrer Bedeutung vor allem für das Rückfallgeschehen lange unterschätzt worden. Die verhaltenstherapeutischen Methoden setzen gezielt an den beschriebenen Lernmechanismen an.

Im Rahmen der **Stimulus- und Situationskontrolle** wird versucht, die äußeren und inneren Reizbedingungen so zu verändern, dass die Wahrscheinlichkeit reizbezogener Auslösungen von konditioniertem Suchtverhalten minimiert wird. Die Patienten werden zu diesem Zweck instruiert, tabakassoziierte externe Stimuli für einen bestimmten Zeitraum zu vermeiden, indem Auslösereize in der Alltagsumgebung eliminiert (Wegschaffen von Rauchutensilien, Umgebungsumgestaltung in Wohnung und Arbeitsplatz) und besonders risikobehaftete Örtlichkeiten und Situationen vorübergehend gemieden werden. In Bezug auf *unspezifische* interne Auslöser (Stress, Anspannung, Affekte) für Craving und Rückfallverhalten werden bedarfsweise gezielte Stressimmunisierungs-/Bewältigungstechniken *ohne* Rauchen eingeübt.

Methoden der **Extinktion bzw. Gegenkonditionierung** zielen darauf ab, die konditionierte Appetenzreaktion auf tabakassoziierte Stimuli zu schwächen oder aufzuheben. Beim Extinktionstraining im Rahmen der *respondenten Konditionierung* werden suchtassoziierte Reize so lange wiederholt dargeboten, bis sie keine bedingte Reaktion mehr auslösen. Tatsächlich wird bei dieser „Löschung" weder das Suchtgedächtnis „gelöscht" noch das Suchtverhalten „verlernt", sondern eine neue Reaktion auf den Suchtreiz erlernt, die zunächst vorübergehend und kontextanhängig eine Verhaltensdominanz erlangt, aber wiederholt und langfristig trainiert werden muss, um eine Spontanerholung des ursprünglichen Suchtverhaltens zu verhindern.

Bei der **Expositionstherapie** (neuerdings auch in „virtueller Realität" mit standardisierten, rückfalltypischen Auslösesituationen, z. B. Einsamkeit, Party, Stress; Kroczek et al. 2023) werden dem Patienten in einer bestimmten Anzahl von Durchgängen tabaksassoziierte Reize und Zigaretten präsentiert, wobei er dem auftretenden Rauchverlangen so lange standhalten soll, bis es habituiert und die Craving-Reaktion nachlässt.

Beim Ansatz der **Cognitive Bias Modification** wird die automatisierte Annäherungsreaktion auf suchtassoziierte Reize abgeschwächt, indem die Patienten am Computer trainiert werden, auf visuell dargebotene Suchtreize mit einer Vermeidungshandlung (Wegschieben des Bildes mittels Joy-Stick) und auf neutrale Reize mit einer Annäherungshandlung (Heranziehen des Bildes) zu reagieren. Auf diese Weise lässt sich der Attentional Bias auf Suchtreize stark verändern und das Suchtverhalten günstig beeinflussen.

Das **Kontingenzmanagement** basiert auf dem lerntheoretischen Prinzip der *operanten bzw. instrumentellen Verstärkung*. Danach wird die Häufigkeit eines Verhaltens (Reaktionswahrscheinlichkeit) durch seine angenehmen (appetitiven) oder unangenehmen (aversiven) Konsequenzen beeinflusst. Positive Verstärker (angenehme Konsequenzen), negative Verstärker (Wegfall aversiver Konsequenzen), indirekte Bestrafung (Wegfall positiver Konsequenzen) und direkte Bestrafung (aversive Konsequenz) werden in der Verhaltenstherapie seit Jahrzehnten zur Verhaltensmodifikation bei einer Vielzahl von psychischen Störungen und Problemen eingesetzt. Beim Kontingenzmanagement werden die Verstärkungsarten kontingent, d. h. systematisch, regelmäßig, zeitnah und unter definierten und mit dem Patienten abgesprochenen Bedingungen eingesetzt, um die Häufigkeit unerwünschter Verhaltensweisen (z. B. Rauchen) zu reduzieren und die Häufigkeit erwünschter Verhaltensweisen (z. B. Abstinenz) zu erhöhen. Die aufhörbereiten Raucher werden zu diesem Zweck instruiert, sich für erfolgreiches Abstinenzverhalten regelmäßig selbst zu belohnen bzw. sich bei Rückfallverhalten mit Sanktionen zu belegen. Die operante Verstärkung kann auch durch soziale Bezugspersonen erfolgen (Lob, Anerkennung, Ermutigung) bzw. durch diese kontrolliert werden („contracting"). Die Akzeptanz materieller Verstärker durch die Patienten ist u. a. von soziokulturellen Einstellungen und sozioökonomischen Lebensverhältnissen beeinflusst.

Bei der **Aversionstherapie** wird das Rauchverhalten direkt mit einer unangenehmen primären Konsequenz konditioniert *(direkte Bestrafung)*, z. B. indem die Patienten angehalten werden, so lange möglichst viele Zigaretten schnell hintereinander zu rauchen (Rapid Smoking), bis eine heftige Übelkeit eintritt. Diese aversive Reaktion soll dann – statt des Wohlbefindens – in der Folge automatisch mit dem Rauchen assoziiert werden und das Rauchverlangen reduzieren. Aus ethischen Gründen und wegen der potenziellen Gefährdung von Rauchenden mit einer kardialen Erkrankung wird die Aversionstherapie in der aktuellen Auflage der Leitlinie Tabakentwöhnung nicht mehr empfohlen.

Kognitiv-behaviorale Therapiemethoden

Die kognitiv-verhaltenstherapeutischen Verfahren (KVT) legen den Fokus primär auf die systematische Veränderung dysfunktionaler Wahrnehmungs-, Denk- und Einstellungsmuster (kognitive Schemata, „kognitive Fehler", „Glaubenssysteme") der Patienten. Die kognitive Perspektive greift dabei auf ein breites Erkenntnis- und Methodeninventar der psychologischen Grundlagen- und Anwendungsforschung zurück und schließt alle Prozesse des Wahrnehmens, Begreifens, Urteilens und Schlussfolgerns einschließlich der exekutiven Funktionen und Handlungskontrolle mit ein.

Der kognitive Ansatz hat in den letzten Jahrzehnten eine Vielfalt spezifischer Interventionsmethoden hervorgebracht, die von einfachen Selbstkontrollverfahren (Selbstverbalisation, Selbstinstruktion, Selbstverstärkung, Gedankenstopp) über verschiedene Möglichkeiten der therapeutischen Veränderung von Interpretations- und Bewertungsmustern (kognitive Umstrukturierung, Reframing, Disputation, Entwicklung rationaler Alternativen) bis hin zu komplexen Therapieprogrammen und Modellen zur selbsttherapeutischen Anwendung (Problemlösetraining, Selbstmanagement) reichen. Die (kognitive) Verhaltenstherapie stellt heute das bestuntersuchte und effektivste psychotherapeutische Verfahren zur Behandlung substanzbezogener Störungen dar.

Die **Acceptance-and-Commitment-Therapie (ACT)** stellt eine Fortentwicklung der KVT der sog. Dritten Welle der Verhaltenstherapie dar, bei der klassische verhaltenstherapeutische Techniken mit achtsamkeits- und akzeptanzbasierten Strategien und mit Interventionen zur Werteklärung und zur Einbeziehung der Erklärung sprachlich-gedanklicher Prozesse („Relational Frame Theory") kombiniert werden. Die ACT wird bei einer Reihe von Störungen und Problemen angewendet und ist zunehmend hinsichtlich ihrer Wirksamkeit in der Tabakentwöhnung untersucht worden. Bislang sind die Ergebnisse widersprüchlich und inkonsistent (Jackson et al. 2022)

Die (kognitiv-)verhaltenstherapeutischen Ansätze zeichnen sich dadurch aus, dass sie explizit die aktuellen Erkenntnisse der psychologischen Grundlagen- und Anwendungsforschung einbeziehen und ihr Methodenrepertoire kontinuierlich erweitern bzw. verändern. Aus diesem Grund existiert in Forschung und Praxis de facto keine Trennung mehr zwischen der „klassischen" und der kognitiv erweiterten Verhaltenstherapie. In der Praxis wird die kognitiv-verhaltenstherapeutische Tabakentwöhnung meist in Form **komplexer Programme** unter Einbeziehung unterschiedlicher klassischer und kognitiver Methoden durchgeführt, die eine ausführliche Verhaltensanalyse und Selbstdokumentation (Rauchtagebuch), die persönliche Zieldefinition und die Rauchstoppmotive, die Planung und Vorbereitung des Rauchstopptages, das Management von Entzugserscheinungen (Ablenkungstechniken), die Einübung von Selbstkontrolltechniken (Ablehnungstraining, Selbstinstruktion) sowie den systematischen Aufbau von Rauchalternativen im Alltag (frische Luft schnappen statt Zigarettenpause, Fingerspiel, zuckerfreie Lutschbonbons) sowie von gesundheitsförderlichen Alternativen zum Rauchverhalten (Atemübungen, Bewegung, Ernährungsumstellung, Entspannungstraining) einschließen.

16.5.3 Wirksamkeit von Psychotherapie in der Tabakentwöhnung

MERKE

Psychotherapeutische Verfahren und Methoden sind in der Tabakentwöhnungsbehandlung hinsichtlich des Endpunktes 6- und 12-Monats-Abstinenz wirksam.

Die beste Evidenzbasis für Therapieeffektivität in der Tabakentwöhnung besteht für die verhaltenstherapeutisch fundierten Methoden: Zur Wirksamkeit (kognitiv-)verhaltenstherapeutischer Ansätze in der Tabakentwöhnung liegen mittlerweile zahlreiche hochwertige RCTs sowie mehrere Metaanalysen auf dem Niveau der systematischen Cochrane-Reviews vor. Für andere psychotherapeutische Verfahren (z. B. psychodynamische Therapie, Hypnotherapie) ist die Evidenzlage unklarer, weil die Anzahl und Qualität der vorliegenden Studien für eine Wirksamkeitsbeurteilung nicht ausreicht oder weil die vorliegenden Studien zu inkonsistenten Resultaten gelangten.

Für die Effektivitätsbeurteilung der **Kurzinterventionen** liegt eine breite Evidenzbasis mit zahlreichen qualitativ hochwertigen RCTs sowie Metaanalysen auf dem Niveau von Cochrane-Analysen vor. Die jüngste Cochrane-Analyse (Stead et al. 2013) kommt zu dem Ergebnis, dass eine Kurzberatung im Vergleich zu keiner Ansprache wirksam ist, und zwar mit hohen Effektstärken (RR/OR: 1,66.66, 95 % Konfidenzintervall 1.42–1.94). Für die **Motivierungsintervention** liegen ebenfalls zahlreiche methodisch hochwertige RCTs und eine aktuelle Metaanalyse der Cochrane-Gruppe vor: Diese kommt zu dem Schluss, dass MI eine wirksame Methode zur Tabakentwöhnung darstellt. Der Vergleich der MI mit einer Kurzberatung oder Standard-Betreuung ergab einen bescheidenen, aber signifikanten Anstieg der Wirksamkeit der Intervention (RR=1,26; 95 % Konfidenzintervall 1,16–1,36). Eine von Hausärzten durchgeführte MI erhöht den Effekt auf RR =3,49 (95 % CI 1,53–7,94), allerdings liegt eine große Streuung der Resultate vor, die mit der unterschiedlichen Studienqualität und verschiedenen Zielgruppen erklärt wird (Lindson-Hawley et al. 2015). Vermutlich ist der Einsatz vor allem bei noch unentschlossenen Personen erfolgreich – bereits motivierte Raucher benötigen andere Formen der (verhaltenstherapeutischen) Unterstützung.

In den Studien und vor allem den Metaanalysen zu **verhaltenstherapeutischen Ansätzen** wird nicht zwischen klassischen und kognitiven Methoden unterschieden. Es liegen zwei Cochrane-Reviews zu kognitiv-verhaltenstherapeutischen Interventionen in der Gruppen- und Einzeltherapie sowie als Ergänzung zur Pharmakotherapie (Stead und Lancaster 2017; Hartmann-Boyce et al. 2019) vor, die übereinstimmend hohe Effektstärken berichten. Die Gruppentherapie erhöht die Aufhörwahrscheinlichkeit im Vergleich zu einer Kontrollgruppe ohne Intervention um RR = 2,60 (95 % Konfidenzintervall 1,80 bis 3,76). Die Autoren fanden keine Belege dafür, dass eine Gruppentherapie wirksamer war als eine Einzelberatung ähnlicher Intensität. Die Ergänzung verhaltenstherapeutischer Interventionen erhöht die Wirksamkeit der pharmakologischen Behandlung um RR 1,20 (95 % Konfidenzintervall 1.02–1.43). Der adjuvante Einsatz von technischen Hilfsmitteln wie Mobiltelefonen und Apps für die verhaltenstherapeutische Tabakentwöhnung ist zumindest über einen Zeitraum von 6 Monaten wirkungsvoll (Whittaker et al. 2016). Verhaltenstherapeutische Interventionen zur Rückfallprävention bei Rauchern, die eine Abstinenz erreicht haben, sind nach der bisherigen Studienlage ohne relevanten Effekt (Livingston-Banks et al. 2019).

Für die **Aversionstherapie** als Monotherapie liegen zwar ebenfalls Wirksamkeitsnachweise mit vergleichbaren Effektstärken vor, die meisten zugrunde liegenden Studien sind allerdings schon mehr als drei Jahrzehnte alt und erfüllen nicht die heutigen methodischen Qualitätsstandards einer randomisiert-kontrollierten klinischen Wirksamkeitsstudie. Die aktuelle S3-Leitlinie empfiehlt die Aversionstherapie nicht.

Die Evidenzlage zur Wirksamkeit **psychodynamischer Interventionsmethoden** in der Tabakentwöhnung und Tabakabhängigkeitsbehandlung ist zu schwach, um eine Wirksamkeitsbeurteilung vornehmen zu können.

Für die **hypnotherapeutischen Methoden** ist die Befundlage inkonsistent. In einem aktualisierten Cochrane-Review (Barnes et al. 2019) wurden nur teilweise positive Effekte gefunden, wohingegen die Mehrzahl der qualitativ hochwertigen RCTs keine signifikante Überlegenheit der Hypnotherapie gegenüber der Kontrollgruppe fand. Eine andere Metaanalyse (Tahiri et al. 2012) kam zu dem Schluss, dass es zumindest Hinweise auf die Wirksamkeit hypnotherapeutischer Tabakentwöhnung gibt. Aufgrund der noch widersprüchlichen Befunde lässt sich die Wirksamkeit der hypnotherapeutischen Methoden in der Tabakentwöhnung derzeit nicht eindeutig beurteilen und die Empfehlung der S3-Leitlinie beschränkt sich auf die Aussage „kann angeboten werden".

16.6 Pharmakotherapie

Andreas Jähne

16.6.1 Einleitung

Die pharmakologische Tabakentwöhnung zielt auf die Linderung der Entzugssymptome und damit auf die Reduktion des Rückfallrisikos. In der Praxis wird eine medikamentöse Therapie nie allein angeboten. Zumindest eine kurze Beratung zur Anwendung der Präparate und zum Umgang mit Entzugssymptomen sollte immer stattfinden, um dem Charakter der Tabakabhängigkeit als einer Kombination aus psychologischen und biologischen Ursachen Rechnung zu tragen.

Entscheidende Therapieprinzipien sind dabei die Reduktion von Entzugssymptomen durch eine Substitution des Suchtstoffs Nikotin auf einem vom Rauchen unabhängigen Weg, die Modulation der nikotinergen Acetylcholin-Rezeptoren und eine Reduktion des Cravings durch Beeinflussung anderer Neurotransmittersysteme.

Zur Verfügung stehen in Deutschland aktuell (2017) drei verschiedene Präparate/Produktreihen: die Nikotinsubstitution (➤ Kap. 16.6.2), partielle Nikotinrezeptor-Agonisten (Cytisin und Vareniclin) (➤ Kap. 16.6.3) und das Antidepressivum Bupropion (➤ Kap. 16.6.4).

MERKE

Durch eine Pharmakotherapie lässt sich die Abstinenzrate nach 1 Jahr etwa verdoppeln (22 % vs. 10 % bei Placebo); am effektivsten ist eine Kombination aus Medikation und Verhaltenstherapie (Stead et al. 2016).

16.6.2 Nikotinersatztherapie: therapeutisches Nikotin

Nikotinsubstitution verfolgt das **Ziel**, die Nikotinzufuhr von der Tätigkeit des Rauchens zu entkoppeln und damit den psychotherapeutischen Entwöhnungsprozess zu unterstützen. Allen Präparaten gemeinsam ist das im Vergleich zum Nikotin aus dem inhalierten Tabakrauch der Zigarette langsamere Anfluten des Nikotins und damit seiner psychotropen Wirkung, was viele Anwender subjektiv mit einer Wirkungslosigkeit gleichsetzen. Ziel der Behandlung ist es allerdings nicht, den Effekt einer Zigarette zu simulieren und damit eine ähnliche Stimulation des Belohnungssystems auszulösen. Vielmehr soll in erster Linie ein Absinken des Nikotinspiegels verhindert und damit Entzugssymptomen vorgebeugt werden.

Häufig werden Nikotinpräparate von Patienten in Selbstmedikation zu gering dosiert und zu kurz angewendet, sodass der gewünschte Therapieerfolg sich nicht einstellt. Die **Dosierung** sollte der Intensität des Zigarettenkonsums vor dem Rauchstopp angepasst werden. Wichtiges Therapieprinzip ist insbesondere bei kurz wirksamen Präparaten (Kaugummi, Tabletten oder Mundspray) die rechtzeitige und regelmäßige Anwendung, z. B. nach einem festen Zeitschema im Tagesverlauf. Darüber hinaus sollte die Dosis ausreichend hoch gewählt werden, um dem Raucher ein subjektives Gefühl der Wirksamkeit zu vermitteln. **Vorteile** der Nikotinsubstitution sind die individuelle und zeitlich flexible Dosierbarkeit, die einfache Kombination der Präparate untereinander und die Erfahrung, über die der Raucher aus seiner langjährigen Lerngeschichte im Dosieren der Substanz Nikotin verfügt. Dadurch kann bei Unterdosierung rasch reagiert werden; artifizielle Überdosierungen sind bei regelmäßigen Rauchern selten. Die Anwendung sollte am Stopptag begonnen werden. Auch zur Verhinderung von Rückfällen bei initial unassistiertem Rauchstopp kann die Nikotinsubstitution eingesetzt werden (Livingstone-Banks 2019).

Die Behandlung mit therapeutischem Nikotin sollte über ca. 8–12 Wochen bei schrittweiser Dosisreduktion durchgeführt werden. In der Regel sollte eine Behandlungsdauer von 6 Monaten nicht überschritten werden. Bei gutem Behandlungserfolg, aber fortgesetzter Rückfallgefahr kann die Anwendungsdauer bei allen zugelassenen Produkten verlängert werden.

Die **Wirksamkeit** der Nikotinsubstitution zur Raucherentwöhnung ist in zahlreichen RCTs nachgewiesen und in der S3-Leitlinie auf der Basis der Ergebnisse der Cochrane-Metaanalyse (Hartmann-Joyce et al. 2018) empfohlen (AWMF 2021): Insgesamt 133 Studien mit 64.640 Teilnehmern belegen eine Wirksamkeit der Nikotinersatztherapie im Vergleich zu Placebo mit RR = 1,55 (CI 1,49–1,66). Zwischen der einzelnen Darreichungsformen werden aufgrund sehr unterschiedlicher Anzahl von zugrunde liegenden Studien auch erhebliche Unterschiede in der Wirksamkeit ermittelt (z. B.: 1,49 (95 % Konfidenzintervall 1,40–1,60 für das Nikotinkaugummi bei 56 Studien und 2,02 (95 % Konfidenzintervall 1,49–2,73, mit 4 Studien für das Nikotinmundspray). In der aktuellen S3-Leitlinie (AWMF 2021) wird der Einsatz der Nikotinersatztherapie (Nikotin-Kaugummi, -Inhaler, -Lutschtablette, -Nasalspray, -Mundspray und -Pflaster) empfohlen (Empfehlungsgrad A).

Unter den lang wirksamen Nikotinpräparaten sind in Deutschland ein 24-Stunden- und ein 16-Stunden-**Pflaster** erhältlich. Bei einem morgendlichen Wechsel ermöglicht ein 16-Stunden-Pflaster ein nikotinfreies Nachtintervall, das den üblichen Tageszyklus eines Rauchers simuliert. Der Nachteil der Präparate besteht in der langsamen transdermalen Resorption, sodass erst mit 1- bis 2-stündiger Latenz ein wirksamer Nikotinspiegel aufgebaut wird. Da nach einer nächtlichen Abstinenz morgens oft deutliche Entzugssymptome berichtet werden, profitieren manche Raucher von einer nächtlichen Nikotinsubstitution durch ein 24-Stunden-Pflaster. Hier sind aber mögliche Schlafstörungen zu beachten. Beide Pflastertypen sind in drei unterschiedlichen Dosierungen erhältlich, die im Rahmen einer Ausdosierungsphase im Abstand von durchschnittlich 4 Wochen gegeneinander ausgetauscht werden sollen. Die Klebestelle sollte täglich gewechselt werden, da die häufigsten Nebenwirkungen Hautreizungen darstellen können. Bei einem Tageskonsum von 20 Zigaretten und mehr sollte die Substitution mit der stärksten Pflasterstufe begonnen und frühestens nach 4–8 Wochen auf die mittlere Dosierung reduziert werden. Nach weiteren 2–4 Wochen kann auf das niedrig dosierte Pflaster gewechselt werden, das ebenfalls 2–4 Wochen angewandt werden sollte.

BOX 16.1

Differenzielle Indikation der Nikotinsubstitution (modifiziert nach AkdÄ 2010)

- FTND 0–2, < 10 Zigaretten/Tag, evtl. Nikotin-Kaugummi (2 mg)
- FTND 3–4; < 20 Zigaretten/Tag, Nikotinpflaster, alternativ Nikotinkaugummi (4 mg), Nikotin-Mundspray
- FTND 5–6; 20–30 Zigaretten/Tag, Nikotinpflaster, alternativ Nikotinkaugummi (4 mg), Mundspray, bei starken Entzugszeichen Kombinationsbehandlung aus Pflaster und schnell wirksamem oralem Nikotinprodukt; evtl. länger dauernde Substitution
- FTND > 6; > 30 Zigaretten/Tag, Nikotinpflaster in Verbindung mit Nikotinkaugummi (4 mg), alternativ Mundspray, evtl. länger dauernde Substitution

Kurz wirksames Nikotin ist als Nikotin-**Kaugummi** (2 und 4 mg), Nikotin-**Lutschtablette** und **Sublingualtablette** (2 mg), Nikotin-**Mundspray** (1 mg/Sprühstoß), Nikotin-**Inhaler** (15 mg) und als Nikotin-**Nasalspray** (1 mg/Sprühstoß, in Deutschland nicht mehr im Handel) verfügbar. Im Vergleich zum Pflaster ist hier die Anflutgeschwindigkeit höher, mit 5–20 Minuten liegt sie dennoch deutlich unter derjenigen einer Zigarette. Nikotin-Nasalspray zeigt hierbei die schnellste Anflutgeschwindigkeit und somit auch das stärkste, wenn auch immer noch im Vergleich zu Zigaretten geringe Risiko für eine Abhängigkeitsentwicklung (Hughes 1989). Das beim Inhaler durch den Luftstrom zugeführte Nikotin-Aerosol erreicht nicht den Bronchialraum, sondern wird wie die anderen Applikationsformen auch über die Schleimhäute des Mund- und Rachenraums resorbiert.

Nebenwirkungen betreffen hauptsächlich Reizungen der Schleimhäute sowie Schluckauf und Sodbrennen. Als Anwendungsbeschränkungen ist u. a. die arrhythmogene und vasokonstriktorische Wirkung des Nikotins zu beachten, weswegen bei Patienten mit kürzlich zurückliegenden kardiovaskulären Ereignissen oder instabiler Angina pectoris Vorsicht geboten ist. Es bleibt jedoch zu bedenken, dass der Raucher durch einen Rückfall ebenfalls Nikotin zu sich nimmt und darüber hinaus weitere Risiken eingeht. Daher kann unter sorgfältiger ärztlicher Überwachung auch hier eine Anwendung erwogen werden.

Ein wichtiger Vorteil der Nikotinpräparate liegt in ihrer einfachen Kombinierbarkeit untereinander. So können bei starken Rauchern und trotz Nikotinsubstitution Entzugssymptome persistieren. Dann sollte ein lang wirksames Präparat (Nikotinpflaster) mit einem kurz wirksamen (Kaugummi oder Mundspray) kombiniert werden (AWMF 2021). Dadurch lässt sich in den kritischen Momenten des Tages, z. B. am Morgen oder nach dem Essen, durch Craving-Reduktion eine Rückfallvermeidung erreichen.

Bei rauchlosen Tabakprodukten konnte keine ausreichend sichere Wirksamkeit von Nikotin (Ausnahme: Nikotinlutschtabletten) für die Entwöhnung festgestellt werden (Ebbert et al. 2015). Der Einsatz aller Medikamente wird bei Minderjährigen oder Schwangeren nicht empfohlen. Obwohl ein neuerer Review die schwache Wirksamkeit der

Nikotinsubstitution bei geringen gesundheitlichen Risiken betont (Claire et al. 2020), empfiehlt die aktuelle Leitlinie nur bei schwangeren Frauen, die ohne Hilfsmittel die Abstinenz nicht aufrechterhalten können, in begründeten Ausnahmefällen und unter sorgfältiger Nutzen-Risiko-Abwägung das Angebot von Nikotin-Pflastern, -Inhalern, -Tabletten oder -Kaugummis unter ärztlicher Supervision (AWMF 2021).

RESÜMEE

Nikotinsubstitution

- Anwendungsdauer: 8–12 Wochen, nicht länger als 6 Monate
- Dosierung: an die Anzahl der täglich gerauchten Zigaretten/Fagerström-Score anpassen
- Ausreichend hoch dosieren, im Verlauf der Behandlung reduzieren
- Lang wirkende Präparate (Pflaster) bei starken Rauchern mit kurz wirkenden (Kaugummi, Sublingual-/Lutschtablette, Mundspray, Nasenspray, Inhaler) kombinierbar
- Nebenwirkungen: lokale Reizungen

16

16.6.3 Partielle Nikotinrezeptoragonisten: Vareniclin und Cytisin

Vareniclin und Cytisin (aus ein Alkaloid dem Samen des Goldregens) sind partielle Agonisten an nikotinergen Acetylcholin-Rezeptoren. Aus dieser Substanzgruppe wurde in Deutschland zunächst Vareniclin und im Dezember 2020 Cytisin als zur Unterstützung der Tabakabstinenz zugelassen. In niedriger Dosierung stimuliert es den alpha4/beta2-Subtyp, der für die Suchtentwicklung verantwortlich gemacht wird. In höheren Dosierungen dominiert eine inhibitorische Wirkung. Durch diese duale Wirkung sollen einerseits durch den Agonismus Entzugssymptome gelindert werden, andererseits die positiven Effekte des Rauchens durch die antagonistische Wirkung verhindert werden. Manche Anwender berichten von unbefriedigenden oder aversiven Effekten des Rauchens bei Anwendung von Vareniclin oder Cytisin.

Bei Vareniclin erfolgt die Aufdosierung in drei Schritten innerhalb der 1. Woche (Tag 1–3: 0,5 mg 1 ×/d, Tag 4–7: 0,5 mg 2 ×/d, Tag 8 bis Behandlungsende: 1 mg 2 ×/d). Der Rauchstopp wird erst nach der Eindosierungsphase des Medikaments (ab Tag 8) empfohlen. Die Patienten sollen über 12 Wochen mit Vareniclin behandelt werden. Die Umsetzung des Rauchstopps wird nach dem 7. Tag empfohlen. Die Behandlung kann bei erfolgreichem Verlauf zur Rückfallprophylaxe weitere 12 Wochen fortgesetzt werden. Gemäß der aktuellsten Cochrane-Metaanalyse (Livingstone-Banks et al. 2023) ist die Behandlung gegenüber Placebo bei guter Verträglichkeit hoch effektiv; RR 2,32, 95 % Konfidenzintervall 2,06–2,43; 41 Studien mit 17.395 Teilnehmern).

Bei einem Drittel der mit Vareniclin behandelten Patienten wurde in den Zulassungsstudien als Hauptnebenwirkung Übelkeit beschrieben. Weitere häufige **Nebenwirkungen** sind Schwindelgefühle, Müdigkeit und gastrointestinale Symptome. Es liegen einzelne Meldungen über Suizidalität und depressive Verstimmung aus Melderegistern vor, deren Wertigkeit aber eingeschränkt ist, da der Nikotinentzug selbst mit neuropsychiatrischen Symptomen wie z. B. dysphorische Stimmung, Angst, Anhedonie, Reizbarkeit, Ruhelosigkeit, Insomnie, Appetitsteigerung, Antriebsverlust, Konzentrationsschwierigkeiten einhergeht und der systematische Vergleich mit Placebo fehlt. In Phase-IV-Studien zur Sicherheit von Vareniclin erwies sich die Inzidenz dieser schwerwiegenden Nebenwirkungen als gering (Livingstone-Banks et al. 2023) und nicht höher als bei Bupropion und Nikotin (Anthenelli et al. 2016). Die Rate kardiovaskulärer Ereignisse war unter der Behandlung mit Vareniclin ebenfalls nicht erhöht (Sterling et al. 2016). Mit Vareniclin behandelte Patienten sollten über Symptome einer etwaigen depressiven Verstimmung sowie psychotische Symptome aufgeklärt und in der Behandlungsphase wieder kontaktiert werden. Eine Verlängerung der Anwendung über 12 Wochen hinaus kann erwogen werden; die Abstinenzrate ist mit der Dauer (6, 12 und 24 Wochen) der Vareniclin-Behandlung korreliert (Agboola 2010).

Kontraindikationen bestehen bei Schwangeren, Kindern und Jugendlichen. Bei eingeschränkter Nierenfunktion bestehen Anwendungsbeschränkungen. Das rezeptpflichtige Medikament interagiert kaum mit hepatisch metabolisierten Psychopharmaka; Wechselwirkungen bestehen jedoch mit Cimetidin, Warfarin und der Nikotinersatztherapie.

In der aktuellen S3-Leitlinie (AWMF 2021) wird der Einsatz von Vareniclin empfohlen (Empfehlungsgrad A).

RESÜMEE

Vareniclin

- Langsame Eindosierung, Rauchstopp in der 2. Woche planen
- Behandlungsdauer: 12–24 Wochen
- Aufklärung und Überwachung des Patienten hinsichtlich neuropsychiatrischer Nebenwirkungen
- Wenig Interaktionspotenzial
- Dosisanpassung bei eingeschränkter Nierenfunktion

Cytisin wurde vor vielen Jahren in Osteuropa für die Tabakentwöhnung und 2020 auch in Deutschland für die Unterstützung des Rauchstopps zugelassen. Das Wirkprinzip entspricht dem von Vareniclin (West et al. 2011). Allerdings wird ein grundsätzlich anderes Eindosierungsschema empfohlen: Begonnen wird mit einer hohen Tagesdosierung von 6 Tabletten zu je 1,5 mg Cytisin. Ab dem 3. Tag beginnt ein langsames Reduktionschema, nach 25 Tagen soll die Behandlung beendet werden. Die Umsetzung des Rauchstopps wird ab dem 3. Tag empfohlen. Auch bei Cytisin kommt die Metaanalyse von Livingston-Banks et al. (2019) zu dem Ergebnis, dass Cytisin wirksamer ist als Placebo, allerdings sind die anfangs sehr hohen Wirksamkeitsdaten nach unten korrigiert worden: RR 1,30, 95 % Konfidenzintervall (CI) 1,15 bis 1,47 bei 4 Studien mit 4623 Teilnehmern. Die Autoren berichten keine Daten zu nennenswerten gravierenden neuropsychiatrischen oder kardialen Nebenwirkungen. Im direkten Vergleich von Vareniclin und Cytisin scheint Ersteres besser abzuschneiden.

16.6.4 Bupropion

Das Antidepressivum Bupropion, ein selektiver Wiederaufnahmehemmer von Noradrenalin und Dopamin sowie ein nichtkompetitiver Hemmer des alpha3/beta2- und alpha4/beta2-Nikotinrezeptors, kann während der Tabakentwöhnung auftretende oder sich verschlechternde depressive Symptome bessern. Damit kann indirekt die Abstinenzerwartung nach dem Rauchstopp erhöht werden, indem Rückfallrisiken durch den Wegfall einer möglichen antidepressiven Wirkung des Tabakrauchs reduziert werden (Hughes 2007). Darüber hinaus wird Craving durch Beeinflussung neuronaler Mechanismen der Nikotinabhängigkeit reduziert (Javitz 2011). Die Effektivität von Bupropion in der Behandlung des entwöhnungswilligen Rauchers wurde in 50 RCTs mit über 18.500 Teilnehmern nachgewiesen (RR 1,60; 95 %-CI 1,49–1,72). Bupropion verdoppelt also die Erfolgsaussichten nach dem Rauchstopp und ist vergleichbar effektiv wie Nikotinpräparate (Hajizadeh et al. 2023), führt aber wohl aufgrund von Nebenwirkungen zu mehr Behandlungsabbrüchen.

Bupropion wird innerhalb von 1 Woche von 150 mg/Tag auf 300 mg aufdosiert. Der Rauchstopp ist nach Abschluss der Aufdosierungsphase ab dem Ende der 1. Woche vorgesehen. Die Anwendungsdauer beträgt ebenfalls 7–12 Wochen.

Bupropion kann Schlafstörungen, Zittern, Kopfschmerzen, Konzentrationsstörungen, Mundtrockenheit und gastrointestinale Symptome hervorrufen. Mit einer Häufigkeit von 1 : 1.000 wurden generalisierte Krampfanfälle berichtet. In den Anwendungsempfehlungen wird auf ein vermehrtes Auftreten von depressiven Symptomen und Suizidgedanken im Rahmen der Raucherentwöhnung und zusätzlich auf die mögliche Induktion psychotischer Symptome bei der Anwendung von Bupropion hingewiesen und die Aufklärung und Überwachung der Patienten empfohlen. Darüber hinaus weist Bupropion durch seine inhibitorische Wirkung auf das Cytochrom-P450-System ein hohes Interaktionspotenzial mit anderen über CYP2D6 metabolisierten Pharmaka auf, was die Überwachung begleitender Pharmakotherapie hinsichtlich Wirkungen und Nebenwirkungen durch Plasmaspiegelveränderungen nötig macht.

Eine Kombination von Bupropion mit Vareniclin und insbesondere kurz wirksamen Nikotinpräparaten ist pharmakodynamisch denkbar. Eine Kombination aus Bupropion und Vareniclin ist verglichen mit Vareniclin allein eventuell noch etwas wirkungsvoller (RR 1,21, 95 % Konfidenzintervall 0,95 bis 1,55; 3 Studien, 1057 Teilnehmer), für die Kombination aus Bupropion und Nikotinersatztherapie (NRT) ist die Evidenz etwas schwächer (RR 1,17, 95 % Konfidenzintervall 0,95 bis 1,44; 15 Studien, 4117 Teilnehmer), die Kombinationen werden in den aktuellen Leitlinien nicht empfohlen (AWMF 2021).

In der Rückfallprophylaxe nach initial unterstütztem Rauchstopp war Bupropion nicht signifikant effektiver als Vergleichsbedingungen (RR 1.15, 95 % CI 0.98–1.35, 6 Studien, 1697 Teilnehmer; Livingston-Banks et al. 2019).

Es besteht mäßige Evidenz aufgrund einer großen Metaanalyse für eine Verlängerung der Behandlung mit Bupropion um 16, 24, 36 bzw. 45 Wochen. In Abweichung zur Fachinformation kann deshalb laut S3-Leitlinie (AWMF 2021) eine Verlängerung der Behandlung off-label angeboten werden.

In der aktuellen S3-Leitlinie (AWMF 2021) wird der Einsatz von Bupropion empfohlen (Empfehlungsgrad A).

RESÜMEE

Bupropion

- Langsame Eindosierung, Rauchstopp in der 2. Woche planen
- Behandlungsdauer: 12 Wochen
- Kontraindikationen bei verminderter Krampfschwelle
- Aufklärung und Überwachung des Patienten hinsichtlich neuropsychiatrischer Nebenwirkungen
- Viele Interaktionen mit hepatisch metabolisierten Pharmaka

In ➤ Abb. 16.1 ist die Wirksamkeit der verschiedenen Medikamente zur Raucherentwöhnung vergleichend dargestellt.

16.6.5 Weitere Medikamente

Unter der Vielzahl der untersuchten Substanzen sind lediglich das noradrenerg und dopaminerg wirksame Antidepressivum **Nortriptylin** und das zentral wirkende Antihypertensivum **Clonidin** zu nennen. Beide Substanzen sind nicht zur Raucherentwöhnung zugelassen, waren aber in Wirksamkeitsstudien effektiv. Die aktuelle Leitlinie (AWMF 2021) empfiehlt ausschließlich diese beiden Medikamente als Mittel der zweiten Wahl, unter besonderer Berücksichtigung des Nutzen-Risiko-Verhältnisses und der Nebenwirkungen.

Keine Evidenz zum Einsatz bei der Behandlung der Tabakabhängigkeit besteht für die Nikotinagonisten Dianiclin, Galantamin und Lobelin, für die Antidepressiva Fluoxetin, Sertralin, Paroxetin und Venlafaxin, für die MAO-Inhibitoren Moclobemid und Selegilin. Zum gegenwärtigen Zeitpunkt sollten Medikamente wie Silberacetat, Gabapentin, Rimonabant, Taranabant, GW468816, Selegilin, Rivastigmin, Mecamylamin, Olanzapin, Naltrexon, Naloxon oder Buprenorphin aufgrund mangelnder Überlegenheit gegen-

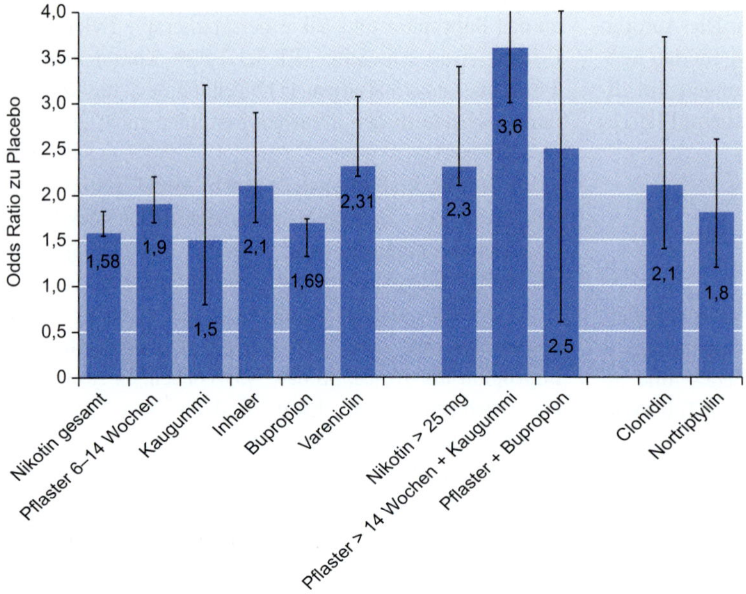

Abb. 16.1 Vergleich der Effektivität einzelner Pharmaka zur Tabakentwöhnung als relative Wahrscheinlichkeit der Abstinenz nach 6 bzw. 12 Monaten (modifiziert nach Stead et al. 2008; Hughes et al. 2007; Cahill et al. 2008; Fiore et al. 2008) [L231]

über zugelassenen Präparaten, eines unzureichenden oder fehlenden Wirksamkeitsnachweises oder des ungünstigen Nutzen-Risiko-Profils nicht für die Tabakentwöhnung eingesetzt werden.

Durch die **Nikotinimpfung** soll die Bildung von Antikörpern gegen Nikotin (das zuvor als Hapten mit Bindung an ein Virusprotein präsentiert wurde) induzieren. Infolgedessen soll Nikotin die Blut-Hirn-Schranke nur noch in deutlich reduziertem Maße passieren und damit keine relevanten psychotropen Effekte mehr auslösen können. Ein langfristiger Verträglichkeits- und Wirkungsnachweis steht jedoch noch aus, erste, wenige Studien konnten insbesondere die Frage nach einer möglichen Mehrbelastung durch Schadstoffe, die infolge einer kompensatorischen Intensivierung des Rauchens aufgenommen werden, nicht zufriedenstellend beantworten. Eine Nikotinmpfung kann daher nicht empfohlen werden.

Für die Wirksamkeit, Anwendbarkeit und Sicherheit des rauchlosen Tabakprodukts **Snus** und für **nikotinfreie Zigaretten** konnten keine ausreichenden Belege gefunden werden. Beide stehen im Verdacht, ähnliche gesundheitliche Risiken wie Tabakrauchen an sich zu verursachen.

Weder für Johanniskraut *(Hypericum perforatum)* oder Nicobrevin, ein naturheilkundliches Produkt aus Guaifenesin, Campher, Eukalyptusöl, Thiaminmononitrat und Ascorbinsäure, das cravingreduzierend, atmungs- und verdauungsverbessernd sowie beruhigend wirken soll, noch für andere Naturheilmittel oder homöopathische Medikamente ließ sich aufgrund der schwachen Evidenzlage eine Wirksamkeit zur Behandlung von Tabakabhängigkeit aufzeigen.

16.6.6 Sind E-Zigaretten hilfreich in der Behandlung?

Seit Längerem wird eine intensive Debatte darüber geführt, ob E-Zigaretten in der Behandlung der Tabakabhängigkeit eine Rolle spielen könnten.

Neben der (schwachen) Evidenzlage, die in der aktuellen Cochrane-Analyse (Lindson et al. 2024) zusammengetragen wurde, sind viele weitere Argumente zu bedenken. Zwar sprechen die Ergebnisse der Metaanalyse dafür, dass nikotinhaltige E-Zigaretten in den bisher vorliegenden Studien höhere Rauchstoppraten bewirken als eine im Vergleich eingesetzte Nikotinersatztherapie (oder eine Vergleichsgruppe ohne Behandlung) und keine Hinweise auf eine höheres Risiko für unerwünschte Wirkungen vorliegen, allerdings wird eingeräumt, dass die Zahl der randomisierten Studien insgesamt gering sei.

Zudem wird beobachtet, dass „erfolgreiche" Teilnehmer zwar das Tabakrauchen aufgeben, ein hoher Anteil allerdings fortgesetzt Nikotin über E-Zigaretten zu sich nimmt und nicht wenige einen „dualen Konsum" pflegen, der möglicherweise keine Risikominderung („Harm Reduction") mit sich bringt, sondern vielmehr Risiken addiert (Hanewinkel und Ulbricht 2024). Einige Beobachtungen weisen zudem darauf hin, dass die Verfügbarkeit der E-Zigarette die Popularität des Nikotinkonsums und des Rauchens ebenso beeinflusst wie die Prävalenz des Rauchens. Nicht zuletzt ist zu beachten, dass E-Zigaretten kein Produkt der pharmazeutischen Industrie sind, das für den Einsatz in der Therapie entwickelt wurde, sondern als Konsummittel vermarktet werden. Die therapeutische Empfehlung bringt – gewissenmaßen als Alternativstrategie beim Einsatz bei Rauchern, die bisher mit den evidenzbasierten Strategien nicht erfolgreich aufhören konnten – mangels Zulassung als therapeutisches Produkt haftungsrechtliche Probleme mit sich.

16.6.7 Fazit für die Praxis

- Eine medikamentöse Therapie der Tabakabhängigkeit führt zu einer mindestens verdoppelten Abstinenzerwartung nach dem Rauchstopp und sollte daher abhängigen Rauchern empfohlen werden.
- Nikotin in unterschiedlichen Dareichnungsformen (wie Pflaster, Kaugummi, Lutschtablette, Mundspray), Bupropion, Vareniclin und Cytisin haben eine gute Evidenz, wobei Vareniclin eine etwas bessere Effektivität zeigt. Bei Bupropion sind Interaktionen mit anderen Medikamenten zu beachten.
- Mittel zweiter Wahl, jedoch ohne Zulassung zur Rauchentwöhung sind Clonidin und Nortriptylin.
- Bei starker Tabakabhängigkeit sollten mehrere Medikamente kombiniert werden, etwa kurz- und langwirksames Nikotin oder Bupropion und Nikotin.
- E-Zigaretten zeigen nur schwache Evidenz zur Tabakentwöhnung und bergen die Gefahr der langfristigen Anwendung und des dualen (konventionelle und E-Zigarette) Konsums. Ihr Potenzial in der Tabakentwöhnung wird kontrovers diskutiert.

16.7 Zusammenfassung und Ausblick

Anil Batra

16.7.1 Konsequente Prävention ist erforderlich

Die Konsumzahlen bezüglich des Tabakrauchens blieben in den letzten Jahrzehnten im internationalen Vergleich in Deutschland kontinuierlich hoch und zeigen bei den Jugendlichen und jungen Erwachsenen sogar wieder einen relevanten Aufwärtstrend. Tabak bleibt neben Alkohol das am weitesten verbreitete legale Suchtmittel mit zahlreichen somatischen Folgeerkrankungen.

Präventive Maßnahmen im Sinne einer breiten Aufklärung zu den Folgen des Rauchens aber auch die konsequente Umsetzung von Nichtraucherschutzgesetzen, Werbeverboten, Produktregulationen etc. könnten – nach dem Vorbild anderer Länder und im Sinne des Rahmenübereinkommens der WHO zur Eindämmung des Tabakgebrauchs (WHO Framework Convention on Tobacco Control, FCTC) – die Entwicklung in Deutschland positiv beeinflussen. Hier ist insbesondere die nationale Politik gefordert.

16.7.2 Tabakabhängigkeit als Erkrankung anerkennen und die Behandlung finanzieren

Die wissenschaftlichen Ergebnisse zu den psychischen und biologischen Grundlagen des intensiven Tabakkonsums begründen die Störungsgruppe „Tabak- bzw. Nikotinabhängigkeit" innerhalb der substanzgebundenen Abhängigkeitserkrankungen. Auch wenn keine direkte Beeinflussung der Handlungsfähigkeit des Rauchers im Moment des Konsums resultiert, so ist doch die freie Willensbildung hinsichtlich einer Abstinenz durch die abhängigkeitsverursachende Wirkung des Nikotins beeinflusst. Es liegt daher nahe, regelmäßigen und abhängigen Nikotinkonsumenten nicht zuletzt aufgrund der erheblichen Konsequenzen für die individuelle Gesundheit sowie der finanziellen Auswirkungen auf das Gesundheitswesen Hilfen und Techniken zum Ausstieg aus dem Tabak- bzw. Nikotinkonsum im Sinne einer motivierenden, qualifizierten Beratung, einer medikamentösen Unterstützung oder psychotherapeutischen Behandlung als medizinische/psychotherapeutische Leistung zu ermöglichen.

Auch hier ist die gesetzgeberische Seite gefordert. Es ist an der Zeit, die aktuelle Bewertung des Rauchens als Lifestyle-Faktor zu revidieren und zumindest für Untergruppen eine Behandlungsnotwendigkeit (COPD, Asthma, Tabakabhängigkeit u. a.) zu definieren. Mit Beratungstelefonen und digitalen, smartphone- und internetbasierten Ausstiegsprogrammen steht eine flächendeckende Versorgung mit Angeboten zur Tabakberatung zur Verfügung, wirksame Einzel- und Gruppentherapieprogramme zur Tabakentwöhnung sind punktuell zwar vorhanden, allerdings weniger stark nachgefragt, möglicherweise auch im Zusammenhang mit den von den Rauchern selbst zu erbringenden Behandlungskosten.

16.7.3 Effektivität der Tabakentwöhnung noch erhöhen

Zahlreiche Untersuchungen und Metaanalysen belegen die Wirksamkeit psychotherapeutischer wie auch pharmakologischer Maßnahmen bei Rauchern sowie bei einzelnen Untergruppen von Rauchern (geschlechtsspezifische Intervention, Interventionen speziell für somatische Begleiterkrankungen oder aber psychische Störungen). Die Behandlung einer Tabakabhängigkeit oder eines schädlichen Tabakkonsums ist nachweislich effektiv.

Obgleich die Erfolgsquoten der Behandlungsstrategien im Vergleich mit der berichteten und bekannten Spontanabstinenz vergleichsweise hoch sind, besteht doch erheblicher Forschungsbedarf hinsichtlich einer Optimierung der Behandlungsangebote, sei es zur medikamentösen Unterstützung der Entzugs- und Entwöhnungsbehandlung, sei es hinsichtlich der Diversifizierung psychotherapeutischer

Angebote mit Blick auf die unterschiedlichen Rauchcharakteristika und Konsummotive der Betroffenen.

LITERATUR

Acton G. S., Kunz J. D., Wilson M., Hall S. M. The construct of internalization: conceptualization, measurement, and prediction of smoking treatment outcome. Psychol Med. 2005; 35: 3. 395–408.

AkdÄ – Arzneimittelkommission der Deutschen Ärzteschaft Empfehlungen zur Therapie der Tabakabhängigkeit. Arzneiverordnungen in der Praxis. 2010; Bd. 37:

Ambrose J. A., Barua R. S. The pathophysiology of cigarette smoking and cardiovascular disease: an update. J Am Coll Cardiol. 2004; 43: 10. 1731–1737.

Andreas S., Batra A., Behr J. et al. Tabakentwöhnung bei COPD. Pneumologie. 2014; 68: 237–258.

Anthenelli R. M., Benowitz N. L., West R. et al. Neuropsychiatric safety and efficacy of varenicline, bupropion, and nicotine patch in smokers with and without psychiatric disorders (EAGLES): a double-blind, randomised, placebo-controlled clinical trial. Lancet. 2016; 387: 10037. 2507–2520.

16

AWMF S3-Leitlinie „Screening, Diagnostik und Behandlung des schädlichen und abhängigen Tabakkonsums". AWMF-Register 76-006; https://register.awmf.org/de/leitlinien/detail/076-006, zuletzt aufgerufen am 30.01.2024

Balfour D. J. Neural mechanisms underlying nicotine dependence. Addiction. 1994; 89: 1419–1423.

Barnes J., McRobbie H., Dong C. Y., Walker N., Hartmann-Boyce J. Hypnotherapy for smoking cessation. Cochrane Database Syst Rev. 2019; 6(6):CD001008. doi: 10.1002/14651858.CD001008.pub3.

Batra A., Jähne A., Rüther T. Tabakabhängigkeit. In: Voderholzer U., Hohagen F. Therapie psychischer Erkrankungen. 2024; Elsevier Urban & Fischer. München.

Batra A., Kiefer F. Andreas S., Gohlke H., Klein M., Kotz D. et al. Smoking and tobacco dependence: screening, Diagnosis and Treatment Short version. European Addiction Research 2022; 28(5):382–400.

Benwell M. E., Balfour D. J., Anderson J. M. Evidence that tobacco smoking increases the density of (–)–[3H]nicotine binding sites in human brain. J Neurochem. 1988; 50: 1243–1247.

Bodner M. E., Dean E. Advice as a smoking cessation strategy: a systematic review and implications for physical therapists. Physiother Theory Pract. 2009; 25: 5–6. 369–407.

Breese C. R., Marks M. J., Logel J. et al. Effect of smoking history on [3H]nicotine binding in human postmortem brain. J Pharmacol Exp Ther. 1997; 282: 7–13.

BZgA Rauchverhalten Jugendlicher und junger Erwachsener in Deutschland. www.bzga.de/pdf.php?id=cc747e298f3a09b7e-7a77c02d132a34e2017;.

Chesney E., et al. The impact of cigarette smoking on life expectancy in schizophrenia, schizoaffective disorder and bipolar affective disorder: An electronic case register cohort study. Schizophr Res. 2021; 238:29–35.

Chin-Chan M., Navarro-Yepes J., Quintanilla-Vega B. Environmental pollutants as risk factors for neurodegenerative disorders: Alzheimer and Parkinson diseases. Front Cell Neurosci. 2015; 9: 124.

Choi S., Krishnan J., Ruckmani K. Cigarette smoke and related risk factors in neurological disorders: An update. Biomed Pharmacother. 2017; 85: 79–86.

Claire R., Chamberlain C., Davey M. A., Cooper S. E., Berlin I., Leonardi-Bee J., Coleman T. Pharmacological interventions for promoting smoking cessation during pregnancy. Cochrane Database Syst Rev. 2020; 3(3):CD010078. doi: 10.1002/14651858.CD010078.pub3.

Cnattingius S. The epidemiology of smoking during pregnancy: smoking prevalence, maternal characteristics, and pregnancy outcomes. Nicotine Tob Res. 2004; 6: Suppl 2. 125–140.

Corrigall W. A., Franklin K. B., Coen K. M., Clarke P. B. The mesolimbic dopaminergic system is implicated in the reinforcing effects of nicotine. Psychopharmacology 1992; 107: 285–289.

Curtin S. C., Matthews T. J. Smoking prevalence and cessation before and during pregnancy: data from the birth certificate, 2014. Natl Vital Stat Rep. 2016; 65: 1–14.

Dani J. A., Heinemann S. Molecular and cellular aspects of nicotine abuse. Neuron. 1996; 16: 905–908.

Deutsches Krebsforschungszentrum Passivrauchen – ein unterschätztes Gesundheitsrisiko. www.dkfz.de/de/rauchertelefon/download/Passivrauchen_Band_5_2Auflage.pdf2005.

Deutsches Krebsforschungszentrum Tabakatlas Deutschland 2020. 2020; Pabst Science Publishers 2020. Lengerich.

Di Chiara G., Imperato A. Drugs abused by humans preferentially increase synaptic dopamine concentrations in the mesolimbic system of freely moving rats. Proc Natl Acad Sci U S A. 1988; 85: 5274–5278.

Doll R., Peto R., Boreham J., Sutherland I. Mortality in relation to smoking: 50 years' observations on male British doctors. BMJ. 2004; 328: 7455. 1519

Drogen- und Suchtbericht Berlin: Die Drogenbeauftragte der Bundesregierung Bundesministerium für Gesundheit. www.drogenbeauftragte.de/fileadmin/dateien-dba/Drogenbeauftragte/4_Presse/1_Pressemitteilungen/2016/2016_2/160928_Drogenbericht-2016_NEU_Sept.2016.pdf2016;.

Durazzo T. C., Mattsson N., Weiner M. W. Smoking and increased Alzheimer's disease risk: a review of potential mechanisms. Alzheimers Dement. 2014; 10: 3 Suppl. S122–145.

Ebbert J. O., Elrashidi M. Y., Stead L. F. Interventions for smokeless tobacco use cessation. Cochrane Database Syst Rev. 2015; 2015(10):CD004306. doi: 10.1002/14651858.CD004306.pub5.

Effertz, T. Die volkswirtschaftlichen Kosten von Alkohol- und Tabakkonsum in Deutschland. In: Deutsche Hauptstelle für Suchtfragen (Hrsg.): DHS Jahrbuch Sucht 2020. Lengerich: Pabst. 225–234.

Eisenberg M. J. Pharmacotherapies for smoking cessation: a meta-analysis of randomized controlled trials. CMAJ. 2008; 179: 2. 135–144.

Elmasry S., Asfour S., de Rivero Vaccari J. P., Travascio F. Effects of tobacco smoking on the degeneration of the intervertebral disc: a finite element study. PLoS One. 2015; 10: 8. e0136137.

Epping-Jordan M. P., Watkins S. S., Koob G. F., Markou A. Dramatic decreases in brain reward function during nicotine withdrawal. Nature. 1998; 393: 76–79.

Etter M., Mohr S., Garin C., Etter J.-F. Stages of change in smokers with schizophrenia or schizoaffective disorder and in the general population. Schizophr Bull. 2004; 30: 2. 459–468.

Fagerström K. O. Determinants of tobacco use and renaming the FTND to the Fagerström test for cigarette dependence. Nicotin Tob Res. 2012; 14: 75–78.

Fiore M., Jaén C., Baker T. Treating Tobacco Use and Dependence: 2008 Update. Clinical Practice Guideline US: Department of Health and Human Services Public Health Service. 2008.

Goldberg, L. R., Gould, T. J. Genetic influences impacting nicotine use and abuse during adolescence: Insights from human and rodent studies. Brain Research Bulletin 2022; 187:24–38.

Hackshaw A., Rodeck C., Boniface S. Maternal smoking in pregnancy and birth defects: a systematic review based on 173 687 malformed cases and 11.7 million controls. Hum Reprod Update. 2011; 17: 5. 589–604.

Hajizadeh A., Howes S., Theodoulou A., Klemperer E., Hartmann-Boyce J., Livingstone-Banks J., Lindson N. Antidepressants for smoking cessation. Cochrane Database Syst Rev. 2023; 5(5):CD000031. doi: 10.1002/14651858.CD000031.pub6.
Hall S. M., Prochaska J. J. Treatment of smokers with co-occurring disorders: emphasis on integration in mental health and addiction treatment settings. Annu Rev Clin Psychol. 2009; 5: 409–431.
Hancock D. B., Markunas C. A., Bierut L. J. et al. Human genetics of addiction: new insights and future directions. Curr Opin Psychiatry 2018; 20:8. 10.1007/s11920-018-0873-3.
Hanewinkel R., Ulbricht S.. Beabsichtigte und unbeabsichtigte Wirkungen von E-Zigaretten in klinischen Studien – ein Plädoyer für (mehr) Transparenz. Pneumologie. 2024 doi: 10.1055/a-2243–9399. Epub ahead of print.
Hartmann-Boyce J., Chepkin S. C., Ye W., Bullen C., Lancaster T. Nicotine replacement therapy versus control for smoking cessation. Cochrane Database Syst Rev. 2018 1;5(5):CD000146. doi: 10.1002/14651858.CD000146.pub5.
Hartmann-Boyce J., Hong B., Livingstone-Banks J., Wheat H., Fanshawe T. R. Additional behavioural support as an adjunct to pharmacotherapy for smoking cessation. Cochrane Database Syst Rev. 2019; 6(6):CD009670. doi: 10.1002/14651858.CD009670. pub4.
Heatherton T. F., Kozlowski L. T., Frecker R. C. et al. The Fagerstrom test for nicotine dependence: a revision of the Fagerstrom Tolerance Questionnaire. Br J Addict. 1991; 86: 119–127.
Heckman C. J., Egleston B. L., Hofmann M. T. Efficacy of motivational interviewing for smoking cessation: a systematic review and meta-analysis. Tob Control. 2010; 19: 5. 410–416.
Heinz A., Batra A., Scherbaum N. et al. Neurobiologie der Abhängigkeit: Grundlagen und Konsequenzen für Diagnose und Therapie von Suchterkrankungen. 2012; Kohlhammer. Stuttgart.
Hettema J. E., Hendricks P. S. Motivational interviewing for smoking cessation: a meta-analytic review. J Consult Clin Psychol. 2010; 78: 6. 868–884.
Hoch E., Muehlig S., Hoefler M. et al. How prevalent is smoking and nicotine dependence in primary care in Germany?. Addiction. 2004; 99: 12. 1586–1598.
Hughes J. R. Dependence potential and abuse liability of nicotine replacement therapies. Biomed Pharmacother. 1989; 43: 1. 11–17.
Hughes J. R., Hatsukami D. Signs and symptoms of tobacco withdrawal. Arch Gen Psychiatry. 1986; 43: 289–294.
Hughes J. R., Helzer J. E., Lindberg S. Prevalence of DSM/ICD-defined nicotine dependence. Drug Alcohol Depend. 2006; 85: 91–102.
Jackson S., Brown J., Norris E., Livingstone-Banks J., Hayes E., Lindson N. Mindfulness for smoking cessation. Cochrane Database Syst Rev. 2022; 4(4):CD013696. doi: 10.1002/14651858.CD013696. pub2.
Javitz H. S. The dynamics of the urge-to-smoke following smoking cessation via pharmacotherapy. Addiction. 2011; 106: 10. 1835–1845.
Jayes L., Haslam P. L., Gratziou C. G. et al. SmokeHaz: systematic reviews and meta-analyses of the effects of smoking on respiratory health. Chest. 2016; 150: 1. 164–179.
Knopik V. S. Maternal smoking during pregnancy and child outcomes: real or spurious effect?. Dev Neuropsychol. 2009; 34: 1. 1–36.
Kramer M. S. Intrauterine growth and gestational duration determinants. Pediatrics. 1987; 80: 4. 502–511.
Kroczek A., Schröder B., Diemer ., Mühlberger A., Ehlis A. C., Batra A. Studienprotokoll für eine randomisiert-kontrollierte Studie zur Untersuchung der Cue-Exposure in der virtuellen Realität: Herausforderungen und Ausblick. Sucht 2023; 69(2) 56–64.
Lange S., Probst C., Rehm J., Popova S. National, regional, and global prevalence of smoking during pregnancy in the general population: a systematic review and meta-analysis. Lancet Glob Health. 2018; 6(7):e769-e776.
Le Foll B., Goldberg S. R. Nicotine as a typical drug of abuse in experimental animals and humans. Psychopharmacol 2006; 184: 367–381.
Lindson N., Butler A. R., McRobbie H., Bullen C., Hajek P., et al. Electronic cigarettes for smoking cessation. Cochrane Database Syst Rev. 2024; 1(1):CD010216. doi: 10.1002/14651858.CD010216. pub8.
Lindson-Hawley N., Thompson T. P., Begh R. Motivational interviewing for smoking cessation. Cochrane Database Syst Rev. 2015;(3):CD006936. doi: 10.1002/14651858.CD006936.pub3.
Livingstone-Banks J., Fanshawe T. R., Thomas K. H., Theodoulou A., Hajizadeh A., Hartman L., Lindson N. Nicotine receptor partial agonists for smoking cessation. Cochrane Database Syst Rev. 2023; 5(5):CD006103. doi: 10.1002/14651858.CD006103. pub8.
Livingstone-Banks J., Norris E., Hartmann-Boyce J., West R., Jarvis M., Chubb E., Hajek P. Relapse prevention interventions for smoking cessation. Cochrane Database Syst Rev. 2019; 2019(10):CD003999. doi: 10.1002/14651858.CD003999.pub6.
Mathers C. D., Loncar D. Projections of global mortality and burden of disease from 2002 to 2030. PLOS Med. 2006; 3: 11. e442.
Mayer B. How much nicotine kills a human? Tracing back the generally accepted lethal dose to dubious self-experiments in the nineteenth century. Archives of Toxicology 2014; 88(1), 5–7.
Mazzone P., Tierney W., Hossain M. et al. Pathophysiological impact of cigarette smoke exposure on the cerebrovascular system with a focus on the blood-brain barrier: expanding the awareness of smoking toxicity in an underappreciated area. Int J Environ Res Public Health. 2010; 7: 12. 4111–4126.
McRobbie H., Bullen C., Glover M. et al. New Zealand smoking cessation guidelines. N Z Med J. 2008; 121: 1276. 57–70.
Miller C. H., Burgoon M., Grandpre J. R., Alvaro E. M. Identifying principal risk factors for the initiation of adolescent smoking behaviors: the significance of psychological reactance. Health Commun. 2006; 19: 241–252.
Mitchell E. A., Milerad J. Smoking and the sudden infant death syndrome. Rev Environ Health. 2006; 21: 2. 81–103.
Mons U., Kahnert S. Tabakattributable Sterblichkeit in Deutschland 2019. Recalculation of Tobacco-attributable mortality: National and regional data for Germany. Gesundheitswesen 2019; 81(01), 24–33.
Mottillo S., Filion K. B., Belisle P. et al. Behavioural interventions for smoking cessation: a meta-analysis of randomized controlled trials. Eur Heart J. 2009; 30: 6. 718–730.
Naik P., Cucullo L. Pathobiology of tobacco smoking and neurovascular disorders: untied strings and alternative products. Fluids Barriers CNS. 2015; 12: 25.
Niaura R., Hays J. T., Jorenby D. E. et al. The efficacy and safety of varenicline for smoking cessation using a flexible dosing strategy in adult smokers: a randomized controlled trial. Curr Med Res Opin. 2008; 24: 7. 1841–1852.
O'Gorman C., Lucas R., Taylor B. Environmental risk factors for multiple sclerosis: a review with a focus on molecular mechanisms. Int J Mol Sci. 2012; 13: 9. 11718–11752.
Osborn D. P. The poor physical health of people with mental illness. West J Med. 2001; 175: 5. 329–332.
Perry D. C., Davila-Garcia M. I., Stockmeier C. A., Kellar K. J. Increased nicotinic receptors in brains from smokers: membrane binding and autoradiography studies. J Pharmacol Exp Ther. 1999; 289: 1545–1552.

Prochaska J. J., Rossi J. S., Redding C. A. et al. Depressed smokers and stage of change: implications for treatment interventions. Drug Alcohol Depend. 2004; 76: 2. 143–151.
Prochaska J. J., Fletcher L., Hall S. E., Hall S. M. Return to smoking following a smoke-free psychiatric hospitalization. Am J Addict. 2006; 15: 1. 15–22.
Ren M, Lotfipour S. Nicotine Gateway Effects on Adolescent Substance Use. West J Emerg Med. 2019; 20(5):696–709.
Rohde P., Lewinsohn P. M., Brown R. A. et al. Psychiatric disorders, familial factors and cigarette smoking: I. Associations with smoking initiation. Nicotine Tob Res. 2003; 5: 1. 85–98.
Roske K., Lingnau M. L., Hannover W. et al. Prävalenz des Rauchens vor und während der Schwangerschaft–populationsbasierte Daten. Dtsch Med Wochenschr. 2008; 133: 15. 764–768.
Rüther T., Bobes J., De Hert M. et al. EPA guidance on tobacco dependence and strategies for smoking cessation in people with mental illness. Eur Psychiatry. 2014; 29: 2. 65–82.
Satcher D., Thompson T. G., Koplan J. P. Women and smoking: a report of the Surgeon General. Nicotine Tob Res. 2002; 4: 1. 7–20.
Schivelbusch W. Das Paradies, der Geschmack und die Vernunft: Eine Geschichte der Genußmittel. 7. A. 1990; Fischer. Stuttgart.
Schwartz A. G., Cote M. L. Epidemiology of lung cancer. Adv Exp Med Biol. 2016; 893: 21–41.
Shah N. R., Bracken M. B. A systematic review and meta-analysis of prospective studies on the association between maternal cigarette smoking and preterm delivery. Am J Obstet Gynecol. 2000; 182: 2. 465–472.
Singer M. V. Batra A. Mann K. Alkohol und Tabak. Grundlagen und Folgeerkrankungen. 2011; Thieme. Stuttgart, New York.
Stapleton J., West R., Hajek P. et al. Randomized trial of nicotine replacement therapy (NRT), bupropion and NRT plus bupropion for smoking cessation: effectiveness in clinical practice. Addiction. 2013; 108: 12. 2193–2201.
Statista 2022. Einzelhandelspreis einer Packung Zigaretten weltweit nach Ländern im Jahr 2022 [Graph]. Zugriff am 02. Juli 2023, von https://de.statista.com/statistik/daten/studie/458067/umfrage/einzelhandelspreis-einer-packung-zigaretten-weltweit-nach-laendern/
Statista 2024. Share of individuals who currently smoke cigarettes, cigars, cigarillos or a pipe in selected European countries in 2020. https://www.statista.com/statistics/433390/individuals-who-currently-smoke-cigarettes-in-european-countries/
Statistisches Bundesamt (Destatis) (2022): Gesundheitszustand und relevantes Verhalten: Rauchgewohnheiten nach Altersgruppen und Geschlecht. Wiesbaden. https://www.destatis.de/DE/Themen/Gesellschaft-Umwelt/Gesundheit/Gesundheitszustand-Relevantes-Verhalten/Tabellen/liste-rauchverhalten.html, Zugriff: 30.01.2024
Statistisches Bundesamt Statistisches Jahrbuch 2016. www.destatis.de/DE/Publikationen/StatistischesJahrbuch/Gesundheit.pdf;jsessionid=31B9C97848ADEFC1FDA8B4B2A77E8ED3.cae4?__blob=publicationFile2016;.
Statistisches Bundesamt Absatz von Tabakwaren 2016. Fachserie 14: Finanzen und Steuern, Reihe 9.1.1. 2017; Statistisches Bundesamt. Wiesbaden.
Stead L. F., Carroll A. J., Lancaster T. Group behaviour therapy programmes for smoking cessation. Cochrane Database Syst Rev. 2017 Mar 31;3(3):CD001007. doi: 10.1002/14651858.CD001007.pub3.
Stead L. F., Buitrago D., Preciado N., Sanchez G., Hartmann-Boyce J., Lancaster T. Physician advice for smoking cessation. Cochrane Database Syst Rev. 2013 May 31;2013(5):CD000165. doi: 10.1002/14651858.CD000165.pub4.
Stead L. F., Koilpillai P., Lancaster T. Additional behavioural support as an adjunct to pharmacotherapy for smoking cessation. Cochrane Database Syst Rev. 2015; 10: CD009670
Stead L. F., Koilpillai P., Fanshawe T. R., Lancaster T. Combined pharmacotherapy and behavioural interventions for smoking cessation. Cochrane Database Syst Rev. 2016; 3: CD008286
Sterling L. H., Windle S. B., Filion K. B. et al. Varenicline and adverse cardiovascular events: a systematic review and meta-analysis of randomized controlled trials. J Am Heart Assoc. 2016; 5: 2.
Swan G. E., Lessov-Schlaggar C. N. The effects of tobacco smoke and nicotine on cognition and the brain. Neuropsychol Rev. 2007; 17: 3. 259–273.
Tahiri M., Mottillo S., Joseph L. et al. Alternative smoking cessation aids: a meta-analysis of randomized controlled trials. Am J Med. 2012; 125: 6. 576–584.
Taylor G., McNeill A., Girling A. et al. Change in mental health after smoking cessation: systematic review and meta-analysis. BMJ. 2014; 348: g1151
U. S. Department of Health and Human Services The health consequences of smoking–50 years of progress: a report of the Surgeon General. www.ncbi.nlm.nih.gov/books/NBK179276/2014.
Watkins S. S., Koob G. F., Markou A. Neural mechanisms underlying nicotine addiction: acute positive reinforcement and withdrawal. Nicotine Tob Res. 2000; 2: 19–37.
West R., Zatonski W., Cedzynska M. et al. Placebo-controlled trial of cytisine for smoking cessation. N Engl J Med. 2011; 365: 13. 1193–1200.
Whitfield J. B., Seth D., Morgan T. R.; GenomALC Consortium. All-cause and liver-related mortality risk factors in excessive drinkers: Analysis of data from the UK biobank. Alcohol Clin Exp Res. 2022; 46(12):2245–2257.
Whittaker R., McRobbie H., Bullen C., Rodgers A., Gu Y. Mobile phone-based interventions for smoking cessation. Cochrane Database Syst Rev. 2016 Apr 10;4(4):CD006611. doi: 10.1002/14651858.CD006611.pub4.
WHO (2023) Fachtsheet Tobacco. https://www.who.int/news-room/fact-sheets/detail/tobacco, o01.07.2023
WHO – World Health Organization WHO global report on trends in prevalence of tobacco use 2000–2025, fourth edition, World Health Organization 2021, Geneva.

KAPITEL

17

Marc Vogel, Carlo Caflisch

Sedativa und Hypnotika

Kernaussagen

- Der Begriff „Sedativa und Hypnotika" umfasst so unterschiedliche Substanzen wie Benzodiazepine (BZD), Z-Substanzen, Barbiturate, Antidepressiva, Antihistaminika, (niederpotente) Neuroleptika, Melatonin-Agonisten, Orexin-Rezeptor-Antagonisten oder pflanzliche Präparate wie Baldrian oder Hopfen.
- BZD und Z-Substanzen binden an den $GABA_A$-Rezeptor und bewirken eine Erhöhung der Affinität für den inhibitorischen Neurotransmitter GABA.
- BZD wirken sedierend und schlafanstoßend, angstlösend, muskelentspannend, antikonvulsiv, und anterogad amnestisch. Die Toleranzentwicklung ist für die einzelnen Effekte unterschiedlich stark ausgeprägt.
- Die Nebenwirkungen einer, auch längerfristigen, Einnahme sind bei Absetzen meist reversibel. Sie umfassen kognitive Einschränkungen, erhöhte Sturz- und Unfallgefahr sowie Überdosen, vor allem in Kombination mit anderen zentral dämpfenden Substanzen.
- Die Einnahme von BZD und Z-Substanzen kann mit der Entwicklung von Symptomen einer Abhängigkeitserkrankung einhergehen.
- Das Sedativaentzugssyndrom umfasst ein weites Spektrum von Symptomen, die von leichter innerer Unruhe und Schlafstörungen bis hin zu Krampfanfällen und Delir reichen können.
- In der Behandlung der BZD-Abhängigkeit steht der graduelle Abbau mit oder ohne vorgängige Umstellung auf ein langwirksames Präparat im Vordergrund. Besondere Bedeutung hat die flankierende Diagnostik und Behandlung komorbider psychischer Störungen.
- Die Entscheidung für einen Entzug von BZD muss immer unter Abwägung potenzieller Vor- und Nachteile für den Patienten erfolgen.

17.1 Einleitung

Als Sedativa und Hypnotika wird eine heterogene Gruppe von Substanzen bezeichnet, die zur Beruhigung oder Schlafförderung eingesetzt werden. Sedativa und Hypnotika lassen sich nach Stoffklassen und Wirkmechanismen unterteilen. Der Begriff umfasst unterschiedliche Substanzgruppen wie Benzodiazepine (BZD), Z-Substanzen, Barbiturate, Antidepressiva, Antihistaminika, (niederpotente) Neuroleptika, Melatonin-Agonisten, Orexin-Rezeptor-Antagonisten oder pflanzliche Präparate wie Baldrian oder Hopfen.

Bereits im 19. Jahrhundert wurden Bromide und Paraldehyd als Beruhigungs- und Schlafmittel eingesetzt. Sie wurden im 20. Jahrhundert zunächst durch die Barbiturate abgelöst, die jedoch erhebliche Nebenwirkungen und eine geringe therapeutische Breite sowie deutliches Abhängigkeitspotenzial aufwiesen. Das erste **Benzodiazepin** (BZD) Chlordiazepoxid (Librium) wurde 1955 von Leo Sternbach eher zufällig synthetisiert und 1957 erstmals pharmakologisch getestet (Sternbach 1979). Aufgrund der damals überraschend starken anxiolytischen und sedierenden Wirkung wurden in kurzer Zeit erste Humanstudien durchgeführt und das Medikament bereits 1960 zur Anwendung bei „emotionellen, psychosomatischen und muskulären Störungen" zugelassen. Innerhalb weniger Jahre folgten zahlreiche weitere Benzodiazepine und lösten die Barbiturate als gängigste Sedativa weitgehend ab. Zunächst als nebenwirkungsarm gepriesen, wurden sie zu einer der meistverschriebenen Substanzgruppen vor allem in der Psychiatrie und Neurologie. Mit der Zeit zeigte sich jedoch, dass BZD ein gewisses Abhängigkeitspotenzial aufweisen. Aus diesem Grund wurde ihr Gebrauch zunehmend kritisch gesehen, insbesondere bei Patienten mit einer Substanzabhängigkeit in der Vorgeschichte. Gleichzeitig ist die verfügbare Evidenz zu verschiedenen Fragen der Abhängigkeits- und Toleranzentwicklung bei BZD-Einnahme derzeit vergleichsweise dürftig. Sinnvoll und kontrolliert eingesetzt sind BZD jedoch auch heute noch sichere und effektive Substanzen, die aus der Medizin kaum wegzudenken sind.

17.2 Epidemiologie

BZD gehören zu den am meisten verschriebenen Substanzen im deutschsprachigen Raum. Prävalenzzahlen zur Verschreibungshäufigkeit sind weniger gut verfügbar als beispielsweise für Alkohol und stammen meist aus Bevölkerungsbefragungen oder Arzneimittelstatistiken der Versicherer. In diese fließen Privatrezepte in Deutschland üblicherweise nicht mit ein, sodass das tatsächliche Verschreibungsniveau höher liegen dürfte, da deren Anteil in den vergangenen 25 Jahren deutlich gestiegen ist (Hoffmann und Glaeske 2014). Einzelne Präparate wie Flunitrazepam oder Zolpidem werden mittlerweile in der Mehrzahl der Fälle auf Privatrezept verordnet, was als Hinweis auf ein erhöhtes Missbrauchspotenzial dieser Substanzen betrachtet werden kann (Hoffmann und Glaeske 2014). Während sich zwischen 1993 und 2012 in Deutschland insgesamt ein Rückgang der verschriebenen Benzodiazepine und Z-Substanzen zeigte, so nahm der proportionale Anteil letzterer in diesem Zeitraum deutlich zu (Hoffmann und Glaeske 2014). Ähnliche Trends zeigen sich auch global mit höheren Prävalenzen in Ländern mit hohem Einkommen (Ma et al. 2023). Der Anteil leitliniengerechter Verschreibungen durch Kassenärzte in Deutschland stieg zwischen 2006 und 2015 ebenfalls an (Vertheinet al. 2019), allerdings liegen die problematischen Verschreibungen mit ca. 27 % immer noch hoch.

Die 30-Tage-Prävalenz für die Einnahme von Schlaf- bzw. Beruhigungsmitteln liegt in Deutschland bei ca. 5 % für die Altersgruppe 15 bis 64 Jahre, in der Schweiz für die Gesamtbevölkerung über 15 Jahre bei 7 % (Gmel, Notari und Gmel 2018; Rauschert et al. 2022). Die Häufigkeit der Einnahme nimmt im Gegensatz zu anderen Substanzen mit dem Alter zu und ist höher bei Frauen (Gmel et al. 2018; Petitjean et al. 2007; Rauschert et al. 2022). Die häufigste Indikation, die zu einer Verschreibung von Benzodiazepinen führt, ist die **Insomnie.** Laut einer Querschnittsuntersuchung leidet etwa jeder vierte Patient in deutschen Hausarztpraxen an einer solchen Störung (Wittchen, Krause und Höfler 2001). Dementsprechend wurde der Großteil der BZD-Rezepte in einer kürzlich publizierten Schweizer Studie auch durch Allgemeinmediziner und Internisten ausgestellt (67 %), während der Anteil der Psychiater deutlich geringer war (11 %; Landolt, et al. 2021). Global gesehen ist Alprazolam das mit Abstand am häufigsten verschriebene Präparat, gefolgt von Zolpidem und Lorazepam (Ma et al. 2023).

MERKE

Im Gegensatz zu anderen Substanzen nimmt die Häufigkeit einer Störung durch BZD-Einnahme mit weiblichem Geschlecht und mit steigendem Alter zu.

Die überwiegende Mehrheit der Patienten, die langfristig BZD einnehmen, steigert die Dosis im Verlauf nicht und hält sich an die ärztlich verordnete Menge (Rosenqvist, et al. 2023). Wenn Patient und Arzt das BZD absetzen möchten, dies jedoch durch Entzugssymptome verhindert wird, wird von einer sogenannten **Niedrigdosisabhängigkeit** gesprochen. Die Kriterien nach ICD-10 für ein Abhängigkeitssyndrom werden in der Regel nicht erfüllt. Am anderen Ende des Spektrums des BZD-Abhängigkeitssyndroms steht die seltene **Hochdosisabhängigkeit** mit dem Vollbild des Abhängigkeitssyndroms, das häufig bei Konsum und Abhängigkeit von weiteren psychotropen Substanzen beobachtet wird (Opioide, Stimulanzien).

Die Häufigkeit der Abhängigkeit von Schlafmitteln nach DSM-IV liegt laut epidemiologischem Suchtsurvey 2018 in Deutschland bei ca. 0,4 %, für Beruhigungsmittel bei 0,5 % und damit etwas tiefer als in vergangenen Umfragen (Seitz, et al. 2019). Missbrauch von Schlaf- und Beruhigungsmitteln liegt bei 0,4 % bzw. 0.,3 % der Bevölkerung vor (Seitz et al. 2019). Diese Zahlen beziehen sich vor allen Dingen auf die **Niedrigdosisabhängigkeit.** Für die Hochdosisabhängigkeit fehlen aktuelle Prävalenzdaten weitgehend. Eine Analyse pharmakoepidemiologischer Daten aus der Schweiz fand, dass 0,16 % der Bevölkerung BZD-Dosen einnahmen, welche die empfohlene Tagesmenge um mehr als das Doppelte überschritten, was mit dem Vorliegen einer Hochdosisabhängigkeit vereinbar ist (Petitjean et al. 2007). Oft weisen alkoholabhängige Patienten eine komorbide Störung durch Benzodiazepine auf. Je nach Kollektiv liegt die entsprechende Häufigkeit zwischen 10 und 30 % (Morel et al. 2016). Generell scheinen psychiatrische Komorbiditäten inklusive anderer Abhängigkeitserkrankungen das Risiko einer Langzeiteinnahme und einer Dosiseskalation von BZD und Z-Substanzen zu erhöhen (Rosenqvist et al. 2023).

Hochdosisabhängige finden sich häufig unter polysubstanzkonsumierenden Patienten. Dabei bestehen erhebliche regionale Unterschiede. Bei nichtbehandelten heroinabhängigen Personen ist die Häufigkeit nicht immer höher als bei Patienten in Opioidagonistenbehandlung (Votaw et al. 2019). Die Lebenszeitprävalenz für BZD-Gebrauch in der letztgenannten Population reicht je nach Studie von 35–94 % (Arbeitsgruppe HeGeBe Doppeldiagnosen; Frei und Rehm, 2002; Iguchi et al. 1993; Vogel et al. 2011), die 30-Tage-Prävalenz in den meisten Studien oberhalb von 40 % (Votaw et al. 2019).

17.3 Pharmakologie

Die klinisch verwendeten BZD und Z-Substanzen binden an γ-Aminobuttersäure-Rezeptoren vom Typ A ($GABA_A$-R). Diese Rezeptoren sind ligandengesteuerte Ionenkanäle, die unter physiologischen Bedingungen von GABA aktiviert werden, dem wichtigsten inhibitorischen Neurotransmitter im Gehirn. Die Aktivierung führt zu einem Einstrom von Chlorid-Ionen, der mit einer Hyperpolarisierung einhergeht und somit die Erregbarkeit der Nervenzelle herabsetzt. Der **$GABA_A$-R** besitzt Bindungsstellen für BZD, Barbiturate, Alkohol, Antikonvulsiva und Neurosteroide, sodass angenommen wird, dass die meisten Sedativa/Hypnotika ihre Wirkung über dieses Rezeptorsystem entfalten. Er besteht aus Untereinheiten, die acht verschiedenen Klassen zugehörig sind, und von denen bisher 19 verschiedene Subtypen identifiziert wurden (α1–6, β1–3, γ1–3, δ, ε, θ, π, ρ1–3; Castellano, Shepard und Lu 2021; Olsen und Sieghart 2008). In seiner im zentralen Nervensystem häufigsten Variante besteht er aus einer pentameren Struktur mit zwei α-, zwei β-Untereinheiten und einer γ-Untereinheit (meist γ2, ➤ Abb. 17.1). Die Untereinheiten und deren Subtypen sind im Gehirn regional unterschiedlich und zellspezifisch verteilt. Die Sensitivität der verschiedenen Rezeptoren hängt ab von der Zusammensetzung aus Untereinheiten und Subtypen, der regionalen Verteilung im Gehirn und der GABA-Konzentration.

MERKE

BZD binden an den $GABA_A$-Rezeptor und bewirken eine Erhöhung der Affinität für den inhibitorischen Neurotransmitter GABA. Damit die BZD an den Rezeptor binden können, muss dieser spezifische Untereinheiten enthalten (α1, α2, α3 oder α5), welche die einzelnen Effekte der BZD vermitteln.

Von besonderer Bedeutung für die Wirkung der BZD sind die **γ2-Untereinheit** sowie die **Subtypen der α-Untereinheit**

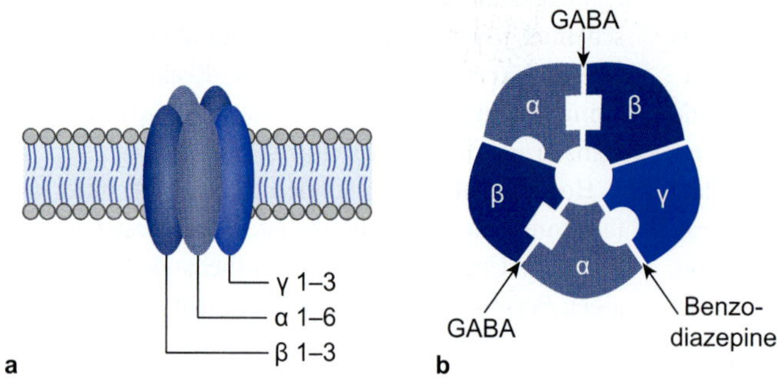

Abb. 17.1 Benzodiazepinrezeptor, Untereinheiten und Bindungsstellen [H461-001 / L231]

17

heit. Letztere scheinen jeweils spezifische Wirkungen der BZD und Z-Substanzen zu vermitteln (➤ Tab. 17.1). Die klassischen BZD wie Diazepam entfalten ihre Wirkung nur, wenn der Rezeptor eine α1-, α2-, α3- oder α5- sowie die γ2- und eine β-Untereinheit enthält (Stephens et al.2016). BZD binden an einen spezifischen Ort zwischen den α- und γ-Einheiten. Darüber hinaus sind die Subtypen auch mit **unterschiedlichen Sensitivitäten für verschiedene Substanzen** verbunden. Beispielsweise scheint die α1-Untereinheit mit einer hohen Sensitivität für Zolpidem einherzugehen, α2- und α3- mit einer mittleren und α5 mit einer geringen, was auch unterschiedliche Wirkschwerpunkte der Substanzen erklären kann (Olsen und Sieghart 2008). In diesem Zusammenhang ist die zukünftige Möglichkeit einer Entwicklung von Substanzen interessant, die jeweils selektiv für eine Untereinheit sind, sodass beispielsweise die anxiolytische Wirkung ohne gleichzeitigen substanzgebundenen positiven Verstärkereffekt erzeugt werden kann, was das Abhängigkeitspotenzial reduzieren könnte.

Der **Haupteffekt der BZD** besteht in der Erhöhung der Affinität des Rezeptors für GABA. Im Gegensatz zu Barbituraten wirken sie also nur in Gegenwart dieses Neurotransmitters. Durch die verstärkte GABA-Wirkung kommt es zu einer Verminderung von noradrenerger und serotonerger Transmission (Lader 2011). Vereinfacht führen BZD auch zu einer Inhibition von GABAergen Interneuronen und in der Folge einer Disinhibition von dopaminergen Neuronen im ventralen Tegmentum, was einen Anstieg der Dopaminausschüttung im Nucleus accumbens zur Folge hat. Diese verstärkte Aktivität dopaminerger Neurone könnte das Abhängigkeitspotenzial dieser Substanzen erklären (Tan, Rudolph und Luscher 2011). Im Tierversuch führt die Einnahme von Alprazolam zu nachhaltigen Veränderungen der Belohnungssensitivität in diesem System, insbesondere auch für die Effekte von Morphin, was die Zusammenhänge einer BZD-Einnahme mit der späteren Entwicklung von Substanzgebrauchsstörungen erklären könnte (Cardona-Acosta et al. 2023; McCabe et al. 2023).

Flumazenil ist ein BZD-Antagonist, der die spezifischen Wirkungen der BZD (nicht jedoch die von Barbituraten) blockiert und in der Behandlung einer Überdosierung mit BZD eingesetzt wird. Es besitzt möglicherweise auch ein gewisses therapeutisches Potenzial. Weiterhin wurden inverse Agonisten (z. B. β-Carboline) beschrieben, deren Wirkung denen der BZD entgegengesetzt ist und die sowohl Krampfanfälle als auch Ängste auslösen können (Tan et al. 2011). Sie binden an Rezeptorkomplexe, die α4 oder α6 enthalten.

BZD lassen sich **klassifizieren** nach der:

- Chemischen Struktur
- Rezeptoraffinität
- Anflutungsgeschwindigkeit
- Wirkdauer

Nach der **chemischen Struktur** sind die meisten als Arzneimittel eingesetzten Benzodiazepine 1,4-Benzodiazepine (z. B. Diazepam). Daneben sind 7-Nitrobenzodiazepine (z. B. Flunitrazepam), Triazolobenzodiazepine (z. B. Alprazolam), Imidazolobenzodiazepine (z. B. Midazolam), 1,5-Benzodiazepine (z. B. Clobazam) und 3-Hydroxybenzodiazepine (z. B. Lorazepam) für die klinische Anwendung von Bedeutung. Gemeinsam ist den meisten BZD, dass ihr Metabolismus über die CYP450-Isoenzyme in der Leber und eine Glukuronidierung der Metabolite mit anschließender Ausscheidung über die Nieren erfolgt (Olkkola und Ahonen 2008). Es lassen sich unterschiedliche Abbaumuster unterscheiden.

Die 1,4-Benzodiazepine werden durch Desalkylierung, Oxydation und Hydroxylierung abgebaut. Dabei entstehen die aktiven Metabolite Nordazepam und Oxazepam, das als Glukuronid über die Nieren ausgeschieden wird. Für die 7-Nitrobenzodiazepine gilt, dass die Nitrogruppe über eine Reduktion zur 7-Aminogruppe wird und sie anschließend über N-Acetylierung, N-Demethylierung und schließlich 3-Hydroxylierung und Glukuronidierung ausgeschieden werden. Triazolo- und Imidazolobenzodiazepine unterliegen der 1- und 4-Hydroxylierung mit anschließender Glukuronidierung. 3-Hydroxybenzodiazepine (z. B. Lorazepam, Oxazepam) werden ohne vorherige Oxydation glukuronidiert und ausgeschieden. Zu einem geringen Grad können die einzelnen Substanzen auch unverändert im Urin vorhanden sein. BZD und ihre Abbauprodukte sind, abhängig von Dosis, Halbwertszeit und Dauer der Einnahme, zwischen Tagen und mehreren Wochen im Urin nachweisbar und können somit auch längerfristig **positive Urinscreenings** verursachen. Gerade im Hinblick auf qualitative Urin-

Tab. 17.1 Benzodiazepine –Wirkung, Rezeptoreinheiten, klinische Anwendung

Wirkung	Rezeptoreinheit	Klinische Anwendung
Antikonvulsiv	α1, (α3)	Epilepsietherapie
Anxiolytisch	α2, (α3, α5)	Angsterkrankungen, Akutpsychiatrie, Prämedikation
Muskelrelaxierend	α2, α3, α5	Spastik
Sedierend/schlafanstossend	α1	Schlafstörungen
Anterograde Amnesie	α1, α5	Prämedikation
Abhängigkeitserzeugend (substanzvermittelte positiv verstärkende/euphorisierende Effekte)	α1	-
(Castellano et al. 2021; Olsen und Sieghart 2008; Tan et al. 2011)		

analysen ist zu beachten, dass einige aktive Metabolite auch als eigenständiges Präparat erhältlich sind (z. B. Oxazepam). Die wichtigsten Stoffwechselwege klinisch relevanter BZD können ➤ Abb. 17.2 entnommen werden.

Bei älteren Menschen oder fortgeschrittener **Leberschädigung** kann der Metabolismus der BZD eingeschränkt sein. Dies gilt in erster Linie für die oxidativen Stoffwechselprozesse, weniger für die Glukuronidierung. In diesen Fällen müssen die Dosierungen der meisten Präparate entsprechend reduziert werden. Ausnahmen stellen Lorazepam, Lormetazepam und Oxazepam dar, die direkt nach Glukuronidierung ausgeschieden werden und daher bei Leberschädigung sicherer sind.

MERKE

Der Abbau der BZD erfolgt vorwiegend oxidativ über die Leber. Wichtige Ausnahmen stellen Lorazepam, Lormetazepam und Oxazepam dar, die direkt glukuronidiert werden. Diese Substanzen sind daher bei einer Einschränkung der Leberfunktion vorzuziehen.

Aus dem Metabolismus ergibt sich für die meisten Benzodiazepine ein **pharmakokinetisches Interaktionspotenzial.** In Zusammenhang mit einzelnen Substanzen, die z. B. über eine Hemmung von CYP450-Isoenzymen in den Metabolismus der Benzodiazepine eingreifen (z. B. Ritonavir, Ketoconazol, Erythromycin, Cimetidin), kann es zu einer verstärkten Wirkung kommen. Die häufigsten involvierten Isoenzyme sind CYP3A4, 3A5 und 2C19. Daneben gilt aus pharmakodynamischer Sicht für alle BZD und Z-Substanzen, dass eine gemeinsame Einnahme mit ebenfalls sedierend wirkenden Substanzen (z. B. Methadon, Clozapin) das Risiko einer Überdosis und Atemdepression verstärken kann.

BZD können auch nach ihrer **Wirkdauer** eingeteilt werden. Bewährt hat sich die Einteilung in kurz- (< 6 h), mittellang- (6–24 h) und langwirksame BZD (> 24 h), wobei die zeitlichen Cut-offs je nach Autor variieren. Hinzu kommen interindividuelle Schwankungen der Halbwertszeit, sodass insbesondere die Grenze zwischen mittellang- und langwirksamen Substanzen nicht immer eindeutig ist. Eine lange Wirkdauer ist mitunter durch die aktiven Metaboliten bedingt. Aufgrund des lipophilen Charakters der BZD können sie im Fettgewebe gespeichert und verzögert freigesetzt werden. Bei langwirksamen BZD oder aktiven Metaboliten besteht daher das Risiko einer Kumulation insbesondere zu Beginn der Behandlung, die mit der Gefahr einer potenziellen Überdosierung verbunden ist. Es gibt Hinweise darauf, dass eine kurze Wirkdauer mit einem höheren Risiko für einen Langzeitgebrauch und die Entwicklung einer Abhängigkeitserkrankung assoziiert sein könnte (Fang et al. 2009).

Daneben hat die Einteilung nach der **Anflutungsgeschwindigkeit** klinische Bedeutung, also der Dauer bis zum Eintreten der klinischen Wirkung, die gut mit der Zeit bis zum Erreichen der maximalen Plasmakonzentration (Tmax) korreliert. BZD passieren die Blut-Hirn-Schranke zumeist rasch. Eine schnelle Anflutung ist insbesondere in der Anästhesie oder der Akutpsychiatrie gewünscht, während langsam anflutende Präparate eher in der Behandlung der Epilepsie oder auch der Langzeitbehandlung von Angststörungen verwendet werden. Die Anflutungsgeschwindigkeit spielt eine wichtige Rolle bei der Beurteilung des Abhängigkeitspotenzials, da rasch anflutende BZD mit einem höheren Abhängigkeitspotenzial verbunden zu sein scheinen (Liebrenz et al. 2010). Die wichtigsten BZD und ihre Eigenschaften sind in ➤ Tab. 17.2 aufgeführt.

Obwohl sie sich in ihrer chemischen Struktur unterscheiden, werden die Z-Substanzen häufig zusammen mit den BZD beschrieben, da sie ebenfalls am $GABA_A$-R eine Verstärkung der inhibitorischen Neurotransmission bewirken. Ihre Wirkdauer ist aber kürzer als die der meisten BZD. Die bekanntesten Vertreter sind Zolpidem und Zopiclon, daneben sind das aktive Enantiomer Eszopiclon sowie Zaleplon von Bedeutung. Zolpidem und Zaleplon wirken selektiv an Rezeptoren mit α1-Subtyp, während Zopiclon weniger spezifisch ist (Licata und Rowlett 2008).

Die Verstärkung der GABAergen Neurotransmission bewirkt die klinisch zu beobachtenden Effekte der BZD. Sie wirken sedierend/schlafanstoßend, anxiolytisch, muskelrelaxierend, antikonvulsiv und anterograd amnestisch. Alle BZD haben ein ähnliches Wirkprofil, das sich unter kontrollierten Bedingungen und äquivalenter Dosierung kaum unterscheidet. Die Unterschiede erklären sich im Wesentlichen durch die oben erwähnten pharmakokinetischen Merkmale und die Applikationsweise, die insbesondere die Anflutung beeinflusst. Die wichtigsten Wirkorte sind Rückenmark (Muskelentspannung), Kleinhirn und Hirnstamm (Ataxie) sowie limbisches System und Kortex (Emotionen und Verhalten; Tan et al. 2011).

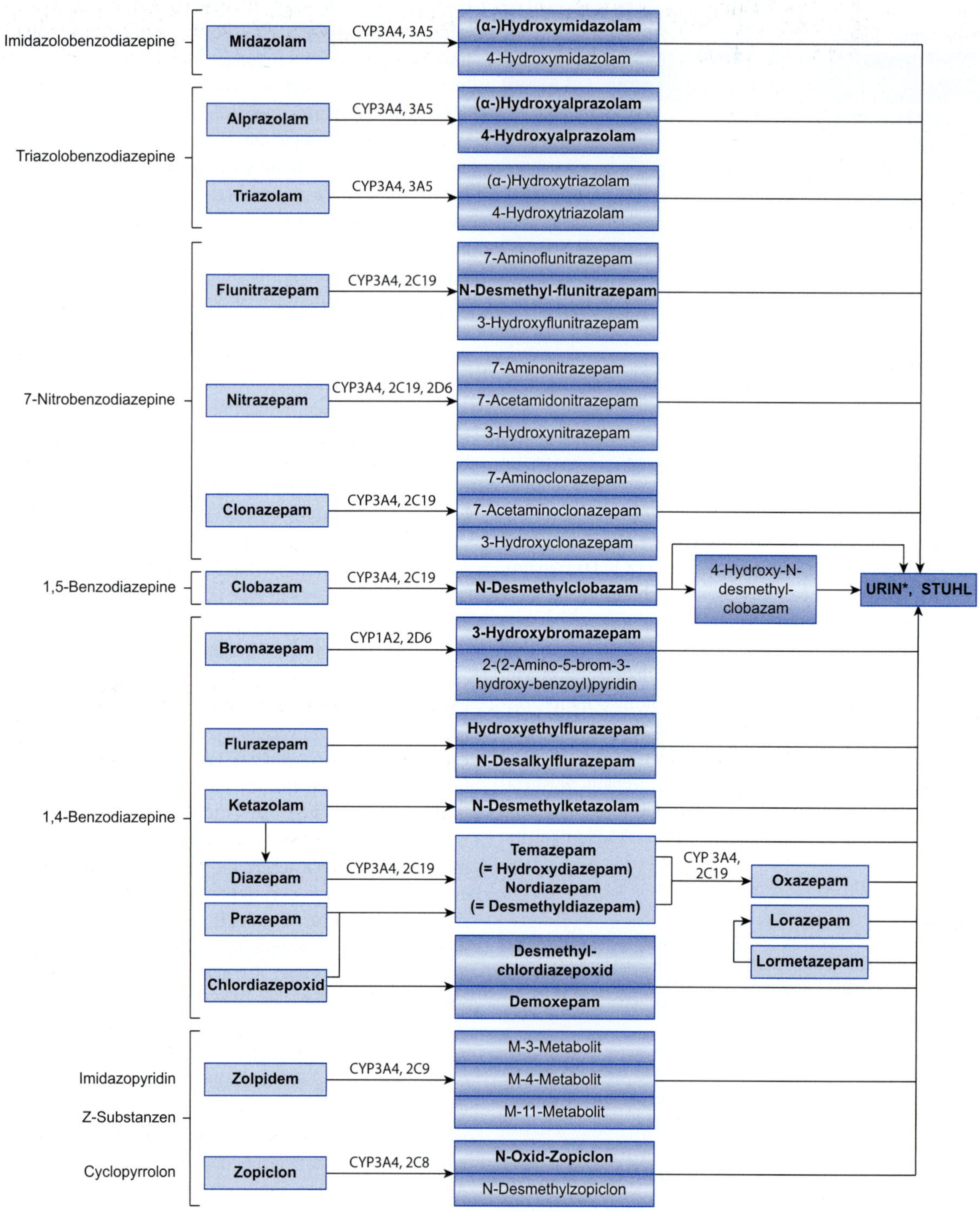

Abb. 17.2 Metabolismus der wichtigsten Benzodiazepine [L231]

Aufgrund ihrer sedierenden und angstlösenden Wirkung werden BZD in der Akutpsychiatrie breit angewendet. Sie werden dabei nicht nur zur Behandlung von Angststörungen im engeren Sinne eingesetzt, sondern auch begleitend bei Erregungszuständen im Rahmen von Psychosen, komorbiden Schlafstörungen oder zu Beginn einer antidepressiven Behandlung. Sie sind zwar nicht als antidepressive Medikation zugelassen, scheinen aber möglicherweise die Therapieadhärenz zu verbessern (Pfeiffer et al. 2011). Verschreibungen von BZD münden jedoch gerade bei therapieresistenter Depression häufig in einer Langzeiteinnahme (Fond et al. 2023). In Bezug auf eine Remission depressiver Symptome fand

Tab. 17.2 Wichtige Benzodiazepine und pharmakologische Eigenschaften (nach Ashton 2005; Documed 2014; Lader 2011; Poser und Poser 1996)

Wirkstoff	Dosierung (mg)	Maximale Tagesdosis (mg)	Tmax (h)[1]	Halbwertszeit (h)[2]	Ungefähre Äquivalenzdosis (mg)
Kurz wirksam (< 6 h)					
Midazolam	7,5–15	15	1	1,5–2,5	7,5
Triazolam	0,125-0,25	0,25	1–2	1,5–5,5	0,5
Mittellang wirksam (6–24 h)					
Alprazolam	0,5–4	6	1–2	12–15	1
Lorazepam	1–6	7.5	1–2.5	12–16	2
Lormetazepam	1–2	2	1,5	10–14	1–2
Oxazepam	15–100	150	2–3	7–11	30 (20–40)
Lang wirksam (> 24 h)					
Bromazepam	1,5–9	36	1–2	15–28	6
Chlordiazepoxid	25	62.5	0.5–3	6–37 (36–200)	25
Clobazam	15–60	120	1,5–2	12–60 (50–100)	20
Clonazepam	1–4	20	2–4	19–60	1–2
Diazepam	5–20	200	0,5–1,5	25–100 (36–200)	10
Flunitrazepam	0,5–1	2	0,75–2	16–35	1
Flurazepam	15–30	30	0,5–2	1–2 (40–100)	30
Ketazolam	15–30	60	3	2 (36–200)	15–30
Nitrazepam	5–10	20	2	15–38	10
Prazepam	10–20	30	2,5–6	(36–200)	10–20
Z-Substanzen					
Zolpidem	10	10	0,5–3	1,5–4	20
Zopiclon	7,5	7,5	1,5–2	4–8	15

[1] Zeit bis zum Erreichen der maximalen Plasmakonzentration; [2] aktive Metaboliten in Klammern

ein Cochrane-Review einen positiven Effekt in der Behandlung der Major Depression für die Kombination eines Antidepressivums mit BZD gegenüber einem Antidepressivum alleine lediglich für die Frühphase der ersten vier Wochen, jedoch nicht für die darauf folgenden Behandlungsphasen (Ogawa et al. 2019). In der Suchtmedizin werden BZD häufig in der Behandlung des akuten Alkoholentzugssyndroms eingesetzt (➤ Kap. 10), wo sie Entzugssymptome mildern und Komplikationen wie epileptische Anfälle verhindern können. Eine Abhängigkeitserkrankung in der Vorgeschichte bedingt eine sorgfältige Abwägung der Indikation und intensives Monitoring, ist aber keine absolute Kontraindikation.

BZD wirken schlafanstoßend und werden häufig als **Schlafmittel** („Hypnotika") eingesetzt, Z-Substanzen beinahe ausschließlich. So sind Schlafstörungen auch der häufigste Verschreibungsgrund. Sie verkürzen die Einschlaflatenz, vermindern nächtliches Erwachen und verbessern die Schlafqualität. Besonders in höheren Dosen scheinen sie aber auch die REM-Schlafdauer zu verkürzen, was eine unerwünschte Auswirkung auf die Schlafarchitektur darstellt. Bei Einnahme von Präparaten mit längerer Wirkdauer sowie bei spätnächtlicher Einnahme kann es zu einem morgendlichen Überhang mit entsprechender Einschränkung der Leistungs- und Fahrfähigkeit kommen.

Die **Sedation** ist der häufigste Effekt und kann bei kurzer Einnahmedauer konsistent nachgewiesen werden. Während BZD alleine eine große therapeutische Breite aufweisen, besteht gerade in Kombination mit anderen atemdepressiven Substanzen wie Alkohol, anderen Sedativa oder Opioiden das Risiko von Überdosen und Mischintoxikationen (Jones, Mogali und Comer 2012). Auch ist die parenterale Einnahme mit dem Risiko einer Atemdepression verbunden. Der BZD-Antagonist Flumazenil kann bei einer Überdosis sinnvoll als intravenöses Antidot eingesetzt werden, unter Beachtung der jeweiligen Halbwertszeit (bei Flumazenil ca. 1 h), da die Gefahr eines erneuten Eintrübens besteht.

Die gleichzeitige Einnahme von Muskelrelaxantien kann zu einer ungewünschten Verstärkung der gemeinsamen Wirkung führen. BZD gehen in die **Muttermilch** über und sind plazentagängig, was beim Neugeborenen zum sogenannten Floppy-Infant Syndrom führen kann. Eine Anwendung bei vorbestehenden Muskelerkrankungen ist in der Regel kontraindiziert.

Die akute, kurzfristige Einnahme von BZD geht mit **reversiblen kognitiven Defiziten** einher. Hier sind vor allem Lernen und Gedächtnis betroffen (Stewart 2005). Besonders die prospektive Speicherung neuer Gedächtnisinhalte kann beeinträchtigt sein, sodass nach BZD-Einnahme eine anterograde Amnesie eintreten kann. Kognitive Einschränkungen treten umso deutlicher zu Tage, je höher die kognitiven Anforderungen sind. Auch komplexe psychomotorische Abläufe wie Autofahren oder das Bedienen komplizierter Maschinen können beeinträchtigt werden (Dassanayake et al. 2011). Aufgrund der geringeren Toleranzentwicklung für die amnestischen Effekte im Vergleich zur Sedation wird davon ausgegangen, dass die kognitiven Effekte nicht ausschließlich auf die sedierende Wirkung zurückgeführt werden können (Stewart 2005). Auch scheint es zwischen verschiedenen Präparaten Unterschiede zu geben (Lader 2011). Insbesondere rasch anflutende Präparate wie Flunitrazepam können mit solchen Defiziten einhergehen.

Die Einnahme von BZD ist mit einem erhöhten **Risiko für Unfälle und Verletzungen** verbunden. Dies gilt ganz besonders für ältere Menschen, deren Sturzrisiko durch die Einnahme von BZD um über die Hälfte ansteigt und oft mit Komplikationen wie Schenkelhalsbrüchen verbunden sein kann (Woolcott et al. 2009). Grundsätzlich scheint das Mortalitätsrisiko bei Benzodiazepingebrauch leicht erhöht zu sein (Parsaik et al. 2016; Patorno et al. 2017; Xu et al. 2020).

Zu beachten ist auch, dass BZD eine **paradoxe enthemmende Wirkung** entfalten können. Dabei treten Angst, Unruhe und Agitation bis hin zu aggressivem Verhalten auf, nicht selten verbunden mit anterogradem Gedächtnisverlust. Diese Symptomatik tritt in der Allgemeinbevölkerung bei etwa 1 % der Behandelten auf, kann jedoch in bestimmten Patientengruppen mit Einschränkungen der Impulskontrolle deutlich häufiger vorkommen (z. B. bei Patienten mit Borderlinestörung, neurologischen Erkrankungen, Jugendlichen, oder älteren Patienten; Paton 2002). Das Risiko einer paradoxen Disinhibition ist ebenfalls erhöht bei der Einnahme hoher Dosen oder parenteraler Applikation (Bond 1998).

Im Gegensatz zu anderen abhängigkeitserzeugenden Substanzen wie Alkohol oder Kokain sind die substanzvermittelten **positiv verstärkenden Wirkungen** der Sedativa/Hypnotika weniger ausgeprägt, was insbesondere für die BZD zutrifft. So werden besonders Substanzen mit bevorzugter Bindung an α1-Subtyp enthaltende Rezeptoren von gesunden Probanden als unangenehm empfunden und bei Auswahlexperimenten mit einer geringeren Wahrscheinlichkeit als Placebo gewählt. Trotzdem konnte eine Selbstadministration sowohl in Tier- als auch in Humanversuchen gezeigt werden. Das Ausmaß der verstärkenden Effekte hängt von mehreren Variablen ab. Hierzu zählen Eigenschaften der Substanz (hohe Anflutungsgeschwindigkeit, α1-Subtyp-Selektivität), Applikationsart (intravenöser Konsum), Einnahmeschema (selbstgesteuert oder bei Bedarf im Gegensatz zu festgelegtem Schema) oder -kontext (vor einer Entspannungsperiode höher als vor einer Aufgabe; höher bei Individuen mit hoher Ängstlichkeit oder in angsterzeugenden Experimenten). Weiterhin spielen vorbestehende Abhängigkeiten und Substanzerfahrungen eine Rolle (Griffiths und Weerts 1997; Licata und Rowlett 2008).

MERKE

BZD wirken sedierend und schlafanstoßend, angstlösend, muskelentspannend, antikonvulsiv und anterograd amnestisch. Hieraus ergeben sich auch die wichtigsten akuten Nebenwirkungen wie kognitive Einschränkungen, eine v. a. im Alter erhöhte Sturzgefahr und das Risiko von Überdosen in Verbindung mit anderen zentral dämpfenden Substanzen.

17.4 Klinik

17.4.1 Benzodiazepine und Z-Substanzen

Klinisch wird die relativ häufige „Niedrigdosisabhängigkeit" von der seltenen „Hochdosisabhängigkeit" unterschieden. Eine **Niedrigdosisabhängigkeit** liegt vor bei Problemen mit einer längerfristigen Einnahme von therapeutischen oder sogar tieftherapeutischen Dosen von BZD ohne Dosissteigerung durch die Betroffenen. Manchmal wird die tägliche Einnahme einer Diazepamäquivalenzdosis von bis zu 20 mg zur Abgrenzung herangezogen. Dieser Wert ist allerdings eine mehr oder weniger willkürliche Festlegung, da die therapeutischen Dosen für manche Präparate darüber liegen (> Tab. 17.3). Beide Formen der Abhängigkeit können überlappen und ineinander übergehen. Der Begriff der Niedrigdosisabhängigkeit ist jedoch unglücklich gewählt und teilweise irreführend. In der Regel erfüllt diese Patientengruppe nicht die formalen Kriterien der Abhängigkeit nach ICD-10 oder DSM-V und unterscheidet sich auch im Konsummuster. Entzugssymptome sind oft die einzigen Symptome einer solchen BZD-gebundenen Störung. Vermutlich wäre es daher korrekter, von einer Störung durch Einnahme therapeutischer Dosen zu sprechen als von einer Abhängigkeit. Aus dem gleichen Grund wird im englischen Sprachgebrauch zwischen „dependence" und „addiction" durch BZD unterschieden. Da der Begriff der Niedrigdosisabhängigkeit sich im deutschen Sprachgebrauch jedoch etabliert hat, wird er in diesem Kapitel beibehalten.

Die Niedrigdosisabhängigkeit kann sich vergleichsweise rasch innerhalb weniger Wochen einstellen, daher sollte die Behandlungsdauer in der Regel auf maximal 4–8 Wochen begrenzt sein und in möglichst niedriger Dosierung erfolgen. Es handelt sich typischerweise um eine „iatrogene" Abhängigkeit, bei der das BZD ursprünglich zur Behandlung einer Schlaf- oder Angststörung eingesetzt wird. Die Verschreibung wird dann über den empfohlenen Zeitraum

Tab. 17.3 Charakteristika von Niedrigdosis- und Hochdosisabhängigkeit

	Niedrigdosisabhängigkeit	Hochdosisabhängigkeit
Durchschnittliche Tagesdosis	therapeutische oder sogar tieftherapeutische Dosierungen	Deutliches Überschreiten der therapeutischen Dosis
Typischer Patient	ältere Personen, Frauen, Personen mit Schlaf- oder Angststörungen, Personen mit chronischen Schmerzen	oft Polysubstanzgebrauchende, Patienten in opioidgestützter Behandlung
Einnahmemotive	Behandlung der ursprünglichen Symptomatik, z. B. Schlafinduktion	High-Erleben, Milderung negativer Stimulanzieneffekte, Selbstmedikation von Schlafstörungen, Angst oder posttraumatischen Symptomen
Applikationsweg	oral	meist oral, aber auch nasal oder intravenös
Gebrauch anderer Substanzen	selten, ggf. Alkohol	häufig Opioide, Stimulanzien
Entstehung	iatrogen	auf dem Boden anderer Abhängigkeitserkrankungen in vulnerablen Populationen
Bezugsquelle	Verschreibung durch Arzt	oft Schwarzmarkt, „Doctor-Shopping"
Psych. Komorbidität	Depression, Angststörungen	Abhängigkeitserkrankungen, Angststörungen, PTSD
Häufig gebrauchte Substanzen	Lorazepam, Oxazepam, Zolpidem, Triazolam, Alprazolam, Bromazepam	Diazepam, Flunitrazepam, Midazolam, Alprazolam
Überdosis	selten bis nie	Risiko vorhanden
Entzugssymptome	vorhanden	vorhanden
Häufigkeit	häufig	selten
Einnahmemuster	dauerhaft	dauerhaft oder episodisch

hinaus fortgeführt, aufgrund der zu Beginn hervorragenden Wirksamkeit gegen die Beschwerden nicht selten auf Drängen der Patienten selbst. Es ist daher wichtig, die Patienten über das Abhängigkeitsrisiko aufzuklären und die Behandlung möglichst kurz zu halten. BZD-freie Intervalle können ebenfalls helfen, einer Abhängigkeit vorzubeugen.

Bei hochdosisabhängigen Patienten am anderen Ende des Spektrums handelt es sich häufig um Menschen, die mehrere Substanzen gebrauchen bzw. mehrere Abhängigkeitssyndrome aufweisen. Allerdings sind auch Mono-Abhängigkeiten im Hochdosisbereich beschrieben. Im Gegensatz zur vorgenannten Gruppe können bei diesen Patienten alle Klassifikationskriterien der substanzgebundenen Störungen erfüllt sein. Die **Hochdosisabhängigkeit** geht oft mit einer markanten Dosissteigerung einher. Um an die teils hohen Mengen des eingenommenen Präparats zu kommen, werden die BZD mitunter auf dem Schwarzmarkt erworben oder Verordnungen von mehreren, auch wechselnden Ärzten eingeholt (sog. Doctor-Shopping). Das Gebrauchsmuster kann dabei neben den hohen Dosen durch eine nasale oder injizierte Einnahme mit dem Ziel des Erreichens eines „Flashs" oder der Abmilderung negativer Effekte anderer Substanzen (v. a. Stimulanzien) gekennzeichnet sein (Vogel et al. 2013). Typischerweise werden von den Patienten zu diesem Zweck rasch anflutende Präparate eingesetzt. Obwohl die Studienlage nicht eindeutig ist, deutet die Mehrzahl der Untersuchungen darauf hin, dass der Gebrauch von Benzodiazepinen durch opioidabhängige Menschen mit schlechteren Behandlungsergebnissen einer opioidgestützten Behandlung sowie einem erhöhten Überdosis- und Mortalitätsrisiko verbunden ist (Macleod et al. 2019; Votaw et al. 2019). Befunde einer verminderten Lebensqualität sind aber möglicherweise eher auf komorbide psychiatrische Störungen zurückzuführen (Meyer et al. 2023). Neben der erwähnten Euphorie werden BZD in dieser Patientengruppe aber auch aus diversen (selbst-)therapeutischen Motiven eingenommen, z. B. bei Angststörungen, depressiven Symptomen oder Schlafstörungen (Vogel et al. 2013). Entzugssymptome von BZD sind bei hochdosisabhängigen Patienten in der Regel vorhanden, jedoch gibt es auch Patienten mit dem Verhaltensmuster der Hochdosisabhängigkeit, starkem Craving und zwanghafter Einnahme, die keine physische Abhängigkeit aufweisen (➤ Tab. 17.3).

MERKE

Klinisch wird die Niedrigdosisabhängigkeit von der Hochdosisabhängigkeit unterschieden. Während die von der ersten Form betroffene Gruppe therapeutische Dosen einnimmt und Entzugssymptome oft die einzigen Abhängigkeitssymptome sind, liegen die Dosen bei der zweiten Gruppe deutlich höher und alle Kriterien einer Abhängigkeitserkrankung können erfüllt sein.

Die längerfristige Einnahme von BZD ist mit gegenregulatorischen neuroadaptiven Prozessen verbunden, die sowohl zu einer Abnahme der Rezeptorendichte als auch funktionellen Änderungen des GABAA-Rezeptors, z. B. der Subtypenzusammensetzung, führen können (Gravielle 2016). Diese Umstellungen scheinen der physischen Abhängigkeit zugrunde zu liegen. Das **Absetzen einer Benzodiazepinmedikation** kann, sowohl bei der Niedrig- als auch der Hochdosisabhängigkeit, zu spezifischen und mitunter gefährlichen Symptomen führen. Diese werden in drei Kategorien unterteilt, die klinisch überlappen können:

17

Rückfallsymptome, Reboundsymptome oder „echte" Entzugssymptome (Schweizer un Rickels 1998). Bei Rückfallsymptomen handelt es sich um ein erneutes Auftreten der Symptomatik (z.B. Unruhe, Angst oder Schlaflosigkeit), die zur Behandlung geführt hat. Solche Symptome werden als Reboundsymptome bezeichnet, wenn sie in stärkerem Ausmaß als vor Beginn der Behandlung auftreten. Rebound wurde vorwiegend für Schlaflosigkeit und Angst beschrieben, mitunter schon nach einer Einnahmedauer von einigen Tagen (Lader 2011). Reboundsymptome sind auch nach einem längeren Zeitraum von einem Jahr nachgewiesen worden (Rickels et al. 1993).

„Echte" **Entzugssymptome** im engeren Sinn sind hingegen Symptome, die vor der Behandlung nicht bestanden. Sie können nicht nur bei abruptem Absetzen der BZD auftreten, sondern auch bei graduellem Abbau. Entzugssymptome treten dabei meistens nach mehrmonatiger Einnahme von BZD auf, bei 15–30 % der Patienten jedoch auch schon nach 4–6 Wochen (Lader 1998). Je nach Halbwertszeit des eingenommenen Präparats treten diese Symptome nach einem Intervall von wenigen Stunden bis mehreren Tagen auf und dauern zwischen einer und sechs Wochen an, manchmal auch Monate oder Jahre (v.a. Schlafstörungen; Schweizer und Rickels 1998). Die Wahrscheinlichkeit des Auftretens, weniger jedoch die Ausprägung des Entzugssyndroms, hängt mit der Dauer der Einnahme und der eingenommenen Menge zusammen (Lader 1987). Dabei helfen vor allem der Zeitpunkt des Auftretens und die Dauer dabei, Entzugssymptome von einer vorbestehenden Angstsymptomatik zu unterscheiden. Einige Patienten erleben auch nach jahrelanger Einnahme hoher Dosen keinerlei Entzugssymptomatik (Lader 2011).

Eine prospektive skandinavische Studie untersuchte einen **graduellen Abbau** mit anschließender Nachbeobachtung über einen Zeitraum von 50 Wochen und fand vier charakteristische Ablaufmuster (Vikander et al. 2010):

- Allmähliche Abnahme über 50 Wochen
- Ausgeprägtere Symptome zu Beginn des Abbaus und Abnahme nach dem Abbau
- Ein Anstieg der Ausprägung vier Wochen nach Beendigung des Abbaus
- Keine Änderung der Symptomatik über 50 Wochen

Das Benzodiazepin-Entzugssyndrom kann in Art und Ausprägung individuell erheblich variieren. Es umfasst ein buntes Symptombild, das der Alkoholentzugssymptomatik ähnelt, bei der ebenfalls das GABAerge System beteiligt ist. Im Verlauf des Entzugssyndroms können die Symptome stark fluktuieren (Schweizer und Rickels 1998). Die wichtigsten Entzugssymptome und ihre Häufigkeiten können ➤ Tab. 17.4 entnommen werden.

Teil der Abhängigkeitssymptomatik ist die **Toleranzentwicklung,** die vorliegt, wenn bei längerfristiger Einnahme von BZD spezifische Wirkungen nachlassen. Die Toleranzentwicklung ist für verschiedene Effekte unterschiedlich ausgeprägt, was vermutlich mit der regionalspezifischen Verteilung der $GABA_A$-Rezeptoren im Gehirn sowie ihrer jeweiligen Zusammensetzung aus unterschiedlichen Untereinheiten zusammenhängt (Castellano et al. 2021). So entwickelt sich Toleranz eher für die sedierenden, schlafanstoßenden und antikonvulsiven Effekte, weniger für die anxiolytische und amnestische Wirkung der BZD (Lader 2011). Die schlafanstoßende Wirkung verliert sich meist innerhalb weniger Wochen. Trotzdem berichten Patienten mit Schlafproblemen häufig über eine anhaltende Effektivität, was aber auch auf die Unterdrückung von

Tab. 17.4 Benzodiazepin-Entzugssyndrom (nach Lader 2011; Laux und Konig 1987; Schweizer und Rickels 1998)

Psychisch	%	Körperlich	%
Schlafstörungen	71–74	Muskelschmerzen/-steifigkeit	49
Angst	49–56	Tremor	38–46
Stimmungsschwankungen, Reizbarkeit	49	Schwitzen	22–44
Wahrnehmungsänderungen (z.B. metallischer Geschmack)	> 24	Überempfindlichkeit (gegen Geräusche, Licht, Berührung, Schmerz, Gerüche)	> 38
Depersonalisations-, Derealisationserleben	24	Kopfschmerzen	38
psychomotorische Unruhe		Übelkeit, Erbrechen, Appetitverlust	36
Müdigkeit, Antriebslosigkeit		Tachykardie, Palpitationen	34
Verwirrung		Schwindel	34
Konzentrations-, Gedächtnisstörungen		Missempfindungen	22
Halluzinationen, Illusionen		Sehstörungen	20
paranoide Vorstellungen		Kreislaufstörung (Hypotonie)	10
andere Psychosen		Delir	7
		Krampfanfälle (Grand mal)	2
		Durchfall	

Rebound- oder Entzugssymptomen zurückzuführen sein könnte (Ashton 2005).

Im Rahmen der Diagnostik einer Störung durch Sedativa und Hypnotika sollten aufgrund ihres gehäuften Auftretens sowie der Bedeutung für Verlauf und Therapie grundsätzlich komorbide körperliche und psychische Störungen mit erhoben werden. Auch die S3-Leitlinie zu medikamentenbezogen Störungen empfiehlt dieses Vorgehen (DG-Sucht 2020).

17.4.2 Andere Sedativa

Barbiturate

Die Barbiturate waren als wichtigste Sedativa und Hypnotika die Vorläufer der BZD und wurden durch diese weitgehend abgelöst. Sie haben eine erheblich geringere therapeutische Breite und können in höheren Dosierungen zu tödlichen Atemlähmungen sowie Herz-Kreislauf-Versagen führen. Im Gegensatz zu BZD wirken sie agonistisch am GABAA-Rezeptor und damit unabhängig vom Vorhandensein von GABA am Rezeptor. Daneben wirken sie hemmend auf glutamaterge Rezeptoren. Es gibt keinen spezifischen Antagonisten. Sie werden über das CYP450-System abgebaut und können eine erhebliche Enzyminduktion nach sich ziehen, was ihr großes Interaktionspotenzial mit anderen Arzneimitteln wie Antikoagulanzien, Antikonvulsiva, bestimmten Antibiotika oder Steroidhormonen (Empfängnisverhütung!) erklärt. Hauptsächlich betroffen sind CYP 1A2, 2C9, 2C19 und 3A4.

Barbiturate wirken sedierend bis hin zur Narkose und antikonvulsiv. Sie werden heute in der Regel nur noch als Medikament der zweiten oder dritten Wahl in der **Epilepsietherapie** eingesetzt sowie in der **Anästhesie oder Intensivmedizin.** Eine Anwendung als Schlafmittel ist obsolet. Die beiden wichtigsten Vertreter sind das langwirksame Phenobarbital und das kurzwirksame Thiopental. Aufgrund ihrer euphorisierenden Eigenschaften werden sie auch zur Erlangung eines „High“ eingesetzt. Barbiturate besitzen ein erhebliches Abhängigkeitspotenzial. Besonders gefährdet sind medizinisch tätige Personen sowie Polysubstanzgebrauchende, die Barbiturate manchmal auch zur Milderung unerwünschter Stimulanzienwirkungen einsetzen. Bei Absetzen kann es zu starken Rebound-Phänomenen, insbesondere Schlafstörungen, kommen, die eine erneute Einnahme zur Unterdrückung dieser Symptome nach sich ziehen. Das Entzugssyndrom ist durch eine zentrale Übererregbarkeit, Tremor, Übelkeit, Schlafstörungen, Krampfanfälle bis hin zum Delir gekennzeichnet. Die Ausprägung des Entzugssyndroms ist abhängig von Dauer und Menge der Einnahme sowie der Schwere der Abhängigkeit.

γ-Hydroxybuttersäure (GHB/GBL)

Bei γ-Hydroxybuttersäure (auch 4-Hydroxybutansäure, GHB, „Liquid Ecstasy“) handelt es sich um eine kurzkettige Fettsäure, die auch endogen vom menschlichen Körper produziert wird. Sie ist sowohl Vorläufer als auch Metabolit von GABA. γ-Butyrolacton (GBL) ist ein Vorläuferstoff von GHB, der als Lösungsmittel verwendet und erhältlich ist. Er wird im Körper rasch zu GHB umgewandelt. GHB ist als Salz (Natriumoxybat) zur Behandlung der Narkolepsie zugelassen. Es ist geruchs- und farblos, schmeckt aber seifig oder salzig (Natriumoxybat) und wird deshalb von Konsumierenden oft geschmacksintensiven Flüssigkeiten beigemischt. GHB ist Agonist an einem GHB-Rezeptor. Die **Hauptwirkung** erfolgt jedoch über eine Aktivierung des GABAB-Rezeptors in höheren Dosen. Die von Konsumierenden erwünschten Effekte umfassen Euphorie, Sedation, Enthemmung, sexuelle Erregungssteigerung sowie eine, allerdings umstrittene, Freisetzung von Wachstumshormonen. **Nebenwirkungen** beinhalten Übelkeit und Erbrechen, Wahnvorstellungen, Krampfanfälle, Bradykardie und Blutdruckabfall, Hypothermie, Atemdepression und Koma. Überdosen kommen vor und können bei sehr hohen Dosen zum Tod führen. Bei Kombination mit anderen atemdepressiven Substanzen reichen auch niedrigere Plasmaspiegel aus. GHB wird aufgrund der Sedation und oftmals bestehender retrograder Amnesie auch als sogenannte Date-Rape-Droge eingesetzt. Die enthemmenden Eigenschaften erklären den Gebrauch im Kontext von „Chemsex“. Die Nachweisbarkeit wird erschwert durch das kurze Zeitfenster von etwa 6 Stunden, während derer GHB in Plasma und Urin messbar ist, sowie dem endogenen Vorkommen von GHB. Die Halbwertszeit von GHB ist mit 0.5–1 h kurz (White 2016).

Die **GHB-Überdosierung** sollte rasch und unter medizinischer Aufsicht behandelt werden, um Komplikationen wie Atemdepression, Krampfanfällen und Koma vorzubeugen. Eine intensivmedizinische Betreuung kann notwendig werden. Es gibt kein Antidot. Flumazenil ist nicht als Antidot geeignet, mit Ausnahme des Vorliegens einer Mischintoxikation mit BZD.

Bei regelmäßiger Zufuhr höherer Dosen kommt es zur Toleranzentwicklung und bei Absetzen zu einem mitunter ausgeprägten **Entzugssyndrom.** Dieses ist geprägt von Schlafstörungen, Halluzinationen, Verfolgungsideen, Angst, Agitation, Verwirrtheit, Tremor und Krampfanfällen. Das Entzugssyndrom tritt in einem Zeitraum von bis zu 12 Stunden nach Letztkonsum auf und kann zwischen wenigen Tagen und 3 Wochen anhalten. Zur Behandlung der Entzugssymptome eignen sich in erster Linie pharmazeutisches GHB (Natriumoxybat), in zweiter Linie auch BZD (z. B. Diazepam, Oxazepam; Nijmegen Institute for Scientist-Practitioners in Addiction 2013). Bei Komplikationen wie Halluzinationen oder Delir können Antipsychotika eingesetzt werden. Bei Monokonsumierenden ohne komorbide Substanzabhängigkeit und Einnahme moderater Dosen (unter 17 g/d) kann eine Entzugsbehandlung ambulant erfolgen, bei Einnahme höherer Dosen sowie komorbider Abhängigkeitserkrankung, insbesondere von Alkohol, ist eine stationäre Behandlung zu empfehlen.

Clomethiazol

Clomethiazol ist ein Thiazolderivat, das ebenfalls über das GABAerge System wirkt. In niedrigeren Konzentrationen scheint es ähnlich wie die BZD die Wirkung von GABA zu verstärken, während es in hohen Dosen eine direkte aktivierende Wirkung am GABAA-Rezeptor besitzt. Es gibt auch Hinweise auf eine antiinflammatorische Wirkung, die unabhängig von GABA zu sein scheint. Clomethiazol wird in hohem Ausmaß über die Leber metabolisiert, wobei vor allem CYP2A6 und CYP3A4/5 von Bedeutung sind. Die Halbwertszeit beträgt ca. 4 Stunden, kann jedoch bei älteren Patienten oder solchen mit eingeschränkter Leberfunktion bis auf 9 Stunden ansteigen. Clomethiazol wird aufgrund seiner sedierenden, antiepileptischen Wirkkomponente im Wesentlichen zur **Behandlung des Alkoholentzugssyndroms** und seiner Komplikationen (Delir, Krampfanfälle) eingesetzt, seltener auch zur Behandlung von Agitation oder Schlafstörungen in der Alterspsychiatrie. Während der Behandlung können vor allem nach intravenöser Gabe Blutdruckabfälle und Atemdepression auftreten. Eine Kombination mit anderen atemdepressiven Substanzen, insbesondere Benzodiazepinen, ist daher zu vermeiden und eine Gabe bei respiratorischer Einschränkung äußerst zurückhaltend durchzuführen. Eine weitere wichtige unerwünschte Wirkung ist die Hypersekretion. Aufgrund der Gefahr einer Abhängigkeitsentwicklung sollte Clomethiazol innerhalb von 14 Tagen ausgeschlichen werden.

Antihistaminika

Diese Substanzgruppe entfaltet ihre Wirkung durch den Antagonismus an zentralen H1-Rezeptoren. Bekannte Vertreter sind Diphenhydramin, Doxylamin und Promethazin. Die Metabolisierung erfolgt bevorzugt über CYP2D6. Die schlafinduzierende und sedierende Wirkung ist geringer als bei BZD, trotzdem sind Kombinationen mit zentral dämpfenden Arzneimitteln und Alkohol zu vermeiden. In Einzelfällen wurden Abhängigkeitsentwicklungen beschrieben, dieses Potenzial ist jedoch deutlich geringer als bei den BZD.

Orexin-Antagonisten

Der Orexin-Antagonist Daridorexant ist seit Kurzem in Deutschland und der Schweiz verschreibungsfähig. Orexine sind endogene Liganden, die über Bindung an die Orexinrezeptoren 1 und 2 die Wachheit stimulieren. Daridorexant ist ein „DORA" (dual orexin receptor antagonist), weil es beide Rezeptoren blockieren kann. In den bisher nur kurzen klinischen Erfahrungen mit diesem Wirkstoff zeigt sich eine relativ gute Verträglichkeit (Dutta et al. 2023). Nach dreimonatigem Gebrauch wurden keine Entzugssymptome beobachtet, wohl aber Rebound-Insomnie. Fallberichte zur Entwicklung einer Abhängigkeit liegen zumindest bisher nicht vor, allerdings zeigten sich in einem RCT ein dosisabhängiges „drug-liking" und insgesamt leicht ausgeprägte positiv verstärkende Effekte (Ufer et al. 2022). Schlussendlich müssen trotz der insgesamt vielversprechenden Ergebnisse weitere Erfahrungen abgewartet werden, um das Abhängigkeitspotenzial abschließend beurteilen zu können.

17.5 Psychiatrische, neurologische und internistische Folgeschäden

Nicht jeder Patient, der langfristig BZD einnimmt, entwickelt auch Folgeschäden. Genaue Zahlen, wie viele Patienten betroffen sind, liegen in der Regel auch nicht vor. Während einige der kurzfristigen Wirkungen durch Toleranzentwicklung abgeschwächt werden können, persistieren andere oder treten im Verlauf neu auf. Dabei können Nebenwirkungen zu jedem Zeitpunkt im Verlauf einer Behandlung erstmals auftreten. Grundsätzlich ist bei einer Langzeiteinnahme von BZD auch mit allen bereits erwähnten akuten Nebenwirkungen zu rechnen. Wichtigste negative Komplikation des Langzeitgebrauchs ist sicherlich die oben beschriebene Entwicklung einer psychischen und/oder körperlichen Abhängigkeit und den damit verbundenen Komplikationen wie Entzugssymptomen oder Toleranzentwicklung.

Grundsätzlich weisen Menschen, die BZD langfristig einnehmen, gegenüber solchen ohne BZD-Gebrauch physische und psychische Einschränkungen auf. Aufgrund der vielfältigen anderen Einflussfaktoren und der zur ursprünglichen BZD-Verschreibung führenden Symptomatik sind Studien zur Kausalität jedoch schwer durchführbar.

Unbestritten sind **kognitive und mnestische Beeinträchtigungen** unter der unmittelbaren Wirkung von BZD. Solche Beeinträchtigungen können aber auch bei längerfristiger Einnahme weiterhin vorkommen und v. a. beim Vollbild der Hochdosisabhängigkeit (Toleranzentwicklung mit zum Teil massiver Dosissteigerung) ein beträchtliches Ausmaß annehmen. Sie scheinen sich nach Absetzen der BZD zurückzubilden, sind jedoch zum Teil auch nach einem Zeitraum von 6 Monaten noch nachweisbar (Barker et al. 2004). Unklar ist bislang, ob insbesondere nach einer Hochdosisabhängigkeit andauernde neuropsychologische Beeinträchtigungen persistieren können oder sich die

Patienten wieder vollständig erholen. Bis heute gibt es keine eindeutigen Belege für anhaltende neuropsychologische Folgeschäden des Langzeitgebrauchs.

Dies trifft auch für die Frage einer ursächlichen Rolle von BZD in der Pathogenese einer **Demenz** im engeren Sinne zu (Zhong et al.2015). Die bereits erwähnten Schwierigkeiten für den Nachweis der Kausalität sind auch hier anzuführen. So werden BZD wahrscheinlich in der Prodromalphase einer demenziellen Erkrankung vermehrt verordnet. Insgesamt ist die Evidenz zum jetzigen Zeitpunkt nicht eindeutig. Einige neuere Studien deuten jedoch eher darauf hin, dass es keinen kausalen Zusammenhang zwischen der Einnahme von BZD und der Entwicklung einer demenziellen Erkrankung gibt (Imfeld et al. 2015; Zhang et al. 2016). Hier ist insbesondere der fehlende Nachweis eines Dosis-Wirkungs-Zusammenhangs zu erwähnen, also beispielsweise eines gesteigerten Risikos bei Einnahme höherer Dosen im Vergleich zu geringeren (Gray et al. 2016), der bei einer kausalen Beziehung zu erwarten wäre.

Hochdosisabhängige Patienten berichten häufig über wiederholte BZD-induzierte **anterograde Amnesien.** Die so entstehenden „Lücken" in der Autobiografie können bei solchen Patienten für erhebliche Verunsicherung sorgen. Gut denkbar, aber nicht bewiesen, ist, dass eine solcherart gestörte Autobiografie über die Jahre zur Entwicklung einer andauernden Persönlichkeits- oder Verhaltensstörung beitragen kann. Diese Amnesien stellen für manche Patienten auch eine wichtige Veränderungsmotivation für einen Abbau oder eine Entzugsbehandlung dar.

MERKE

Zum jetzigen Zeitpunkt gibt es keine eindeutigen Hinweise für einen kausalen Zusammenhang zwischen der Einnahme von BZD und der späteren Entwicklung einer demenziellen Erkrankung. Kognitive Einschränkungen und Amnesien sind jedoch häufig eine wichtige Veränderungsmotivation für die Betroffenen.

Bei schweren Formen der Benzodiazepinabhängigkeit sind wiederholte Intoxikationen ein Risiko mit dem Potenzial für Folgeschäden. Insbesondere schwere Mischintoxikationen (v. a. mit Alkohol, Opioiden, oder GHB/GBL), die mit Koma, schweren Hypoxämien, ARDS oder Rhabdomyolysen einhergehen, können zu mehr oder weniger schweren internistischen und neurologischen Dauerschäden führen.

Andere Folgeschäden des Langzeitgebrauchs werden postuliert und kontrovers diskutiert, die Evidenz ist aber noch unzureichend. Hier ist insbesondere eine gewisse „emotionale Abstumpfung" zu erwähnen, die manchmal bei langzeiteinnehmenden Patienten zu beobachten ist, jedoch nach Reduktion oder Entzug wieder vollständig verschwindet.

17.6 Psychotherapie

Angesichts der Verbreitung des BZD-Gebrauchs erstaunt die vergleichsweise magere wissenschaftliche Evidenz zu verschiedenen Therapieansätzen. Grundsätzlich sollten aber psychotherapeutische und pharmakologische Therapieansätze (im Wesentlichen ein allmählicher Abbau der BZD) in der Behandlung der BZD-Abhängigkeit gemeinsam eingesetzt werden. Psychotherapeutische Techniken können nicht nur in der Behandlung der Abhängigkeit im engeren Sinne, sondern auch begleitender Entzugssymptome wie Angst, Depression oder Schlaflosigkeit sowie den der Verschreibung zugrundeliegenden komorbiden Störungen angezeigt sein.

Die BZD-Abhängigkeit wird in der Regel ambulant behandelt. Es gibt jedoch Situationen, in denen eine **stationäre Aufnahme** angezeigt sein kann. Hierzu gehören vorbekannte Komplikationen wie entzugsepileptische Anfälle oder Delir oder die Einnahme sehr hoher Dosen von BZD bei gleichzeitig bestehendem Wunsch nach vollständigem Abbau innerhalb weniger Wochen. Auch gescheiterte ambulante Entzugsversuche sowie ausgeprägte psychische Komorbiditäten wie Psychosen, schwere affektive Störungen oder andere Abhängigkeitserkrankungen (v. a. Alkoholabhängigkeit) können die Indikationsstellung zur stationären Aufnahme rechtfertigen.

Die **Therapieziele** müssen, wie bei anderen Abhängigkeitserkrankungen auch, individuell mit dem Patienten vereinbart werden. In der Regel werden Abstinenz und kompletter Abbau von BZD das erste Ziel sein. Das Ziel kann aber je nach Verlauf und Ausgangssituation auch in einer Dosisreduktion, einer Umstellung auf Präparate mit weniger UAW oder der Sistierung des Konsums nicht verordneter BZD bestehen.

Im Bereich der Grundversorgung haben vor allem Studien aus dem angelsächsischen Raum die Wirksamkeit von **Kurzinterventionen** verbunden mit allmählicher Dosisreduktion gerade bei Risikokonsum und Niedrigdosisabhängigkeit belegen können (Parr et al. 2009). Solche Kurzinterventionen reichen in ansteigender Wirksamkeit von dem Versand eines Briefs mit dem Vorschlag der Sistierung der Einnahme mit oder ohne Angebot einer ärztlichen Konsultation, über ein ärztliches Gespräch mit dem Rat zum BZD-Abbau mit oder ohne Abgabe eines schriftlichen Selbsthilfemanuals, bis hin zu strukturierten ärztlichen Gesprächen mit graduellem Abbau. Diese Gespräche umfassen in der Regel **psychoedukative Aspekte** wie die Information über Abhängigkeit und Entzugssymptome, die erwähnten Nebenwirkungen insbesondere kognitive Einschränkungen oder Stürze, Ermutigung zur Dosisreduktion sowie Anweisungen zur Verbesserung der Schlafhygiene bei Patienten mit zugrunde liegender Insomnie. Jede der erwähnten Interventionen scheint die Erfolgsquote für eine Abstinenz nach 12 Monaten zu verbessern, die ohne Intervention bei unter 10 % liegt. Strukturierte ärztliche Gespräche verbunden mit allmählicher BZD-Reduktion steigern die Erfolgschancen auf etwa 45 % nach 12 Monaten (Vicens et al. 2014). Dabei scheint es von untergeordneter Bedeutung zu sein, ob die Patienten nach dem strukturierten Erstgespräch Folgetermine mit direktem Kontakt zum Arzt wahrnehmen oder schriftliche Instruktionen mit einem individualisierten Abbauschema erhalten. Während der Versand eines Briefs mit dem Vorschlag der Reduktion zwar kosteneffektiv sein mag, sind die Erfolgschancen doch so gering, dass sie im suchtmedizinischen Setting zugunsten anderer Methoden nicht angewandt werden sollten.

Die höchsten Erfolgschancen und die beste Evidenz liegen für die **kognitive Verhaltenstherapie (KVT)** in Verbindung mit graduellem Dosisabbau vor. Ein systematisches Review fand Erfolgsquoten von 65–85 % für eine Abstinenz bei älteren Patienten (Gould et al. 2014). Ein kürzlich erschienenes Cochrane-Review zeigte eine Verbesserung der Erfolgschancen für den Totalabbau um 40–50 % gegenüber Dosisabbau allein nach 4 Wochen bzw. 3 Monaten, die Ergebnisse für längere Zeiträume waren aber uneinheitlich (Darker et al. 2015). Gleiches gilt, wenn als Endpunkt eine Dosisreduktion statt der erreichten Abstinenz gewählt wurde. Die KVT ist psychotherapeutische Intervention der Wahl bei der Behandlung der BZD-Abhängigkeit und kann bereits in der Entzugsphase eingesetzt werden (DG-Sucht 2020). Ihr Einsatz scheint besonders vorteilhaft zu sein bei Patienten, die unter Insomnie oder Angststörungen leiden (Chapoutot et al. 2021). Sie ist sowohl im Einzel-, als auch im Gruppensetting wirksam. Wie in der Therapie anderer Abhängigkeiten auch umfasst sie psychoedukative Anteile, Verhaltensanalysen, Elemente zu Rückfallprävention und Umgang mit Craving, sowie Problemlösungstraining und spezifische Ansätze für komorbide Störungen (z. B. Schlafrestriktion bei Insomnie). Die KVT wird an anderer Stelle detaillierter beschrieben. Unseres Wissens gibt es zurzeit noch keine manualbasierten KVT-Interventionen zur BZD-Abhängigkeit in deutscher Sprache. Es bleibt abzuwarten, ob sich internetbasierte KVT ebenfalls als effektiv erweisen wird. Während solche Interventionen gut akzeptiert werden, sind die Teilnahmeraten oft unzureichend (Parr et al. 2011). Eine kürzlich publizierte randomisierte Studie zur Beendigung einer Langzeitbehandlung mit BZD bei Insomnie erbrachte keinen Benefit einer zusätzlichen eingebetteten internetbasierten KVT gegenüber der üblichen Behandlung in der Hausarztpraxis (Coteur et al. 2023).

Auch die **motivationale Gesprächsführung** wird in der Behandlung der BZD-Abhängigkeit eingesetzt. Sie erbrachte aber in dem bereits erwähnten Cochrane-Review uneindeutige Ergebnisse (Darker et al. 2015). Der Einsatz motivationaler Gesprächstechniken sowohl zu Beginn als auch im Verlauf begleitend zur graduellen Dosisreduktion hat sich klinisch aber eindeutig bewährt (DG-Sucht 2020). Aufgrund seiner einfachen, kurzfristigen und breiten Anwendbarkeit und der Unabhängigkeit von spezifischen Settings ist die motivationale Gesprächsführung durchaus zu empfehlen.

Für andere psychotherapeutische Interventionen besteht kaum Evidenz. Entspannungstechniken alleine sind ebenfalls wenig hilfreich, können aber zusammen mit gradueller Dosisreduktion und verhaltenstherapeutischen Ansätzen sinnvoll sein, insbesondere bei komorbider Angst oder Insomnie, die auch als Entzugssymptome im Laufe der Behandlung auftreten können. Die Anwendung von Kontingenzmanagement kann kurzfristig unterstützend sein, die Nachhaltigkeit ist aber fraglich (Stitzer, Iguchi und Felch 1992).

MERKE

Die beste Evidenz für eine psychotherapeutische Intervention bei BZD-abhängigen Personen liegt für die kognitive Verhaltenstherapie vor. Sie kann auch zur Behandlung komorbider Störungen oder auftretender Entzugssymptome, z. B. Angst oder Insomnie, eingesetzt werden.

17.7 Pharmakotherapie

Nicht jeder Patient, der eine Niedrigdosisabhängigkeit aufweist, muss zwingend die BZD entziehen. Die Entscheidung für einen Entzug sollte immer Risiken und Nutzen für den Patienten berücksichtigen. Sind die Probleme im Rahmen der BZD-Einnahme gering und ist gleichzeitig ein langer, mit erheblichen Symptomen einhergehender und möglicherweise auch komplikationsreicher Entzug zu erwarten, so kann eine Beibehaltung der Langzeitverschreibung von BZD sinnvoll sein (Joughin et al. 1991). Es gibt keine festgelegten Kriterien, um diese Entscheidung zu erleichtern, im klinischen Alltag hat es sich aber bewährt, folgende **Punkte** einzubeziehen:

- Motivation und Fähigkeiten des Patienten zu einer Veränderung
- Toleranzentwicklung, Reboundsymptome, Entzugssymptome
- Folgeerscheinungen und Nebenwirkungen der BZD-Einnahme (und Risiko für deren Entwicklung)
- Alter des Patienten
- Allgemeinzustand des Patienten
- Zahl der (misslungenen) vorgängigen Entzugsversuche
- Behandelbarkeit der gesicherten oder vermuteten Grundstörung

Vor- und Nachteile einer Umstellung oder eines Abbaus müssen stets sorgfältig abgewogen werden. Sind die Patienten mit der BZD-Medikation gut eingestellt, das heißt vernünftige Dosierungen, gute Wirkung, keine unerwünschten Wirkungen, so muss die Medikation nicht unbedingt geändert werden. Das Vorhandensein einer körperlichen Abhängigkeit mit den entsprechenden Entzugssymptomen ist zwar unangenehm, aber keine zwingende Indikation für einen BZD-Abbau, wenn beispielsweise die behandelte Grunderkrankung (z. B. Angststörung) hiermit gut eingestellt ist.

Gibt es aber Probleme mit der Dosierung, mit übermäßiger Tagessedation, kognitiven Beeinträchtigungen und insbesondere mnestischen Störungen, so ist eine sorgfältige **Neuevaluation der Indikation** angezeigt. Im höheren Alter muss auch die etwas erhöhte Sturzneigung berücksichtigt werden. Je nach Grunderkrankung oder komorbider Störung kann eine Umstellung auf oder Ergänzung mit Antidepressiva, Antipsychotika oder Antiepileptika Sinn machen. Eventuell könnten auch andere Sedativa geprüft werden.

Ist ein Patient motiviert, seinen Langzeitgebrauch von Benzodiazepinen aufzugeben, sollte eine Entzugsbehandlung geplant und durchgeführt werden. Im stationären Setting können BZD-Entzüge rascher als ambulant durchgeführt werden. So ist es meist möglich, auch hohe Dosierungen innerhalb von 4–6 Wochen abzubauen. Dabei gilt es, die bisherigen Erfahrungen des Patienten mit Entzugsbehandlungen und seine Motivation zu berücksichtigen und im Verlauf zu prüfen. In der Regel wird der Entzug jedoch ambulant durchgeführt werden.

Bei zu raschem Abbau können starke Entzugssymptome auftreten. Rebound-Symptome wie Angst und Schlafstörungen können stärker ausgeprägt als vor Behandlungsbeginn mit BZD auftreten und auch über längere Zeit andauern. Beide Symptomgruppen gehen mit einer erhöhten Gefahr des Therapieabbruchs einher. Aus diesem Grund ist ein sorgfältiges und geduldiges Ausschleichen möglichst unter Vermeidung von Entzugs- bzw. Rebound-Symptomen wichtig. Eine Übersicht des Vorgehens bei der Behandlung von Menschen mit BZD-gebunden Störungen ist ➤ Abb. 17.3 zu entnehmen.

MERKE

Nicht jede Person mit einer Niedrigdosisabhängigkeit muss zwingend entzogen werden. Die Entscheidung hängt ab von Nutzen und Schaden der Langzeiteinnahme sowie der Motivation und Veränderungsfähigkeit der Betroffenen.

17.7.1 Umstellung auf ein langwirksames BZD

Es kann empfehlenswert sein, vor Beginn des Abbaus auf ein langwirksames Präparat zu wechseln (Denis et al. 2006; Murphy und Tyrer, 1991). Zur Frage, wann ein solcher Switch sinnvoll ist, gibt es leider keine eindeutige Evidenz. Klinisch hat sich dieses Vorgehen aber bewährt, wenn die Patienten unter Nebenwirkungen, starken Entzugssymptomen oder ausgeprägter Abhängigkeit leiden, z. B. bei langdauernder Einnahme hoher Dosen. Ebenso ist eine Umstellung angezeigt, wenn kurz wirksame BZD oder Z-Substanzen eingenommen werden, oder Präparate, deren Darreichungsformen keine kleinen Dosisreduktionen (z. B. 1–2,5 mg Diazepamäquivalent) besonders zum Ende der Behandlung hin erlauben würden. Es kann aber auch ratsam sein, die Dosisreduktionen mit der bereits eingenommenen Substanz vorzunehmen, z. B. wenn der Patient stark auf das eingenommene Präparat fixiert ist oder einer Umstellung sehr ängstlich gegenüber steht.

Gut geeignete Substanzen für die Umstellung auf ein langwirksames BZD sind Clonazepam, Diazepam und retardiertes Alprazolam. Es ist allerdings zu beachten, dass Diazepam rasch anflutet und damit vermeintlich auch ein höheres Abhängigkeitspotential aufweist, und die retardierten Darreichungsformen von Alprazolam oft die erwähnten kleinen Dosisreduktionen nicht zulassen. Bei der Umstellung muss beachtet werden, dass es aufgrund der langen Halbwertszeit mehrere Tage dauert, bis stabile Plasmaspiegel des neuen Medikaments erreicht werden. Bei Einschränkung der Leberfunktion oder älteren Patienten ist die Umstellung auf Diazepam aufgrund der ausgeprägteren Kumulationsgefahr zu vermeiden. In diesen Fällen ist die Umstellung auf Oxazepam oder Lorazepam trotz der kürzeren HWZ sicherer.

Der Switch auf eine langwirksame Substanz sollte im ambulanten Rahmen schrittweise und **entsprechend der Äquivalenzdosen** aus ➤ Tab. 17.1erfolgen. Aufgrund der oft zu Beginn auftretenden Sedation ist es in der Regel sinnvoll, mit der Abenddosis zu beginnen. Nach einigen Tagen kann dann die Morgendosis ersetzt werden, gefolgt von einer Reduktion und Sistierung der tagsüber eingenommenen Dosen des bisher verwendeten BZD mit entsprechender Steigerung der morgendlichen und abendlichen Dosis des neuen, langwirksamen Präparates. Nicht immer müssen dabei die errechneten Äquivalenzdosen auch erreicht werden. Die Umstellung kann in der Regel innert einer oder zwei Wochen abgeschlossen werden. Aus Gründen der Übersichtlichkeit und der Compliance ist es sinnvoll, eine zweimal tägliche Einnahme anzustreben. Nach erfolgter Stabilisierung kann erneut eine Abwägung zwischen Nutzen und Benefit der Medikation erfolgen. Möglicherweise sind die Nebenwirkungen unter dem neuen Präparat gebessert bei guter Wirksamkeit in Bezug auf die ursprüngliche Symptomatik, so dass eine Langzeitverschreibung sinnvoll erscheint. Ist dies nicht der Fall, wird mit den Dosisreduktionen begonnen. Im stationären Setting kann ein Switch auch abrupt vorgenommen werden und allfällige Entzugssymptome mithilfe einer Reservemedikation gut gesteuert werden. Hier kann die Einnahme mehrerer über den Tag verteilter Dosen gemäß der normalen Medikamentenabgabe sinnvoll sein. Um zu hohe Medikamentenspiegel aufgrund der Kumulation langwirksamer Präparate zu vermeiden, kann es nach der initialen Ladedosis, die die Entzugssymptomatik kupiert, sinnvoll sein, die Tagesdosis zunächst etwas nach unten zu korrigieren, bevor diese in der Folge schrittweise allmählich reduziert wird.

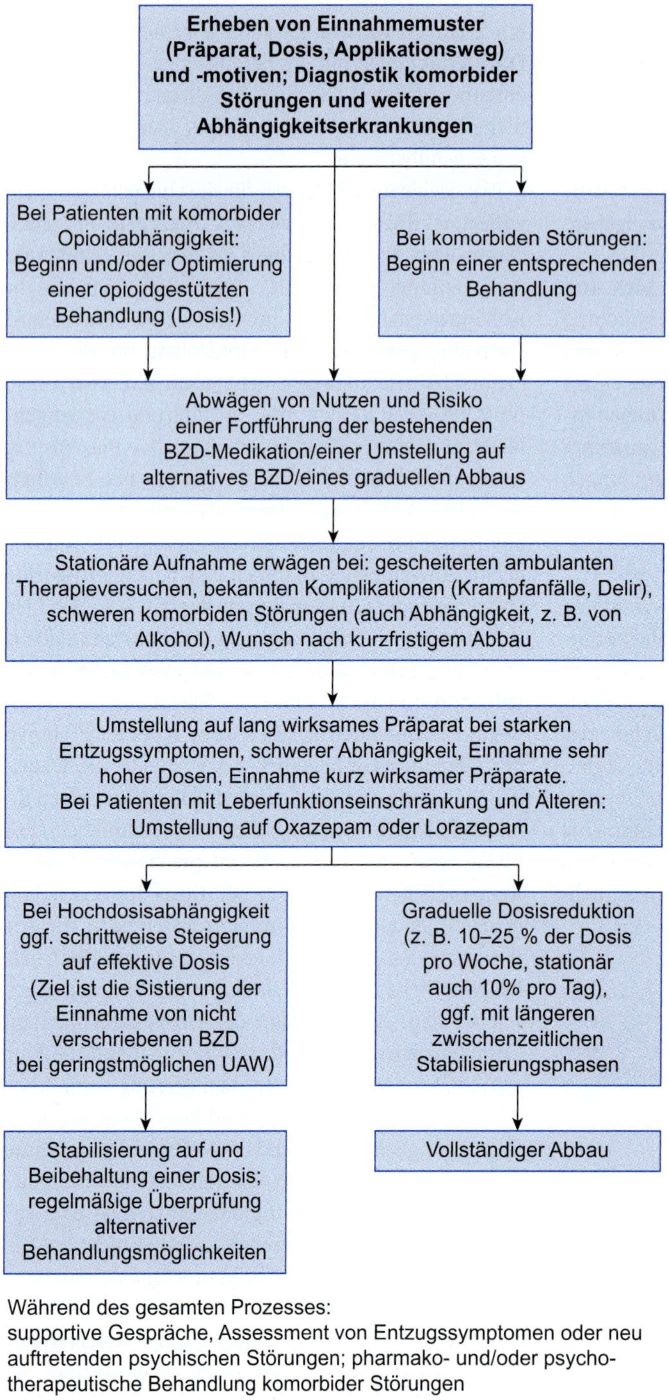

Abb. 17.3 Übersicht über vorgeschlagene Behandlungsschritte [L231]

MERKE
Eine Umstellung auf ein lang wirksames Präparat vor Beginn eines graduellen Abbaus kann insbesondere bei Einnahme von rasch anflutenden, kurz wirksamen Benzodiazepinen, intermittierend auftretenden Entzugssymptomen oder bei Einnahme hoher Dosen sinnvoll sein.

17.7.2 Gradueller Abbau

Die Evidenz für die Vorteile eines allmählichen Abbaus der BZD über Wochen und Monate gegenüber abruptem Absetzen ist eindeutig. So ist er effektiver und komplikationsärmer (Denis et al. 2006) und geht mit einer geringeren Zahl an Therapieabbrüchen und höheren Abstinenzraten auch im Langzeitverlauf einher (Voshaar et al. 2006; Voshaar et al. 2003). Abruptes Absetzen kann zu schweren Entzugssymptomen wie Verwirrung, Delir, Krampfanfällen oder Psychosen führen und ist daher obsolet. Die Wahrscheinlichkeit solcher schwerwiegender Ereignisse ist gesteigert bei hohen BZD-Dosen. Insbesondere Krampfanfälle und Psychosen können bei entsprechender Prädisposition aber auch bei niedrigen Dosen auftreten (Schweizer und Rickels 1998).

Vor Beginn des Abbaus sollte eine Stabilisierung auf einer festen Dosis über einige Tage erfolgen (DG-Sucht 2020). Die optimale Geschwindigkeit für einen BZD-Abbau ist unbekannt und muss daher individuell auf den Patienten abgestimmt werden. Als Faustregel hat sich im klinischen Alltag ein **schrittweiser wöchentlicher Abbau** der Tagesdosis von 10 bis 25 % bewährt. Falls dies nicht funktioniert, kann auch ein langsamer Entzug über einen deutlich längeren Zeitraum von 6–12 Monaten oder länger angestrebt werden. In jedem Fall ist es wichtig, einen individuellen Abbauplan festzulegen, der den individuellen Bedürfnissen im Verlauf flexibel angepasst werden kann. Hierzu dienen regelmäßige und engmaschige Gespräche nicht nur zu Beginn der Behandlung, um den Patienten zu unterstützen und Probleme und Entzugssymptome frühzeitig erkennen zu können. Patientengesteuerte Reservedosen sind zumindest im ambulanten Rahmen eher zu vermeiden, da hiermit das Einnahmemuster nur erschwert zu durchbrechen ist. Stationär kann die Reduktion deutlich schneller erfolgen, beispielsweise täglich um 10 % der Dosis. Nicht alle Patienten sind in der Lage, den BZD-Abbau erfolgreich zu Ende zu führen. In solchen Fällen empfiehlt es sich, den Patienten mitzuteilen, dass auch eine Reduktion hilfreich sein kann, beispielsweise um die Nebenwirkungen zu reduzieren. Ein weiterer Abbau kann mitunter auch in einem zweiten Schritt zu einem späteren Zeitpunkt vollzogen werden.

MERKE

Ein allmählicher Abbau der Medikation ist die effektivste Behandlungsmethode der Benzodiazepinabhängigkeit. Geschwindigkeit und Größe der Reduktionsschritte müssen individuell festgelegt werden, als Faustregel haben sich jedoch 10–25 % pro Woche (ambulant) oder 10 % pro Tag (stationär) bewährt.

17.7.3 Andere pharmakologische Interventionen

Begleitend können neben dem allmählichen Ausschleichen der BZD auch zusätzliche pharmakologische Maßnahmen zur Anwendung kommen. Insbesondere die Behandlung einer der ursprünglichen BZD-Einnahme zugrundeliegenden psychischen Störung ist sinnvoll und sollte frühzeitig initiiert werden. Wichtig ist hierbei die Abgrenzung einer solchen Störung von Symptomen des BZD-Entzugs, die auch bei einem allmählichen Abbau in wechselnder Ausprägung vorkommen. Ist die zugrunde liegende Störung diagnostisch gesichert, sollte die entsprechende störungsspezifische Behandlung bereits während des BZD-Abbaus zum Einsatz kommen.

Die Evidenz für eine pharmakologische Unterstützung des BZD-Abbaus ist gering (Baandrup et al. 2018; Parr et al. 2009). Einzelne Studien fanden positive Ergebnisse für einen Einsatz von Paroxetin bei Patienten ohne Depression (Nakao et al. 2006), von Melatonin (Garfinkel et al. 1999), von Imipramin und Buspiron bei Patienten mit generalisierter Angststörung (Rickels et al. 2000) sowie für Valproinsäure und Trazodon (Rickels et al. 1999). Die positiven Ergebnisse der letzten Studie waren jedoch nach 12 Wochen nicht mehr nachweisbar. Eine Studie zur Wirksamkeit von Pregabalin fand zwar geringer ausgeprägte Entzugssymptome, aber keine Unterschiede in den Erfolgsraten (Hadley, Mandel und Schweizer 2011). Aufgrund dieser Ergebnisse kann eine begleitende Pharmakotherapie nicht generell empfohlen werden, aber im Einzelfall hilfreich sein.

Eine weitere, zurzeit aber klinisch noch kaum angewandte Intervention besteht in der einen raschen Abbau begleitenden intravenösen oder subkutanen Anwendung von **Flumazenil.** In einer randomisierten, placebokontrollierten Studie fanden sich Vorteile in Bezug auf Entzugssymptomatik, Craving und Abstinenzraten für eine intravenöse Applikation von Flumazenil über 8 Tage im Vergleich zu einem Abbau mit Oxazepam über den gleichen Zeitraum bzw. der Einnahme von Placebo (Gerra et al. 2002).

17.7.4 Besonderheiten der Hochdosisabhängigkeit

Eine besondere Herausforderung sind Patienten mit einer Hochdosisabhängigkeit von Sedativa, in der Regel kompliziert durch den Konsum weiterer psychotroper Substanzen und schwerer komorbider Störungen. Ist die Evidenz zur Behandlung der Niedrigdosisabhängigkeit schon unzureichend, so gilt dies erst recht in Bezug auf die Hochdosisabhängigkeit. Viele der bei der Niedrigdosisabhängigkeit erwähnten Maßnahmen können analog aber auch bei Hochdosispatienten eingesetzt werden. Zu Beginn der Behandlung ist ein sorgfältiges Assessment von Einnahmemotiven, Gebrauchsmuster, Entzugssymptomen und Schwere der Abhängigkeit angezeigt. Sind die Einnahmemotive selbsttherapeutisch, sollte die zugrunde liegende komorbide Störung unbedingt von Beginn an gezielt psycho- oder pharmakotherapeutisch mitbehandelt werden. Bei opioidsubstituierten Patienten sollte zuerst die Opioiddosis optimiert werden, falls die betroffenen Patienten zu geringe Dosen einnehmen. Eine solche Optimierung kann schon zum Erfolg führen. Ebenso gilt, dass unbehandelte Patienten mit begleitender Opioidabhängigkeit unbedingt einer Opioidagonistenbehandlung zugeführt werden sollten. Die Haltung der Behandelnden sollte hierbei berücksichtigen, dass die Patienten neben der Opioidabhängigkeit in der Regel mindestens eine weitere psychische Störung aufweisen, nämlich eine BZD-Abhängigkeit oder die mit BZD mehr oder weniger effektiv behandelte zugrundeliegende Störung. Eine rein repressive Handhabung, wie sie die Rahmenbedingungen zum Teil vorgeben, wird daher den Patienten nicht gerecht und ist nicht geeignet, die Störung zu verbessern.

Ein **klarer Behandlungsplan** mit eindeutigen Dosierungen ist von Vorteil. Nicht immer müssen dabei für die initiale Stabilisierung gleich hohe Dosen wie vom Patienten berichtet erreicht werden. In jedem Fall empfiehlt sich aber, unter Berücksichtigung der Nebenwirkungen, eine schrittweise Steigerung der verschriebenen BZD-Dosis bis zur Sistierung der Einnahme nichtverschriebener BZD. Eine gute Geschwindigkeit ist hierbei beispielsweise eine Steigerung um 1 mg Clonazepam täglich. Im stationären Rahmen kann die Einstellung rascher und nebenwirkungsorientiert erfolgen, mit Clonazepam etwa in zweistündigem Abstand bis zu einer milden Sedierung. Der Abbau kann dann wie bei der Niedrigdosisabhängigkeit anhand der Entzugssymptome gesteuert werden, im stationären Rahmen etwa täglich ca. 10 % der aktuellen Dosis, ambulant ca. 10 % wöchentlich.

Aufgrund hoher Rückfall- und Abbruchraten im Entzug ist die Reduktion auf „therapeutische Dosen" ein adäquates Ziel, auf dem ggf. weiter aufgebaut werden kann (McGregor, Machin und White, 2003; Vorma et al. 2002, 2003). Die reduzierten Dosen werden dabei auch über längere Zeiträume der Nachbeobachtung gehalten (Vorma et al. 2003). Zwar fand eine Studie keine Vorteile für ein symptomgetriggertes Vorgehen gegenüber fixen Abbauschemata, allerdings wurden die Reduktionen vergleichsweise schnell durchgeführt (5–10 mg Diazepam pro Tag; McGregor et al. 2003). Erfolgsraten für die komplette Abstinenz sind mit etwa 27 % vergleichsweise gering, liegen für die Reduktion aber höher (ca. 50 %) (McGregor et al. 2003; Vorma et al. 2002). Bei Patienten, die nicht in der Lage sind, eine vollständige Abstinenz von BZD zu erreichen, z. B. bei mehrfachen gescheiterten Entzugsversuchen, kann nach sorgfältiger Abwägung auch eine längerfristige Gabe eines langsam anflutenden und lang wirksamen BZD, analog der Opioidagonistenbehandlung auch in höheren Dosen, erfolgen. Die Umstellung auf dieses Präparat kann wie zuvor beschrieben durchgeführt werden. Anschließend ist das geduldige Einstellen einer möglichst niedrigen Erhaltungsdosis angezeigt (unter Abwägung eines möglichst geringen Beikonsums gegen möglichst geringe kognitive und mnestische Beeinträchtigungen). Eine kontrollierte Abgabe, bei Opioidabhängigen gekoppelt an die Abgabe des Substituts, ist anzustreben.

Zwar wird dieses Vorgehen beispielsweise in der Schweiz bereits seit einiger Zeit angewandt und auch von der Schweizerischen Gesellschaft für Suchtmedizin empfohlen, es gibt jedoch kaum Studien, die diesen Ansatz untersucht haben. Weizman et al. (2003) fanden einen Rückgang des selbstberichteten BZD-Konsums bei Patienten unter Clonazepamsubstitution gegenüber solchen, die auf Clonazepam eingestellt wurden und dies langsam abbauten. Auch die Ergebnisse für eine Anwendung von Flumazenil mit anschließender Einstellung auf Clonazepam sind vielversprechend (Quaglio et al. 2012). In jedem Fall sollte eine solche Langzeitbehandlung regelmäßig auf alternative Behandlungsmöglichkeiten überprüft werden.

MERKE

Bei Hochdosisabhängigkeit ist die Diagnostik und Behandlung komorbider Störungen und Abhängigkeiten von herausgehobener Bedeutung. Ist ein vollständiger Abbau nicht erreichbar, so kann eine Stabilisierung auf einer geringeren, im Idealfall therapeutischen, Dosierung erfolgen. Manchmal ist der vollständige Abbau dann in einem zweiten Schritt realisierbar.

17.8 Fazit für die Praxis

BZD gehören zu den am meisten verschriebenen Substanzen in der Medizin. Häufigstes Zielsymptom sind Schlafstörungen. Die Anwendung von BZD ist bei Beachtung der Indikation und beschränkter Dauer in der Regel sicher. Bei Leberfunktionsstörung sind die Präparate Lorazepam, Lormetazepam und Oxazepam zu bevorzugen, da ihr Abbau hiervon weniger betroffen ist. Insbesondere bei längerfristiger Einnahme besteht aber die Gefahr der Entwicklung einer Abhängigkeit. Im Vergleich zu anderen Substanzen weisen BZD hierbei einige Besonderheiten auf. So gehören Frauen und ältere Personen zu den häufiger betroffenen Risikogruppen. Daneben wird zwischen der Niedrig- und Hochdosisabhängigkeit unterschieden. Bei der ersten Gruppe werden therapeutische Dosen eingenommen und Entzugssymptome können die einzigen Symptome einer Abhängigkeit sein. Hochdosisabhängige Menschen hingegen zeigen oft das Vollbild einer Abhängigkeitserkrankung. Besonders häufig sind polysubstanzkonsumierende Menschen von ihr betroffen. Die beste Evidenz zur Behandlung der BZD-Abhängigkeit liegt für den graduellen Abbau über Wochen bis Monate vor. Die Reduktionsschritte müssen individuell festgelegt werden, vorzugsweise in einem klaren Behandlungsplan. Als Faustregel haben sich 10–25 % pro Woche im ambulanten Setting oder 10 % pro Tag im stationären Rahmen bewährt. Besonders bei Abhängigkeit von rasch anflutenden, kurz wirksamen Benzodiazepinen, intermittierend auftretenden Entzugssymptomen oder Einnahme hoher Dosen kann eine vorgängige Umstellung auf ein langsam anflutendes, lang wirksames Präparat gemäß den Äquivalenzdosen sinnvoll sein. Unterstützend können kognitive Verhaltenstherapie sowie motivationale Gesprächsführung eingesetzt werden. Allerdings muss nicht jeder von einer Niedrigdosisabhängigkeit betroffene Mensch zwingend entzogen werden. In die Entscheidungsfindung müssen Nutzen und Schaden der

Langzeiteinnahme sowie Motivation und Veränderungsfähigkeit des/der Betroffenen einbezogen werden. Ebenso gilt, dass eine Stabilisierung auf geringeren Dosen in der Behandlung der Hochdosisabhängigkeit ein legitimes (Zwischen-)Ziel darstellen kann, vor allem bei vorgängigen gescheiterten Entzugsversuchen. Gegebenenfalls kann diese Behandlung, analog zur Opioidagonistenbehandlung, auch langfristig erfolgen. Sie sollte aber regelmäßig auf Alternativen geprüft werden. Von hervorgehobener Bedeutung sowohl zu Beginn, als auch im Behandlungsverlauf ist eine sorgfältige Diagnostik und Behandlung begleitender psychischer Störungen.

LITERATUR

Arbeitsgruppe HeGeBe Doppeldiagnosen, Frei, A., Rehm, J. Komorbidität: Psychische Störungen bei Opiatabhängigen zu Beginn einer heroingestützten Behandlung. Psychiat Prax 2002; 29(05), 251–257. doi:10.1055/s-2002-32712.

Ashton, H. The diagnosis and management of benzodiazepine dependence. Current Opinion in Psychiatry 2005; 18(3), 249–255. doi:10.1097/01.yco.0000165594.60434.84.00001504-200505000-00006.

Baandrup, L., Ebdrup, B. H., Rasmussen, J.Ø., Lindschou, J., Gluud, C., Glenthøj, B. Y. et al. Pharmacological interventions for benzodiazepine discontinuation in chronic benzodiazepine users. Cochrane Database of Systematic Reviews 2018;, 3(3), CD011481-CD011481. doi:10.1002/14651858.CD011481.pub2.

Barker, M. J., Greenwood, K. M., Jackson, M., Crowe, S. F. Persistence of cognitive effects after withdrawal from long-term benzodiazepine use: a meta-analysis. Arch Clin Neuropsychol 2004; 19(3), 437–454. doi:10.1016/s0887-6177(03)00096-9.

Bond, A. J. Drug- Induced Behavioural Disinhibition. CNS Drugs 1997; 9(1), 41–57. doi:10.2165/00023210-199809010-00005.

Cardona-Acosta, A. M., Sial, O. K., Parise, L. F., Gnecco, T., Enriquez Marti, G., Bolaños-Guzmán, C. A. Alprazolam exposure during adolescence induces long-lasting dysregulation in reward sensitivity to morphine and second messenger signaling in the VTA-NAc pathway. Scientific reports 2023: 13(1), 10872–10872. doi:10.1038/s41598-023-37696-8.

Castellano, D., Shepard, R. D., Lu, W. Looking for Novelty in an "Old" Receptor: Recent Advances Toward Our Understanding of GABAARs and Their Implications in Receptor Pharmacology. Frontiers in Neuroscience 2021; 14, 1–15. doi:10.3389/fnins.2020.616298.

Chapoutot, M., Peter-Derex, L., Bastuji, H., Leslie, W., Schoendorff, B., Heinzer, R., et al. Cognitive Behavioral Therapy and Acceptance and Commitment Therapy for the Discontinuation of Long-Term Benzodiazepine Use in Insomnia and Anxiety Disorders. International Journal of Environmental Research and Public Health 2021; 18(19), 10222–10222. doi:10.3390/ijerph181910222.

Coteur, K., Van Nuland, M., Schoenmakers, B., Anthierens, S., & Van den Broeck, K. Implementing Blended Care to Discontinue Benzodiazepine Receptor Agonist Use for Insomnia: Process Evaluation of a Pragmatic Cluster Randomized Controlled Trial. JMIR Formative Research 2023; 7, e43738-e43738. doi:10.2196/43738.

Darker, C. D., Sweeney, B. P., Barry, J. M., Farrell, M. F., Donnelly-Swift, E. Psychosocial interventions for benzodiazepine harmful use, abuse or dependence. Cochrane Database Syst Rev 2015; 5, Cd009652. doi:10.1002/14651858.CD009652.pub2.

Dassanayake, T., Michie, P., Carter, G., Jones, A. Effects of benzodiazepines, antidepressants and opioids on driving: a systematic review and meta-analysis of epidemiological and experimental evidence. Drug Saf 2011; 34(2), 125–156. doi:10.2165/11539050-000000000-00000.

Denis, C., Fatseas, M., Lavie, E., Auriacombe, M. Pharmacological interventions for benzodiazepine mono-dependence management in outpatient settings. Cochrane Database Syst Rev 2006;(3), Cd005194. doi:10.1002/14651858.CD005194.pub2.

Deutsche Gesellschaft für Psychiatrie und Psychotherapie, Psychosomatik und Nervenheilkunde (DGPPN), Deutsche Gesellschaft für Suchtforschung und Suchttherapie (DG-Sucht). S3-Leitlinie Medikamentenbezogene Störungen 2020.

Documed. Arzneimittel-Kompendium der Schweiz = Compendium suisse des médicaments. 2014: http://compendium.ch/home/de.

Dutta, S., Singhal, S., Shah, R., Charan, J., Dhingra, S., Haque, M. Daridorexant as a novel pharmacotherapeutic approach in insomnia: a systematic review and meta-analysis. Expert Opin Drug Saf 2023; 1–15. doi:10.1080/14740338.2023.2243217.

Fang, S. Y., Chen, C. Y., Chang, I. S., Wu, E. C. H., Chang, C. M., Lin, K. M. Predictors of the incidence and discontinuation of long-term use of benzodiazepines: a population-based study. Drug and Alcohol Dependence 2009; 104(1–2), 140–146. doi:10.1016/J.DRUGALCDEP.2009.04.017.

Fond, G., Faugere, M., Boyer, L., Peri, P., Stephan, F., Moliere, F., et al. Long-term benzodiazepine prescription in treatment-resistant depression: A national FACE-TRD prospective study. Progress in Neuro-Psychopharmacology and Biological Psychiatry 2023; 126. doi:10.1016/j.pnpbp.2023.110779.

Garfinkel, D., Zisapel, N., Wainstein, J., Laudon, M. Facilitation of benzodiazepine discontinuation by melatonin: a new clinical approach. Arch Intern Med 1999; 159(20), 2456–2460.

Gerra, G., Zaimovic, A., Giusti, F., Moi, G., Brewer, C. Intravenous flumazenil versus oxazepam tapering in the treatment of benzodiazepine withdrawal: a randomized, placebo-controlled study. Addiction biology 2022; 7(4), 385–395.

Gmel, G., Notari, L., Gmel, C. Suchtmonitoring Schweiz - Einnahme von psychoaktiven Medikamenten in der Schweiz im Jahr 2016.: http://www.suchtmonitoring.ch/docs/library/gmel_71v9o15upqx8.pdf.

Gould, R. L., Coulson, M. C., Patel, N., Highton-Williamson, E., & Howard, R. J. Interventions for reducing benzodiazepine use in older people: meta-analysis of randomised controlled trials. British Journal of Psychiatry 2014; 204(2), 98–107. doi:10.1192/bjp.bp.113.126003.

Gravielle, M. C. Activation-induced regulation of GABAA receptors: Is there a link with the molecular basis of benzodiazepine tolerance? Pharmacol Res 2016; 109, 92–100. doi:10.1016/j.phrs.2015.12.030.

Gray, S. L., Dublin, S., Yu, O., Walker, R., Anderson, M., Hubbard, R. A.et al. Benzodiazepine use and risk of incident dementia or cognitive decline: prospective population based study. BMJ 2016; 352, i90. doi:10.1136/bmj.i90.

Griffiths, R. R., Weerts, E. M. Benzodiazepine self-administration in humans and laboratory animals--implications for problems of long-term use and abuse. Psychopharmacology 1997; 134(1), 1–37.

Hadley, S. J., Mandel, F. S., Schweizer, E. Switching from long-term benzodiazepine therapy to pregabalin in patients with generalized anxiety disorder: a double-blind, placebo-controlled trial 2011; 26(4), 461–470. doi:10.1177/0269881111405360.

Hoffmann, F., Glaeske, G. Benzodiazepine hypnotics, zolpidem and zopiclone on private prescriptions. Der Nervenarzt 2014; 85(11), 1402–1409. doi:10.1007/s00115-014-4016-8.

Iguchi, M. Y., Handelsman, L., Bickel, W. K., Griffiths, R. R. Benzodiazepine and sedative use/abuse by methadone maintenance clients. Drug Alcohol Depend 1993; 32(3), 257–266.

Imfeld, P., Bodmer, M., Jick, S. S., Meier, C. R. Benzodiazepine Use and Risk of Developing Alzheimer's Disease or Vascular Dementia: A Case-Control Analysis. Drug Saf 2015; 38(10), 909–919. doi:10.1007/s40264-015-0319-3.

Jones, J. D., Mogali, S., Comer, S. D. Polydrug abuse: a review of opioid and benzodiazepine combination use. Drug and Alcohol Dependence 2012; 125(1–2), 8–18. doi:10.1016/j.drugalcdep.2012.07.004.

Joughin, N., Tata, P., Collins, M., Hooper, C., Falkowski, J. (In-patient withdrawal from long-term benzodiazepine use. British Journal of Addiction 1991; 86(4), 449–455.

Lader, M. Long-term anxiolytic therapy: the issue of drug withdrawal. J Clin Psychiatry 1987; 48 Suppl, 12–16.

Lader, M. Withdrawal Reactions after Stopping Hypnotics in Patients with Insomnia. CNS Drugs 1998; 10(6), 425–440. doi:10.2165/00023210-199810060-00004.

Lader, M. (2011). Benzodiazepines revisited--will we ever learn? Addiction, 106(12), 2086–2109. doi:10.1111/j.1360-0443.2011.03563.x.

Landolt, S., Rosemann, T., Blozik, E., Brüngger, B., Huber, C. A. Benzodiazepine and Z-Drug Use in Switzerland: Prevalence, Prescription Patterns and Association with Adverse Healthcare Outcomes. Neuropsychiatric Disease and Treatment 2021; 17:1021–1034. doi:10.2147/NDT.S290104.

Laux, G., Konig, W. Long-term use of benzodiazepines in psychiatric inpatients. Acta Psychiatr Scand 1987; 76(1), 64–70.

Licata, S. C., Rowlett, J. K. Abuse and dependence liability of benzodiazepine-type drugs: GABA(A) receptor modulation and beyond. Pharmacology, Biochemistry and Behavior 2008; 90(1), 74–89. doi:10.1016/j.pbb.2008.01.001.

Liebrenz, M., Boesch, L., Stohler, R., Caflisch, C. Agonist substitution--a treatment alternative for high-dose benzodiazepine-dependent patients? Addiction 2010; 105(11), 1870–1874. doi:10.1111/j.1360-0443.2010.02933.x.

Ma, T.-T., Wang, Z., Qin, X., Ju, C., Lau, W. C. Y., Man, K. K. C., et al. Global trends in the consumption of benzodiazepines and Z-drugs in 67 countries and regions from 2008 to 2018: a sales data analysis. Sleep 2023: 1–13. doi:10.1093/sleep/zsad124.

Macleod, J., Steer, C., Tilling, K., Cornish, R., Marsden, J., Millar, T., et al. Prescription of benzodiazepines, z-drugs, and gabapentinoids and mortality risk in people receiving opioid agonist treatment: Observational study based on the UK Clinical Practice Research Datalink and Office for National Statistics death records. PLOS Medicine 2019; 16(11), e1002965-e1002965. doi:10.1371/journal.pmed.1002965.

McCabe, S. E., Schulenberg, J. E., Wilens, T. E., Schepis, T. S., McCabe, V. V., Veliz, P. Transitions in Prescription Benzodiazepine Use and Misuse and in Substance Use Disorder Symptoms Through Age 50. Psychiatric Services 2023; appips20220247-appips20220247. doi:10.1176/appi.ps.20220247.

McGregor, C., Machin, A., White, J. M. In-patient benzodiazepine withdrawal: comparison of fixed and symptom-triggered taper methods. Drug Alcohol Rev 2023; 22(2), 175–180. doi:10.1080/09595230100100615.

Meyer, M., Gygli, F., Westenberg, J. N., Schmid, O., Strasser, J., Lang, U. E., .et al. Benzodiazepine use, quality of life and psychiatric symptom burden in oral and injectable opioid agonist treatment: a cross-sectional study. Addiction Science & Clinical Practice 2023; 18(1), 43–43. doi:10.1186/s13722-023-00397-8.

Morel, A., Grall-Bronnec, M., Bulteau, S., Chauvin-Grelier, P., Gailledrat, L., Pinot, M. L. et al. Benzodiazepine dependence in subjects with alcohol use disorders: what prevalence? Expert Opinion on Drug Safety 2016; 15(10), 1313–1319.

Murphy, S. M. Tyrer, P. A double-blind comparison of the effects of gradual withdrawal of lorazepam, diazepam and bromazepam in benzodiazepine dependence. Br J Psychiatry 1991; 158, 511–516.

Nakao, M., Takeuchi, T., Nomura, K., Teramoto, T., Yano, E. Clinical application of paroxetine for tapering benzodiazepine use in non-major-depressive outpatients visiting an internal medicine clinic. Psychiatry Clin Neurosci 2006; 60(5), 605–610. doi:10.1111/j.1440-1819.2006.01565.x.

Nijmegen Institute for Scientist-Practitioners in Addiction. Praxisbezogene Empfehlungen zur Entzugsbehandlung bei GHB Abhängigkeit - Ergebnisse Auswertung praxisbezogener Ergebnisse. 2013: www.nispa.nl.

Ogawa, Y., Takeshima, N., Hayasaka, Y., Tajika, A., Watanabe, N., Streiner, D., Furukawa, T. A. Antidepressants plus benzodiazepines for adults with major depression. The Cochrane database of systematic reviews 2019; 6(6), CD001026-CD001026. doi:10.1002/14651858.CD001026.pub2.

Olkkola, K. T., Ahonen, J. Midazolam and other benzodiazepines. Handb Exp Pharmacol 2008;(182), 335–360. doi:10.1007/978-3-540-74806-9_16.

Olsen, R. W., Sieghart, W. International Union of Pharmacology. LXX. Subtypes of γ-Aminobutyric AcidA Receptors: Classification on the Basis of Subunit Composition, Pharmacology, and Function. Update. Pharmacological Reviews 2008: 60(3), 243–260. doi:10.1124/pr.108.00505.

Parr, J. M., Kavanagh, D. J., Cahill, L., Mitchell, G., Mc, D. Y. R. Effectiveness of current treatment approaches for benzodiazepine discontinuation: a meta-analysis. Addiction 2009; 104(1), 13–24. doi:10.1111/j.1360-0443.2008.02364.x.

Parr, J. M., Kavanagh, D. J., Young, R. M., Mitchell, G. Acceptability of cognitive-behaviour therapy via the Internet for cessation of benzodiazepine use. Drug Alcohol Rev 2011; 30(3), 306–314. doi:10.1111/j.1465-3362.2010.00183.x.

Parsaik, A. K., Mascarenhas, S. S., Khosh-Chashm, D., Hashmi, A., John, V., Okusaga, O., Singh, B. Mortality associated with anxiolytic and hypnotic drugs-A systematic review and meta-analysis. Aust N Z J Psychiatry 2016; 50(6), 520–533. doi:10.1177/0004867415616695.

Paton, C. Benzodiazepines and disinhibition: a review. Psychiatric Bulletin 2002; 26(12), 460–462. doi:10.1192/pb.26.12.460.

Patorno, E., Glynn, R. J., Levin, R., Lee, M. P., Huybrechts, K. F. Benzodiazepines and risk of all cause mortality in adults: cohort study. BMJ 2017; 358, j2941-j2941. doi:10.1136/bmj.j2941.

Petitjean, S., Ladewig, D., Meier, C. R., Amrein, R., Wiesbeck, G. A. Benzodiazepine prescribing to the Swiss adult population: results from a national survey of community pharmacies. International Clinical Psychopharmacology 2007; 22(5), 292–298. doi:10.1097/YIC.0b013e328105e0f200004850-200709000-00005 [pii].

Pfeiffer, P. N., Ganoczy, D., Zivin, K., Valenstein, M. Benzodiazepines and adequacy of initial antidepressant treatment for depression. Journal of Clinical Psychopharmacology 2011; 31(3), 360–364. doi:10.1097/JCP.0b013e318217b4c4.

Poser, W., Poser, S. Medikamente - Mißbrauch und Abhängigkeit. Stuttgart: Thieme, 1996.

Quaglio, G., Pattaro, C., Gerra, G., Mathewson, S., Verbanck, P., Des Jarlais, D. C., Lugoboni, F. High dose benzodiazepine dependence: Description of 29 patients treated with flumazenil infusion and stabilised with clonazepam. Psychiatry Research 2012; 198(3), 457–462. doi:10.1016/j.psychres.2012.02.008.

Rauschert, C., Möckl, J., Seitz, N. N., Wilms, N., Olderbak, S., Kraus, L. Konsum psychoaktiver Substanzen in Deutschland. Deutsches Arzteblatt International 2022; 119(31–32), 527–534. doi:10.3238/ARZTEBL.M2022.0244.

Rickels, K., DeMartinis, N., Garcia-Espana, F., Greenblatt, D. J., Mandos, L. A., Rynn, M. Imipramine and buspirone in treat-

17

ment of patients with generalized anxiety disorder who are discontinuing long-term benzodiazepine therapy. Am J Psychiatry 2000; 157(12), 1973–1979. doi:10.1176/appi.ajp.157.12.1973.
Rickels, K., Schweizer, E., Garcia Espana, F., Case, G., DeMartinis, N., Greenblatt, D. Trazodone and valproate in patients discontinuing long-term benzodiazepine therapy: effects on withdrawal symptoms and taper outcome. Psychopharmacology 1999; 141(1), 1–5.
Rickels, K., Schweizer, E., Weiss, S., Zavodnick, S. Maintenance drug treatment for panic disorder. II. Short- and long-term outcome after drug taper. Arch Gen Psychiatry 1993; 50(1), 61–68.
Rosenqvist, T. W., Wium-Andersen, M. K., Wium-Andersen, I. K., Jorgensen, M. B., Osler, M. Long-Term Use of Benzodiazepines and Benzodiazepine-Related Drugs: A Register-Based Danish Cohort Study on Determinants and Risk of Dose Escalation. Am J Psychiatry 2023; appiajp20230075. doi:10.1176/appi.ajp.20230075.
Schweizer, E., Rickels, K. Benzodiazepine dependence and withdrawal: a review of the syndrome and its clinical management. Acta Psychiatr Scand Suppl 1998; 393, 95–101. doi:10.1111/j.1600-0447.1998.tb05973.x.
Seitz, N.-N., John, L., Atzendorf, J., Rauschert, C., Kraus, L. (2019). Kurzbericht Epidemiologischer Suchtsurvey 2018. Tabellenband: Medikamenteneinnahme und Hinweise Konsumabhängigkeit und -missbrauch nach Geschlecht und Alter im Jahr 2018. München: IFT Institut für Therapieforschung.Retrieved from: https://www.esa-survey.de/fileadmin/user_upload/Literatur/Berichte/ESA_2018_Tabellen_Medikamente.pdf.
Stephens, D. N., King, S. L., Lambert, J. J., Belelli, D., Duka, T. GABAA Receptor Subtype Involvement in Addictive Behaviour. Genes Brain Behav. 2016; doi:10.1111/gbb.12321.
Sternbach, L. H. The benzodiazepine story. J Med Chem 1979; 22(1), 1–7.
Stewart, S. A. The effects of benzodiazepines on cognition. J Clin Psychiatry 2005; 66 Suppl 2, 9–13.
Stitzer, M. L., Iguchi, M. Y., Felch, L. J. Contingent take-home incentive: effects on drug use of methadone maintenance patients. J Consult Clin Psychol 1992; 60(6), 927–934.
Tan, K. R., Rudolph, U., Luscher, C. Hooked on benzodiazepines: GABAA receptor subtypes and addiction. Trends Neurosci 2011; 34(4), 188–197. doi:10.1016/j.tins.2011.01.004.
Ufer, M., Kelsh, D., Schoedel, K. A., Dingemanse, J. Abuse potential assessment of the new dual orexin receptor antagonist daridorexant in recreational sedative drug users as compared to suvorexant and zolpidem. Sleep 2022; 45(3). doi:10.1093/sleep/zsab224.
van Marwijk, H., Allick, G., Wegman, F., Bax, A., Riphagen, II. Alprazolam for depression. Cochrane Database Syst Rev 2012;(7), Cd007139. doi:10.1002/14651858.CD007139.pub2.
Verthein, U., Buth, S., Holzbach, R., Neumann-Runde, E., Martens, M. S. Benzodiazepine und Z-Substanzen – Analyse der kassenärztlichen Verschreibungen von 2006 bis 2015. Psychiatr Prax 2019; 46(7), 399–405. doi:10.1055/a-0961-2371.
Vicens, C., Bejarano, F., Sempere, E., Mateu, C., Fiol, F., Socias, I., et al. Comparative efficacy of two interventions to discontinue long-term benzodiazepine use: cluster randomised controlled trial in primary care. Br J Psychiatry 2014; 204(6), 471–479. doi:10.1192/bjp.bp.113.134650.
Vikander, B., Koechling, U. M., Borg, S., Tonne, U., Hiltunen, A. J. Benzodiazepine tapering: a prospective study. Nord J Psychiatry 2010; 64(4), 273–282. doi:10.3109/08039481003624173.
Vogel, M., Dursteler-Macfarland, K. M., Walter, M., Strasser, J., Fehr, S., Prieto, L., Wiesbeck, G. A. Prolonged use of benzodiazepines is associated with childhood trauma in opioid-maintained patients. Drug Alcohol Depend 2011; 119(1–2), 93–98. doi:S0376–8716(11)00263-8 [pii]. 10.1016/j.drugalcdep.2011.05.037.
Vogel, M., Knopfli, B., Schmid, O., Prica, M., Strasser, J., Prieto, L., et al. Treatment or "high": benzodiazepine use in patients on injectable heroin or oral opioids. Addict Behav 2013; 38(10), 2477–2484. doi:10.1016/j.addbeh.2013.05.008.
Vorma, H., Naukkarinen, H., Sarna, S., Kuoppasalmi, K. Treatment of out-patients with complicated benzodiazepine dependence: comparison of two approaches. Addiction 2002; 97(7), 851–859. doi:129 [pii].
Vorma, H., Naukkarinen, H., Sarna, S., Kuoppasalmi, K. Long-term outcome after benzodiazepine withdrawal treatment in subjects with complicated dependence. Drug and Alcohol Dependence 2003; 70(3), 309–314. doi:S0376871603000140 [pii].
Voshaar, R. C., Couvee, J. E., van Balkom, A. J., Mulder, P. G., Zitman, F. G. Strategies for discontinuing long-term benzodiazepine use: meta-analysis. Br J Psychiatry 2006; 189:213–220. doi:10.1192/bjp.189.3.213.
Voshaar, R. C., Gorgels, W. J., Mol, A. J., van Balkom, A. J., van de Lisdonk, E. H., Breteler, M. H., et al. Tapering off long-term benzodiazepine use with or without group cognitive-behavioural therapy: three-condition, randomised controlled trial. Br J Psychiatry 2003;182:498–504.
Votaw, V. R., Geyer, R., Rieselbach, M. M., McHugh, R. K. The epidemiology of benzodiazepine misuse: A systematic review. Drug and Alcohol Dependence 2019; 200 : 95–114. doi:10.1016/j.drugalcdep.2019.02.033.
Weizman, T., Gelkopf, M., Melamed, Y., Adelson, M., Bleich, A. Treatment of benzodiazepine dependence in methadone maintenance treatment patients: a comparison of two therapeutic modalities and the role of psychiatric comorbidity. Australian and New Zealand Journal of Psychiatry 2003; 37(4), 458–463.
White, C. M. Pharmacologic, Pharmacokinetic, and Clinical Assessment of Illicitly Used gamma-Hydroxybutyrate. J Clin Pharmacol. 2016; doi:10.1002/jcph.767.
Wittchen, H. U., Krause, P., Höfler, M. NISAS-2000 - die „Nationale Insomnie Awareness und Screening Studie". Insomnien und Schlafstörungen in der allgemeinärztlichen Versorgung. Nervenheilkunde 2001; 20, 4–16.
Woolcott, J. C., Richardson, K. J., Wiens, M. O., Patel, B., Marin, J., Khan, K. M., Marra, C. A. Meta-analysis of the impact of 9 medication classes on falls in elderly persons. Archives of Internal Medicine 2009; 169(21), 1952–1960. doi:10.1001/archinternmed.2009.357.
Xu, K. Y., Hartz, S. M., Borodovsky, J. T., Bierut, L. J., Grucza, R. A. Association Between Benzodiazepine Use With or Without Opioid Use and All-Cause Mortality in the United States, 1999–2015. JAMA Network Open 2020; 3(12), e2028557-e2028557. doi:10.1001/jamanetworkopen.2020.28557.
Zhang, Y., Zhou, X. H., Meranus, D. H., Wang, L., Kukull, W. A. Benzodiazepine Use and Cognitive Decline in Elderly With Normal Cognition. Alzheimer Dis Assoc Disord 2016; 30(2), 113–117. doi:10.1097/wad.0000000000000099.
Zhong, G., Wang, Y., Zhang, Y., Zhao, Y. Association between Benzodiazepine Use and Dementia: A Meta-Analysis. PLoS One 2015; 10(5), e0127836. doi:10.1371/journal.pone.0127836.

17

KAPITEL

18 Glücksspiel

Klaus Wölfling, Kay Uwe Petersen

Kernaussagen

- Die Glückspielsucht hat mit etwa 1 % eine relativ geringe Bevölkerungsprävalenz, jedoch nehmen aktuell Online-Glücksspielangebote bei der problematischen Nutzung von Glücksspielen einen zunehmenden Anteil ein.
- Die erhöhte Verfügbarkeit von (Online-)Glücksspielangeboten ist, bezogen auf die Pathologierate in der Bevölkerung, kritisch zu beobachten.
- Obwohl bei höheren Schweregraden auch stationäre Behandlungen indiziert sein können, sind im Allgemeinen ambulante verhaltenstherapeutische Gruppen mit begleitenden Einzelgesprächen zu empfehlen.
- Die Unterstützung der Behandlung durch Medikamente dürfte bei Vorliegen komorbider Störungen sinnvoll sein; bislang fehlt allerdings eine überzeugende pharmakologische Behandlung der Glückspielsucht.

18.1 Phänomenologie

Betroffene mit Glücksspielsucht, die psychotherapeutische Hilfe suchen, berichten, dass es im fortgeschrittenen Stadium beim pathologischen Glücksspielverhalten nicht mehr ausschließlich um den finanziellen Gewinn, sondern eher um die durch das Glücksspiel erzeugte unmittelbare Regulation von Gefühlen, also das Herbeiführen von z. B. Entspannung, Erregung, Lustgefühl, Euphorie oder die Minderung von Missstimmungen geht. Eine aktive und angemessene Auseinandersetzung mit Problemen des Alltags rückt bei den Betroffenen immer mehr in den Hintergrund und wird über die Zeit der regelmäßigen Nutzung verlernt. Exzessives Glücksspielverhalten hat also im Verlauf der Erkrankung eher die Funktion, Problemverhalten auszublenden bzw. auch Suchtverlangen zu stillen als einen angenehmen, euphorischen Zustand herbeizuführen. Im Verlauf wird ein sich selbst verstärkender Kreislauf etabliert, bei dem das persistierende Glücksspielverhalten Folgeschäden und weitreichende soziale Probleme hervorruft.

Die Betroffenen versuchen, diese erneuten Belastungen und deren unangenehme, v. a. psychische Auswirkungen im verstärkt ausgeführten Glücksspiel „wegzuspielen" und zu vergessen (Grüsser und Albrecht 2007). Das Spielverhalten wird im Verlauf nicht mehr, wie zu Beginn, zur Unterhaltung genutzt. Die um das Glücksspielverhalten entstandenen Probleme befördern die gedankliche Einengung auf das Spielverhalten und führen letztlich zu der Illusion, dass das

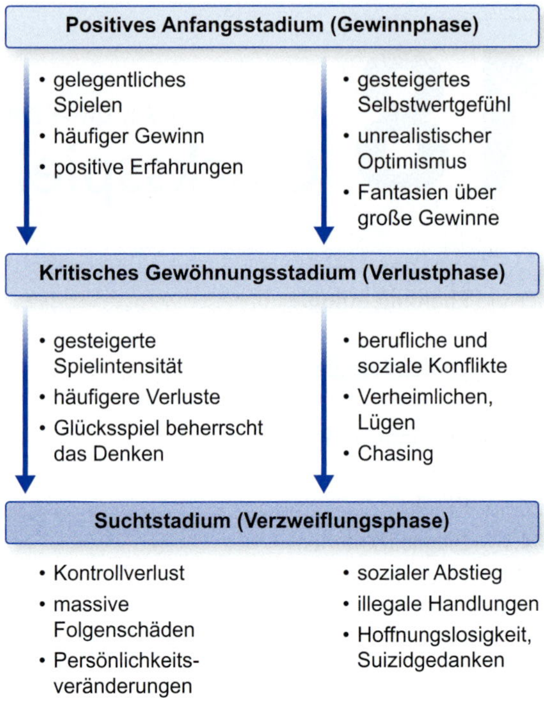

Abb. 18.1 Spielphasen: Verlauf der Suchtentwicklung (mod. nach Grüsser und Thalemann 2006) [L231]

erneute Spielen die entstandenen Problemlagen mit einem „großen Gewinn" auflösen könne. Obwohl die Betroffenen objektiv erkennen können, dass das Glücksspiel (z. B. am Automaten) den Gesetzen des Zufalls unterliegt, beschäftigen sie sich mit unzähligen Strategien, wann die „große Ausschüttung" zu erwarten sei und welche noch so kleinen Anzeichen dafür sprechen, dass dieses Mal der große Gewinn nahen würde (im Sinne von suchtspezifischen kognitiven Verzerrungen). Damit kann sich ein Circulus vitiosus etablieren. In diesem **Teufelskreis der Spielsucht** kommt es zu immer mehr psychischen, sozialen und körperlichen Beschwerden, die allein durch das erneute Spielverhalten beseitigt werden sollen. Ein typischer Verlauf der Entstehung von pathologischem Glücksspiel bzw. einer Glücksspielsucht ist in ➤ Abb. 18.1 dargestellt.

RESÜMEE

Glücksspielsucht

- Die Entstehung einer Glücksspielsucht wird phänomenologisch von drei typischen „Spielphasen" gekennzeichnet: Gewinnphase, Verlustphase (beginnende Pathologie) und Verzweiflungsphase, in der eine Behandlung der Suchterkrankung indiziert ist.
- Automatisierte Handlungsschablonen und kognitive Verzerrungen über den Erfolg des Glücksspielverhaltens dominieren im Verlauf der Suchterkrankung die Motive von betroffenen Spielern.

18.2 Epidemiologie

Auch wenn Schätzungen zur Prävalenz des pathologischen Glücksspiels in Deutschland derzeit noch als lückenhaft zu bezeichnen sind, so zeigen aktuelle Studien, dass die Glücksspielnutzung und die Glücksspielproblematik hierzulande durchaus weitverbreitet sind. So geben 30 % der Deutschen an, in den letzten 12 Monaten mindestens einmal Glücksspiel betrieben zu haben (Schütze et al. 2023). Bei Jugendlichen im Alter von 12–19 Jahren gaben dies sogar 69,2 % der Befragten an (Müller et al. 2014).

Die Ergebnisse der **PAGE-Studie,** die 2011 in Deutschland durchgeführt wurde, beziffern die Verbreitung von pathologischem Glücksspiel bei den 14- bis 64-Jährigen in Deutschland mit 1 %. Die Prävalenz unter den Jugendlichen(14–17 Jahre), welche die Kriterien des DSM-IV (APA 2000) für Glücksspielsucht erfüllen, wird sogar auf 1,5 % geschätzt (Meyer et al. 2011). Internationale Studien fanden vergleichbare Ergebnisse, so ermittelten Calado und Griffiths (2016) Prävalenzschätzungen von 0,12–3,4 % im Erwachsenenalter weltweit.

Die PAGE-Studie untersuchte (anhand von 15.023 Probanden zwischen 14 und 64 Jahren) verschiedene Glücksspielangebote auf deren Gefährlichkeit in Bezug auf das Auslösen von pathologischem Glücksspiel. Die Ergebnisse legen nahe, dass besonders bei Sportwetten aller Art, Poker, Spielautomaten, dem großen und kleinen Spiel im Casino sowie privatem oder illegalem Glücksspiel eine erhöhte Wahrscheinlichkeit besteht, Symptome einer Abhängigkeit zu entwickeln. Das höchste Risiko, eine Glücksspielsucht zu entwickeln, besteht für Nutzer von Geldspielautomaten in Spielhallen oder gastronomischen Betrieben. Hier wurde ein erhöhter Faktor von 5,7 für den Zusammenhang zwischen Glücksspielart und Auftretenswahrscheinlichkeit von pathologischem Glücksspiel ermittelt (vgl. Meyer et al. 2011).

Methodisch zunehmend komplexer wird die Differenzierung von Prävalenzen sowie Prädiktoren für **pathologisches Glücksspiel online und offline**. Bedingt durch die digitale Revolution, die eine wachsende Verschmelzung der Medien zur Folge hat, gibt es immer mehr Angebote, die Elemente des klassischen Online-Glücksspiels mit Computerspielen verbinden. Laut aktuellem Glücksspielatlas 2023 vergrößerte sich das Angebot an Online- Glückspielwebsites von 1995 zu 2023 um den Faktor 180, was einen Anstieg von 24 Websites auf 4.315 Websites bedeutet (Schütze et al. 2023). Somit ist eine zunehmende Verschiebung von klassischen Glückspielangeboten zu Online-Glücksspielen zu verzeichnen.

In einer Studie von Hurrelmann et al. (2003) ergab sich eine Prävalenz des problematischen Spielverhaltens von 3 % bei Jugendlichen zwischen 13 und 19 Jahren (N = 5.009). In einer Folgestudie von Müller et al. (2014) wurde hingegen eine Prävalenz von 1,7 % für Jugendliche im Altersbereich von 12–19 Jahren (N = 5.976) ermittelt, während die Prävalenz für zusätzlich gefährdete Glücksspielnutzende auf weitere 3,5 % geschätzt wurde. Entgegen des allgemeinen Trends zum Online-Glücksspiel zeigt sich, dass das Automatenspiel selbst bei Kindern und Jugendlichen einen großen Anteil bei der Varianzaufklärung zur Entstehung von pathologischem Glücksspielen beiträgt (vgl. Müller et al. 2014). Die Arbeit von Müller und Kollegen berücksichtigte zusätzlich Angebote wie Internet-Casinos, Internet-Poker, Internet-Sportwetten sowie weitere Internetspiele und stellte signifikante Korrelationen mit Merkmalen psychischer Symptombelastung fest. Eine frühe repräsentative Studie aus den USA (N = 2.274; 14- bis 21-Jährige) für das Jugendalter konnte eine Prävalenz von 2,1 % (Welte et al. 2008) problematisch Spielender nachweisen.

Anhand von Daten des *Swiss Health Survey* von 2007 folgerten Luder et al. (2010), dass die Spielfrequenz positiv mit dem Anteil an männlichen Befragten und der Höhe des Einkommens korrelierte. Weitere Ergebnisse aus der klinischen Forschung bestätigen, dass pathologisches Glücksspielen mit einem 4,4-fach erhöhtem Risiko für eine komorbide substanzgebundene Störungen, insbesondere der Alkohol- und Nikotinabhängigkeit einhergeht (Hodgins et al. 2011). Auch eine häufige Verbindung zur narzisstischen und Borderline-Persönlichkeitsstörung sowie zur Aufmerksamkeitsdefizit-/Hyperaktivitätsstörung (ADHS) in der Kindheit konnte nachgewiesen werden (Bagby et al. 2008).

RESÜMEE

Epidemiologie der Glücksspielsucht

- In Deutschland gelten nach aktuellen Prävalenzschätzungen 1 % der 14- bis 64-Jährigen als glücksspielsüchtig.
- Im Kindes- und Jugendalter (14–17 Jahre) wird mit 1,7 % von einer erhöhten Prävalenz ausgegangen, weitere 3,5 % der Jugendlichen seien gefährdet für eine pathologische Glücksspielnutzung.
- Neuere Studien zeigen ein differenziertes Bild von Glücksspielangeboten, die im Internet breit verfügbar sind und die häufig und auch problematisch genutzt werden: Online-Glücksspielangebote nehmen bei der problematischen Nutzung von Glücksspielen einen zunehmenden Anteil ein.

18.3 Störungsmodelle

Die Forschungsliteratur zur Glücksspielsucht weist aus, dass Suchterkrankungen u. a. dadurch entstehen, dass der Betroffene lernt, seine Affekte und Emotionen durch den Konsum von Suchtmitteln wirkungsvoll und schnell zu regulieren. Zugleich werden jedoch andere angemessene Verhaltensweisen, die bisher regulierend auf die Gefühle wirkten und beispielsweise Freude erzeugten, durch den Suchtmittelkonsum verdrängt. Dies liegt vor allem daran, dass sie im Vergleich zu der starken Wirkung der Suchtmittel als nicht mehr attraktiv und belohnend genug empfunden und somit eingestellt werden (vgl. Grüsser und Thalemann 2006).

Als entscheidendes Element der Entstehung und Aufrechterhaltung von Glücksspielsucht postuliert die Forschungsliteratur vor allem Lernprozesse (Überblick in Grüsser und Thalemann 2006). Von besonderem Interesse sind hierbei die durch klassische und operante Konditionierung erlernten positiven Erwartungen an die Wirkung des Suchtmittels. So leistet das Modell der **klassischen Konditionierung** einen wesentlich Beitrag zur Erklärung der Entstehung und Aufrechterhaltung von Suchtverhalten sowie der Mechanismen des Rückfalls. Laut Modell können internale Reize (z. B. Emotionen oder Stresszustände) und externale Reize (z. B. der Anblick eines Glücksspielautomaten), die vorher neutral waren, über klassische Konditionierung mit dem Suchtmittelverhalten sowie dessen Wirkung verknüpft werden. Findet diese Assoziation zwischen neutralem Reiz und Suchtverhalten mehrmals hintereinander statt, so können die ehemals neutralen Reize als erlernte konditionierte suchtmittelassoziierte Reize einen motivationalen Zustand (konditionierte Reaktion) auslösen, der zu Suchtdruck und schließlich auch zur Ausübung pathologischen Glücksspielverhaltens führt.

Gleichzeitig spielt der Prozess der **operanten Konditionierung** eine wichtige Rolle bei der Entstehung von Suchtverhalten und Abhängigkeit. Der angenehme Effekt der Suchtmittel (z. B. Euphorie), der auf das Suchtverhalten folgt, wirkt als positiver Verstärker auf das Verhalten. Dabei gilt: Je größer die positiven Konsequenzen, die sich durch Glücksspiel ergeben, desto höher ist die Wahrscheinlichkeit, dass das Verhalten gezeigt wird. Ein typischer (generalisierter) Verstärker beim Glücksspielen ist das Gewinnen (Meyer und Bachmann 2000). Eine **negative Verstärkung** entsteht, wenn Entzugserscheinungen oder Anspannungszustände – also allgemein aversive Zustände – wegfallen, sobald das Suchtmittelverhalten ausgeführt wird. Sowohl die positiven als auch die negativen Verstärkungsvorgänge tragen dazu bei, dass diese suchtbezogenen Verhaltenssequenzen wiederholt werden. Aufgrund des schwankenden Verhältnisses von Gewinn (Verstärkung) und Verlust (unverstärktes Spielverhalten) dient das Glücksspiel insgesamt als wirksamer intermittierender Verstärkungsplan. Auch die Verstärkungsmengen unterliegen permanenten Veränderungen, wobei die Verstärkung (Ergebnisfeedback) unmittelbar erfolgt.

Mit experimentellen Studien konnte belegt werden, dass sich diese Lernprozesse nicht nur auf die Entwicklung von Suchterkrankungen im Kontext psychotroper Substanzen beziehen, sondern auch maßgeblich an der Entstehung von Verhaltenssüchten (substanzungebundenen Suchterkrankungen) wie z. B. dem pathologischen Glücksspiel oder der Internetsucht beteiligt sind (vgl. Frascella et al. 2010). Konditionierte Verhaltenssequenzen werden im Gehirn als automatisierte kognitive Handlungsschemata codiert, die, wenn sie abgerufen werden, meist außerhalb der bewussten Kontrolle ablaufen. Erst wenn dieser automatisierte Prozess durch unvorhergesehene Ereignisse, die vom eigentlichen Handlungsschema abweichen (z. B. beim Raucher eine leere Zigarettenschachtel, beim Spieler das leere Konto, von dem nichts mehr abgehoben werden kann), unterbrochen wird, ist es dem Betroffenen möglich, das Spielverhalten als bewussten und verbalisierten Prozess wahrzunehmen (Tiffany 1990).

Ob Suchtverlangen immer, meistens oder nur manchmal bewusst wird und inwieweit affektive, motivationale oder kognitive Faktoren entscheidend für das Suchtverlangen sind, ist jedoch noch weitgehend ungeklärt.

18.4 Klinik

18.4.1 Diagnosekriterien

In ➤ Box 18.1 finden sich die diagnostischen Kriterien für das pathologische Glücksspielen („gambling disorder"), die im DSM-5 (APA 2013) im Kapitel Suchterkrankungen (Substance-related and Addictive Disorders) zusammengefasst werden.

BOX 18.1

Kriterien für Störung durch Glücksspiel nach DSM-5 (Falkai et al. 2015)

A. Dauerhaftes und häufig auftretendes problematisches Glücksspiel führt nach Angaben der Person in klinisch bedeutsamer Weise zu Beeinträchtigungen oder Leiden, wobei mindestens vier der folgenden Kriterien innerhalb eines Zeitraums von 12 Monaten vorliegen:

1. Notwendigkeit des Glücksspielens mit immer höheren Einsätzen, um eine gewünschte Erregung zu erreichen
2. Unruhe und Reizbarkeit bei dem Versuch, das Glücksspielen einzuschränken oder aufzugeben
3. Wiederholte erfolglose Versuche, das Glücksspielen zu kontrollieren, einzuschränken oder aufzugeben
4. Starke gedankliche Eingenommenheit durch Glücksspielen (z. B. starke Beschäftigung mit gedanklichem Nacherleben vergangener Spielerfahrungen, mit Verhindern oder Planen der nächsten Spielunternehmung, Nachdenken über Wege, Geld zum Glücksspielen zu beschaffen)
5. Häufiges Glücksspielen in belastenden Gefühlszuständen (z. B. bei Hilflosigkeit, Schuldgefühlen, Angst, depressiver Stimmung)
6. Rückkehr zum Glücksspielen am nächsten Tag, um Verluste auszugleichen (dem Verlust „hinterherjagen" engl. „chasing")
7. Belügen anderer, um das Ausmaß der Verstrickung in das Glücksspielen zu vertuschen
8. Gefährdung oder Verlust einer wichtigen Beziehung, des Arbeitsplatzes, von Ausbildungs- oder Aufstiegschancen aufgrund des Glücksspielens
9. Verlassen auf finanzielle Unterstützung durch andere, um die durch das Glücksspielen verursachte finanzielle Notlage zu überwinden

B. Das Glücksspielen kann nicht besser durch eine manische Episode erklärt werden.
Bestimme, ob:
- **Episodisch:** Die diagnostischen Kriterien werden zu mehr als einem Zeitpunkt erfüllt, wobei die Symptome zwischen den Phasen der Störung durch Glücksspielen für zumindest einige Monate abklingen.
- **Andauernd:** Es werden durchgängig Symptome erlebt, welche die diagnostischen Kriterien dauerhaft über mehrere Jahre erfüllen.

Bestimme, ob:
- **Frühremittiert:** Nachdem zuvor die Kriterien für eine Störung durch Glücksspielen vollständig erfüllt waren, wird seit mindestens 3, aber weniger als 12 Monaten keines der Kriterien für eine Störung durch Glücksspielen erfüllt.
- **Anhaltend remittiert:** Nachdem zuvor die Kriterien für eine Störung durch Glücksspielen vollständig erfüllt waren, wird zu keinem Zeitpunkt der letzten 12 Monate oder länger eines der Kriterien für eine Störung durch Glücksspielen erfüllt.

Bestimme den aktuellen **Schweregrad:**
- Leicht: 4–5 Symptomkriterien sind erfüllt.
- Mittel: 6–7 Symptomkriterien sind erfüllt.
- Schwer: 8–9 Symptomkriterien sind erfüllt.

BOX 18.2

Klassifikation der Glückspielstörung nach ICD-11

Im Zuge der Veröffentlichung des ICD-11 wird folgende Klassifikation der Glücksspielstörung (vormals Pathologisches Glückspiel) vorgeschlagen, in der eine Unterscheidung von reinem Offline-Glücksspiel und Online-Glücksspiel möglich sein wird. Die Glücksspielstörung wird im neu eingeführten Kapitel Verhaltenssüchte zu finden sein.
- 6C50.0 Glücksspielsucht, vorwiegend offline
- 6C50.1 Glücksspielsucht, vorwiegend online

18.4.2 Psychometrische Testverfahren

Zur differenziellen Diagnose von pathologischem Glücksspiel finden sich einige psychometrisch basierte Testverfahren, die sich in der klinischen Praxis durchaus bewährt haben und z. T. eine gute psychometrische Validierung aufweisen können. Allerdings gilt es zu erwähnen, dass sich die hier aufgeführten Testverfahren größtenteils auf die etablierten Kriterien der ICD-10 (WHO 1992) und des DSM-IV (APA 2000) stützen und somit die inhaltlichen und strukturellen Veränderungen der Kriterien und ihrer Gewichtung, wie sie im neueren DSM-5 (APA 2013) zu finden sind, bisher nicht berücksichtigen. Zu diesen Modifikationen zählt vor allem die Auslassung des Items für Delinquenz, das sich auf die illegale Beschaffung von Geld zum Zweck der Fortführung des Glücksspiels bezog. Des Weiteren wurde auf strukturell-dimensionaler Ebene zum einen der Grenzwert für die Vergabe der Diagnose pathologisches Glücksspielen auf vier erfüllte Kriterien abgesenkt und zum anderen eine Differenzierung der Diagnose in leichte, mittlere und schwere Ausprägung der Symptomatik ermöglicht.

Zu den international üblichsten Verfahren zur Erfassung von pathologischem Glücksspiel zählt der **South Oaks Gambling Screen** (SOGS; Lesieur und Blume 1987) – ein Fragebogen, der neben 40 weiteren Sprachen auch in deutscher Fassung vorliegt (Müller-Spahn und Margraf 2003). Die 20 Items des Testverfahrens sind anhand der Kriterien des DSM-III (APA 1987) operationalisiert und weisen sehr gute testdiagnostische Gütekriterien sowie eine umfassende internationale Validierung auf.

Als zeitökonomischstes und dennoch valides Verfahren ist besonders der kurze **Lie/Bet Questionnaire** (Johnson et al. 1997) zu nennen (➤ Box 18.2). Das Screeningverfahren umfasst ausschließlich zwei Items. Das erste Item befragt die Betroffenen, ob sie jemals ihnen wichtige Personen wegen Glücksspielverhaltens belügen mussten. Anhand des zweiten Items wird der Drang der Betroffenen erhoben, Spieleinsätze während des Glücksspiels erhöhen zu müssen. Werden beide Items bejaht, so ist davon auszugehen, dass in diesem Fall eine Störung in Form von pathologischem Glücksspielverhalten vorliegt. Obwohl sich im deutschsprachigen Raum noch keine Befunde hinsichtlich der Validierung des Testverfahrens finden, beziffern Götestam et al. (2004) z. B. anhand von repräsentativen Stichproben eine äußerst hohe Testgüte (v. a. für Spezifität und Sensitivität) für die norwegische Version des Tests. So erzielt der Test mit hoher Wahrscheinlichkeit Ergebnisse, die zu denen längerer Fragebögen oder dem klinischen Urteil erfahrener Diagnostiker kongruent sind, ohne dabei den Vorteil der Ökonomie einzubüßen.

BOX 18.3

Items des Lie/Bet Questionnaire nach Johnson et al. (1997)

1. Haben Sie jemals gegenüber Menschen, die Ihnen persönlich sehr wichtig sind oder waren, über das Ausmaß Ihres Spielens lügen müssen?
2. Haben Sie jemals beim Spielen das Bedürfnis verspürt, immer mehr Geld einzusetzen?

Anhand von Screeningfragen ermöglichen die hier beispielhaft vorgestellten psychometrischen Tests mit wenig zeitlichem Aufwand, einen ersten diagnostischen Eindruck darüber zu erhalten, inwieweit eine mögliche Störung in Form von pathologischem Glücksspielen bei Betroffenen anzunehmen ist. Alle vorgestellten Instrumente verfügen über gute testdiagnostische Werte, die in zahlreichen internationalen Publikationen veröffentlicht wurden und eine hohe Treffsicherheit garantieren.

18.5 Komorbide Störungen und Folgeschäden

Laut der zuvor bereits erwähnten PAGE-Studie (N = 15.023 Personen im Alter zwischen 14 und 64 Jahren) litten 95,5 % der Personen mit einer Glücksspielstörung an mindestens einer weiteren psychischen Störung (Meyer et al. 2011). Am häufigsten traten Störungen auf, die mit Substanzkonsum in Zusammenhang stehen (89,8 %) bzw. die durch wiederholtes Konsumieren psychotroper Substanzen hervorgerufen wurden. Innerhalb der substanzgebundenen Störungen war die Tabakabhängigkeit (78,2 %) am häufigsten zu verzeichnen, an zweiter Stelle standen Störungsbilder, die mit Alkoholkonsum (54,9 %) assoziiert sind. Illegaler Substanzkonsum wurde bei 22,5 % der untersuchten Personen mit einer Glücksspielstörung als komorbid zur Hauptdiagnose festgestellt.

Insgesamt legen die Ergebnisse nahe, dass ein enger Zusammenhang zwischen dem Auftreten von pathologischem Glücksspiel und **substanzgebundenen Abhängigkeitserkrankungen** zu verzeichnen ist. Affektive Störungen waren als komorbide psychische Störungen bei insgesamt 63,1 % der Personen mit einer Glücksspielstörung als Zweitdiagnose identifizierbar. Im Einzelnen wurde bei einem Anteil von 57,2 % der Personen mit einer Glücksspielstörung eine unipolare **depressive Störung** diagnostiziert. Bipolare Störungen (inkl. Hypomanie) traten hingegen nur bei 7,5 % auf. Unter den komorbiden Störungen aus dem Bereich der neurotischen, Belastungs- und somatoformen Störungen waren vor allem **Angststörungen**, die bei 37,1 % der Personen mit einer Glücksspielstörung auftraten, zu nennen (Panikattacken 23,8 %, PTBS 15,5 %, soziale Phobie 13,4 %).

Auch komorbide **Persönlichkeitsstörungen** konnten bei einer Vielzahl der Untersuchten festgestellt werden. Diese zeichnen sich durch ein persistentes Muster psychischer Auffälligkeiten aus, welche die Lebensführung der Betroffenen negativ beeinträchtigen. Bei 33,5 % der Betroffenen konnte mindestens eine komorbide Persönlichkeitsstörung nachgewiesen werden. Am häufigsten wurde die Diagnose der komorbiden antisozialen Persönlichkeitsstörung (12 %) gestellt. Auch die zwanghafte Persönlichkeitsstörung (11,9 %), die Borderline-Persönlichkeitsstörung (9,4 %) und die selbstunsichere Persönlichkeitsstörung (8,9 %) waren bei einigen Probanden nachweisbar.

Die genannten Ergebnisse der PAGE-Studie konnten auch im Kontext internationaler Studien, die ebenfalls den Zusammenhang zwischen pathologischem Glücksspiel und möglichen komorbiden Erkrankungen untersuchten, größtenteils repliziert werden. In einer internationalen Metaanalyse, die zum Ziel hatte, die Studienergebnisse der letzten Jahre vergleichend darzustellen, wurden elf Studien aus der Schweiz, Südkorea, Kanada und den USA untersucht (Lorains et al. 2011). Die Ergebnisse belegen, dass auch auf internationaler Ebene und über den Vergleich einer Vielzahl an Studien die substanzgebundene Abhängigkeitserkrankung als häufigste komorbide Störung bei Personen mit einer Glücksspielstörung auftritt (57,5 %). Auch bei dieser Metaanalyse fand sich ein stufenartiges Muster der Häufigkeitsverteilung der einzelnen spezifischen substanzgebundenen Abhängigkeitserkrankungen, was sich größtenteils auch mit den Befunden aus der Studie von Meyer et al. (2011) deckt, die weiter oben bereits erwähnt wurde. Demnach war die häufigste komorbide Störung in Bezug auf substanzgebundene Krankheitsbilder bei pathologischem Glücksspiel die Nikotinabhängigkeit (60,1 %), gefolgt von den alkoholassoziierten Störungen, die immerhin noch bei fast einem Drittel der Befragten diagnostiziert werden konnten (28,1 %), sowie dem illegalen Substanzkonsum (17,2 %). Neben repräsentativen Stichproben aus der Normalbevölkerung schloss die Metaanalyse von Lorains et al. (2011) auch die Untersuchung von klinischen Stichproben ein. Bei den Letztgenannten wurden vor allem komorbide Störungen in Form von affektiven Störungen (37,9 %) und Angststörungen (37,4 %) diagnostiziert. Als häufigste affektive Störung wurde die Major Depression (23,1 %) identifiziert, gefolgt von bipolaren Störungsbildern (9,8 %). In Bezug auf Persönlichkeitsstörungen ergaben die Ergebnisse der Metaanalyse am häufigsten die Diagnose antisoziale Persönlichkeitsstörung (28,8 %).

18.6 Psychotherapie

18.6.1 Ziele

Die allgemeine Zielsetzung **kognitiv-behavioraler Therapieprogramme** für pathologisches Glücksspiel entspricht im Wesentlichen den Zielen der klassischen Therapie substanzgebundener Suchterkrankungen und umfasst folgende Bereiche:

- Abstinenzerreichung
- Umfassende Rückfallprävention
- Langfristige Stabilisierung
- Langfristige Erhaltung der Glücksspielabstinenz

18.6.2 Ambulantes Setting

Die ambulante Therapie besteht in der Regel aus Gruppensitzungen mit begleitenden Einzelgesprächen. Inhaltlich setzt die Behandlung vor allem auf kognitiv-strukturierende Module, z. B.:

- Vermittlung von Problemlösestrategien (einschließlich Geld- und Schuldenmanagement)
- Aufbau von Verhaltensalternativen und alternativen Fertigkeiten

- Soziales Kompetenztraining
- Maßnahmen zur Rückfallprophylaxe

Metaanalysen und systematische Reviews zeigen, dass vor allem kognitiv-behavioral fundierte Therapieformen sehr gute Effekte bei der psychotherapeutischen Behandlung von Personen mit Glücksspielstörung haben (Pfund et al. 2023; Erikson et al. 2023; Petry et al. 2017). Pfund et al. (2023) zeigen, dass kognitiv-behaviorale Therapien den Schweregrad der Glücksspielstörung, die Spielhäufigkeit und die Spielintensität direkt nach der Behandlung verbessern können. Derzeit überlegen scheint dabei die Face-to-face-Therapie zu sein, bei der sich Betroffene und der Therapeut bzw. die Therapeutin persönlich vor Ort zu therapeutischen Sitzungen treffen (Erikson et al. 2023). Rein selbstgesteuerte kognitiv-behaviorale Therapiemaßnahmen (z. B. Selbsthilfetagebücher und kognitiv-behaviorale Arbeitsbücher) scheinen keine ausreichende Wirksamkeit auf die Glücksspielsymptomatik zu haben (Petry et al. 2017).

Alle Autoren kommen jedoch zu dem Schluss, dass die Evidenz für den Langzeittherapieerfolg gibt unzureichend ist, und plädieren für weitere ausführliche Forschung bezüglich der langfristigen Auswirkungen von Psychotherapie auf die Glücksspielstörung. Erikson und Kollegen schlagen zudem vor, ein breiteres Spektrum an Behandlungsmodalitäten inklusive digitaler Interventionsmöglichkeiten zu untersuchen, um neue onlinebasierte Therapieprogramme ausreichend zu evaluieren und als mögliche neue Therapieansätze oder als Nachbehandlungsmöglichkeit zu integrieren.

Wie in vielen therapeutischen Programmen ist auch für die Behandlung der Glücksspielstörung die Expositionsbehandlung von entscheidender Bedeutung (Smith et al. 2015). Wissenschaftlich konnte in einem systematischen Review von Chrétien und Kollegen (2017) gezeigt werden, dass sich die Expositionsbehandlung besonders dazu eignet, glückspielbezogene Gedanken zu identifizieren. Das vorrangige Ziel der Expositionsbehandlung besteht darin, durch Konfrontation mit suchtassoziierten Reizen eine Modifikation der Reiz-Reaktions-Verknüpfung bei den Betroffenen zu bewirken. Die Expositionsbehandlung kann in Form der Cue-Exposure-Therapie durchgeführt werden, in welcher keine direkte Konfrontation mit der suchtassoziierten Situation initiiert wird, sondern suchtassoziierte Reize (Cues) dargeboten werden. Die Wirksamkeit dieser neuen Form der Expositionsbehandlung für Personen mit Glücksspielstörung konnte in der Metaanalyse von Bergeron et al. (2022) bestätigt werden. Die neue Behandlungsform reduzierte das Glücksspielverlangen, die verbrachte Zeit mit dem Glücksspiel und suchtbezogene verzerrte Kognitionen.

Merkouris et al. (2016) konnten in einem systematischen Review zu **Prädiktoren des Behandlungserfolgs** bei Personen mit Glücksspielstörung zeigen, dass Assoziationen zwischen den erfolgreichen Behandlungsergebnissen und dem Beschäftigungsstand, den Spielschulden, Persönlichkeitsmerkmalen und dem Motivationszustand, eine Veränderung des Suchtverhaltens herbeizuführen, bestehen. Je eher die Betroffenen keine Spielschulden mehr hatten, zum Zeitpunkt der Therapie in Beschäftigung waren, Persönlichkeitsmerkmale wie geringe Werte in der ausgeprägten Suche nach Neuem, Neurotizismus oder Sensation-Seeking aufwiesen und stärker motiviert waren, die Sucht zu bekämpfen, desto bessere Behandlungsergebnisse wiesen die verschiedenen Therapiestudien auf.

Eine ambulante Therapie ist vor allem bei Betroffenen indiziert, die über ein stabiles soziales Gefüge verfügen, das sie zusätzlich unterstützen kann. Darunter fallen mehrere Faktoren wie z. B. ein Arbeitsplatz oder eine intakte Partnerschaft, die entscheidend dazu beitragen können, die angestrebte stabile Abstinenz zu erreichen. Braun et al. (2014) postulieren, dass Menschen mit der Diagnose „pathologisches Glücksspiel“ meist dann eine Therapie beginnen, wenn sie mehrere diagnostische Kriterien der Störung erfüllen und an Spielautomaten oder online gespielt haben. Betroffene mit subklinischer Glücksspielsucht suchen hingegen vermehrt dann therapeutische Hilfe auf, wenn um große Einsätze gespielt wurde, sie alleinstehend und älter sind oder rauchen. Für die Wahrscheinlichkeit, eine Therapie aufzusuchen bei gleichzeitig regelmäßigem Alkoholkonsum, wurde dagegen ein negativer Zusammenhang beschrieben.

18.6.3 Stationäres Setting

Indikationen

Auch die Behandlung im Rahmen einer stationären Therapie ist Teil des therapeutischen Behandlungsrepertoires. Sie ist in der Regel dann indiziert, wenn es sich um komplizierte Fälle mit einer Vielzahl an komorbiden Störungen handelt. Eine **Kategorisierung** von Personen mit Glücksspielstörung in verschiedene Gruppen ist laut Petry und Jahreis (1999) **anhand unterschiedlicher psychischer Komorbiditäten** möglich:

- **Gruppe A** umfasst Patienten und Patientinnen, die zusätzlich eine stoffgebundene Abhängigkeit aufweisen.
- Patienten und Patientinnen, die **Gruppe B** zugeordnet werden, leiden hingegen an einer depressiv-neurotischen Persönlichkeitsstörung.
- In **Gruppe C** sind dagegen Personen mit Persönlichkeitsstörungen vom selbstunsicher-vermeidenden Typ kategorisiert. Hierzu zählen solche Patienten und Patientinnen, die eine zusätzliche stoffgebundene Abhängigkeit (Gruppe A) oder eine depressiv-neurotische (Gruppe B) bzw. eine Persönlichkeitsstörung (Gruppe C) aufweisen.
- Schließlich gibt es noch die **Gruppe D** der Personen mit Glücksspielstörung, diee eine zusätzliche psychische Störung aufweisen, die für sich genommen eine psychosomatische Rehabilitation erfordert.

18

Weiterhin ist eine stationäre Aufnahme sinnvoll, wenn eine ambulante Therapie wiederholt ohne Erfolg durchlaufen wurde, als nicht aussichtsreich eingeschätzt wird oder keine ambulante Therapieeinrichtung in akzeptabler Entfernung vom Wohnort der Betroffenen zur Verfügung steht (Meyer und Bachmann 2000). Durch die intensive Betreuung ist es möglich, auch Betroffene mit geringem Problembewusstsein und niedriger Veränderungsbereitschaft adäquat zu behandeln. Auch bei Betroffenen, die aufgrund von z. B. geringer Motivation Schwierigkeiten haben, konsequent am Programm teilzunehmen, den erstellten Behandlungsplan einzuhalten oder wenig Eigeninitiative zeigen, ist die stationäre Behandlung dem ambulanten Setting vorzuziehen. Ein weiterer Faktor, der eine stationäre Behandlung indiziert, ist eine instabile private Situation des Patienten (keine stabile Wohnsituation, Geldsorgen, Arbeitslosigkeit etc.) oder ein fehlendes soziales Unterstützungsnetz bis hin zu Kontakten, die möglicherweise eine destabilisierende Wirkung auf die Patientin ausüben. Der stationäre Aufenthalt sollte auch dann in Betracht gezogen werden, wenn der Patient in die Delinquenz abzugleiten droht oder die akute Gefahr einer Suizidalität bzw. Suizidversuche vorliegen. Im letztgenannten Fall sollte jedoch zunächst eine Behandlung in einer psychiatrischen Institution erfolgen, bevor auf die stationäre Rehabilitationsmaßnahme zurückgegriffen wird.

Besonders entscheidend im stationären Setting ist das Ende der Behandlungsphase sowie der Übergang in das gewohnte Umfeld, da Betroffene meist über viele Wochen in einer Klinik untergebracht und Rückfälle unbedingt zu vermeiden sind.

RESÜMEE

Psychotherapie der Glücksspielsucht

- Bei der psychotherapeutischen Behandlung von pathologischem Glücksspiel kommen größtenteils verhaltenstherapeutische Maßnahmen zum Einsatz.
- Bei der ambulanten Behandlung werden in der Regel Gruppensitzungen mit begleitenden Einzelgesprächen eingesetzt.
- Als Ergänzung oder Alternative zur ambulanten Behandlung kann es sinnvoll sein, eine stationäre Therapie anzuschließen. Dies ist insbesondere dann indiziert, wenn
  - ambulante Maßnahmen wiederholt keinen Erfolg brachten,
  - eine intensivere Behandlung aufgrund der Schwere der Störung nötig ist,
  - das ambulante Setting nicht erfolgversprechend ist (z. B. bei geringer Motivation).

Nach aktuellem Forschungsstand gibt es verschiedene therapeutische Methoden, deren Wirksamkeit in Bezug auf die Behandlung von pathologischem Glücksspiel belegt werden konnte. Dazu zählen vor allem verhaltenstherapeutische, tiefenpsychologische und psychoanalytische Ansätze. Auch die Integration mehrerer Techniken aus verschiedenen Therapieschulen in einem Behandlungsmanual ist nicht unüblich.

Verhaltensanalyse

Ein Hauptbestandteil der Therapie von Glücksspielsucht besteht darin, automatisierte Gedanken und dysfunktionales Verhalten zu identifizieren, denn die Analyse des eigenen Verhaltens sowie die Förderung der Selbstbeobachtung sind entscheidend für die Unterbrechung des Suchtkreislaufs. Um die Selbstreflexion zu fördern, werden häufig adaptierte **SORKC-Modelle** eingesetzt, die als Bestandteil von Verhaltensanalysen die Aspekte Situation (S), Personen- bzw. Organismusvariable (O), Reaktion (R, hier: Glücksspielverhalten) und Konsequenz untersuchen (C, engl. „consequence") (Schneider und Margraf 2009). Die Variable Kontingenz, welche die Assoziationshäufigkeit zwischen Reaktion und Konsequenz beschreibt, wird hier aus Gründen der Übersichtlichkeit vernachlässigt.

Anhand wöchentlich auszufüllender Protokolle kann nach ca. sechs Gruppensitzungen ein individuelles SORKC-Modell erstellt werden, das eine Zusammenfassung bestimmter sich ähnelnder Situationen darstellt (➤ Abb. 18.2). Neben den situations- und reaktionsbezogenen Variablen werden zudem die Konsequenzen als ergebnisorientierte Variable betrachtet. Dabei unterscheidet man zunächst zwischen kurzfristigen und langfristigen Variablen, um auch den zeitlichen Aspekten der Folgen des Glücksspielverhaltens Rechnung zu tragen. Neben der gewohnten Fokussierung auf kurzfristige Folgen (direkter Verlust oder Gewinn und damit einhergehende Gefühle von Ohnmacht oder Euphorie) soll es vor allem durch die Analyse der langfristigen Konsequenzen des Glücksspielverhaltens zur Einsicht in die Dysfunktionalität des eigenen Verhaltens durch die Betroffenen kommen. Dabei wird zwischen positiven und negativen Folgen unterschieden, wobei naturgemäß die langfristigen negativen Konsequenzen deutlicher und anhaltender hervortreten als die positiven kurzfristigen Konsequenzen.

Ziel der bewussten Wahrnehmung der konditionierten Trigger-Reize und der darauf folgenden automatisch ablaufenden kognitiven Verhaltenssequenzen ist die Durchbrechung des Suchtkreislaufs. Den Betroffenen wird es so ermöglicht, die individuellen Faktoren ihres Suchtverlangens zu erkennen und innerhalb der Gruppe Gemeinsamkeiten zu entdecken. Als Resultat der Bearbeitung des Arbeitsblattes soll eine bessere Einschätzung des wahrgenommenen Suchtverhaltens durch die Betroffenen erreicht werden (aktuelle Bewertungen finden sich in Ericksen et al. 2023; Pfund et al. 2023).

Motivational Interviewing

Alternativ zu den oben genannten Ansätzen kommen auch andere Verfahren zum Einsatz, z. B. das Motivational Interviewing (MI), das sich bereits als wirksame Methode bewährt hat. So konnte eine Metaanalyse von fünf RCTs eine kurz-

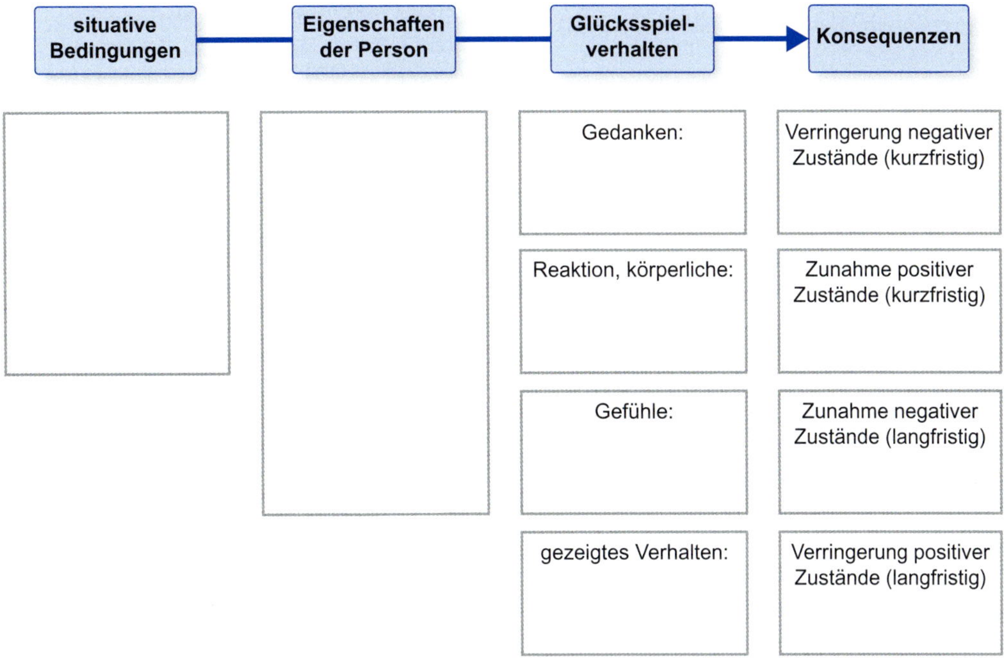

Abb. 18.2 Analyse des Glücksspielverhaltens mittels SORK-Modell [L231]

fristige Wirksamkeit der motivierenden Gesprächsführung als Behandlungsmethode von pathologischem Glücksspielen nachweisen (Yakovenko et al. 2015). Eine langfristige Effektivität war nur für die Abstinenzdauer belegt, nicht aber für die Menge an für Glücksspiel ausgegebenem Geld. Daraus lässt sich schließen, dass die Methode des MI größtenteils kurzfristig wirksam ist, wohingegen langfristige Effekte angesichts der wenigen Follow-up-Messungen nicht sicher nachgewiesen werden konnten.

Vassallo et al. (2023) weisen in ihrer Metaanalyse auf die Bedeutsamkeit der Angehörigen und Partner von Betroffenen hin. Der Einbezug des Partners in die Therapie, entweder als Komponente „Paartherapie“ oder als einzelnes Angebot für Angehörige zum Austausch, kann für ein erhöhtes Krankheitsverständnis sorgen. Für Angehörige ist es wichtig, sich über das Thema Glücksspielsucht zu informieren, z. B. durch Ratgeber, über Internetrecherche oder durch kostenfreie und anonyme Beratungsgespräche in professionellen Suchtberatungsstellen (Wölfling 2023), um in einem zweiten Schritt eine offene und konstruktive Kommunikation zwischen den Betroffenen und den Angehörigen möglich machen. Ein unterstützender Partner könnte somit Betroffenen als Ressource dienen und positiven Einfluss auf den Therapieerfolg und den Umgang mit Glücksspiel haben.

18.7 Pharmakotherapie

Eine additive Möglichkeit ist die Behandlung der Glücksspielsucht mit Psychopharmaka. Erste Wirksamkeitshinweise gibt es für die Gabe von selektiven Serotonin-Wiederaufnahmehemmern (SSRI; z. B. Citalopram) oder Opioidrezeptor-Antagonisten (z. B. Naltrexon und Nalmefen).

Mestre-Bach und Potenza (2024) zeigen in einer aktuellen Übersichtsarbeit, dass Naltrexon den Schweregrad der Glückspielstörung und den erlebten Spieldrang senken kann. In Studien, bei denen Betroffenen eine geringe Dosis Nalmefen (50 mg/d) verabreicht wurde, konnten positive Effekte auf glücksspielbezogene Gedanken und Verhaltensweisen sowie den Spieldrang beobachtet werden bei gleichzeitig nur sehr geringen Nebenwirkungen (Mestre-Bach und Potenza 2024). Für den SSRI Citalopram gibt es erste Hinweise auf positive Therapieeigenschaften, z. B. die Verringerung des Schweregrades der Glückspielstörung sowie der Glückspielhäufigkeit und die verlorenen Geldbeträge beim Glücksspielen. Allerdings sind dies absolute Beobachtungen, die nicht in einen relativen Vergleich mit einer Kontrollgruppe gestellt wurden (Mestre-Bach und Potenza 2024). Weitere beforschte Psychopharmaka sind Glutamatagonisten, weitere Antidepressiva, Stimmungsstabilisierer oder atypischen Neuroleptika (van den Brink 2012), die allerdings noch keine ausreichenden Wirksamkeitsnachweise erbringen konnten. Generell scheint der Wirksamkeitsnachweis für Psychopharmaka bei der Behandlung der Glücksspielstörung durch hohe Placebo-Ansprechraten, begrenztes

Wissen über neurobiologische Korrelate und eine hohe Rate an Komorbiditäten erschwert (Mestre-Bach und Potenza 2024).

18.8 Fazit für die Praxis

- Behandlungssuchende mit einer Glücksspielstörung kommen in allen psychotherapeutischen Behandlungssettings (ambulant, stationär, tagesklinisch) nicht selten vor.
- In der praktischen Tätigkeit sollte die Glücksspielstörung aktiv erfragt, diagnostiziert und in der Behandlung berücksichtigt werden.
- Aufgrund der fortschreitenden Digitalisierung in der Gesellschaft nimmt die Bedeutung der Online-Glücksspielstörung stetig zu – diese Störung kann in der ICD-11 daher spezifiziert werden.
- Personen mit Glücksspielstörung weisen neben Substanzabhängigkeiten vermehrt komorbide Persönlichkeitsstörungen auf.
- Einen Hauptbestandteil erfolgreicher Behandlungen von Personen mit Glücksspielstörung stellt die Verhaltensanalyse auf Basis des SORKC-Modells dar.
- Eine aktuelle Metaanalyse zeigt, dass die Cue-Exposure-Therapie (eine Form der Expositionsbehandlung) bei Personen mit Glücksspielstörung wirksam ist.

18

LITERATUR

APA – American Psychiatric Association Diagnostic and Statistical Manual of Mental Health Disorders (DSM-III-R). 3rd ed.. 1987; American Psychiatric Association. Washington, DC.

APA – American Psychiatric Association Diagnostic and Statistical Manual. 4th ed. 2000; American Psychiatric Association. Washington, DC.

APA –American Psychiatric Association Diagnostic and Statistical Manual of Mental Disorders. 5th ed.. 2013; American Psychiatric Press. Washington DC.

Bagby R.M., Vachon D.D., Bulmash E., Quilty L.C. Personality disorders and pathological gambling: a review and re-examination of prevalence rates. J Person Psychol. 2008; 22: 191–207.

Bergeron, P.Y., Giroux, I., Chrétien, M., Bouchard, S.. Exposure Therapy for Gambling Disorder: Systematic Review and Meta-analysis. Curr Addict Rep 2022; 9, 179–194.

Braun B., Ludwig M., Sleczka P. et al. Gamblers seeking treatment: Who does and who doesn't?. J Behav Addict. 2014; 3: 189–198.

Calado, F., Griffiths, M.D. Problem gambling worldwide: An update and systematic review of empirical research (2000–2015). Journal of behavioral addictions 2016; 5(4).

Chrétien, M., Giroux, I., Goulet, A., Jacques, C., Bouchard, S. Cognitive restructuring of gambling-related thoughts: A systematic review. Addictive Behaviors 2017; 75, 108–121. https://doi.org/10.1016/j.addbeh.2017.07.001.

Eriksen, J.W., Fiskaali, A., Zachariae, R., Wellnitz, K.B., Oernboel, E., Stenbro, A.W., et al. Psychological intervention for gambling disorder: A systematic review and meta-analysis. Journal of behavioral addictions 2023, 12(3), 613–630. https://doi.org/10.1556/2006.2023.00034.

Falkai P., Wittchen H.-U., Döpfner M. et al. Diagnostische Kriterien DSM-5®. 2015; Hogrefe. Göttingen.

Frascella J., Potenza M.N., Brown L.L., Childress A.R. Shared brain vulnerabilities open the way for nonsubstance addiction: carving addiction at a new joint?. Ann N Y Acad Sci. 2010; 1187: 294–315.

Götestam K.G., Johansson A., Wenzel H.G., Simonsen I.E. Validation of the lie/bet screen for pathological gambling on two normal population data sets. Psychol Rep. 2004; 95: 1009–1013.

Grüsser S.M., Albrecht U. Rien ne va plus – Wenn Glücksspiel Leiden schafft. 2007; Huber. Bern.

Grüsser S.M., Thalemann C.N. Verhaltenssucht – Diagnostik, Therapie, Forschung. 2006; Huber. Bern.

Hodgins, D.C., Stea, J.N., Grant, J.E. Spielstörungen. Lancet 2011; 378(9806), 1874–1884.

Hurrelmann K., Schmidt L., Kähnert H. Konsum von Glücksspielen bei Kindern und Jugendlichen. Verbreitung und Prävention. 2003; Ministerium für Gesundheit, Soziales, Frauen und Familie des Landes Nordrhein-Westfalen. Düsseldorf.

Johnson E.E., Hammer R., Nora R.M. et al. The lie/bet questionnaire for screening pathological gamblers. Psychol Rep. 1997; 80: 83–88.

Lesieur H.R., Blume S.B. The South Oaks Gambling Screen (SOGS): a new instrument for the identification of pathological gamblers. Am J Psychiatry. 1987; 144: 1184–1188.

Lorains F.K., Cowlishaw S., Thomas S.A. Prevalence of comorbid disorders in problem and pathological gambling: systematic review and meta-analysis of population surveys. Addiction. 2011; 106:.

Luder M.T., Berchtold A., Akré C. et al. Do youths gamble? You bet! A Swiss population-based study. Swiss Med Wkly. 2010; 140: w13074.

Merkouris S.S., Thomas S.A., Browing C.J., Dowling N.A. Predictors of outcomes of psychological treatments for disordered gambling: a systematic review. Clin Psychol Rev. 2016; 48: 7–31.

Meyer C., Rumpf H.J., Kreuzer A. et al. Pathologisches Glücksspielen und Epidemiologie (PAGE): Entstehung, Komorbidität, Remission und Behandlung. Endbericht an das Hessische Ministerium des Inneren und für Sport. Universitätsmedizin Greifswald, Institut für Epidemiologie und Sozialmedizin & Universität zu Lübeck. 2011; TEP, Klinik für Psychiatrie und Psychotherapie. Forschungsgruppe S.

Meyer G., Bachmann M. Spielsucht – Ursachen und Therapie. 2000; Springer. Heidelberg.

Mestre-Bach, G., Potenza, M.N. Pharmacological management of gambling disorder: an update of the literature. Expert review of neurotherapeutics, 2024; 10.1080/14737175.2024.2316833. Advance online publication. https://doi.org/10.1080/14737175.2024.2316833.

Müller K.W., Dreier M., Duven E. et al. Abschlussbericht zur Studie Konsum von Glücksspielen bei Kindern und Jugendlichen: Verbreitung und Prävention. Ministerium für Gesundheit, Emanzipation, Pflege und Alter des Landes Nordrhein-Westfalen. 2014;.

Müller-Spahn E., Margraf Wenn Spielen pathologisch wird. 2003; Karger. Basel.

Petry J., Jahrreiss R. Stationäre medizinische Rehabilitation von „Pathologischen Glücksspielern": Differentialdiagnostik und Behandlungsindikation. Kurzfassung des abschließenden Forschungsberichtes an den Verband Deutscher Rentenversicherungsträger. Deutsche Rentenversicherung. 1990; 3: 196–218.

Petry, N.M., Ginley, M.K., Rash, C.J. A systematic review of treatments for problem gambling. Psychology of addictive behaviors : journal of the Society of Psychologists in Addictive Behaviors 2017; 31(8), 951–961. https://doi.org/10.1037/adb0000290.

Pfund RA, Forman DP, Whalen SK, Zech JM, Ginley MK, Peter SC, McAfee NW, Whelan JP. Effect of cognitive-behavioral techniques for problem gambling and gambling disorder: A systematic review and meta-analysis. Addiction 2023; 118(9):1661–1674. doi: 10.1111/add.16221.

Schneider S., Margraf J. Lehrbuch der Verhaltenstherapie. 2009; Springer. Berlin, Heidelberg.

Schütze, C., Kalke, J., Möller, V., Turowski, T., Hayer, T. Glücksspielatlas Deutschland 2023 Zahlen, Daten, Fakten. Institut für interdisziplinäre Sucht- und Drogenforschung, Hamburg, Deutsche Hauptstelle für Suchtfragen, Hamm, Arbeitseinheit Glücksspielforschung, Universität Bremen 2023.

Smith D.P., Battersby M.W., Harvey P.W. et al. Cognitive versus exposure therapy for problem gambling: randomised controlled trial. Behav Res Ther. 2015; 69: 100–110.

The Swedish Gambling Authority. Fördubbling i spel om pengar på internet 2007–2016. 2018; Retrieved Dec 16, 2019 from https://www.spelinspektionen.se/om-oss/statistik/statistiknytt/fordubbling-i-spel-om-pengar-pa-internet-2007-2016/.

Tiffany S.T. A cognitive model of drug urges and drug-use behavior: role of automatic and nonautomatic processes. Psychol Rev. 1990; 2: 147–168.

Van den Brink W. Evidence-based pharmacological treatment of substance use disorders and pathological gambling. Curr Drug Abuse Rev. 2012; 5: 1. 3–31.

Vassallo, M., DeGiovanni, K., Montgomery, P. The Efficacy of Psychosocial Interventions in Minimising the Harm Caused to Affected Others of Problem Gambling: A Systematic Review and Meta-Analysis. Journal of gambling studies 2023; 39(4), 1927–1958. https://doi.org/10.1007/s10899-023-10220-3.

Welte J.W., Barnes G.M., Tidwell M.O., Hoffmann J.H. The prevalence of problem gambling among U.S. adolescents and young adults: results from a national survey. J Gambl Stud. 2008; 24: 119–133.

WHO – World Health Organization International Classification of Diseases (ICD-10): Clinical Descriptions and Diagnostic Guidelines. 1992; World Health Organization. Geneva.

Wölfling, K. Ratgeber Glücksspielsucht: Informationen für Betroffene und Angehörige (Vol. 53). Hogrefe 2023.

Yakovenko I., Quigley L., Hemmelgarn B.R. et al. The efficacy of motivational interviewing for disordered gambling: systematic review and meta-analysis. Addict Behav. 2015; 43: 72–82.

KAPITEL

19 Verhaltenssüchte: Computerspiele, Kaufen, Pornografie, soziale Medien

Kay Uwe Petersen, Klaus Wölfling

Kernaussagen

- Neben die Substanzabhängigkeit sind die Verhaltenssüchte als weitere etablierte Suchtstörungen getreten, und sie bilden damit eine neue Einheit.
- Wie in den Diagnostikmanualen des DSM-5 und der ICD-11 bereits zum Teil oder vollständig umgesetzt, erlaubt der Forschungsstand bislang die Formulierung diagnostischer Kriterien nur für zwei Verhaltenssüchte (Glücksspiel- und Computerspielsucht).
- Der Begriff „Internetnutzungsstörungen" fasst Verhaltenssüchte mit der Gemeinsamkeit des mit Leiden oder Einschränkungen der Alltagsfunktionalität verbundenen Kontrollverlusts gegenüber bestimmten Internetapplikationen zusammen.
- Das I-Pace-Modell („Interaction of Person-Affect-Cognition-Execution", Brand et al. 2016) ist ein integratives psychologisches Modell der Internetnutzungsstörungen.
- Bei Internetnutzungsstörungen werden als psychotherapeutische Verfahren kognitiv-verhaltenstherapeutische Einzel- und Gruppenbehandlung empfohlen bzw. Kombinationen mit Familientherapie.

19.1 Verhaltenssüchte

Berichte über exzessives Verhalten mit und ohne psychotrope Substanzen reichen weit in die Menschheitsgeschichte und die frühe psychiatrische Krankheitslehre zurück. So missbilligt z. B. der Koran (Sure 2/219) Alkoholmissbrauch und Glückspiel, und in der Thora bzw. im Alten Testament wird Noah im Alkoholrausch beschrieben (Genesis 9, 20 ff.). Vermutlich ergaben sich bereits Möglichkeiten für Verhaltensexzesse, als der Überlebenskampf erste Freiräume für selbstbestimmtes Verhalten zuließ. Es ist im Menschen neurobiologisch so angelegt, dass das als angenehm erlebte Verhalten durch seinen Belohnungscharakter die Wahrscheinlichkeit seines Wiederauftretens ohne kognitive Anstrengungen automatisch erhöht, während die Ausübung präfrontaler Verhaltenskontrolle und das Aufschieben kurzfristiger Belohnungen unter Berücksichtigung der langfristigen Folgen eine erlernte kognitive Leistung ist. Moderne biopsychologische Modelle von Verhaltenssüchten wie das in ➤ Kap. 16.2.2 vorgestellte I-PACE-Modell der Internet- und Computerspielabhängigkeit (Brandt et al. 2016) zeigen, dass nur wenige Versatzstücke des Modells zur Entstehung und Aufrechterhaltung einer Verhaltenssucht erfüllt sein müssen, um diese Störung beim modernen Menschen von heute zu diagnostizieren.

MERKE

Die Idee der Verhaltenssüchte setzt eine Entwicklung der Suchtdefinition voraus, die den Schwerpunkt von der psychotropen Substanz, die Suchtverhalten erzeugt, auf eine Interaktion zwischen der neurobiologischen Substanzwirkung und dem damit verbundenen Verhalten verschiebt, sodass die Substanz aus dem Fokus als Ursache der Sucht herausrückt und zum Mitspieler im Suchtprozess wird.

Moderne Suchtdefinitionen wie z. B. die aus einem systematischen Review von Sussman und Sussman (2011) entstandene benötigen in ihren fünf Kernelementen der Sucht die Substanzwirkung nicht mehr: *„(a) engagement in the behavior to achieve appetitive effects, (b) preoccupation with the behavior, (c) temporary satiation, (d) loss of control, and (e) suffering negative consequences."*

Bereits 1990 forderte Isaac Marks in einem einflussreichen Editorial, Verhaltenssüchte neben substanzgebundenen Süchten anzuerkennen, und begründete dies mit vergleichbaren neurobiologischen (Einfluss auf das Belohnungssystem) und psychologischen (spezifische Konditionierungsprozesse) Charakteristika. Vor der Jahrtausendwende entwickelte sich mit der Internet- und Computerspielabhängigkeit erstmals eine Verhaltenssucht, die breite Schichten der Bevölkerung zu erfassen drohte. Möglicherweise war dies motivierend für das anwachsende wissenschaftliche Interesse an Verhaltenssucht, sodass Constanze Holden (2001) mit ihrem Artikel in *Science* „'Behavioral' addictions: do they exist?" die Diskussion um die Verhaltenssüchte einem breiteren und nicht mehr nur aus Suchtexperten bestehenden wissenschaftlichen Publikum nahebringen konnte. In ihrem Beitrag charakterisierte sie Internet- und Computerspielabhängigkeit als *„… the country's fastest growing 'addiction'"* (Holden 2001: 982).

Billieux et al. (2015) setzten sich kritisch mit dem Phänomen der Verhaltenssüchte auseinander und fragten polemisch: *„How to create new diagnoses based on old recipes?"*. Die mögliche Inflationierung der Verhaltenssüchte und die damit befürchtete Überpathologisierung von exzessivem Alltagsverhalten diskutierten sie anhand von kuriosen in Publikationen vorgeschlagenen Verhaltenssüchten wie z. B. der „Tango-Argentino-Sucht". Billieux et al. (2015) berichteten Ergebnisse einer Zählung der Publikationen zu Verhaltenssüchten auf der Basis der Datenbank PubMed. Seit der Jahrtausendwende war diese Zahl auf das Fünffache angestiegen und gipfelte 2013 in 2.563 wissenschaftlichen Veröffentlichungen. 2011 wurde das *Journal of Behavioral Addictions* als spezifisches Fachjournal gegründet, und 2013 fand in Budapest die erste *International Conference on Behavioral Addictions* statt. Ebenfalls 2013 erschien das DSM-5 (APA 2013), das die „gambling disorder" aus der bisherigen Kategorie der Impulskontrollstörungen in die neue Kategorie „substance-related and addictive disorders" einordnete und damit für den amerikanischen Raum eine erste offizielle psychiatrische Anerkennung des Verhaltenssuchtkonzepts vornahm.

2016 veröffentlichte die Deutsche Gesellschaft für Psychiatrie und Psychotherapie, Psychosomatik und Nervenheilkunde (DGPPN) ein Positionspapier zu den Verhaltenssüchten: „Verhaltenssüchte und ihre Folgen – Prävention, Diagnostik und Therapie" (Mann et al. 2016). Darin erkennen die Autoren aufgrund des vorliegenden Wissensstandes derzeit nur pathologisches Spielen sowie Internet- und Computerspielabhängigkeit als Verhaltenssüchte an. So postulieren Mann et al. (2016), dass die Datenlage für eine neue Einordnung von pathologischem Kaufen, exzessivem Sexualverhalten und exzessivem Essverhalten als Verhaltenssüchte derzeit nicht ausreichend sei.

Sussman et al. (2011: 3) errechneten im Rahmen eines systematischen Reviews für elf substanzgebundene Störungen und Verhaltenssüchte („*… (tobacco, alcohol, illicit drugs, eating, gambling, Internet, love, sex, exercise, work, and shopping) …*") eine 12-Monats-Prävalenz von Suchtstörungen in der US-amerikanischen Bevölkerung. Ihr Resümee lautete: „*Thus, we estimate that approximately 47 % of the adult U. S. population suffers from 1 of these 11 addictions in a 12-month period*" (Sussman et al. 2011: 15). Im Ergebnis warfen die Autoren die Frage auf, ob Suchtstörungen wirklich ein Minderheitenproblem oder nicht vielmehr ein Problem der Bevölkerungsmehrheit seien.

Die Verabschiedung der ICD-11 im Jahre 2019 und ihr Inkrafttreten 2022 ist als weiterer Meilenstein der fortschreitenden Anerkennung der Verhaltenssüchte als psychische Störungen mit Krankheitswert anzusehen. Die Übersetzung in eine deutschsprachige Version ist derzeit noch nicht abgeschlossen (vgl. BfArM 2024). In Kapitel 06 „Psychische Störungen, Verhaltensstörungen und neuronale Entwicklungsstörungen" wurde ein Unterkapitel „Störungen durch Verhaltenssüchte" aufgenommen, das die Abschnitte 6C50 „Glückspielsucht" und 6C51 „Computerspielsucht" enthält sowie 6C5Y „Sonstige näher bezeichnete Störungen durch Verhaltenssüchte" und 6C5Z „Störungen durch Verhaltenssüchte, nicht näher bezeichnet". Brand et al (2022) argumentierten in einem viel beachteten Positionspapier, dass „Soziale-Netzwerke-Nutzungsstörungen", „Shoppingstörungen" und „Pornografie-Nutzungsstörungen" geeignete Kandidaten für Verhaltensstörungen der ICD-11-Kategorie 6C5Y seien. Die vor allem im Journal of Behavioral Addictions ausgetragene wissenschaftliche Debatte ist derzeit noch nicht abgeschlossen. Voraussichtlich Mitte 2024 wird eine S1-Leitlinie zur „Diagnostik und Therapie Internetbezogener Störungen" in Deutschland erscheinen, die die neuen Begriffe „Computerspielstörung", „Soziale-Netzwerke-Nutzungsstörung", „Pornografie-Nutzungsstörung" und „Shoppingstörung" unter dem Oberbegriff „Internetnutzungsstörungen" etablieren wird (Rumpf et al. 2021). Zurzeit besteht allerdings noch die Problematik, dass die aktuelle ICD-11-Übersetzung den Begriff „Computerspielsucht" statt „Computerspielstörung" nutzt. Im folgenden Abschnitt dieses Textes wird daher der Begriff „Computerspielsucht" dem möglichen zukünftigen Leitlinienbegriff vorgezogen.

RESÜMEE

Verhaltenssüchte

- Die ICD-11 hat einen Abschnitt zu Verhaltenssüchten aufgenommen, in dem die Glücksspielsucht und die Computerspielsucht als Diagnosen definiert werden. Damit kann das Verhaltenssuchtkonzept als fachlich etabliert gelten.
- Im Jahr 2024 wird eine S1-Behandlungsleitlinie für Deutschland „Diagnostik und Therapie Internetbezogener Störungen" erscheinen, die u. a. die zusätzlichen Verhaltenssüchte „Soziale-Netzwerke-Nutzungsstörung", „Pornografie-Nutzungsstörung" und „Shoppingstörung" als diagnostische Einheiten einführen soll.

19.2 Computerspielsucht als paradigmatische Verhaltenssucht

19.2.1 Zum Störungsbegriff

Wie in der historischen Einleitung von Griffiths, Kuss und King (2012) angedeutet, können aufgrund der technologischen Entwicklung von Soft- und Hardware unterschiedliche geschichtliche Phasen der Computerspielsucht unterschieden werden. Dies ist deswegen bedeutsam, weil auch in Zukunft technologische Neuentwicklungen die Phänomene der Computerspielsucht entscheidend beeinflussen können.

Die **erste Phase** der Computerspielsucht mag in den 1970er-Jahren begonnen haben, historische Belege aus der Forschung sind z. B. in einem Case-Report von Ross, Finestone und Lavin (1982) über drei Erwachsene mit „Space Invaders Obsession" zu finden, deren obsessives Spiel an diesen Videospielautomaten zu bedeutsamen sozialen Problemen geführt hatte. Die Nutzung von Videospielautomaten kostet Geld und unterscheidet sich von Glücksspielautomaten letztlich durch den höheren Unterhaltungswert bei gleichzeitig fehlender Chance von Geldgewinnen. Kuczmierczyk, Walley und Calhoun (1987) verfassten einen Case-Report einer erfolgreichen kognitiv-verhaltenstherapeutischen Behandlung eines 18-Jährigen, der exzessiv und unter Missachtung seiner finanziellen Grenzen an Videospielautomaten gespielt hatte.

Mit der Zunahme der Verfügbarkeit von Heimcomputern im Verlauf der 1980er-Jahre wurden diese Spiele kostenlos auf Computern zuhause nutzbar. Diese **zweite Phase** der Computerspielsucht führte zu einem moderaten Anstieg wissenschaftlicher Forschung, wobei die Kriterien des pathologischen Glücksspiels im DSM-IV zu Fragebogenentwicklungen bezüglich Computerspielsucht führten (Griffiths, Kuss und King 2012). Der englische Begriff „video game addiction" erinnerte noch an die erste und auslaufende Phase der Computerspielsucht.

In der Mitte der 1990er-Jahre nahm die Verfügbarkeit des Internets rapide zu, wodurch die Computerspielsucht langsam in die **dritte Phase** eintrat. Das Internet ermöglicht nicht nur Glücksspiel oder soziale Kontaktaufnahme vom heimischen Stuhl aus oder die kostenlose Zugänglichkeit pornografischer Inhalte für Kinder und Jugendliche, es ermöglichte nach Zunahme der Geschwindigkeit der Datenübertragung auch das Onlinespiel in weltweiten Netzwerken, die Dazuladung zusätzlicher Spielinhalte und die bequeme Abrechnung von Mikrotransaktionen (virtuelle Güter oder Währungen gegen reales Geld) als zusätzliche Gewinnmöglichkeit.

Im Jahr 1998 publizierte Kimberly Young ihre Studie zur „Internetsucht“ (internet addiction) und ihren Weltbestseller „Caught in the net“, in dem sie den bis heute genutzten „Internet Addiction Test“ (IAT) vorstellte. Sie beschrieb die suchtartige Nutzung von Onlinespielen als eine Teilstörung der Internetsucht. Diese Auffassung blieb bis heute einflussreich, wenn sie auch nicht in das DSM-5 oder die ICD-11 einging. Dennoch dürfte die Popularität der Internetnutzung, verbunden mit dem bis zu diesem Zeitpunkt unerreichten Hype um das 2004 veröffentlichte Onlinerollenspiel World of Warcraft, der Computerspielsucht Eingang in die Diagnostikmanuale DSM-5 und ICD-11 verschafft haben.

Der Begriff „Internetsucht“ verbarg allerdings auch, dass die prototypischen internetsüchtigen Personen letztlich vorwiegend männliche und jugendliche Computerspielsüchtige waren, da die Computerspielsucht zumindest zunächst die mit Abstand am meisten verbreitete Teilstörung der Internetsucht war (Petersen und Thomasius 2010). Möglicherweise kann mit der Entwicklung des Computerspiels über Smartphones der Beginn einer **vierten Phase** der Computerspielsucht festgestellt werden. Wieder wurde allerdings in der Forschung ein Begriff geprägt („Smartphonesucht“), der das Potenzial hat, Computerspielsüchtige als solche nicht erkennbar werden zu lassen.

Besonders eindrücklich wird das Dilemma unscharfer diagnostischer Begriffe und schlecht abgrenzbarer Betroffenengruppen an den Ergebnissen einer Metaanalyse von Meng (2022), die die weltweite Prävalenz digitaler Süchte schätzte: 26,99 % Smartphonesucht, 17,42 % Soziale-Netzwerke-Nutzungsstörung, 14,22 % Internetsucht, 8,23 % Pornografienutzungsstörung, 8,23 % Internetsucht und 6,04 % Computerspielsucht. Wären dies wirklich abgegrenzte diagnostische Gruppen, so hätten mehr Menschen weltweit digitale Süchte als überhaupt Zugang zum Internet haben (vgl. Statistisches Bundesamt 2023: Etwa 34 % der Personen weltweit ohne Internetzugang).

MERKE

In der ICD-11 wird Computerspielsucht als Kontrollverlust bezüglich des Computerspiels, extreme Priorisierung des Spiels und als Fortsetzung des Verhaltens trotz eingetretener gravierender negativer Konsequenzen definiert. Computerspielsucht (6C51) ist von „gefährlichem Computerspiel "(„Hazardous Gaming", QE22) vor allem dadurch abzugrenzen, dass bei gefährlichem Computerspiel die Konsequenzen noch nicht oder noch nicht in vollem Ausmaß eingetreten sind (nach Petersen und te Wildt 2024: 114).

Für die Praxis der Diagnostik der Computerspielsucht liegen mehrere sorgfältig psychometrisch geprüfte Fragebögen deutschsprachig vor. Zur Diagnostik auf der Basis der DSM-5-Forschungsdiagnose „Internet Gaming Disorder“ kann die „Internet Gaming Disorder Scale“ (IGDS) von Wartberg et al. (2017) oder die „Computerspielabhängigkeitsskala“ (CSAS) von Rehbein et al. (2015b) empfohlen werden. Empfehlenswerte Instrumente zur Erhebung einer ICD-11-Diagnose sind die „Gaming Disorder Scale“ (GADIS-A) von Paschke et al. (2020) bzw. der „Gaming Disorder Test“ von Montag et al. (2019). Für die ersten drei Fragebögen sind auch Elternversionen zur Fremddiagnostik erhältlich.

Da Computerspielsüchtige möglicherweise häufiger als bislang bekannt komorbide Pornografienutzungsstörungen aufweisen, bietet die Neuentwicklung „Assessment of Criteria for Specific Internet-use Disorders (ACSID-11)“ (Müller et al. 2022) die Möglichkeit, mit einem Fragebogen auf der Basis der ICD-11-Kriterien zugleich eine Computerspielsucht, Soziale-Netzwerke-Nutzungsstörung, Shoppingstörung und Pornografienutzungsstörung zu erfassen, darüber hinaus auch Online-Glücksspielsucht.

19.2.2 Epidemiologie

Zur Prävalenz der Computerspielsucht liegen Daten für jüngere Altersgruppen, jedoch keine für die Allgemeinbevölkerung vor. Offenbar erwarten die Forschenden keinen erheblichen Anteil an Computerspielsüchtigen bei Menschen im Alter über 30 Jahren. Angesichts einer Geschichte der Computerspielsucht von beinahe einem halben Jahrhundert scheint diese Einschätzung vorschnell. Die ermittelten Prävalenzschätzungen der Computerspielsucht aus deutschen repräsentativen Stichproben (➤ Tab. 19.1)bewegen sich zwischen rund 1 % und 6 %, je nach Erhebungszeitpunkt, Altersgruppe und eingesetztem Instrument. Frauen weisen regelmäßig geringere Prävalenzen der Computerspielsucht als Männer auf. In diesem Zusammenhang sei auf eine umfangreiche Studie zur Marktforschung aus den USA aus dem Jahr 2023 hingewiesen, die ergab, dass mittlerweile die Hälfte der Gamer Frauen sein sollen (https://mein-mmo.de/haelfte-gamer-frauen/). 47 % der Konsolen-Spielenden, 50 % der PC-Spielenden und 54 % der Mobile-Spielenden waren in einer Befragung von etwa 10.000 Haushalten weiblich.

Die aktuellen Metaanalysen berichten Schätzungen der weltweiten Prävalenz der Computerspielsucht von 3,3 % (Kim 2022) oder 2,4 % (Kim 2022, nur national repräsentative Stichproben), 5 % (Limone 2023) und 6,04 (Meng 2022).

RESÜMEE

Epidemiologie

- Kennzeichen der Computerspielsucht sind ein Kontrollverlust bezüglich des Computerspiels sowie resultierende Beeinträchtigungen der Alltagsfunktionalität.
- Die Prävalenz der Computerspielsucht bei deutschen Jugendlichen dürfte gegenwärtig zwischen 3 % und 6 % liegen.

Tab. 19.1 Studien an deutschen repräsentativen Stichproben zur Prävalenz der Computerspielsucht

Studie	Prävalenz: gesamt, weiblich, männlich (%)	Alter (Jahre)	Instrument
Müller et al. (2015)	1,6; w = 0,3; m = 3,6	14–17	AICA-S_{gaming} (≥ 13)
Rehbein et al. (2015a)	1,16; w = 0,26; m = 2,02	13–18	CSAS (≥ 5 Kriterien)
Paulus et al. (2018)	1,97; w = 1,5; m = 2,2	4–8	YC-CGD
Wartberg et al. (2017)	5,7; w = 2,9; m = 8,4	12–25	IGDS
Wartberg et al. (2020)	3,5; w = 1,0; m = 5,9	12–17	IGDS
DAK (2023)	6,3 %; w = 4,1; m = 7,6	10–17	GADIS-A

19.2.3 Störungsmodelle

Da Computerspielsucht häufig komorbid mit anderen psychischen Störungen auftritt (➤ Kap. 19.2.4), wurde in frühen Arbeiten zunächst infrage gestellt, ob es sich überhaupt um eine primäre Störung oder nicht vielmehr um Symptome einer anderen zugrunde liegenden psychischen Störung handelt. Nach Mitchell und Wells (2007) trifft dies jedoch nur auf eine deutliche Minderheit der auftretenden Erkrankungen zu. Heute herrscht in der Forschungsliteratur Übereinstimmung darüber, dass Computerspielsucht im Wesentlichen als **Verhaltenssucht** zu interpretieren ist (Mann et al. 2016). Die Betroffenen geben in Befragungen an, Symptome des Cravings, der Toleranzbildung und des Entzugs zu erleben oder erlebt zu haben, und fühlen sich nach Angaben von Beratern und Therapeuten in Symptomlisten, die analog zur Substanzabhängigkeit formuliert wurden, gut beschrieben (Petersen und Thomasius 2010). Studien zur Bildgebung des Gehirns haben gezeigt, dass Computerspielsucht in hohem Maße neurobiologische Veränderungen verursacht, die für andere Süchte typisch sind, z. B.:

- Aktivierung in Hirnregionen, die mit Belohnung assoziiert sind, wie aus Studien zur Exposition gegenüber dem Suchtmittel und zum Verlangen nach dem Suchtmittel sowie aus Neurotransmittersystemstudien, die auf eine Beteiligung von Dopamin-vermittelten Belohnungsmechanismen hinweisen.
- Verringerte Aktivität in Impulskontrollbereichen und beeinträchtigter Entscheidungsfindung; und verringerte funktionelle Konnektivität in Gehirnnetzwerken, die an der kognitiven Kontrolle, exekutiven Funktion, Motivation und Belohnung beteiligt sind (Weinstein und Lejoyeux 2022).

Es soll allerdings darauf hingewiesen werden, dass es in Deutschland auch die Auffassung von Computerspielsucht als einer **Beziehungs- und Verhaltensstörung** aus dem Formenkreis der psychosomatischen Erkrankungen gibt. Schuhler et al. (2013: 19) sehen ein „… *dichotomes Erleben in der Selbstwert- und Affektregulation sowie in der Handlungsmotivation und der sozialinteraktiven Handlungsfähigkeit*" im Zentrum des „pathologischen PC-/Internetgebrauchs" und betonen die Funktion der Internetaktivität als Kompensation von Selbstwertdefiziten und Problemen der sozialen Interaktion. In einem vereinfachten neurobiologischen Modell beschrieb Brand (2022) Computerspielsucht als das Zusammenwirken dreier Komponenten im Ungleichgewicht: „‚Feels better' pathway", „‚Must do' pathway", „‚Stop now' process". Der „Feels better pathway" reicht von der Area tegmentalis ventralis über den Nucleus accumbens zum ventromedialen präfrontalen Kortex und umfasst sowohl positive (Vergnügen, Belohnung) als auch negative (Abbau von Stress und negativer Stimmung) Verstärkungserfahrungen und damit verbundene Sehnsüchte und Wünsche. Während dieser Prozess insbesondere zu Beginn der Suchtentwicklung im Vordergrund steht, wird später der „Must do pathway" von der Substantia nigra zum dorsomedialen präfrontalen Kortex bedeutsam, der gewohnheitsmäßige und vor allem zwanghafte Verhaltensweisen reguliert. Zwanghaftes Verhalten meint die maladaptive Persistenz von Verhalten trotz des Bewusstseins der negativen Konsequenzen. Ein „Stop now process" (durch die Ausübung von Selbstkontrolle einschließlich inhibitorischer Kontrolle und anderer exekutiver Funktionen), ausgehend vom dorsolateralen präfrontalen Kortex, kann die beiden Antriebswege zur Sucht regulieren oder eben auch nicht (Brand 2022).

Brand et al. (2016) schlugen auf der Basis des Verhaltenssuchtkonzepts mit **I-PACE (Interaction of Person-Affect-Cognition-Execution)** ein integratives Modell der Entstehung und Aufrechterhaltung Computerspielsucht vor:

- **„P"** meint hierbei **Kerncharakteristika der Person** und umfasst die biopsychologische Konstitution (genetische Faktoren, frühe Kindheitserfahrungen, Stressvulnerabilität), die Persönlichkeit (insbesondere Impulsivität, geringe Selbstwertschätzung und Gewissenhaftigkeit), die Psychopathologie (Depression, soziale Ängste, ADHS), soziale Kognitionen (Einsamkeit, erlebte soziale Unterstützung, soziales Misstrauen) und spezifische Internetnutzungsmotive (Onlinespiel, Online-Glücksspiel, soziale Netzwerke etc.). Diese Merkmale prädisponieren für die Entwicklung von problematischem Internetverhalten.
- Im Zentrum der Entwicklung des problematischen Verhaltens stehen **„A"** und **„C"**, die **affektive und kognitive Verarbeitung der Auslösesituation** mit ihren spezifischen Stimuli für das Verhalten und auf der Basis mögli-

cherweise von situativem Stress, persönlichen Konflikten oder einer schlechten Stimmung. Als Moderatorvariablen wirken Copingstile und ein internetbezogener kognitiver Bias aus Illusionen und Erwartungen ein.
- Im Zusammenhang mit **reduzierten Exekutivfunktionen** und **reduzierter inhibitorischer Kontrolle** (das **„E"** des Modells) wird die kurzzeitige Belohnung durch das Nutzen der Internetanwendung exzessiv angestrebt, obwohl negative Konsequenzen im Alltag drohen.

Das komplexe I-PACE-Modell kann hier nicht in allen Details wiedergegeben werden. Obwohl eine umfassende empirische Prüfung noch aussteht, scheint hier erstmals ein umfassendes und operationalisierbares psychologisches Modell vorzuliegen, welches das Verständnis für die Komplexität der Entstehung und Aufrechterhaltung von Computerspielsucht erheblich zu vertiefen verspricht.

MERKE

Störungsmodelle

- In Deutschland wurde die frühere Hilfsdiagnose der Computerspielsucht nach ICD-10 als Impulskontrollstörung (ICD-10 F63.8 „Sonstige abnorme Gewohnheiten und Störungen der Impulskontrolle") durch die ICD-11-Diagnose „Computerspielsucht" (6C51) abgelöst.
- Mit dem I-Pace-Modell („Interaction of Person-Affect-Cognition-Execution", Brand et al. 2016) wurde ein vielversprechendes integratives psychologisches Modell der Entstehung und Aufrechterhaltung von Computerspielsucht vorgelegt.

19.2.4 Klinik

In Suchtberatungsstellen oder Spezialambulanzen erscheinen regelmäßig zunächst die Eltern potenziell computerspielsüchtiger Jugendlicher, sodass die Elternarbeit ein wichtiger Bestandteil der Arbeit der Einrichtungen ist. Mittlerweile existiert mit „ISES: Internetsucht: Eltern Stärken!" ein randomisiert-kontrolliert evaluiertes Elterntraining zu dem auch ein Manual vorliegt (vgl. Brandhorst et al. 2023). Obwohl sich das Training an Angehörige von „Internetsüchtigen" wendet, waren die bislang teilnehmenden Angehörigen fast ausnahmslos Eltern von männlichen jugendlichen Computerspielsüchtigen. Das schützende Elternumfeld scheint den Jugendlichen zu ermöglichen, die Problematik lange Zeit zu verleugnen und belastende Symptome nicht zur Kenntnis zu nehmen. Die Eltern scheinen dann durch die Computerspielsucht regelmäßig stärker belastet als die eigentlich Betroffenen.

Computerspielsucht benötigt nicht zwangsläufig hochgerüstete Highend-Gaming-Computer, sondern kann bei der Nutzung zahlreicher Geräte auftreten (Spielkonsolen, Notebooks, Tablets, Smartphones). Da mobile Technologien die Verfügbarkeit der Spiele weiter erhöhen und damit die Problematik sozial verträglicher und damit unauffälliger und gefährlicher werden lassen können, sollte das Smartphonespiel besonders beachtet werden. Computerspielsucht lässt sich auch nicht anhand des Spiels bestimmter Computerspiele erschließen, obwohl immer wieder Spiele mit einem besonders hohen Anteil an Computerspielsüchtigen auffallen (World of Warcraft, League of Legends, Fortnite).

Die Fragebogenskalen zur Computerspielsucht korrelieren nur moderat mit der Computerspielzeit (vgl. z.B. die Metaanalyse von Yoon et al. 2021: 0.40). Dies spricht nicht gegen die Validität der Fragebögen, sondern zeigt vielmehr, dass die Computerspielzeit kein zuverlässiger Indikator für das Vorliegen einer Computerspielsucht (Burén et al. 2023) ist. Verbringen Menschen auffällig lange Zeiträume des Tages mit dem Computerspiel, mag das zwar ein Warnzeichen sein, auf das Vorliegen einer Computerspielsucht lässt sich daraus jedoch nicht schließen.

Hilfreicher sind hier die diagnostischen Kriterien von DSM-5 (> Box 19.1) und ICD-11 (> Box 19.2). Während in Deutschland nur die ICD-11 zur gültigen Diagnose einer Computerspielsucht führen kann, kann der ausführlichere Kriterienkatalog des DSM-5 gute Dienste dabei leisten, Betroffenen im Gespräch die Selbsterkenntnis des Vorliegens einer Suchtstörungsproblematik zu vermitteln.

BOX 19.1

Diagnostische Kriterien für „Internet Gaming Disorder" im Anhang des DSM-5 (APA 2013, dt. Version: Falkai und Wittchen 2015; zit. nach Petersen et al. 2017)

Andauernder und wiederholter Gebrauch des Internets zum Zweck des Online-Spielens, häufig gemeinsam mit anderen Spielern, der zu einer klinisch signifikanten Behinderung oder zu Einschränkungen führt, gekennzeichnet durch fünf (oder mehr) der folgenden Symptome über eine Periode von 12 Monaten:
- Andauernde Beschäftigung mit Internet- bzw. Online-Spielen (Der Betroffene denkt über frühere Online-Spiele nach oder beschäftigt sich gedanklich mit zukünftigen Spielen. Die Online-Spiele werden zur dominierenden Aktivität des alltäglichen Lebens.)
- Entzugssymptome, wenn das Online-Spielen nicht zur Verfügung steht (Diese Entzugssymptome werden typischerweise als Gereiztheit, Ängstlichkeit oder Traurigkeit beschrieben. Körperliche Symptome im Sinne eines Medikamentenentzugs werden nicht angegeben.)
- Toleranzentwicklung mit dem Bedürfnis, zunehmend Zeit für Online-Spiele aufzubringen
- Erfolglose Versuche, die Teilnahme an Online-Spielen zu beenden
- Verlust des Interesses an früheren Hobbys oder Aktivitäten als Folge des Online-Spielens
- Andauerndes exzessives Online-Spielen trotz des Wissens um die psychosozialen Probleme
- Täuschen von Familienmitgliedern, Therapeuten oder anderen Personen in Bezug auf das wirkliche Ausmaß des Online-Spielens
- Gebrauch der Online-Spiele, um aus negativen Emotionen (wie z. B. Gefühle von Hilflosigkeit, Schuld oder Ängstlichkeit) herauszukommen oder um diese zu lindern
- Gefährdung oder Verlust von wichtigen Bekanntschaften, Beruf, Ausbildung oder Karrieremöglichkeiten wegen des Online-Spielens

Zu beachten ist dabei, dass sich die IGD von der Internet-Glücksspielsucht unterscheidet, die im DSM-5 im Kapitel „Gambling Disorders (Pathologisches Spielen)" aufgeführt wird.

Ko et al. (2014) untersuchten diese Kriterien an einer klinischen Stichprobe von 75 jungen Erwachsenen mit IGD, 75 Personen in Remission von einer IGD und weiteren 75 Personen ohne IGD-Diagnose. Das Vorliegen von 5 oder mehr der in ➤ Box 19.1 aufgeführten Kriterien über einen Zeitraum von mindestens 12 Monaten ist demnach – wie im DSM-5 vorgeschlagen – ein geeigneter Cut-off-Wert, um Personen mit akuter IGD von Personen in Remission oder Gesunden zu unterscheiden. Fast alle untersuchten Onlinespieler bestätigten die Gefährdung oder den Verlust von wichtigen Bekanntschaften, Beruf, Ausbildung oder Karrieremöglichkeiten wegen des Onlinespielens. 86,7 % von ihnen erklärten, dass sie eine Abstinenz vom Onlinespiel für zwei oder drei Tage nicht aushalten würden.

BOX 19.2

Diagnostische Kriterien für „Computerspielsucht" in der ICD-11, zitiert aus der Entwurfsfassung der Übersetzung durch das Bundesinstitut für Arzneimittel und Medizinprodukte (BfArM 2024)

6C51 Computerspielsucht

„Computerspielsucht ist gekennzeichnet durch ein anhaltendes oder wiederkehrendes Spielverhalten („digitales Spielen" oder §Videospiele"), das online (d. h. über das Internet) oder offline stattfinden kann und sich durch folgende Merkmale äußert: 1. eingeschränkte Kontrolle über das Spielen (z. B. Beginn, Häufigkeit, Intensität, Dauer, Beendigung, Kontext); 2. zunehmende Priorität des Spielens in dem Maße, dass das Spielen Vorrang vor anderen Lebensinteressen und täglichen Aktivitäten hat; und 3. Fortsetzung oder Eskalation des Spielens trotz negativer Konsequenzen. Das Muster des Spielverhaltens kann kontinuierlich oder episodisch und wiederkehrend sein. Das Spielverhalten führt zu einem ausgeprägten Leidensdruck oder einer erheblichen Beeinträchtigung in persönlichen, familiären, sozialen, schulischen, beruflichen oder anderen wichtigen Funktionsbereichen. Das Spielverhalten und andere Merkmale sind normalerweise über einen Zeitraum von mindestens zwölf Monaten zu beobachten, damit eine Diagnose gestellt werden kann, obwohl die erforderliche Dauer verkürzt werden kann, wenn alle diagnostischen Anforderungen erfüllt sind und die Symptome schwerwiegend sind."

Die Kriterien der der Internet Gaming Disorder und der Computerspielsucht können mangels etablierter diagnostischer Kriterien auch in Bezug auf andere Internetnutzungsstörungen eingesetzt werden.

RESÜMEE

Klinik der Computerspielsucht

Computerspielsucht bezieht sich unabhängig von der eingesetzten Internet-Zugangstechnologie (z. B. Smartphone, Computer) auf eine oder mehrere Internetanwendungen.

19.2.5 Komorbide Störungen und Folgeschäden

Im Folgenden werden die Ergebnisse von mehreren Metaanalysen zum Zusammenhang von Computerspielsucht mit anderen psychiatrischen Erkrankungen sowie weiteren Merkmalen von Personen vorgestellt. Aufgrund des Mangels an Langzeitstudien kann nicht bei allen Störungen zuverlässig festgestellt werden, ob die Störungen die Entstehung der Computerspielsucht begünstigt haben bzw. ob sie gleichzeitig oder als Folgeerkrankung auftreten.

Koncz et al. (2023) untersuchten den Zusammenhang zwischen der **Aufmerksamkeitsdefizit-/Hyperaktivitätsstörung (ADHS)** und Computerspielsucht. Sie fanden eine moderate Beziehung zwischen Computerspielsucht und dem Schweregrad der ADHS-Symptome, wenn beide Subdomänen von ADHS kombiniert wurden ($r = 0{,}296$) und auch wenn nur Unaufmerksamkeit ($r = 0{,}306$) oder Hyperaktivität ($r = 0{,}266$) analysiert wurde. Daher sollten Personen mit ADHS auf ihre höhere Anfälligkeit für die Entwicklung einer Computerspielsucht aufmerksam gemacht werden. Andererseits zeigt ein weiteres systematisches Review auch, dass therapeutische Interventionen auf der Grundlage von Videospielen von Menschen mit ADHS gut angenommen werden und im Allgemeinen bei der Verbesserung kognitiver Bereiche und der Verringerung von ADHS-Symptomen wirksam sind (Peñuelas-Calvo2022).

Murray et al. (2022) fanden heraus, dass Personen mit einer **Autismus-Spektrum-Störung** (ASS) vermehrt Symptome von Computerspielsucht aufwiesen (mit moderaten und starken Effektgrößen). Bei subklinischen autismusartigen Traits waren die Effekte deutlich schwächer.

Ostinelli et al. (2021) befasste sich mit **depressiven Symptomen und Depressionen** bei Menschen mit Computerspielsucht. Ihre Analyse ergab eine gepoolte Ereignisrate für Depressionen von 0,32. Die Prävalenz von Depressionen bei Menschen mit Computerspielstörung variierte in den einzelnen Studien erheblich und betraf insgesamt etwa eine von drei Untersuchungspersonen.

Li et al. (2023) untersuchten den Zusammenhang von Computerspielsucht und **Aggressivität.** Die Ergebnisse zeigten, dass eine moderate Beziehung zwischen Computerspielsucht und Aggressivität bestand ($r = 0{,}300$). Menschen mit einer höheren Symptombelastung an Computerspielsucht könnten mehr Aggressivität zeigen, und Menschen mit mehr Aggressivität könnten ein höheres Computerspielsucht-Symptomniveau aufweisen.

González-Bueso et al. (2018) errechneten starke Korrelationen der Computerspielsucht mit **Angstzuständen, Depressionen, ADHS- oder Hyperaktivitätssymptomen, sozialer Sozialphobie/Angst sowie Zwangssymptomen.**

Nach den von Burleigh et al. (2019) inkludierten empirischen Studien konsumieren problematische Gamer **zahlreiche Substanzen** während des Spielens. Im Einzelnen

19

konsumierten während des Spielens zwischen 23,3 % und 74,2 % der Spielenden Koffein, 21,7–25,3 % rauchten Zigaretten, 41,2–44,6 % rauchten Cannabis, 21,3–40,4 % konsumierten Alkohol und 14,5 % konsumierten illegale Substanzen. In Bezug auf problematisches und gestörtes Verhalten deuteten die Ergebnisse darauf hin, dass problematisches Glücksspiel, problematisches Einkaufen, problematischer Sex und problematische Arbeit mit gestörtem Spielverhalten verbunden waren, während überaschenderweise Bewegungsmangel nicht signifikant damit verbunden war.

Kristensen et al. (2021) berichten signifikante Gesamteffekte der Computerspielsucht für die **Schlafdauer** (g = -0,238, 95 % CI = -0,364, -0,112), für schlechte Schlafqualität (OR = 2,02, 95 % CI = 1,47, 2,78), Tagesmüdigkeit (OR = 1,57, 95 % CI = 1,00, 2,46) und Schlafprobleme (OR = 2,60, 95 % CI = 1,94, 3,47).

Kavanagh, Brett und Brignel (2023) konnten einen Zusammenhang von Computerspielsucht mit **reduzierter Selbstwertschätzung** bestätigen (r = – 0.269), der sich als unabhängig von Kultur und Altern zeigte.

Zum Zusammenhang von Computerspielsucht und **psychotischen Störungen** fehlen Studien weitgehend (Huot-Lavoie et al. 2023). Die berichteten Case-Reports legen die Möglichkeit nahe, dass exzessives Videospielen oder abrupte Spielunterbrechungen bei manchen Patienten eine Psychose auslösen könnten.

Die aktuellen Ergebnisse der Metaanalyse von Erevik et al. (2022) deuten darauf hin, dass es einen (schwachen, aber signifikanten) Zusammenhang zwischen problematischem Spielen und **Suizidgedanken** und wahrscheinlich auch zwischen problematischem Spielen und **Suizidversuchen** gibt.

19

Todesfälle im Zusammenhang mit exzessivem Computerspiel sind selten. Kuperczko (2022) untersuchte 24 dokumentierte **Todesfälle** im Zusammenhang mit exzessivem Computerspiel: Langes Sitzen und Dehydrierung können Thromboembolien begünstigen, akute Blutdruckerhöhungen beim Spielen können eine Hirnblutung begünstigen und verschiedene Faktoren (einschließlich akuter und chronischer Schlafmangel, Erschöpfung, Stress) können zu akuten autonomen Funktionsstörungen und tödlichen Herzrhythmusstörungen führen (Kuperczko 2022).

Chang et al. (2023) untersuchten in ihrem systematischen Review **soziale Faktoren** im Zusammenhang mit Computerspielsucht. Computerspielsucht ist nach ihren Ergebnissen mit mehr familiären Konflikten und einem geringeren Familienzusammenhalt, mit mehr internetbezogenen Regeln und einer geringeren Kommunikationsqualität assoziiert. Computerspielsüchtige weisen eher einen Mangel an sozialem Engagement und Gefühle von Einsamkeit auf. Die Autoren berichten die Ergebnisse einer national repräsentativen Erhebung aus Norwegen (Wittek et al. 2016), die zeigten, dass Migrantinnen und Migranten eine 4,9-fach höhere Wahrscheinlichkeit für die Zugehörigkeit zur Gruppe der Computerspielsüchtigen hatten. Die Autoren weisen als mögliche Ursache auf die Herausforderungen hin, denen diese Menschen sich stellen müssen, um in der Gastkultur akzeptiert zu werden.

Ghali et al. (2023) berichten auch **positive Effekte** des Computerspiels. So könnten Studien zufolge Videospiele Möglichkeiten zur Entspannung, zum Stressabbau und zur Verbesserung von Problemlösungsfähigkeiten bieten. Der Zusammenhang von Spielen im Internet und einer besseren psychischen Gesundheit beträfe aber vor allem die weiblichen und nicht die männlichen Spielenden.

RESÜMEE

Komorbide Störungen und Folgeschäden

- Die am häufigsten festgestellten komorbiden Erkrankungen sind ADHS und depressive Störungen.
- Zu den Konsequenzen von Computerspielsucht können depressive Symptome und Schlafstörungen gehören. Probleme mit schulischen und beruflichen Leistungen sowie soziale Probleme sind als Teil der diagnostischen Kriterien von Computerspielsucht wahrscheinlich vorhanden.
- Jugendliche Migrantinnen und Migranten scheinen ein erhöhtes Risiko für die Entwicklung einer Computerspielsucht aufzuweisen.

19.3 Psychotherapie

Bevor die Behandlung der Computerspielsucht thematisiert wird, soll kurz die Frage untersucht werden, ob Computerspielsucht bei Jugendlichen nicht auch eine Übergangsphase sein könnte, die auch ohne Behandlung wieder beendet werden kann.

In einer Langzeitstudie an 1095 Eltern-Kind-Dyaden erfüllten 10,2 % der Stichprobe zu t1 die Kriterien der Computerspielsucht, nach einem Jahr aber nicht mehr (Wartberg et al. 2020). Von 134 unbehandelten Kontrollpersonen der PROTECT-Studie erfüllten rund 72 % nach einem Jahr das Kriterium nicht mehr. Diese spontane Remission der problematischen Internetnutzung innerhalb von 12 Monaten ließ sich aufgrund von weniger ausgeprägten maladaptiven Emotionsregulationsstrategien vorhersagen (Wartberg und Lindenberg 2020). Liu et al. (2023) untersuchte 60 nach den Ergebnissen eines diagnostischen Interviews nach DSM-5 computerspielsüchtige Personen zu zwei Zeitpunkten im Abstand von einem Jahr mit bildgebenden Methoden. Rund 32 % erfüllten zum zweiten Untersuchungszeitpunkt die Kriterien einer Computerspielsucht nicht mehr. Die Genesenen könnten möglicherweise noch zahlreicher sein, da etwa ein weiteres Drittel die Studie abgebrochen hatte und nicht mehr untersucht wurde. Bei den Untersuchungspersonen mit persistierender Computerspielsucht sahen die Autoren Beeinträchtigungen von mit der Belohnungsverarbeitung und der hemmenden Kontrolle assoziierten Hirnregionen.

Bei diesen festgestellten **Spontanremissionen** mögen Fehldiagnosen eine gewisse Rolle spielen und ist weitgehend unbekannt, über welche Zeiträume die Remissionen stabil bleiben. Es kann auch daher Betroffenen und ihren Angehörigen nicht angeraten werden, bei Computerspielsucht zuzuwarten und auf Spontanremission zu hoffen.

Beratungs- und Behandlungsangebote zur Computerspielsucht sind in Deutschland vielfältig. Spezialisierte Angebote werden von Suchtberatungsstellen, aber auch von zahlreichen psychiatrischen und psychosomatischen Kliniken vorgehalten. Ein wichtiges Ergebnis einer deutschlandweiten Befragung zu Angeboten bei Computerspielsucht und anderem internetbasiertem Suchtverhalten (Petersen et al. 2017) war, dass die befragten Einrichtungen den Frauenanteil im Behandlungsklientel im Mittel auf nur 9 % schätzten. Dies entspricht bei Weitem nicht den festgestellten Geschlechtsunterschieden der Prävalenz von Computerspielsucht (➤ Kap. 19.2.1). Im Zusammenhang mit der Studie wurde durch die Sektion Suchtforschung und Suchtmedizin des Universitätsklinikums Tübingen die Internetpräsenz www.erstehilfe-internetsucht.de erarbeitet, die eine kostenlose deutschlandweite Suche nach Kontaktdaten regionaler spezialisierter Anbieter von Beratung oder Behandlung bei Computerspielsucht und anderem internetbasiertem Suchtverhalten ermöglicht. Die Website wurde Anfang 2024 mit Mitteln des Bundesministeriums für Gesundheit (BMG) aktualisiert.

Die Indian Psychiatric Society hatte eine weltweit **erste Behandlungsleitlinie** zur Internet- und Computerspielsucht vorgelegt (Chand et al. 2016). Mit dem höchsten Empfehlungsgrad A wurde festgestellt, dass kognitive Verhaltenstherapie (KVT) hilft, die online verbrachte Zeit zu reduzieren und Depressionssymptome zu lindern. Kombinationen von KVT mit Familientherapie seien ebenfalls wirksam (Empfehlungsgrad B). Für die initiale Phase der Intervention scheinen einzeltherapeutische Sitzungen einer Gruppenbehandlung überlegen zu sein (Empfehlungsgrad C). Erst im Verlauf des Jahres 2024 wird eine deutsche Behandlungsleitlinie erscheinen, auf deren Empfehlungen daher noch nicht eingegangen werden kann.

Im Folgenden werden die **Ergebnisse aktueller Metaanalyen** zur Computerspielsucht präsentiert:

Chang et al. (2022) schlossen aus ihrer Studie, dass die Kombination von Pharmakotherapie mit kognitiver Verhaltenstherapie (CBT) oder Familientherapie (Multilevel Counseling, MLC) die wirksamste Behandlungsoption bei Computerspielsüchtigen war. Eingeschlossen wurden nur asiatische Studien und obwohl nur RCTs hätten eingeschlossen werden sollen, hatten von den 29 Studien immerhin fünf Studien keine Kontrollgruppen.

Lampropoulou et al. (2022) untersuchten 16 Behandlungsstudien an Kindern und Jugendlichen mit Computerspielsucht und sehen kognitive Verhaltenstherapie (CBT) bzw. CBT-basierte Interventionen als die am besten untersuchte effektive Behandlungsoption an. Bei Vorliegen komorbider Störungen wie ADHS oder Depression empfehlen die Autoren zusätzlich eine geeignete Medikation. Für die Behandlung von Kindern kann auf der Basis der Daten derzeit noch keine Aussage getroffen werden.

Maset-Sánchez et al (2023) legte ein „Umbrella-Review" vor, in dem sie die bis 2022 verfügbaren systematischen Reviews/Metaanalysen analysierten. Die Qualität der 14 eingeschlossenen Studien wurde allerdings im AMSTAR-Rating mit „low" (n=3) oder gar „critically low" bewertet. Die CBT war die am meisten untersuchte psychologische Behandlung der Computerspielsucht, und in allen untersuchten Arbeiten wurde ihre Wirksamkeit bei der Reduzierung der Symptome bestätigt. Kombinationen von CBT mit anderen Behandlungsformen wiesen in einigen Studien sogar höhere Erfolgsraten als CBT allein auf: Die am meisten untersuchte Kombination ist CBT mit pharmakologischer Behandlung (Antidepressiva). Es gibt auch Belege für die Wirksamkeit anderer Behandlungen wie Virtual-Reality-Therapie, Achtsamkeit, Familientherapie und Beratungsprogramme.

Zwei neuere systematische Reviews (Dong et al. 2023; Zhu et al. 2023) betonen die Bedeutung der repetitiven transkraniellen Magnetstimulation (rTMS) für die Behandlung der Computerspielsucht. Zhu et al (2023) halten die Kombination von rTMS mit CBT für die beste Behandlungsoption bei Internetnutzungsstörungen wie der Computerspielsucht und auch rTMS allein für effektiver als CBT allein. Bedauerlicherweise sind die Studien ebenso wie Studien zur in Kombination mit CBT als effektiv erachteten Elektroakupunktur nur chinesischsprachig publiziert und kaum zugänglich.

MERKE

Als effektivste Vorgehensweise wird die Kombinationsbehandlung aus kognitiver Verhaltenstherapie (KVT) und pharmakologischer Behandlung empfohlen.

Die Behandlungsleitlinie von Chand et al. (2016) beschreibt detailliert und empfiehlt die an der Ambulanz für Spielsucht der Klinik und Poliklinik für Psychosomatische Medizin und Psychotherapie der Universitätsmedizin Mainz entwickelte und mittlerweile erfolgreich randomisiert-kontrolliert evaluierte manualisierte kognitiv-verhaltenstherapeutische Kurzbehandlung **STICA (Short-term Treatment of Internet and Computer Game Addiction**, Wölfling et al. 2012, Wölfling et al. 2019) (➤ Tab. 19.2). Die STICA-Studie gehört zu den ausgesprochen seltenen randomisiert-kontrollierten Behandlungsstudien von Computerspielsucht oder Internetnutzungsstörungen, die außerhalb Asiens durchgeführt und englischsprachig publiziert worden sind.

Das STICA-Behandlungsprogramm besteht aus 15 Gruppensitzungen (wöchentlich, jeweils 100 min), und 8 Einzelsitzungen (14-tägig, jeweils 50 min). Wölfling et al. (2012) teilen ihre verhaltenstherapeutische Gruppenintervention in drei Phasen auf:

19

Tab. 19.2 Short-term Treatment for Internet and Computer Game Addiction (STICA; nach Wölfling et al. 2012)

Probatorische Phase	• Psychologische Diagnostik der Internetsucht • Anamnese der aktuellen und der Lifetime-Mediennutzung • Identifikation problematisch genutzter Inhalte • Diagnose komorbider Störungen • Erhebung der psychopathologischen Symptombelastung und der psychosozialen Ressourcen
Initiale Phase	• Aufbau einer vertrauensvollen therapeutischen Beziehung • Entwicklung einer Therapieverpflichtung • Erhebung und Stärkung der Motivation zur Verhaltensänderung • Entwicklung proximaler und distaler Therapieziele • Psychoedukation
Verhaltensmodifikation	• Psychoedukation • Identifikation von Triggern (Situationen, Kognitionen, Einstellungen, Emotionen, psychophysiologische Reaktionen) des Internetverhaltens • Entwicklung von SORKC-Schemata und kognitive Restrukturierung • Entwicklung eines individuellen Internetsuchtmodells • Trainingsmodul: Diskrimination emotionaler Zustände • Training sozialer Kompetenz • Wiederherstellung alternativer Verhaltensstrategien und Interessen
Stabilisierung und Rückfallprävention	• Wiederherstellung alternativer Verhaltensstrategien und Interessen • Expositions- und Habituationstraining • Individuelle Rückfallprävention, Stopptechniken, Notfallpläne

1. Psychoedukation und Motivation (Sitzung 1–3)
2. Intervention (Sitzung 4–11)
3. Transfer und Stabilisierungsphase (Sitzung 12–15)

Die Behandlung enthält klassische verhaltenstherapeutische Elemente wie das Unterzeichnen eines Therapievertrags und das schriftliche Fixieren von Therapiezielen, die Arbeit mit Wochenprotokollen, eine Verhaltensanalyse und eine Reizkonfrontationsbehandlung. Eine Piloterhebung zur Wirksamkeit zeigt, dass diese Intervention mit einer Abnahme sowohl der Symptome einer Internetsucht als auch der assoziierten Problemlagen (Depressivität, Ängstlichkeit) einhergeht (Wölfling et al. 2014).

Die Deutsche Gesellschaft für Psychiatrie und Psychotherapie, Psychosomatik und Nervenheilkunde (DGPPN, Mann et al. 2013, 2016) ordnet Internetnutzungsstörungen unter die „Verhaltenssüchte" und befasst sich z. T. allgemein mit den Verhaltenssüchten, aber auch spezifisch mit Computerspielsucht. Zur Behandlung werden kognitiv-behaviorale Behandlungsansätze empfohlen:

„Die Förderung einer intrinsischen Veränderungsmotivation, die Wiederaufnahme alternativer Verhaltensweisen und die Fokussierung auf das Wiedererlangen von Kontrolle über das eigene Konsumverhalten stellen dabei wichtige Therapieelemente dar. Auch die Aufnahme realer sozialer Kontakte, verbunden mit der Vermittlung sozialer Kompetenzen ist bisherigen Erfahrungen nach ein zentraler Therapiebaustein. Zur Förderung des Letztgenannten scheinen sich insbesondere therapeutische Gruppensettings anzubieten."

Mann et al. (2013: 9)

Abschließend soll auf den Ansatz der AHG Klinik Münchwies verwiesen werden, die bereits seit 1998 stationäre Psychotherapie im Indikationsgebiet Psychosomatik bei Erwachsenen mit Internetnutzungsstörungen durchführen (Schuhler 2014). Die noch nicht randomisiert-kontrolliert evaluierte Behandlung „… *basiert auf emotionsfokussierenden und metakognitiven Ansätzen der Verhaltenstherapie, bindungstheoretischen Arbeiten und solchen, die zum Ziel haben, die Mentalisierungsfähigkeit zu unterstützen*" (Schuhler 2014: 177).

Schuhler beschreibt die Einheiten der 8- bis 12-wöchigen stationären Behandlung wie folgt:

„Erste Therapieeinheit: Aufbau von Krankheitseinsicht, Veränderungsmotivation und emotionaler Aktivierung in realen Bezügen. Zweite Therapieeinheit: Adäquate Selbstwertregulierung und Handlungsmotivierung im realen Kontext. Dritte Therapiephase: Soziale Interaktionskompetenz in realen Kontakten. Vierte Therapieeinheit: Stärkung des affektiven Realitätsbezugs. Fünfte Therapieeinheit: Einbezug des Arbeitskontexts und Sicherung der Therapiefortschritte in der realen Welt."

Schuhler (2014: 181)

RESÜMEE

Psychotherapie der Internet- und Computerspielabhängigkeit

- Vollständige Computerspielabstinenz ist in der Regel kein geeignetes Behandlungsziel.
- Gruppenbehandlungen zeigten sich mit einer Gruppengröße von 9–12 Personen und einer Behandlungsdauer von nicht weniger als 8 Sitzungen als besonders effektiv (Chun et al. 2017).
- Als psychotherapeutische Verfahren werden kognitiv-verhaltenstherapeutische Einzel- und Gruppenbehandlung empfohlen bzw. Kombinationen mit Familientherapie (Chand et al. 2016).

19

19.3.1 Pharmakotherapie

Zur Pharmakotherapie der Computerspielsucht liegen bislang nur vorläufige Erkenntnisse über Therapieversuche mit den Wirkstoffen Naltrexon, Methylphenidat, Valproinsäure, Quetiapin, Sertralin, Bupropion, Citalopram und Escitalopram vor (Camardese et al. 2012). Es handelt sich überwiegend um Kasuistiken mit stark begrenzter Aussagekraft. Chand et al. (2016: 231) halten die bisherigen pharmakotherapeutischen Ansätze bei Internet- und Computerspielabhängigkeit für im Wesentlichen aus der Behandlung häufiger komorbider Störungen (v.a. Depression, ADHS) extrapoliert. Die Metaanalyse von Winkler et al. (2013: 324) errechnete vergleichbare Effektstärken für pharmakologische (Hedges's $g = 1{,}26$) bzw. psychotherapeutische Behandlung (Hedges's $g = 1{,}73$), konnte allerdings aus methodischen Gründen nur drei Studien zur Pharmakotherapie einbeziehen, die keine Follow-up-Daten enthalten.

In der Behandlungsleitlinie von Chand et al. (2016) werden **Escitalopram, Bupropion und Methylphenidat** zur Behandlung der Computerspielsucht empfohlen, wobei der Empfehlungsgrad als schwach (C) angegeben wird und die Empfehlung mit einem Verweis auf die unzureichende Studienlage versehen ist. Es wird insbesondere die Kombination pharmakologischer und psychotherapeutischer Behandlung unter sorgfältiger Berücksichtigung vorliegender komorbider Störungen empfohlen.

Clorado de Sá et al. (2023) legten eine Metaanalyse vor, die zwölf ausschließlich südkoreanische Studien zur Pharmakotherapie bei Computerspielsüchtigen einschließen konnte, von denen allerdings nur vier Studien randomisierte klinische Trials waren (nur zwei Studien, die vollständig verblindet waren) und acht „open label Trials". Bei einer Stratifizierung der Analysen nach spezifischen Medikamenten bewirkte Atomoxetin eine Symptomreduktion von 18,3 %, Bupropion bewirkte eine Symptomreduktion von 15,4–51,4 %, SSRIs eine Symptomreduktion von 17,6–24,0 % und Methylphenidat eine Symptomreduktion von 23,7–25,7 %.

Erwartungsgemäß wiesen die meisten Teilnehmenden psychiatrische Komorbiditäten auf, wobei nur 24,0 % der Gesamtstichprobe ausschließlich an Computerspielsucht erkrankt waren. Dieses Ergebnis steht im Einklang mit früheren Studien, die gezeigt haben, dass Computerspielsucht häufig mit anderen psychischen Erkrankungen auftritt (Clorado de Sá et al. 2023).

RESÜMEE

Pharmakotherapie der Computerspielsucht

- Insbesondere bei Vorliegen komorbider Erkrankungen wie Depressionen, Angsterkrankungen und ADHS ist die Gabe von Psychopharmaka zu erwägen.
- Für Atomoxetin, Bupropion, Escitalopram und Methylphenidat liegen vorläufige Erkenntnisse zur Kurzzeiteffektivität vor.
- Eine Medikation sollte in Kombination mit psychotherapeutischer Behandlung eingesetzt werden.

19.4 Fazit für die Praxis

- Obwohl die ICD-11 mit der Aufnahme der „Störungen durch Verhaltenssüchte" diese zur nicht mehr wegzudiskutierenden diagnostischen Kategorie machte, bleiben Verhaltenssüchte im Spannungsfeld zwischen der Dramatisierung exzessiven Alltagsverhaltens und der Bagatellisierung von Suchterkrankungen.
- Bereits bei der Pornografienutzungsstörung wird wieder heftig darüber gestritten, ob es sich auch hier um eine Verhaltenssucht handelt oder nicht. Hinzu kommt, dass Verhaltenssüchte einfacher festzustellen sind, wenn sozial nur mäßig erwünschtes Verhalten wie Computerspiel und Glücksspiel exzessiv wird; weit schwieriger würde es, wenn exzessiver Sport oder Arbeitssucht in den Fokus kämen.
- Die Problematik mit unbezwingbarer Leidenschaft ausgeübten Verhaltens, das die Grenzen des Alltagslebens sprengen will und sich so zerstörerisch auf Alltagsstrukturen, das soziale Umfeld und letztlich die Betroffenen selbst auswirkt, bleibt eine Herausforderung für die psychiatrische Diagnostik und die Psychotherapie.
- Gibt es das rechte Maß für jeden, und ist gesundes Leben immer im Mittelmaß? Wie ist eine Leidenschaft, die zunächst erfüllt, aber dann absehbar in den Abgrund führt, im Vergleich zu einem Leben ohne spezielle Leidenschaft zu bewerten?

Mit der Konzeption von Verhaltenssüchten wird Sucht anders gedacht werden müssen als in der sowohl erfolgreichen als auch vereinfachten Sicht, dass Menschen unter der Tyrannei eines Suchtmittels mit Dämonisierung und Sturz des Tyrannen und lebenslanger Abstinenz zu helfen wäre. Mit dieser Sichtweise ist sicherlich in der Regel dem Alkoholiker zu helfen, aber dem Computerspielsüchtigen in der Regel ebenso sicher nicht. Es muss also stärker darum gehen, Menschen ein ausbalanciertes Leben nahezulegen und ihnen bei der Realisierung zu helfen.

LITERATUR

APA – American Psychiatric Association Diagnostic and Statistical Manual of Mental Disorders, Fifth Edition (DSM-5). 2013; American Psychiatric Association. Arlington, VA.

BfArM (Bundesinstitut für Arzneimittel und Medizinprodukte) (Hrsg.). ICD-11 in Deutsch – Entwurfsfassung. 2024, online unter: https://www.bfarm.de/DE/Kodiersysteme/Klassifikationen/ICD/ICD-11/uebersetzung/_node.html (23.01.2024).

Billieux J., Schimmenti A., Khazaal J. et al. Are we overpathologizing everyday life? A tenable blueprint for behavioral addiction research. J Behav Addict. 2015; 4: 3. 119–123.

Brand M. Can internet use become addictive? Science 2022; 376 (6595): 798–9.

Brand M., Young K.S., Laier C. et al. Integrating psychological and neurobiological considerations regarding the development and maintenance of specific Internet-use disorders: an Interaction of Person-Affect-Cognition-Execution (I-PACE) model. Neurosci Biobehav Rev. 2016; 71: 252–266.

Brand M., Rumpf, H.-J., Demetrovics, Z et al. Which conditions should be considered as disorders in the International Classification of Diseases (ICD-11) designation of "other specified disorders due to addictive behaviors"? Journal of Behavioral Addictions 2022; 11(2), 150–159. https://doi.org/10.1556/2006.2020.00035.

Brandhorst I., Lahres P., Hanke S. et al. Randomized Controlled Evaluation of a Group-Based Training for Parents of Adolescents with Gaming Disorder or Social Network Use Disorder. nt. J. Environ. Res. Public Health 2023; 20(1), 272; https://doi.org/10.3390/ijerph20010272

Burén J, Nutley SB, Thorell SB. Screen time and addictive use of gaming and social media in relation to health outcomes. Front Psychol. 2023; 14: doi: 10.3389/fpsyg.2023.1258784.

Burleigh T. L., Griffiths M. D., Sumich A., Stavropoulos V., Kuss D. J. A Systematic Review of the Co-occurrence of Gaming Disorder and Other Potentially Addictive Behaviors. Current Addiction Reports 2019; 6: 383–401.

Camardese G., De Risio L., Di Nicola M. et al. A Role for pharmacotherapy in the treatment of "Internet addiction". Clin Neuropharmacol. 2012; 35: 6. 283–289.

Chand P., Kandasamy A., Murthy P. Pathological internet use („internet addiction"). Basu Debasish Dalal P. K. Balhara Y. P. S. Clinical Practice Guidelines on Newer and Emerging Addictive Disorder in India. 2016; Indian Psychiatric Society. Gurgaon, Haryana. 221–236.

Chang C. H., Chang Y. C., Yang L., Tzang R. F. The Comparative Efficacy of Treatments for Children and Young Adults with Internet Addiction/Internet Gaming Disorder: An Updated Meta-Analysis. nt. J. Environ. Res. Public Health 2022; 19(5), 2612; https://doi.org/10.3390/ijerph19052612.

Chang R. S., Lee M., Im J. J. et al. Biopsychosocial factors of gaming disorder: a systematic review employing screening tools with well-defined psychometric properties. Front. Psychiatry 2023; 14: https://doi.org/10.3389/fpsyt.2023.1200230.

Chun J., Shim H., Kim S. A meta-analysis of treatment interventions for internet addiction among Korean adolescents. Cyberpsychol Behav Soc Network. 2017; 20: 4. 225–2231.

Clorado de Sá R. R., Coelho S., Parmar P. K., Johnstone S., Kim H. S., Tavares H. A Systematic Review of Pharmacological Treatments for Internet Gaming Disorder. Psychiatry Investig. 2023; 20(8): 696–706, doi: 10.30773/pi.2022.0297.

DAK (Deutsche Angestellten Krankenkasse) (Hrsg.). Mediensucht in Zeiten der Pandemie. DAK-Längsschnittstudie: Wie nutzen Kinder und Jugendliche Gaming, Social Media und Streaming? 2023; online unter https://www.dak.de/dak/download/report-2612370.pdf (29.01.2024).

Dong G. H., Dai J., Potenza M. N. Ten years of research on the treatments of internet gaming disorder: A scoping review and directions for future research. Journal of Behavioral Addictions 2023: https://doi.org/10.1556/2006.2023.00071.

Erevik E. K., Landrø H., Mattson A. L., Kristensen J. H., Kaur P., Pallesen S. Problem gaming and suicidality: A systematic literature review. Addictive Behaviors Reports 2022; 15: https://doi.org/10.1016/j.abrep.2022.100419.

Falkai P. Wittchen H. U. Diagnostisches und Statistisches Manual Psychischer Störungen DSM-5. Deutsche Ausgabe. 2015; Hogrefe. Göttingen.

Ghali S., Afifi S., Suryadevara V. et al. A Systematic Review of the Association of Internet Gaming Disorder and Excessive Social Media Use With Psychiatric Comorbidities in Children and Adolescents: Is It a Curse or a Blessing? Cureus 2023; 15(8): e43835. Doi: 10.7759/cureus.43835

Gonzalez-Bueso ⊠ V., Santamaría J. J., Fernandez ⊠ D., Merino L., Montero E., Ribas J. Association between internet gaming disorder or pathological video-game use and comorbid psychopathology: A comprehensive review. International Journal of Environmental Research and Public Health 2023, 15(4), 668. https://doi.org/10.3390/ijerph15040668

Griffiths M. D., Kuss S. J., King D. L. Video Game Addiction: Past, Present and Future. Current Psychiatry Reviews 2012, 8 (4): 308–318.

Holden C. 'Behavioral' addictions: Do they exist?. Science. 2001; 294: 5544. 980–982.

Huot-Lavoie M., Gabriel-Courval M., Béchard L. et al. Gaming Disorder and Psychotic Disorders: A Scoping Review. Psychopathology 2023; 56 (4): 315–323.

Kavanagh M., Brett C., Brignell C. What is the reported relationship between self-esteem and gaming disorder? A systematic review and meta-analysis. Computers in Human Behavior 2023; 145: https://doi.org/10.1016/j.chb.2023.107776

Kim HS, Son G, Roh EB, Ahn W-Y, Kim J, Shin SH, et al. Prevalence of gaming disorder: A meta-analysis. Addictive Behaviors 2022; 126: https://doi.org/10.1016/j.addbeh.2021.107183

Ko C. H., Yen J. Y., Chen S. H. et al. Evaluation of the diagnostic criteria of Internet gaming disorder in the DSM-5 among young adults in Taiwan. J Psychiatr Res. 2014; 53: 103–110.

Koncz P., Demetrovics Z., Takacs Z. K., Griffiths M. D., Nagy T., Király O. The emerging evidence on the association between symptoms of ADHD and gaming disorder: A systematic review and meta-analysis. Clinical Psychology Review 2023; 106: https://doi.org/10.1016/j.cpr.2023.102343.

Kristensen J. H., Pallesen S., King D. L., Hysing M., Erevik E. K. Problematic Gaming and Sleep: A Systematic Review and Meta-Analysis. Front. Psychiatry 2021; 12: https://doi.org/10.3389/fpsyt.2021.675237

Kuczmierczyk A. R., Walley P. B., Calhoun K. S. Relaxation training, in vivo exposure and response-prevention in the treatment of compulsive video-game playing. Scandinavian Journal of Behaviour Therapy 1987; 16: 185–190.

Kuperczko D., Kenyeres P., Darnai G., Kovacs N., Janszky J. Sudden gamer death: non-violent death cases linked to playing video games. BMC Psychiatry 2022; 22,824: https://doi.org/10.1186/s12888-022-04373-5.

Lampropoulou P, Siomos K, Floros G, Christodoulou N. Effectiveness of Available Treatments for Gaming Disorders in Children and Adolescents: A Systematic Review. Cyberpsychology, Behavior, and Social Networking 2022; 25 (1): 5–13. http://doi.org/10.1089/cyber.2021.0067.

Li S., i WuZ., Zhang Y., Xu M., Wang X, Ma X. Internet gaming disorder and aggression: A meta-analysis of teenagers and young adults. Front. Public Health 2023; 11: https://doi.org/10.3389/fpubh.2023.1111889.

Limone P., Ragni B., Toto G. A. The epidemiology and effects of video game addiction: A systematic review and meta-analysis. Acta Psychologica 2023, 241: https://doi.org/10.1016/j.actpsy.2023.104047

Liu X., Zheng Y., Niculescu M. et al. The involvement of spontaneous brain activity in natural recovery from internet gaming disorder: A resting-state fMRI study. Front. Psychiatry 2023; 14–2023 | https://doi.org/10.3389/fpsyt.2023.1093784.

Mann K., Adams M., Arnaud N. et al. Verhaltenssüchte und ihre Folgen – Prävention, Diagnostik und Therapie [Eckpunktepapier der DGPPN (Deutsche Gesellschaft für Psychiatrie und Psychotherapie, Psychosomatik und Nervenheilkunde) Nr. 2 vom 27.02.2013. www.dgppn.de/fileadmin/user_upload/_medien/download/pdf/stellungnahmen/2013/Eckpunktepapier_Verhaltenssüchte_und_ihre_Folgen_.pdf.

Mann K., Batra A., Heinz A. et al.. DGPPN-Positionspapier vom 16.3.2016: „Verhaltenssüchte und ihre Folgen – Prävention, Diagnostik und Therapie. www.dgppn.de/fileadmin/user_upload/_me-

dien/download/pdf/ stellungnahmen/2016/2016-03-16_Positionspapier_Verhaltenssuechte_DGPPN_fin.pdf.
Marks I. Behavioural (non-chemical) addictions. Br J Addict. 1990; 85: 1389–1394.
Maset-Sánchez S., Schoeps K., Valero-Moreno S., Postigo-Zegarra S. How effective are psychological treatments for internet gaming disorder? An umbrella review. Revista de Psicología Clínica con Niños y Adolescentes 2023; 10 (1): 84–90, doi: 10.21134/rpcna.2023.10.1.5.
Meng SQ, Cheng J-L, Li Y-Y, Yang X-Q, Zheng JW, Chang X-W, et al. Global prevalence of digital addiction in general population: A systematic review and meta-analysis. Clin Psychol Rev 2022; 92:102128. doi: 10.1016/j.cpr.2022.102128.
Mitchell K. J., Wells M. Problematic Internet experiences: primary or secondary presenting problems in persons seeking mental health care?. Soc Sci Med. 2007; 65: 1136–1141.
Montag C., Schivinski B., Sariyska R., Kannen C., Demetrovics Z., Pontes H. M. Psychopathological Symptoms and Gaming Motives in Disordered Gaming – A Psychometric Comparison between the WHO and APA Diagnostic Frameworks. J. Clin. Med 2019; 8: 1691; doi:10.3390/jcm8101691.
Müller K.W., Janikian M., Dreier M. et al. Regular gaming behavior and internet gaming disorder in European adolescents: results from a cross-national representative survey of prevalence, predictors and psychopathological correlates. Eur Child Adolesc Psychiatry. 2015; 24: 5. 565–574.
Müller S. E., Wegmann E., Oelker A. et al. Assessment of Criteria for Specific Internet-use Disorders (ACSID-11): Introduction of a new screening instrument capturing ICD-11 criteria for gaming disorder and other potential Internet-use disorders. Journal of Behavioral Addictions 2022; 11 (2): 427–450.
Murray A., Koronczai B., Király O. Autism, Problematic Internet Use and Gaming Disorder: A Systematic Review. Rev J Autism Dev Disord 2022; 9:120–140 https://doi.org/10.1007/s40489-021-00243-0
Niu X., Gao X., Zhang M. et al. Meta-analysis of structural and functional brain alterations in internet gaming disorder. Front. Psychiatry 2022, 13: https://doi.org/10.3389/fpsyt.2022.1029344
Ostinelli G., Zangani C., Giordano C. et al. Depressive symptoms and depression in individuals with internet gaming disorder: A systematic review and meta-analysis. Journal of Affective Disorders 2021; 284: 136–142.
Paschke K., Austermann M. I., Thomasius R. Assessing ICD-11 gaming disorder in adolescent gamers: Development and validation of the gaming disorder scale for adolescents (GADIS-A). Journal of Clinical Medicine 2020; 9(4), 993.
Peñuelas-Calvo I., Jiang-Lin LK, Girela-Serrano B. Video games for the assessment and treatment of attention-deficit/hyperactivity disorder: a systematic review. European Child & Adolescent Psychiatry 2020; 31: 5–20.
Paulus F.W., Sinzig J., Mayer H., Weber, M., von Gontard A. Computer gaming disorder and ADHD in young children – a population-based study. International Journal of Mental Health and Addiction 2018; 16(5), 1193–1207. https://doi.org/10.1007/s11469-017-9841-0
Petersen K. U., te Wildt B. Internet- und Computerspielabhängigkeit. Voderholzer U. Hohagen F. Therapie psychischer Störungen: State of the Art. 12. A.. 2017; Elsevier Urban & Fischer. München. 439–446.
Petersen K. U., Thomasius R. Beratungs- und Behandlungsangebote zum pathologischen Internetgebrauch in Deutschland. 2010; Pabst. Lengerich.
Petersen K. U., Hanke S., Bieber L. et al. Angebote bei internetbasiertem Suchtverhalten. 2017; Pabst. Lengerich.
Rehbein F., Baier D., Kleimann M., Mößle T. Computerspielabhängigkeitsskala (CSAS): ein Verfahren zur Erfassung der Internet Gaming Disorder nach DSM-5. 2015; Hogrefe. Göttingen.
Rehbein F., Kliem S., Baier D. et al. Prevalence of internet gaming disorder in German adolescents: diagnostic contributions of the nine DSM-5 criteria in a statewide representative sample. Addiction. 2015b; 110: 5. 842–851.
Ross D. R., Finestone D. H., Lavin G. K. Space Invaders obsession. Journal of the American Medical Association 1982; 248: 1117.
Rumpf H. J., Batra A., Bischof A. et al. Vereinheitlichung der Bezeichnungen für Verhaltenssüchte. Sucht 2021; 67 (4): 181–185.
Schuhler P. Stationäre Psychotherapie und Arbeitsweltbezug bei pathologischem Computer-/Internet-Gebrauch. rausch 3/4. 2014; 176–194.
Schuhler P., Sobottka B., Vogelgesang M. et al. Pathologischer PC-/Internet-Gebrauch bei Patient/Innen der stationären psychosomatischen und Suchtrehabilitation. Oberhaching b. München 2013; Dustri.
Sussman S., Sussman A. N. Considering the definition of addiction. Int J Environ Res Public Health. 2011; 8: 4025–4038.
Sussman S., Lisha N., Griffiths M. Prevalence of the addictions: a problem of the majority or the minority?. Eval Health Prof. 2011; 34: 3–56.
Wartberg K., Kriston L., Bröning S. et al. Adolescent problematic internet use: Is a parental rating suitable to estimate prevalence and identify familial correlates?. Computers Hum Behav. 2017; 67: 2. 233–239.
Wartberg L., Kriston L., Thomasius R. The Prevalence and Psychosocial Correlates of Internet Gaming Disorder. Analysis in a Nationally Representative Sample of 12- to 25-Year-Olds. Dtsch Arztebl Int 2017; 114(25): 419–24.
Wartberg L., Kriston L., Zieglmeier M., Lincoln T., Kammerl R. A longitudinal study on psychosocial causes and consequences of Internet gaming disorder in adolescence. Psychological Medicine 2019; 49(2): 287–94.
Wartberg L., Kriston L., Thomasius R. Internet gaming disorder and problematic social media use in a representative sample of German adolescents: Prevalence estimates, comorbid depressive symptoms and related psychosocial aspects. Computers in Human Behavior 2020; 103: 31–36.
Wartberg L., Lindenberg K. Predictors of Spontaneous Remission of Problematic Internet Use in Adolescence: A One-Year Follow-Up Study. Int. J. Environ. Res. Public Health 2020; 17(2), 448; https://doi.org/10.3390/ijerph17020448.
Weinstein A., Lejoyeux M. Neurobiological mechanisms underlying internet gaming disorder, Dialogues in Clinical Neuroscience 2020; 22:2, 113–126, doi: 10.31887/DCNS.2020.22.2/aweinstein.
Wittek C. T., Finserås T. R., Pallesen S. et al. Prevalence and predictors of video game addiction: A study based on a national representative sample of gamers. Int J Ment Heal Addict. (2016) 14:672–86. doi: 10.1007/s11469-015-9592-8
Winkler A., Dörsing B., Rief W. et al. Treatment of internet addiction: a meta-analysis. Clin Psychol Rev. 2013; 33: 2. 317–329.
Wölfling K., Müller K.W., Beutel M. E. Reliabilität und Validität der Skala zum Computerspielverhalten (CSV-S). Psychother Psychoso Med Psychol. 2011; 61: 5. 216–224.
Wölfling K., Jo C., Bengesser I. et al. Computerspiel- und Internetsucht: Ein kognitiv-behaviorales Behandlungsmanual. 2012; Kohlhammer. Stuttgart.
Wölfling K., Beutel M. E., Dreier M., Müller K.W. Treatment outcomes in patients with internet addiction – A clinical pilot study on the effects of a cognitive-behavioral therapy program. Biomed Res Int. 2014; 2014: 42592410.1155/2014/425924.
Wölfling K., Müller K.W., Dreier M. et al. Efficacy of Short-term Treatment of Internet and Computer Game Addiction: A Randomized Clinical Trial. JAMA Psychiatry 2019; 76(10), 1018.

Yoon S., Yang Y., Ro E. Reliability, and Convergent and Discriminant Validity of Gaming Disorder Scales: A Meta-Analysis. Front. Psychol. 2021; 12: https://doi.org/10.3389/fpsyg.2021.764209
Young K. S. Caught in the Net: How to Recognize Internet Addiction and a Winning Strategy for Recovery. 1998; Wiley. New York.
Young K. S. The evolution of internet addiction. Addict Behav. 2017; 64: 229–230.
Zhu Y., Chen H., Li J., Mei X.,Wang W. Effects of different interventions on internet addiction: a systematic review and network meta-analysis. BMC Psychiatry 2023; 23 (921): https://doi.org/10.1186/s12888-023-05400-9.

KAPITEL

20

Michael Schaub

E-Health und Suchterkrankungen

Kernaussagen

- Die digitale Selbsthilfe kann das suchtmedizinische Angebot gerade bei längeren Wartelisten für eine Face-to-Face-Behandlung oder als erste Anlaufstelle für Behandlungsunentschlossene ergänzen.
- Die um professionelle Kontakte ergänzte, angeleitete Selbsthilfe ist bei der Behandlung von Substanzstörungen meist wirksamer als die alleinige digitale Selbsthilfe.
- Die „Blended"-Suchttherapie, welche die Face-to-Face-Suchtherapie möglichst ideal mit Internet- und Mobile-Interventionen ergänzt, wurde bisher unzureichend untersucht.
- Studien zu Internet- und Mobile-Interventionen bei Verhaltenssüchten fokussierten bisher vorwiegend auf die Reduktion von problematischem Glückspiel.

20.1 Einführung

Die WHO definiert E-Health sehr breit als die kosteneffiziente und sichere Nutzung von Informations- und Kommunikationstechnologien zur Unterstützung von Gesundheit und gesundheitsbezogenen Bereichen, einschließlich Gesundheitsdiensten, Gesundheitsüberwachung, Gesundheitsliteratur sowie Gesundheitserziehung, Gesundheitswissensvermittlung und Gesundheitsforschung (https://www.emro.who.int/health-topics/ehealth/). Ein schon etwas älterer Begriff ist jener der Telemedizin, unter dem eine medizinische Betreuung (Diagnostik, Therapie, Rehabilitation und ärztliche Entscheidungsberatung) über eine räumliche Distanz oder einen zeitlichen Versatz unter Einsatz von Informations- und Kommunikationstechnologien verstanden wird (Bundesärztekammer 2015).

Spätestens seit der COVID-19-Pandemie haben sich auch viele Suchtfachpersonen mit den Möglichkeiten und Angeboten von E-Health auseinandergesetzt. Für die Suchtmedizin relevante digitale Angebote können von telemedizinischen Aufgaben, z. B. einer Videobesprechung mit einem Fachkollegen, bis hin zu der idealen Ergänzung von Face-to-Face-Therapie um internet- und mobilegestützte Interventionen (IMI), dem sogenannten blended treatment, reichen. Allerdings ist gerade die Zahl der App-Angebote groß und unübersichtlich. Viele dieser Apps sind von Laien entwickelt worden, primär auf Gewinn ausgerichtet, nur sehr selten evidenzbasiert und schon gar nicht auf ihre Wirksamkeit hin überprüft worden (Schaub et al. 2018). Aber auch evidenzbasierte und wirksame Apps haben leider zwei große Nachteile gegenüber IMIs, die typischerweise browserbasiert funktionieren und beispielsweise gängige Messenger-Dienste nutzen. Apps können sehr einfach von den Nutzern gelöscht werden und müssen meist mit zahlreichen sehr professionellen Apps konkurrieren, die sich bereits auf den Smartphones der Nutzenden befinden. Zudem gibt es die Funktion, dass wenig genutzte Apps automatisch auf den gängigen Smartphone-Betriebssystemen ausgeblendet werden.

In Deutschland wurde mit dem **Digitale-Versorgung-Gesetz (DVA)** ein erster Schritt zur Qualitätssicherung und für die ärztliche Verschreibung von entsprechend zertifizierten Gesundheits-Apps und somit deren Abrechnung über die Krankenkassen getan. Welche Auswirkungen dies auf die Schweiz und Österreich haben wird, ist derzeit noch unklar. Videosprechstunden haben sich während der COVID-19-Pandemie auch in der Suchtbehandlung vielerorts bewährt und konnten beispielsweise in der Schweiz über die Krankenkasse abgerechnet werden, allerdings nur zeitlich begrenzt während der Pandemie. Auch ausführliche Qualitätsstandards für die Qualitätssicherung der internetgestützten Suchthilfe im Zusammenhang mit dem Schweizer e-Suchtportal Safezone.ch wurden entwickelt und umgesetzt (Schaub et al. 2014).

Aus Sicht von Teilnehmenden an Internetinterventionen im Bereich der Substanzkonsumstörungen werden nebst den gängigen **Vorteilen** wie etwa dem 24-Stunden-Zugang auch die verminderte Angst vor Stigmatisierung und die Möglichkeit zur Hilfe durch eine Fachperson trotz sozialer Distanz genannt (Schaub et al. 2013). Interessanterweise ziehen es viele Personen mit leichten bis mittelgradigen Substanzkonsumstörungen vor, ihren Konsum selbst zu reduzieren oder ganz zu beenden und wählen gerade deshalb Internetinterventionen (Schaub et al. 2013).

Grundsätzlich sind IMI in der gesamten Bandbreite vom Probierkonsum bis zur Rehabilitation und Nachsorge denkbar (➤ Abb. 20.1; Schaub 2016). Einzig bei einer Konsumkrise sind IMI kontraindiziert, wobei in der Blended-Suchttherapie, mit einem hinreichend engen medizinischen Setting, eine IMI unterstützend wirken könnte. Inzwischen liegen auch Studien zu Apps, die für die korrekte Anwendung von Naloxon-Applikationen und die Betreuung durch Peers bis zum Eintreffen der Ambulanz verwendet werden können, vor (Oteo et al. 2023).

Aufgrund der häufigen komorbiden psychischen Störungen bei Personen mit Substanzkonsumstörungen müssen IMIs aber immer auch auf weitere ambulante und stationäre Behandlungsangebote vor Ort hinweisen. Ebenso für Personen, die eine intensivere Behandlungsform ihrer Substanzkonsumstörung benötigen, und für solche, die suizidal sind. Auf Suizidalität sollte prinzipiell mindestens monatlich in IMI für die Behandlung von Substanzstörungen getestet und gegebenenfalls die nötigen Schritte zur Suizidprävention eingeleitet werden. Schwere Entzugserscheinungen sind hingegen in den bisherigen Studien zu IMIs bei Substanzkonsumstörungen sehr selten. Offenbar konsumieren die teilnehmenden Personen einfach wieder bzw. wieder mehr und so treten die meist leichten Entzugserscheinungen in den Hintergrund.

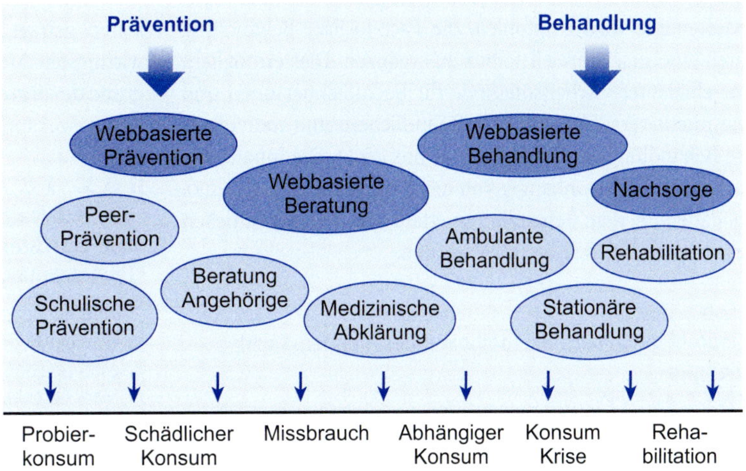

Abb. 20.1 Bandbreite der Interventionen vom Probierkonsum zur Rehabilitation nach Schaub (2016). [L231 / P1469]

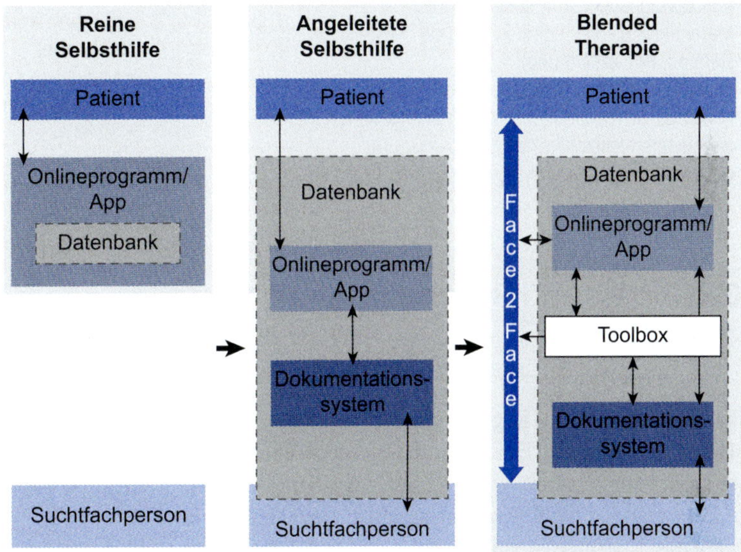

Abb. 20.2 Systematische Darstellung von reiner Online-Selbsthilfe, „angeleiteter" Selbsthilfe und „Blended"-Therapie. [L231 / P1469]

20.2 Behandlungsmodalitäten

Neben der eigentlichen direkten Telemedizin, die über gesicherte Nachrichtensysteme meist zeitversetzt oder in den letzten Jahren vermehrt auch über Videotelefonie zeitgleich erfolgt, können auch Elemente aus der Selbsthilfe hinzugezogen werden. Bei IMI können dabei drei Behandlungsmodalitäten unterschieden werden (➤ Abb. 20.2; Schaub et al. 2023).

- Die **reine Selbsthilfe,** die sich besonders für Patienten eignet, die auf einer Warteliste für eine Face-to-Face-Behandlung stehen oder für Behandlungsunentschlossene als erste digitale Unterstützung auf Distanz.
- Die **angeleitete Selbsthilfe,** die zusätzlich zur reinen Selbsthilfe professionelle Kontakte anbietet, z. B. über ein verschlüsseltes Nachrichtensystem, eine Chatfunktion oder mittels eines halbautomatischen sogenannten E-Coach-Systems zur Unterstützung von Teilnehmenden bzw. Patienten in den Selbsthilfemodulen.
- Die **„Blended"-Therapie**, bei der versucht wird, die Face-to-Face-Behandlung möglichst ideal mit IMI zu ergänzen, sodass die Vorteile der einen Therapiemodalität die Nachteile der jeweils anderen ausgleichen können. Es handelt sich also um die Optimierung der bewährten Elemente der Face-to-Face-Suchttherapie um geeignete digitale Elemente geht und vice versa.

Während die reine IMI voraussetzt, dass der Patient der Suchtfachperson Zugang zu seinen Daten gewährt, erfordert die angeleitete Selbsthilfe den Zugang zu einer gemeinsamen Datenbank. Idealerweise wird letztere durch ein Dokumentationssystem für die Fachperson ergänzt, insbesondere wenn mehrere Patienten zu betreuen sind. Nach den derzeitigen Erkenntnissen ist die angeleitete Selbsthilfe der alleinigen Selbsthilfe vorzuziehen, wann immer dies möglich ist. Bei der Blended-Therapie wird empfohlen, die Face-to-Face-Behandlung durch eine sogenannte Toolbox zu ergänzen. Dies ermöglicht eine effizientere Arbeitsmethode für Suchtfachpersonen und eine intensivere, aber benutzerfreundlichere und individuellere Behandlung für Patienten (➤ Box 20.1). Die Inhalte der Toolboxen sollten abhängig von den Symptomcharakteristika des Patienten, dem Behandlungsverlauf und den individuellen Behandlungszielen ausgewählt werden.

BOX 20.1

Empfohlene Inhalte für Toolboxen der Blended-Suchttherapie

- Online-Fragebögen mit automatisierten Auswertungen und Darstellungen (wobei diese keine Diagnostik ersetzen, sondern den Behandlungsverlauf visualisieren helfen)
- Ökologische Momentanbewertung (EMA) der Symptome mit direktem Feedback
- Konsumtagebuch, Stimmungstagebuch
- Material für die Psychoedukation (z. B. Modelle der Suchtentstehung, HIV-Aufklärung)
- Therapeutische Hausaufgaben und Übungen
- Therapeutische Module mit spezifischen Inhalten im Format der angeleiteten Selbsthilfe
- Gesicherte Nachrichtensysteme und Videotelefonie

20.3 Inhalt und Besonderheiten der Behandlung

Inhaltlich haben sich **kognitiv-verhaltenstherapeutische Ansätze,** die durch Elemente der motivierenden Gesprächsführung ergänzt werden, als besonders wirksam für IMIs erwiesen (z. B. Riper et al. 2018). In Ländern, in denen das Kontingenzmanagement oder der Community Reinforcement-Ansatz etabliert sind, können diese auch für IMI-Inhalte in Betracht gezogen werden (Boumparis et al. 2017). Verschiedentlich gibt es auch Versuche, mittels achtsamkeitsbasierter Therapie die Substanzkonsumstörung zu behandeln, während paar- und familientherapeutische Ansätze vermutlich aufgrund der umständlichen technischen Umsetzung bisher wenig umgesetzt und evaluiert wurden. Das Gleiche gilt für gruppentherapeutische Ansätze. Hingegen sind Selbsthilfeforen mit Untergruppen, die sich beispielsweise in themenspezifischen Chat-Gruppen treffen, relativ häufig. Die Herausforderung bei solchen Angeboten besteht darin, dass diese von einer Suchtfachperson gut moderiert werden müssen (Schaub et al. 2014) und eine gewisse Gefahr besteht, dass sich auch konsumförderliche Kommentare von Teilnehmenden einschleichen können. Bisher übernehmen diese Moderationsaufgaben mangels Kostendeckung aber meist keine Suchtmediziner.

Bei der **schriftlichen Kommunikation** mit Patienten in der Suchtberatung und -therapie gibt es analog zu Fachberatungen und -therapien bei anderen psychischen Störungen wichtige Vor- und Nachteile zu beachten. Weiter sind spezifische Fertigkeiten gefragt. ➤ Box 20.2 gibt einen Überblick über die wichtigsten Merkmale, unterteilt in Vor- und Nachteile aufgrund des begrenzten physischen Kontakts und der schriftlichen Kommunikation, die bei IMIs häufig verwendet werden.

BOX 20.2

Vor- und Nachteile eines reduzierten physischen Kontakts und Einschränkungen der schriftlichen Kommunikation (in Anlehnung an Berger 2015, Schaub 2023)

Vorteile:

- Weniger Hemmungen, Hilfe in Anspruch zu nehmen, als bei einer persönlichen Therapie
- Mehr Offenheit und weniger Hemmungen bei sensiblen Themen, gerade bei illegalem Drogenkonsum, sexuell übertragbaren Krankheiten etc.
- Geringere Barrieren aufgrund des sozialen oder ethnischen Hintergrunds, der sexuellen Orientierung usw.
- Mehr Selbstbestimmung (die Patienten entscheiden aktiver darüber, worüber sie schreiben)

Nachteile:

- Mangel an nonverbaler/paraverbaler Kommunikation
- Schwierige Themen lassen sich leichter beschönigen
- Mehr Missverständnisse in der Kommunikation
- Schreiben ist anstrengender und zeitaufwändiger als Sprechen
- Gute Kenntnisse der schriftlichen Sprache auf beiden Seiten erforderlich

20.3.1 Spezifische Fertigkeiten

IMI-Interventionen sind effektiver, wenn der Patient selbstbewusst ist und gerne online kommuniziert. Dies ist jedoch bei Patienten mit Substanzkonsumstörungen oft nicht der Fall. Suchtfachpersonen müssen sich dessen bewusst sein. In ➤ Box 20.3 sind die wichtigsten Fähigkeiten, die für die Online-Therapie mitgebracht werden sollten, zusammengefasst (in Anlehnung an Berger 2015; Schaub 2023).

BOX 20.3

Für Online-Therapie erforderliche Fähigkeiten

- Fähigkeit, sich zu vergewissern, dass der Patient einwilligt und Vertrauen aufbaut.
- Überwachen von Verschlechterung und Verbesserung der Symptome: Bei Bedarf muss das Kommunikationsmedium geändert werden. Bei Suizidalität müssen die nötigen Schritte eingeleitet werden.
- Fähigkeit, trotz Anonymität Bindung und Empathie aufzubauen und den Patienten zu binden, damit ein gewisses Commitment entsteht.
- Inhalt von Nachrichten korrekt verstehen und zwischen den Zeilen lesen können.
- Fähigkeit, sowohl des Patienten als auch der Suchtfachperson, sich schriftlich gut auszudrücken.
- Wissen um die wichtigsten und gängigsten Emojis, Emoticons (aus normalen Schriftzeichen bestehende Ausdrücke für Stimmungs- oder Gefühlszustände) und Online-Abkürzungen.
- Besondere Hinweise: regelmäßiges Mitteilen, was verstanden wurde und was nicht. Die Verwendung von einfachen Sätzen vereinfacht die Kommunikation.

20.4 Wirksamkeit

Das vorliegende Kapitel fokussiert auf IMI als Kurzinterventionen oder therapeutische Interventionen. Verzichtet wurde auf Internetinterventionen, die lediglich auf die Reduktion von somatischen Störungen im Zusammenhang mit Substanzkonsum (z. B. Hepatitis C oder HIV) abzielen.

20.4.1 Alkohol

Für Alkoholkonsumstörungen bei Erwachsenen liegen die gemittelten Effektstärken gemäß Metaanalysen im kleinen, aber signifikanten Bereich (Sundström et al. 2017). In einer auf Individualdaten basierenden Metaanalyse zeigte sich, dass die untersuchten IMIs im Schnitt um rund 5–6 Standardgetränke pro Woche den Alkoholkonsum besser reduzieren konnten als die Kontrollbedingungen (Riper et al. 2018) und dies sowohl bei riskantem Trinken (> 14 bei Frauen bzw. > 21 bei Männern Standardgetränke/Woche), Rauschtrinken wie auch bei starkem Trinken (> 50/35 Standardgetränke/Woche). Weiter konnte gezeigt werden, dass angeleitete Selbsthilfe tendenziell wirksamer ist als reine Selbsthilfe (Riper et al. 2018). Internetinterventionen, die lediglich minimale Inhalte wie ein Screening und eine Kurzintervention beinhalteten, schnitten ebenfalls schlechter ab als solche, die weitere therapeutische Prinzipien berücksichtigten und typischerweise mehrere Module enthalten (Sundström et al. 2017).

App-basierte IMI wurden bisher unzureichend untersucht, sodass der Forschungsstand zur Wirksamkeit insgesamt noch unzureichend ist (Staiger et al. 2020). Eine Ausnahme stellen IMI dar, die für die Rückfallprävention (z. B. nach ambulanter oder stationärer Alkoholtherapie) eingesetzt werden. Sie sind typischerweise sehr einfach aufgebaut und konnten in ersten Studien bereits positive Effekte zeigen (Lucht et al. 2014).

In anderen Bereichen (IMI bei Angststörungen, Depressionen, Insomnie etc.) liegen sogenannte Non-inferiority-Studien vor. Diese untersuchen im Wesentlichen, ob eine IMI meist mit angeleiteter Selbsthilfe ähnlich wirksam ist wie eine bisher bewährte Face-to-face-Therapie. Eine Studie aus Schweden untersuchte erstmals non-inferiority für Alkoholkonsumstörungen (Johansson et al. 2021). Dazu wurden 301 Patienten einer spezialisierten Klinik in Stockholm entweder einer kognitiven Verhaltenstherapie bestehend aus 5 Therapiesitzungen im direkten Kontakt oder einer aus einer analogen Anzahl an Modulen bestehenden, angeleiteten IMI zugeteilt. Die Gruppe in der angeleitete IMI-Bedingung zeigte dann tatsächlich eine vergleichbare Wirksamkeit bezüglich der Trinkmengenreduktion nach 6 Monaten und war sogar leicht überlegen bezüglich der Verbesserung der Summenwerte im Alkohol Use Disorder Identification Test (AUDIT). Dieses Ergebnis ist umso bemerkenswerter, weil die Patienten in der angeleiteten IMI-Bedingung etwas weniger Module vollständig absolviert haben, als die Patienten in der Face-to-face-Bedingung.

Studien bei Jugendlichen zeigen tendenziell schlechtere Ergebnisse als bei Erwachsenen (Rooke et al. 2010). Am besten erforscht sind bei Jugendlichen bisher Präventionsinterventionen in schulischen Settings, die sowohl auf die Suchtprävention als auch auf verwandte Themen wie Stressprävention abzielen. Aber auch spezifische, auf die Trinkreduktion und das Rauschtrinken ausgerichtete IMI im Schulsetting konnten den Alkoholkonsum besser reduzieren als die angewandte Kontrollbedingung (Haug et al. 2016).

20.4.2 Tabak

Bisherige Studien zu IMI in der Prävention von Tabakkonsumsstörungen fokussieren vorwiegend auf die Rauchentwöhnung bei Erwachsenen, sind aber zahlreich. Es handelt sich um den zwischenzeitlich am besten untersuchten Bereich im Vergleich zu anderen Substanzstörungen bzw. zu Verhaltenssüchten. Studien zur Verhinderung des Einstiegs oder zum Schutz vor Passivrauch sind allerdings äußerst selten.

Die aktuellste Metaanalyse zur internetgestützten Rauchentwöhnung identifizierte insgesamt 67 randomisiert-kontrollierte Studien, wobei lediglich 4 bei jungen Erwachsenen bzw. Adoleszenten durchgeführt wurden (Taylor et al. 2017). Die mittleren Effektstärken in Studien, die Internetinterventionen mit nicht aktiven Kontrollgruppen verglichen, lagen dabei in einem sehr geringen Bereich ($d = 0.08$). Beim Vergleich mit aktiven Kontrollgruppen, z. B. mit Rauchentwöhnungsflyern, konnte insgesamt kein zusätzlicher Effekt gezeigt werden. Am besten schnitten Studien ab, die Internetprogramme zusätzlich zu einer klassischen telefonischen oder Face-to-Face-Raucherberatung mit nicht aktiven Kontrollgruppen verglichen und kleine Effektstärken ($d = 0.27$) ergaben. Bei der Interpretation dieser Ergebnisse erscheint es wesentlich darauf hinzuweisen, dass die Abstinenzraten (30-Tages-Punktprävalenz der Tabakabstinenz nach 6 Monaten) beispielsweise auch bei alleinigen telefonischen Rauchentwöhnungsberatungen insgesamt niedrig sind und bei aus der Allgemeinbevölkerung rekrutierten ausstiegswilligen Rauchenden bei rund 30 % liegen (Nehri et al. 2016).

Reine SMS-basierte oder kombinierte SMS-Interventionen mit Browser-basierten Internetprogrammen bzw. Webseiten zur Rauchentwöhnung schneiden etwas besser ab als alleinige Internetinterventionen. Eine diesbezügliche Metaanalyse identifizierte 12 Studien, deren Vergleichsgruppen sich allerdings stark unterschieden (Whittacker at al. 2016). Insgesamt resultierten ähnlich hohe Effekte ($d = 0.28$) wie bei Internetprogrammen, die um telefonische und Face-to-face-Beratung ergänzt wurden. Alleinige SMS-basierte Interventionen schneiden offenbar nur geringfügig schlechter ab als solche, die SMS mit Internet oder Face-to-face-Kontakten ergänzten (Spohr et al. 2015).

Studien zu Apps für Smartphones zur Rauchentwöhnung, wie sie inzwischen oft in App-Stores angeboten werden, konnten bisher keine Wirksamkeit nachweisen (Etter und Khazaal 2022, Whittacker et al. 2019).

20.4.3 Cannabis

Obwohl Cannabis die weltweit am häufigsten konsumierte und in den meisten Ländern noch illegale Droge darstellt, existieren nur wenige Studien zu IMI zur Reduktion des Cannabisgebrauchs bzw. bei Cannabiskonsumstörungen. Präventive IMI, die vor allem auf Jugendliche abzielen, sind effektiv und dies auch längerfristig bis zu 12 Monaten bei niedrigen Effektstärken (Boumparis et al. 2019). IMI, die auf die Behandlung einer Cannabiskonsumstörung und eher auf Erwachsene ausgerichtet sind, sind ebenfalls effektiv, wenn auch bei niedrigeren Effektstärken und nicht längerfristig.

Neue, auf E-Coach-Systemen basierende angeleitete IMI erreichen mittlere Effektstärken, die zumindest auch mittelfristig bestehen blieben (Baumgartner et al. 2021).

20.4.4 Stimulanzien und Partydrogen

In der ersten Metaanalyse zu Internetinterventionen bei Konsum illegaler Drogen außer Cannabis (Boumparis et al. 2017) haben die Interventionen zur Reduktion von Kokain- bzw. Amphetaminkonsum im Schnitt keine besseren Ergebnisse als die Kontrollbedingungen gezeigt. Von den beiden Studien, die einen positiven Effekt nachweisen konnten, basierte die erste auf dem sogenannten Community Reinforcement Approach als Ergänzung zur Face-to-face-Drogenberatung (Brooks et al. 2010). Dieser verhaltenstherapeutische Therapieansatz bietet Verstärker aus dem Gemeinwesen, zum Beispiel ein Eheberatungsgespräch zu vergünstigten Konditionen, ein Termin bei der Schuldenberatung o. Ä. für (kokain-)negative Urinproben oder etwa regelmäßiges Erscheinen zu Beratungsgesprächen. Die zweite effektive Studie wandte computergestützte kognitive Verhaltenstherapie bei Patienten in der Methadonsubstitution zur Reduktion von mittels Urinproben kontrolliertem Kokainbeikonsum an (Carroll et al. 2014). Studien, die in der Allgemeinbevölkerung Kokain- bzw. Amphetaminkonsumierende rekrutierten, konnten bisher allesamt keine Wirksamkeit zeigen oder scheiterten daran, ausreichend viele Personen zur wissenschaftlichen Evaluation nach zu befragen.

Obwohl es zur **Prävention von Partydrogenkonsum** interessante und vielversprechende Projekte gibt, die vorwiegend auf die Vermittlung von Safer-Use-Regeln bei Konsum von Ecstasy, Amphetaminen und Halluzinogenen fokussieren (Schaub et al. 2018), existieren bisher keine Wirksamkeitsstudien dazu.

20.4.5 Opioide, Sedativa und Hypnotika

Die fünf bei Opiatabhängigen durchgeführten und in die erste Metanalyse eingeschlossenen Studien zu IMI zur Reduktion von illegalem Drogenkonsum (Boumparis et al. 2017) zeigten konstant eine Wirksamkeit bei einer insgesamt niedrigen Effektstärke. Alle fünf Studien waren als internetgestützte Zusatzbehandlung zur Substitutionstherapie konzipiert und basierten zumindest auf dem bereits beschriebenen Community Reinforcement Approach. Vereinzelt wurde zusätzlich auch Kontingenzmanagement angewandt, wo auch eine Geldsumme für opioidnegative Urinproben ausbezahlt wurde.

Einen besonderen Bereich bildet der Missbrauch von opioidhaltigen Medikamenten, der vornehmlich in den Vereinigten Staaten dokumentiert ist. Zur Reduktion des Missbrauchs von opioidhaltigen Medikamenten laufen derzeit mehrere Projekte, wobei deren Wirksamkeitsüberprüfung bislang aussteht. Die internetgestützte Prävention des Missbrauchs von Sedativa und Hypnotika bzw. die Therapie eines Missbrauchs von Substanzen in diesen Kategorien ist noch unzureichend untersucht.

20.4.6 Unspezifischer Drogenkonsum und Aufrechterhaltung der Abstinenz

Die insgesamt neun in der Metaanalyse von Boumparis und Kollegen (2017) eingeschlossenen Studien zur Reduktion von Konsum illegaler Drogen außer Cannabis konnten kleine und insgesamt signifikante Effekte zeigen. Die Mehrheit dieser IMI wurde als eigenständige Programme mit Motivierender Gesprächsführung konzipiert und unterscheidet sich deshalb stark von jenen zur Reduktion von Opioidkonsum. In den USA existiert über ein Dutzend App-basierte Interventionen zur Aufrechterhaltung der Drogenabstinenz, wobei die meisten von Selbsthilfegruppenorganisationen wie den Anonymen Narkotikern entwickelt wurden. Diese Apps wurden aber noch nicht auf Wirksamkeit überprüft und eine Mehrzahl verzeichnet verhältnismäßig geringe Download-Statistiken in den gängigen App-Stores (Schaub et al. 2018).

20.4.7 Substanzungebundene Süchte

Ein neueres Review (Boumparis et al. 2022) hat festgestellt, dass bisher hauptsächlich im Glückspielbereich Wirksamkeitsstudien zu IMI durchgeführt wurden (22 Studien identifiziert). Weitere einzelne Studien wurden zu Internet- und

Computerspielsucht (Su et al. 2011) sowie zu problematischem (Cyber-)Pornografiekonsum (Bothe et al. 2021) durchgeführt. Die Heterogenität bezüglich den Ein- und Ausschlusskriterien, der Screening-Instrumenten sowie der Ergebnismaße war dabei sehr hoch. Die Adhärenz jener Studienteilnehmer, die alle zur Verfügung gestellten Inhalte abschlossen, variierte je nach Studie zwischen 9 und 89 %. Weiter wurde die systematisch erfasste Studienqualität in den allermeisten Fällen zwischen schwach bis moderat eingeordnet. Eine erste Metaanalyse zu IMI zu problematischem bzw. pathologischem Glückspiel fand bezüglich der Ergebnismaße in den dabei eingeschlossenen Studien am ehesten die Glückspielsymptomatik sowie die Anzahl der Spieltage durch IMI reduziert (Sagoe et al. 2021).

Ein zwar noch kontrovers diskutierter, aber aufgrund der Verbreitung von Smartphones gerade auch in deutschsprachigen Ländern relevanter Bereich ist jener des problematischen Mobil- und Smartphonegebrauchs (siehe z. B. Masaeli und Billieux 2022). Inzwischen existieren zahlreiche Apps, die Letzteren zu reduzieren versuchen. Die Bandbreite ist dabei groß. Es existieren am einen Ende Apps mit einfachen Zugangssperren von Apps und Internetseiten für Kinder bis hin zu komplexen Tamagotchi-ähnlichen Apps, bei denen das Smartphone bei zu häufigem Gebrauch durch Vibrationen rebelliert und sich bei zu langen Nutzungszeiten selbst für mehrere Stunden in einen Schlafmodus versetzt. Wirksamkeitsstudien zu solchen oder ähnlichen Apps existieren aber praktisch nicht (Lam und Lam 2016). IMI zu kognitiv-verhaltenstherapeutischen Ansätzen bei problematischem Mobil- und Smartphonegebrauch sind derzeit Gegenstand von Untersuchungen (siehe z. B. Saruhanjan et al. 2020).

20.5 Relevante Aspekte des Datenschutzes

Gerade wegen der elektronischen Übermittlung sind der Datenschutz nach den geltenden nationalen Richtlinien und der datenschutzrechtlichen Situation sowie die Schweigepflicht der jeweils beteiligten Suchtfachperson zu beachten. Der Patient muss über das Risiko einer Gefährdung der Vertraulichkeit durch die Online-Speicherung und -Übertragung von IMI-Daten aufgeklärt werden. Alle wichtigen Informationen zum Datenschutz, zu Sicherheitsrisiken und Maßnahmen zu deren Vermeidung, zu Art, Umfang und Dauer der Datenspeicherung sowie zu den Rechten der Patienten müssen in geeigneter Weise verfügbar sein. Empfohlen wird, sich an die höchsten Standards der Verschlüsselung zu halten. Der Patient muss aber auch über seine eigene Verantwortung für die Sicherheit der auf seinem Computer, Tablet oder Smartphone gespeicherten Daten aufgeklärt sowie darauf hingewiesen werden, dass auch er nur verschlüsselte Nachrichten versenden sollte.

FAZIT FÜR DIE PRAXIS

- Die meisten Apps in den gängigen App-Stores sind gewinnorientiert, laienhaft und wurden nie evaluiert. Es ist von entscheidender Bedeutung, dass Fachleute evidenz-basierte Internet- und Mobile-gestützte Programme wählen. Das neue DVG in Deutschland wird dabei helfen, diese besser zu finden.
- Die Wahl der Behandlungsmodalität und Kommunikationsweise wird von den Fähigkeiten und Ressourcen des Patienten wie auch der Suchtfachperson bestimmt.
- Je nach Behandlungsverlauf muss flexibel auf andere Behandlungsmodalitäten und Kommunikationsweisen ausgewichen werden.
- Besondere Aufmerksamkeit muss je nach Behandlungsmodalität gegebenenfalls schwieriger zu erkennender Suizidalität und dem Datenschutz gelten.

LITERATUR

Baumgartner C., Schaub M. P., Wenger A. et al. CANreduce 2.0 Adherence-Focused Guidance for Internet Self-Help Among Cannabis Users: Three-Arm Randomized Controlled Trial. J Med Internet Res 2021; 23(4): e27463.

Berger T. Internetbasierte Interventionen bei psychischen Störungen. Göttingen: Hogrefe; 2015.

Boumparis N., Haug S., Abend S. et al. Internet-based interventions for behavioral addictions: A systematic review. J Behav Addict 2022; 11(3): 620–642.

Boumparis N., Karyotaki E., Schaub M. P. et al. Internet interventions for adult illicit substance users: a meta-analysis. Addiction 2017; 112(9): 1521–1532.

Boumparis N., Loheide-Niesmann L., Blankers M. et al. Short- and long-term effects of digital prevention and treatment interventions for cannabis use reduction: A systematic review and meta-analysis. Drug Alcohol Depend 2019; 200: 82–94.

Brooks A. C., Ryder D., Carise D. et al. Feasibility and effectiveness of computer-based therapy in community treatment. J Subst Abuse Treat 2010; 39: 227–235.

Bundesärztekammer. Telemedizinische Methoden in der Patientenversorgung – Begriffliche Verortung. www.bundesaerztekammer.de/fileadmin/user_upload/downloads/pdf-Ordner/Telemedizin_Telematik/Telemedizin/Telemedizinische_Methoden_in_der_Patientenversorgung_Begriffliche_Verortung.pdf (letzter Zugriff 22.05.2023).

Carroll K. M., Ball S.A., Martino S. et al. Computer-assisted delivery of cognitive-behavioral therapy for addiction: a randomized trial of CBT4CBT. Am J Psychiatry 2008; 165: 881–888.

Etter J. F., Khazaal Y. The Stop-tabac smartphone application for smoking cessation: a randomized controlled trial. Addiction 2022; 117(5): 1406–1415.

Haug S., Lucht M. J., John U. et al. A pilot study on the feasibility and acceptability of a text message-based aftercare treatment programme among alcohol outpatients. Alcohol Alcohol 2015; 50(2): 188–194.

Johansson M., Sinadinovic K., Gajecki M. et al. Internet-based therapy versus face-to-face therapy for alcohol use disorder, a randomized controlled non-inferiority trial. Addiction. 2021; 116(5): 1088–1100.

Lam L.T., Lam M. K. eHealth Intervention for Problematic Internet Use (PIU). Curr Psychiatry Rep 2016: 18(12): 107.

Lucht M. J., Hoffman L., Haug S. et al. A surveillance tool using mobile phone short message service to reduce alcohol consumption

among alcohol-dependent patients. Alcohol Clin Exp Res 2014; 38(6): 1728–1736.
Masaeli N., Billieux J. Is Problematic Internet and Smartphone Use Related to Poorer Quality of Life? A Systematic Review of Available Evidence and Assessment Strategies. Curr Addict Rep 2022; 9(3): 235–250.
Neri A. J., Momin B. R., Thompson T. D. et al. Use and effectiveness of quitlines versus Web-based tobacco cessation interventions among 4 state tobacco control programs. Cancer 2016: 122(7): 1126–1133.
Oteo A., Daneshvar H., Baldacchino A., Matheson C. Overdose Alert and Response Technologies: State-of-the-art Review. J Med Internet Res. 2023; 25: e40389.
Riper H., Blankers M., Hadiwijaya H. et al. Effectiveness of guided and unguided low-intensity internet interventions for adult alcohol misuse: a meta-analysis. PLoS One 2014; 9(6): e99912.
Riper H., Hoogendoorn A., Cuijpers P. et al. Effectiveness and treatment moderators of internet interventions for adult problem drinking: An individual patient data meta-analysis of 19 randomised controlled trials. PLoS Med 2018; 15(12): e1002714.
Rooke S., Thorsteinsson E., Karpin A. et al. Computer-delivered interventions for alcohol and tobacco use: a meta-analysis. Addiction 2010; 105(8): 1381–1390.
Sagoe D., Griffiths M. D., Erevik E. K. et al. Internet-based treatment of gambling problems: A systematic review and meta-analysis of randomized controlled trials. J Behav Addict 2021; 10(3):546–565.
Saruhanjan K., Zarski A. C., Schaub M. P. et al. Design of a Guided Internet- and Mobile-Based Intervention for Internet Use Disorder-Study Protocol for a Two-Armed Randomized Controlled Trial. Front Psychiatry 2020; 11: 190.
Schaub M. P. Web-Based Interventions for Substance Abuse. In: ALM Andrade, De Micheli D (Eds.). Innovations in the Treatment of Substance Addiction. Basel: Springer; 2016; 151–163.
Schaub M. P. Internet- and Mobile-based Interventions. In: Saunders J. B., Nutt D. J., Higuchi S. et al. The Oxford Handbook of Addiction Medicine (3rd ed.). Oxford: Oxford University Press; 2023.
Schaub M. P., Haug S., Wenger A. et al. Can reduce--the effects of chat-counseling and web-based self-help, web-based self-help alone and a waiting list control program on cannabis use in problematic cannabis users: a randomized controlled trial. BMC Psychiatry 2013; 13: 305.
Schaub M. P., Wenger A., Bachmann A. et al. Qualitätsentwicklung in der Internetgestützten Suchthilfe am Beispiel des Schweizer Suchtportals Safe Zone. Suchtmedizin Forschung und Prax 2014; 16(4): 187–193.
Schaub M. P., Yi-Chen Lee J., Pirona A. m-Health applications for responding to drug use and associated harms - EMCDDA papers. Luxembourg: Publications Office of the European Union; 2018.
Spohr S. A., Nandy R., Gandhiraj D. et al. Efficacy of SMS Text Message Interventions for Smoking Cessation: A Meta-Analysis. J Subst Abuse Treat 2015; 56: 1–10.
Staiger P. K., O'Donnell R., Liknaitzky P. et al. Mobile Apps to Reduce Tobacco, Alcohol, and Illicit Drug Use: Systematic Review of the First Decade. J Med Internet Res 2020; 22(11): e17156.
Su W., Fang X., Miller J. K. et al. Internet-based intervention for the treatment of online addiction for college students in China: A pilot study of the healthy online self-helping center. Cyberpsychol Behav Soc Netw 2011; 14(9): 497–503.
Sundström C., Blankers M., Khadjesari Z. Computer-Based Interventions for Problematic Alcohol Use: a Review of Systematic Reviews. Int J Behav Med 2017; 24(5): 646–658.
Taylor G. M. J., Dalili M. N., Semwal M. et al. Internet-based interventions for smoking cessation. Cochrane Database Syst Rev 2017; 9: CD007078.
Whittaker R., McRobbie H., Bullen C. et al. Mobile phone text messaging and app-based interventions for smoking cessation. Cochrane Database Syst Rev 2019; 10(10): CD006611.
Whittaker R., McRobbie H., Bullen C. et al. Mobile phone-based interventions for smoking cessation. Cochrane Database Syst Rev 2016; 4: CD006611.

III Spezielle Themen

KAPITEL

21

Thorsten Kienast

Umgang mit Suchtpatienten: Tipps für das praktische Arbeiten und eine wirkungsvolle Kommunikation

Kernaussagen

- Informationsmaterial zum Einstieg in die Suchtbehandlung ist in vielen Sprachen für Praxen und Klienten kostenlos verfügbar.
- Navigation in der Therapie: Das „Stepped-Care-Modell" bietet einen sehr hilfreichen Algorithmus für die klinische Auswahl der passenden Therapiemethoden – Stufen sorgen für Klarheit.
- Rahmen in der Behandlung: Der Community-Reinforcement-Ansatz ist ein vielseitiger, aber auch zur individuellen Fokussierung nützlicher Rahmen für die Behandlung von Abhängigkeitserkrankten.
- Therapeutenskills: Der professionalisierte Einsatz von Setting, Attachment- und Validierungsstrategien sowie eine sorgfältig ausgewählte therapeutische Haltung könen die Bindung des Patienten an die Behandlung deutlich erhöhen.

21.1 Einführung

Dieses Kapitel ist für Hausärztinnen und -ärzte geschrieben, aber auch für medizinisches Fachpersonal aller Berufsgruppen geeignet. Ziel ist es, einen Katalog einfacher, bewährter Vorgehensweisen für die tägliche Arbeit vor allem in ambulanten Praxen ohne Spezialisierung auf Suchtpatienten zu liefern.

Bei der Auswahl der hier vorgestellten Konzepte wurde beachtet, dass die Umsetzbarkeit der Behandlungsplanung bei geringstmöglichem Aufwand hoch, sowie die Kommunizierbarkeit des daraus folgenden therapeutischen Vorgehens für Patienten und Behandlungsteams erleichtert ist. So ist es möglich, Therapieentscheidungen zügig und für alle einbezogenen Personen transparent und unter Erhalt eines hohen Behandlungsstandards nach AWMF-Therapieleitlinien zu fällen.

Da viele konkrete, praxisorientierte Vorgehensweisen auch in anderen, vor allem den substanzspezifischen und psychotherapeutischen Kapiteln dieses Buchs besprochen werden, konzentriert sich der Inhalt dieses Kapitel auf die wichtigsten übergeordneten Handlungsalgorithmen bei Menschen mit Abhängigkeitserkrankung und bietet:

- Einen einfachen klinischen Algorithmus, der bei der Auswahl der psycho- und soziotherapeutischen Behandlungsmaßnahmen hilfreich ist.
- Tools für die effiziente Gestaltung der therapeutischen Kommunikation mit suchterkrankten Patienten.

Um Text und Information schlank und praxisorientiert zu halten, ist bewusst auf die Darstellung der aktuellen wissenschaftlichen Diskussion verzichtet worden. So werden hier jene Vorgehensweisen präsentiert, bei denen unmittelbare Umsetzbarkeit und gute Wirksamkeit nahe beisammen liegen. Interessierte Leser finden jedoch Literaturhinweise, die eine angemessene Vertiefung des Themengebietes auch auf dieser Ebene erlauben.

21.2 Unterlagen zur Prävention, Aufklärung und Früherkennung von substanzbezogenen Störungen

Aktuelle Materialien zu Selbsttestungen, Prävention, Aufklärung und Früherkennung von Suchtmittelkonsumstörungen, aber auch einiger Verhaltenssüchte sind gut ausgearbeitet, leicht zugänglich und für viele Suchtstoffe sofort verfügbar. Die Unterlagen sind sowohl als edukative Eigenlektüre für Betroffene als auch in Form von Fortbildungsmaterialien für medizinisches Fachpersonal konzipiert. Sie sind sowohl als E-Downloads als auch als gedruckte und per Post versendbare Materialien abrufbar, in den meisten Fällen kostenfrei. Design und Formate sind so gewählt, dass sie als „Take-away"-Materialien für Interessierte in den Praxen als Auslage angeboten werden können. Dabei wurden einige dieser Aufklärungsunterlagen für Konsumenten in verschiedene Landessprachen, z. B. Arabisch, Englisch, Farsi, Französisch, Rumänisch und andere, übersetzt. Bereits gegenwärtig gibt es mit Hilfe von Übersetzungsassistenten der Künstlichen Intelligenz die Möglichkeit, diese Unterlagen in nahezu jede Sprache übersetzen zu lassen. Bei aktuell meist hoher Zuverlässigkeit dieser künstlichen Assistenten muss eine Zweitsichtung jedoch zwingend durch eine die gewählte Sprache verstehende Fachperson erfolgen. Als wichtige Quellen für Fachunterlagen sind hier beispielhaft die Unterlagen der Bundeszentrale für gesundheitliche Aufklärung (BzGA 2023) und der Deutschen Hauptstelle für Suchtfragen (DHS 2023) zu nennen. Hier sind ebenfalls Unterlagen für die Beratung und Behandlung von Menschen in Risikosituationen, beispielsweise in der Schwangerschaft, oder Menschen im Senium zu erhalten.

21.3 Hilfen für eine gute Suchtmittelanamnese

Der individuelle Konsum von Suchtmitteln, einschließlich des Konsums von Tabakprodukten, gehört bei allen Patienten zur medizinischen Standardanamnese. Dabei ist der zeitliche Aufwand für ein oberflächliches Screening durchaus begrenzt. Die Erkundigung nach dem Konsumverhalten erfordert etwas Feingefühl, da der Umgang mit Suchtstoffen auf einem dimensionalen Spektrum von „selbstverständlich" und „nicht der Rede wert" bis hin zu „schambehaftet" und „schuldbewusst" reichen kann. Hier bietet es sich an, die Befragung so in den Kontext des millieuspezifischen Verhaltens einzubetten, dass eine Beantwortung von den Betroffenen nicht als schamhaft empfunden wird. Die Konsumrealität kann dadurch möglicherweise genauer abgebildet werden.

- Um Hinweise für einen riskanten Alkoholkonsum zu finden, ist beispielweise der CAGE-Fragebogen geeignet. Mit nur 4 Fragen kann abgeschätzt werden, ob eine Vertiefung der Anamnese bezogen auf den Alkoholkonsum durchgeführt werden sollte
  - Cut Down Drinking: Haben Sie jemals daran gedacht weniger Alkohol zu trinken?
  - Anoyance: Haben Sie sich jemals darüber geärgert, dass Sie wegen ihres Alkoholkonsums kritisiert wurden?
  - Guilty: Haben Sie sich jemals wegen ihres Konsums von Alkohol schuldig gefühlt?
  - Eye Opener: Haben Sie jemals morgens als erstes Alkohol getrunken, um sich nervlich zu stabilisieren oder einen „Kater" zu überwinden?
    Bei mehr als zwei mit „Ja" beantworteten Fragen sollten die ICD-10- oder ICD-11-Kriterien für Alkoholkonsumstörung erfasst werden.
- Um ein **Alkoholkonsummuster** übersichtsweise zu erfassen, wird nach S3-Leitlinie „Screening, Diagnose und Behandlung alkoholbezogener Störungen" (DGPPN, DGS 2024a) die Durchführung des AUDIT-Fragebogen (Bundesärztekammer 2023a) empfohlen. Die Durchführung des Testes dauert ca. 5 Minuten.
- Um ein **Tabakkonsummuster** übersichtsweise zu erfassen, wird nach S3-Leitlinie „Rauchen und Tabakabhängigkeit: Screening, Diagnostik und Behandlung" (DGPPN, DGS 2024b) die Anwendung des „Fagerström-Tests" (Bundesärztekammer 2023b) empfohlen. Die Durchführung des Tests dauert ebenfalls ca. 5 Minuten.
- Um eine **Substanzkonsumstörung** bei Medikamenten und anderen Suchtstoffen, z. B. Kokain, Amphetamine, Cannabis oder anderen Substanzen, übersichtsweise zu erfassen, gibt es nach S3-Leitlinie „Medikamentenbezogene Störungen" (DGPPN, DGS 2024a) bis auf den Lippstädter Benzocheck, der die Folgen der Langzeitanwendung von Benzodiazepinen erfasst (Holzbach et al. 2021), keine deutschsprachigen Fragebögen. Hier wird empfohlen, auf eine strukturierte Anamneseerhebung zurückzugreifen.

21.4 Tipps zur Auswahl des psycho- und soziotherapeutischen Vorgehens

Das Vorgehen bezüglich Diagnostik und medikamentöser Behandlung in Bezug auf die einzelnen Substanzkonsum- und Verhaltensstörungen ist in Abschnitt II beschrieben.

Entscheidend für den Therapieerfolg sind die **therapeutische Bindung und Transparenz in der Behandlungsplanung.** Denn als gesichert gilt, dass therapeutische Maßnahmen, die von den Betroffenen auf freiwilliger Basis im gemeinsamen Konsens mit dem Therapeuten umgesetzt werden, die besseren Therapieergebnisse erzielen. Entscheidend ist nun die Frage, welche der vielen verfügbaren therapeutischen Maßnahmen für die einzelne betroffene Person indiziert sind und welche von diesen indizierten Maßnahmen schlussendlich die größte Aussicht auf Erfolg haben könnte. Verschiedene Motivationsmodelle, z. B. die PRIME-Theorie (West 2007) oder das Modell der Stages of Change (z. B. DiClemente, Prochaska 1982), wurden zur Beantwortung dieser Frage entwickelt. Evaluationen auf qualitativ hohem Niveau einschließlich einer älteren Cochrane Analyse haben jedoch ergeben, dass es derzeit keinen zu bevorzugenden Algorithmus gibt, der eine Zuordnung von therapeutischer Maßnahme und betroffener Person vorhersagen kann (Cahill et al. 2010). Als Ursache hierfür gilt die ausgesprochen große Heterogenität der Betroffenengruppe. Diese wird unter anderem in der Mischung aus Persönlichkeits- und Sozialstruktur, Konsummuster und konsumierten Substanz gesehen. Diese Individualisierung bei der Therapieempfehlung spiegelt in der Tat die Realität der Praxen wider.

An dieser Stelle soll das **Stepped-Care-Modell** als ein hilfreicher Algorithmus besonders herausgehoben werden, da es im Praxisalltag ein gutes Grundgerüst bietet, in dem sowohl die notwendige Individualisierung für die Patienten als auch die strukturell-organisatorische Bedingungen in der Praxis eine gute Passung finden können. Es vereinfacht Auswahl der Maßnahmen, Kommunikation und Strukturierung der Therapie.

21.4.1 Das Stepped-Care-Modell

Die folgenden Informationen sind aus den Quellen Jaehne et al. 2012; Morse 2010; DGPPN und DGS 2024a zusammengestellt.

Das Stepped-Care-Modell folgt einer intuitiven Logik und bietet die Möglichkeit, eine am klinischen Bedarf des Patienten orientierte, stufenweise Anpassung des therapeutischen Angebots vorzunehmen. Nur wenige Studien haben die Wirksamkeit des Stepped-Care-Modells (Sobell und Sobell 2000) mit einer angemessenen Methodik untersucht. Systematische Reviews haben hier keine Überlegenheit gegenüber einer individuellen Auswahl an Therapiemaßnahmen ergeben. Allerdings schneidet das Modell bei sorgfältiger Anwendung auch nicht schlechter als diese ab, und bietet den Vorteil eines schnell verstehbaren Überblicks über die praktikabelsten therapeutischen Maßnahmen und kann somit im Praxisalltag unmittelbar angewendet werden. Es bietet einen groben **Entscheidungskompass** und kann so das Denken in der Auswahl suchttherapeutischer Maßnahmen schulen.

Das Stepped-Care-Modell bietet Unterstützung dabei:

- Rasch abschätzen zu können, ob der aktuelle Therapieplan dem Konsummuster des Patienten angemessen ist.
- Eine gute Entscheidung für den nächsten Schritt einer wirksamen sozio- und psychotherapeutischen Behandlung bei Suchtpatienten zu treffen.

Das Konsummuster des Betroffenen und die daraus abgeleitete Therapieempfehlung

Welche Therapie ist die Richtige? Wie krank ist der Betroffene? Was ist umsetzbar? Im Vorlauf der Entscheidungsfindung für den Entwurf eines wirksamen Behandlungsplans gilt es, den Betroffenen einer Konsumkategorie zuzuordnen (➤ Abb. 21.1). Aus ihr ergeben sich Empfehlungen für die passende Behandlung.

Die Grafik illustriert die Vorgehensweise zur Auswahl einer sozio- und psychotherapeutischen Behandlung von Patienten mit Suchterkrankungen in Abhängigkeit von der Ausprägung des Konsums. Links ist die Gesamtheit der Bevölkerung einer Gesellschaft repräsentiert. Diese Gruppe konsumiert entweder nicht oder risikoarm. Hier sind **Präventionsprogramme** empfohlen.

Erfüllen Personen die Kriterien für riskanten Konsum oder erstmaligen Konsum abhängigkeitserzeugender Substanzen, ist die Anwendung von **Kurzinterventionen** empfohlen. Erfüllen Konsumenten die Kriterien für Missbrauch oder gefährlichen Konsum, ist eine **intensivierte Beratung** oder **Psychotherapie** empfohlen.

Folgt der Konsum einem moderaten oder abhängigen Muster, sollte eine **fokussierte Psychotherapie** bei einem Suchtexperten durchgeführt werden. Bei schwerem abhängigen Konsum ist eine **multimodale,** also eine pharmako- und psychotherapeutische sowie interdisziplinäre medizinische **Behandlung** notwendig.

Personen mit Konsum von illegalen Substanzen sollten in jedem Fall einen Spezialisten für die Behandlung von Suchterkrankungen aufsuchen. Die Definitionen der verschiedenen benannten therapeutischen Maßnahmen sind in den dem Suchtstoff zugeordneten Unterkapiteln beschrieben.

Praxistipp

- Schlüssel für eine erfolgreiche Therapie ist ein wertschätzender Kommunikationsstil des Therapeuten.
- Die bessere Prognose für den Erfolg einer Behandlung haben Patienten, die aus eigenem Willen ihre Entscheidung für ein therapeutisches Vorgehen gefällt haben.
- Die Kunst des Therapeuten ist es, die Betroffenen für die Teilnahme an der jeweils notwendigen Behandlung zu gewinnen, ohne aber auf die Vermittlung der Dringlichkeit der Empfehlung zu verzichten (partizipative Entscheidung).

Als Ansatzpunkt für die Ausarbeitung der Empfehlungen im Stepped-Care-Ansatz erfolgt zunächst eine **Begriffserklärung** (WHO 1994):

- **Riskanter Konsum:** Das Konsummuster führt sehr wahrscheinlich früher oder später zu einer medizinischen, psychischen oder sozialen Schädigung.

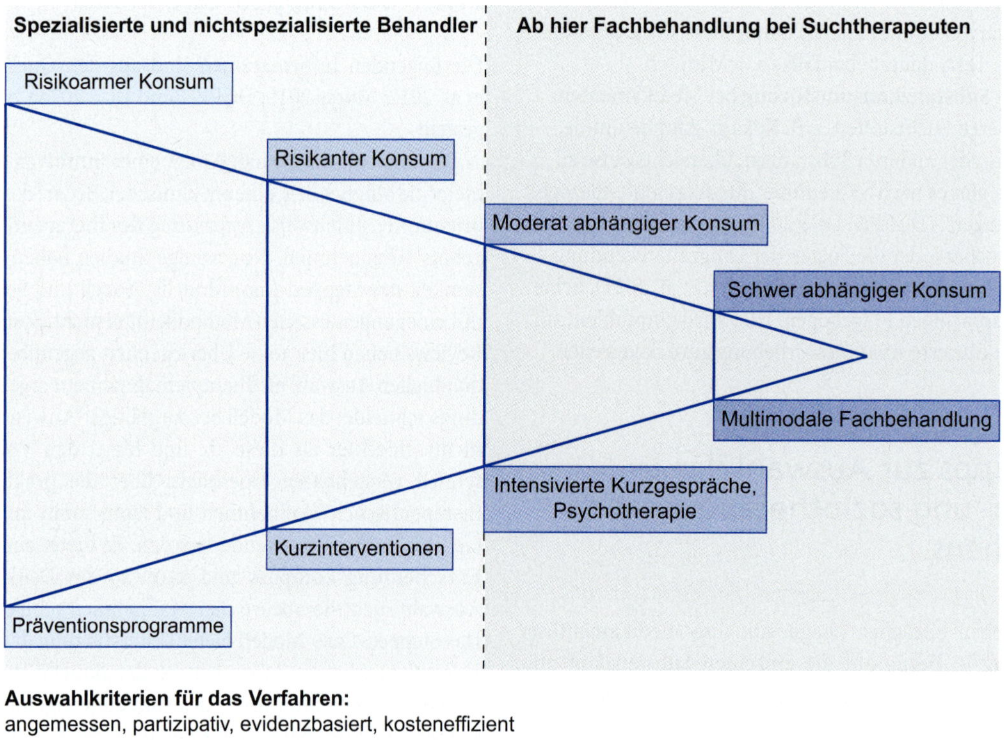

Abb. 21.1 Vorgehensweise zur Auswahl einer sozio- und psychotherapeutischen Behandlung von Patienten mit Suchterkrankungen in Abhängigkeit von der Ausprägung des Konsums (nach Institute of Medicine 1990). [L231]

- **Missbrauch/gefährlicher Konsum:** Der Konsum der Substanz hat bereits medizinische oder psychische Schäden beim Konsumenten hervorgerufen.
- **Abhängiger Konsum:** Der Konsum der Substanz hat eine Eigendynamik entwickelt, die nicht mehr der Kontrolle des Konsumenten unterliegt. Diese Eigendynamik kann schwer oder moderat sein.
- **Moderat abhängiger Konsum:** Diese Subkategorie kann gewählt werden, wenn der Konsum trotz abhängigen Musters noch nicht völlig entglitten ist.
- **Schwerer abhängiger Konsum:** Hierzu gehören schwierigere Krankheitsverläufe. Patienten weisen in der Regel eine Vielzahl suchtinduzierter Begleiterkrankungen auf, haben bereits schwere Entzugsverläufe erlebt oder eine Reihe von Behandlungen durchgeführt, weisen eine Toleranzentwicklung auf den Suchtstoff auf und mehr. Auch der Konsum zur Linderung von Entzugssymptomen fällt bereits in diese Kategorie.

Das Stepped-Care-Modell als Navigationssystem für die Behandlungsplanung

Das Stepped-Care-Modell beschreibt einen Pfad zur Anpassung therapeutischer Maßnahmen an den Schweregrad und die Krankheitsentwicklung des Betroffenen (➤ Abb. 21.2). Wenn therapeutische Ziele nicht mehr mit dem aktuellen therapeutischen Maßnahmenkonzept (z. B. Kurzinterventionen, intensivierte Beratung etc.) erreicht werden können, sollte zeitnah der Schritt (Step) in das nächstintensivere, evaluierte Behandlungskonzept (Care) gegangen werden. Die Entscheidung hierfür sollte mit dem Patienten gemeinsam getroffen werden.

Praxistipp

- Die Einbeziehung der Angehörigen verbessert das Outcome.
- Das Konsumziel ist vor der Wahl einer spezifischen Therapie zu klären.
- Die Konsumreduktion ist in angemessenen Schritten zu vereinbaren.
- Das Erreichen der Abstinenz als Ziel ist gut, aber kein „Muss“.

21.4.2 Minimal- und Kurzinterventionen sind sehr wirksam und in jeder Praxis umzusetzen

Die folgenden Informationen sind aus den Quellen DGPPN und DGS 2024a und 2024b; Tan 2023 zusammengestellt.

Kurzinterventionen (KI) können eine sehr hohe Wirkung entfalten, besitzen keine Nebenwirkungen und sind auch mit geringen Zeitressourcen im Rahmen einer alltäglichen Ambulanz- oder Praxistätigkeit umsetzbar. Erfolgreich eingesetzte KI können die Bereitschaft von Betroffenen erhöhen, sich verbindlich einer weiterführenden Suchtbehandlung anzuvertrauen und sogar zu einer Reduktion der Konsummenge führen. KI können von allen hierzu ausgebildeten,

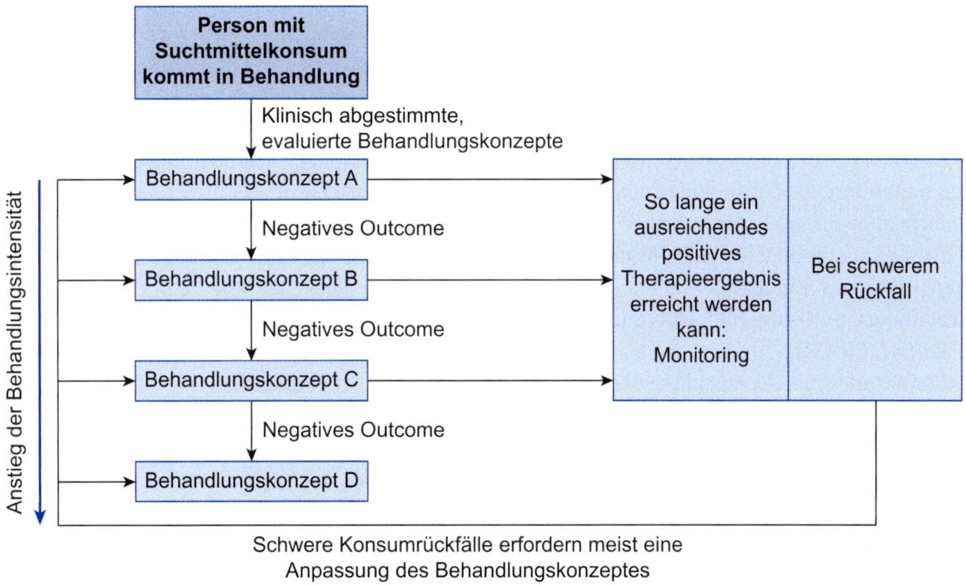

Abb. 21.2 Die Grafik illustriert das Vorgehen nach dem Stepped-Care-Algorithmus für die bedarfsgerechte Intensivierung der sozio- und psychotherapeutischen Behandlung bei Patienten mit Abhängigkeitserkrankungen. Die Variablen A, B, C, D stehen für die jeweiligen unterschiedlichen suchtspezifischen Behandlungsmethoden höherer Intensität. (nach Sobell und Sobell 2000). [L231]

auch nichtärztlichen und nichtpsychologischen Mitarbeitern medizinischer Berufsgruppen durchgeführt werden.

Es konnte gezeigt werden, dass die Anwendung von KI den Eintritt betroffener Alkoholabhängiger in eine spezifische Suchttherapie von 5 % auf bis zu 40 % erhöht. Je schwerer die Ausprägung der Sucht jedoch ist, desto weniger wirksam sind KIs. Hier müssen Behandelnde aufmerksam die Grenzen von KI erkennen und innerhalb eines engen Zeitfensters für intensivere therapeutische Maßnahmen werben.

Standardisierung in der Durchführung von Kurzinterventionen

Wichtig zu wissen ist, dass es keine Standardisierung für Setting, Dauer und Häufigkeit der Termine gibt – das kann die Hemmschwelle für nicht auf Suchterkrankungen spezialisiertes medizinisches Fachpersonal senken. Ziel ist die wiederholte Thematisierung des Suchtmittelkonsums mit dem Patienten. Ein mögliches Vorgehen wäre zum Beispiel: 4 Termine für einen Patienten über je 10 Minuten innerhalb von 4 Wochen. Aber auch andere Formatierungen wären möglich. Ebenfalls ist die therapeutische Haltung bei Kurzinterventionen (KI) nicht standardisiert. Sollte jedoch Interesse an der Aneignung einer fachspezifischen therapeutischen Haltung bestehen, sei auf die guten Erfahrungen mit der Anwendung von motivierender Gesprächsführung verwiesen (➤ Kap. 22).

Rahmen für die Durchführung von Kurzinterventionen

- In der ersten Sitzung wird eine sorgfältige Anamnese erhoben sowie die Untersuchung und Aufklärung des Betroffenen durchgeführt.
- Die folgenden meist ein bis drei Sitzungen können nach Absprache zwischen 5 Minuten und einer Stunde dauern. Hier werden weiterführende Behandlungsmöglichkeiten benannt, Informationsmaterial ausgegeben. Weiterhin wird der Patient dazu ermutigt, das gemeinsam benannte Zielverhalten positiv zu verändern.

Eine kleine **Handlungsanweisung** hilft, Kurzinterventionen effektiv zu gestalten **(„FRAMES“):**

- **F**eedback = Bewertungsfreie Rückmeldung über Konsumrisiken und Folgeschäden *geben*
- **R**esponsibility = Eigenverantwortlichen Handeln *fördern*
- **A**dvice = Ratschläge zur Risikominderung und Schadensvermeidung
- **M**enue = Mehrere Alternativen *aufzeigen*
- **E**mpathy = Empathische Gesprächsführung *umsetzen*
- **S**elf-Efficacy = Vertrauen des Patienten in seine eigenen Fertigkeiten *aufbauen*

Praxistipp

- Kurzinterventionen sollten aufgrund ihrer hohen Effizienz und geringen Aufwands in die klinische Arbeitsroutine jeder beratenden oder medizinischen Einrichtung einbezogen werden.
- Kurzinterventionen können von ausgebildeten Mitgliedern verschiedener medizinischer Berufsgruppen wirksam durchgeführt werden.
- Kurzinterventionen sind nicht für Patienten empfohlen, die gezielt nach Hilfe suchen. Diese sollten eine spezifische Behandlung erhalten.
- Patienten, bei denen bereits intensivere Therapiemaßnahmen durchgeführt wurden, profitieren nicht von der ausschließlichen Anwendung von KI. Hier sollte das Behandlungskonzept im Sinne des Stepped-Care-Modells intensiviert werden.

21.4.3 Intensivierte Beratung ist bei schwerer erkrankten Patienten wirksamer als eine Kurzintervention

Der folgende Text ist eine Zusammenstellung aus den Quellen: DGPPN und DGS 2024a und 2024b; Stockings 2019; Jaehne et al. 2012; Morse 2010.

Es wirkt auf den ersten Blick stimmig, dass bei schwerer erkrankten Patienten eine „intensive Beratung“ wirksamer sein sollte als die Anwendung basaler gehaltener Kurzinterventionen. Schaut man die Ergebnisse wissenschaftlicher Untersuchungen hierzu jedoch genauer an, so sind die Effektstärken zwar vorhanden, aber nicht so deutlich ausgeprägt, wie vermutet werden könnte. In den aktuellen Leitlinien für alkoholbezogene Störungen wird auch lediglich der Begriff der „Intensivierten Beratung“ angeführt. Standards für eine solche intensivierte Beratung gibt es hier keine. Dennoch ist es wichtig, Menschen mit problematischem Konsum oder einem Interesse für Suchtberatung das Wissen einfach und in strukturierter Form zukommen zu lassen. Auch hier gilt der Grundsatz: Wenn sich Patient und medizinisches Personal auf ein bestimmtes therapeutisches Vorgehen einigen können, ist der Erfolg der Maßnahme höher.

Durchgeführt werden diese Kurzinterventionen von Suchttherapeuten oder medizinischem Personal mit suchttherapeutischer Weiterbildung.

Möglicher Ablauf

Es gibt keinen verbindlichen Standard zur Durchführung. Aber es gibt gute Modelle, deren Anwendung strukturiert für die Betroffenen und leicht in ambulante und stationäre Behandlungskonzepte zu implementieren ist. Ein Modell soll an dieser Stelle vorgestellt werden.

Die Intervention umfasst beispielsweise zwischen 5 und 12 ambulante Therapieeinheiten zu je 50 Minuten mit einem hierfür geschulten Therapeuten. Eine ausführliche körperliche und psychiatrische Untersuchung sowie eine intensive personalisierte Beratung des Betroffenen, dessen Angehörigen und die Vereinbarung von Folgeterminen sind Inhalte der Behandlungsereignisse. Intensive Kurzgespräche sind für viele Betroffene der Einstieg in ein weiterführendes suchtspezifisches Behandlungsprogramm. Methodisch werden die therapeutische Haltung der motivierenden Gesprächsführung und psychoedukative sowie verhaltenstherapeutische Vorgehensweisen eingesetzt.

Der Basisstandard (nach Edwards et al. 1977) **enthält**:

- Eine umfassende körperliche Untersuchung des Betroffenen.
- Eine sorgfältige, auf die persönliche Situation des Betroffenen und seiner Angehörigen abgestimmte Beratung, sowie Erhebung und Bearbeitung der Ziele.
- Die verbindliche zeitliche und inhaltliche Planung von Folgeterminen. Hier finden eine beratende Supervision und weitere Motivation zur Verhaltensänderung des Betroffenen statt.
- Kontinuierliche Prüfung, ob der Betroffene von einem intensiveren Programm nach dem Stepped-Care-Modell profitieren würde.

Die kognitive verhaltenstherapeutische Kurzzeittherapie (nach Sanchez-Craig et al. 1990) bietet:

- 3 Therapieeinheiten mit allgemeiner Psychoedukation: Vermittlung von Basiswissen zur Erreichung von Abstinenz oder Konsumreduktion. Aushändigung eines Scripts.
- 3 Therapieeinheiten mit spezieller Psychoedukation: Befähigung der Betroffenen zur selbstständigen Anwendung eines Selbsthilfemanuals. Hier sind die spezifischen Arbeitsschritte und Fertigkeiten zur Konsumreduktion genau erläutert.
- 6 vertiefende Therapieeinheiten zu den oben genannten Themen einschließlich Aufbau eines Frühwarnsystems, Verfeinerung angewandter Fertigkeiten etc.

Kurzzeit-Paartherapie: Untersuchungen zeigen, dass Betroffene, bei denen eine Paartherapie erfolgt ist, Vorteile bei der Konsumreduktion/Abstinenzerreichung hatten. Aufgrund der Heterogenität der Untersuchungen ist auch weiterhin keine Aussage über die Zahl der nötigen Sitzungen und das inhaltliche Vorgehen möglich. Möglicherweise ist bei veränderungsmotivierten Patienten bereits eine Sitzung ausreichend (McCrady 2016).

Praxistipp

Die Anwendung intensivierter Kurzinterventionen ist sehr effektiv und …

- … eignet sich sehr gut für Patienten mit moderaten Alkoholproblemen.
- … dient häufig als Einstieg in ein ausführlicheres Behandlungsprogramm.
- … verwendet Methoden der kognitiven Verhaltenstherapie und der Motivierenden Gesprächsführung. Das therapeutische Personal muss in den jeweiligen Methoden geschult und supervidiert werden.

21.4.4 Fokussierte Psychotherapie

In dieser Kategorie finden sich die vielen verschiedenen, in der Literatur so oft diskutierten Methoden zur spezifischen Therapie der Suchterkrankungen. Die Wirksamkeit des Großteils dieser Methoden ist an Patientengruppen mit Alkoholabhängigkeit aber auch anderen Suchtmittelerkrankungen geprüft worden (Project MATCH Research Group 1993; UKATT Research Team 2005).

Es zeichnet sich ab, dass die besten Wirksamkeitsnachweise für verhaltenstherapeutische Verfahren in Kombination mit motivationalen Strategien bestehen. Auch für online vermittelte verhaltenstherapeutische Ansätze gibt es Hinweise auf eine gute Wirksamkeit. Die ausübenden Therapeuten sollten bei fokussierten Psychotherapien über eine professionelle Ausbildung für das jeweilige von ihnen angebotene Verfahren verfügen. Auch hier ist es förderlich, das soziale Umfeld der Betroffenen und Familienmitglieder in die Therapie einzubeziehen. An einer Behandlung teilnehmende Therapeuten und soziotherapeutische Einrichtungen müssen eng miteinander vernetzt sein. Die Indikation für die Anwendung dieser Verfahren besteht nur für die Postakutphase.

Wirksame Verfahren der auf Suchtbehandlung fokussierten Psychotherapie:

- Community Reinforcement Approach (s. unten)
- Kontrolliertes Trinken (Behavior Self Control Training)
- Cue Exposure („Reizexpositionstherapie")
- Soziales Kompetenztraining
- Selbstkontrolltraining
- Verhaltensverträge
- Kognitive Verhaltenstherapie
- Psychodynamische Kurzzeittherapie
- Verhaltenstherapeutische Paartherapie
- Angehörigenarbeit
- Aversionstherapie
- Kontingenzmanagement
- Rückfall Präventionstraining
- Fallmanagement

Praxistipp

Für die effiziente Arbeit mit Suchtpatienten sollten die oben genannten Verfahren von Behandlern ohne suchttherapeutische Zusatzausbildung benannt werden können. Behandler mit suchttherapeutischer Spezialisierung sollten die näheren Inhalte der genannten Konzepte kennen oder in ihrer Umsetzung beherrschen.

21.5 Therapeuten-Skills zur Verbesserung der Kommunikation mit Suchtpatienten

Nachdem unter ➤ Kap. 21.4 ein mögliches Vorgehen für die Auswahl von psychotherapeutischen Verfahren beschrieben wurde, folgen in diesem Unterkapitel hilfreiche Tipps zur Kommunikation mit den Patienten für die alltägliche klinische Arbeit. Hier handelt es sich um eine Auswahl von als hilfreich diskutierten Strategien, die verschiedenen, für die spezifische Behandlung von Suchterkrankungen positiv evaluierten Therapieformen entnommen sind. Da Wirksamkeitsprüfungen in der Regel lediglich für die Gesamtheit eines Therapieverfahrens durchgeführt werden, können Sub-Wirksamkeitsnachweise für die entnommenen einzelnen Tools nicht belegt werden.

21.5.1 Das Setting nutzen: Therapietreue fördern mit Hilfe von Attachmentstrategien

Literatur: Dimeff und Linehan 2008; Kienast 2013; Zimmermann et al. 2021

Attachmentstrategien sind überwiegend zeitlich befristete, verbale oder auf das therapeutische Setting bezogene Strategien, die Suchtpatienten dazu befähigen sollen, eine höhere Motivation und Zuverlässigkeit bei der Mitarbeit und Teilnahme an den Therapien einzugehen. Die Grenzen der Therapeuten oder der Einrichtungen werden dabei stets eingehalten, aber soweit es möglich ist, werden der Rahmen und das Wohlbefinden passend für jeden einzelnen Patienten gestaltet. Ein Beispiel soll dies illustrieren:

Situation: Die therapeutische Einrichtung erlaubt keine Haustiere in ihren Räumlichkeiten. Nun besitzt aber ein Patient einen Hund und hat im Moment noch keine Gelegenheit, ihn für die Dauer der Therapiestunde einer Obhut anzuvertrauen. Eine passende Attachment-Strategie wäre hier: Der Patient kann den Hund mit in die Sitzung nehmen, bis er eine andere Lösung hierfür gefunden hat.

21

Ziel der Anwendung dieser Strategien ist es, einen therapeutischen Rahmen zu schaffen, der einen Behandlungserfolg fördert. Nur im Sonderfall und nur unter unmissverständlicher Markierung einer Übergangslösung können solche Annäherungen auch für kurze Zeit auf dysfunktionaler Ebene geschehen, wenn währenddessen ein wichtigeres Ziel erreicht werden kann.

Beispiel: Hatte ein Patient seit Langem keine Struktur in seinem Leben und damit keine Termine, die ihm Pünktlichkeit abverlangt haben, muss er Pünktlichkeit möglicherweise erst wieder erlernen. Attachmentstrategie: Für eine kurze, klar abgesprochene Übergangszeit (z. B. 4 Wochen) kann nun ein für den Patienten erfüllbares Zeitfenster (z. B. 20 Minuten) eingerichtet werden, in dem Zuspätkommen toleriert wird. Während dieser Übergangszeit verpflichten sich Patient und Therapeut dazu, ihre Potenziale dafür einzusetzen, die Fertigkeit zu erwerben/vermitteln, pünktlich zu den Sitzungen zu kommen.

Populäre weitere Beispiele sind z. B. die Heroinsubstitution in dafür autorisierten Kliniken und Ambulanzen und die Einrichtung von offiziellen Drogenkonsumräumen unter Leitung von ausgebildetem Personal. Ziel bei allen Attachmentstrategien ist stets das schrittweise Heranführen an ein von der Gesellschaft toleriertes Sozialverhalten, das zur Integration in ein „normales" bürgerliches Leben führen soll. Die Millieutherapie ist ein bekanntes Beispiel für eine groß angelegte und auf den Patienten abgestimmte Attachmentstrategie. Das Attachment der Patienten kann aber auch mit weitaus geringeren Maßnahmen sehr effektiv erhöht werden.

Beispiele für Attachmentstrategien:

- Das soziale Netzwerk des Patienten in die Therapie einbauen
- Ein unterstützendes Netzwerk aufbauen
- Flexible Therapiezeiten und erhöhter Kontakt in der Anfangsphase
- Den Patienten aufsuchende Therapiesitzungen
- Vergabe des Substitutionsmittels bei Opiatabhängigen in den Therapiesitzungen
- Demoralisierte Therapeuten und Teams behandeln
- Viele andere kreative Vorgehensweisen

Attachmentstrategien sind immer kreativ und individualisiert, dürfen aber die Grenzen des einzelnen Therapeuten, der therapeutischen Einrichtung und des fachlich seriösen Verhaltens nicht überschreiten.

Praxistipp

Die gezielte Anwendung von Attachmentstrategien verkleinert den Abstand zwischen der Welt des Therapeuten und der Welt des Patienten, fördert die Patientenbindung sowie die Fokussierung auf die momentanen Therapieziele. Anfänglich etablierte Strategien, die jedoch hinderlich für die Integration in ein normales gesellschaftliches Leben sind, können zu späteren Zeitpunkten langsam in ein für den Patienten vorteilhafteres Setting überführt werden.

21.5.2 Die therapeutische Haltung nutzen: Kommunikation durch motivierende Mikro- und Makroreaktionen des Therapeuten

Die Stärke der Veränderungsmotivation korreliert auch in der Suchttherapie mit der Stärke der therapeutischen Bindung. Die therapeutische Bindung wird entscheidend durch a) das Setting, b) das Commitment zur Therapie und c) die therapeutische Haltung gestärkt. Eine systematische Untersuchung, welche therapeutische Haltung bei der Behandlung von Patienten mit Abhängigkeitserkrankungen zu bevorzugen ist, gibt es nur für das Prinzip der Motivierenden Gesprächsführung (➤ Kap. 22). Im Umkehrschluss bedeutet dies, dass die professionelle therapeutische Haltung in der Suchttherapie nicht weitergehend definiert ist und das Therapeutenverhalten in der Praxis aufgrund der hohen Verschiedenheit der unterschiedlichen Haltungen selbst bei Anwendung derselben Therapietools eine hohe Varianz und damit eine veränderte Wirksamkeit der Tools aufweist.

Metapher zur Erläuterung der Funktion einer systematischen inneren Haltung

Die Art und Weise, wie Worte und Verhalten des Patienten vom (Haus-)Arzt interpretiert werden, ist nicht nur entscheidend für die Auswahl der psychotherapeutischen Strategien, sondern auch für die Motivation von Arzt und Patient. Sprache ist damit ein entscheidender Faktor für das Gelingen einer therapeutischen Maßnahme und reduziert gleichzeitig die mentale Arbeitsbelastung des Therapeuten.

Die Wirkung einer Kalibrierung des Therapeuten auf eine neue innere Haltung soll an dieser Stelle am Beispiel des Lesens und Verstehens eines Textes veranschaulicht werden:

Haltung 1: Ein Text wird wegen seines Inhalts gelesen

Wird ein Text wegen seines Inhaltes gelesen, fallen dem Leser bestimmte Textpassagen mit für ihn besonders interessanten Inhalten besonders ins Auge, er wird daraus inhaltliche Konsequenzen ziehen.

Haltung 2: Ein Text wird wegen seines guten Schreibstils gelesen

Wird derselbe Text von derselben Person zu einem anderen Zeitpunkt nun nicht mehr wegen seines Inhaltes, sondern z. B. mit der Fragestellung „Wie schreibt man einen guten Text“ gelesen, ändert sich der Blickwinkel seiner Aufmerksamkeit. Nun fallen ganz andere Passagen ins Auge und der Text regt völlig andere Handlungsimpulse an.

Zugrunde liegt jedoch beide Male derselbe Text. Die Kommunikation mit einer anderen Person über das Gelesene, also denselben Text, würde in beiden Fällen vollkommen verschieden ausfallen.

Im Rahmen der alltäglichen Praxistätigkeit gehört es zum professionellen Handwerkszeug, die therapeutische Haltung an unterschiedlichen Patientengruppen gezielt anzupassen.

Erfolgreiche Psychotherapiemethoden haben in der Regel ausformulierte therapeutische Haltungen, mit denen ein besonders effektiver Umgang mit bestimmten Patientengruppen ermöglicht wird. Am besten etabliert in der Suchttherapie ist die Methode des Motivational Interviewing und damit auch die entsprechende therapeutische Haltung (➤ Kap. 22). Im Folgenden soll die therapeutische Haltung der dialektisch-behavioralen Therapie zur Behandlung von Menschen mit Borderline-Persönlichkeitsstörung und komorbider Substanzkonsumstörung erwähnt werden.

Die therapeutische Haltung in der dialektisch-behavioralen Therapie (DBT-Sucht) (diagnosespezifisches Verfahren, Linehan 1993; Zimmermann et al. 2021):

- Die Patienten geben sich Mühe.
- Die Patienten wollen sich verändern.
- Die Patienten müssen sich stärker anstrengen und härter arbeiten, um sich zu verändern.
- Die Patienten haben ihre Schwierigkeiten nicht alle selbst verursacht, aber sie müssen sie selber lösen.
- Das Leben suizidaler Patienten ist so, wie es gegenwärtig gelebt wird, nicht auszuhalten.
- Die Patienten müssen neues Verhalten in allen relevanten Lebensbereichen erlernen.
- Die Patienten können in der Therapie nicht versagen.
- Therapeuten brauchen Unterstützung.

Analog zu der oben stehenden „Text-Metapher“ soll im folgenden Beispiel die Wirkung der Grundannahme „Die Patienten geben sich Mühe“ illustriert werden:

Beispiel

Ein langjährig alkoholabhängiger Patient kommt am 16. Juni 2023 über die Notaufnahme betrunken zu seinem bisher 14. Aufenthalt in die Klinik. Er selber ist ratlos und hat unmittelbar nach seiner letzten Entlassung, ohne sich an die getroffenen Vereinbarungen zu halten, wieder begonnen Alkohol zu trinken.

Haltung 1. Das behandelnde Team könnte nun mit der professionellen inneren Haltung „Der Patient ist nicht mehr in der Lage zuhause zurechtzukommen“ arbeiten. Daraus wäre nach erfolgter Entgiftung eine stark therapeutisch geführte komplementäre Behandlung zu erwarten. Vielleicht wäre das eine oder andere Teammitglied in einigen Punkten hilflos.

Haltung 2. Das behandelnde Team könnte alternativ mit der standardisierten professionellen inneren Haltung „Der Patient gibt sich Mühe“ arbeiten. Hier würde dem Team unmittelbar und unabhängig „von der tatsächlichen Mühe, die sich der Patient gibt“, dessen funktionale Kompetenz auffallen, sich in einer überfordernden Situation an einen sicheren Ort begeben zu können. Diese Kompetenz kann nun verstärkt und im Rahmen der weiteren Therapie genutzt werden. Die Kommunikation dessen stärkt den Selbstwert des Patienten. Der „Text“ wird also anders interpretiert. Natürlich kann der weitere Verlauf wie unter 1. in eine stärker therapeutisch geführte komplementäre Behandlung münden. Aber die Einnahme dieser inneren Haltung des Therapeuten konfrontiert den Patienten durchgehend stimmig mit dessen Kompetenzen, ohne die Situation schön zu reden. Die Interpretation des Verhaltens ist vorteilhafter und legt automatisch andere stimmige, den Selbstwert stärkende therapeutische Maßnahmen nahe.

Anmerkungen: Ein Vorteil bei der Kalibrierung des Therapeuten auf eine hilfreiche Grundhaltung ist es, dass die nun veränderte Interpretation der Verhaltensweisen des Patienten automatisch neue therapeutische Ansätze offenbaren kann, ohne die Dysfunktionalität zu bagatellisieren. Auch die Makro- und Mikrokommunikation mit dem Patienten ist automatisch validierender, ohne die notwendige Klarheit und Stringenz einzubüßen. Gesprächsstrategien erhalten so eine höhere Wirkung oder werden strategisch anders eingesetzt.

Ein häufiger Fehler in der Anwendung ist, dass Therapeuten die Grundannahmen als Anweisungen sehen, wie sie das gezeigte Verhalten Patienten bewerten sollen.

Praxistipp

Das aktive Einnehmen der einfach zu erlernenden DBT-Haltung oder jener der motivierenden Gesprächsführung verändert die Sichtweise des Therapeuten auf das Patientenverhalten. So kann die Kommunikation mit den Betroffenen andere Wendungen nehmen. Sie eröffnet somit oftmals neue therapeutische Wege, fördert den Selbstwert durch eine höhere Trennschärfe bei der Unterscheidung zwischen bereits vorhandenen funktionalem und dysfunktionalen Verhalten oder der wertschätzenden Vermittlung von Verantwortlichkeit. Die Klarheit und Brillanz notwendiger therapeutischer Aussagen wird bei richtiger Anwendung nicht abgeschwächt.

Die therapeutische Haltung im Motivational Interviewing:

- Partnerschaftliche Zusammenarbeit statt Veränderungsinduktion durch Konfrontation. Die Erfahrungen und Ressourcen des Patienten werden für die weitere Entscheidungsfindung genutzt.
- Aufdeckendes und werteorientiertes Vorgehen anstelle eines edukativen Ansatzes. Die Werte, Ziele und Erfahrungen des Patienten werden kontinuierlich in Verbindung mit dem Behandlungsprozess in Einklang gebracht.
- Respektieren der Autonomie des Patienten anstelle einer dominierenden Autorität des Therapeuten.

Die Kunst seitens des Therapeuten liegt darin, dass der Betroffene durch die Reflexion seines Konsumverhaltens selbst ein Problembewusstsein entwickelt und von sich aus eine Veränderungsabsicht formuliert.

21.5.3 Taktvoll kräftige Impulse setzen: Tipps zur Gesprächsführung

Strategische Gesprächsführung gehört in der sprechenden Psychotherapie zu den wichtigsten Fertigkeiten des Psychotherapeuten. Gutes fachliches Wissen reicht nicht aus, wenn es nicht gelingt, dieses Wissen zu vermitteln. Das Beherrschen eines weitläufigen Portfolios an Gesprächstechniken ist daher genauso wichtig, wie das Beherrschen des Operationsbestecks für den Chirurgen.

Zwei Faktoren sind entscheidend, damit sich ein Mensch gegenüber einem Therapeuten öffnet und damit neue Ideen und weitreichende Abwägungen für sein Leben zulässt: 1. die richtigen Worte und der 2. passende Zeitpunkt. Der passende Zeitpunkt für eine freie Entscheidung ist im klinischen Kontext nicht immer vorhanden, oft dominiert die Not der Lebenssituation. Der Faktor „passender Zeitpunkt" kann jedoch durch eine vorteilhafte „therapeutische Haltung" teilkompensiert werden. Eine effektive therapeutische Haltung ist das Moment, das den eingesetzten Gesprächsstrategien Wirksamkeit verleiht.

Die Aufzählung von Strategien zur Gesprächsführung ist vielfältig und eine vollständige Auflistung ist nicht möglich. Wenige, in der Folge nicht erläuterte Beispiele sind: „Advocatus Diaboli", „Paradoxe Reaktion", „Extending", „Arbeit mit Metaphern", „Aus Zitronen Limonade machen", „Pro-Contra-Liste", „Fuß in die Tür Technik", „Tür ins Gesicht Technik" und viele andere. Letztendlich kann aber jede gesprochene Einheit als „Strategie" bezeichnet werden. Die Kategorisierung ist hilfreich, um sich einen Werkzeugkoffer einrichten zu können, mit dem sich gezieltere Wirkungen wahrscheinlicher erzeugen lassen. Ziele werden somit erreichbarer.

Validierungsstrategien (V) Nummer 1 bis 6 (V1 bis V6)

Es ist wahrscheinlicher, dass sich Menschen öffnen, wenn sie wertschätzend behandelt werden. Ein besonders erwähnenswertes Set an Gesprächsstrategien hat Marsha Linehan aus Prinzipien der humanistischen Gesprächspsychotherapie und behavioristischen Psychotherapien zusammengestellt. Die Wirksamkeit seiner Anwendung ist bei Patienten mit Borderline-Persönlichkeitsstörung mit und ohne komorbide Suchterkrankung systematisch überprüft und für wirksam bestätigt worden. Aufgrund der hohen Operationalisierbarkeit dieser Strategien sollen diese im Folgenden vorgestellt werden (Linehan 1993).

V1: Nonverbal wertschätzende Aufmerksamkeit zeigen

Umsetzung: Der Therapeut wertschätzt die Präsenz des Patienten, indem er nonverbal auf ihn eingeht, z. B. eine zugewandte Haltung beibehält, ihn spüren lässt, dass er aufmerksam zuhört und anderes. **Indikation:** immer. **Validierender Effekt:** Der Patient fühlt sich wahrgenommen und aufgenommen. **Typische Fehler in der Durchführung:**

21

Aufdringliche Präsenzgesten des Therapeuten wie starrender Blick usw.

V2: Paraphrasieren

Umsetzung: Der Therapeut wiederholt in eigenen Worten den Inhalt des vom Patienten gesagten, z. B. „Ich habe verstanden, dass Sie jetzt am liebsten XXX machen würden", oder als Frage formuliert: „Habe ich es richtig verstanden, dass Sie nun am liebsten XXX machen würden?". **Indikation:** Missverständnisse vermeiden. **Validierender Effekt:** a) Der Patient spürt, dass der Therapeut zugehört und sich Gedanken gemacht hat. b) Der Patient kann bei einem eventuellen Missverständnis gleich korrigieren. C) Der Patient kann das von ihm selbst Gesagte reflektieren und sollte er erkennen, dass es nicht zutrifft, selbst neu formulieren. **Typische Fehler in der Durchführung:** Wortwörtliches Wiederholen des vom Patienten Gesagten wird als merkwürdig empfunden.

V3: „Mind Reading"

Umsetzung: Der Therapeut spricht feinfühlig im Raum stehende, unausgesprochene Gedanken und Gefühle an, z. B. der Therapeut sieht, dass der Patient verärgert ist und sagt: „… Einige Menschen wären in Ihrer Situation jetzt sehr verärgert. …", oder er sagt: „Kann es sein, dass Sie gerade gedacht haben, dass Sie am liebsten nicht mehr nach Hause zurückkehren möchten?" **Indikation:** zum Abbau emotionaler Anspannung und Rückkehr der Konzentration auf die therapeutischen Inhalte. **Validierender Effekt:** Der Patient bemerkt die Feinfühligkeit und das Interesse des Therapeuten. Die Anspannung des Patienten wird durch das Ansprechen gesenkt. **Typische Fehler in der Durchführung:** Deuten und aufdringliche Formulierung des vermuteten Gedankens oder Gefühls durch den Therapeuten verletzen die Intimsphäre des Patienten und führen oft zu Verunsicherung, Verärgerung und Rückzug. Beispiel: „Ich sehe, Sie sind wütend" oder „Nein, Sie sind nicht traurig, das ist Ärger" oder „Sie denken jetzt bestimmt, dass Sie es zuhause nicht mehr aushalten."

V4: Die Lebens- und Lerngeschichte validieren

Umsetzung: Der Therapeut wertschätzt die lebensgeschichtliche Entwicklung, die unter anderem dazu beigetragen hat, dass heute ein Problem entstanden ist, z. B. „Klar, Sie haben ja bis vor 3 Monaten über 30 Jahre lang mit Ihrem Mann zusammen gewohnt. Da ist es völlig verständlich, dass Sie sich heute immer noch von ihm allein gelassen fühlen." **Indikation:** Aufbau einer therapeutischen Beziehung oder Wiederaufbau der therapeutischen Beziehung nach starker Belastung. **Validierender Effekt:** Der Patient fühlt sich in seiner Situation vollständig angenommen. **Typische Fehler in der Durchführung:** Diese Validierungsstrategie wirkt konsolidierend auf den Status quo und ist einem Veränderungsimpuls entgegengesetzt. Aus diesem Grund soll dieser Strategietypus nur kurzzeitig und zu den unter „Indikation" stehenden Zwecken eingesetzt werden. Bei unbelasteter, etablierter therapeutischer Beziehung ist eine V5 der V4 vorzuziehen, um therapeutische Fortschritte zu fördern.

V5: Dysfunktionale Konditionierung verbalisieren

Umsetzung: Der Therapeut deckt feinfühlig unlogische Schlüsse bzw. nachteilhafte Konditionierungen auf, z. B. „Jetzt glaube ich zu verstehen: immer, wenn Sie unter Stress geraten, taucht bei Ihnen der Gedanke auf, Sie müssten jetzt Alkohol trinken. Und weil dieser Gedanke und Drang so stark sind, fällt Ihnen auch keine andere Möglichkeit mehr ein …" Der Stimulus „Stress" induziert automatisch die gedankliche Reaktion „Ich muss Alkohol trinken, um mich zu beruhigen". Dadurch, dass der Therapeut diese, dem Patienten ggf. nicht bewusste Konditionierung aufdeckt, wird es letzterem möglich, Kontrolle über den Konsumreflex zu übernehmen. **Indikation:** Erzeugen eines Veränderungsimpulses. **Validierender Effekt:** Der Therapeut ist dem Patienten beim Finden neuer Lösungswege behilflich. Der Therapeut überlässt nach dieser Erkenntnis die Entscheidung über eine Veränderung des Verhaltens dem Patienten. **Typische Fehler in der Durchführung:** Der Therapeut bedrängt den Patienten mit seiner Hypothese.

V6: Selbstoffenbarung

Umsetzung: Der Therapeut gibt Ratschläge, weist auf sein professionelles Wissen hin oder zitiert Befunde von Studien. Er zeigt offen Sorge oder Freude über die Verhaltensweisen des Patienten, zum Beispiel: „Ich würde an Ihrer Stelle selbst an Ihrem Geburtstag keinen Alkohol trinken", oder „Nach den Kriterien der ICD-10 erfüllen Sie die Kriterien der Abhängigkeitserkrankung". Auch klare disziplinarische Hinweise oder positive bzw. negative Kontingenzen gehören in diese Kategorie. Nach Umsetzung einer V6 (z. B. disziplinarische Maßnahme) können Emotionen verstärkt, aber auch verdeckt auftreten. In der Folge wäre nun eine Strategie vom Typ V3 indiziert. **Indikation:** Direktes Feedback mit Wissensvermittlung und mehr. **Validierender Effekt:** Der Therapeut geht direkt auf den Patienten ein und berät. **Typische Fehler in der Durchführung:** Werden vom Therapeuten zu viele Interventionen vom Typ V6 durchgeführt, ist die Wahrscheinlichkeit erhöht, dass der Therapeut aufgrund Identifikation oder Konfrontation ungewollt in eine komplexere Dynamik mit dem Patienten gerät.

Praxistipp

Menschen öffnen sich in wertschätzender Atmosphäre. Ein besonders effektives Vorgehen bietet dabei die systematische Anwendung der Validierungsstrategien V1 bis V6 nach Linehan. Hier wird es dem Therapeuten und dessen Supervisor auf wirkungsvolle Weise ermöglicht, therapeutische Prozesse gezielt zu begleiten und supervidieren zu lassen.

Ein häufiger Fehler von Therapeuten ist es, Validierung mit einer Abschwächung von notwendigen, klaren Botschaften gleich zu setzen.

21.5.4 Tools nutzen: Vorteilhafte Kommunikation mit Hilfe der „Dialektischen Abstinenz"

Literatur: Dimeff und Linehan 2008; Kienast 2013; Zimmermann et al. 2021

Das Prinzip der „Dialektischen Abstinenz" erlaubt eine transparente therapeutische Kommunikation mit den Patienten. Als Trainingsziel steht eine präzise Selbstwahrnehmung der eigenen Gedanken, Motivationen und Verhaltensimpulse. Es wird dem Betroffenen leichter möglich, die eigenen Gedanken und Impulse im Sinne eines Frühwarnsystems einzuordnen, Eigenverantwortung zu erkennen und frühzeitig Kontrolle über drohendes oder stattfindendes Konsumverhalten zu übernehmen.

Anleitung zur Anwendung

Im Rahmen aller gegebenen sprachlichen Kontakte kategorisieren Therapeut/Team und Patient fortlaufend geeignete Gedanken und Verhaltensimpulse des Betroffenen in die drei unten genannten Modi. Diese Modi stehen für verschiedene Arbeitsmodi des durch eine Suchterkrankung „beeinträchtigten Verstandes". Die Antizipation dessen was passieren würde, wenn einer der drei Arbeitsmodi dominiert, entlarvt frühzeitig Rückfallgefahr. Es wird hier jedoch keine Invalidierung der mitgeteilten Inhalte oder Verhaltensimpulse vorgenommen. Die Inhalte sollten dann auf Kosten und Nutzen disputiert und mit dem gewünschten Ergebnis verglichen werden. Ein solches Training erlaubt es später im Selbstmanagement, frühzeitig die notwendigen therapeutischen Schritte zu ergreifen.

Die Modi

Modus „Abhängiger Kopf (Naives Handeln): Hier handelt es sich um Gedanken, Überzeugungen, Verhaltensweisen und Gefühle, die dafür sorgen, dass in letzter Konsequenz die Wahrscheinlichkeit erhöht wird, Suchtmittel bewusst oder unbewusst erneut zu suchen und zu konsumieren. Z.B. berichtet eine Patientin: „Thomas dealt zwar auch mit Drogen, aber er ist auch ein guter Freund für mich. Daher möchte ich den Kontakt zu ihm nicht aufgeben", „Meine Punkklamotten geben mir Identität. Ich lege sie nicht ab" (die Wahrscheinlichkeit wird erhöht, dass ihre Signatur ihre Peer-Group verleitet, ihr Suchtmittel zum Konsum anzubieten).

Modus „Verleugnender Kopf" (wenn die Fähigkeit zur Abstinenzeinhaltung oder Konsumkontrolle überschätzt wird): Ist es den Betroffenen gelungen, eine Weile nicht zu konsumieren, vergessen sie gelegentlich, dass sie weiterhin in Gefahr schweben, erneut zu konsumieren. Man könnte auch sagen, dass die Personen dann „vom Licht des Erfolgs geblendet sind". Ein anderer Impuls ist es, aufgrund der bisher geleisteten Abstinenzdauer irrtümlich zu schlussfolgern, dass die Sucht nun überwunden sei. Z.B.: „Ich benötige keine Selbsthilfegruppe, ich werde nicht mehr konsumieren, da ich nun verstanden habe, wie ich ohne Drogen mit meinen Krisen umgehen kann.", u. a.

Modus „Kluger Kopf" oder erläuternd „wenn umsichtig gehandelt wird und das Mögliche und das Notwendige unter einen Hut gebracht werden": Die Patienten haben seit einiger Zeit den Status der Abstinenz erreicht, wissen dieses, sind sich aber stets bewusst, dass sich der „Abhängige Kopf" jederzeit wieder einschalten und zum Konsum verführen kann. Die Betroffenen feiern nicht nur ihren Erfolg, sondern bereiten sich gleichzeitig auf die möglichen Herausforderungen vor, die die Zukunft bringen kann. Bezogen auf die Abstinenzerhaltung bedeutet dies, dass die Betroffenen im Modus „Kluger Kopf" wissen, dass sie hart für ihre Abstinenz arbeiten müssen, das „Trocken-" oder „Clean-" sein feiern dürfen, aber nicht vergessen, dass die Arbeit an der Abstinenz weiter fortgeführt werden muss. Beispiele sind: „Ich weiß darum, dass ich mich mit meinen Punkklamotten einer höheren Gefahr aussetze, dass mir Suchtstoffe angeboten werden. Ich weiß auch, dass ich mich gerade stark genug fühle, Verlockungen zu widerstehen, dennoch werde ich mir eine passende Selbsthilfegruppe, eine begleitende Therapeutin suchen und meine Punkkleidung nur zuhause anziehen."

Hinweis: Entscheidend für den Lernerfolg des Patienten ist die fortlaufend durchgeführte und unmittelbare modusbezogene Etikettierung der Gedanken durch den Therapeuten. Dieses Vorgehen soll auch dann nicht gestoppt werden, wenn nach einiger Zeit die Einordnung durch den Patienten eigenständig erfolgt.

Praxistipp

Trainieren Sie mit Ihren Patienten, Denken und Empfinden fortlaufend zu kategorisieren. Patienten, die diese Fertigkeit erlangt haben, gelingt es besser, die Konsequenzen der damit verbundenen Handlungsimpulse eigenständig vorherzusehen und Suchtverhalten frühzeitig gegenzusteuern. Das Training ist einfach und bei jedem Kontakt durchführbar.

21.5.5 Patienten-Skills zur Bewältigung

In den letzten Jahren sind immer wieder neue Verfahren zur Behandlung von Suchterkrankungen als primäre Erkrankung oder als Komorbidität diskutiert worden. Einigen dieser Verfahren haben keine Berücksichtigung in den großen Studien „Project Match“, „Mesa Grande“ und des UCATT erfahren, weil sie erst später entwickelt worden sind. Die Datenlage für die Wirksamkeit der im Folgenden aufgeführten Verfahren ist gegeben. Bis auf den Community Reinforcement Approach (z. B. Lange 2008) sind sie jedoch nur an vergleichsweise geringen Fallzahlen untersucht. Hier ist weitere Forschung notwendig. Diese Verfahren zeigen neue, interessante Herangehensweisen der psychotherapeutischen Suchtbehandlung. Für den praktisch tätigen Behandler bieten sie daher eine wertvolle Fundgrube für seine tätige Arbeit.

Ansätze des Community Reinforcement Approaches

Community Reinforcement Approach (CRA) ist seit den 1990er-Jahren etabliert. CRA wird zu den verhaltenstherapeutischen Verfahren gezählt und ist originär für die Behandlung von Patienten mit Suchterkrankungen entwickelt worden. Das Konzept ist wissenschaftlich sehr gut evaluiert, arbeitet für diese Klientel weitsichtig, transparent und ergebnisorientiert. Grundannahme ist, dass Verstärker aus dem sozialen Umfeld der Patienten einen erheblichen Einfluss darauf nehmen, ob eine Person den Konsum von Suchtmitteln stoppen möchte oder fortführt. Schwerpunkt bei der CRA ist es, den Patienten Gelegenheiten zu bieten, neue Erfahrungen machen zu können. Daher ist das Konzept sehr aktiv, engagiert und erlebnisorientiert gehalten. Lernen am Modell, Rollenspiele und Verhaltensexperimente erlauben operantes Lernen. Der Therapeut bezieht den Patienten offensiv in die Behandlungsplanung ein und unterstützt aktiv bei der Lösung von Problemen sowie der Identifikation von Verstärkern abstinenten Lebens in seiner sozialen Umgebung. Nicht veränderbare Trigger für Konsumverhalten werden identifiziert und in den Lebensplan einbezogen. Voraussetzung für CRA ist eine starke Außenorientierung und Vernetzung.

Der **CRA-Ansatz** integriert:

- Psychosoziale Ansätze
- Motivationale Interventionen
- Spezifische psychotherapeutische Interventionen einschließlich Skills-Training
- Medikamentöse Behandlung

Vorgehen in der Behandlung:

- Erster Schritt: Den positiven Effekten des Substanzkonsums entgegenwirken
- Zweiter Schritt: Erreichte Abstinenz durch wirksame Verstärker aufrechterhalten. Verstärker stammen u. a. aus den Bereichen „Partnerschaft und Familie“, „Arbeit und Freizeit“ und „Wohnraum“
- Ziel: Das Erlebnis schaffen, dass das abstinente Leben attraktiver als das Leben mit Suchtstoffen ist.

Da die Behandlung vor allem auf psychosozialen Aspekten beruht, befindet sich der Schwerpunkt in der ambulanten und teilstationären Versorgung der Patienten.

Die **Behandlungsmodule** der CRA sind:

1. Anamnese und Verhaltensanalysen
2. Das Abstinenzkonto
3. Einsatz von Medikamenten zur Rückfallprophylaxe
4. Behandlungsplan mit Zufriedenheitsskala
5. Paartherapie
6. Skills-Training
7. Zusätzliche Techniken: Arbeitsberatung, Lösungsorientierung, Zielfokussierung, Verringerung der Suchtmittelexposition, paradoxe Intervention, Hinführen zur Selbständigkeit
8. Beratung im sozialen und Freizeitbereich
9. Rückfallprävention

Praxistipp

Der Community Reinforcement Approach ist ein wirksames, sofort einleuchtendes Verfahren, das offensiv Lernerfahrungen und Problemlösungen in den wichtigsten Lebensbereichen der Patienten anstrebt. Es arbeitet offensiv erfahrungs- und ergebnisorientiert in enger Vernetzung mit den notwendigen komplementären Einrichtungen. CRA bietet ein hervorragendes Konzept, das durch einzelne Tools anderer psychotherapeutischer Verfahren aufgestockt werden kann.

Das Konzept bietet auch für Therapeuten, die es nicht in seiner Gänze umsetzen können, wertvolle Tools für die Behandlung der Patienten.

Ansätze der dialektisch-behavioralen Therapie – Sucht

Die dialektisch-behaviorale Therapie (DBT) ist streng veränderungs- und lösungsorientiert. Sie gehört seit den 1980er-Jahren zu den verhaltenstherapeutischen Verfahren der dritten Welle. Die Wirksamkeit des Verfahrens ist bei Patienten mit chronischer Suizidalität und Borderline-Persönlichkeitsstörung (BPS) sehr gut belegt. In den letzten ca. 15 Jahren erfolgte die spezifische Ausweitung der DBT auf verschiedene Komorbiditäten bei BPS, z. B. auf die zeitgleiche Behandlung von Suchterkrankungen (DBT-S), Essstörungen, Depression, posttraumatischen Belastungsstörungen. Evaluiert wurde die Wirksamkeit für Patienten aus adulten, adoleszenten und forensischen Behandlungseinrichtungen. Derzeit ist die Prüfung der Eignung von DBT als transdiagnostisches Verfahren analog der Acceptance and Commitment Therapy sowie Schematherapie einer der Schwerpunkte der therapeutischen Weiterentwicklung.

Aufbau von DBT und DBT-S

DBT-S ist weitgehend mit DBT identisch, jedoch wurde in der DBT-S die klassische DBT um wirksame Strategien der Sucht- und Soziotherapie ergänzt (Dimeff und Linehan 2008; Kienast 2013; Zimmermann 2021). Die DBT spezifische therapeutische Haltung, die validierende strategische Gesprächsführung, das Fertigkeitentraining und der stark erlebnisorientierte Ansatz machen DBT-S zu einem transparenten leistungs- und ergebnisorientierten Therapieverfahren. DBT-S besteht aus:

- Einzeltherapie (Prozessorientiert)
- Skillstraining für Patienten (Wissensvermittlung und Training in Einzel- oder Gruppensetting)
- Pharmakotherapie
- Soziotherapie

Das Skillstraining der DBT-S besteht aus der Vermittlung der Trainingsmodule Stresstoleranz, Emotionsregulation, zwischenmenschliche Fertigkeiten, Selbstwert, Achtsamkeit und Suchtskills. Jedes dieser Module beinhaltet ein Set an sorgfältig ausgearbeiteten Skills. Erst die DBT-Haltung und die strategische Anwendung der DBT- Validierungsstrategien machen das Skillstraining zur wirkungsvollen DBT.

Stresstoleranz-Skills dienen dem Bewältigen hoher bis höchster innerer Anspannung in Situationen, die selbst nicht veränderbar sind. Die Skills in diesem Modul werden in langfristig- und kurzfristig wirksame Stresstoleranzskills unterteilt. Zu den langfristigen Skills gehören die Fertigkeiten: „Akzeptanz", „neuer Weg" und „innere Bereitschaft". Die kurzfristigen Skills sind immer individuell auszuwählen und beinhalten alle Möglichkeiten auf funktionale Weise Anspannung zu senken, schlimmere Entwicklungen zu vermeiden oder durchzuhalten, bis die Anspannung von alleine wieder sinkt. Beispiele sind das Kauen von Chilischoten mit dem Ergebnis, dass der Mundraum für die nächsten 5–10 Minuten ein brennendes Gefühl entwickelt. Das Lösen von Knobelaufgaben, das zur Ablenkung führen kann und so Zeit gewinnen lässt. Stresstoleranzskills lösen jedoch nie gezielt das Problem, das die Anspannung hervorgerufen hat. Daher müssen im niedrigeren Anspannungsbereich stets lösungsorientierte Skills oder Techniken zum Umgang mit Emotionen angewendet werden.

Skills zur Emotionsregulation dienen der Veränderung von Gefühlen in Situationen, die selbst nicht veränderbar sind. Die Modulation von Gefühlen erhöht die Wahrscheinlichkeit einer angemessenen Verhaltensreaktion auf das Gefühl. Diese Skills sind: „Gefühle abschwächen", „Vorsicht Falle", „Fakten überprüfen", „Emotionssurfing", „ABC-Gesund", „Glaubenssätze relativieren", STOP-DENK".

Suchtskills sind lösungsorientiert, bieten aber auch Fertigkeiten zum Umgang mit Craving analog den Skills zur Emotionsregulation sowie zur Stresstoleranz. Die Suchtskills der DBT-S lauten: „Anti Craving Skills", „Urge Surfing-5S!", „entwaffne Deinen Feind", „Brücken zum Konsum abreißen", „Kluger Kopf", „Erfolgreich scheitern" und „ASTREIN".

Skills zum Training zwischenmenschlicher Fertigkeiten helfen, problematische Situationen zu lösen. Sie sind nicht eigens ausgearbeitet, sondern folgen den Vorgehensweisen des sozialen Kompetenztrainings, z. B. nach Hinsch und Pfingsten 2007.

Skills zum Training des Selbstwerts können ebenfalls helfen, problematische Situationen zu lösen. Sie sind im deutschsprachigen Bereich nicht eigens ausgearbeitet, sondern folgen den Vorschlägen von Potreck-Rose und Jacob. Sie lauten: „Fairer Blick", „InSEL", „Frust ausbalancieren", „Umgang mit Glaubenssätzen" (Bohus und Wolf-Arehult 2013).

Achtsamkeitsskills gehören zu den lösungsorientierten Skills und trainieren die Fertigkeit, sich selbst oder die Umgebung wahrzunehmen und dabei auftretende Bewertungen zu bemerken und zunächst an die Seite zu schieben. Die DBT unterschiedet in „Was- Fertigkeiten" und „Wie-Fertigkeiten". Ihre Anwendung fördert die Fähigkeit, unvorteilhafte Bewertungs-Verhaltensimpulsketten zu unterbrechen und wichtige Erlebnisse neu zu interpretieren.

Die Dauer des ambulanten Skillstrainings beträgt 1 Jahr. DBT-S verfolgt als Konzept 5 übergeordnete Ziele: Förderung der Therapiemotivation, Erwerb und Anwendung von funktionellen Fertigkeiten (Skills) für die Ablösung dysfunktionaler Strategien wie beispielsweise Konsum von Suchtmitteln, Trainieren und Automatisieren von neu gelernten nicht schädigenden Verhaltensweisen, sowie die Erhaltung der Motivation und Vermeidung von „Burnout" von Therapeuten, die diese Klientel behandeln (Kienast 2013; Bohus und Wolf-Arehult 2013).

Praxistipp

DBT und DBT-S stellen ein großes Portfolio an gut ausgearbeiteten Skills für die Bewältigung emotional- und Craving- bedingter Anspannungssituationen zur Verfügung.

Durch die Anwendung der therapeutischen Haltung der DBT und ihrer Validierungsstrategien wird die Vermittlung der Skills zur DBT.

Ansätze der Acceptance- und Commitment-Therapie

Literatur: z. B. Hayes et al. 2004, 2006; Twohlig et al. 2007; Batten et al. 2009; Smout et al. 2010; Byrne et al. 2019.

Die Akzeptanz- und Commitment-Therapie (ACT) wird wie die dialektisch-behaviorale Therapie (DBT) zu den Verfahren der dritten Welle der Verhaltenstherapie gezählt. Während es ein wichtiges Ziel in der DBT ist, Emotionen und Stress zu regulieren sowie Gedanken zu verändern, fokussiert ACT auf einen völlig anderen Schwerpunkt: das systematische Erlernen des „Akzeptierens" von Gedanken, Gefühlen und Craving. Ziel ist es, psychische Flexibilität zu erhöhen und dysfunktionale Handlungsimpulse leichter unterbrechen zu können. Grundlage für diesen Ansatz ist die Erkenntnis aus der praktischen Arbeit mit Patienten, dass es nicht immer möglich ist, blockierende Gefühle oder Craving nach Suchtmitteln zu regulieren oder sich von bestimmten Gedanken ausreichend zu distanzieren. Dominieren solche Gedanken oder Impulse, wird eine solche Lebensphase als unerfüllt, voller Angst und verbittert erlebt.

ACT ist ein therapeutisches Konzept, das sich nicht auf komplizierte kognitive Modelle stützt, sondern an den Werten des Betroffenen orientiert und die Fähigkeit zum Perspektivenwechsel trainiert. Theoretische Grundlagen sind die Bezugsrahmentheorie sowie der funktionelle Kontextualismus.

ACT setzt auf den geschickten Einsatz von einfachen Metaphern. Die Methode ist daher für eine breite Patientengruppe leicht erlernbar und sofort einleuchtend. Die Therapieform arbeitet direkt emotionsaktivierend und hat somit eine außerordentlich hohe Wirksamkeit in die Aktivierung funktioneller Handlungsimpulse hinein. Sie erleichtert so Verhaltensänderung selbst bei stark eingefahrenen dysfunktionalen Verhaltensweisen und Suchtverhalten. Wie die Schematherapie besitzt ACT einen störungsübergreifenden Ansatz und ist für die Behandlung verschiedener psychischer Erkrankungen als wirksam evaluiert. Es bestehen auch Wirksamkeitsnachweise bei der Behandlung von Patienten mit Suchterkrankung.

Aufbau des ACT-Prozessmodells

Zentrales Arbeitsmodell in der ACT ist das **Hexaflex.** Das Hexaflex wird in gängigen Grafiken als Sechseck dargestellt. An jeder Ecke ist einer der sechs ACT-Prozesse benannt: „Defusion", „Selbst als Kontext", „Achtsamkeit", „werteorientiertes Handeln", „engagiertes Handeln" und „Akzeptanz". Das Trainieren dieser Prozesse trägt zur Entwicklung von Perspektivenwechseln bei und erhöht so die psychische Flexibilität bei quälenden und scheinbar unlösbaren Lebenssituationen.

Prozess „Defusion": Defusion beschreibt die Fähigkeit, Gedanken lediglich als Gedanken und Gefühle lediglich als Gefühle wahrzunehmen. Das Gegenteil ist die „Fusion", also die Identifikation mit Gedanken und Gefühlen. Fusioniert sein ist nicht grundsätzlich problematisch, in bestimmten Lebenssituationen ist es aber weniger hilfreich als das Erkennen, das „ich nicht meine Gedanken oder Gefühle bin". ACT bietet eine Fülle an erlebnisorientierten Übungen, die diesen Prozess schnell verstehbar und einleuchtend werden lassen.

Prozess „Selbst als Kontext": Manchmal entwickelt sich das Leben unbeeinflussbar in eine unerwünschte Richtung, die mit dem eigenen Bild über sich selbst nicht vereinbar ist. Die Situation macht Menschen oft verzweifelt verbittert und verhärtet den Kampf gegen das Schicksal. „Selbst als Kontext" fördert mit Hilfe einfacher Übungen die Fertigkeit, sein Bild über sich und „seinen Platz in der Welt" flexibler zu gestalten. Dies hilft in schwierigen Situationen „über den Schatten zu springen" und neue Lösungswege zu entdecken. Selbst als Kontext ist für Patienten aller Bildungsschichten über Metaphern und Übungen gut erfahrbar.

Prozess „Achtsamkeit": Dieser Prozess trainiert die Fertigkeit, sich selbst oder die Umgebung wahrzunehmen und dabei auftretende Bewertungen zu bemerken und zunächst an die Seite zu schieben. Bewertungen sind normale, durch wahrgenommene Reize getriggerte kognitive Impulse des alltäglichen Lebens. Sie legen Verhaltensimpulse und -pläne nahe. Oft sind die Wahrnehmungs-Bewertungs-Verhaltensketten konditioniert und nicht immer sind sie angemessen. Regelmäßiges Achtsamkeitstraining ist einfach umzusetzen, fördert die Fähigkeit unvorteilhafter Bewertungs-Verhaltensimpuls-Ketten zu unterbrechen und wichtige Erlebnisse neu zu interpretieren.

Prozess „werteorientiertes Handeln": In diesem Prozess lernen die Patienten anhand einfacher Übungen eindrucksvoll kennen, was ihnen in ihrem Leben wirklich wichtig ist. Weiterhin lernen sie den Unterschied zwischen werteorientiertem und gefühls- bzw. suchtdruckorientiertem Verhalten kennen und konstruktiv mit dysfunktionalem Verhalten umzugehen.

Prozess „engagiertes Handeln": Dieser Prozess trainiert die Fähigkeit des Patienten seine Vorhaben umzusetzen. Dieser Prozess ist mit den Methoden der klassischen Verhaltenstherapie zur Zielerreichung und Commitment angereichert.

Prozess „Akzeptanz": Dieser Prozess fördert mit Hilfe einfacher Metaphern das Verständnis, was Akzeptanz bedeutet und wie Akzeptanz auch in eigenen schwierigen Situationen gelebt werden kann. Weiterhin wird die Fähigkeit trainiert unterschieden zu können, was verändert werden kann und was akzeptiert werden muss.

Die therapeutische Umsetzung kann auf verschiedene Weise erfolgen. Ein gängiges Modell ist die Aktivierung von Emotion und problematischen Gedanken in der einzeltherapeutischen Sitzung („In Session"-Aktivierung). Während dieser Aktivierung werden dann zielgerichtet einer oder mehrere der 6 ACT-Prozesse des Hexaflexes in Anwesenheit des Therapeuten trainiert. Um die Effektivität der Behandlung zu steigern, kann analog des Skills Trainings der DBT ein Einzel- oder Gruppentraining für die einzelnen Prozesse, z. B. im Rahmen eines modularen Prozesstrainings, angeboten werden.

Praxistipp

Es gibt mittlerweile wissenschaftliche Erhebungen, die für die Wirksamkeit des Einsatzes der Akzeptanz und Commitment Therapie (ACT) bei suchtkranken Patienten sprechen. Dieses transdiagnostische, emotionsaktivierende Verfahren bietet für eine breite Patientengruppe mit einfachen eindrucksvollen Mitteln aus sechs Skillsmodulen (Prozessen) einen großen Fundus zum systematischen Erzeugen von Perspektivenwechsel, psychischer Flexibilität und Verhaltensaktivierung in bisher ausweglos gedachten klinischen Situationen.

ACT bietet jedoch auch ein großes Set an Tools, das gut in andere Therapiekonzepte integrierbar ist.

Ansätze der achtsamkeitsbasierten Rückfallprävention bei Substanzabhängigkeit

Literatur: Bowen et al. 2012; Mundle et al. 2015; Byrne et al. 2019

Das Konzept der achtsamkeitsbasierten Rückfallprävention bei Substanzabhängigkeit – MBRP (engl.: Mindfulness Based Relapse Prevention) gehört zu den übenden Verfahren und vereint Achtsamkeitsübungen mit kognitiv-verhaltenstherapeutischen Fertigkeiten aus der traditionellen Rückfallpräventionstherapie. MBRP bietet ein standardisiertes 8-wöchiges Behandlungsprogramm. Grundlage sind Achtsamkeitsübungen zum Training bewertungsfreier Wahrnehmung und Unterbrechung von imperativ empfundenen, auf den Konsum gerichteten Verhaltensimpulsen.

Aufbau des MBRP-Trainings

In den *Sitzungen 1:* „Autopilot und Rückfall" sowie *2:* „Achtsame Wahrnehmung von Auslösern und Suchtmittelverlangen" wird ein erster Fokus auf die Wahrnehmung interner und externer Konsumauslöser und der auf diese Trigger folgenden Reaktionen gelegt. In der ersten Sitzung „Autopilot und Rückfall" wird das Konzept automatisiert ablaufender Verhaltenskaskaden, die in den Konsum führen, als auch die Technik des „Body Scans" vermittelt. In der zweiten Sitzung „Achtsame Wahrnehmung von Auslösern und Suchtmittelverlangen" wird der Fokus auf die Wahrnehmung von Situationen, die Craving auslösen können gelegt.

In *Sitzung 3* „Achtsamkeit im Alltag" und *Sitzung 4* „Achtsamkeit in Rückfallrisikosituationen" werden Übungen der Sitzmeditation eingeführt. Mit zunehmender Erfahrung der Teilnehmer verändert sich der Fokus der Übungen von der Beobachtung der reinen Körperwahrnehmung, z. B. des Atems, hin zu spezifischen Wahrnehmungsübungen, z. B. gegenüber Geräuschen, Bildern, emotionalen Zuständen oder Gedanken. Individuelle Risikofaktoren für einen Rückfall und Rückfallsituationen werden herausgearbeitet. Die Teilnehmer werden ermutigt, die neu erlernten Übungen im Alltag einschließlich „Hochrisiko"-Situationen zu üben. Ziel ist es aus dem Autopiloten auszusteigen.

In *Sitzung 5* werden „Akzeptanz und bewusstes Verhalten" als Balance zwischen Akzeptanz von unangenehmen Wahrnehmungen und der Umsetzung bewusster Schritte zur Unterstützung des Wohlbefindens erlebnisorientiert thematisiert.

In *Sitzung 6* „Ein Gedanke ist ein Gedanke ist ein Gedanke" liegt der Fokus auf der Erforschung der Beschaffenheit von Gedanken und ihrer Rolle beim Rückfallprozess. Ziel ist es die Identifikation der Person mit hinderlichen Gedanken aufzulösen. In der zweiten Hälfte der Sitzung beschäftigen sich die Teilnehmer mit der Übung „Rückfallprozess".

Die *Sitzungen 7* und *8* fokussieren auf die Etablierung einer gesundheitsfördernden Lebensweise, die auch die Anwendung von Achtsamkeit im Alltag unterstützt.

Praxistipp

In der Praxis wird Achtsamkeitstraining häufig angeboten. Viele Patienten werden während der Übungen jedoch innerlich stetig unruhiger oder beginnen zu rebellieren. Therapeuten sollten hier einfühlsam auf die Gründe eingehen. Häufige Gründe sind:

- Die Ungleichheit zwischen der Härte des eigenen Lebens und der Sanftheit bzw. Fremdheit der Übungen lässt deren Nutzen nicht unmittelbar erkennen und vermindert das Vertrauen in die Wirksamkeit.
- Suchtmittel werden von Konsumenten oftmals zur Erlebnisvermeidung, also zur Kontrolle von Gedanken und Gefühlen konsumiert. Achtsamkeit ist der Erlebnisvermeidung entgegengesetzt. Eine plötzliche Umkehr des Wahrnehmungsfeldes von Abschwächung (Droge) zu Öffnung der Wahrnehmung kann Verunsicherung und Unruhe hervorrufen und überfordern.

LITERATUR

Deutsche Gesellschaft für Psychiatrie und Psychotherapie, Psychosomatik und Nervenheilkunde (DGPPN), Deutsche Gesellschaft für Suchtforschung und Suchttherapie e.V. (DG-SUCHT) (2024a) "Screening, Diagnose und Behandlung alkoholbezogener Störungen" Version Dezember 2020, Verfügbar unter https://www.awmf.org/leitlinien/detail/ll/076-001.html, (letzter Zugriff am 04.03.2024).

Deutsche Gesellschaft für Psychiatrie und Psychotherapie, Psychosomatik und Nervenheilkunde (DGPPN), Deutsche Gesellschaft für Suchtforschung und Suchttherapie (DG-Sucht) (2024b). S3-Leitlinie Medikamentenbezogene Störungen – 1. Auflage. Version 01. 2020. Internet: https://register.awmf.org/assets/guidelines/038-025l_S3_Medikamtenbezogene-Stoerungen_2021-01.pdf, (letzter Zugriff 04.03.2024).

AWMF (2021b): Arbeitsgemeinschaft der Wissenschaftlichen Medizinischen Fachgesellschaften. S3 Leitlinie "Rauchen und Tabakabhän-

gigkeit": Screening, Diagnostik und Behandlung". https://register.awmf.org/de/leitlinien/detail/076-006 (letzter Zugriff 19.12.2023).
Batten SV, DeViva JC, Santanello AP, Morris LJ, Benson PR, Mann MA (2009). Acceptance and Commitment Therapy for comorbid PTSD and substance use disorders. In: Blackledge J, Ciarrochi J, Dean F (eds.): Acceptance and Commitment Therapy: Current Directions. Australia: Australian Academic Press, pp. 311–328.
Bohus M, Wolf-Arehult M (2013) Interaktives Skillstraining für Borderline-Patienten: Das Therapiemanual. 2. A. Stuttgart: Schattauer.
Bowen S, Chawla N, Marlatt GA (2012). Achtsamkeitsbasierte Rückfallprävention bei Substanzabhängigkeit: Das MBRP-Programm. Weinheim: Beltz.
Bundesärztekammer (2023a). Alcohol Use Disorder Identification Test (AUDIT): https://www.bundesaerztekammer.de/fileadmin/user_upload/_old-files/downloads/AlkAuditFragebogen.pdf (letzter Zugriff 19.12.2023).
Bundesärztekammer (2023b). FTND - Fagerström Test for Nicotine dependence: https://www.bundesaerztekammer.de/themen/aerzte/public-health/suchtmedizin/tabak/ftnd (letzter Zugriff 19.12.2023).
Byrne SP, Haber P, Baille A, Costa DSJ, Fogliati V, Morley K (2019). Systematic Reviews of Mindfulness and Acceptance and Commitment Therapy for Alcohol Use Disorder: Should we be using Third Wave Therapies? Alcohol Alcohol. 54(2):159–166.
BzGA (2023): Bundeszentrale für gesundheitliche Aufklärung. https://shop.bzga.de/alle-kategorien/suchtvorbeugung/ (letzter Zugriff 19.12.2023).
Cahill K, Lancaster T, Green N (2010). Stage-based interventions for smoking cessation. Cochrane Database Syst. 11: CD004492.
Deutsche Gesellschaft für Psychiatrie und Psychotherapie, Psychosomatik und Nervenheilkunde (DGPPN), Deutsche Gesellschaft für Suchtforschung und Suchttherapie (DG-Sucht). S3-Leitlinie Medikamentenbezogene Störungen – 1. Auflage. Version 01. 202. www.awmf.org, letzter Zugriff 02.01.2024.
DHS 2023: Deutsche Hauptstelle für Suchtfragen. https://www.dhs.de/infomaterial (letzter Zugriff 19.12.2023).
DiClemente CC, Prochaska JO (1982). Self-change and therapy change of smoking behavior: a comparison of processes of change in cessation and maintenance. Addict Behav. 7(2):133–42.
Dimeff LA, Linehan MM (2008). Dialectical behavior therapy for substance abusers. Addict Sci Clin Pract 4: 39–47.
Edwards G, Orford J, Egert S, et al. (1977). Alcoholism: A controlled trial of treatment and advice. J Stud Alcohol 38: 1004–1031.
Hayes SC, Luoma JB, Bond FW, et al. (2006). Acceptance and commitment Therapy: Model, processes and outcomes. Behav Res and Ther 44: 1–28.
Hayes SC, Wilson KG, Gifford EV, et al. (2004). A preliminary trial of twelve-step facilitation and acceptance and commitment therapy with polysubstance-abusing methadone- maintained opiate addicts. Behav Ther 35: 667–688.
Holzbach R, Hunold P, Konert F (2021). Evaluation des Lippstädter Benzo-Checks als Screening Instrument für Nebenwirkungen der Langzeiteinnahme von Benzodiazepinen und Z-Substanzen. Fortschr Neurol Psychiatr 89: 547–551.
Institute of Medicine (1990). Broadening the Base of Treatment for Alcohol Problems. Washington DC: National Academy Press, p. 212.
Jaehne A, Loessl B, Frick K, et al. (2012). The efficacy of stepped care models involving psychosocial treatment of alcohol use disorders and nicotine dependence: a systematic review of the literature. Curr Drug Abuse Rev. 5(1):41–51.
Kienast T (2013). Modul Umgang mit Sucht. In: Bohus M, Wolf-Arehult M. (Hrsg.): Interaktives Skillstraining für Borderline-Patienten: Das Therapiemanual. 2. A. Stuttgart: Schattauer, p. 347–383.
Lange W, Reker M, Driessen M (2008). Community Reinforcement Approach (CRA) – Überblick über ein integratives Konzept zur Behandlung von Abhängigkeitserkrankungen. Sucht 54: 20–30.
Linehan MM (1993). Cognitive-behavioral treatment of borderline personality disorder. New York: Guildford Press.
McCrady BS, Wilson AD, Munoz RE, Fink BC, Fokas K, Borders A (2016). Alcohol-Focused Behavioral Couple Therapy. Fam Process. 55(3):443–59.
Morse AK, Sercombe J, Ascovic et al. (2023). Systematic review of the efficacy, effectiveness, and cost-effectiveness of stepped-care interventions for the prevention and treatment of problematic substance use. J Subst Abuse Treat. 144:108928.
Mundle G, Bowen S, Heinz A, Kienast T (2015). Praktische Anwendung von Achtsamkeit in der Suchttherapie am Beispiel des MBRP Programms und der DBT-Sucht. Sucht 60: 29–36.
Project MATCH Research Group (1993): Rationale and methods for a multisite clinical trial matching patients to alcoholism treatment. Alcohol Clin Exp Res 17: 1130–1145.
Sanchez-Craig M (1990). Brief didactic treatment for alcohol and drug-related problems: An approach based on client choice. Br J Addict 85: 169–177.
Smout M, Longo M, Harrison S, et al. (2010) Psychosocial treatment for methamphetamine use disorders: Preliminary randomized controlled trial of cognitive therapy and acceptance and commitment therapy. Substance Abuse 31: 98–107.
Sobell MB, Sobell LC (2000). Stepped care as a heuristic approach to the treatment of alcohol problems. J Consult Clin Psychol 68: 573–579.
Stockings E, Hall WD, Lynskey M, et al. (2016). Prevention, early intervention, harm reduction, and treatment of substance use in young people. Lancet Psychiatry 3: 280–96.
Tan CJ, Behan E, Chantara J, Koomsri C, Gordon AJ, Chainakunapruk N, Dhippayom T (2023). Comparative effectiveness of psychosocial interventions in adults with harmful use of alcohol: a systematic review and network meta-analysis. Addiction. 118(8):1414–1429.
Twohig MP, Shoenberger D, Hayes SC (2007). A preliminary investigation of Acceptance and Commitment Therapy as a treatment for marijuana dependence in adults. J Appl Behav Anal 40, 619–632.
UKATT Research Team (2005): Effectiveness of treatment for alcohol problems: Findings of the randomised UK Alcohol Treatment Trial (UKATT). BMJ 311: 541–544.
West R (2007). The PRIME Theory of motivation as a possible foundation for addiction treatment. In J Henningfield, P Santora and W (Eds) Drug Addiction Treatment in the 21st Century: Science and Policy Issues. Baltimore: John\'s Hopkins University Press.
WHO -World Health Organization (1994): Lexicon of Alcohol and Drug Terms. Geneva: World Health Organization.
Zimmermann P, Förster J, Reiske S (2021). DBT-Sucht: Dialektisch Behaviorale Therapie bei Borderline- und Substanzgebrauchsstörungen (DBT-S). Göttignen: Hogrefe.

KAPITEL

22 Gesprächsführung mit Suchtpatienten: Tipps für die Praxis

Andreas Jähne, Anil Batra

Kernaussagen

Die Entscheidung, einen Substanzkonsum zu verändern oder abstinent zu werden, durchläuft verschiedene Phasen von einer Absichtsbildung über die Vorbereitung, die Umsetzung, bin hin zur Stabilisierung und Aufrechterhaltung und schließt auch einen möglichen Rückfall mit ein.

Die Intervention des Therapeuten sollte diesen prozesshaften Charakter berücksichtigen und auf den Fortschritt und die Position des Patienten innerhalb seiner Entwicklung von der Entscheidungsbildung zur Umsetzung berücksichtigen.

Die Motivierende Gesprächsführung ist eine klientenzentrierte, direktive Methode der Gesprächsführung, die geprägt von Fürsorge Ziele partnerschaftlich und ergebnisoffen unter Wahrung der Autonomie des Patienten festlegt und den Patienten in diesem Prozess begleitet.

Aufgabe des Therapeuten, ist es, dem Patienten zu helfen, seine Motive und seine Ambivalenz zu verstehen und gemeinschaftlich Wege zu erkunden, die zur Veränderung seines Verhaltens beitragen und dabei die Selbstwirksamkeit stärken..

22.1 Grundlagen und Wesen der Motivierenden Gesprächsführung

Gute Ratschläge und Empfehlungen zu einer gesünderen Lebensweise führen nicht immer zur gewünschten oder angeratenen Verhaltensänderung. Vielmehr verhindern vielerlei Faktoren (z. B. mangelnde Überzeugung, Naivität, Peinlichkeit, Schuldgefühle oder Scham) eine Umsetzung einer Empfehlung – der „Widerstand" macht sich eventuell auch in der Beziehung zum Rat Gebenden bemerkbar. Ungeachtet dessen können Empfehlungen unter besonderen Umständen überraschend zu einer unmittelbaren Verhaltensänderung führen. Der „teachable moment" fällt dann möglicherweise zusammen mit einer konkreten Sorge um die eigene Gesundheit (z. B. nach Mitteilung eines pathologischen Befundes, Schmerzen, bedrohlichen Erfahrungen in der näheren sozialen Umgebung) oder der Sorge um andere, nahestehende Personen (Schwangerschaft, Rücksichtnahme auf Kinder oder Partner). Die dahinterstehenden Prozesse sind nicht alle transparent und – so die „PRIME-Theory" von R. West (2009) – ein Mix aus Plänen, rationalen Überlegungen, impulsiven Gedanken, Motiven und emotionalen Aspekten: *„In jedem Moment handeln wir in dem Streben nach dem, was wir in diesem Moment am meisten wollen oder brauchen"* (West und Brown 2014).

Motivation zur Veränderung des Konsumverhaltens entsteht jedoch in der Regel zumeist nicht über Nacht. Vielmehr entwickelt sie sich als Prozess, der sich über mehrere Phasen erstreckt. Im **transtheoretischen Modell der Veränderung** (Prochaska und di Clemente 1991) beginnt dieser Veränderungsprozess in der Phase der Absichtslosigkeit (precontemplation), in der noch keine Veränderungsmotivation vorliegt. Erst wenn gewichtige Nachteile des aktuellen Verhaltens erkannt werden, tritt der Patient in die Phase der Ambivalenz und der Absichtsbildung ein (contemplation), in der Vor- und Nachteile abgewogen werden (➤ Abb. 22.1). Wenn die Nachteile des aktuellen Verhaltens die Vorteile überwiegen, kann die daraus empfundene Ambivalenz reduziert und eine Entscheidung zur Veränderung, zum Beispiel zur Konsumreduktion, getroffen werden. Der Patient tritt in die Vorbereitungsphase (preparation) ein und sammelt Pläne und Ideen. Daran schließt sich die Aktionsphase (action) an, in der die Veränderung umgesetzt wird, zum Beispiel ein Abstinenzversuch unternommen wird. In der Phase der Aufrechterhaltung (maintenance) wird dieses neue Verhalten stabilisiert und kann dauerhaften Charakter entwickelt und erfolgreich in den Alltag integriert werden. Denkbar ist auch, dass der Klient einen Rückfall in das alte Verhalten erleidet. Meist erfolgt der Rückfall nicht in die Absichtslosigkeit, sondern in die Absichtsbildung oder die Vorbereitungsphase. Dann ist ein erneuter Anlauf möglich. Aufgabe des Arztes oder Therapeuten ist es, den Patienten durch diesen Prozess der Veränderung zu begleiten, flexibel auf die unterschiedlichen Aufgaben in den einzelnen Phasen zu reagieren und dabei das weitere Fortschreiten in eine stabile Abstinenz zu unterstützen.

Die Änderung des Konsumverhaltens bedingt für viele Patienten eine **Veränderung ihres Lebensstils und ihres Alltags.** Der Verzicht auf einen Konsum bedeutet unter anderem, eine neue Freizeitgestaltung zu erlernen, sich im (konsumierenden) Freundeskreis anders zu positionieren und mit Konflikten, negativen oder positiven Emotionen oder Langeweile anders umzugehen. Die Umsetzung dieser Veränderung liegt in der Verantwortung der Patienten, nicht in der des Arztes oder Therapeuten. Dennoch ist es Aufgabe des Arztes, diesen Prozess zur Alltagsveränderung unterstützend zu begleiten und die Motivation und die Selbstwirksamkeit des Patienten zu stärken.

Die motivierende Gesprächsführung ist eine **partnerschaftliche und zielgerichtete Art der Kommunikation,** in der in einem kooperativen Gesprächsstil die Gründe und Ziele des Patienten erkundet und seine intrinsische Motivation und Engagement zur Veränderung gezielt herausgearbeitet und gestärkt werden. Es gilt, Motive, persönliche Werthaltungen und eigene Argumente für die Abstinenz zu finden und herauszuarbeiten. Neue Motivationsfaktoren können erarbeitet und ergänzt werden. Die Grundhaltung ist geprägt von der Partnerschaftlichkeit in der Erarbeitung der Veränderungsmotivation und der Kommunikation „auf Augenhöhe" zwischen beiden Gesprächsteilnehmern, der Akzeptanz und der empathischen Anteilnahme an der

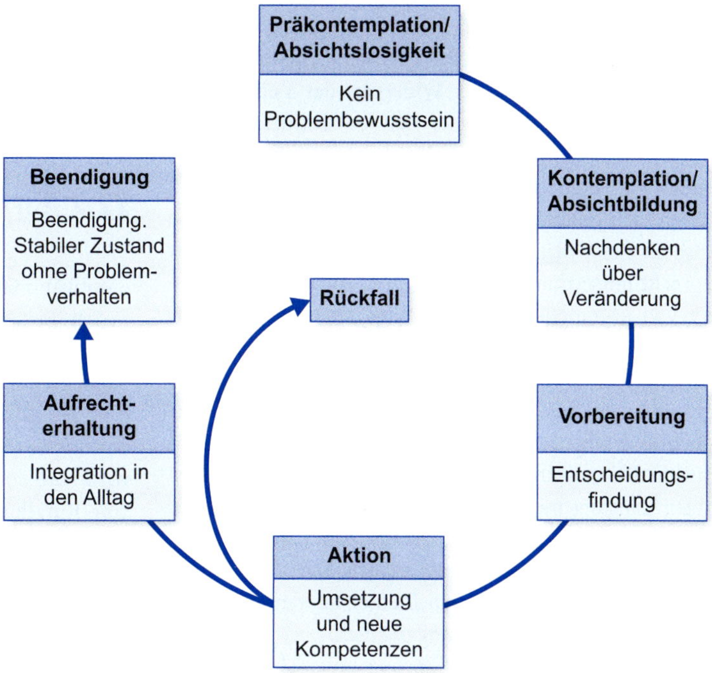

Abb. 22.1 Transtheoretisches Modell mit den Stadien der Veränderung (verändert nach Prochaska und DiClemente 1991). [L231]

Ambivalenz des Gegenübers. In der motivierenden Gesprächsführung wird den Gedanken und Ideen des Patienten viel Raum gegeben. Der Arzt/Therapeut verstärkt durch gezieltes Nachfragen diejenigen Gesprächsanteile, die in Richtung Veränderung deuten (Veränderungssprache). Neben offenen Fragen sind das aufmerksame und aktive Zuhören, das Zusammenfassen des Gesagten, die Reflektion durch Umformulieren, Nachfragen und Paraphrasieren auch die Bestätigung des Klienten wichtige **Basistechniken** der motivierenden Gesprächsführung, die neben der evokativen Arbeitsweise auch der kollaborativen Gesprächsatmosphäre dienen. Die Grundhaltung des Therapeuten und damit der Umgang mit dem Patienten ist geprägt von der Akzeptanz des Gegenübers, seiner bedingungsfreien Wertschätzung, Empathie und Anteilnahme, Unterstützung seiner Autonomie und seiner Würdigung, um in dieser Atmosphäre persönliches Wachstum zu fördern (➤ Abb. 22.2).

Die fünf Basistechniken der motivierenden Gesprächsführung sind:

- Offene Fragen stellen
- würdigen
- Reflektierendes Zuhören
- Zusammenfassen
- Informationen/Ratschläge nur nach vorheriger Erlaubnis geben

Auch wenn der Arzt bzw. Berater Ausbildung und Erfahrung mitbringt, sind doch Motive und Gründe, Ideen und Vorstellungen des Patienten wertvoll für die Umsetzung, weil diese für den Patienten wichtig und bedeutungsvoll sind. Nur das, was der Patient selbst denkt und von dem er selbst

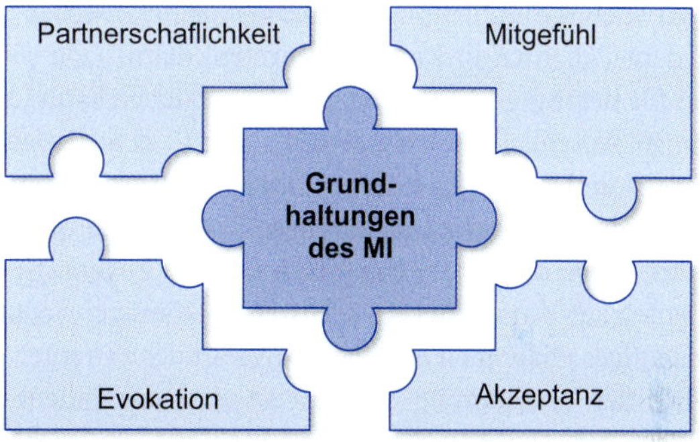

Abb. 22.2 Grundhaltungen des MI. [L231]

überzeugt ist, wird er bereit sein umzusetzen. Daher gilt es, dem Patienten diese intrinsischen Motive und Umsetzungsideen zu „entlocken" und in einem evokativen Gespräch zu fördern und zu verstärken. Dieser Anteil des Gesprächs wird als **Veränderungssprache** (engl. change talk) bezeichnet und stellt eine wertvolle und zu verstärkende Ressource dar (Beispiele für Aussagen des Patienten sind: „Ich wünsche mir so sehr ….", „Ich kann so nicht mehr weitermachen ….", „Ich will meinen Kindern ein gutes Vorbild sein."). Diesen Gesprächsanteil gilt es durch reflektives Zusammenfassen und Nachfragen zu erhöhen und zu verstärken. Es gibt solide Evidenz dafür, dass durch die Zunahme dieses Gesprächsanteils die Änderungszuversicht, die Selbstwirksamkeitserwartung damit die Wahrscheinlichkeit der Umsetzung einer Veränderung (z. B. Abstinenz) steigt.

Werden Ziele und Methoden von außen vorgegeben, entstehen diskrepante Ziele und der Klient reagiert wahrscheinlich ablehnend oder ausweichend auf die Vorschläge. Dieser auf das Festhalten und Beharren am alten Verhalten ausgerichtete Gesprächsanteil, englisch **„sustain talk"** (früher „Widerstand"), ist der Widerpart der Veränderung und der Veränderungssprache, den es flexibel und geschmeidig umzulenken (nicht zu brechen) gilt (typische Aussagen des Patienten: „Das kann ich mir gar nicht vorstellen", „Das sehe ich anders", „Wozu soll ich das machen?", „Ich habe so oft Fehlschläge erlitten.", „Diese Vorschläge sind für mich nicht umsetzbar"). Hierbei geht es nicht um den Austausch von Argumenten und Gegenargumenten oder um die reine Vermittlung von Informationen. Weil der Patient von der subjektiven Gewissheit seiner (möglicherweisen falschen Ideen) überzeugt ist, ist eine Korrektur oft nur schwer möglich und birgt Konfliktpotenzial. In der Motivierenden Gesprächsführung gilt es, im reflektierten Miteinander einen flexiblen Umgang mit diesen Themen zu finden, damit die therapeutische Beziehung erhalten bleiben kann und der Patient trotzdem Wertschätzung erfährt. Nur dann ist im nächsten Schritt und mit anderen Themen oder anderem Zugang der Zugang zur Veränderung möglich.

Die motivierende Gesprächsführung unterscheidet mehrere Phasen im Prozess der Beratung und Begleitung des Klienten (➤ Abb. 22.3). Im ersten Schritt gilt es, die oben beschriebene Grundhaltung und Beziehung herzustellen und mit dem Patienten in Kontakt zu treten, damit eine solide Basis für Beratung und Veränderungen entstehen kann (contacting). Anschließend wird gemeinsam mit dem Patienten Anliegen und Gegenstand der Beratung herausgearbeitet (focusing), damit in der nächsten Phase das Ziel und der Weg geklärt, sowie die Selbstwirksamkeit und die Zuversicht des Patienten zur Umsetzung gestärkt werden können (evocing). Ein häufiges Phänomen ist die **Ambivalenz** des Patienten bezüglich der Veränderung. Sie zeigt an, dass der Patient das Stadium der Absichtslosigkeit verlassen hat und sich mit Vor- und Nachteilen des Verhaltens beschäftigt. Diese Ambivalenz gilt es gezielt zu explorieren und durch die Entwicklung von Diskrepanzen zwischen dem jetzigen Verhalten und den Zielen und Werten einen Fortschritt in der Beurteilung der Veränderungsnotwendigkeit anzustoßen. Oft sind solche Erfahrungen die treibenden Kräfte im Prozess der Veränderung. Aufgabe des Arztes ist es, diesen wechselhaften Prozess zu begleiten und flexibel auf die schwankende Motivation einzugehen. Anschließend folgt die konkrete Planung der Umsetzung der (Verhaltens-)Änderung, die ergebnisoffen und flexibel auf die Bedürfnisse, Vorstellungen und Erfahrungen des Patienten angepasst ist (planing).

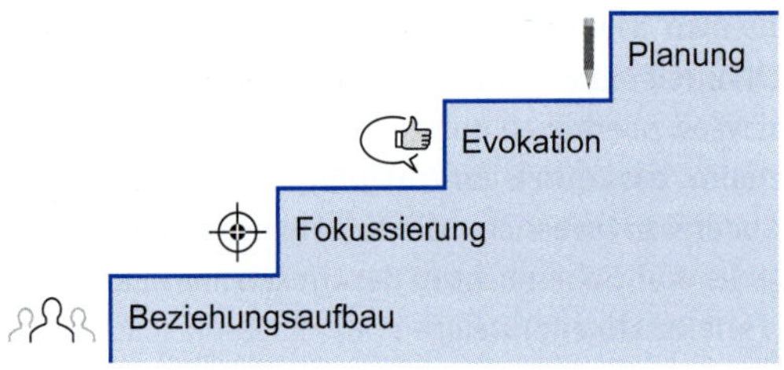

Abb. 22.3 Phasen der Gesprächsplanung. [L231]

22.2 Einsatzgebiet und Evidenz

„Motivational Interviewing" ist heute ein zentrales Element in der Behandlung von substanzbezogenen Störungen. In den aktuellen Behandlungsleitlinien der Arbeitsgemeinschaft Wissenschaftlich-Medizinischer Fachgesellschaften (AWMF) e. V. zu alkohol-, tabak- und medikamentenbezogenen Störungen (AWMF 2021 a, b; DGPPN und DG-Sucht 2020) wird die motivierende Gesprächsführung im Rahmen von Kurzinterventionen sowie suchtspezifischen Behandlungen zur Motivationsförderung empfohlen. In allen drei S3-Leitlinien wird die motivierende Gesprächsführung als Soll-Empfehlung für Behandlungsoptionen in der primärmedizinischen, hausärztlichen sowie suchtspezifischen Intervention benannt. Grundsätzlich ist es aber auch denkbar, die motivierende Gesprächsführung überall dort einzusetzen, wo es um den Aufbau von neuem Verhalten und um die Schaffung einer Motivation zur Veränderung bisher verfestigten problematischen Verhaltens kommen soll.

In der Bewertung der Wirksamkeit der motivierenden Gesprächsführung ist es erforderlich, sich zunächst den **notwendigen Endpunkt** festzulegen: Einerseits könnte die motivierende Gesprächsführung bei nicht-abhängigen Personen, die im Rahmen einer Auseinandersetzung mit den potenziell schädlichen Auswirkungen des Substanzmittelkonsums künftig einen reduzierten, kontrollierten Konsum anstreben oder eine Abstinenzabsicht formulieren, erfolgreich eingesetzt werden. Der primäre Endpunkt wäre dann entweder die „Abstinenz" oder die „Konsumreduktion". Sieht man aber die Suchtbehandlung als Prozess, in dem es zunächst um den Aufbau der Veränderungsmotivation geht, also um einen moderierten Übergang von einer Phase des konsonanten Konsums („Absichtslosigkeit") in eine Phase des dissonanten Konsums („Absichtsbildung"), so könnte andererseits auch die Veränderung der Bereitschaft der primäre Zielparameter sein, um die Wirksamkeit der Technik abzubilden.

In Bezug auf **Tabakentwöhnung** sind mittlerweile etliche Metaanalysen zur Wirksamkeit des motivationalen Interviewing erschienen. Die Cochrane Study Group legt regelmäßig aktualisierte Metaanalysen vor (zuletzt Lindson et al. 2019). In der aktuellen Auswertung unter Berücksichtigung verschiedener Verfahren und Personenkreise mit unterschiedlicher Ausstiegsmotivation kamen die Autoren zu dem Ergebnis, es liege eine zu schwache Evidenz vor, als dass die motivierende Gesprächsführung als alleinige Interventionsform zur Veränderung des Rauchverhaltens empfohlen werden könne (RR = 0,84, Konfidenzintervall (KI) 0,63-1,12, N=

684). Auch als zusätzliche Intervention konnte sie die Effekte anderer Maßnahmen nicht unbedingt verbessern. Eine höhere Intensität der MI gehe jedoch mit einer höheren Wirksamkeit einher (RR = 1,23, KI 1,11-1,37, N = 5.620).

In älteren Untersuchungen dagegen hatte sich ein klarerer Beleg für die Wirksamkeit der motivierenden Gesprächsführung herausgestellt (Heckmann et al. 2010). Problematisch ist sicherlich die methodische Qualität vieler Untersuchungen. Der Effekt der Intervention ist von der Ausstiegsmotivation sowie dem Setting, in dem die Behandlungsmethode eingesetzt wird, beeinflusst. Auch in den Leitlinien wird darauf hingewiesen, dass in Untersuchungen vor allem bei den Konsumenten von Tabak mit einer nur gering ausgeprägten Motivation zur Veränderung eine Wirkung zu beobachten war. In der S3-Leitlinie Rauchen und Tabakabhängigkeit wird daher die motivierende Gesprächsführung weiterhin bei wenig motivierten Rauchern als eine Strategie zur Verbesserung der Veränderungsbereitschaft empfohlen (AWMF 2021 a).

Zu einer positiveren Einschätzung kommt ein Review aus dem Jahre 2022 auf der Basis von neueren randomisiert-kontrollierten Studien. Kumar et al. (2022) werteten insgesamt zwölf Studien aus und fanden eine Wirksamkeit der motivieren Gesprächsführung in der Unterstützung der Abstinenz. Die überwiegende Zahl der Studien stammt allerdings aus den USA (N = 8), nur drei aus Europa (eine aus Deutschland, je eine weitere aus Spanien und Schweden). Die Übertragbarkeit ist aufgrund der unterschiedlichen Behandlungssettings zu hinterfragen.

Die S3-Leitlinie zur Behandlung **alkoholbezogener Störungen** (AWMF 2021b) empfiehlt die motivierende Gesprächsführung ebenfalls im Kontext der Frühintervention beziehungsweise Kurzintervention im hausärztlichen Setting sowie in der suchtspezifischen Beratung. Die Ergebnisse einer Cochrane-Metaanalyse sowie weiterer Reviews werden eher positiv interpretiert. Insbesondere in der allgemeinmedizinischen Versorgung scheinen auch längerfristige, anhaltende Effekte hinsichtlich eines reduzierten Konsums unstrittig zu sein. Sowohl Ärzte als auch weitere Berufsgruppen, die in der Primärversorgung tätig sind, beispielsweise Pflegekräfte, sind wichtige Anwender der Technik. Als primärer Endpunkt wurde in den meisten Untersuchungen die Reduktion des Alkoholkonsums betrachtet.

Offenbar spielt die Beziehung zwischen Therapeut und angesprochener Person eine große Rolle, zumindest deuten Unterschiede in der Wirksamkeit im allgemeinmedizinischen Setting (Kaner et al. 2018)) und der Beratungssituation in der Unfallaufnahme eines Krankenhauses (McQueen et al. 2011) oder der Notfallaufnahme (Kaner et al. 2018) darauf hin. Auch Interventionen am Arbeitsplatz scheinen weniger wirksam zu sein als Interventionen in der hausärztlichen Beratung (NICE 2010; AWMF 2021b). Auch im Kontext der Behandlung von **anderen substanzbezogenen Störungen** (z. B. Missbrauch von Stimulanzien) scheinen Techniken wie die motivierende Gesprächsführung ein hilfreiches Tool zur Verbesserung der Behandlungsadhärenz zu sein – der Effekt auf eine langfristige Abstinenz ist nicht sicher nachgewiesen (Minozzi et al. 2024).

Immer wieder wird untersucht, ob Motivierende Gesprächsführung grundsätzlich die Bereitschaft zur Veränderung des Verhaltens und die regelmäßige Teilnahme an einer Behandlung beeinflusst. In einem aktuellen Review konnten die Autoren dies nicht sicher nachweisen, räumen aber auch ein, dass sie bisherige Datenlage zu unsicher ist (Schwenker et al. 2023). Ein strukturiertes Vorgehen im Rahmen einer motivierenden Gesprächsführung reduziert zumindest kurzfristig den Substanzkonsum. Sehr geringe Effekte liegen auch für mittel- und langfristige Zeiträume vor.

22.3 Beispiele für stadiengerechte Anwendungen in der Praxis

Motivierende Gesprächsführung ist in zahlreichen klinischen Anwendungsgebieten, bei der Motivation zur Veränderung der Lebensweise (Sport, Diät, regelmäßige Medikamenteneinnahme, Stressreduktion u. v. m.) einsetzbar. Im Folgenden werden Beispiele aus der Suchttherapie gewählt und mit verschiedenen Techniken illustriert.

Eine stadiengerechte Auswahl der Techniken aus der motivierende Gesprächsführung verfolgt dabei das Ziel, die aktuelle Veränderungsbereitschaft des Patienten in die jeweils nächste Phase der Veränderungsmotivation zu überführen.

22.3.1 „Zufälliger Befund"/Absichtslosigkeit/Precontemplation

Fallbeispiel

Frau L. ist Ende 50. Nach der Scheidung von ihrem Mann lebt sie seit einigen Jahren allein, die Kinder sind aus dem Haus. Sie hat einen Teilzeitjob als Schreibkraft in einem mittelständischen Betrieb. Bisher gab es keine schwerwiegenden Erkrankungen, in den letzten Jahren ist allerdings einmal ein Sturz am Wochenende aufgetreten.

Im Rahmen der Vorsorgeuntersuchung fällt bei einer Routine-Laborkontrolle eine deutliche Erhöhung der Transaminasen mit einer Gamma-GT von 235, GOT 84 und GPT 56 U/ml auf. Der Hausarzt hat die Aufgabe, mit der Patientin diese Laborkonstellation zu besprechen und entsprechende Risiken zu analysieren.

Frau L. hat in den letzten Jahren begonnen, regelmäßig Alkohol zu trinken. Sie konsumiert 3–5 x/Woche eine Flasche Sekt am Abend. Mehrfach sei es vorgekommen, dass sie z. B. bei Betriebsfeiern die Kontrolle verloren habe und nicht mehr aufhören konnte zu trinken. („Dies kann ja jedem einmal passieren".) Dabei wurde sie von Kollegen

Tab. 22.1 FRAMES-Konzept

F	Feedback	Rückmeldung des persönlichen Risikos
R	Responsibility	Betonung der Selbstverantwortung
A	Advice	Empfehlung der Veränderung
M	Menue	Angebot einer Auswahl alternativer Verhaltensoptionen
E	Empathy	Empathie des Therapeuten
S	Self-efficacy	Förderung der Selbstwirksamkeitserwartung

nach Hause gebracht und stürzte dort, sodass sie sich eine Platzwunde am Kopf zugezog. Dieser Vorfall war ihr sehr peinlich, weswegen sie beim Hausarzt eine Schwindelattacke als Ursache angegeben hatte. Alkohol schätzt sie als Genussmittel, insbesondere um abends abschalten zu können, aber auch um sich am „Wochenende mal was zu gönnen", wenn ihre Freundinnen sie besuchen kommen. Außer dem Sturz hatte der Alkohol bislang nach eigener Wahrnehmung keine negativen Folgen. Prinzipiell ist sie besorgt um ihre Gesundheit und geht regelmäßig zu den Vorsorgeuntersuchungen, jedoch fehlt ihr das Verständnis für das Risiko dieses erhöhten Alkoholkonsums und „als Säuferin lasse sie sich nicht abstempeln".

Bewertung der Situation

Diese Patientin hat eine deutlich reduzierte Einsicht in ihr Problem und keine Motivation zur Veränderung. Sie befürchtet Stigmatisierung und Ablehnung, wenn sie auf das Thema des Konsums angesprochen wird. Es ist anzunehmen, dass der Alkoholkonsum in ihrer Wahrnehmung positive Effekte hat und ihr „hilft", mit ihrer Lebenssituation umzugehen. Die negativen Konsequenzen und ihr Verhalten beim Betriebsfest werden weniger deutlich oder gar nicht von ihr wahrgenommen, bagatellisiert und entschuldigt. Jetzt sieht sie sich durch einen zufälligen Befund mit einem Gesundheitsproblem konfrontiert. Aus der Tatsache ihrer regelmäßig wahrgenommenen Vorsorgeuntersuchungen lässt sich die die Vermutung ableiten, dass ihre Gesundheit ihr wichtig ist und sie in diesem Punkt Verantwortung übernimmt. Daraus abzuleiten ist, dass sie wahrscheinlich empfänglich für Verhaltensänderungen ist. Ziel des Gesprächs sollte sein, neben der Befundrückmeldung und der Erklärung der medizinischen Bedeutung einen Zusammenhang mit dem Alkoholkonsum herzustellen. Dabei sollten Schuldzuweisungen und Stigmatisierungen vermieden werden. Gleichzeitig muss die Patientin ihre Verantwortlichkeit für den weiteren Verlauf und die Prognose dieses Befundes verstehen und wahrnehmen. Jede eigene Idee der Patientin, die sie aus dem Stadium der Absichtslosigkeit herausführt, ist willkommen. Zumindest eine Ambivalenz zu ihrem Alkoholkonsum zu entwickeln, wäre eine realistische Zielsetzung, auf der aufbauend man weitere Gespräche führen könnte. Zu vermeiden gilt es, in eine zu sehr direktive oder vorschreibende Haltung zu geraten, die nicht nur „Widerstand", sondern auch Ablehnung bei der Patientin hervorrufen könnte. Daher ist die empathisch-akzeptierende Grundhaltung der Motivierenden Gesprächsführung hier besonders wichtig. Durchaus denkbar ist, dass die Patientin aber auch offen für eine zumindest versuchsweise Änderung ihres Verhaltens ist. Diese Chance gilt es zu ergreifen und herauszuarbeiten, was die Patientin für umsetzbar hält. Durch die Präsentation verschiedener Handlungsoptionen erhält die Patientin Gelegenheit, selbst eine Wahl zu treffen. Sie wird sich dabei sehr wahrscheinlich für das in ihren Augen umsetzbare und erreichbare Vorgehen entscheiden. Sie ist damit gleichzeitig in die Entwicklung eines Plans mit einbezogen und kann ihn damit im Gegensatz zu ärztlichen Vorschlägen und Empfehlungen schwerer ablehnen.

Für die Strukturierung eines solchen Gesprächs wurde beispielsweise das **FRAMES-Konzept** der Kurzinterventionen entwickelt.

Gesprächsbeispiel

Arzt: Ich habe hier einen Befund, der mir Sorge macht: Ihre Leberwerte sind leider ziemlich erhöht. Wir haben verschiedene andere Ursachen geprüft und konnten viele schwerwiegende Erkrankungen ausschließen. Eine Möglichkeit, an die wir denken sollten, ist auch Alkohol. Auch bei Menschen, die kein Problem damit haben, kann bereits ein eher moderater Konsum zu Veränderungen führen. Ist es in Ordnung für Sie, wenn wir uns 5 Minuten Zeit nehmen und uns das gemeinsam anschauen? (Technik: Um Erlaubnis Fragen und Empathie äußern)

Patientin: Ja schon, aber ich lasse mir von Ihnen kein Alkoholproblem einreden.

Arzt: Ihre Gesundheit liegt mir genau wie Ihnen auch am Herzen und ich möchte nichts übersehen. Wohin uns das führt, weiß ich noch nicht, aber ich kann Ihnen versichern, dass ich Ihnen nichts vorschreiben werde. Sie selbst und niemand anderes entscheidet, was sie tun und was sie nicht tun werden. Einverstanden?

Patientin: Na ok.

Arzt: An wie vielen Tagen pro Woche trinken Sie Alkohol?

Patientin: So jeden zweiten, dritten Tag.

Arzt. Und wieviel ist das dann?

Patientin: Naja also, … am Abend, wenn ich allein bin, … eine halbe Flasche Sekt, vielleicht ein bisschen mehr. Aber tagsüber trinke ich nie.

Arzt: Das ist auch gut so (Technik: Bestätigen). Also wenn ich das richtig verstehe, dann an 3 oder 4 Tagen eine halbe Flasche Sekt. Das sind dann etwa 2 in der Woche. Kann das auch mal mehr werden?

Patientin: Hmmm, ja schon. Es kann schon mal eine ganze Flasche werden…. Und wenn ich an den Einkauf denke …..

22

Das können auch mal 4 Flaschen pro Woche sein. Aber harte Sachen trinke ich nie!
Arzt: Das ist Ihnen wichtig. Und das sollten Sie auch nicht. Also so 3 oder auch 4 Flaschen pro Woche. Kommt es vor, dass Sie mal längere Zeit nichts trinken?
Patientin: Mit meinem Mann habe ich immer einmal im Jahr gefastet und da gab‘s natürlich nichts. Aber jetzt .... Nein... Wissen Sie, Ich muss mir doch auch mal was gönnen, jetzt, wo ich allein bin und mich um alles selbst kümmern muss ...
Arzt: Ja, das kann ich mir gut vorstellen, dass das schwer für Sie ist ... Das heißt aber auch, dass Ihr Alkoholkonsum in den letzten Jahren zugenommen hat. Und das macht mir Sorge. 4 Flaschen Sekt in der Woche sind für eine Frau mehr, als das, was man als risikoarm ansieht (Feedback). Das kann auf lange Sicht gesehen zu Problemen führen. Wenn Sie so weitermachen wie bisher, dann befürchte ich, dass es körperliche Veränderungen gibt und Ihre Leber Schaden nimmt. Und das macht mir grade nach den aktuellen Laborwerten Sorge. Sie sollten sich Gedanken über ihren Alkoholkonsum machen (Advice).
Patientin: Aber kann es denn nicht auch an anderen Sachen liegen?
Arzt: Leider ist das unwahrscheinlich. Wir haben andere Ursachen ausschließen können. Und als Arzt bin ich froh, dass es so ist, dass es nämlich noch keine unumkehrbare Erkrankung ist. Jetzt bleiben die Dinge übrig, die sie selbst beeinflussen können und die sie auch wieder verbessern können. (Responibility)
Patientin: Wirklich?
Arzt: Ich glaube fest daran. Wenn es wirklich am Alkohol liegt, dann sollten sich die Leberwerte wieder verbessern, wenn Sie eine gewisse Zeit weniger trinken. Das würden wir dann im Labor feststellen können.
Patientin: Aber gar nichts mehr trinken, ... Was soll ich denn meinen Freundinnen sagen, wenn wir ausgehen....
Arzt: Eine komplette Abstinenz ist ja nur eine Möglichkeit, den Konsum zur reduzieren. Genauso wäre es möglich, nicht mehr allein, sondern nur beim Ausgehen zu trinken. Oder nur noch an 2 Tagen in der Woche. Da gibt es verschiedene Möglichkeiten. (Menue)
Patientin: Ach ja, das klingt nicht schlecht. Oder ich trinke nicht mehr vor 20 Uhr und wenn ich müde bin, gehe ich ins Bett, auch wenn die Flasche noch nicht leer ist.
Arzt: Auch das ist eine gute Idee. Können Sie denn so einfach aufhören, wenn sie mal angefangen haben?
Patientin: Ich bin doch keine Alkoholikerin! Wenn ich mir etwas vornehme, dann mache ich das auch. (Self-efficacy)
Arzt: Toll. Ich bin beeindruckt von Ihrer Willensstärke. (Nicht ausgesprochene Einschätzung: *Möglicherweise ist das auch eine unrealistische Selbstüberzeugung. Das würde aber beim Folgetermin bemerkt werden und die Patientin wäre dann aufgrund ihrer selbstgemachten Erfahrung bereit, ihrer Strategie zu überdenken.*)
Patientin: Und wie lange muss ich das machen?
Arzt: Ich würde Ihnen vorschlagen, dass Sie das mal für einen Monat machen und dann schauen wir mal, wie es Ihnen gelungen ist dranzubleiben und was Ihre Leber dazu sagt.
Patientin: Das wäre ja eine überschaubare Zeit.... Und wenn ich es nicht durchhalte?
Arzt: Dann kommen Sie vorher vorbei und dann überlegen wir zusammen, was wir machen können.
Patientin: Na ok.
Arzt: Ich freue mich, dass Sie so offen mit dem Thema umgegangen sind und sogar bereit sind, sich auf einen Reduktionsversuch einzulassen. Dass zeigt, wie wichtig Ihnen Ihre Gesundheit ist und was Sie dafür tun wollen. Und wenn Sie sich ein Ziel setzen, dann bleiben Sie auch dran.
Ich fasse noch mal zusammen: einen Monat lang keine harten Sachen, weniger als eine Flasche Sekt bei einer Gelegenheit, nicht vor 8 Uhr abends beginnen, und nur jeden zweiten bis dritten Tag. Ich möchte Sie bitten, eine Art Tagebuch zu führen, oder in den Kalender einzutragen, an welchen Tagen Sie wieviel getrunken haben, damit Sie und auch ich sehen können, wie dieses Vorhaben geklappt hat. Einverstanden?
Patientin: Also gut, bis in einem Monat dann.

22.3.2 Unentschlossener, ahnungsvoller Patient/Contemplation

Fallbeispiel

Sie sind der Hausarzt des 22-jährigenAxel X. Er macht eine Lehre zum Schreiner und kommt jetzt zum wiederholten Mal nach einem Wochenende am Montag wegen einer Krankmeldung in die Praxis. Seine Mutter hatte beiläufig mal erwähnt, dass sie sich Sorgen mache, weil sich ihr Sohn in den letzten Monaten sehr zurückgezogen habe. Sie habe den Verdacht, dass er wegen Hangover-Problemen nach Partywochenenden nicht zur Arbeit gehen könne. Ihre Aufgabe: Exploration des Alkohol und Drogenkonsums und Ansprache einer möglichen Aufhörmotivation.

Hr. X ist ein cooler und relaxter Typ, der alles nicht so schlimm sieht. Die Ausbildung ist easy und die Freunde gut drauf. Am Wochenende ist Party angesagt, er hält sich aber mit Alkohol und Drogen zurück, weil die einen ja kaputt machen. Er schätzt aber **Cannabis.** Seit dem 15./16 Lebensjahr hat er mehr oder weniger regelmäßig geraucht. Jetzt genießt er am Abend den Joint zum Runterkommen. Mindestens jeden zweiten Tag raucht er Gras, manchmal auch Bong (THC-Öl). Kiffen ist zu einem festen Ritual im Alltag geworden. Die Wochenenden sind eine Gelegenheit, mal so richtig Dampf rauszulassen und auch mal stärkeren Stoff von Freunden zu probieren. Cannabis ist ja ein Naturstoff, wird von vielen Völkern als Medizin bei Schmerzen eingesetzt, das Gerede über Abhängigkeit glaubt er nicht, weil er viele Freunde hat, die schon ewig kiffen und nichts ist passiert. Allerdings hat er bemerkt, dass er, wenn er mal krank ist und auf den Konsum verzichtet, Unruhe, wirre Träume, Muskelzittern, Schwitzen, Depressionen bekommt. Er interpretiert das aber als Folge der Grippe. In den letzten Monaten sei er einigen Freunden von früher aus dem Weg gegangen, weil die „eh nur blöd quatschen". Er habe noch Kontakte zu 2, 3 guten (Kiffer-) Freunden. Der Job sei anstrengend, er sei oft völlig fertig, wenn er heimkomme, dann habe er auf nichts mehr Lust und auch eh keinen Bock. Die Bullen hätten ihm vor zwei Wochen „aufgelauert" und den „Lappen abgeknöpft", weil er positiv getestet wurde, das hätte ihn noch mehr runtergezogen. Er ist jetzt halt fertig, weil er am Wochenende ein paar „experimentelle" Mischungen genommen habe und jetzt noch Zeit braucht. Aufhören würde er nur, wenn er wirklich Nachteile bemerke und nicht „ weil blöde Spießer das Kiffen verteufeln". Der Job ist ihm schon sehr wichtig, den will er nicht verlieren.

Bewertung der Situation

Dieser Patient hat noch keine Vorstellung von den möglichen Konsequenzen des Konsums. Er ist hinsichtlich möglicher schädlicher, negativer Auswirkungen zwar informiert, hat auch gute Gründe für einen Konsumstopp (die Arbeitssituation, mögliche gesundheitliche Nachteile), findet im Augenblick aber zahlreiche „erlaubniserteilende Gedanken", mit denen er den fortgesetzten Konsum für sich rechtfertigt.

Ein Gesprächsinhalt könnte sein, über die Diskussion langfristiger negativer Konsequenzen das Bewusstsein für mögliche persönliche Konsequenzen zu schärfen, seine Aufhörmotivation zu stärken und Interesse an Unterstützungsangeboten zu wecken.

Mit zwei Fragen ließe sich ein Überlegensprozess anstoßen:

Arzt: Ich stelle fest, dass sie in letzter Zeit doch einige Male nach dem Wochenende zu mir gekommen sind, um eine Krankmeldung abzuholen. Ich mache mir Sorgen, dass das mit Ihrem Freizeitverhalten am Wochenende zu tun haben könnte. Wir kennen uns nun schon eine Weile, macht es Ihnen daher etwas aus, wenn ich Sie einmal frage, ob Sie Alkohol oder andere Substanzen am Wochenende konsumieren? (Erlaubnis einholen).

Patient: Nein, natürlich dürfen Sie fragen, das macht mir nichts. Am Wochenende muss ich mich erholen, ich bin gerne mal mit Freunden unterwegs. Die Partys lenken mich ein wenig vor dem Stress in der Woche ab. Aber ich passe schon auf, da, dass ich es nicht übertreibe, da können Sie sicher sein. Ich will ja schließlich nicht total untergehen.

Arzt: Oh, ich sehe schon, Ihnen sind die Gefahren wohl bewusst. Ja, es ist wichtig, es nicht zu übertreiben. Eventuell hat der Alkohol, vielleicht auch Cannabis, da bin ich jetzt gar nicht so sicher, auch den Effekt, dass sie sich besser entspannen können? Kann das sein? („An die Seite stellen", zunächst noch keinen Konflikt herausarbeiten).

Patient: Ja, ich glaube, es geht mir vor allem um das Runterkommen. Deswegen kann es schon mal vorkommen, dass ich auch unter der Woche noch ein- oder zweimal zu einem Joint greife. Das kann ja gar nicht so schlimm sein, zumindest in den Mengen, die ich konsumiere, machen das doch viele. Ich weiß schon, wo es hinführen kann, kenne einige Leute, denen es aus den Händen geglitten ist. Ich passe da gut auf!

Arzt: Alles klar, Sie achten darauf, es nicht zu übertreiben. Darf ich Sie fragen, wie sicher Sie sind, dass Sie den Konsum gut im Griff haben? Stellen Sie sich vor, sie hätten eine Skala von Null bis Zehn vor sich. Null würde bedeuten, dass Sie es gar nicht im Griff haben und Zehn soll bedeuten, dass Sie ist absolut gut im Griff haben. Wo würden Sie sich einordnen?

Patient: Schwierige Frage, ich denke, so etwa bei acht.

Arzt: Das ist interessant. Es scheint so, als wären Sie sich sehr sicher, dass es Ihnen nicht entgleitet (Paraphrasieren). Aber warum haben Sie eigentlich nicht „zehn" gesagt, wo könnte das Risiko für Sie liegen?

Patient: Naja, so ganz sicher kann sich ja keiner sein, deswegen muss man schon aufpassen, dass man nicht übertreibt.

Art: Und woran würden Sie denn merken, dass Sie es übertreiben? (Erarbeitung möglicher Risiken).

Patient: Hmm, wenn die Frequenz in der Woche noch weiter ansteigen würde und ich vielleicht auch morgens unter der Woche nicht zur Arbeit gehen könnte?

Arzt. Anders als nach dem Wochenende?

Patient: Nein, eigentlich schon so wie am Wochenende.

Arzt: Toll, und wie weit geht denn aktuell Ihre Motivation, jetzt schon aufzuhören können? Was würden Sie da für eine Einschätzung auf der eben erwähnten Skala vornehmen?

Patient: Ich würde sagen, so etwa drei, so ganz sicher entschlossen bin ich nämlich nicht.

Arzt: Dann lassen Sie uns doch mal überlegen, was passieren müsste, dass Sie auf dieser Skala vier oder fünf oder vielleicht sogar noch einen hören Wert angeben?

Im Verlauf des Gesprächs werden indirekt Extreme erfragt, Risiken benannt, Bedingungen für einen möglichen Konsumstopp erarbeitet und auf diese Weise die Grundlage für eine neue Bewertung mitgegeben.

22.3.3 Veränderungsmotivierte Patienten/ Preparation

Fallbeispiel

Frau M. ist Anfang 40, raucht seit über 20 Jahren und leidet an allergischem Asthma. Sie hat während der Schwangerschaften mit dem Rauchen aufgehört, ist jedoch in der stressigen Zeit der Kindererziehung wieder rückfällig geworden. Mittlerweile sind die Kinder größer, sie geht wieder arbeiten und hat wieder Zeit für Hobbys. Nach einem schweren Atemwegsinfekt hat sich ihr Asthma verschlimmert und sie denkt wieder über das Aufhören nach.

Patientin: Mein Husten macht mir Angst. Die schlechte körperliche Fitness geht mir wirklich auf die Nerven, ich finde es peinlich, wenn ich meinen Freudinnen beim Sport nicht mehr hinterher komme. (Grund)
Arzt: Was könnte den schlimmstenfalls passieren, wenn Sie so weitermachen wie bisher? (Technik: Extrementwicklung erfragen)
Patientin: Naja, meine Freundinnen sehen mich ja jetzt schon komisch an und nehmen mich nicht mehr auf längere Ausflüge mit. Ich wünschte, mein Husten wäre besser und ich könnte das wieder. (Wunsch)
Arzt: Was war früher anders, als sie noch fitter waren und gemeinsam mit ihren Freundinnen viel unternommen haben? (Technik: Rückschau halten)
Patientin: Naja, wir haben einfach vielmehr zusammen unternommen. Ich habe mich richtig gut dabei gefühlt und war in vielen Dingen sogar diejenige, die das Tempo vorgegeben hatte. Das fanden die anderen toll und ich konnte stolz auf mich sein. (Rückschau auf vergangene Erfolge)
Arzt: Und was ist jetzt anders?
Patientin: Naja von Tempo machen kann nun gar nicht mehr die Rede sein. Ich komme ja nicht mehr hinterher. Und das ist schon wirklich peinlich. Und im Frühjahr komme ich gleich gar nicht mehr mit, weil ich nur am Husten bin. Das muss jetzt anders werden, so kann es nicht weitergehen. Ich weiß noch, dass ich viel besser Luft bekommen habe, als ich während der Schwangerschaft aufgehört hatte. (Notwendigkeit)
Arzt: Das ist sehr gut. Sie wollen wirklich etwas verändern. Was können Sie sich vorstellen in ihrer jetzigen Situation am Rauchen zu verändern?
Patientin: Naja, so wie bisher kann ich nicht weitermachen, es muss sich ja was ändern. Ich will es schon. Nur weiß ich nicht, ob ich es allein schaffen kann.
Arzt: Ich freue mich, dass es Ihnen so wichtig ist. Sie haben gute und schwerwiegende Gründe für einen neuen Versuch. Und Sie wissen aus der Vergangenheit, wie gut es Ihnen nach dem Aufhören ging. (Zusammenfassung und Würdigung der Veränderungsgründe) Dass Sie jetzt Bedenken haben, es allein zu schaffen, ist absolut nachvollziehbar. Sie müssen es ja nicht allein versuchen. Sind Sie einverstanden, wenn wir gemeinsam nach Möglichkeiten zur Unterstützung schauen? (Um Erlaubnis fragen, bevor Vorschläge gemacht und Informationen weitergegeben werden.)
Hinweis: Der Gesprächsanteil, in dem ein Patient über seine Wünsche und Gründe, über seine Fähigkeit und Bereitschaft spricht, etwas an der aktuellen Situation zu ändern, wird „selbstmotivierende Sprache" oder „Change talk" genannt. Dieser Anteil des Gesprächs wird durch die Selbstwirksamkeit des Patienten bestimmt. Im Gesprächsverlauf gilt es, diesen Gesprächsanteil zu erhöhen und zu stärken, um den Patienten mit seinen Ressourcen und seiner Selbstwirksamkeit in Kontakt zu bringen. Der Anteil der Veränderungssprache nimmt im Prozess der Veränderung zu und wird umso größer, je weiter der Prozess der Absichtsbildung und später der Vorbereitung fortgeschritten ist. Im Stadium der Absichtslosigkeit ist er nicht vorhanden, je näher der Patient an der Umsetzung einer Veränderung kommt, umso mehr besteht das Gespräch aus Veränderungssprache.

Diese **selbstmotivierende Sprache** kann in unterschiedliche Anteile gegliedert werden. Die sogenannten vorbereitenden Äußerungen zur selbstmotivierenden Sprache (preparatory change talk) formen im Englischen das Akronym DARN (Desire, Ability, Reason, Need, also Notwendigkeit, Fähigkeit, Grund, Wunsch). Weiter im Veränderungsprozess fortgeschritten formuliert der sogenannte mobilizing change talk die Umsetzung und die Selbstverpflichtung. Als Merkhilfe formen diese Äußerungen das Akronym CAT (Commitment, Activity, Taking steps also Annahme von Empfehlungen, Aktive Umsetzung, Selbstverpflichtung für nächste Schritte).
Vorbereitenden Äußerungen (preparatory change talk):

- **D**esire – Notwendigkeit
- **A**bility – Fähigkeit
- **R**eason – Grund
- **N**eed – Wunsch

und aktivierendende Äußerungen (mobilizing change talk)

- **C**ommitment – Annahme von Empfehlungen
- **A**ctivity – Aktive Umsetzung
- **T**aking steps – Selbstverpflichtung für nächste Schritte

Elemente selbstmotivierender Sprache

Ziel der Beratung ist es, den Anteil der selbstmotivierenden Sprache im Gespräch zu erhöhen. Hilfreich dazu sind die Basistechniken: offene Fragen, aktives, reflektives Zuhören und Würdigen. Ziel ist es, dass der Patient länger und intensiver über seine Gründe und seine Fähigkeit und Bereitschaft zur Veränderung nachdenkt und spricht.
Hilfreiche Techniken sind

- Vorausschauen (Was wird anders, wenn sich etwas ändert?)
- Ziele und Werte erkunden und Diskrepanzen zwischen den Zielen und Werten sowie dem aktuellen Verhalten verstärken
- Veränderungsgründe genau explorieren
- Extreme erkunden (Was geschieht, wenn sich nichts ändert?)
- Rückschau auf vergangene Erfolge halten

Da der Patient sich umso mehr als selbstwirksam erlebt, je mehr er seine eigenen Ideen und Vorstellungen entwickeln kann, gilt es, genau diese zu evozieren und ihn in seinen Vorstellungen und Ideen als partnerschaftlichen und autonomen Partner zu respektieren. Deshalb sollten Ratschläge, Erfahrungen und Informationen, die der Patient durchaus auch als hilfreich erleben kann erst nach dem Einholen seines Einverständnisses gegeben werden. Der gemeinsame Weg kann zieloffen und flexibel entwickelt werden, gleichzeitig ist der Gesprächsverlauf auf eine Veränderung hin und weg vom bisherigen Verhalten gerichtet. Am Ende stehen ein gemeinsamer und sehr konkreter Weg und die nächsten Schritte in der Behandlung.

22.3.4 Handlungsorientierter Patient/ Action

Fallbeispiel

Ein Mitte 30-jähriger Patient kommt in Ihre Sprechstunde mit der Aussage, dass er jetzt etwas an seinem Alkoholkonsum verändern müsse. Auf Ihre Nachfrage, warum dies so sei, berichtete er, dass sein Vater alkoholabhängig gewesen und er daher bei den Großeltern aufgewachsen sei, weil sich sein Vater nie um ihn gekümmert habe. Er habe sich gesagt, dass er dies anders machen und am Leben seiner Kinder teilhaben wolle. Jetzt sei es ihm das dritte Mal passiert, dass er vergessen habe, seinen achtjährigen Sohn vom Fußballtraining abzuholen, weil er schon frühabends betrunken auf der Couch gelegen sei. Dies sei ihm äußerst peinlich. Genau so wollte er nicht werden.

Hier zeigen sich sehr deutlich die Gründe für die Veränderung und die Diskrepanzen zwischen dem aktuellen Verhalten und den Zielen und Werten im Leben des Patienten. Das Gespräch besteht zum überwiegenden Anteil aus Veränderungssprache und ist dominiert von der ausgesprochenen Wahrnehmung der Notwendigkeit, etwas anders zu machen. Die Umsetzung ist dem Patienten jedoch noch nicht klar.

Arzt: Ich freue mich, dass Sie gekommen sind. Sie haben einen absolut wichtigen Grund, genau jetzt etwas zu verändern. Das Ziel, Ihrem Sohn ein guter Vater zu sein, ist wirklich ein wichtiger und bedeutender Wert in Ihrem Leben. Gleichzeitig müssen Sie rasch handeln, sonst drohen in Ihrer Familie ernsthafte Konsequenzen. Was können Sie sich denn vorstellen, an Ihrem Alkoholkonsum zu verändern?

Patient: Also ganz aufzuhören würde mir schon schwerfallen. Wissen Sie, ich bin Handwerker, und da gehört das Feierabendbier einfach dazu.

Arzt: Also auf Ihr Feierabendbier wollen Sie aktuell nicht verzichten. Das respektiere ich. Und gleichzeitig macht ein Bier nicht so betrunken, dass man seinen Sohn vergisst.

Patient: Naja, bei einem ist es eben nicht geblieben. Wenn der Tag stressig war, dann gehe ich zuhause gleich in den Keller und hole mir das erste und dann gleich aufs Sofa und irgendwann hört man auf zu zählen.

Arzt: Als Sie heimkamen, haben Sie nicht an Ihren Sohn gedacht, sondern nur noch ans Bier.

Patient: Ja, da geht es pur ums Betrunkenwerden. Und das will ich doch nicht. – Ich müsste am besten gleich zum Fußballtraining fahren und nicht nach Hause.

Arzt: Das hört sich gut an. Und was wird dann aus dem Feierabendbier?

Patient: Das kann es ja hinterher geben oder noch besser: wenn mein Sohn im Bett ist. Dann werden es auch nicht so viele.

Arzt: Ok, das klingt ja schon nach einem konkreten Plan: Also nicht trinken, bevor der Sohn im Bett ist, also nicht vor 20 Uhr und weniger als früher. Wie viele sind realistisch?

Patient: Drei Bier. Aber doch nicht jeden Tag.

Arzt: Stimmt Wochenenden sind anders als Wochentage. Was meinen Sie?

Patient: Wochenenden waren nicht das Problem, da gehe ich mit meinen Kumpels zum Fußball, da gibt schon auch Bier, aber nie so viel, dass es auffällt. Eher unter der Woche, wenn Stress ist. Naja und genau da kann ich nicht aufhören. Also wenn mein Sohn mich nicht betrunken erleben soll, dann darf es eben unter der Woche nicht mehr so sein wie bisher.

Arzt: Das heißt, Montag bis Freitag kein Bier vor 20 Uhr und dann nicht mehr als 3 pro Tag. Das ist ein ganz schön großer Schritt. Wollen Sie mal so ausprobieren? Wie wär es, wenn Sie jeden Tag in diesen Kalender eintragen, wie viele Bier es waren und wann Sie angefangen haben? Wir könnten uns dann in 2 Wochen wiedersehen und besprechen, wie es funktioniert hat. Wenn es Schwierigkeiten gibt, kommen Sie bitte früher. Ok?

In jedem Veränderungsprozess kommt der Moment der Entscheidungsfindung und des Entschlusses, die Veränderung umzusetzen. Im transtheoretischen Modell der Veränderung wird diese Phase als **Aktionsphase** bezeichnet. Ab diesem Zeitpunkt ist das Zweifeln überwunden, und es gilt, ein konkretes Ziel zu formulieren und dem Vorsatz Taten folgen zu lassen. Dieser Moment der Veränderung ist daran erkennbar, dass allenfalls noch gelegentliche Zweifel und Erinnerungen an vorausgegangene fehlgeschlagene Versuche auftreten und zugleich eindeutig die selbstmotivierende Sprache und Aussagen des Commitments dominieren, die eine Veränderung ankündigen. Selbstverpflichtende Aussagen kündigen die Umsetzung der Veränderung an.

Das Ziel des Klienten, das zur Handlung motiviert, sollte so konkret wie möglich herausgearbeitet werden und gleichzeitig zur Umsetzung motivieren. Dabei sollen Ziele generell positiv formuliert, erreichbar und messbar seien und im eigenen Einflussbereich des Patienten liegen. Für die Charakterisierung solcher Ziele im Coaching haben Locke und Latham (1990) die **SMART-Kriterien** vorgeschlagen:

S – spezifisch (specific)
M – messbar (measurable)
A – attraktiv, anspruchsvoll (attractive)
R – realistisch (realistic)
T – terminiert (time bonded)

Auch diese Handlungsziele entfalten ihre motivationale Wirksamkeit nur durch konkrete Festlegung und regelmäßige Evaluation.

Ein weiteres wichtiges Prinzip der Veränderung ist die Überwachung und Überprüfung des Verlaufs der Umsetzung. Dafür bieten sich Pläne, Tagebücher, Kalender und Ähnliches an (zu den therapeutischen Besonderheiten der Konsumreduktion und dem kontrollierten Trinken verweisen wir auf die entsprechenden Stellen in diesem Buch). Selbstwirksamkeit speist sich aus der Erfahrung, schwierige Situationen bewältigen zu können und in der Zielerreichung voranzukommen. Umgekehrt sind kritische Situationen, Beinahe-Konsumereignisse und Abstinenzverletzungen, bzw. Verletzungen der eigenen Regeln zum Konsumumfang Hinweise darauf, in welchen Situationen der Plan nicht funktioniert oder gefährdet ist (➤ Kap. 22.3.5). Auch dazu ist die Evaluation der Zielerreichung im Rahmen von Folgeterminen zur Begleitung des Patienten unabdingbar.

22.3.5 Abstinenter Patient (Maintenance)

Auch bei einer bereits bestehenden oder eventuell sogar stabilisierten Abstinenz oder stabilen Veränderung zu einem reduzierten Konsumverhalten sind die Techniken, die eine Veränderungsmotivation hervorgerufen hatten, weiterhin hilfreich. Die **Rückschau** auf vergangene Schwierigkeiten im Zusammenhang mit dem Konsum, die **Vorschau** auf in der Zukunft erreichbare Ziele infolge der Konsumreduktion oder Abstinenz, die erneute Erfragung von **Zielen und Werten** und die Erfüllung dieser sind auch hier einsetzbar und werden, sofern sie als Fragen an den Patienten formuliert werden, als Stärkung der Autonomie, Unterstützung, Möglichkeiten zur Selbstbestätigung für erreichte Fortschritte und indirekte Anerkennung wirksam. Auch nach Erreichen einer Abstinenz ist es von Bedeutung, die Zuversicht zu stärken, bestehende Erfolge zu betonen und befürchtete Komplikationen, Herausforderungen und Schwierigkeiten anzusprechen. Die Selbstwirksamkeitsüberzeugung ist zu diesem Zeitpunkt bereits gestärkt, bleibt aber ein wichtiger Faktor in der Aufrechterhaltung des erreichten Erfolgs.

Die Stärkung die Autonomie – die Formulierung einer Zuversicht in eine stabile Abstinenz – soll weiterhin unterstützt werden. Persönliche Erfolge zu stärken und bestehende Unterstützungsmöglichkeiten sowie Ressourcen in Erinnerung zu rufen, stabilisiert das Abstinenzvorhaben.

Fallbeispiel

Frau M., die veränderungsmotivierte Patientin, die wir bereits kennengelernt haben, hat den Tabakkonsum tatsächlich aufgegeben und erfreut sich nun einer zunehmenden körperlichen Fitness. Sie erhält viel Zuwendung und Lob seitens ihrer Freundinnen, die sie auch wieder zu einzelnen Aktivitäten in der Natur mitnehmen. Die Rückschau auf die Zeit der Einschränkungen durch das Rauchen und der erlebte Erfolg machen sie stolz. Sie hofft nun darauf, noch mehr Anschluss an die Freundinnen und Freizeitaktivitäten von früher finden zu können. Gesundheit ist weiterhin für sie ein sehr hohes Gut. Problematisch ist allerdings, dass sie seit Beginn der Abstinenz etwa 4 kg Gewicht zugenommen hat.

Arzt: Schön, Sie zu sehen. Ich habe den Eindruck, es geht Ihnen besser. Was ist passiert? Was haben Sie in Bezug auf das Rauchen erreichen können? Spüren sie einen gesundheitlichen Effekt? (Offene Frage, Erfolge in Bezug auf die eigenen Werte und Ziele berichten lassen)

Patientin (stolz): Ich rauche nun seit zwölf Wochen nicht mehr, es geht mir körperlich deutlich besser. Ich habe manchmal zwar noch das Verlangen, zu einer Zigarette zu greifen, aber durch die Anerkennung meiner Freundinnen werde ich darin bestärkt, abstinent zu bleiben. Die anderen passen wirklich auf mich auf.

Arzt: Ja, ich kann mir vorstellen, dass die Unterstützung der anderen viel wert ist. Ich gratuliere Ihnen aber auch zu ihrem persönlichen Erfolg, das haben sie wirklich erfolgreich umgesetzt. Sie scheinen Ihre Vorhaben konsequent verfolgen zu können. (Stärkung der Selbstwirksamkeit)

Patientin: Angst macht mir nur die Gewichtszunahme. Wenn das so weitergeht, muss ich mir wirklich Sorgen um mein Gewicht und meine Leistungsfähigkeit machen. In drei Monaten habe ich schon 4 kg zugenommen.

Arzt: Ich glaube, das ist kein so seltenes Phänomen. Vielen geht es zu Beginn der Tabakabstinenz so ähnlich und dennoch gelingt es ihnen, die Gewichtszunahme wieder in den Griff zu bekommen. Darf ich Ihnen ein paar Tipps dafür geben? (Erlaubnis einholen für eine weitere Beratung)

22.3.6 Rückfälliger Patient

Fallbeispiel

Patient: Mit Ihrem „Rauchen aufhören" brauchen Sie mir gar nicht erst zu kommen. Das habe ich schon 1.000 Mal versucht. Ich halte einfach nicht durch.

Arzt: Aha. Das heißt also, sie haben es ziemlich oft versucht. Dann muss es ihnen ja eigentlich sehr wichtig gewesen sein.

Patient: Ja, das schon, auch meine Frau findet es nicht gut, dass ich rauche. Aber jetzt hat sie sich damit abgefunden, dass ich einfach Raucher bin.

Arzt: Naja, viele meiner Patienten brauchen mehrere Anläufe, bis es funktioniert. Das ist ja völlig normal. Denken Sie mal dran, wie schwierig es war, Fahrradfahren zu lernen, wie oft sie hingefallen sind. Und trotzdem sind Sie aufgestanden und haben weitergemacht. Aus jedem Versuch kann man etwas lernen, auch wenn er nicht zu einem langfristigen Erfolg geführt hat. Wäre es okay für Sie, wenn wir uns mal ein bisschen Zeit nehmen und uns einen dieser Rauchstoppversuche zusammen anschauen?

Patient: Ja schon. Auch wenn ich noch nicht weiß, wohin das führen soll.

Arzt: Es heißt ja nicht, dass Sie gleich aufhören müssen. Erst mal würde ich verstehen wollen. Wie war es denn das letzte Mal, als Sie aufgehört haben?
Patient: Ja, also das mit dem Aufhören hat eigentlich ganz gut geklappt. Die ersten Tage waren echt anstrengend. Ich hatte dauernd Verlangen nach einer Zigarette, aber ich wollte es ja unbedingt schaffen. Also habe ich die Zähne zusammengebissen. Aber dann kam der Stress im Betrieb dazu und ich wurde so nervös und angespannt, da konnte ich gar nicht anders als wieder anzufangen.
Arzt: Das bedeutet, Sie haben mit reiner Willenskraft aufgehört und keine Unterstützung dabei gehabt. Das ist wirklich beeindruckend und zeigt auch wie viel Kraft in Ihnen steckt. Die wenigsten Raucher schaffen es, ohne Unterstützung aufzuhören. Und dann haben Sie nach ein paar Tagen wahrscheinlich Entzugssymptome bekommen, die Kraft war aufgebraucht und der Stress nahm zu. Dann ist es ja auch kein Wunder, dass Sie wieder zu einer Zigarette gegriffen haben. Sie wussten ja, dass das Rauchen dagegen hilft.
Patient: Ja das stimmt schon. Ich war ja tatsächlich fast eine ganze Woche rauchfrei. Das fand meine Frau auch toll.
Arzt: Also, wenn Sie sich noch mal zu einem erneuten Anlauf entschließen, würde ich Ihnen unbedingt zu einer Unterstützung raten, die die Entzugssymptome lindert. Das könnten durchaus auch entsprechende Hilfsmittel wie Medikamente sein. Und zusätzlich hätten Sie auch mich an Ihrer Seite, wir könnten uns in häufiger sehen und darauf reagieren, wie es läuft.
Patient: Naja, vielleicht wäre es ja wirklich noch mal einen Versuch wert.

Weil vielen Patienten die Umsetzung der Veränderung des Konsumverhaltens nicht auf Anhieb gelingt, ist der Rückfall nicht nur häufig in der Suchtmedizin, sondern quasi normal. Da viele Patienten die Abstinenzverletzung als persönlichen Rückschlag oder eine Niederlage interpretieren, fehlt ihnen vor allem die Zuversicht in ihre eigenen Fähigkeiten. Viele befinden sich in einer Art „Rückfallschock". Aufgabe des Arztes ist es, den Patienten Mut zu machen und einen neuen Anlauf zu ermöglichen. Gleichzeitig gilt es, die Zusammenhänge zwischen den Auslösern und dem Rückfall für den Patienten verstehbar zu machen. In der Rückfallanalyse werden der zeitliche Ablauf und das Erleben der Situation für den Patienten analysiert. Patienten lernen durch diese Auseinandersetzung mit dem Rückfallereignis, dass sie nicht passiv dem Geschehen ausgesetzt sind, „der Rückfall ist ihnen nicht nur passiert". Vielmehr hatte das Geschehen einen Anlass, Auslöser und eine Abfolge, einen Verlauf und Konsequenzen. Und damit ergeben sich Möglichkeiten, den Mechanismus des Rückfalls zu beeinflussen. Der Klient muss wieder zur aktiv handelnden Person in diesem Geschehen werden. Der Berater sollte neben den Techniken zur Verstärkung von Mut und Zuversicht gerade die Teile des Gesprächs verstärken, die positive, optimistische und zukunftsorientierte Handlungen und Einstellungen des Klienten beschreiben. Er sollte Mut machen, es mit einer neuen Strategie erneut zu versuchen.

Auch rückfallkritische Situationen und Beinahe-Rückfälle können wertvoll sein und müssen wahrgenommen werden. Ein Rückfall vollzieht sich stufenweise über einzelne Schritte bis hin zum vollständigen Rückfall in das alte Konsummuster (Marlatt und Gordon 1985). Daher bieten auch solche Situationen die Möglichkeit, kritische Momente zu identifizieren, die bisherige Strategie zu überprüfen und gegebenenfalls anzupassen (➤ Tab. 22.2).

22.4 Weiterbildungsmöglichkeiten

Auch wenn dieses Kapitel eine erste theoretische Einführung darstellt, so ist eine erfolgreiche Anwendung erst nach einer praktischen Übungsphase möglich. Die Motivierende Gesprächsführung nimmt einen großen Anteil im (Muster-)Kursbuch zum Zusatztitel „Suchtmedizinische Grundversorgung" auf der Grundlage der aktuellen Weiterbildungsordnung 2018 ein. Kurse zur „Suchtmedizinischen Grundversorgung" können in vielen Bundesländern über die zuständigen Weiterbildungsakademien der Landesärzte-

Tab. 22.2 Arbeitsmaterial für die Bearbeitung eines Rückfallereignisses

	Vorausgehende Bedingungen (was ist schon vorher passiert)	Auslöser (Was hat das Verhalten verursacht)	Reaktion auf den Auslöser	Zu analysierendes Problem- oder positives Verhalten	Konsequenzen kurzfristig	Konsequenzen langfristig
Verhalten (Was habe ich gemacht/getan)						
Kognition (Was habe ich gedacht)						
Emotion (Was habe ich gefühlt)						

kammern gebucht werden. Darüber hinaus stehen Möglichkeiten zur Fort- und Weiterbildung bei zahlreichen privaten Anbietern und Akademien zur Verfügung.

Um US-amerikanischen Raum hat sich das „Motivational Interviewing Network of Trainers" (MINT) (https://motivationalinterviewing.org) gegründet, eine internationale gemeinnützige Organisation von Ausbildern im Bereich der motivierenden Gesprächsführung.

Die „Deutschsprachige Gesellschaft für Motivierende Gesprächsführung" (DeGeMG e. V.) listet auf ihrer Internetseite Weiterbildungsangebote und empfohlene Literatur auf (https://www.degemg.org). MINT wurde 1997 von Schülern von William R. Miller und Stephen Rollnick gründet. MINT ist in 40 Ländern und mehr als 30 verschiedenen Sprachen vertreten, u. a. auch in Deutschland (https://motivationalinterviewing.org/trainers/Germany), der Schweiz (http://www.motivationalinterviewing.org/trainers/Switzerland) und Österreich (http://www.motivationalinterviewing.org/trainers/Austria).

Mit Bezug zu den Begründern sind folgende Materialien insbesondere hervorzuheben:

- Miller W. R., Rollnick, S. Motivierende Gesprächsführung: Motivational Interviewing: 3. Auflage des Standardwerks in Deutsch. Lambertus 2015.
- Van Merendonk S, Miller W. R., Rollnick, S. Motivierende Gesprächsführung - Set mit Buch und Kartenfächer: Motivational Interviewing: 3. Auflage des Standardwerks in Deutsch und Motivierende Gesprächsführung kompakt. Lambertus 2022.
- Miller W. R., Rollnick, S. Motivational Interviewing: Helping People Change and Grow (Applications of Motivational Interviewing). Guilford Press; 4. Edition, 2023.
- Rosengren D. B. Arbeitsbuch Motivierende Gesprächsführung: Trainingsmanual. Mit einem Vorwort von William R. Miller und Stephen Rollnick. Probst. 3. Auflage, 2020.
- Jähne A, Schulz C. Grundlagen der Motivierenden Gesprächsführung - Für Beratung, Therapie und Coaching. Jungfermann Verlag, Paderborn, 2018.

22.5 Fazit für die Praxis

- Eine wertschätzende „Kommunikation auf Augenhöhe" ist Grundlage für eine motivierende Gesprächsführung.
- Nicht die Abstinenz ist das Ziel der Motivierenden Gesprächsführung, sondern die Anleitung zu einer bewussten Auseinandersetzung mit den Konsummotiven und Argumenten für eine Verhaltensänderung.
- Menschen mit einer substanzbezogenen Störung können Veränderungsbereitschaft entwickeln, wenn sie für sich selbst Für und Wider, lang- und kurzfristige Konsequenzen abwägen und eigene, rechtfertigende, „erlaubniserteilende" Gedanken erkennen und hinterfragen.
- Metaanalyse zeigen, dass die Motivierende Gesprächsführung ein Potenzial insbesondere bei noch „konsonanten" Konsumenten hat und gut im hausärztlichen Setting wirksam eingesetzt werden kann.

LITERATUR

AWMF S3-Leitlinie „Rauchen und Tabakabhängigkeit: Screening, Diagnostik und Behandlung". 2021, AWMF-Register Nr. 076–006, https://www.awmf.org/leitlinien/detail/ll/076-006.html.

AWMF S3-Leitlinie „S3-Leitlinie Screening, Diagnostik und Behandlung alkoholbezogener Störungen". 2021, AWMF-Register Nr. 076–001, https://www.awmf.org/leitlinien/detail/ll/076-001.html.

Bundesärztekammer (2022) (Muster-)Kursbuch Suchtmedizinische Grundversorgung auf der Grundlage der (Muster-)Weiterbildungsordnung 2018, 1. Auflage.

Deutsche Gesellschaft für Psychiatrie und Psychotherapie, Psychosomatik und Nervenheilkunde (DGPPN), Deutsche Gesellschaft für Suchtforschung und Suchttherapie (DG-Sucht). S3-Leitlinie Medikamentenbezogene Störungen – 1. Auflage. Version 01. 2020.

DiClemente C. C., Prochaska J. O., Fairhust S., Velicer W. F., Velasquez M. M., Rossi, J. S. The process of smoking cessation: An analysis of precontemplation, contemplation, and preparation stages of change. Journal of Consulting and Clinical Psychology 1991; 59:295–304.

Heckman C. J., Egleston B. L., Hofmann M. T. Efficacy of motivational interviewing for smoking cessation: a systematic review and meta-analysis. Tobacco control. 2010;19(5):410–6.

Kaner E. F., Beyer F. R., Muirhead C., Campbell F., Pienaar E. D., Bertholet N., et al. Effectiveness of brief alcohol interventions in primary care populations. Cochrane Database Syst Rev. 2018;2(2):CD004148. doi: 10.1002/14651858.

Kumar R., Sahu M., Rodney T. Efficacy of Motivational Interviewing and Brief Interventions on tobacco use among healthy adults: A systematic review of randomized controlled trials. Invest Educ Enferm. 2022;40(3):e03. doi: 10.17533/udea.iee.v40n3e03.

Lindson N., Thompson T. P., Ferrey A., Lambert J. D., Aveyard P. Motivational interviewing for smoking cessation. Cochrane Database of Systematic Reviews. 2019; 7: CD006936.

Locke, E.A., Latham, G. P. A Theory of Goal-Setting and Task Performance. Englewood Cliffs, NJ: Prentice Hall, 1990.

Marlatt, G.A. Relapse Prevention: Theoretical rationale and overview of the model. In: Marlatt, G.A.; Gordon, J. R.: Relapse Prevention: Maintenance Strategies In The Treatment of Addictive Behaviors. New York: Guilford, 1985: 3–70.

Miller, W. R., Rollnick, S. Motivational Interviewing, Helping People Change, 3rd ed. New York: Guilford Press 2012. Deutsch (2015) Lambertus Verlag Freiburg.

Minozzi S., Saulle R., Amato L., Traccis F., Agabio R. Psychosocial interventions for stimulant use disorder. Cochrane Database Syst Rev. 2024;2(2):CD011866. doi: 10.1002/14651858.CD011866.pub3.

National Institute for Health and Care Excellence (NICE). (2011). Alcohol-use disorders: diagnosis, assessment and management of harmful drinking (high-risk drinking) and alcohol dependence (CG115). Retrieved from https://www.nice.org.uk/guidance/cg115/resources/alcoholuse-disorders-diagnosis-assessment-and-management-of-harmful-drinking-highrisk-drinking-and-alcohol-dependence-pdf-35109391116229.

Prochaska, J. O., Velicer, W. F. The transtheoretical model of health behavior change. Am J Health Promot 1997;12(1):38–48.

Schwenker R., Dietrich C. E., Hirpa S., Nothacker M., Smedslund G., Frese T., Unverzagt S. Motivational interviewing for substance use reduction. Cochrane Database Syst Rev. 2023;12(12):CD008063. doi: 10.1002/14651858.CD008063.pub3.

West R. The multiple facets of cigarette addiction and what they mean for encouraging and helping smokers to stop. COPD. 2009;6(4):277–83. doi: 10.1080/15412550903049181.

West R., Brown J. Theory of Addiction. Oxford: Wiley 2014.

KAPITEL

23 Notfallsituationen

Michael Soyka

Kernaussagen

- Atemdepression, Koma und Herz-Kreislauf-Erkrankungen bedrohen viele Drogenkonsumenten vital, ebenso Infektionen.
- Zu den häufigen neuropsychiatrischen Notfallsituationen gehören epileptische Anfälle, Delir, wahnhafte oder psychotische Störungen.
- Die Evidenzbasierung für einzelne Therapien ist eher gering.
- Antidote stehen nur bei Opioidintoxikationen (Naloxon) und Benzodiazepinen (Flumazenil) zur Verfügung.

23.1 Einleitung

In diesem Kapitel geht es um die kurze Darstellung typischer, vorwiegend psychiatrischer Notfallsituationen bei Suchterkrankungen, insbesondere Drogenabhängigkeit. Die Notfallsituationen für Alkoholabhängigkeit (Delir, Psychose) sind in ➤ Kap. 10 ausführlich dargestellt. Schwerpunkt ist die Beschreibung eher seltener psychiatrischer Komplikationen bei Drogenkonsum (➤ Tab. 23.1). Zu den pharmakologischen Grundlagen und klinischen Störungsbildern der einzelnen Drogen sei jeweils auf die Spezialkapitel verwiesen. Einen guten Überblick zu Pharmakologie und Toxikologie von Psychostimulanzien und Designerdrogen geben z. B. Luethi und Liechti (2020).

Zu den Notfallsituationen gehören Intoxikationen, Entzugs- oder Intoxikationsdelire sowie verschiedene psychiatrische Folgestörungen, insbesondere Psychosen. Die lebensbedrohlichen Zustände sind in ➤ Tab. 23.1 zusammengefasst, häufige medizinische Folgeschäden in ➤ Tab. 23.2.

Tab. 23.1 Lebensbedrohliche Zustandsbilder bei Drogenkonsum

Notfallsituation	Wichtigste verursachende Substanzen
Atemdepression, Koma	Opioide, Sedativa, Hypnotika, evtl. Lösungsmittel, Mischintoxikationen
Herzinfarkt, Schlaganfall, Herz-Kreislauf-Störungen	Psychostimulanzien (Kokain, Amphetamine, „Designerdrogen")
Hypotonie, Hypertonie	Opioide, Sedativa, Lösungsmittel
Hyperthermie	Psychostimulanzien
Status epilepticus	Sedativaentzug, Psychostimulanzien
Anaphylaxie, Infektionen, Sepsis	i. v. applizierte Drogen
Delir (Differenzialdiagnosen)	Alkohol, Analgetika, Barbiturate, Cannabis, Halluzinogene, Inhalanzien u. v. m.
Trauma, Unfall	Alkohol, Opioide, andere Drogen
Suizidalität	alle

Tab. 23.2 Häufige medizinische Folgeschäden bei Drogenkonsumenten

Neuropsychiatrische Komplikationen	Allgemeinerkrankungen
• Delir • Halluzinosen • Paranoia, wahnhafte Störungen • Psychosen • Hirnorganische Störungen (Amnesie, Demenz) • Epileptische Anfälle • Entzündliche Hirnerkrankungen • Schädel-Hirn-Verletzungen • Apoplex • Parkinson-Symptome (durch MPTP- oder PEPTP-Beimengungen) • Ataxie, andere Symptome einer Kleinhirnschädigung • Amblyopien • Polyneuropathien, Neuritiden • Periphere Nervenläsionen	• Malnutrition • Traumata • Gefäßerkrankungen: z. B. Thrombo-Phlebitiden, Arteriitiden, mykotische Aneurysmen, Thromboembolien • Bakterielle Endokarditis • Kardiomyopathien, Arrhythmien • Pneumonien • Pneumothorax • Hepatopathien • Hepatitiden, insbesondere Hepatitis B, C und D • Immunsuppression • Knochenmarksuppression • HIV-Infektion, AIDS (und Folgeerkrankungen) • Tuberkulose • Pilzinfektionen • Abszesse, speziell Spritzenabszesse • Phlegmone • Sepsis • Tetanus • Hauterkrankungen • Venerische Erkrankungen einschließl. Gonorrhö und Syphilis • Andere Infektionen des Urogenitaltrakts • Schlechter Zahnstatus • Rhabdomyolyse, toxische Myopathien • Anaphylaxie • Osteoporose

23.2 Intoxikationsdelir

23.2.1 Kurzer Exkurs zum nichtentzugsbedingten Delir

Entzugsbedingte Delire, vor allem bei Alkohol, aber auch Sedativa sind nicht selten. Darüber hinaus können aber auch **Intoxikationsdelire** oder Delire anderer Ursachen bei Patienten mit Suchterkrankungen auftreten (zur Differenzialdiagnose ➤ Box 23.1). Klinisch ist es definiert als akut und fluktuierend auftretende Verwirrtheit, Vorhandensein von Aufmerksamkeitsstörungen und einer vorliegenden organischen Genese (Marschke et al 2020). Man kann hypoktive und hyperaktive Delire unterscheiden.

BOX 23.1

Wichtige Differenzialdiagnosen deliranter Zustandsbilder

- Alkoholdelir
- Pharmakoinduziertes Delir (z. B. Lithium, Anticholinergika, Anthistaminka)
- Drogeninduziertes Delir
- Intoxikationen
- Wernicke-Korsakow-Syndrom
- Demenz
- Zerebrale Hypoxie
- Zerebrale Insulte und andere vaskuläre Erkrankungen (Aneurysmen etc.)
- Hypo-/Hyperthyreose, metabolische Störungen
- Elektrolytstörungen
- Hypo-/Hyperglykämie
- Anämie
- Infektionen
- ZNS-Infektionen
- Exsikkose
- Hitzschlag, Verbrennungen
- Epilepsie
- Kardiale Schädigungen und Infarkte
- Extra- und intrakranielle Tumoren
- Subdurale/intrazerebrale Hämatome
- Traumata, Z. n. Operation
- Niereninsuffizienz
- Leberinsuffizienz

Als **allgemeine Risikofaktoren** für ein Delir gelten (Übersicht in Haussmann et al. 2016; Wilson et al. 2020):

- Höheres Alter (> 65 Jahre)
- Kognitive Störungen, Demenz
- Schwere körperliche Grunderkrankungen, Multimorbidität
- Schlechte Ernährung (Malnutrition)
- Infektionen
- Harnkatheter
- Polypharmazie
- Hyper- und Hyponatriämie
- Längere Aufenthaltsdauer im Krankenhaus
- Zerebrale Ischämie
- Alkohol, andere Drogen
- Herz-Kreislauf-Erkrankungen (z. B. Zustand nach Herz-Kreislauf-Stillstand, Aorten-OP etc.)
- Schädel-Hirn-Trauma
- Intra-/extrazerebrale Blutungen, zerebraler Insult
- Psychosen
- Hyper- und Hyponatriämie, Elektrolytstörungen, Dehydratation
- Multimorbidität
- Schmerzen

Zu den **allgemeinen Präventions- und Therapiemaßnahmen** beim Delir gehören:

- Offene freundliche Umgebung
- Reorientierungsmaßnahmen (z. B. Anbringen sichtbarer Uhren oder Bilder, Kalender)
- Verfügbarkeit von Hilfsmitteln (Sehhilfen etc.)
- Ggf Behandlug von Schmerzen, Infektionen
- Subsitutution von Mangelzuständen (Elektrolyte, Hypovitaminosen)

MERKE

Allgemein werden eine beruhigende, aber nicht reizdepravierte Umgebung, eine ausreichende Flüssigkeits- und Nahrungszufuhr sowie Schmerzbehandlung als wichtig angesehen (Haussmann et al. 2016).

23.2.2 Therapie

Pharmakologisch steht vor allem die Behandlung schwerer Agitation, psychotischer Symptome und drohender Selbstschädigungen im Vordergrund. Psychopharmaka mit anticholiergem Profil sind zu vermeiden. Typischerweise werden hier Neuroleptika eingesetzt, neben dem am meisten gegebenen **Haloperidol** auch Olanzapin, Quetiapin und Risperidon. Die S1- Leitlinie zu Delir und Verwirrtheitszuständen (Maschke et al 2020), die allerdings ausser zu Alkohol nicht zu speziellen Drogen Stellung bezieht, empfiehlt z. B. bei starker psychomotorischer Unruhe auch Pipamperon. Insgesamt ist die Effizienz der Wirkung von Antipsychotika bei Deliren kaum belegt (Lonergan et al. 2007, Burry et al 2019). Eine weitere Cochrane-Analyse konnte keinen überzeugenden Wirknachweis für Antipsychotika bei (nicht drogenassoziierten) Deliren zeigen (Burry et al. 2018). Klinische Empfehlung: Haloperidol, Risperidon und Olanzapin sind wohl ähnlich wirksam. Nach der Cochrane-Analyse von Lonergan et al. (2007) gehen Haloperidol-Dosen > 4,5 mg/d mit vermehrten Nebenwirkungen einher. Auch Wilson et al. (2020) sehen Antipsychotika als wirkungslos an. Vorteile von Haloperidol sind aus klinischer Sicht seine rasche Wirksamkeit und die relativ geringen Effekte auf den Kreislauf. Dagegen ist die Effektivität von Benzodiazepinen in der Behandlung nicht alkoholentzugsbedingter Delire nicht belegt (Haussmann et al. 2016). Das Risiko von Stürzen, zu starker Sedierung und andere Faktoren spricht eher gegen den Einsatz von Benzodiazepinen in dieser Indikation (Lonergan et al. 2009).

Therapeutisch kann bei **anticholinergem Delir** die Gabe von cholinergen Substanzen wie Physostigmin, das aber nur in der Intensivmedizin angewandt werden sollte, notwendig sein. Im Übrigen orientiert sich die Behandlung deliranter Syndrome an den sonst üblichen Richtlinien (➤ Tab. 23.3).

23

Tab. 23.3 Behandlungsprinzipien bei deliranten Syndromen verschiedener Ursachen (modifiziert und ergänzt nach Benkert und Hippius 2017)

Ursache	Behandlung
Alkoholdelir	Sofortiger Entzug; medikamentöse Therapie: Clomethiazol, alternativ: Benzodiazepine
Delir bei Medikamentenabhängigkeit (inkl. Clomethiazol)	Bei Opioiden: sofortiger Entzug Bei Barbituraten oder anderen Hypnotika: sukzessiver Entzug über 10 Tage oder länger; medikamentöse Therapie: evtl. Clomethiazol Bei Clomethiazol-Sucht: sukzessiver Entzug über 10 Tage; medikamentöse Therapie: nur ggf. Haloperidol, evtl. Benzodiazepine
Delir bei Drogenintoxikation	Sofortiger Entzug; medikamentöse Therapie: evtl. Haloperidol, evtl. Benzodiazepine
Delir bei therapeutischer Anwendung von zentral wirksamen Pharmaka (z. B. Antidepressiva, Neuroleptika, Anticholinergika)	Sofortiges Absetzen oder starke Reduktion der Pharmaka entsprechend dem Schweregrad des Delirs; medikamentöse Therapie: Physostigmin (s. Text), nur evtl. zusätzlich Haloperidol, alternativ Benzodiazepine (Lorazepam)
Delir bei schweren Allgemeinkrankheiten (z. B. Infektionskrankheiten, Vergiftungen, Stoffwechselkrankheiten, Kreislaufstörungen, akute zerebrale Krankheiten)	Primäre Behandlung der Grunderkrankung; evtl. Clomethiazol nur ggf. Haloperidol, Risperidon, Olanzapin

23.3 Spezifische Störungsbilder einzelner Substanzen

23.3.1 Opioide

Opioidintoxikation

Die regelmäßige Einnahme von Opioiden führt zu einer erheblichen Toleranz. Eine körperliche Abhängigkeit entwickelt sich schnell.

Krankheitsbild Dosisabhängig kommt es zu Atemdepression, Miosis und den anderen typischen Symptomen einer Opioidintoxikation (➤ Tab. 23.4). Noch immer stellen Opioidkonsumenten mit Mehrzahl der Drogentoten. Haupttodesursache sind Überdosierungen und Atemdepression (Degenhardt et al. 2014).

Tab. 23.4 Leitsymptome der Opioidintoxikation

Symptome	Komplikationen
• Enthemmung • Initiale Euphorie • Flush (Rötung des Gesichts) • Hautjucken • Apathie, Verlangsamung, verminderte Aufmerksamkeit • Benommenheit, Koma • Langsame Atmung • Zyanose • Einschränkung des Urteilvermögens • Verwaschene Sprache • Miosis • Kalte, trockene Haut • Bradykardie, Areflexie • Hypalgesie • Emesis	• Zyanose • Koma • Hirnödem • Atemdepression • Lungenödem • Hypotonie, Bradykardie • Hypothermie • Epileptische Anfälle (sehr selten) • Rhabdomyolyse • Nierenversagen

Sehr rasch, oft schon 10–20 Sekunden nach i. v. Zufuhr oder ggf. Intoxikation kommt es zu Symptomen des Drogenrausches, dem „Kick“. Die weiteren Symptome der Opioidintoxikation treten dann innerhalb von 2–5 Minuten nach der Injektion auf. Typischerweise kommt es zu einer Euphorie, die 10–30 Minuten dauern kann und dann für etwa 2–6 Stunden zu einem Zustand führt, der durch Antriebsminderung, Lethargie, Somnolenz und affektive Verstimmungen gekennzeichnet ist. Bei oralem Opioidkonsum treten diese Symptome naturgemäß später auf.

Komplikationen Als schwerwiegendste Komplikationen kann es bei Opioiden zum einen zu Überdosierungen, zum anderen zu toxischen Reaktionen kommen.

Noch immer versterben die meisten opioidabhängigen Patienten an der Drogenwirkung (Atemdepression) bzw. Überdosierungen, deutlich seltener an Suizid, Verletzungen oder körperlichen Erkrankungen (➤ Kap. 13).

Überdosierungen und toxische Reaktionen sind klinisch oft nicht sicher zu unterscheiden. Die Therapie erfolgt symptomorientiert. Typische Symptome einer schweren Opioidüberdosierung sind stecknadelkopfgroße Pupillen, Schock, Koma und Atemlähmung mit potenziell tödlichem Ausgang, außerdem kalte Extremitäten, Hyporeflexie, Zyanose sowie pulmonale Störungen (Lungenödem). Besonders gefährdet sind Patienten mit relevanten Vorerkrankungen, vor allem kardiopulmonalen oder Atemwegserkrankungen. Gefährlich ist der wechselnde Reinheitsgrad des Heroins. Auch Erstkonsumenten (fehlende Toleranz!) bzw. Patienten nach (relativ kurzer) Heroinpause bzw. Abstinenz oder mit Mischintoxikationen sind gefährdet.

Neurologische Störungen können hinzutreten: Ataxie, toxische Amblyopien, Neuritiden, Myopathien und auch Rhabdomyolysen, weiter Apoplexien, sehr selten epileptische

Anfälle, Hirnabszesse, mykotische Aneurysmen und Tetanus. Auch Myelopathien wurden beschrieben, die Prognose ist schlecht.

Differenzialdiagnosen Die wichtigsten sind in ➤ Box 23.2 aufgeführt.

BOX 23.2
Differenzialdiagnosen der Opioidintoxikation

- Intoxikationen durch Alkohol oder Sedativa (fehlende Pupillenverengung)
- Intoxikationen durch Kokain, Amphetamine oder Halluzinogene
- Psychosen, ggf. andere psychische Störungen
- Schädelhirntrauma
- Enzephalitis
- Myokardinfarkt
- Andere schwere Erkrankungen

Therapie Zur Verifizierung und Behandlung einer schweren Opioidintoxikation ist die i. v. Gabe von Naloxon (Narcanti®, Narcan®) indiziert (s. unten). Bei Koma sind differenzialdiagnostisch zahlreiche weitere medizinische Störungen in Erwägung zu ziehen.

MERKE
ABC-Regeln beachten!

- Vitalfunktionen sichern.
- Intravenösen Zugang legen.
- Anschließend stationäre Aufnahme.

- Naloxon (Narcanti®, Narcan®). Naloxon hat eine deutlich kürzere Wirkdauer als die meisten Opioide, Dosierung nach Wirkung: 0,4–2 mg i. v., ggf. wiederholte Gabe von 0,4–2 mg nach 2–3 Minuten unter Kontrolle der Vitalfunktionen.
- Bei Ansprechen auf die Therapie mit Naloxon muss – abhängig vom klinischen Bild – wegen dessen kurzer Halbwertszeit nach ca. 15 Minuten oder später nachdosiert werden. Eine Infusion mit kontinuierlicher Zufuhr von Naloxon kann notwendig sein. Eine Expertengruppe schlug folgende Titration vor: 0,04 mg/kg KG alle 60 s (0,01 mg/kg KG bei Kindern) bis der komatöse Patient erwacht, danach kontinuierliche Zufuhr (Mégabane et al. 2020). Die Wirksamkeit bei Buprenorphin ist wohl geringer als bei vollen Opioidagonisten (Heroin, Methadon).
- Auf jeden Fall muss der Patient für einige Stunden nachbeobachtet werden, da wegen der erwähnten kurzen Halbwertszeit des Antidots eine erneute Eintrübung auftreten kann (bzgl. spezieller Probleme bei der Antidotbehandlung mit Naloxon ➤ Kap. 13).
- Bei Hypotonie und Hypoxämie: Volumen- und Sauerstoffzufuhr, engmaschiges Monitoring von Kreislaufparametern und Sauerstoffsättigung bzw. Blutgasen. Der Patient muss nach der Akuttherapie ausreichend lange beobachtet werden. Bei Lungenödem ist eine internistische Intensivbehandlung, ggf. mit Beatmung, unverzüglich einzuleiten. Furosemid, Prednisolon sind dann indiziert.
- Prophylaxe: Mittlerweile gibt es diverse sogenannte Naloxonprogramme, die durch Einsatz von Take-home-Naloxon die Mortalität senken sollen (sog. Rescue Kits), ein klassischer Harm-reduction-Ansatz. Dabei werden andere Konsumenten oder Begleitpersonen geschult (https://www.naloxontraining.de). Mittlerweile ist auch nasal applizierbares Naloxon verfügbar.

Opioidentzugssyndrom

Krankheitsbild Die typischen klinischen Symptome des Opioidentzugssyndroms sind in ➤ Kap. 13 beschrieben.

Bei längerer (meist mehrwöchiger) Einnahme von Opioiden (insbesondere Heroin) kommt es beim Absetzen oder bei Dosisreduktion typischerweise innerhalb weniger Stunden zu einem Entzugssyndrom mit verschiedenen vegetativen, psychischen und körperlichen Störungen. Bei Gabe eines Opioidantagonisten, z. B. Naltrexon oder Naloxon, treten diese Symptome innerhalb weniger Minuten auf.

Der Opioidentzug ist subjektiv belastend, bei fehlenden anderen Erkrankungen aber kein lebensbedrohlicher Zustand.

MERKE
Ein **Drogenscreening** ist erforderlich, da der nicht erkannte Konsum psychotroper Substanzen den Entzug gefährden kann. Notfallsituationen können sich ergeben, wenn der Patient im opioidgestützten Entzug weitere Substanzen (heimlich) konsumiert! Bei leichtem Opioidentzugssyndrom besteht keine zwingende Indikation für pharmakologische Interventionen. Beruhigendes Auftreten, eine freundliche, nicht reizdeprivierte Umgebung und ausreichende Flüssigkeitssubstitution können schon viel zur Linderung beitragen.

Beim Opioidentzugssyndrom hat sich die (ausschleichende) Therapie mit Methadon oder Buprenorphin bewährt. Auch alpha-2 Agonisten können wegen der noradrenergen Hyperaktivität hilfreich sein (Kosten und Baxter 2019).

Interaktionen Opioidintoxikationen oder umgekehrt Opioidentzüge können sich durch Interaktionen mit zahlreichen Medikamenten ergeben (McCance-Katz 2010, 2012, Habib-Mayer 2023). Einige wichtige Interaktionen sind in ➤ Tab. 23.5 und ➤ Tab. 23.6 dargestellt.

Tab. 23.5 Interaktionen von Methadon mit anderen Substanzen

Beschleunigter Methadonabbau z. B. durch (Auswahl)	Verzögerter Methadonabbau z. B. durch (Auswahl)
• Rifampicin • Metamizol • Phenytoin • Phenobarbital • Carbamazepin	• Cimetidin • Chinidin • Betablocker • Antidepressiva (Trizyklika, Fluvoxamin) • Haloperidol • Quetiapin • Antimykotika • Antiarrhythmika • Kontrazeptiva • Grapefruit

Tab. 23.6 Pharmakologische Interaktionen von Buprenorphin und Methadon via Inhibition des CYP3A4-Enzyms

Starke CYP3A-Inhibitoren (Auswahl)	Mäßig starke CYP3A-Inhibitoren (Auswahl)
• Atazanavir • Clarithromycin • Indinavir • Itraconazol • Ketolonazol • Nefazodon • Nelfinavir • Ritonavir • Lopinavir/Ritonavir • Saquinavir/Ritonavir • Telithromycid	• Aprepitant • Diltiazem • Erythromycin • Fluconazol • Fosamprenavir • Verapamil • Grapefruitsaft!!

23.3.2 Notfälle bei Patienten unter Naltrexon-Therapie

Opioidantagonisten vom Typ Naltrexon (Nemexin®) werden als „Nüchternheitshilfe“ bzw. abstinenzunterstützend bei Opioidabhängigen eingesetzt. Die Evidenzlage ist insgesamt nicht sehr gut (➤ Kap. 13; Minozzi et al. 2011; Zangiabadian et al. 2022).

Naltrexon ist ein nahezu reiner Opioidantagonist ohne sonstige pharmakologische Wirkung. Die Substanz bindet an Opioidrezeptoren, insbesondere den μ-Rezeptor. Eine Tablette Naltrexon (50 mg) reicht aus, um den Rezeptor für 24 Stunden zu blockieren.

Notfallsituationen können dadurch auftreten, dass bei zuvor nichtentzogenen Opioidabhängigen durch die gleichzeitige Gabe von Naltrexon ein akutes Opioidentzugssyndrom ausgelöst werden kann. Vor Beginn einer Behandlung mit Naltrexon ist daher sicherzustellen, dass der Patient tatsächlich vollständig entzogen bzw. drogenfrei ist. Vor allem besteht nach dem Absetzen einer Naltrexon-Behandlung keine erhöhte Opioidtoleranz mehr, sodass bei einem Opioidkonsum die Gefahr tödlicher Intoxikationen hoch ist.

23.3.3 Cannabinoide

Spezifische (psychiatrische) Notfallsituationen betreffen vor allem Cannabisintoxikationen und psychotische Störungen. Sie sind aber sehr selten.

Die akute Zufuhr von Cannabis führt meist zu überschaubaren psychischen Wirkungen. THC-haltige Substanzen verursachen in erster Linie Euphorie, Entspannung oder Benommenheit und das Gefühl, „high“ zu sein. Gedächtnisfunktionen können beeinträchtigt sein, ggf. können auch neurologische Störungen (z. B. Koordinationsstörungen) auftreten. Eine starke körperliche Abhängigkeit findet sich bei THC-haltigen Substanzen kaum, aber eine psychische Abhängigkeit mit Gewöhnung und Toleranzsteigerung.

Cannabisintoxikation

Nur ausgeprägte Cannabisintoxikationen erfordern eine pharmakologische Intervention und stationäre Aufnahme. In den meisten Fällen reichen nichtpharmakologische Interventionen (beruhigende Ansprache und Zuwendung, freundliche Umgebung etc.) aus.

Leitsymptome sind Rötung der Bindehaut, gesteigerter Appetit, Mundtrockenheit und gesteigerter Puls. Es können auch Übelkeit und Erbrechen auftreten, vor allem bei Cannabis-unerfahrenen Konsumenten, auch Angst, sehr selten psychotische Symptome.

Cannabisentzug

Etwa 10 Stunden nach dem letzten Konsum kann ein meist sehr milde verlaufendes Entzugssyndrom auftreten.
Leitsymptome sind:

- Craving (Suchtverlangen)
- Appetitminderung
- Schlafstörung
- Schwitzen
- Reizbarkeit, selten Aggressivität
- Innere Unruhe
- Hyperalgesie (vor allem im Kopf-, Bauch- und Muskelbereich)
- Dysphorie

Eine medikamentöse oder stationäre Behandlung ist meist nicht notwendig, eine etablierte Pharmakotherapie gibt es nicht. Manche Autoren empfehlen niederpotente Neuroleptika.

Cannabisinduzierte wahnhafte bzw. psychotische Störungen

Psychotische Episoden (Intoxikationspsychosen) sind nicht selten. Es gibt möglicherweise auch länger anhaltende cannabisassoziierte psychotische Störungen (sog. Cannabispsychose), die häufig eine schizophrenieähnliche Symptomatik hervorrufen.

Krankheitsbild Psychopathologisch dominieren bei cannabisinduzierten wahnhaften Störungen folgende Symptome:
- Mild ausgeprägte Wahnsymptome, meist ein Verfolgungswahn
- Angst
- Emotionale Labilität
- Depersonalisation und Derealisation
- Evtl. Kurzzeitamnesien

Die somatischen Symptome entsprechen jenen bei Cannabisintoxikation. Der Verlauf ist meist günstig.

Differenzialdiagnose Bei allen THC-induzierten Psychosen sind in erster Linie schizophrene oder organische Psychosen auszuschließen, ggf. auch eine bipolare Erkrankung.

Akuttherapie Sie erfolgt symptomatisch. Eine stationäre Behandlung ist meist nicht notwendig, allenfalls zur differenzialdiagnostischen Abklärung; nur bei Psychosen mit deutlicher Ausprägung ist sie nicht zu umgehen.

Andere THC-induzierte psychische Störungen

Krankheitsbild Dazu gehören Angstzustände, insbesondere Panikreaktionen und Störungen des Schlaf-Wach-Rhythmus. Das Auftreten von Flashbacks (veränderte Wahrnehmung ohne erneuten Cannabiskonsum) ist umstritten (s. AWMF-Behandlungsleitlinie). Andere schwierig zu klassifizierende psychotische Symptome, z. B. apophäne Syndrome (abnormes Bedeutungsbewusstsein, Wahnvorstellungen), sowie Persönlichkeitsveränderungen wurden sporadisch berichtet.

Akuttherapie Akute Angstzustände sollten anxiolytisch behandelt werden (z. B. Lorazepam 1–2 mg). Bei leichteren psychotischen Symptomen reicht häufig eine beschützende Umgebung zur Beruhigung aus. Oftmals ist die Therapie mit Benzodiazepinen sinnvoll.

23.3.4 Sedativa, Hypnotika

Intoxikation durch Sedativa, Hypnotika oder Anxiolytika

Krankheitsbild Es sei auf die aktuelle S3-Leitlinie Medikamentenbezogene Störungen verwiesen (Batra und Havemann-Reinecke 2022). Im Prinzip unterscheiden sich die Symptome einer Intoxikation mit Sedativa nicht von denen anderer Substanzen. Sie äußert sich in erster Linie durch Verhaltensauffälligkeiten und psychische Beeinträchtigungen sowie somatisch-neurologische Symptome, die z. B. denen der Alkoholintoxikation ähneln (➤ Tab. 23.7).

Differenzialdiagnose Es kommen Intoxikationen mit Alkohol bzw. anderen psychotropen Substanzen infrage. Bei bewusstseinsgetrübten bzw. deliranten Zustandsbildern sind zahlreiche körperliche Erkrankungen in die Differenzialdiagnose einzubeziehen (➤ Box 23.1).

Akuttherapie Eine Krankenhausaufnahme, evtl. mit intensivmedizinischer Betreuung, ist erforderlich. Die üblichen Maßnahmen zur Sicherung der Vitalfunktionen sind zu beachten: Ein i. v. Zugang ist notwendig, um ggf. die toxikologische Untersuchung einzuleiten.

Bei unklarer Intoxikation kann eine Benzodiazepinbeteiligung durch i. v. Gabe von Flumazenil (Anexate®) in fraktionierter Dosis, im Mittel 0,3–0,6 mg (s. a. Herstellerinformation), geführt/ausgeschlossen werden. Ein Expertenkonsensus empfahl 0,1 mg Flumazenil bei komatösen Patienten alle 30 Sekunden (Titration), bis der Patient wach ist, anschließend Dauerinfusion (Mégabane et al. 2020). Wichtigste Nebenwirkung von Flumazenil sind epileptische Anfälle.

Wegen der kurzen Halbwertszeit von Flumazenil besteht die Gefahr einer erneuten Bewusstseinstrübung bei nachlassender Wirkung des Antidots. Keinesfalls darf der Patient vor einer ausreichenden Entgiftung und somatischen Stabilisierung entlassen werden.

Für die anderen Hypnotika/Sedativa stehen keine spezifischen Antidote zur Verfügung.

Tab. 23.7 Symptome einer Intoxikation durch Sedativa, Hypnotika oder Anxiolytika

Psychisch	Neurologisch
• Verschiedene Verhaltensauffälligkeiten • Affektive Enthemmtheit • Stimmungslabilität • Beeinträchtigung von Urteilsvermögen und Kritikfähigkeit • Ausgeprägte Sedierung bis hin zum Koma	• Verwaschene Sprache • Koordinationsstörungen • Unsicherer Gang, Ataxie • Kognitive und mnestische Störungen • Atemdepression • Areflexie • Verminderte Körpertemperatur

Entzug von Sedativa/Hypnotika

Krankheitsbild Die wichtigsten Symptome beim Entzug von Sedativa, Hypnotika oder Anxiolytika ähneln denen bei Alkoholabhängigkeit (➤ Box 23.3).

Vor allem bei anderen Substanzen, z. B. Barbituraten, aber auch Methaqualon und anderen Hypnotika, kann es zu deliranten Zuständen kommen. Je nach Halbwertszeit treten sie innerhalb von wenigen Stunden bis mehreren Tagen auf.

Die Erfahrung zeigt, dass Entzugssyndrome von Barbituraten, Benzodiazepinen und anderen Hypnotika häufig prolongiert über viele Wochen anhalten können. Deswegen ist fast immer ein schrittweises Absetzen der Medikamente angezeigt.

BOX 23.3

Symptomatik des Entzugs von Sedativa, Hypnotika oder Anxiolytika

- Übelkeit und Erbrechen
- Unwohlsein und Schwäche
- Autonome Hyperaktivität (Schwitzen, Tachykardie)
- Angst, Depression, Reizbarkeit
- Orthostatische Hypotonie
- Grobschlägiger Tremor
- Schlafstörungen
- Epileptische Anfälle (Grand-Mal-Typ)
- Perzeptionsstörungen (insbesondere bei Benzodiazepinentzug), z. B. Körpergefühlstörungen, Oszillopsien, Kinästhesien
- Verschiedene körperliche Beschwerden, z. B. Schmerzen, Krämpfe, Muskelzuckungen
- Depersonalisation, Derealisation

In schweren Fällen:
- Delir
- Halluzinosen (sehr selten)

Therapie Bei leichten Entzugssyndromen ist keine Medikation erforderlich. Bei ausgeprägteren Entzugssymptomen wird z. B. Diazepam (Valium®), initial 10 mg, verabreicht. Manche Autoren favorisieren die Gabe länger wirksamer Benzodiazepine vom Typ Diazepam bei Benzodiazepinentzügen, die Datenlage dazu ist aber recht heterogen (Soyka 2015). Die aktuelle S3-Leitlinie empfiehlt mittel- bis langwirksame Benzodiazepine. Bei Konsum verschiedener Substanzen ist dies in jedem Fall sinnvoll.

Eine Nachdosierung erfolgt abhängig von der klinischen Symptomatik und der Höhe der vor dem Entzug eingenommenen Benzodiazepindosis. So können z. B. 10 mg Diazepam alle 2 Stunden verabreicht werden, bis die Entzugssymptomatik sistiert bzw. eine erkennbare Sedierung einsetzt. Danach kann die Medikation schrittweise abgesetzt werden. In der Klinik hat sich eine Halbierung der notwendigen Ausgangsdosis alle 5 Tage als praktikables Entzugsschema erwiesen. Eine antiepileptische Abschirmung (z. B. mit Carbamazepin 600–1.000 mg/d) ist nicht ausreichend evidenzbasiert. Das weitere Vorgehen erfolgt je nach Klinik und Beschwerden pragmatisch. Die Gabe von Antidepressiva oder anderen Substanzen hat keine starke Evidenzbasierung.

Bei Barbituratentzügen ist wegen der geringeren Toxizität eine Entgiftung mit Benzodiazepinen zu bevorzugen.

23.3.5 Kokain

Kokain ist eine starke und im Hinblick auf Komplikationen gefährliche Droge. In den meisten Fällen wird Kokainhydrochlorid als Pulver entweder inhaliert, injiziert oder als Kokainalkaloid als „Freebase" oder „Crack", versetzt z. B. mit Backpulver, geraucht. Von vielen Abhängigen wird Kokain zusammen mit Heroin injiziert („Speed Ball").

Es kommt zu einer starken psychischen Abhängigkeit mit euphorischer Enthemmung, Antriebssteigerung, auch vermehrtem Lustempfinden und reduziertem Schlafbedürfnis. Bei chronischem Konsum kommt es zu dysphorischer Verstimmung bis hin zum „Crash". Kokainkonsum kann zu verschiedenartigen organischen psychischen Störungen führen. In körperlicher Hinsicht ist ein deutlicher Gewichtsverlust nicht selten. Typisch sind Ulzera an der Nasenschleimhaut aufgrund der vasokonstriktorischen Wirkung der Substanz.

Intoxikation

Krankheitsbild Eine Kokainintoxikation führt typischerweise zu den in ➤ Tab. 23.8 aufgeführten Symptomen. Die Kokainintoxikation klingt je nach Art der Zufuhr (i. v., Schnupfen oder Rauchen) innerhalb von wenigen Stunden bis längstens einem Tag ab.

Tab. 23.8 Symptome einer Kokainintoxikation

Psychisch	Somatisch
• Euphorie und affektive Enthemmung • Unruhe, Agitiertheit • Beleidigendes Verhalten, Aggressivität • Größenideen • Gesteigerte Vigilanz • Psychomotorische Erregung • Beeinträchtigung von Urteilsvermögen und Kritikfähigkeit • Affektlabilität • Stereotypes Verhalten • Taktile, optische oder akustische Sinnestäuschungen • Paranoide Gedanken • Angst und Depression (mit fließendem Übergang zum „Crash", s. Text)	• Tachykardie • Pupillenerweiterung • Hypertonie • Schwitzen oder Schüttelfrost, Schweißausbrüche, Kälteschauer • Übelkeit oder Erbrechen • Migräneartige Kopfschmerzen • Stereotype Mund- oder Zungenbewegungen • Tremor • Kardiale Arrhythmien oder andere Symptome einer adrenergen Überfunktion • Thorakale Schmerzen • Muskelschwäche

Differenzialdiagnose Akute Manien, schizophrene Psychosen, Amphetaminintoxikation oder andere substanzinduzierte Intoxikationen können das klinische Bild der Kokainintoxikation imitieren und kommen deshalb differenzialdiagnostisch infrage. Die typischen somatischen Auffälligkeiten bei chronischem Kokainkonsum wie Ulzera der Nasenscheidewand (!), Untergewicht sowie chemisch-toxikologische Urin- bzw. Plasmakontrollen können zur Differenzialdiagnose beitragen.

Mögliche **Komplikationen** sind in ➤ Box 23.4 aufgelistet.

BOX 23.4

Somatische Komplikationen einer Kokainintoxikation

- Pektanginöse Beschwerden (Brustschmerzen)
- Herzinfarkt, Rhythmus-Störungen
- Kardiomyopathie
- Blutdruckabfall
- Schlaganfall
- Epileptische Anfälle
- Neurologische Fokaldefizite
- Hyperthermie
- Atemdepression
- Koma
- Herz-Kreislauf-Stillstand

Akuttherapie Die Akuttherapie richtet sich nach den vorrangigen Symptomen (➤ Tab. 23.9).

Als weitere Maßnahme soll das Ansäuern des Urins durch orale Gabe von Ammoniumchlorid (Ammonchlor), alternativ evtl. Ascorbinsäure, die Elimination von Kokain beschleunigen.

Tab. 23.9 Symptomorientierte Akuttherapie bei Kokainintoxikation

Symptom	Maßnahme
Schwere Erregung in Verbindung mit Angst	Benzodiazepine oral, evtl. auch i. v.: initial Diazepam (z. B. Valium®) 10 mg, evtl. Dosis alle 2 h wiederholen
Kokaininduzierte Panikanfälle	Lorazepam (z. B. Tavor®) 2 mg, evtl. mehrfache Gabe; alternativ: Propranolol (z. B. Dociton®) 40–80 mg, 2 ×/d
Ausgeprägte Angst bei psychotischer Symptomatik	Haloperidol (z. B. Haldol®) 5–10 mg/d, ggf. auch deutlich mehr (Neuroleptika wirken dabei insbesondere gegen psychotische Symptome, nicht aber gegen die typische kokaininduzierte Euphorie!)
Epileptische Anfälle	Bis 10 mg Diazepam (z. B. Valium®) langsam i. v.
Hyperthermie	Haloperidol (z. B. Haldol®) 5 mg i. m./i. v., physikalische Maßnahmen (kalte Umschläge)
Akute Überdosierung	Magenspülung, wenn möglich; bei Störungen der Vitalfunktionen: notfallmedizinische Therapie

Kokaindelir

Ein Kokaindelir ist sehr selten. Es tritt meist innerhalb von 24 Stunden nach der letzten Einnahme von Kokain auf.

Mittel der ersten Wahl ist Diazepam (z. B. Valium®): initial 10 mg i. v., danach nach Klinik etwa alle 2 Stunden nachdosieren. Dosen von > 50–100 mg/d sind kaum je nötig, zwingen aber dann zu einer intensivmedizinischen Behandlung.

Bei schwersten Deliren mit erheblicher psychomotorischer Unruhe kommt die Kombination mit hochpotenten Neuroleptika infrage.

Wahnhafte bzw. psychotische Störungen

Bei Kokainkonsum kommt es häufig zu **organisch bedingten psychotischen Störungen** (Leitsymptome ➤ Box 23.5).

Differenzialdiagnostisch sind vor allem schizophrene Psychosen abzugrenzen.

BOX 23.5

Leitsymptome

- Paranoide Gedanken, insbesondere Verfolgungswahn
- Innere Unruhe und Erregung
- Aggression bis hin zu gewalttätigen Ausbrüchen
- Vorwiegend taktile Halluzinationen (z. B. Wahrnehmung von Insekten oder Ungeziefer auf der Haut, Dermatozoenwahn)
- Andere schizophreniforme Symptome

Komplikationen Die taktilen Halluzinationen (Formicatio) können durch Kratzen zu z. T. ausgiebigen Hautexkoriationen führen.

Therapie Falls eine Pharmakotherapie notwendig wird: Mittel der Wahl sind Benzodiazepine. Allenfalls bei prolongiertem Verlauf einer psychotischen Störung kann eine neuroleptische Behandlung notwendig werden. Atypika gelten hier als Mittel der ersten Wahl, hochpotente Neuroleptika als Mittel zweiter Wahl.

23.3.6 Andere Psychostimulanzien

Bei (Meth-)Amphetamin kann es zu Entzug (McGregor et al. 2005; Zorick et al. 2010), Intoxikationen und Psychosen kommen. Für die Behandlung methamphetaminbezogener Störungen gibt es eine S3-Leitlinie, deren Gültigkeit allerdings 2021 abgelaufen ist (Gouzoulis-Mayfrank et al. 2016). Das Kapitel zu Psychostimulantien in der S3-Leitlinie Medikamentenbezogenen Störungen macht zu Notfallsituationen wenig Angaben (Batra und Havemann-Reinecke 2022).

Vor allem methamphetaminhaltige Substanzen haben in den letzten Jahren zunehmend Verbreitung gefunden.

Intoxikation

Krankheitsbild Die Intoxikation mit Amphetaminen oder ähnlich wirkenden Substanzen ist klinisch kaum von einer Kokainintoxikation zu unterscheiden.

Im Vordergrund stehen Symptome eines erhöhten Sympathikotonus wie Tachykardie, Pupillenerweiterung, erhöhter Blutdruck oder Schwitzen sowie Symptome wie Schüttelfrost, Übelkeit und Erbrechen. Brustschmerzen können an einen Herzinfarkt denken lassen. Beim Auftreten von Fieber und epileptischen Anfällen (nicht selten!) kann es zu lebensbedrohlichen Situationen kommen (➤ Kap. 14).

Typische Symptome einer Amphetaminintoxikation sind:

- Brustschmerzen
- Anstieg der Körpertemperatur (Hyperthermie)
- Epileptische Anfälle
- Hypertonus, Blutdruckkrisen, evtl. Schlaganfall
- Psychotische Symptome
- Agitiertheit, Aggression

Psychopathologisch dominieren neben einer starken Agitation, affektive Enthemmung, Größenideen, gesteigerte Vigilanz, psychomotorische Erregung, Aggression und Gewalttätigkeit sowie eine Beeinträchtigung von Urteilsfähigkeit und Kritikvermögen.

Differenzialdiagnose In erster Linie ist an eine Kokainintoxikation oder an andere substanzinduzierte Intoxikationen, aber auch an eine Manie oder ggf. schizophrene Psychose zu denken. Bei Vorliegen spezifischer somatischer Symptome sind differenzialdiagnostisch auch Migräne, Herzinfarkt, Schlaganfall oder andere neurologische Erkrankungen auszuschließen. Erleichtert wird die Diagnose durch den Nachweis von Einstichstellen (bei i. v. Konsum) sowie entsprechende Blut- und Urintests.

Akuttherapie Internistische und notfallmedizinische Maßnahmen: Dazu zählen Freihalten der Atemwege, Behandlung einer Hypertension (Urapidil, Prazosin oder auch Glyceroltrinitrat), Management von Dysrhythmien und Hypertermie sowie des Elektrolyt- und Volumenhaushalts. Einer Rhabdomyolyse ist durch adäquate Volumensubstitution vorzubeugen.

Pharmakotherapie Die Akuttherapie richtet sich nach dem im Vordergrund stehenden Symptom. Eine ruhige Umgebung ist wichtig, wenn nötig außerdem eine Sedierung:

- (Nur) bei starker psychomotorischer Erregung: Neuroleptika, z. B. Olanzapin 5–10 mg, Risperidon 2 mg oder Haloperidol 5–10 mg (Mittel der 2. Wahl).
- Bei starker Angst (Panikreaktion) oder Agitiertheit schnell wirksame Benzodiazepine: Lorazepam (z. B. Tavor, Temesta®) 2 mg langsam i. v., evtl. wiederholte Gaben, oder z. B. Diazepam und Midazolam (Gouzoulis-Mayfrank et al. 2016).

Als weitere Maßnahme soll das Ansäuern des Urins durch orale Gabe von Ammoniumchlorid (oder Ascorbinsäure) die Elimination von Amphetaminen beschleunigen (➤ Kap. 14).

Entzugssyndrome

Eine pharmakologische Intervention ist nur bei stärkerer Depression, Angst oder Erregung notwendig.

Bei starker Angst und Erregung ist Diazepam (z. B. Valium®) 5–10 mg oral oder langsam i. v. indiziert. Alternativ kommen Lorazepam (z. B. Tavor®, Temesta®) 2(–4) mg oral oder Neuroleptika infrage.

Bei länger anhaltenden depressiven Syndromen sollte antidepressiv behandelt werden. Bei depressiven Syndromen mit Erschöpfung und Antriebsmangel kann z. B. Buproprion gegeben werden.

Delir

Ein amphetamininduziertes Delir ist eher selten.

Der Patient muss stationär aufgenommen werden. Erforderlich sind das Legen eines i. v. Zugangs sowie eine ausreichende Sauerstoff- und Glukosezufuhr, evtl. intensivmedizinische Maßnahmen; ggf. sind die Gabe von Thiamin sowie die Korrektur der Flüssigkeits- und Elektrolytbilanz in Betracht zu ziehen.

Eine **Medikation** z. B. mit Haloperidol (z. B. Haldol®), 5–10 mg i. m. oder i. v., ist einzuleiten. Bei starker psychomotorischer Unruhe kann Diazepam (z. B. Valium®), initial 10 mg, erforderlich sein, mit Nachdosierung je nach Klinik. Die Gabe von Benzodiazepinen bei Amphetamindelir ist nicht evidenzbasiert.

Wahnhafte bzw. psychotische Störungen

Psychotische Störungen kommen bei Amphetaminen oder ähnlich wirkenden Sympathomimetika deutlich häufiger vor als Delire, sind aber insgesamt nicht sehr häufig. Sie treten wie bei kokaininduzierten Störungen kurz nach dem letzten Konsum auf (➤ Tab. 23.8).

Differenzialdiagnose Es kommen in erster Linie kokaininduzierte, aber auch schizophrene und manische Psychosen in Betracht.

Akuttherapie Meist ist eine stationäre Aufnahme erforderlich. Mittel der Wahl sind vorübergehend Neuroleptika und Benzodiazepine. Bei starker Erregung kommen z. B. Haloperidol (z. B. Haldol®), 5–10 mg i. v. oder i. m., evtl. auch Atypika, z. B. Risperidon, zur Anwendung.

Bei starker psychomotorischer Unruhe, Angst und Erregung ist Diazepam (z. B. Valium®), initial 10 mg langsam i. v. oder oral, indiziert.

23.3.7 Halluzinogene

Halluzinogene sind eine sehr heterogene Gruppe von Drogen. Es gibt zwei Hauptgruppen:

- Substanzen, die strukturell mit 5-Hydroxytryptamin verwandt sind (z. B. Lysergsäurediethylamid [LSD] und Dimethyltryptamin [DMT])
- Substanzen, die strukturchemisch Ähnlichkeiten mit Katecholaminen aufweisen (z. B. Mescalin)

Das auch zu dieser Gruppe gehörende Phencyclidin (PCP) wird in modernen psychiatrischen Klassifikationssystemen wie dem DSM-5 von den übrigen Halluzinogenen getrennt betrachtet, da es nur selten eine reine Halluzinose verursacht. Das Gleiche gilt für das stark halluzinogen und „dissoziativ", auch analgetisch wirkende Narkosemittel Ketamin (Ketanest, Ketalar®), das dem PCP nahesteht. Ketamin ist ein nichtkompetitiver Antagonist am glutamatergen NMDA-Rezeptor. Bei Intoxikationen stehen Bewusstseinsstörungen, Benommenheit, Verhaltensstörungen, Halluzinationen, Bauchschmerzen und Erbrechen im Vordergrund (Schep et al. 2023). Es gibt zahlreiche Biodrogen, zu denen auch die sog. magic mushrooms zählen (Hermle 2022).

Zu den neurobiologischen Grundlagen s. Liechti (2015), Vollenweider und Kometer (2010), sowie Luethi und Liechti (2020).

Lediglich die chemisch synthetisierten Substanzen LSD und PCP werden in reiner Form aufgenommen; bei den anderen Halluzinogenen handelt es sich meist um verunreinigte bzw. Mischpräparate.

Die Wirkungen der sog. Designerdrogen sind teils halluzinogenähnlich, teils entsprechen sie aber auch denen der Amphetamine, weswegen sie von manchen Autoren dieser Gruppe zugerechnet werden (➤ Kap. 11).

Leitsymptome ➤ Box 23.6

BOX 23.6

Leitsymptome

- Verzerrung des Körperbildes
- Paranoide Reaktionen
- Verfolgungsideen
- Vorwiegend taktile Halluzinationen
- Häufig: aggressive und gewalttätige Durchbrüche
- Evtl. Flashbacks

Halluzinogene

Halluzinogene führen zu einem breiten Spektrum von Intoxikationssymptomen, wobei psychotisches bzw. halluzinatorisches Erleben im Vordergrund steht. Außerdem kann es aber auch zu Angstreaktionen mit panikartigen Zuständen und Psychosen andersartiger Symptomatologie kommen (Hermle et al. 2015; Hermle 2022).

Krankheitsbild Klinisch stehen bei halluzinogeninduzierten Halluzinosen die in ➤ Tab. 23.10 aufgeführten Symptome im Vordergrund.

Komplikationen Insbesondere bei Designerdrogen: vasomotorischer Kollaps, epileptische Anfälle, Verwirrtheitszustände, Hyperthermie (➤ Kap. 11). Daneben kann es (wie vor allem bei PCP-Intoxikationen) zu Ataxie, Erhöhung des Muskeltonus, Hyperreflexie, Myoklonien, Nystagmus und anderen neurologischen Symptomen kommen.

Bei prolongierten Verläufen werden schizophreniforme Psychosen beobachtet, auch katatone Syndrome können sich entwickeln.

Differenzialdiagnose

- Durch andere psychotrope Substanzen (z. B. Kokain und Cannabis) induzierte Intoxikationen
- Schizophrene, seltener maniforme Psychosen
- Alkoholhalluzinose (selten)
- Andere körperlich begründbare Halluzinosen
- Hyperthyreose (seltene Differenzialdiagnose)

Akuttherapie Der Patient muss bei ausgeprägter Symptomatik stationär aufgenommen werden.

Tab. 23.10 Leitsymptome halluzinogeninduzierter Halluzinosen

Psychisch	Somatisch
• Ausgeprägte Angst oder Depression • Seltener Ekstase • Beziehungs- und Verfolgungsideen, Paranoia • Furcht, „den Verstand zu verlieren" • Beeinträchtigung des Kritik- und Urteilsvermögens • Personenverkennungen • Ausgeprägte Wahrnehmungsveränderungen mit Depersonalisation, Derealisation, Illusionen • Ausgeprägte Halluzinationen (visuell, optisch, taktil), Illusionen • Körperhalluzinationen • Bewusstsein meist klar	• Pupillenerweiterung • Tachykardie • Schwitzen • Palpitationen • Verschwommensehen • Tremor • Koordinationsstörungen • Hypertonus • Andere Symptome eines gesteigerten Sympathikotonus

MERKE

Wichtig ist Talking down, also Beruhigung, ggf. Beseitigung bedrohlich wirkender Trigger.

- Bei Flashbacks und Psychosen: Verabreichung von Benzodiazepinen, z. B. Diazepam (z. B. Valium®) initial 5–10 mg langsam i. v. oder i. m. Bei Persistieren der Hypertonie Applikation von Clonidin (z. B. Catapresan®) i. v.
- Bei epileptischen Anfällen: Diazepam (z. B. Valium®) 10 mg i. v. (➤ Kap. 15.3).

MERKE

Neuroleptika sind bei Intoxikationen und Flashbacks kontraindiziert. Insbesondere niederpotente Neuroleptika sind wegen des Risikos von Hypotension, Tachykardie oder epileptischen Abfällen zu vermeiden (Procyshyn et al. 2023).

Halluzinogeninduzierte wahnhafte Störung

Nicht selten kommt es nach Halluzinogeneinnahme zu z. T. längeren paranoiden Reaktionen. Wahrnehmungsveränderungen, verschiedenartige Wahngedanken, insbesondere Verfolgungsideen, dominieren.

Differenzialdiagnose Vor allem schizophrene Psychosen.

Akuttherapie Allenfalls vorübergehend Benzodiazepine. Neuroleptika und Antidepressiva sind bei psychotischen Rauschverläufen und starken Nacheffekten bei Ecstasy und anderen Halluzinogenen kontraindiziert (AWMF-Behandlungsleitlinie 2004).

Halluzinogeninduzierte Flashbacks (Nachhallzustände) und Wahrnehmungsveränderungen

Bei kaum einem anderen Rauschmittel kommt es – auch nach längerer Abstinenz (bis zu mehrere Monate) – zum plötzlichen Auftreten insbesondere optischer Halluzinationen und Wahrnehmungsstörungen, wie sie vorher unter Drogeneinfluss erlebt wurden. Die pathophysiologischen Grundlagen dieser sog. Flashback-Psychosen sind nicht bekannt. Häufigkeit und Verlauf sind schlecht untersucht (Hermle et al. 2025; Hermle 2022).

Krankheitsbild Klinisch stehen hierbei vor allem geometrische Halluzinationen, andere visuelle und akustische Halluzinationen (Geräusche, Stimmen, aber auch Farbblitze, andere Farbwahrnehmungen, Makro- und Mikropsie, seltener taktile Halluzinationen im Sinne von Zönästhesien) im Vordergrund.

Die Symptome scheinen nach der Einnahme von Cannabis sowie von Phenothiazinen häufiger aufzutreten. Letztere sollten deshalb bei bekanntem Halluzinogenmissbrauch zurückhaltend eingesetzt werden.

Differenzialdiagnose Erwägungen sind in ➤ Box 23.7 zusammengefasst.

BOX 23.7

Differenzialdiagnose bei halluzinogeninduzierten Flashbacks und Wahrnehmungsveränderungen

- Schizophrene Psychose
- Chronisch hirnorganische Psychosyndrome
- Zerebrale Erkrankungen unterschiedlicher Genese (z. B. Enzephalitis)
- Delire unterschiedlicher Genese
- Demenz
- Sensorische (visuelle) Epilepsien
- Entoptische Erscheinungen
- Hypnopompe Halluzinationen
- Starke Übermüdung

Akuttherapie Da spontane Remissionen häufig sind, ist eine pharmakologische Intervention primär nicht notwendig. Im Einzelfall kann eine niedrig dosierte anxiolytische Behandlung mit Diazepam (z. B. Valium®) 5–10 mg/d erfolgen.

23.3.8 Phencyclidin (PCP) und ähnlich wirkende Arylcyclohexylamine

Phencyclidin (PCP), ähnlich wirkende Arylcylohexylamine und weitere Stoffe mit vergleichbarer Wirkung wie Ketamin können oral oder i. v. (Ketamin) zugeführt oder inhaliert werden.

Ketamin (Ketanest®, Ketalar®) ist ein in der Kinder- und Veterinärmedizin häufig verwandtes Narkosemittel. Die anderen dieser Substanzgruppe zugerechneten Halluzinogene werden im Straßenjargon unter verschiedenen Namen (z. B. „Angel Dust“) verkauft, in Deutschland aber eher selten konsumiert. Häufig werden sie in Kombination mit Amphetaminen und Kokain eingenommen.

Eine Toleranz wie bei den meisten anderen Rauschdrogen und Entzugssymptome entwickeln sich bei PCP und verwandten Substanzen wahrscheinlich nicht.

PCP-Intoxikation

Krankheitsbild Die toxischen Wirkungen von PCP ähneln stark denen anderer Halluzinogene (➤ Kap. 18.3.7). Im Vordergrund stehen Amnesie, Nystagmus, Hypertension und Agitiertheit (Dominici et al. 2015). Die Prognose ist meist gut. Die typischen PCP-induzierten Intoxikationen klingen innerhalb von längstens 1 Monat ab, meist sehr rasch. Ein chronisches organisches Psychosyndrom wird bei dieser Droge nicht beobachtet.

PCP hat einen anästhetischen Effekt, sodass Verletzungen evtl. nicht wahrgenommen werden. Außerdem besteht die Gefahr einer Rhabdomyolyse, wobei das Risiko hierfür möglicherweise durch die Gabe von Neuroleptika erhöht wird. Eine Mydriasis tritt bei PCP nicht auf.

Akuttherapie

- Patienten mit PCP-Intoxikationen sind häufig agitiert oder aggressiv, neurologische Symptome liegen vor.
- Talking down ist oft eher kontraproduktiv und führt u. U. zu einer Zunahme der Erregung.
- Das Ansäuern des Urins durch orale Gabe von Ammoniumchlorid soll die Elimination von PCP beschleunigen.
- Initial können zur Sedierung Benzodiazepine, Diazepam (z. B. Valium®) 5–10 mg oder insbesondere Lorazepam 1–3 mg gegeben werden. Alternativ werden bei PCP-induzierten Intoxikationen eher atypische Neuroleptika empfohlen. **Cave:** Rhabdomyolyse!
- Betablocker sind eher ungünstig (nichtblockierte adrenerge Komponente).

PCP-induziertes Delir

Krankheitsbild Die Symptomatik des seltenen PCP-induzierten Delirs, das sich meist innerhalb der ersten 24 Stunden nach Konsum dieser Substanz entwickelt, ähnelt der anderer substanzinduzierter Delire. In wenigen Fällen kann ein Delir auch mit einer Latenz von bis zu 7 Tagen auftreten.

Akuttherapie Die Therapie besteht zusätzlich zur üblichen Basistherapie in der Gabe von Neuroleptika, z. B. Haloperidol (z. B. Haldol®), initial 5–10 mg/d (➤ Kap. 14).

PCP-induzierte wahnhafte bzw. psychotische Störungen

Die PCP-induzierten psychotischen Störungen lassen sich klinisch nicht von anderen halluzinogen- oder auch kokain-induzierten wahnhaften Störungen unterscheiden. Die Therapie erfolgt entsprechend (➤ Kap. 23.3.5, ➤ Kap. 23.3.7).

23.3.9 Lösungsmittel bzw. Schnüffelstoffe (Inhalanzien)

Zu dieser Stoffgruppe gehören unterschiedlichste Substanzen, die über den Mund oder die Nase inhaliert werden, z. B. aliphatische und aromatische Kohlenwasserstoffe, die Bestandteile von Benzin, Leim, Farbverdünnern und Farben etc. sind, aber auch in Spraydosen und Reinigungsmitteln enthalten sein können. In aller Regel handelt es sich um eine Mischung verschiedener Substanzen (Elsner 2006).

Lösungsmittel bzw. Schnüffelstoffe können grob in folgende **Gruppen** unterteilt werden:

- Flüchtige Lösungsmittel, z. B. Klebstoffe, Lackverdünner
- Aerosole, z. B. Treibgas
- Anästhetika (Narkosemittel), z. B. Chloroform, Lachgas, Äther
- Flüchtige Nitritverbindungen („Poppers"), z. B. Amylnitrit

Inhalanzien werden überwiegend von Jugendlichen, z. T. auch Kindern, aus oft sehr ungünstigem sozialem Milieu konsumiert, aber z. B. auch von Strafgefangenen.

Intoxikation durch Inhalanzien

Krankheitsbild Die typischen Symptome einer Inhalanzien-Intoxikation sind in ➤ Box 23.8 genannt. Psychische und neurologische Symptome stehen im Vordergrund.

BOX 23.8

Symptome einer Intoxikation durch Inhalanzien

- Aggression
- Eingeschränkte Urteils- und Kritikfähigkeit
- Antriebsminderung, Apathie, Lethargie
- Psychomotorische Verlangsamung
- Stupor oder Koma
- Euphorie
- Hypertonus
- Schwindel
- Nystagmus
- Koordinations- und Gangstörungen
- Verwaschene Sprache
- Unsicherer Gang
- Hyporeflexie
- Tremor
- Muskelschwäche
- Verschwommen- oder Doppeltsehen

Die Symptomatik des Schnüffelstoffrauschs kann man in vier Stadien einteilen:

- **Stadium 1 (Rausch):** euphorisch getönter Dämmerzustand
- **Stadium 2:** eher delirante Bilder mit Einschränkung des Bewusstseins und der Wahrnehmungsfunktionen
- **Stadium 3:** evtl. Bewusstlosigkeit mit Erschlaffung der Körpermuskulatur und vitaler Bedrohung (z. B. Aspiration)
- **Stadium 4:** Atemstillstand bzw. Exitus

Differenzialdiagnose Differenzialdiagnostisch lassen sich Intoxikationen durch Alkohol und verschiedene Sedativa und Hypnotika klinisch kaum von einer Intoxikation durch

Lösungsmittel abgrenzen. Im Einzelfall muss auch eine endogene Psychose differenzialdiagnostisch abgegrenzt werden.

Komplikationen Wie beim Alkohol können durch die eingeschränkte Kritik- und Urteilsfähigkeit sowie die Verminderung der motorischen Fähigkeiten verschiedene Komplikationen hervorgerufen werden (Unfälle, Schädel-Hirn-Traumata etc.). Im Einzelfall kann es auch zu Delinquenz, Aggression oder suizidalem Verhalten kommen.

Die bedeutendsten medizinischen Komplikationen sind eine ZNS-Depression sowie kardiale Arrhythmien. Einige Kohlenwasserstoffe können den Herzmuskel für die Wirkung von Adrenalin sensibilisieren und so zu Schock, Kammerflimmern und Exitus führen. Manche Konsumenten inhalieren die Substanzen bei gleichzeitigem Bedecken des Kopfes mit einer Plastiktüte, was zum Erstickungstod führen kann.

Nicht ganz selten kann es auch zu einem plötzlichen Schnüffler-Herztod („Sudden-Sniffing-Death-Syndrom") kommen. Die Ätiologie ist unbekannt (Elsner 2006).

Akuttherapie

- Durch Ansäuern des Urins auf einen pH-Wert < 5 können die Substanzen schneller eliminiert werden.
- Leichtere Intoxikationen klingen meist rasch ab, bei schweren Intoxikationen ist eine stationäre Aufnahme meist nicht zu umgehen.
- Bei ausgeprägter Hypertonie kann die Gabe von Clonidin (z. B. Catapresan®) notwendig werden.

23.3.10 Andere Substanzen

Substanzen mit Missbrauchspotenzial, die häufig in Kombination mit psychotropen Substanzen missbräuchlich eingenommen werden, sind ➤ Box 23.9 zu entnehmen.

Zunehmend dürften auch Intoxikationen mit sogenannten neuen psychoaktiven Substanzen (NPS) wie synthetische Stimulanzien und Cannabinoide sowie Halluzinogene sowie synthetische Sedativa eine Rolle spielen (Marinowitz et al 2024). Vor allem bei unklaren psychiatrischen, neurologischen oder internistischen Symptomen gerade bei jüngeren Patienten ist an NPS zu denken. Oft liegen hier Mischintoxikationen vor. Entscheidend ist hier der toxikologische Nachweis (Cave: konventionelle Drogentests erfassen NPS häufig nicht ausreichend), ggf ist auch die Kontaktaufnahme mit einem Giftinformationszentrum sinnvoll. Die Behandlung ist klinisch-pragmatisch.

BOX 23.9

Substanzen mit Missbrauchspotenzial, die häufig in Kombination mit psychotropen Substanzen eingenommen werden

- Substanzen mit atropinartiger (anticholinerger) Wirkung
- Analgetika
- Steroide
- Anabolika
- Antihistaminika
- Nichtsteroidale Entzündungshemmer
- Koffeinhaltige Substanzen
- Kurz wirkende Vasodilatanzien (z. B. Amyl-, Butylnitrit)
- Narkosegase (Lachgas, Äther)

23.4 Fazit für die Praxis

- Neben der Atemdepression und Herz-Kreislauf-Störungen kommt neuropsychiatrischen Notfallsituationen bei Drogen die größte Bedeutung zu.
- Als Antidote bei schweren Vergiftungen stehen nur Flumazenil bei Benzodiazepinen und Naloxon bei Opioiden zur Verfügung. Die Therapie ist sonst meist symptomatisch. und folgt den üblichen notfallmedizinischen Grundsätzen.
- In vielen Fällen bilden sich somatische und neuropsychiatrische Notfallsituationen bei nachlassender Drogenwirkung rasch zurück.

LITERATUR

Benkert P., Hippius H. Psychiatrische Pharmakotherapie. 13. A.; Springer. Berlin, Heidelberg, New York, 2021.

Batra A, Havemann-Reinecke U (Hrsg.) S3-Leitlinie Medikamentenbezogene Störungen. Berlin: Springer, 2022.

Burry L., Mehta S., Perreault M. M., Luxenburg J. S., Siddiqui N., Hutton B., et al. Antipsychotics for treatment of delirium in hospitalised non-ICU patients. Cochrane Database Syst Rev 2018; CD 005594.

Burry L, Hutton B, Williamson DR, Mehta S, Adhikari NK, Cheng W, Ely EW, Egerod I, Fergusson DA, Rose L. Pharmacological interventions for the treatment of delirium in critically ill adults. Cochrane Database Syst Rev 2019; 9: CD011749.

Degenhardt L., Larney S., Randall D. et al. Causes of death in a cohort treated for opioid dependence between 1985 and 2005. Addiction. 2014; 109: 90–99.

Dominici P., Kopec K., Manur R., Khalid A., Damiron K., Rowden A. Phencyclidine Intoxication Case Series Study. J Med Toxicol 2017; 11: 321–325.

Elsner H. Die unbekannte Gefahr: schwerwiegende Gesundheitsschäden und Todesfälle durch Schnüffelstoff-Konsum. Suchtmed. 2006; 1: 15–22.

Gouzoulis-Mayfrank E. et al. Akuttherapie. In: Drogenbeauftragte der Bundesregierung, Bundesministerium für Gesundheit (BMG), Bundesärztekammer (BÄK), Deutsche Gesellschaft für Psychiatrie, Psychotherapie, Psychosomatik und Nervenheilkunde (DGPPN). S3-Leitlinie Methamphetamin-bezogene Störungen. Berlin Heidelberg: Springer, 2016: 34–52.

Habib-Mayer S. Relevante Arzneimittelinteraktionen in der Opioid-Agonisten-Therapie (OAT). Suchtmed 2023; 25. 343–344.

Haussmann R., Bauer M., Donix M. Das nichtentzugsbedingte Delir. Nervenarzt. 2016; 87: 534–542.
Hermle L., Buchsow M., Täschner K. L. Halluzinogen-induzierte Persistierende Wahrnehmungsstörung (HPPD) und Flasback-Phänomene – Differentialdiagnose und Erklärungsmodelle. Fortschr Neurol Psychiatr 2015; 83: 506–515.
Hermle, L. Biodrogen. In: Batra A., Bilke-Hensch O. (Hrsg.) Praxisbuch Sucht, 3. A. Stuttgart: Thieme, 2022: 261–270.
Kosten, T. R., Baxter, L. E. Effetcive management of opioid withdrawal symptoms: A gateway to opioid dependence treatment. Am J Addict 2019; 28: 55–62.
Liechti, M. Novel psychoactive substances (designer drugs): overview and pharmacology of modulators of monoamine signalling. Swiss Med Weekly. 2015; 145: w14043.
Luethi, D., Liechti, ME. Designer drugs: mechanism of action and adverse effects. Ann Toxicology 2020; 94: 1085–1133.
Lonergan E., Britton A. M., Luxenberg J., Wyller T. Antipsychotics for delirium. Cochrane Database Syst Rev. 2007; 2: CD005594.
Lonergan E., Luxenberg J., Areosa Sastre A., Wyller T. B. Benzodiazepines for delirium. Cochrane Database Syst Rev. 2009; 1: CD006379.
Marinowitz R, Strube J, Schaper A. Neue Psychoaktive Substanzen in der Notfallmedizin. Nervenarzt 2024; 95: 28–34.
Maschke M, et al. Delir und Verwirrtheitszustände inklusive Alkoholentzugsdelir, S1-Leitlinie. In: Deutsche Gesellschaft für Neurologie (Hrsg.), Leitlinien für Diagnostik und Therapie in der Neurologie. Online: www.dgn.org/leitlinien (abgerufen am 21.04.2024).
McCance-Katz E. Drug-Drug Interactions in Opioid Therapy. 7th ed. PCM Healthcare. London, 2012.
McCance-Katz E. F., Sullivan L., Nallani S. Drug interactions of clinical importance among the opioids, methadone and buprenorphine, and other frequently prescribed medications: a review. Am J Addict. 2010; 19: 4–16.
McGregor C., Srisurapanont M., Jittiwutikarn J. et al. The nature, time, course and severity of metamphetamine withdrawal. Addiction. 2005; 100: 1320–1329.
Mégabane, B., Oberlin, M., Alvarez, J-C. et al. Management of pharmaceutical and recreational drug poisoning. Ann Intensive Care 2020; 10:157.
Minozzi S., Amato S., Vecchi S. et al. Oral naltrexone maintenance treatment for opioid dependence. Cochrane Database Syst Rev. 2011; 4: CD00333.
Procyshyn, RM. et al. (Hrsg.) Clinical Handbook of Psychotropic drugs, 25th ed. Hogrefe: Göttingen, 2023.
Schep LJ., Slaughter RJ., Watts M., Mackenzie E., Gee P. The Clinical Toxicology of Ketamine. Clin Toxicol 2023; 61: 415–428.
Soyka M. Drogennotfälle. Schattauer. Stuttgart, 2023.
Soyka M. Medikamentenabhängigkeit. Schattauer. Stuttgart, 2015.
Wilson J. E., Mart M., Cunningham C., Shehabi Y., Girard T. D., MacLullich A.M-J., et al. Delirium. Nat Res Dis Primers 2020, 12: 90.
Zangiabadian M., Golmohammadi S., Nejadghaderi SA., Zahmatkesh MM., Nasiri MJ., Sadeghian M. The effects of naltrexone on retention in treatment and being opioid-free in opioid-depemdent people: A systematic review and meta-analysis. Front Psychiatry 2022; 13: 1003257.
Zorick T., Nestor L., Miotto K. et al. Withdrawal symptoms in abstinent methamphetamine-dependent subjects. Addiction. 2010; 105: 1809–1818.

KAPITEL

24

Franz Moggi, Ulrich Preuss

Suchterkrankungen und komorbide psychische Störungen

Kernaussagen

- Die Studien zur Behandlung von Patientinnen und Patienten mit Doppeldiagnose sind in den Patienten-, Behandlungs-, Setting- und Ergebnisvariablen derart heterogen, dass kaum 2 vergleichbare Untersuchungen zu finden sind, um wissenschaftlich gesicherte Aussagen zur Wirksamkeit verschiedener Therapien machen zu können.
- Erfolgversprechend sind sog. integrative Behandlungsprogramme, die psycho- und pharmakotherapeutische Interventionen zur Behandlung der psychischen Störung und der Substanzkonsumstörung kohärent zusammenführen und flexibel auf die individuellen Patientenbedürfnisse abgestimmt werden können. In der Regel werden diese Interventionen zur selben Zeit, im selben Setting und durch dieselben Therapeuten durchgeführt.
- Erfolgreiche integrative Behandlungsprogramme enthalten meist motivierende Interventionen wie Motivational Interviewing, störungsspezifische kognitiv-verhaltenstherapeutische Interventionen, suchtmittelkonsumreduzierende Interventionen wie Rückfallprävention oder Kontingenzmanagement und/oder Familieninterventionen. Sie kombinieren diese Therapieverfahren mit einer störungsspezifischen psychopharmakologischen Behandlung.

24.1 Einleitung

Als vor über 30 Jahren systematisch mit der wissenschaftlichen Untersuchung der Wirksamkeit von Behandlungen für Betroffene, bei denen komorbide psychische Störungen (PS) und Substanzkonsumstörungen (SKS) vorliegen, begonnen wurde, bezeichneten einzelne Autoren die Therapie dieser sogenannten **Doppeldiagnosepatienten** (DDP) als eine *„mission impossible"* (Roberts et al. 1992; van Dam et al. 2012). Tatsächlich zeigten frühere, meist unkontrollierte Studien, dass DDP in herkömmlichen Behandlungen verglichen mit Patienten ohne Komorbiditäten deutlich schlechtere Therapieverläufe (z. B. häufige und rasche Therapieabbrüche) und -ergebnisse (z. B. hohe Rückfall- und Rehospitalisierungsraten), niedrigere Kennwerte psychosozialen Funktionierens wie hohe Raten an Arbeits- und Obdachlosigkeit sowie häufiger somatische Begleiterkrankungen aufwiesen (Moggi 2007). Erschwerend für die Behandlung ist bis heute auch die traditionelle Trennung in Behandlungssysteme für Substanzkonsumstörungen einerseits und für andere psychische Störungen andererseits, die jeweils eigene therapeutische Standards entwickelten und oft bemüht sind, ausschließlich Patienten ohne Komorbidität in ihre Behandlungsangebote aufzunehmen (Moggi und Öjehagen 2015). Es ist deshalb dringend notwendig, Wirkfaktoren effektiver Behandlungsansätze für DDP zu identifizieren, um sie in der Therapie beider Behandlungssysteme einzusetzen. Es liegen mehr oder weniger gut kontrollierte klinische Studien zur Wirksamkeit psychiatrischer Behandlungen, d. h. psychosozialer und pharmakologischer Therapien von DDP vor, sodass bereits einige **Metaanalysen** (Chow et al. 2013; Cleary et al. 2010; Hunt et al. 2019) sowie umfassende **Übersichtsarbeiten** (Chetty et al. 2023; Cleary et al. 2009; Drake et al. 2004; Drake et al. 2008; Euler et al. 2015; Hesse 2009; Horsfall et al. 2009; Kelly et al. 2012; Lubman et al. 2010; Moggi und Öjehagen 2015; Murthy and Chand 2012; Pennay et al. 2011; Tiet and Mausbach 2007) erschienen sind, die bessere Behandlungsergebnisse erwarten lassen, als eine „mission impossible" nahelegen würde.

In diesem Kapitel werden auf der Grundlage dieser Arbeiten Schlussfolgerungen für die wirksame Behandlung von Doppeldiagnosen gezogen. Dabei wird näher auf die Studienergebnisse zu **schweren** und **leichten Komorbiditätsformen** einerseits sowie auf **psychosoziale** und **pharmakologische Behandlungsansätze** andererseits eingegangen. Vorgängig wird diskutiert, inwieweit die Heterogenität der Studien allgemeingültige Schlussfolgerungen über die Wirksamkeit von Behandlungen erschwert.

24.2 Studienheterogenität und ihre Folgen

24.2.1 Heterogenität der Behandlungsformen

Das entmutigende Verdikt einer unmöglichen Aufgabe mag aus wissenschaftlicher Sicht weniger in den Studienergebnissen begründet sein als vielmehr in der Art und Weise, wie diese Resultate zustande gekommen sind. Das größte Problem der Studienlage ist die **Heterogenität**. So unterscheiden sich die Untersuchungen in den Patienten-, Behandlungs-, Setting- und Ergebnisvariablen derart stark, dass es kaum möglich ist, zwei vergleichbare Studien zur selben Fragestellung zu finden. Beispielsweise haben de Witte et al. (2014) in einem Übersichtsartikel auf der Grundlage von gut kontrollierten Studien versucht, die notwendigen Behandlungskomponenten einer erfolgreichen psychosozialen Behandlung von Patienten mit **Schizophrenie und Substanzkonsumstörungen** (SKS) im ambulanten Setting herauszuarbeiten. Es konnten nur gerade 8 von 14 randomisierten kontrollierten Studien („randomised controlled trials", RCTs) zu diesem Thema gefunden werden, die ausschließlich mit Patienten mit Schizophrenie und SKS durchgeführt wurden. Die Autoren entschieden sich daraufhin, darüber hinaus Studien zu berücksichtigen, in denen zusätzlich Patienten mit anderen schweren psychischen Störungen, z. B. bipolaren Störungen oder schweren Depressionen, eingeschlossen wurden, um damit eine angemessene Studienzahl zu erreichen.

Dabei identifizierten de Witte und Kollegen in den Untersuchungen vier verschiedene Behandlungstypen als Experimentalgruppen, die gegen eine Kontrollgruppe (z. B. Wartegruppe, Standardbehandlung) getestet wurden:

- Hinzufügen **einer zusätzlichen Intervention** zu einem bestehenden Standardbehandlungsprogramm
- Hinzufügen **mehrerer zusätzlicher Interventionen** zu einem bestehenden Standardbehandlungsprogramm
- Angebot **eines integrativen, aufsuchend-gemeindenahen Behandlungsprogramms** (IAGB)
- Angebot **eines integrativen Behandlungsprogramms**

Unter **integrativen Behandlungsprogrammen (IBP)** werden Programme verstanden, die Interventionen zur Behandlung der PS und der SKS zur selben Zeit, im selben Setting und durch dieselben Behandlungspersonen anbieten. Wiederum unterschieden sich sowohl die verschiedenen IBP als auch die einzelnen Interventionen innerhalb der IBP sehr. Sie können lediglich in einer Einzelintervention oder beispielsweise in einer Kombination aus motivierender Gesprächsführung (Motivational Interviewing, MI), kognitiv-verhaltenstherapeutischen Interventionen bzw. -therapien (KVT), Rückfallprävention (RP), Kontingenzmanagement (KM), Case-Management (CM), IAGB oder Familieninterventionen (FI) bestehen. Im Vergleich zur **parallelen** oder gar **seriellen (sequenziellen) Behandlung** der beiden Störungen gelten IBP als die wirksamste Behandlung für DDP, weil sie zwei fundamentale Behandlungsprinzipien berücksichtigen (➤ Abb. 24.1):

- Interventionen zur Behandlung der PS und der SKS werden gleichzeitig im selben Setting durch dieselben Therapeuten angeboten, und
- die Patienten erhalten einen Behandlungsplan, in dem die Interventionen für PS und SKS auf die individuellen Bedürfnisse der Betroffen abgestimmt werden (Drake et al. 2004).

In einigen Studien wird zwar von IBP gesprochen, obwohl die Studienprotokolle den Schluss nahelegen, dass es sich dabei eher um Parallelbehandlungen als um ein IBP handelt oder dass zu einer Standardbehandlung lediglich eine Intervention (z. B. 1 Stunde pro Woche DDP-Psychoedukationsgruppe) hinzugefügt wurde. Eine noch größere Vielfalt unterschiedlicher Angebote ist für die Nachsorge beschrieben, aber kaum evaluiert worden (McCallum et al. 2015).

MERKE

Unter **integrativen Behandlungsprogrammen (IBP)** werden Therapieangebote verstanden, die Interventionen zur Behandlung der psychischen Störung und der Substanzkonsumstörung kohärent zusammenfügen und die flexibel auf die individuellen Bedürfnisse der Betroffenen abgestimmt werden können. In der Regel werden diese Interventionen zur selben Zeit, im selben Setting und durch dieselben Behandelnden durchgeführt.

24.2.2 Heterogenität der Diagnosen

Ein weiteres Problem ist die Heterogenität der Patienten, insbesondere der Diagnosen, wenn von DDP gesprochen wird. Rosenthal und Westreich (1999) versuchten, eine Systematik in die verschiedenen Diagnosekombinationen von PS und SKS einzuführen, indem sie die Diagnosen entlang des Schweregrades der Psychopathologie und der Sucht einteilten. So definierten sie **schwergradige Doppeldiagnosen,** wenn Patienten z. B. unter einer Psychose und unter einer Mehrfachabhängigkeit von Substanzen litten, und **leichtgradige Doppeldiagnosen,** wenn die Patienten z. B. „lediglich" eine spezifische Spinnenphobie und einen schädlichen Cannabiskonsum aufwiesen. Allerdings hat diese Einteilung bis heute weder für die Diagnostik, Ätiologie und Indikation noch für die Behandlung deutliche Vorteile gebracht, zumal der größte Teil der Forschung zur Wirksamkeit psychosozialer Behandlungen mit Patienten durchgeführt wurden, die schwere psychische Störungen aufwiesen (v. a. Schizophrenie, schizoaffektive Störungen, bipolare Störungen, schwere Depressionen). In den Übersichtsartikeln wurde festgestellt, dass trotz der Größe des Problems ein erstaunlicher Mangel an Untersuchung von Patienten mit leichteren Doppeldiagnosen vorliegt (Moggi und Öjehagen 2015). Der erfolglose Versuch einer Systematik von Doppeldiagnosen hat jedoch dazu geführt, dass heute weniger von Doppeldiagnosen gesprochen wird, sondern vielmehr die Kombinationen der PS und der SKS explizit erwähnt und IBP für spezifische

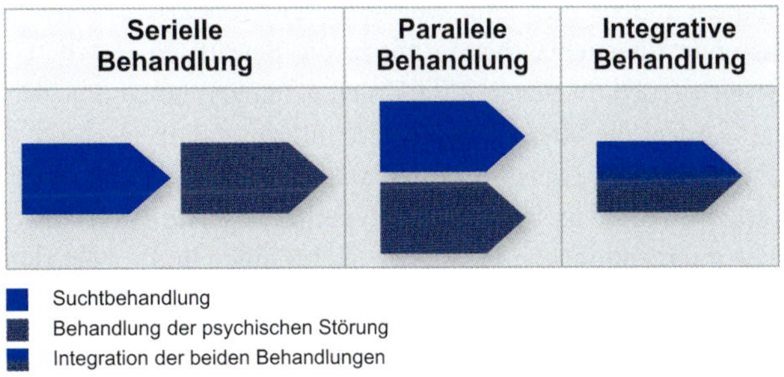

Abb. 24.1 Behandlungstypen bei Komorbidität von psychischen Störungen und Substanzkonsumstörungen [L231]

Störungskombinationen entwickelt werden, z. B. posttraumatische Belastungsstörung (PTBS) und Sucht (Schäfer et al. 2011), Depression und Alkoholmissbrauch (Baker et al. 2010; Preuss und Moggi 2024) oder Schizophrenie und Sucht (Barrowclough et al. 2010). Die Idee einer allgemein gültigen bzw. einheitlichen psychosozialen Behandlung für DDP wurde letztlich fallengelassen.

Wie erwähnt, wurden die meisten Studien mit schweren PS durchgeführt. Nur wenige RCTs über DDP liegen zu Angststörungen oder leichten bis mittelgradigen Depressionen vor (Hesse 2009). Psychosoziale Behandlungen, insbesondere Psychotherapie, sind bei Patienten mit leichteren PS effektiver als bei Patienten mit schweren PS, für deren erfolgreiche Behandlung meist Psychopharmaka notwendig sind (Pfammatter et al. 2006). Dass sich starke Effekte zwischen den Experimental- und Kontrollgruppen bei DDP finden lassen, ist auch deshalb weniger wahrscheinlich, weil in der Forschung zu DDP die meisten Studien mit kleinen Stichproben durchgeführt wurden, die es erschweren, kleine bis mittlere Unterschiede zwischen den Behandlungsbedingungen zu entdecken (Moggi und Öjehagen 2015).

24.2.3 Heterogenität der Messinstrumente

De Witte et al. (2014) fanden auch deutliche Unterschiede in den verwendeten Messinstrumenten, mit denen die Behandlungseffekte auf die PS, die SKS und das Funktionsniveau oder andere Ergebnismerkmale gemessen wurden, sodass die Vergleichbarkeit der Ergebnisse zusätzlich erschwert wurde. Für die Metaanalysen konnten bei einigen Studien die Effektstärkenberechnungen nicht durchgeführt werden, weil dazu nicht genügend Informationen vorlagen bzw. die Daten gar nicht erhoben worden waren. Es erstaunt deshalb nicht, dass die Effektstärken deutlich variieren ($d = 0{,}14$ bis zu 1,42; de Witte et al. 2014). Als gemeinsamer Nenner konnte wenigstens festgestellt werden, dass die meisten Interventionen und vor allem die IBP im Vergleich zu den Ergebnissen der Kontrollgruppen einschließlich der Standardbehandlungsprogramme oft bessere Effekte zeigten.

Bislang sind zu wenig gut kontrollierte Studien über die Wirksamkeit von psychosozialen Behandlungen bei DDP publiziert, sodass kaum wissenschaftlich fundierte Schlussfolgerungen über die Behandlungswirksamkeit gezogen werden können. Indem nicht nur Metaanalysen, sondern auch umfassende Übersichtsarbeiten mit in die Bewertung eingeschlossen werden, in denen auch Untersuchungen berücksichtigt werden, die über eine geringere interne Validität, aber über eine hohe externe Validität verfügen, können klinisch Tätige mindestens begründete Hypothesen entwickeln, welche Interventionskombinationen anzuwenden und zu überprüfen sind (Moggi und Öjehagen 2015). Zunächst werden zusammenfassend die Übersichtsarbeiten dargestellt, in die Studien zu schweren Doppeldiagnosen einbezogen waren, danach diejenigen mit leichteren Doppeldiagnosen referiert, bevor Schlussfolgerungen für die wirksame Behandlung von DDP gezogen werden. Dabei wird zwischen psychosozialen Therapien und pharmakologischen Behandlungen unterschieden. Zunächst werden kurz einige epidemiologische Studien referiert.

RESÜMEE

Wirksamkeit von Behandlungen bei Doppeldiagnosen

Die Studien zur Behandlung von Doppeldiagnosepatienten unterscheiden sich in den Patienten-, Behandlungs-, Setting- und Ergebnisvariablen derart stark, dass kaum zwei vergleichbare Studien zur selben Fragestellung zu finden sind. Deshalb fehlen bis heute genügend gute Studien, um wissenschaftlich fundierte Schlussfolgerungen zur Wirksamkeit von Behandlungen von Doppeldiagnosepatienten ziehen zu können.

24.3 Epidemiologische Daten zur Komorbidität

Die Komorbidität von **Psychosen aus dem schizophrenen Formenkreis** und alkohol- oder anderen substanzmittelbezogenen Erkrankungen ist hoch. Gemäß der amerikanischen *Epidemiologic Catchment Area Study* (ECA), die in den 1980er-Jahren durchgeführt wurde, entwickelte etwa die Hälfte der teilnehmenden Personen mit Psychose im Laufe ihres Lebens eine Substanzkonsumstörung und etwa ein Drittel der Personen mit Psychose eine komorbide Alkoholkonsumerkrankung (Odds Ratio [OR]: 3,3). Umgekehrt berichteten fast 4 % der Personen mit einer Alkoholkonsumerkrankung eine komorbide Psychose aus dem schizophrenen Formenkreis (Regier et al. 1990). Zudem liegt das Risiko von Patienten mit einer substanzinduzierten Psychose, innerhalb von sechs Jahren eine Schizophrenie zu entwickeln, bei rund 28 %, bei Cannabis-induzierten Psychosen gar bei rund 36 % (Rognli et al. 2023). Nachfolgende epidemiologische Untersuchungen, die in Australien durchgeführt wurden, ergaben eine deutlich steigende Tendenz von Komorbidität. Während Ende der 1990er-Jahre die Komorbidität mit alkoholbezogenen Störungen unter Personen mit Psychose 28 % betrug, war die Lebenszeitprävalenz im Jahr 2010 auf 51 % angestiegen (Kavanagh et al. 2004; Moore et al. 2012; Preuss 2008). Dabei finden sich alkoholbezogene Störungen bei psychotischen Männern deutlich häufiger als bei psychotischen Frauen. Bei schizophrenen Psychosen mit Suchtkomorbidität ist durch eine Reihe von Studien auch belegt, dass der klinische Verlauf schwerer, die Compliance relativ niedriger und die Frequenz von Rückfällen in die Psychose höher ist sowie dass die Häufigkeit und Dauer von stationären Behandlungen erhöht sind (Gouzoulis-Mayfrank 2010). Dabei lässt die bisherige Studienlage keine sichere Differenzierung zwischen Alkohol und anderen legalen oder illegalen Substanzen zu. Die klinische Erfahrung spricht eher dafür, dass die ungünstige Prognose nicht nur für Drogen-, sondern auch für Alkoholkonsumstörungen gilt.

Die Komorbidität von Alkoholkonsumstörungen mit **affektiven Störungen** wie **Depression** ist ebenfalls überzufällig hoch. Epidemiologische Studien weisen auf eine 2- bis 4-fach erhöhte Lebenszeitprävalenz von affektiven Störungen bei Personen mit Alkoholabhängigkeit oder -missbrauch (nach DSM-III-R) hin (Regier et al. 1990). In einer älteren Übersichtsarbeit schwankten die Raten komorbider Alkoholabhängigkeit bei Depressionen in 14 Studien zwischen 10 und 60 % (Raimo und Schuckit 1998). Eine neuere Metaanalyse, in der 17 epidemiologische Kohorten- und Fallkontrollstudien mit insgesamt über 380.000 Personen eingeschlossen wurden, ergab bei Personen mit einer Depression im Vergleich zu Personen ohne Depression ein rund 2-fach erhöhtes Risiko für komorbide Alkoholkonsumstörungen (Puddephatt et al. 2022). Lai et al. (2015) berichteten in ihrer Metaanalyse über 22 epidemiologische Studien mit über 500.000 Teilnehmenden bei Personen mit einer Depression ein 2,4-fach erhöhtes Risiko für Alkoholkonsumstörungen und ein 3,8-fach erhöhtes Risiko für Drogenkonsumstörungen. Während sich bei Alkoholkonsumstörungen die Risikoschätzungen für den 12-Monats-Zeitraum oder für die Lebenszeit nicht unterschieden, war bei Drogenkonsumstörungen das lebenszeitliche Risiko (OR = 3.0) niedriger als das 12-Monats-Risiko (OR = 5.4; Lai et al. 2015). Eine weitere Metaanalyse über 48 Studien mit rund 350.000 Personen schloss nicht nur epidemiologische Bevölkerungsstichproben, sondern auch Register-, Kohorten- und klinische Studien ein und berechnete bei Personen mit einer Depression die Prävalenzraten für komorbide Alkohol-, Cannabis-, illegale Substanzen- oder allgemein Substanzkonsumstörungen (Hunt et al. 2020). Die Punktprävalenz innerhalb von 12 Monaten wurde mit 25 % angegeben. Bei komorbiden Alkoholkonsumstörungen war die Prävalenzrate bei Männern mit 36 % signifikant höher als bei Frauen mit 19 % (Hunt et al. 2020). Personen in klinischen Behandlungssettings für die Alkoholabhängigkeit weisen eher höhere Raten auf (z. B. Preuss 2008). Für die klinische Praxis ist die Unterscheidung von Subtypen depressiver Störungen relevant, etwa zwischen alkoholinduzierten und primären („unabhängigen") Depressionen. In verschiedenen Studien beträgt das Verhältnis von induzierten vs. unabhängigen Depressionen etwa ⅓ zu ⅔ (Raimo und Schuckit 1998). Alkoholinduzierte Depressionen entstehen häufig im Zusammenhang mit Phasen intensiven und regelmäßigen Alkoholkonsums und können im Verlauf einer Entzugstherapie innerhalb weniger Wochen wieder abklingen, sodass dieses Verlaufscharakteristikum bei Behandlungen berücksichtigt werden muss (Raimo und Schuckit 1998). Nach den Ergebnissen des *National Epidemiological Survey on Alcohol-Related Comorbidity* (NESARC) war eine komorbide Depression (Major Depression) bei Männern mit einer größeren Anzahl von Trinktagen und bei Frauen mit einer höheren Prävalenz des Trinkens wegen depressiver Stimmung verbunden (Pacek et al. 2013). Eine komorbide Depression führt zumindest zu einem ungünstigeren Verlauf der Depression und zu einer geringeren Responserate bei Standardtherapien (Raimo und Schuckit 1998).

Bei **bipolaren Störungen** ist im Vergleich zu anderen psychischen Störungen die Rate von komorbiden Alkoholkonsumstörungen besonders hoch. In der bereits erwähnten ECA-Studie wurden Häufigkeiten von 46,2 bzw. 39,2 % bei Bipolar I und II-Störungen festgestellt (Regier et al. 1990). Neuere epidemiologische Untersuchungen wie der NESARC fanden Raten von 54,6 und 51,8 % bei Bipolar-I- und -II-Störungen und ein bis zu 14-fach erhöhtes Risiko für eine Alkoholkonsumstörung bei bipolaren Patienten (Bega et al. 2012). Die Spannweite der Erkrankungsraten schwankte bei weiteren Studien mit Fallzahlen von mehr als 100 eingeschlossenen Personen zwischen 33 und 58 % (Preuss 2008; Preuss et al. 2012). In ihrer Metaanalyse über 27 Studien mit Bevölkerungsstichproben mit knapp 200.000 Personen fanden Hunt et al. (2016) für Bipolare Störungen und Alkoholkonsumstörungen ein signifikant höheres Lebenszeitrisiko (OR=5.13) gegenüber dem 12-Monats-Risiko (OR=2.83), während sich die entsprechenden Risiken bei der Komorbidität mit Drogenkonsumstörungen nicht unterschieden (Lebenszeit OR=4.68 bzw. 12-Monate OR=6.49). In der Literatur finden sich zahlreiche Hinweise, dass sich beide Störungen über die Jahre ungünstig beeinflussen (Cerullo und Strakowski 2007). Demnach führt eine Komorbidität zu einem früheren Beginn bipolarer Erkrankungen, zu häufigeren Hospitalisierungen, längeren Zeiträumen bis zur Genesung, zu einer höheren Anzahl affektiver Episoden, mehr affektiven Restsymptomen, mehr depressiven Episoden und zu einem höheren Risiko von Rapid Cycling oder gemischten Episoden. Umgekehrt führt eine komorbide bipolare Störung zu einer höheren Rate von Alkohol- oder anderen Substanzmittelkonsumstörungen. Alkohol ist bei den meisten Patienten vor allem während manischer Phasen die bevorzugte Substanz (Preuss et al. 2012). Somit haben beide Störungen im Verlauf einen gegenseitig ungünstigen Einfluss aufeinander.

Zahlreiche Studien mit unterschiedlichen methodischen Ansätzen belegen einen signifikanten Zusammenhang zwischen **Angststörungen**, insbesondere der sozialen Phobie und der Panikstörung, mit Alkoholkonsumstörungen (Zimmermann et al. 2003). Puddephatt et al. (2022; siehe Studienbeschreibung unter Depression) fand bei Personen mit einer Angststörung im Vergleich zu Personen ohne Angststörungen ein knapp 2-fach erhöhtes Risiko und Lai et al. (2015; siehe Studienbeschreibung unter Depression) ein 2,1-fach erhöhtes Risiko für komorbide Alkoholkonsumstörungen sowie ein 2,6-fach erhöhtes Risiko für komorbide Drogenkonsumstörungen. Das 12-Monats- und das Lebenszeitrisiko unterschieden sich nicht (Lai et al. 2015). In der bereits erwähnten NESARC-Studie wurden bei Personen mit sozialer

Phobie Lebenszeitprävalenzen von 24 % mit Alkoholabhängigkeit und 20 % mit Alkoholmissbrauch (nach DSM-IV) beobachtet (Galbraith et al. 2014). Der Zusammenhang zwischen Angststörungen und Alkoholabhängigkeit zeigte eine höhere statistische Signifikanz als der zwischen Angststörungen und Alkoholmissbrauch. Wie bei anderen komorbiden Störungen weisen Personen mit einer komorbiden Angststörung einen schwereren Verlauf der Alkoholabhängigkeit und häufigere Rückfälle auf (Zimmermann et al. 2003). Bei alkoholabhängigen Patienten in Behandlung liegt die Punktprävalenz von Angststörungen (soziale Phobie, Agoraphobie, Panikstörung und generalisierte Angststörung) bei 33–42 % (Grant et al. 2004; Schneider et al. 2001; Weaver et al. 2003). Stationär behandelte Personen weisen üblicherweise eine deutlich höhere Rate an komorbiden psychischen und somatischen Erkrankungen auf. Angstsyndrome sind prognostisch überdies mit einem schlechteren Ansprechen auf therapeutische Angebote und mit höheren Rückfallraten assoziiert (Bradizza et al. 2006; Driessen et al. 2001; Mason and Lehert 2010).

In der bereits erwähnten Metaanalyse von Puddephatt et al. (2022) war das Risiko bei Personen mit einer **posttraumatischen Belastungsstörung** (PTBS) im Vergleich zu Personen ohne PS 2,24-fach erhöht, zusätzlich eine Alkoholkonsumstörung zu entwickeln. Dell'Aquille und Berle (2023) konnten in der neusten NESARC-Studie zeigen, dass mit der steigenden Anzahl erlebter Traumata die Wahrscheinlichkeit des Auftretens einer PTBS und von nachfolgenden Alkohol- und Drogenkonsumstörungen deutlich zunimmt. Dabei waren interpersonelle Traumata bzw. deren Anzahl mit höheren ORs verbunden als andere, nicht interpersonelle Traumaerfahrungen. Während z. B. ein einzelnes Trauma das OR für eine Drogenkonsumstörung um das 2,36-Fache erhöhte, stieg es bei mehreren interpersonellen Traumata auf 4,72. In europäischen Studien beträgt die Punktprävalenz der PTBS bei Patienten in Behandlung für Alkoholkonsumstörungen 15–25 % (Driessen et al. 2008; Langeland et al. 2004; Schäfer et al. 2007). Umgekehrt sind Alkoholmissbrauch bzw. -abhängigkeit die häufigste Komorbidität bei männlichen Personen mit PTBS (ca. 50 %); bei Frauen steht sie nach depressiven Störungen und Angststörungen an dritter Stelle (ca. 28 %; Kessler et al. 1995). Dabei zeigen sich wie bei anderen Komorbiditäten Zusammenhänge zwischen einer komorbiden PTBS und relevanten Verlaufs- bzw. Ergebnisparametern der alkoholbezogenen Störung (Evren et al. 2011).

Wenn alle zehn spezifischen **Persönlichkeitsstörungen** berücksichtigt werden, weisen die Ergebnisse von Bevölkerungsstichproben darauf hin, dass lebenszeitlich zwischen 9 und 21 % aller Personen eine Persönlichkeitsstörung aufweisen (Helle et al. 2019). Hinsichtlich des Zusammenhangs von Komorbidität werden am häufigsten die Borderline und die dissoziale Persönlichkeitsstörung untersucht, deren Häufigkeit mit 1–6 % angegeben wird. Bei Borderline-Persönlichkeitsstörung geben Helle et al. (2019) eine Prävalenz von komorbiden Alkoholkonsumstörungen zwischen 46 und 49 % an (für dissoziale Persönlichkeitsstörung ➤ Tab. 24.1).

In der bereits erwähnten NESARC-Studie wird bei mit einer **Aufmerksamkeitsdefizit-/Hyperaktivitätsstörung (ADHS)** diagnostizierten Person eine komorbide Lebenszeitprävalenz von 38,9 % für Alkoholabhängigkeit und von 18,1 % für Alkoholmissbrauch (nach DSM-IV) angegeben. ADHS war aus epidemiologischer Sicht mit der Häufigkeit von Alkohol- bzw. Substanzmittelabhängigkeit signifikant assoziiert, insbesondere beim hyperaktiv-impulsiven Subtyp im Vergleich zum Aufmerksamkeitsdefizit-Subtyp (Bernardi et al. 2012). An einer jüngst publizierten Schweizer Kohorte junger Männer (Durchschnittsalter 20 Jahre; N = 5.677) wiesen sogar 59,2 % der Personen mit ADHS auch eine Alkoholkonsumstörung auf (Estevez et al. 2016). Wenn die Diagnosen an die DSM-5-Kriterien angepasst werden, finden sich erhöhte Risikoraten für SKS (OR 3,3 bzw. 4,1), Depressionen (1,2 bzw. 1,3), Bipolar-I- und -II-Störungen (1,4; 1,3 bzw. 1,4; 1,2) und für Angststörungen (1,1 bzw. 1,2; jeweils 12-Monats- und Lebenszeitprävalenz). Eine Nachuntersuchung derselben Kohorte fünf Jahre später ergab erhöhte Inzidenzen bei den Männern mit ADHS im Vergleich zu Männern ohne ADHS zwischen OR = 1,7 bis OR = 4,3 von Alkoholkonsumstörungen (Zunahme von + 7,6 %) und von Neukonsum von Meth-/Amphetaminen (+ 6,2 %), Ecstasy/MDMA (+ 8,3 %), Kokain (+ 5,1 %) oder nicht-verschriebenem Methylphenidat (+ 3,8 %) (Moggi et al. 2020).

In einer Metaanalyse konnte van Emmerik-van Oortmerssen et al. (2012) zeigt sich, dass Patienten, die sich in einer Behandlung für SKS befinden, mit rund 23 % eine deutlich höhere Prävalenz für eine ADHS aufweisen. In einer internationalen Studie (The International ADHD in Substance use disorder Prevalence study; IASP), an der in sieben europäischen Ländern 1.276 Patienten teilnahmen, die sich in einer Behandlung für SKS befanden und eine ausführliche ADHS-Abklärung durchliefen, wurden Prävalenzraten von 7,6–32,6 % gefunden (van den Glind et al. 2014). Diese hingen einerseits mit der Art der Hauptsubstanzkonsumstörung (Alkohol < Drogen), andererseits mit dem Setting (ambulant > stationär) zusammen. In einer stationären Langzeitbehandlung für Alkoholabhängigkeit wurde mit sorgfältiger, strukturierter und standardisierter Abklärung eine ADHS-Prävalenzrate von 20,5 % gefunden (Luderer et al. 2020). Wie bei anderen komorbiden Konstellationen kann eine ADHS einen schwereren Verlauf der Alkoholabhängigkeit mit höheren Konsummengen, ein früheres Alter bei Beginn der Abhängigkeit, häufiger Suizidalität und rechtliche Konsequenzen zur Folge haben (Johann et al. 2003). Zudem ist die Prävalenz weiterer psychischer Störungen deutlich erhöht. In der erwähnten IASP-Studie war das Risiko für eine zusätzliche Depression bei ADHS und Alkoholkonsumstörungen um das 4,1-Fache, für Hypomanie bei einer SKS um das 4,3-Fache, für eine dissoziale Persönlichkeitsstörung um das 2,8-Fache

Tab. 24.1 Lebenszeit- und 12-Monats-Prävalenzraten sowie Odds Ratios in den drei wichtigsten epidemiologischen Studien mit großen Bevölkerungsstichproben zu Komorbidität von psychischen Störungen und Substanzkonsumstörungen

	ECA		NCS		NESARC		ECA Study		NCS		NESARC	
	LP in %		LP in %		12M in %		OR		OR		OR (95 %-CI)	
	AUD	SUD	AUD	SUD	AUD	SUD	AUD	SUD	AUD	SUD	AUD	SUD
Komorbidität, bei der zunächst eine psychische Störung und danach eine Substanzkonsumstörung aufgetreten ist												
Schizophrenie	33,7	27,5	–	–	–	–	3,3	6,2	–	–	–	–
Depression	16,5	18,0	27,9	34,5	16,4	6,6	1,6	3,8	3,7	3,6	1,9 (1,7–2,1)	9,0 (6,5–12,7)
Bipolare Störungen	46,2	40,7	32,0	34,5	47,8	21,2	4,6	8,3	2,7	2,8	3,5 (2,8–4,2)	10,2 (6,6–13,4)
Angststörungen	17,9	11,9	40,9	54,4	13,0	2,4	1,8	2,5	2,1	2,1	2,3 (2,1–2,6)	6,2 (4,4–8,7)
Persönlichkeitsstörung (ASPD)	73,6	42,0	58,3	45,0	30,3	39,5	14,7	13,4	11,7	13,9	6,5 (5,3–8,0)	18,5 (13,6–25,1)
Komorbidität, bei der zunächst eine Substanzkonsum- und danach eine psychische Störung aufgetreten ist												
Schizophrenie	3,8	6,8	–	–	–	–	5,1	2,4	–	–	–	–
Depression	13,4	26,4	32,0	34,5	13,7	40,0	–	–	–	–	–	–
Bipolare Störungen	1,9	6,3	2,0	2,5	17,4	22,8	3,7	5,5	–	–	–	–
Angststörungen	19,4	28,3	21,4	14,6	17,1	43,0	–	–	–	–	–	–
Persönlichkeitsstörung (ASPD)	14,3	17,8	21,3	30,3	19,2	15,2	3,1	3,3	–	–	–	–

ECA: Epidemiological Catchment Area Study (Regier et al. 1990); NCS: National Comorbidity Survey (Kessler et al. 1996); NESARC: National Epidemiological Survey on Alcohol-Related Conditions (Grant et al. 2004); LP: Lebenszeitprävalenz; 12M: 12-Monats-Prävalenz; OR: Odds Ratio; CI: Confidence Interval; AUD: Alkoholkonsumstörung; SUD: Substanzkonsumstörung; ASPD: Antisocial Personality Disorder bzw. Dissoziale Persönlichkeitsstörung; – : keine Angaben

sowie für eine Borderline -Persönlichkeitsstörung bei einer Alkoholkonsumstörung um das 7-Fache und bei einer Drogenkonsumstörung um das 3,4-Fache erhöht (van Emmerik-van Oortmerssen et al. 2013). Rund 75 % der Patienten mit ADHS hatten neben der SKS eine weitere psychiatrische Diagnose, während dies bei Patienten ohne ADHS nur in 37 % der Fall war.

In ➤ Tab. 24.1 sind zusammenfassend die Lebenszeit- bzw. 12-Monats-Prävalenzen sowie die OR der drei wichtigsten epidemiologischen Studien mit großen Bevölkerungsstichproben zur Komorbidität von psychischen Störungen und Substanzkonsumstörungen unter zwei Perspektiven aufgelistet: Zum einen werden die Prävalenzraten bzw. ORs bei denjenigen Komorbiditätsgruppen aufgeführt, bei denen zuerst eine psychische Störung und als zweites eine Alkohol- bzw. Substanzkonsumstörung aufgetreten ist. Zum anderen wird in ➤ Tab. 24.1 die umgekehrte Reihenfolge im Auftreten der beiden Störungen präsentiert.

Außer zur Behandlung von ADHS bei SKS gibt es kaum Metaanalysen oder systematische Übersichten. Beispielsweise musste eine australische Forschungsgruppe ihr Vorhaben, eine Metaanalyse zu Komorbidität bei Patienten in einer Behandlung für ihre SKS wegen geringer Studienzahl und hoher Studienheterogenität aufgeben und es bei einer systematischen Übersichtsarbeit bewenden lassen. Die Bandbreite aktueller Prävalenzen komorbider Störungen lag bei den 18 eingeschlossenen australischen Studien zwischen 47 und 100 % und die Lebenszeitprävalenz zwischen 46 und 71 %. Nur eine Studie berichtete eine 12-Monats-Prävalenz von 76 %. Trotz großer Bandbreite kann die Schlussfolgerung gezogen werden, dass in Suchtbehandlungen routinemäßig die Patienten auf komorbide psychische Störungen gescreent und gegebenenfalls diagnostiziert und behandelt werden müssten (Kingston et al. 2017).

24.4 Komorbidität von schweren psychischen Störungen und Sucht

24.4.1 Schizophrenien und andere psychotische Störungen

Psychosoziale Therapie

Unter schweren psychischen Störungen werden meist psychotische Störungen einschließlich **Schizophrenie, schizophreniforme** und **schizoaffektive Störungen, bipolare Störungen** und **schwere Depressionen** verstanden.

Drake und Kollegen haben als erste systematische Übersichtsarbeiten zur Wirksamkeit von Behandlungsangeboten für schwere Doppeldiagnosen, insbesondere schizophreniforme Störungen, vorgelegt (Drake et al. 2004, 2008). Sie stellten dabei fest, dass IBP, die ihren Schwerpunkt auf die Einbeziehung der Patienten durch MI (Motivationale Gesprächsführung/Interviewing, Miller und Rollnick 2009) legen, erfolgreich sind, wenn sie auf der Grundlage des transtheoretischen Modells der Veränderungsphasen (TTM) ein gestuftes Programm zur Umsetzung und Stabilisierung von Verhaltensänderungen anbieten (Osher und Kofoed 1989; Prochaska et al. 1992). In ihrer umfassenden Übersicht über 45 kontrollierte Studien (22 experimentelle und 23 quasiexperimentelle Studien) identifizierten sie Gruppenangebote, KM (Kontingenzmanagement) und stationäre Langzeitprogramme als wirksame Interventionsformen zur Reduktion von Substanzkonsum und Verbesserungen in den psychischen Symptomen sowie im Funktionsniveau (z. B. Verringerung der Hospitalisierungsrate, Verbesserung der Therapieteilnahme, Wohn- und Arbeitsfähigkeit sowie Erhöhung der Lebensqualität). Zusätzlich zeigten Drake und Kollegen, dass CM im Vergleich zu anderen Interventionsformen (z. B. individuelle Beratung, intensive ambulante Rehabilitation) konsistent mit der Verbesserung des Funktionsniveaus korrelierte. Nur eine Studie untersuchte FI im Rahmen von MI und individualisierter KVT. FI zeigte in allen drei wichtigsten Ergebnisbereichen SKS, PS und Funktionsniveau deutliche Verbesserungen (Haddock et al. 2003). Allerdings konnte in einer späteren Studie mit großer Fallzahl die Wirksamkeit von MI in Kombination mit KVT nicht belegt werden, sodass die Hypothese zu prüfen wäre, ob der Einbezug des sozialen Netzes (Familie, andere wichtige Bezugspersonen) durch FI eine unerlässliche Behandlungskomponente erfolgreicher psychosozialer Behandlungen ist (Barrowclough et al. 2010).

Ähnliche Resultate fanden Cleary et al. (2009) in ihrer systematischen Übersicht über 53 kontrollierte Studien (30 experimentelle und 23 quasiexperimentelle Studien). Wieder wies MI die beste Evidenz für die Reduktion des Substanzkonsums auf. Wenn KVT mit MI kombiniert wurde, ergaben sich auch Verbesserungen in den psychischen Symptomen. Stationäre Langzeitprogramme und KM zeigten konsistent einen positiven Zusammenhang mit der Reduktion des Substanzkonsums. Dass KVT nicht immer mit positiven Ergebnissen zusammenhängt, ist möglicherweise dadurch zu erklären, dass unter dem Begriff KVT eine Vielzahl von Interventionen zusammengefasst wird, die sich untereinander deutlich unterscheiden. Bei KVT handelt es sich um ein Psychotherapiemodell, nicht um eine spezifische Intervention.

De Witte et al. (2014) schlossen in ihrer Übersicht zur **ambulanten Behandlung** von DDP mit Schizophrenie und SKS, dass umfassende, intensive und längere Programme, in denen Kombinationen mehrerer Interventionen (z. B. MI, KVT, RP, KT und FI) vorkommen, mit größerer Wahrscheinlichkeit zu Verbesserungen in den drei Ergebnisbereichen SKS, PS und Funktionsniveau führen. Als erfolgreich haben sich die IBP, *Behavioral Treatment for Substance Abuse in Severe and Persistent Mental Illness* (BTSAS; Bellack et al. 2006) oder *Family Intervention for Dual Diagnosis* (FIDD; Mueser et al. 2013) erwiesen. Beide Programme sind nach dem TTM aufgebaut und umfassen neben sozialen Fertigkeitentrainings und psychoedukativen Elementen auch MI, RP, KT bzw. FI.

Während die erwähnten Übersichtsarbeiten auch Studien enthalten, deren interne Validität wegen fehlender Randomisierung nicht gegeben ist, sie dafür aber über eine hohe externe Validität verfügen, zeigen Metaanalysen, die ausschließlich RCTs berücksichtigen, kaum Vorteile einzelner Interventionen oder von IBP gegenüber ihren Kontrollgruppen (Chow et al. 2013; Cleary et al. 2010; Hunt et al. 2019). Dies trifft auch für die IAGP-Ansätze zu, obwohl diese vor allem von der Arbeitsgruppe um Drake wiederholt als vielversprechend beschrieben wurden (Drake et al. 2004). Offenbar unterscheiden sie sich in ihrer Wirksamkeit jedoch nicht grundsätzlich vom Standard-CM (Cleary et al. 2009; de Witte et al. 2014). Wie Bouchard et al. (2022) in einer Metaanalyse mit 40 RCTs zeigten, finden sich zwischen Experimental- und Kontrollgruppe auch keine Unterschiede in der Rate der Behandlungsabbrüche, die in beiden Gruppen zwischen einem Viertel und einem Drittel liegen.

RESÜMEE

Psychosoziale Behandlung bei schweren psychischen Störungen

Wenn Patienten mit schweren Doppeldiagnosen lange in stationären Behandlungen verweilen, dabei in das Behandlungssystem integriert werden können und die Behandlungen unter Berücksichtigung der Veränderungsphasen gestuft erfolgen, zeigen sich dann gute Ergebnisse, wenn die Behandlungen motivierende Gesprächsführung meist in Kombination mit kognitiver Verhaltenstherapie (KVT), Kontingenzmanagement (KM), Rückfallprävention (RP), Familieninterventionen (FI) und/oder Case Management (CM) enthalten. Als therapierelevant erweist sich die Reduktion bzw. Stabilisierung des Substanzkonsums, sodass positive Veränderungen in den beiden anderen Ergebnisbereichen (psychische Störung und soziales Funktionsniveau) erwartet werden können.

Pharmakologische Behandlung

Die antipsychotische Pharmakotherapie bei Menschen mit Psychose und Alkoholkonsumstörungen richtet sich nach der von der Deutschen Gesellschaft für Psychiatrie, Psychotherapie, Psychosomatik und Nervenheilkunde herausgegebenen Leitlinie für die Behandlung von Patienten mit Schizophrenie (DGPPN 2006). Somit sollen Patienten mit Psychose und Alkoholkonsumstörungen – wie andere Patienten mit schizophrenen Psychosen – leitliniengerecht medikamentös behandelt werden, am besten mit **Antipsychotika der**

zweiten Generation. Ein Vorteil dieser neueren Antipsychotika gegenüber den älteren Neuroleptika kann aus theoretisch-pharmakologischen Erwägungen angenommen werden und entspricht häufig der klinischen Erfahrung, er lässt sich jedoch bei insgesamt schmaler Evidenzlage nicht sicher belegen. Auch für Antipsychotika in Depotform muss die Evidenz als nicht ausreichend bewertet werden. Somit lassen sich keine konkreten Empfehlungen für spezifische Antipsychotika ableiten (Gouzoulis-Mayfrank 2010).

Die Studienlage zur Wirksamkeit von zusätzlich zu Antipsychotika verabreichten Rückfallprophylaktika zur Besserung des pathologischen Alkoholkonsums ist ebenfalls sehr dünn. Es gibt lediglich eine positive randomisierte kontrollierte Studie (RCT) zu **Naltrexon** mit einer kleinen Stichprobe von n = 31 (Gouzoulis-Mayfrank 2010). Somit können Rückfallprophylaktika als Add-on zur antipsychotischen Medikation angeboten werden. Bisher konnte aufgrund dieser sehr eingeschränkten Studienlage keine weitergehende Empfehlung abgeleitet werden.

24.4.2 Bipolare Störungen

Psychosoziale Therapie

Wie bereits erwähnt, werden in den Studien zu schweren Doppeldiagnosen oft auch Patienten mit **bipolaren Störungen** als weitere Diagnose zu Schizophrenien oder schizoaffektiven Störungen einbezogen (Horsfall et al. 2009; Tiet and Mausbach 2007). Bis heute gibt es nur schwache Belege, dass IBP bei Patienten mit bipolaren Erkrankungen und SKS wirksam sind. Allerdings sind auch nur zwei qualitativ akzeptable Studien zu dieser Störungskombination verfügbar (Kelly et al. 2012; Tiet and Mausbach 2007). In einer Pilotstudie ergab sich bei einem IBP im Vergleich zur Kontrollgruppe eine deutliche Verringerung in der Trinkmenge und den Symptomen der Manie, jedoch nicht der Depression (Frank et al. 2000). In einer zweiten Studie wurde die **Interpersonal and Social Rhythm Therapy (ISRT)** untersucht, die Patienten mit bipolaren Störungen dabei unterstützt, den Zusammenhang zwischen Stimmungsveränderungen und zwischenmenschlichen Beziehungen zu verstehen, zirkadiane Rhythmen durch Tagesstrukturierung zu stabilisieren und psychische Symptome kontrollieren zu lernen (Weiss et al. 2000). Die ISRT zeigte im Vergleich zur Kontrollgruppe, die ausschließlich Medikamente erhielt, eine positive Wirkung auf die Rückfallverhütung, die Verbesserung zwischenmenschlicher Beziehungen und die Lebensqualität. In zwei randomisierten, kontrollierten Nachfolgestudien verglichen Weiss et al. (2007) ISRT als integrierte Gruppentherapie (IG) mit 20 Sitzungen mit einer auf die Reduktion von Substanzkonsum ausgerichteten Drogenberatung mit gleicher Sitzungszahl. Bei den Patienten in der IG verringerten sich während und bis zu 3 Monaten nach der Therapie im Vergleich zur Drogenberatung die Alkoholkonsumtage, die Anzahl der Intoxikationen bzw. der Schweregrad der Alkoholkonsumstörung, aber nicht die bipolare Symptomatik (Weiss et al. 2007). Eine Reduktion der Sitzungszahl von 20 auf 12 Sitzungen zeigte in einer zweiten Studie mit demselben Versuchsdesign lediglich statistische Trends in der Verringerung von Substanzkonsum und des Risikos eines Wiederauftretens einer bipolaren Episode (Weiss et al. 2009). Studien zu bipolarer Störung und SKS sind wie bei anderen Komorbiditätsformen jedoch deutlich unterrepräsentiert, sodass es zur Absicherung der Ergebnisse weiterer Untersuchungen bedarf.

Pharmakologische Behandlung

Valproat ist ein seit Langem eingeführtes Antiepileptikum zur Akutbehandlung und Rückfallprophylaxe der bipolaren Störung. In einer der wenigen pharmakologischen Studien zur Behandlung von komorbiden Patienten wurde Valproat in einer RCT als Add-on-Medikation (**zusätzlich** zur stabilen Einstellung auf **Lithium**) geprüft und zeigte bei komorbiden Patienten zwar eine signifikante Verbesserung des Trinkverhaltens (geringerer Konsum, aber keine Abstinenz), jedoch keine zusätzliche Wirkung auf die Affektivität (Preuss et al. 2012). Seit einigen Jahren werden auch neuere Antipsychotika zur Akutbehandlung und Rückfallprophylaxe bipolar affektiver Störungen empfohlen. Zwei RCTs prüften **Quetiapin** als Add-on-Medikation zu einem Phasenprophylaktikum (zusätzlich zu einer vorbestehenden Medikation) gegen Placebo; sie konnten allerdings keine suffiziente Wirkung auf das Trinkverhalten nachweisen (Preuss et al. 2012).

Die Evidenz für eine **Kombination von psychotherapeutischen und pharmakologischen Verfahren** ergibt sich aus den gleichen Studien, die bereits in den beiden vorangegangenen Abschnitten angeführt wurden. Aus einer Einzelstudie und einer systematischen Übersichtsarbeit liegen jedoch Hinweise vor, dass komorbiden Patienten eine pharmakologische Add-on-Behandlung mit Valproat angeboten und diese mit psychotherapeutischen Verfahren ergänzt werden kann. Eine prospektive Kohortenstudie aus Irland bestätigt die Ergebnisse (Mann et al. 2016; Preuss et al. 2012). Der Einsatz von spezifischen Rückfallprophylaktika bei komorbiden bipolaren Patenten lässt sich derzeit nicht abschließend beurteilen. Eine Studie mit Acamprosat zeigte keine Wirkung auf das Trinkverhalten, während für Naltrexon nur ein statistischer Trend berichtet wurde (Brown et al. 2009; Tolliver et al. 2012).

24.5 Leichtgradige Formen von Komorbidität

24.5.1 Depressionen

Psychosoziale Therapie

Unter leichteren Formen von Komorbidität psychischer Störungen und Sucht werden **Angststörungen, leichte bis mittelgradige Depressionen** und Substanzkonsumstörungen verstanden. Bis heute wurden gerade einmal fünf kontrollierte Studien publiziert, welche die Behandlung von **Depression und Sucht** untersuchten, wobei alle Studien hohe Ausfallraten bzw. kleine Patientenkollektive aufweisen (Hesse 2009; Murthy and Chand 2012; Tiet and Mausbach 2007). Die Untersuchungen ergaben, dass die Patienten der Experimentalgruppe verglichen mit der Kontrollgruppe eine stärkere Verbesserung im Substanzkonsum und in den Depressionssymptomen sowie eine größere Veränderungsmotivation und einen längeren Verbleib in den Behandlungen aufwiesen. Allerdings ist auch für diese Komorbiditätsform die Heterogenität der Behandlungsansätze groß und reicht von einem IBP für Depression und SKS bis hin zu einer kognitiv-verhaltenstherapeutisch ausgerichteten Einzeltherapie in Ergänzung zur Standardbehandlung. Des Weiteren unterscheiden sich inhaltlich nicht nur die Experimentalgruppen, sondern auch die Kontrollgruppen deutlich (z. B. unterstützende Kurzzeitpsychotherapie, Zwölf-Schritte-Programme, Entspannungstraining).

In einer großen RCT wurde für eine Stichprobe von über 280 Patienten, die unter einer **Depression und Alkoholkonsumstörungen** litten, ein manualisiertes Behandlungsprogramm angeboten, in dem KVT mit MI kombiniert wurde. Verglichen wurde die Wirksamkeit von Kurzintervention, Einzelpsychotherapie, die sich auf eine der beiden Komorbiditätsstörungen konzentrierte, oder integrative Einzelpsychotherapie, in deren Fokus beide Störungen waren (Baker et al. 2010). Die Patienten wurden zu einer von vier Bedingungen randomisiert: eine 90 Minuten dauernde Kurzintervention, eine Kurzintervention gefolgt von neun einstündigen einzelpsychotherapeutischen Sitzungen, die sich entweder auf den Alkoholmissbrauch oder auf die Depression konzentrierten oder Kurzintervention gefolgt von neun einstündigen integrativen Einzelpsychotherapiesitzungen zur Behandlung beider Störungen. Verglichen mit der Kurzintervention wiesen alle drei Einzelpsychotherapien bessere Ergebnisse im Alkoholkonsum der Patienten auf. Verglichen mit den Einzelpsychotherapien, in denen nur eine Störung behandelt wurde, war die integrative Einzelpsychotherapie in Bezug auf den Alkoholkonsum und die Depressionssymptome erfolgreicher. Interessanterweise ergab sich ein geschlechtstypischer Unterschied. Innerhalb der Einzelpsychotherapien mit nur einem Störungsfokus war bei Männern die alkoholspezifische Therapie erfolgreicher als die depressionsspezifische, bei Frauen war die depressionsspezifische Einzeltherapie erfolgreicher als die alkoholspezifische. Diese Studie zeigt nicht nur, dass das ein IBP zu besseren Ergebnissen als störungsspezifische Interventionen führt, sondern dass es innerhalb der störungsspezifischen Psychotherapie bei dieser Komorbiditätsform geschlechtstypische Unterschiede gibt.

Diese gruppenspezifischen Kurzzeitergebnisse waren jedoch in der Form nicht nachhaltig. Baker et al. (2014) berichten andere Langzeiteffekte zum Zeitpunkt der 6-, 12-, 24- und 36-Monats-Katamnese. Alle drei Einzelpsychotherapien waren in der Katamnese in Bezug auf die Reduktion von Depressionssymptomen und die Verbesserung des Funktionsniveaus erfolgreicher als die Kurzintervention. Die alkohol- und die depressionsfokussierten Therapien waren in Bezug auf die Reduktion von Depressionssymptomen gleich wirksam, wobei die alkoholfokussierte Therapie den Alkoholkonsum wirksamer verringerte. Baker et al. (2014) schlossen aus ihren Ergebnissen, dass zwar initial beide Störungen zu behandeln seien, dass aber im weiteren Verlauf zusätzlich integrative oder alkoholfokussierte Therapien hinzukommen müssten, um langfristig die Komorbidität von Depression und Sucht erfolgreich zu behandeln.

In einer Metaanalyse von 12 kontrollierten Studien mit insgesamt 1.721 Patienten mit Depression und Alkoholkonsumstörungen untersuchten Riper et al. (2014) die Frage, ob die Kombination von Standardbehandlung, KVT und MI im Vergleich zur alleinigen Standardbehandlung bessere Ergebnisse aufweist, und stellten fest, dass die Kombinationsbehandlung der Standardbehandlung mit sehr kleinen bis kleinen Effektstärken von $g = 0,17$ in der Reduktion von Alkoholkonsum und von $g = 0,27$ in der Reduktion von Depressionssymptomen leicht überlegen war. Internetgestützte Interventionen waren Face-to-Face-Interventionen in Bezug auf die Verbesserung der Depressionssymptome sogar signifikant überlegen ($g = 0,73$ vs. $g = 0,23$), wobei nur zwei der eingeschlossenen Studien über internetgestützte Interventionen verfügten (Riper et al. 2014).

RESÜMEE

Erfolgversprechende Therapien bei Depression und Substanzkonsumstörungen

Im Allgemeinen zeigen integrative Behandlungen mit motivierenden und kognitiv-behavioralen Interventionen, teilweise auch nur substanzfokussierte Therapien eine stärkere Verbesserung im Suchtmittelkonsum und in den Depressionssymptomen sowie in der Veränderungs- und Behandlungsmotivation als nicht-integrative Ansätze.

Pharmakologische Behandlung

Von insgesamt drei kontrollierten Studien sprechen alle drei für den Einsatz von **trizyklischen Antidepressiva (TZA)** zur Behandlung der **Depression** bei alkoholbezogenen Störungen. Allerdings konnte nur eine dieser Studien eine Besserung des Alkoholkonsumverhaltens bzw. Cravings unter TZA nachweisen (Iovieno et al. 2011). Damit sollten unter Berücksichtigung der Nebenwirkungen TZA zur Behandlung depressiver Symptome bei komorbiden Personen eingesetzt werden. Evidenz aus der australischen Leitlinie zu alkoholbezogenen Störungen (Haber et al. 2009), Metaanalysen, Reviews und Einzelstudien stützen diese Empfehlung. Danach werden solche Antidepressiva nicht als alleiniger Therapieansatz zur Rückfallprophylaxe der Alkoholabhängigkeit empfohlen. Antidepressiva sind aber bei der Behandlung depressiver Symptome bei Alkoholabhängigen wirksam. Das Nebenwirkungsprofil ist häufig nicht von Placebo unterscheidbar. Insgesamt sollen Antidepressiva zur Behandlung von Personen mit komorbiden alkoholbezogenen Störungen und Depressionen mit mittelgradiger bis schwerer Ausprägung zur Behandlung der depressiven Symptomatik angeboten werden.

Zur **Rückfallprophylaxe der komorbiden Alkoholabhängigkeit** stehen weitere Pharmaka aus verschiedenen Substanzklassen zur Verfügung (Memantin für depressive Symptome und Trinkverhalten, Naltrexon für Trinkverhalten oder Disulfiram [seit 2011 keine Zulassung mehr für Deutschland] für Craving und depressive Symptome), die in der Behandlung des Alkoholkonsumverhaltens und komorbider Depressionen eingesetzt werden können (Mann et al. 2016). Die Einzelstudien sind aber bisher mit geringer Fallzahl durchgeführt worden und reichen daher für eine Behandlungsempfehlung nicht aus.

Während die Evidenz aus Quellleitlinien und Metaanalysen keine Ableitung einer Empfehlung erlaubt, weisen Einzelstudien unterschiedlicher Qualität auf die mögliche Wirksamkeit der **Kombination von Psycho- und Pharmakotherapie** hin. Dabei belegen die bisherigen Studien vor allem die Wirksamkeit von kognitiver Therapie. Bei insgesamt heterogenen Studienergebnissen sollte eine Kombination von KVT und Antidepressiva angeboten werden (Iovieno et al. 2011). Weiterhin wurde eine Wirkung sowohl auf das Trinkverhalten als auch die Depression berichtet, wenn KVT, ein Antidepressivum (hier ein SSRI) und Naltrexon kombiniert werden. Auch diese Kombination kann den Patienten angeboten werden, vor allem wenn die weiter oben genannten Therapieverfahren allein keine ausreichende Wirkung zeigen (Pettinati et al. 2010).

24.5.2 Angststörungen

Psychosoziale Therapie

In einer Übersicht zur Behandlung von **Angststörungen und Sucht** fand Hesse (2009), dass IBP im Allgemeinen die Abstinenztage erhöht, tendenziell die Angstsymptome verringert und die Haltequote verbessert. Er schloss daraus, dass psychosoziale Interventionen alleine für eine erfolgreiche Behandlung bei dieser Komorbiditätsform nicht genügen und dass dafür andere Interventionen als die bisher vorgestellten benötigt werden. Zu ähnlichen Schlussfolgerungen gelangte eine andere umfassende Übersichtsarbeit (Kelly et al. 2012). Allerdings unterschieden sich die Studien nicht nur in den Behandlungsprogrammen, sondern auch in den Angstdiagnosen (z. B. Panikstörung, soziale Ängstlichkeit, Zwangsstörungen oder PTBS) und den Suchterkrankungen (z. B. nur Alkoholabhängigkeit bzw. Drogenabhängigkeit) deutlich. Ferner gab es Unterschiede in den Behandlungssettings, die von stationärer Therapie über therapeutische Gemeinschaften bis hin zu ambulanten Therapien reichten, sodass eine allgemeine Schlussfolgerung über die Wirksamkeit von Behandlungsprogrammen bei Komorbidität von Angst und Sucht schwer zu rechtfertigen ist.

Kushner et al. (2013) konnten in einer RCT (344 Patienten mit Alkoholkonsumstörung und komorbider sozialer Phobie, Panikstörung oder generalisierter Angststörung) zeigen, dass die Patienten in einer 3-wöchigen Standardalkoholbehandlung, die zusätzlich eine integrative, kognitiv-verhaltenstherapeutische Interventionsgruppe zur Angststörung und zum Zusammenhang zwischen Angst- und Alkoholkonsumstörung besuchten, bessere Ergebnisse in Bezug auf die Reduktion des Alkoholkonsums aufwiesen als Patienten in der Vergleichsgruppe, die anstelle der integrativen Interventionsgruppe ein Entspannungstraining absolvierten. Die Angststörung verbesserte sich in beiden Gruppen, aber die Patienten in der integrierten Interventionsgruppe wiesen 4 Monate nach Behandlungsende signifikant bessere Angstwerte auf als die Patienten der Entspannungsgruppe (Kushner et al. 2013). Möglicherweise hilft die integrative Interventionsgruppe, die Ergebnisse der Standardalkoholbehandlung zu verbessern, die u. a. wegen der Reduktion des Alkoholkonsums eine Wirkung auf die Verbesserung der Angststörung zeigen könnte.

Ein gegenteiliges Ergebnis ergab die RCT von Stapinski et al. (2021) mit 117 Patienten, die an einer sozialen Phobie und Alkoholkonsumstörung litten. Die Patienten wurden stratifiziert nach antidepressiver Medikation zufällig einem IBP oder einer auf die Alkoholkonsumstörung fokussierten Behandlung mit je zehn Sitzungen zugewiesen. Drei bzw. sechs Monate nach der Behandlung wiesen beide Gruppen signifikante und klinisch relevante Verringerungen von Symptomen der sozialen Angst- und Alkoholkonsumstörung sowie eine verbesserte Lebensqualität auf. Während sich zwischen den beiden Gruppen keine Unterschiede hinsichtlich der Alkoholkonsumstörung zeigte, gaben die Patienten in im IBP jedoch signifikant stärkere Verbesserungen bezüglich der Symptome der sozialen Angststörung und der Lebensqualität an als diejenigen in der alkohol-fokussierten Behandlung. Dass die Ergebnisse von Stapinski et al. (2021) letztlich gegenteilig zu denjenigen von Kushner et al. (2013) sind, könnte mit dem breiteren Spektrum der Angststörungen zusammenhängen, sind doch in der Studie von Kushner et al. (2013) nicht nur Patienten mit sozialen Phobien, sondern auch Patienten mit Panik- und v. a. für die Therapie herausfordernden generalisierten Angststörungen eingeschlossen worden.

Die jüngste RCT von Wolitzky-Taylor et al. (2022), eine Pilotstudie mit lediglich 57 Patienten mit sozialen Angst- und Alkoholkonsumstörungen, zeigte nach sechs Monaten in einigen Ergebnisvariablen beider Störungen die Überlegenheit eines IBP über ein Standardbehandlungsprogramm für Alkoholkonsumstörungen, wobei beide Untersuchungsgruppen ihren Alkoholkonsum signifikant verringerten. Allerdings war die Abbruchrate mit rund 55 % so hoch, dass die Ergebnisse als vorläufig betrachtet werden müssen. Schließlich zeigten Buckner et al. (2019) in einer RCT (N = 55), dass ein IBP bei Patienten mit verschiedenen Angststörungen und einer Cannabiskonsumstörung im Vergleich zu einem Standardbehandlungsprogramm mit MI und KVT zwar eine höhere Behandlungsteilnahme und nach sechs bzw. zwölf Wochen eine stärkere Verringerung der Angstsymptomatik, aber keine Unterschiede in der Verbesserung Cannabiskonsumstörung erbrachte. Beide Gruppen wiesen signifikante Verbesserungen hinsichtlich der Angstsymptome und des Cannabiskonsums auf.

Pharmakologische Behandlungen

Hobbs et al. (2011) untersuchten in ihrer Metaanalyse sowohl Studien mit Psychotherapien als auch Studien mit Pharmakotherapien. Allerdings wurden unter dem Terminus „internalisierende Störungen" sowohl komorbide Angststörungen als auch Depressionen berücksichtigt und nicht differenziert dargestellt. In einer qualitativ hochwertigen Studie wurden Personen mit unterschiedlichen Angststörungen (Panikstörung mit bzw. ohne Agoraphobie, Agoraphobie, soziale Phobie) nach Entzugsbehandlung im ambulanten Setting randomisiert mit einer integrativen KVT-Intervention behandelt, die sich als wirksam erwies (Schadé et al. 2005). Eine RCT liegt zu **Paroxetin** vor, das in einer Dosis von bis zu 60 mg/d gegeben wurde (Thomas et al. 2008). In der Interventionsgruppe zeigten sich bei Studienende stärkere Effekte hinsichtlich der sozialen Ängste, nicht jedoch in Bezug auf Trinkmenge und Trinktage.

24.5.3 Posttraumatische Belastungsstörung

Psychosoziale Therapien

In der Komorbiditätsforschung nimmt die **posttraumatische Belastungsstörung** (PTBS) eine Sonderstellung ein, da sie die am häufigsten untersuchte Angststörung ist. Ihre Behandlung wird in die drei Phasen Stabilisierung, Konfrontation und Reintegration eingeteilt, wobei in der Konfrontationsphase verschiedene Expositionsformen als Standardintervention angesehen werden. Obwohl Kliniker empfehlen, die traumafokussierte Exposition erst nach erfolgreicher psychischer Stabilisierung anzuwenden, werden in der Therapieforschung dieser Komorbiditätsform zunehmend IBP untersucht, die bereits früh in der Behandlung mit Interventionen zur Reduktion des Suchtmittelkonsums gleichzeitig mit der Expositionstherapie beginnen. Schäfer et al. (2011) unterscheiden in ihrer Übersicht IBP für die **Stabilisierungs-** und IBP für die **Konfrontationsphase**; Übersichtsarbeiten und Metaanalysen aus dem englischsprachigen Raum unterscheiden zwischen **nichttraumafokussierten** und **traumafokussierten Therapien** (Roberts et al. 2015, 2016; van Dam et al. 2013). Bis heute scheint es keine Studien zur Reintegrationsphase zu geben. Mehrere Modelle zur Behandlung dieser Komorbiditätsform sind vorgeschlagen worden, wobei diese Modelle, von denen nur einige als IBP bezeichnet werden können, vorwiegend im Rahmen von Behandlungen für SKS und nicht für PTBS entwickelt, implementiert und empirisch evaluiert wurden (Flanagan et al. 2018; Najavits et al. 2020).

Für die **Stabilisierungsphase** gibt es ein häufig untersuchtes, mittlerweile etabliertes und auch im deutschen Sprachraum bekanntes Behandlungsprogramm: das Therapiemanual „Sicherheit finden", das von Najavits (2002) vorgestellt wurde und in einigen RCTs einschließlich Multicenterstudien bessere Ergebnisse in den PTBS-Symptomen und der SKS erzielte als die Kontrollinterventionen. Allerdings war das Programm im Langzeitverlauf einem suchtmittelbezogenen Rückfallpräventionsprogramm nicht überlegen (Hien et al. 2004; Kelly et al. 2012).

Für die **Konfrontationsphase** wurden mehrere IBP vorgestellt, die meist in unkontrollierten Studien mit kleinen Fallzahlen (N < 47) evaluiert wurden (Torchalla et al. 2012; van Dam et al. 2012). Zu den Ausnahmen gehört z. B. die RCT von Sannibale et al. (2013) mit insgesamt 62 Patienten und zwei verschiedenen kognitiv-verhaltenstherapeutischen Interventionsgruppen, die innerhalb von 12 Wochen zusätzlich entweder wöchentlich eine integrative Einzelsitzung zu PTBS und Alkoholkonsumstörungen (einschließl. Traumakonfrontation) oder lediglich eine supportive Beratung zusätzlich erhielten. Beide Gruppen zeigten signifikante Verbesserungen in den Ergebnisvariablen Alkoholkonsum, Angst- und Depressionssymptome sowie im Schweregrad der PTBS-Symptomatik, wobei die Verbesserung der integrativen Gruppe mit Traumakonfrontation in Bezug auf die PTBS-Symptomatik in den 5- und 9-Monats-Katamnesen doppelt so stark ausfiel wie in der supportiven Beratungsgruppe, die bessere Ergebnisse in der Verringerung ihres Alkoholkonsums zeigte (Sannibale et al. 2013). Ähnliche Ergebnisse fanden Mills et al. (2012) in ihrer RCT mit 103 Patienten, wobei sich die beiden Gruppen (IBP mit Traumakonfrontation vs. Standardbehandlung) in der Verbesserung des Alkoholkonsums nicht unterschieden. Allerdings wurden in den Katamnesen nach 6 Wochen bzw. 3 und 9 Monaten nach Behandlungsende keine Gruppenunterschiede gefunden. Vergleichbare Ergebnisse zeigte die Studie von Ruglass et al. (2017), in der 110 Patienten zufällig entweder einem IBP, einem Rückfallpräventionsprogramm oder einer Beobachtungsgruppe zugewiesen und bis zu drei Monate nach der Behandlung untersucht wurden. Die beiden Behandlungsgruppen wiesen deutlich stärkere Verbesserungen in der PTBS- und SKS-Symptomatik als die Beobachtungsgruppe auf, wobei die IBP stärkere Verbesserungen in der PTBS-Symptomatik und die Rückfallpräventionsgruppe im Substanzkonsum zeigte. In der systematischen Übersichtsarbeit von Chetty et al. (2023) ergab sich in den integrativen Gruppen im Vergleich zu den Kontrollgruppen oft eine Verbesserung in der PTBS-Symptomatik, aber keine Unterschiede im Substanzkonsum oder in den Haltequoten.

Roberts et al. (2015, 2016) haben die Ergebnisse ihrer **Cochrane-Metaanalyse** der verfügbaren RCTs zur Behandlung der Komorbidität von PTBS und SKS vorgestellt. In ihre quantitative Analyse wurden 13 Studien mit 1.506 Patienten eingeschlossen, wobei sie Psychotherapien mit traumafokussierter Komponente und nichttraumafokussierte Interventionen mit Standardtherapie, Minimaltherapie und anderen aktiven Therapien verglichen. Einzeltherapien mit trauma- und substanzfokussierten Therapiekomponenten waren wirksamer als Standard- und Minimaltherapien. In Bezug auf die PTBS-Symptomatik zeigten sie positivere Kurz- und Langzeiteffekte und in Bezug auf den Substanzkonsum nur positivere Langzeiteffekte als die Vergleichsgruppen. Einzeltherapie mit traumafokussierten Komponenten hatte keine besseren Effekte auf die PTBS-Symptomatik als lediglich substanzfokussierte Therapien. Nichttraumafokussierte Einzel- oder Gruppentherapien waren nicht wirksamer als substanzfokussierte Therapien oder Standard- und Minimaltherapien. Patientenzahlen und Effektstärken waren klein, der Katamnesezeitraum kurz, die Ausfallrate der Patienten und die Heterogenität der Studien hoch, sodass die Ergebnisse nicht generalisiert werden können (Roberts et al. 2015, 2016).

RESÜMEE

Trauma, posttraumatische Belastungs- und Substanzkonsumstörung

Kognitiv-verhaltenstherapeutische Einzeltherapien, die substanz- und traumafokussierte Intervention integrieren, sind für eine erfolgreiche Behandlung komorbider posttraumatischer Belastungs- und Substanzkonsumstörungen vielversprechend. Nichttraumafokussierte Behandlungen scheinen gegenüber ihren Kontrollgruppen einschließlich substanzfokussierten Behandlungen nicht überlegen zu sein.

Pharmakologische Behandlungen

Zur Pharmakotherapie der komorbiden PTBS liegen einzelne Studien vor, die sich mit der Wirksamkeit von **Antidepressiva,** insbesondere von SSRI-Präparaten befassten, wobei eine Wirksamkeit von Sertralin vor allem hinsichtlich der PTBS-Symptome, nicht jedoch hinsichtlich des Trinkverhaltens belegt werden konnte (Brady et al. 2005). Diese Studie zeigt damit ähnliche Wirksamkeit von SSRI auf PTBS wie bei komorbider Depression. Eine weitere placebokontrollierte Studie untersuchte die Effekte von **Disulfiram** und **Naltrexon** bei männlichen Patienten mit Alkoholabhängigkeit und unterschiedlichen komorbiden Störungen. Komorbide Patienten mit Disulfiram und/oder Naltrexon wiesen Besserungen des Trinkverhaltens nach 12 Wochen auf. Eine Folgestudie mit ähnlichem Design verabreichte Paroxetin und Naltrexon oder **Desipramin** und Naltrexon. Keines der beiden Antidepressiva erwies sich in der Behandlung der PTBS-Symptome als überlegen; nur Desipramin zeigte eine Besserung des Trinkverhaltens (Petrakis et al. 2006). Zusätzliche Effekte von Naltrexon ergaben sich in dieser Studie nicht. Diese Befunde legen nahe, dass entsprechend einer Empfehlung der AWMF-S3-Leitlinie für PTBS eine Pharmakotherapie (bisher) keine traumaspezifische Psychotherapie ersetzt (Flatten et al. 2011). Damit ist der kombinierte Einsatz von Psycho- und Pharmakotherapie, wenn indiziert, wohl am wirksamsten.

24.5.4 Persönlichkeitsstörungen und Sucht

Psychosoziale Therapien

Für Persönlichkeitsstörungen ist die psychosoziale Behandlung, insbesondere störungsspezifische Psychotherapie, die Behandlung der ersten Wahl. In Bezug auf die Komorbidität von Persönlichkeitsstörungen und Sucht liegen ebenfalls sehr wenige RCTs vor. Die Metaanalyse von Newton-Howes et al. (2017) weist nach, dass Patienten mit Persönlichkeitsstörungen in Behandlungen für Alkoholkonsumstörungen zwar schwerere alkoholbezogene Beeinträchtigungen zu Behandlungsbeginn und höhere Abbruchraten aufweisen, aber keine schlechteren Behandlungsergebnisse zeigen. Allerdings sind die eingeschlossenen Studien zum Teil mit erheblichen methodischen Mängeln behaftet. Der Forschungschwerpunkt liegt auf der Untersuchung der **Borderline-Persönlichkeitsstörung**. In systematischen Übersichtsarbeiten identifizierten Euler et al. (2015), Lee et al. (2015) und Pennay et al. (2011) drei verschiedene Psychotherapiemodelle, die in den wenigen wissenschaftlich akzeptablen Studien (Bandbreite zwischen 6 und 10 Studien) untersucht wurden: **Dialektisch-behaviorale Therapie** (DBT; Dimeff und Linehan 2008), **Dynamic Deconstructive Psychotherapy** (DyDP; Gregory und Remen 2008) und **Dual Focus Schema Therapy** (DFST; Ball 1998). Die Ergebnisse zur DBT zeigen im Allgemeinen Verbesserungen im Substanzkonsum, in den Symptomen der Persönlichkeitsstörung und im Funktionsniveau. Während die DBT der Standardbehandlung meist überlegen war, schnitt sie jedoch im Vergleich zu achtsamkeitsbasierten Interventionen in Kombination mit Zwölf-Schritte-Programmen nicht besser ab. DyDP wies bessere Ergebnisse für das Suchtverhalten und die Symptome der Persönlichkeitsstörung auf als die Kontrollgruppe. Schließlich zeigte die DFST bei verschiedenen Persönlichkeitsstörungen zwar vielversprechende Ergebnisse in Bezug auf den Substanzkonsum, die aber auf Untersuchungen mit hohen Ausfallraten beruhen. Hinzu kommt, dass in den meisten Untersuchungen kleine Fallzahlen zu verzeichnen sind und die Patienten nicht nur in Bezug auf die Persönlichkeitsstörung Symptome aufweisen, sondern auch unter anderen komorbiden psychischen Störungen wie z. B. Depression oder Angststörungen leiden. Qualitativ sind die DBT-Studien etwas besser als die DyDP- und vor allem als die DFST-Studien. Auch im Persönlichkeitsstörungsbereich ist dringend gute Forschung nötig, um gesicherte Empfehlungen für eine wirksame Therapie geben zu können, wobei zum jetzigen Zeitpunkt die meiste positive Evidenz für die DBT vorliegt.

Ein neuer Ansatz ist die Anwendung transdiagnostischer Interventionen, die auf die Veränderung von Persönlichkeitsmerkmalen, z. B. emotionale Labilität, Impulsivität, „novelty seeking" oder Verhaltensenthemmung abzielen. So nennen Helle et al. (2019) neben den genannten drei Psychotherapiemodellen weitere Ansätze, z. B. Emotionsregulationstraining, Achtsamkeitstraining oder Kontingenzmanagement, deren Interventionen zur Veränderung von problematischen Persönlichkeitsmerkmalen beitragen, welche die komorbiden SKS mitbedingen. Insbesondere „novelty seeking" scheint mit negativen Behandlungsergebnissen zusammenzuhängen und damit ein Interventionsziel zu sein (Newton-Howes und Foulds 2018). Allerdings gibt es dazu bis heute kaum überzeugende Untersuchungen.

Pharmakologische Behandlungen

Die Studien zur pharmakologischen Behandlung von komorbiden Persönlichkeits- und alkoholbezogenen Störungen sind bisher sehr spärlich. Übersichtsarbeiten und Metaanalysen aus den letzten Jahren empfehlen zur Behandlung von emotional instabilen Persönlichkeitsstörungen (Borderline-Persönlichkeitsstörung) generell eine Reihe von Pharmaka im Rahmen eines Gesamtbehandlungskonzepts (Lieb et al. 2010; Schwerthöffer et al. 2013). Dazu zählen Antipsychotika, Phasenprophylaktika und Omega-3-Fettsäuren, deren Langzeitwirkungen bisher allerdings nicht untersucht wurden. Für die spezielle Gruppe der komorbiden Patienten wurde der Einsatz von Rückfallprophylaktika (z. B. Naltrexon) empfohlen, da diese eine ähnliche Wirkung hätten wie bei Personen ohne komorbide Störungen (Kienast et al. 2014; Verheul et al. 1998). Sicherlich besteht hinsichtlich der pharmakologischen Ansätze bei dieser komorbiden Konstellation erheblicher Forschungsbedarf.

24.5.5 ADHS und Sucht

Bisher sind kaum integrierte Behandlungsprogramme (IBP) zur Behandlung von ADHS und SKS vorgestellt worden. Die erste Wahl in der Therapie einer ADHS ist auch im Rahmen einer Behandlung von SKS die Pharmakotherapie. Aktuell gibt es nur ein RCT zur Psychotherapie, in dem 119 Patienten mit oder ohne Medikation zur Behandlung der ADHS zufällig entweder einem IBP mit 15 Sitzungen oder einer Psychotherapie für SKS mit 10 Sitzungen zugewiesen wurden (van Emmerik-van Oortmerssen 2019). Die Behandlungselemente in beiden Gruppen waren motivierende Gesprächsführung, Training von Bewältigungsfertigkeiten und Rückfallprävention, während die Gruppe im IBP zusätzlich ein Training zur Verbesserung von Problemlösefertigkeiten und Emotionsregulation erhielt. Van Emmerik-van Oortmerssen et al. (2019) berichten, dass sich die Patienten in der IBP-Gruppe zwar unmittelbar nach der Behandlung einzig signifikant mit kleiner Effektstärke bezüglich der ADHS-Symptomatik im Vergleich zur SKS-Psychotherapiegruppe verbesserten, aber dieser Effekt war zwei Monate nach der Behandlung nicht mehr nachweisbar.

Die wenigen Forschungsergebnisse zur pharmakologischen Behandlung von ADHS bei Patienten mit SKS weisen darauf hin, dass bei dieser Komorbidität höhere als die empfohlenen Dosen zu verabreichen sind, um eine Wirkung zu erzielen. In einer Studie mit 54 Patienten wurden die Insassen von drei Vollzugsanstalten mit einer ADHS und einer Amphetaminabhängigkeit 2 Wochen vor Entlassung zufällig entweder der Gruppe, die mit lang wirksamen Methylphenidat mit Dosen bis zu 180 mg pro Tag behandelt wurde, oder der Placebogruppe zugewiesen (Konstenius et al. 2013). Nach Entlassung erhielten sie 22 Wochen lang zweimal pro Woche ambulante Sprechstunden, einschließlich einer wöchentlichen KVT-Sitzung zur substanzkonsumbezogenen Rückfallprävention. Die Gruppe, die mit Methylphenidat behandelt wurde, wies nach der Behandlung im Vergleich zur Placebogruppe weniger ADHS-Symptome, mehr drogennegative Urinproben und höhere Haltequoten auf. Die Behandlung mit hochdosiertem Methylphenidat brachte nicht nur eine Verbesserung der ADHS, sondern auch eine Verringerung der Rückfallrate. Levin et al. (2015) untersuchten in einer 14 Wochen dauernden RCT mit 126 Patienten, die unter ADHS und einer Kokainkonsumstörung litten, wie sich ein retardiertes Dexamphetamin-Amphetamingemisch von 60 mg pro Tag, 80 mg pro Tag oder Placebo auf die ADHS-Symptomatik und den Kokainkonsum auswirkt. Alle drei Gruppen erhielten KVT zur Rückfallprävention. Die beiden Verumgruppen erreichten im Vergleich zur Placebogruppe mindestens eine 30-prozentige Reduktion der ADHS-Symptomatik, wiesen eine höhere Rate an kontinuierlicher Abstinenz bzw. höhere Anzahl konsumfreier Wochen auf. Zwischen den beiden Verumgruppen ergaben sich keine signifikanten Unterschiede in Bezug auf die ADHS-Symptomatik und den Kokainkonsum. Auch in dieser Studie erweist sich die erfolgreiche pharmakologische Behandlung der ADHS auch für die Verbesserung der SKS als förderlich.

Die International Collaboration on ADHD and Substance Abuse (ICASA) hat ein Konsensuspapier publiziert (Crunelle et al. 2018), das auch für die Situation im deutschen Sprachraum adaptiert veröffentlicht wurde (Luderer et al. 2019). Darin wurden Richtlinien für die Diagnostik und Behandlung der Komorbidität von ADHS und Sucht vorgestellt. Es wird die frühzeitige Verwendung eines Screeningverfahrens vorgeschlagen, das bei positivem Ergebnis einen umfassenden Diagnostikprozess mit Nacherhebung auslösen soll. Die Diagnose soll durch dafür geschulte Ärzte oder Psychologen gestellt werden, ebenfalls eine Sucht- und wenn möglich eine Fremdanamnese zu ADHS-Symptomen von einer nahestehenden Person beinhalten, die den Patienten seit Langem, wenn möglich bereits in der Kindheit, gut gekannt hat. Die ADHS soll nicht nur ausreichend und möglichst früh medikamentös behandelt werden, sondern es soll auch eine Kombination mit Psychotherapie, gegebenenfalls eine integrierte Behandlung erwogen werden. Dabei sind u. a. wegen des Substanzmissbrauchsrisikos lang wirksame Stimulanzien wie Methylphenidat, Amphetamine, und Lisdexafetamin sowie Atomoxetin zu erwägen, die auch schrittweise in höhere Bereiche als üblich aufzudosieren sind, um bei dieser Komorbidität wirksam zu sein.

24.6 Fazit und Ausblick

In diesem Kapitel zur Komorbidität psychischer Störungen und Sucht wurde eine Übersicht darüber gegeben, welche psychosozialen Therapien und pharmakologischen Behandlungen für DDP wirksam sind, indem Metaanalysen und umfassende Übersichtsarbeiten über kontrollierte klinische Studien berücksichtigt wurden. Die Studien sind wegen der starken Heterogenität in den Patienten-, Programm-, Interventions-, Setting-, Intensitäts- und Ergebnismerkmalen nur schwer vergleichbar. Zudem wurden die wenigen kontrollierten Interventionsstudien zu Kombinationstherapien mit psychosozialen und pharmakologischen Behandlungen selten berücksichtigt. Aus wissenschaftlicher Perspektive sind deshalb gesicherte Schlussfolgerungen kaum möglich. Hinzu kommt, dass die Studien vorwiegend aus den USA, einige aus Kanada, Australien oder Großbritannien, aber nur wenige aus Kontinentaleuropa stammen (Moggi et al. 2002; Morrens et al. 2011). Im deutschen Sprachraum sind nur einige Behandlungsmanuale zu Komorbidität (D'Amelio et al. 2007; Gouzoulis-Mayfrank 2007; Moggi und Donati 2004; Preuss und Moggi 2024; Najavits et al. 2008; Walter et al. 2015) oder umfassende Monografien (Moggi 2007; Walter und Gouzoulis-Mayfrank 2019) erschienen.

In dem Versuch, eine **vorsichtige Schlussfolgerung** zu formulieren, kann festgehalten werden, dass integrierte Behandlungsprogramme (IBP) mit mehreren störungsspezifischen Interventionen eher wirksam sind und im besten Fall in allen Ergebnisvariablen den Kontrollgruppen bzw. den Standardbehandlungen überlegen sind. Ein breiteres IBP ist wahrscheinlich effektiver als das bloße Hinzufügen einer Einzelintervention (z. B. Rückfallprävention) zu einer Standardbehandlung. Wenn die Patienten unter einer schweren DDP mit niedrigem Funktionsniveau leiden, ist eine stationäre Behandlung notwendig, selten genügt eine intensive ambulante Therapie. Nicht nur integrative, sondern auch parallele, aber nicht sequenzielle Behandlungen können insbesondere dann wirksam sein, wenn die Interventionen erfolgreich in der Reduktion oder Stabilisierung des Substanzkonsums sind. Stufenprogramme, die sich an die Veränderungsphasen des TTM anlehnen, sind zwar aufwändig, aber eher erfolgreich. Mehrere Behandlungskomponenten von IBP, z. B. MI, KVT, RP, KM und FI, haben sich wiederholt als effektiv erwiesen (➤ Box 24.1). So gesehen ist die Behandlung von DDP, wie zu Beginn dieses Kapitels erwähnt, keine unmögliche, aber eine aufwändige und schwierige Aufgabe.

BOX 24.1

Wichtige Behandlungskomponenten integrativer Behandlungen von Doppeldiagnosepatienten

1. **Motivierende Interventionen,** insbesondere Motivational Interviewing (MI), die den Patienten helfen, Behandlungsziele zu finden, ihre Ambivalenz in Bezug auf die Behandlung deutlich zu verringern, sich zur Zielerreichung für die Veränderung von Problemverhalten zu entscheiden und die Verhaltensveränderung auch umzusetzen. MI scheint für beide Komorbiditätsstörungen hilfreich zu sein.
2. **Kognitive Verhaltenstherapie** ist wirksam, wenn sie mit MI kombiniert wird und störungsspezifische Interventionen zur Verfügung stellt.
3. **Rückfallprävention** und **Kontingenzmanagement** sind vielversprechende Ansätze und manchmal ebenso wirksam wie IBP, wenn es ihnen gelingt, den Substanzkonsum der Patienten so weit zu stabilisieren und reduzieren, dass eine Behandlung der psychischen Störung möglich wird.
4. **Familieninterventionen** scheinen eine sehr wertvolle Intervention für DDP zu sein, wenn noch Beziehungen zur Familie oder zu anderen wichtigen Bezugspersonen bestehen.
5. **Störungsspezifische Interventionen** scheinen auch für DDP wirksam zu sein. Es ist nicht notwendig, neue Behandlungsformen für DDP zu entwickeln, aber die wirksamen störungsspezifischen Interventionen innerhalb eines patientenzentrierten Behandlungsplans zu integrieren. Bestimmte Interventionen scheinen sich auch positiv auf jene Störungen auszuwirken, für die sie nicht entwickelt wurden (z. B. MI, RP oder KM).
6. **Störungsspezifische Kombinationsbehandlung:** Die erfolgversprechendste Behandlung lässt sich aus den vielen – wenn auch nicht allen – Studien ableiten, in denen jeweils störungsspezifisch psychopharmakologische und psychotherapeutische Interventionen kombiniert wurden.

Diese Schlussfolgerungen sind ein Versuch und müssen durch weitere Studien bestätigt und weiter differenziert werden. Obwohl die Forschung zur Behandlung von DDP bereits über 30 Jahre andauert, fehlt bis heute eine genügend große Zahl methodologisch guter Untersuchungen, die gesicherte Schlussfolgerungen zulassen. Zukünftige Studien sollten sich darauf konzentrieren, gestufte IBP zu untersuchen, die MI in Kombination mit KVT und Interventionen zur Reduktion des Substanzkonsums (z. B. RP, KT) enthalten, den Einbezug des sozialen Umfelds der Patienten berücksichtigen sowie für DDP wirksame Medikamente kombinieren.

RESÜMEE

Integrative, nach Intensität gestufte Behandlungsprogramme, die störungsspezifische Interventionen geschickt kombinieren, scheinen weniger aufwendigen Behandlungen in Bezug auf die Verbesserung des Substanzkonsums, der Symptome der psychischen Störungen und des Funktionsniveaus überlegen zu sein. Sie enthalten meist motivationsfördernde Interventionen (z. B. Motivational Interviewing), störungsspezifische kognitiv-verhaltenstherapeutische Interventionen, suchtmittelkonsumreduzierende Interventionen wie Rückfallprävention oder Kontingenzmanagement und/oder Familieninterventionen und kombinieren diese Therapieverfahren mit einer störungsspezifischen psychopharmakologischen Behandlung.

LITERATUR

Baker A. L., Kavanagh D. J., Kay-Lambkin F. J. et al. Randomized controlled trial of cognitive-behavioural therapy for coexisting depression and alcohol problems: short-term outcome. Addiction. 2010; 105: 87–99.

Baker A. L., Kavanagh D. J., Kay-Lambkin F. J. et al. Randomized controlled trial of MICBT for co-existing alcohol misuse and depression: outcomes to 36-months. J Subst Abuse Treat. 2014; 46: 281–290.

Ball S. A. Manualized treatment for substance abusers with personality disorders: dual focus schema therapy. Addictive Behaviors. 1998; 23: 883–891.

Barrowclough C., Haddock G., Wykes T. et al. Integrated motivational interviewing and cognitive behavioural therapy for people with psychosis and comorbid substance misuse: randomised controlled trial. BMJ. 2010; 341: c6325.

Bega S., Schaffer A., Goldstein B., Levitt A. Differentiating between bipolar disorder types I and II: results from the National Epidemiologic Survey on Alcohol and Related Conditions (NESARC). J Affect Disord. 2012; 138: 46–53.

Bellack A. S., Bennett M. E., Gearon J. S. et al. A randomized clinical trial of a new behavioral treatment for drug abuse in people with severe and persistent mental illness. Arch Gen Psychiatry. 2006; 63: 426–432.

Bernardi S., Faraone S. V., Cortese S. et al. The lifetime impact of attention deficit hyperactivity disorder: results from the National Epidemiologic Survey on Alcohol and Related Conditions (NESARC). Psychol Med. 2012; 42: 4. 875–887.

Bouchard M., Lecomte T., Cloutier B., Herrera-Roberge J., otvin S. Dropout Rates in Psychosocial Interventions for People With Both Severe Mental Illness and Substance Misuse: A Systematic Review and Meta-Analysis. Front Psychiatry 2022; 13: 842329.

Bradizza C. M., Stasiewicz P. R., Paas N. D. Relapse to alcohol and drug use among individuals diagnosed with co-occurring mental health and substance use disorders: a review. Clin Psychol Rev. 2006; 26: 2. 162–178.

Brady K. T., Sonne S., Anton R. F. et al. Sertraline in the treatment of co-occurring alcohol dependence and posttraumatic stress disorder. Alcohol Clin Exp Res. 2005; 29: 3. 395–401.

Brown E. S., Carmody T. J., Schmitz J. M. et al. A randomized, double-blind, placebo-controlled pilot study of naltrexone in outpatients with bipolar disorder and alcohol dependence. Alcohol Clin Exp Res. 2009; 33: 11. 1863–1869.

Buckner J. D., Zvolensky M. J., Ecker A. H., Schmidt N. B., Lewis E. M., Paulus D. J., et al. Integrated cognitive behavioral therapy for comorbid cannabis use and anxiety disorders: A pilot randomized controlled trial. Behav Res Ther. 2019; 115: 38–45.

Cerullo M. A., Strakowski S. M. The prevalence and significance of substance use disorders in bipolar type I and II disorder. Subst Abuse Treat Prev Policy. 2007; 2: 29.

Chetty A., Guse T., Malema, M. Integrated vs non-integrated treatment outcomes in dual diagnosis disorders: A systematic review. Health SA, 2023; 28: 2094. doi:10.4102/hsag.v28i0.2094.

Chow C. M., Wieman D., Cichocki B. et al. Mission impossible: treating serious mental illness and substance use co-occurring disorder with integrated treatment: a meta-analysis. Mental Health Subst Use. 2013; 6: 2. 150–168.

Cleary M., Hunt G. E., Matheson S., Walter G. Psychosocial treatments for people with co-occurring severe mental illness and substance misuse: systematic review. J Adv Nurs. 2009; 65: 2. 238–258.

Cleary M., Hunt G. E., Matheson S. L. et al. Psychosocial interventions for people with both severe mental illness and substance misuse. Cochrane Database Syst Rev. 2010; 10: CD001088.

Crunelle C. L., van den Brink, W., Moggi F., Konstenius M., Franck J., Levin F. R., Matthys F. International Consensus Statement on Screening, Diagnosis and Treatment of Substance Use Disorder Patients with Comorbid Attention Deficit/Hyperactivity Disorder. Eur Addict Res. 2018; 24: 1. 43–51.

D'Amelio R., Behrendt B., Wobrock T. Psychoedukation Schizophrenie und Sucht: Manual zur Leitung von Patienten- und Angehörigengruppen. 2. A. 2007; Elsevier Urban & Fischer. München.

De Witte N. A. J., Crunelle C. L., Sabbe B. et al. Treatment for outpatients with comorbid schizophrenia and substance use disorders: a review. Eur Addict Res. 2014; 20: 105–114.

DGPPN – Deutsche Gesellschaft für Psychiatrie, Psychosomatik und Nervenheilkunde S3-Praxisleitlinien in Psychiatrie und Psychotherapie: Schizophrenie. 2006; Steinkopff. Darmstadt. 43–109.

Dell'Aquila A., Berle D. Predictors of alcohol and substance use among people with post-traumatic stress disorder (PTSD): findings from the NESARC-III study. Soc Psychiatry Psychiatr Epidemiol. 2023. doi:10.1007/s00127-023-02472-6.

Dimeff L. A., Linehan M. M. Dialectical behavior therapy for substance abusers. Addict Sci Clin Pract. 2008; 4: 2. 39–47.

Drake R. E., Mueser K. T., Brunette M. F., McHugo G. J. A review of treatments for people with severe mental illnesses and co-occurring substance use disorders. Psychiatr Rehabil J. 2004; 27: 4. 360–374.

Drake R. E., O'Neal E. L., Wallach M. A. A systematic review of psychosocial research on psychosocial interventions for people with co-occurring severe mental and substance use disorders. J Subst Abuse Treat. 2008; 34: 1. 123–138.

Driessen M., Meier S., Hill A. et al. The course of anxiety, depression and drinking behaviours after completed detoxification in alcoholics with and without comorbid anxiety and depressive disorders. Alcohol Alcohol. 2001; 36: 3. 249–255.

Driessen M., Schulte S., Luedecke C. et al. Trauma and PTSD in patients with alcohol, drug, or dual dependence: a multi-center study. Alcohol Clin Exp Res. 2008; 32: 3. 481–488.

Estévez N., Dey M., Eich-Hochli D. et al. Adult attention-deficit/hyperactivity disorder and its association with substance use and substance use disorders in young men. Epidemiol Psychiatr Sci. 2016; 25: 3. 255–266.

Euler S., Sollberger D., Bader K. et al. A systematic review of personality disorders and addiction: epidemiology, course and treatment. Fortschr Neurol Psychiatr. 2015; 83: 10. 544–554.

Evren C., Sar V., Dalbudak E. et al. Lifetime PTSD and quality of life among alcohol-dependent men: impact of childhood emotional abuse and dissociation. Psychiatry Res. 2011; 186: 1. 85–90.

Flanagan J. C., Jones J. L., Jarnecke A. M., Back S. E. Behavioral Treatments for Alcohol Use Disorder and Post-Traumatic Stress Disorder. Alcohol Res 2018; 39(2)181–192.

Flatten G., Gast U., Hofmann A. et al. S3-Leitlinie Posttraumatische Belastungsstörung. Trauma & Gewalt. 2011; 3: 202–210.

Frank E., Swartz H. A., Kupfer D. J. Interpersonal and social rhythm therapy: managing the chaos of bipolar disorder. Biol Psychiatry. 2000; 48: 6. 593–604.

Galbraith T., Heimberg R. G., Wang S. et al. Comorbidity of social anxiety disorder and antisocial personality disorder in the National Epidemiological Survey on Alcohol and Related Conditions (NESARC). J Anxiety Disord. 2014; 28: 1. 57–66.

Gouzoulis-Mayfrank E. Komorbidität Psychose und Sucht. Von den Grundlagen zur Praxis. 2007; Steinkopff, Darmstadt.

Gouzoulis-Mayfrank E. Komorbidität von Psychose und Sucht. Psychiatrie und Psychotherapie up2date. 2010; 4: 81–95.

Grant B. F., Stinson F. S., Dawson D. A. et al. Prevalence and co-occurrence of substance use disorders and independent mood and anxiety disorders: results from the National Epidemiologic Survey on Alcohol and Related Conditions. Arch Gen Psychiatry. 2004; 61: 8. 807–816.

Gregory R. J., Remen A. L. A manual-based psychodynamic therapy for treatment-resistant borderline personality disorder. Psychotherapy (Chic). 2008; 45: 1. 15–27.

Haber P., Lintzeris N., Proude E., Lopatko O. Guidelines for the Treatment of Alcohol Problems. 2009; Australian Government Department of Health and Ageing. Sydney.

Haddock G., Barrowclough C., Tarrier N. et al. Cognitive-behavioral therapy and motivational intervention for schizophrenia and substance misuse. Br J Psychiatry. 2003; 183: 418–426.

Helle A. C., Watts A. L., Trull T. J., Sher, K. J. Alcohol Use Disorder and Antisocial and Borderline Personality Disorders. Alcohol Res. 2019; 40: 1. doi:10.35946/arcr.v40.1.05.

Hesse M. Integrated psychological treatment for substance use and co-morbid anxiety or depression vs. treatment for substance use alone. A systematic review of the published literature. BMC Psychiatry. 2009; 9: 6.

Hien D. A., Cohen L. R., Miele G. M. et al. Promising treatments for women with comorbid PTSD and substance use disorders. Am J Psychiatry. 2004; 161: 8. 1426–1432.

Hobbs J.D., Kushner M. G., Lee S. S. et al. Meta-analysis of supplemental treatment for depressive and anxiety disorders in patients being treated for alcohol dependence. Am J Addict. 2011; 20: 4. 319–329.

Horsfall J., Cleary M., Hunt G. E., Walter G. Psychosocial treatments for people with co-occurring severe mental illnesses and substance use disorders (dual diagnosis): a review of empirical evidence. Harv Rev Psychiatry. 2009; 17: 1. 24–34.

Hunt G. E., Malhi G. S., Lai H. M. X., Cleary, M. Prevalence of comorbid substance use in major depressive disorder in community and clinical settings, 1990–2019: Systematic review and meta-analysis. J Affect Disord 2020; 266: 288–304.

Hunt G. E., Malhi G. S., Cleary M., Lai H. M., Sitharthan, T. Comorbidity of bipolar and substance use disorders in national surveys of general populations, 1990–2015: Systematic review and meta-analysis. J Affect Disord. 2016; 206: 321–330.

Hunt G. E., Siegfried N., Morley K. et al. Psychosocial interventions for people with both severe mental illness and substance misuse. Cochrane Database Syst Rev. 2019; 12: CD001088.

Iovieno N., Tedeschini E., Bentley K. H. et al. Antidepressants for major depressive disorder and dysthymic disorder in patients with comorbid alcohol use disorders: a meta-analysis of placebo-controlled randomized trials. J Clin Psychiatry. 2011; 72: 8. 1144–1151.

Johann M., Bobbe G., Putzhammer A., Wodarz N. Comorbidity of alcohol dependence with attention-deficit hyperactivity disorder: differences in phenotype with increased severity of the substance disorder, but not in genotype (serotonin transporter and 5-hydroxytryptamine-2c receptor). Alcohol Clin Exp Res. 2003; 27: 10. 1527–1534.

Kavanagh D. J., Waghorn G., Jenner L. et al. Demographic and clinical correlates of comorbid substance use disorders in psychosis: multivariate analyses from an epidemiological sample. Schizophr Res. 2004; 66: 2–3. 115–124.

Kelly T. M., Daley D. C., Douaihy A. B. Treatment of substance abusing patients with comorbid psychiatric disorders. Addict Behav. 2012; 37: 1. 11–24.

Kessler R. C., Sonnega A., Bromet E. et al. Posttraumatic stress disorder in the National Comorbidity Survey. Arch Gen Psychiatry. 1995; 52: 12. 1048–1060.

Kessler R. C., Nelson C. B., McGonagle K. A. et al. The epidemiology of co-occurring addictive and mental disorders: implications for prevention and service utilization. Am J Orthopsychiatry. 1996; 66: 17–31.

Kienast T., Stoffers J., Bermpohl F., Lieb K. Borderline personality disorder and comorbid addiction: epidemiology and treatment. Dtsch Arztebl Int. 2014; 111: 16. 280–286.

Kingston R. E. F., Marel C., Mills K. L. A systematic review of the prevalence of comorbid mental health disorders in people presenting for substance use treatment in Australia. Drug Alcohol Rev. 2017; 36: 4. 527–539.

Konstenius M., Jayaram-Lindstrom N., Guterstam J., Beck, O., Philips, B., Franck, J. Methylphenidate for attention deficit hyperactivity disorder and drug relapse in criminal offenders with substance dependence: a 24-week randomized placebo-controlled trial. Addiction. 2014; 109: 3. 440–449.

Kushner M. G., Maurer E. W., Thuras P. et al. Hybrid cognitive behavioral therapy versus relaxation training for co-occurring anxiety and alcohol disorder: a randomized clinical trial. J Consult Clin Psychol. 2013; 81: 3. 429–442.

Langeland W., Draijer N., van den Brink W. Psychiatric comorbidity in treatment-seeking alcoholics: the role of childhood trauma and perceived parental dysfunction. Alcohol Clin Exp Res. 2004; 28: 3. 441–447.

Lai H. M., Cleary M., Sitharthan T., Hunt G. E. Prevalence of comorbid substance use, anxiety and mood disorders in epidemiological surveys 1990–2014: A systematic review and meta-analysis. Drug Alcohol Depend, 2015. 154: 1–13.

Lee N. K., Cameron J., Jenner L. A systematic review of interventions for co-occurring substance use and borderline personality disorders. Drug Alcohol Rev. 2015; 34: 663–672.

Levin F. R., Mariani J. J., Specker S., Mooney M., Mahony A., Brooks D. J. et al. Extended-Release Mixed Amphetamine Salts vs Placebo for Comorbid Adult Attention-Deficit/Hyperactivity Disorder and Cocaine Use Disorder: A Randomized Clinical Trial. JAMA Psychiatry. 2015; *72*:6. 593–602.

Lieb K., Völlm B., Rücker G. et al. Pharmacotherapy for borderline personality disorder: Cochrane systematic review of randomised trials. Br J Psychiatry. 2010; 196: 1. 4–12.

Lubman D. I., King J. A., Castle D. J. Treating comorbid substance use disorders in schizophrenia. Int Rev Psychiatry. 2010; 22: 191–201.

Luderer M., Kiefer F., Reif A., Moggi, F. ADHD in adult patients with substance use disorders. Nervenarzt. 2019; 90: 9. 926–931.

Luderer M., Sick C., Kaplan-Wickel N., Reinhard I., Richter A., Kiefer F., Weber, T. Prevalence Estimates of ADHD in a Sample of Inpatients With Alcohol Dependence. J Atten Disord. 2020; 24: 14, 2072–2083.

Mann K. Hoch E. Batra A. S3-Leitlinie Screening, Diagnose und Behandlung alkoholbezogener Störungen. 2016; Springer. Heidelberg.

Mason B. J., Lehert P. The effects of current subsyndromal psychiatric symptoms or past psychopathology on alcohol dependence treatment outcomes and acamprosate efficacy. Am J Addict. 2010; 19: 147–154.

McCallum S., Mikocka-Walus A., Turnbull D., Andrews J. M. Continuity of Care in Dual Diagnosis Treatment: Definitions, Applications, and Implications. J Dual Diagn, 2015; 11: 3–4. 217–232.

Miller W. R., Rollnick S. Motivierende Gesprächsführung. 3. Aufl. 2009; Lambertus. Freiburg.

Mills K. L., Teesson M., Back S. E. et al. Integrated exposure-based therapy for co-occurring posttraumatic stress disorder and substance dependence: a randomized controlled trial. JAMA. 2012; 308: 690–699.

Moggi F. Doppeldiagnosen. Komorbidität psychischer Störungen und Sucht. 2. Aufl. 2007; Huber. Bern.

Moggi F., Donati R. Psychische Störungen und Sucht: Doppeldiagnosen. Fortschritte der Psychotherapie. 2004; Hogrefe. Göttingen.

Moggi F., Öjehagen A. Evidence-supported psychosocial treatment for dual disorder patients. Dom G. Moggi F. Co-occurring Addictive and Psychiatric Disorders. 1st ed. 2015; Springer. Heidelberg. 261–277.

Moggi F., Brodbeck J., Költzsch K., Bachmann K. M. One-year follow-up of dual diagnosis patients attending a 4-months integrative inpatient treatment. Eur Addict Res. 2002; 8: 30–37.

Moggi F., Schorno D., Soravia L. M., Mohler-Kuo M., Estevez-Lamorte N., Stude J., Gmel G. Screened Attention Deficit/Hyperactivity Disorder as a Predictor of Substance Use Initiation and Escalation in Early Adulthood and the Role of Self-Reported Conduct Disorder and Sensation Seeking: A 5-Year Longitudinal Study with Young Adult Swiss Men. Eur Addict Res. 2020; 26: 4–5. 233–244.

Moore E., Mancuso S. G., Slade T. et al. The impact of alcohol and illicit drugs on people with psychosis: the second Australian National Survey of Psychosis. Aust N Z J Psychiatry. 2012; 46: 9. 864–878.

Morrens M., Dewilde B., Sabbe B. et al. Treatment outcomes of an integrated residential programme for patients with schizophrenia and substance use disorder. Eur Addict Res. 2011; 17: 3. 154–163.

Mueser K. T., Glynn S. M., Cather C. et al. A randomized controlled trail of family intervention for co-occurring substance use and severe psychiatric disorders. Schizophr Bull. 2013; 39: 3. 658–672.

Murthy P., Chand P. Treatment of dual diagnosis disorders. Curr Opin Psychiatry. 2012; 25: 3. 194–200.

Najavits L. M. Seeking Safety: A treatment manual for PTSD and substance abuse. 2002; Guilford Press. New York.

Najavits L. M., Clark H. W., DiClemente C. C., Potenza M. N., Shaffer H. J., Sorensen J. L., et al. PTSD/substance use disorder comorbidity: Treatment options and public health needs. Curr Treat Options Psychiatry. 2020; 7: 4. 544–558.

Najavits L. M., Schäfer I., Stubenvoll M., Dilling A. Posttraumatische Belastungsstörung und Substanzmissbrauch: Das Therapieprogramm „Sicherheit finden". 2008; Hogrefe. Göttingen.

Newton-Howes G., Foulds J. Personality disorder and treatment outcome in alcohol use disorder. Curr Opin Psychiatry. 2018; 31: 1. 50–56.

Newton-Howes, G. M., Foulds, J. A., Guy, N. H., Boden, J. M., & Mulder, R. T. Personality disorder and alcohol treatment outcome: systematic review and meta-analysis. Br J Psychiatry. 2017; 211: 1. 22–30.

Osher F. C., Kofoed L. L. Treatment of patients with psychiatric and psychoactive substance use disorders. Hosp Commun Psychiatry. 1989; 40: 1025–1035.

Pacek L. R., Martins S. S., Crum R. M. The bidirectional relationships between alcohol, cannabis, co-occurring alcohol and cannabis use disorders with major depressive disorder: results from a national sample. J Affect Disord. 2013; 148: 2–3. 188–195.

Pennay A., Cameron J., Reichert T. et al. A systematic review of interventions for co-occurring substance use disorder and borderline personality disorder. J Subst Abuse Treat. 2011; 41: 4. 363–373.

Petrakis I. L., Poling J., Levinson C. et al. Naltrexone and disulfiram in patients with alcohol dependence and comorbid post-traumatic stress disorder. Biol Psychiatry. 2006; 60: 7. 777–783.

Pettinati H. M., Oslin D. W., Kampman K. M. et al. A double-blind, placebo-controlled trial combining sertraline and naltrexone for treating co-occurring depression and alcohol dependence. Am J Psychiatry. 2010; 167: 6. 668–675.

Pfammatter M., Junghan U. M., Brenner H. D. Efficacy of psychological therapy in schizophrenia: conclusions from meta-analyses. Schizophr Bull. 2006; 32: Suppl 1. 64–80.

Preuss U. W. Abhängigkeitserkrankungen und Psychosen: Erkenntnisse und Kontroversen in Vorbereitung auf neue Klassifikationssysteme. Die Psychiatrie. 2008; 2: 61–68.

Preuss U. W., Moggi, F. Affektive Störungen und Sucht. 2024; Kohlhammer, Stuttgart.

Preuss U. W., Wong W. M. J., Wurst F. M. Bipolar affektive Störungen und Alkoholkonsumstörungen: Komorbidität, Konsequenzen und Therapie. Spektrum Psychiatrie. 2012; 2: 47–51.

Prochaska J. O., DiClemente C. C., Norcross J. C. In search how people change. Applications to addictive behaviors. Am Psychol. 1992; 47: 1102–1114.

Puddephatt J. A., Irizar P., Jones A., Gage S. H., Goodwin L. Associations of common mental disorder with alcohol use in the adult general population: a systematic review and meta-analysis. Addiction, 2022; 117: 6. 1543–1572.

Raimo E. B., Schuckit M. A. Alcohol dependence and mood disorders. Addict Behav. 1998; 23: 6. 933–946.

Regier D. A., Farmer M. E., Rae D. S. et al. Comorbidity of mental disorders with alcohol and other drug abuse. Results from the Epidemiologic Catchment Area (ECA) Study. JAMA. 1990; 264: 19. 2511–2518.

Riper H., Andersson G., Hunter S. B. et al. Treatment of comorbid alcohol use disorders and depression with cognitive-behavioural therapy and motivational interviewing: a meta-analysis. Addiction. 2014; 109: 3. 394–406.

Roberts L. J., Shaner A., Eckman T. A. et al. Effectively treating stimulant-abusing schizophrenics: mission impossible?. New Dir Ment Health Serv. 1992; 53: 55–65.

Roberts N. P., Roberts P. A., Jones N., Bisson J. I. Psychological interventions for post-traumatic stress disorder and comorbid substance use disorder: a systematic review and meta-analysis. Clin Psychol Rev. 2015; 38: 25–38.

Roberts N. P., Roberts P. A., Jones N., Bisson J. I. Psychological therapies for post-traumatic stress disorder and comorbid substance use disorder. Cochrane Database Syst Rev. 2016; 4: CD010204.

Rognli E. B., Heiberg I. H., Jacobsen B. K., Hoye A., Bramness J. G. Transition From Substance-Induced Psychosis to Schizophrenia Spectrum Disorder or Bipolar Disorder. Am J Psychiatry. 2023; appiajp22010076.

Rosenthal R. N., Westreich L. Treatment of persons with dual diagnoses of substance use disorder and other psychological problems.

McCrady B. S. Epstein E. E. Addictions. A comprehensive guidebook. 1999; Oxford University Press. New York. 439–476.

Ruglass L. M., Lopez-Castro T., Papini S., Killeen T., Back S. E., Hien, D. A. Concurrent Treatment with Prolonged Exposure for Co-Occurring Full or Subthreshold Posttraumatic Stress Disorder and Substance Use Disorders: A Randomized Clinical Trial. Psychother Psychosom. 2017; 86: 3. 150–161.

Sannibale C., Teesson M., Creamer M. et al. Randomized controlled trial of cognitive behaviour therapy for comorbid post-traumatic stress disorder and alcohol use disorders. Addiction. 2013; 108: 8. 1397–1410.

Schadé A., Marquenie L. A., van Balkom A. J. et al. The effectiveness of anxiety treatment on alcohol-dependent patients with a comorbid phobic disorder: a randomized controlled trial. Alcohol Clin Exp Res. 2005; 29: 5. 794–800.

Schäfer I., Reininghaus U., Langeland W. et al. Dissociative symptoms in alcohol-dependent patients: associations with childhood trauma and substance abuse characteristics. Compr Psychiatry. 2007; 48: 6. 539–545.

Schäfer I., Schulze C., Stubenvoll M. Psychotherapie bei Abhängigkeitserkrankungen und posttraumatischer Belastungsstörung. Sucht. 2011; 57: 5. 353–361.

Schneider U., Altmann A., Baumann M. et al. Comorbid anxiety and affective disorder in alcohol-dependent patients seeking treatment: the first multicentre study in Germany. Alcohol Alcohol. 2001; 36: 3. 219–223.

Schwerthöffer D., Bauml J., Rentrop M. Pharmacological treatment for patients with borderline personality disorder: practice and study results. Fortschr Neurol Psychiatr. 2013; 81: 8. 437–443.

Stapinski L. A., Sannibale C., Subotic M., Rapee R. M., Teesson M., Haber P. S., Baillie A. J. Randomised controlled trial of integrated cognitive behavioural treatment and motivational enhancement for comorbid social anxiety and alcohol use disorders. Aust N Z J Psychiatry 2021; 55: 2. 207–220.

Thomas S. E., Randall P. K., Book S. W., Randall C. L. A complex relationship between co-occurring social anxiety and alcohol use disorders: What effect does treating social anxiety have on drinking?. Alcohol Clin Exp Res. 2008; 32: 1. 77–84.

Tiet Q. Q., Mausbach B. Treatments for patients with dual diagnosis: a review. Alcohol Clin Exp Res. 2007; 31: 4. 513–536.

Tolliver B. K., Desantis S. M., Brown D. G. et al. A randomized, double-blind, placebo-controlled clinical trial of acamprosate in alcohol-dependent individuals with bipolar disorder: a preliminary report. Bipolar Disord. 2012; 14: 1. 54–63.

Torchalla I., Nosen L., Rostam H., Allen P. Integrated treatment programs for individuals with concurrent substance use disorders and trauma experiences: a systematic review and meta-analysis. J Subst Abuse Treat. 2012; 42: 1. 65–77.

Van Dam D., Vedel E., Ehring T., Emmelkamp P. M. Psychological treatments for concurrent posttraumatic stress disorder and substance use disorder: a systematic review. Clin Psychol Rev. 2012; 32: 3. 202–214.

Van Dam D., Ehring T., Vedel E., Emmelkamp P. M. Trauma-focused treatment for posttraumatic stress disorder combined with CBT for severe substance use disorder: a randomized controlled trial. BMC Psychiatry. 2013; 13: 172.

van de Glind G., Konstenius M., Koeter M. W. J., van Emmerik-van Oortmerssen K., Carpentier P. J., Kaye S., et al. Variability in the prevalence of adult ADHD in treatment seeking substance use disorder patients: results from an international multi-center study exploring DSM-IV and DSM-5 criteria. Drug Alcohol Depend. 2014; 134: 158–166.

van Emmerik-van Oortmerssen, K., van de Glind, G., Koeter, M. W., Allsop, S., Auriacombe, M., Barta, C. et al. Psychiatric comorbidity in treatment-seeking substance use disorder patients with and without attention deficit hyperactivity disorder: results of the IASP study. Addiction. 2014; 109: 2. 262–272.

van Emmerik-van Oortmerssen, K., van de Glind, G., van den Brink, W., Smit, F., Crunelle, C. L., Swets, M., & Schoevers, R. A. Prevalence of attention-deficit hyperactivity disorder in substance use disorder patients: a meta-analysis and meta-regression analysis. Drug Alcohol Depend. 2012; 122: 1–2. 11–19.

van Emmerik-van Oortmerssen, K., Vedel, E., Kramer, F. J., Blankers, M., Dekker, J. J. M., van den Brink, W., & Schoevers, R. A. Integrated cognitive behavioral therapy for ADHD in adult substance use disorder patients: Results of a randomized clinical trial. Drug Alcohol Depend. 2019; 197: 28–36.

Verheul R., van den Brink W., Hartgers C. Personality disorders predict relapse in alcoholic patients. Addict Behav. 1998; 23: 6. 869–882.

Walter M. Gouzoulis-Mayfrank E. Psychische Störungen und Suchterkrankungen. Diagnostik und Behandlung von Doppeldiagnosen. 2. Aufl. 2019; Kohlhammer. Stuttgart.

Walter M., Sollberger D., Euler S. Persönlichkeitsstörungen und Sucht. Risiken – Formen– Interventionen. 2015; Kohlhammer. Stuttgart.

Weaver T., Madden P., Charles V. et al. Comorbidity of substance misuse and mental illness in community mental health and substance misuse services. Br J Psychiatry. 2003; 183: 304–313.

Weiss R. D., Griffin M. L., Greenfield S. F. et al. Group therapy for patients with bipolar disorder and substance dependence: results of a pilot study. J Clin Psychiatry. 2000; 61: 5. 361–367.

Weiss R. D., Griffin M. L., Jaffee W. B., Bender,R. E., Graff F. S., Gallop R. J., Fitzmaurice G. M. A "community-friendly" version of integrated group therapy for patients with bipolar disorder and substance dependence: a randomized controlled trial. Drug Alcohol Depend. 2009; 104: 3. 212–219.

Weiss R. D., Griffin M. L., Kolodziej M. E., Greenfield S. F., Najavits L. M., Daley D. C., et al. A randomized trial of integrated group therapy versus group drug counseling for patients with bipolar disorder and substance dependence. Am J Psychiatry. 2007; 164: 1. 100–107.

Wolitzky-Taylor K., Sewart A., Karno M., Ries R., Stimson, J. Development and Initial Pilot Testing of a fully integrated treatment for comorbid social anxiety disorder and alcohol use disorder in a community-based SUD clinic setting. Behav Res Ther. 2022; 148: 103999.

Zimmermann P., Wittchen H. U., Höfler M. et al. Primary anxiety disorders and the development of subsequent alcohol use disorders: a 4-year community study of adolescents and young adults. Psychol Med. 2003; 33: 7. 1211–1222.

KAPITEL

25

Oliver Bilke-Hentsch, Olaf Reis

Kinder und Jugendliche

Kernaussagen

- Die Adoleszenz stellt in vielerlei Hinsicht eine vulnerable Phase in der Konsumbiografie dar, daher sollte in dieser Phase differenziert diagnostiziert, behandelt und wissenschaftlich untersucht werden.
- Die Komplexität jugendlicher Suchtproblematiken entsteht durch ihre vielfache Verknüpfung mit Entwicklungsaufgaben und entwicklungsneurologischen Besonderheiten dieses Lebensalters.
- Probleme und Standardtechniken der Früherkennung und Diagnostik von Komorbiditäten werden beschrieben, wobei auf die Therapieplanung besonderer Wert gelegt wird.
- Auch für Jugendliche existieren unterschiedliche Behandlungssettings, die nach Einzelfall sorgfältig gewählt werden sollten.

25.1 Einleitung

Suchtmedizinisch ist das Jugendalter von Bedeutung, da in dieser Altersperiode der Umgang mit Suchtmitteln erlernt wird, seien sie stoff- oder nicht stoffgebundener Natur. Häufig werden im Alter zwischen 12 und 20 Jahren nicht nur die ersten Erfahrungen mit unmittelbaren Folgen (Rausch, Kontrollverlust, Kater), sondern auch mit psychosozialen Konsequenzen (Anerkennung vs. Ablehnung durch signifikante Andere, Konflikte mit Institutionen, Bewältigung von Problemen etc.) gemacht. In die *„Weichenstellungen der Konsumbiografie“*, also die von Jugendlichen getroffenen Entscheidungen, gehen biologische und psychosoziale Aspekte ein, die eng mit Entwicklungsaufgaben des Jugendalters verknüpft sind (Reis 2016).

Die spätmoderne Leistungsgesellschaft prägt diese Lernphase (Schulte-Markwort 2015) und am erfolgreichen Ende soll der „autonome Konsument“ stehen. Er vermag es, seinen Platz in einer konsumierenden Gesellschaft zu bestimmen, wobei partizipative und gesundheitliche Aspekte zu balancieren sind. In diesen Weg des zunehmend autonomen Lernens sind Fehler und Irrtümer ausdrücklich eingeschlossen.

Damit ist ein Aspekt der Suchtmedizin bei Minderjährigen Patienten herausgestellt: Es ist primäre Aufgabe der Diagnostik, temporäre (entwicklungsinhärente) von anhaltenden (potenziell pathologische) Problematiken zu trennen. Akute schwere Alkoholintoxikationen (sog. Komasaufen) z. B. sind überwiegend „mangelnder Erfahrung“ zuzuschreiben und markieren noch nicht den Beginn einer Erkrankung im engeren Sinn.

Die Aufnahme neuer Diagnosekategorien in die ICD-11 kommt der Dynamik jugendlichen Suchtgebrauchs erheblich näher als die ICD-10. Für Substanzen gibt es nun „Einzelne Episoden eines schädlichen Gebrauchs“, womit z. B. das sogenannte Koma-Saufen codiert werden kann. Der Identifikation einer **Suchtgefährdung** *vor* dem Erreichen von Diagnosekriterien wird die Kategorie „gefährlicher Gebrauch“ gerecht, womit auch die Inanspruchnahme von Versorgungsleistungen erleichtert werden soll. Damit lassen sich nun auch temporäre Konsummuster erfassen (s. unten).

Die Adoleszenz ist aus biologischer Perspektive eine besondere Lebensphase. In dieser Zeit muss der Jugendliche eine funktionierende adaptive Balance aus vermutlich zwei **basalen neuronalen Prozessen** erlernen, die seine weitere Konsumbiografie steuern (Khurana et al. 2015). Das Verhältnis von Belohnungsreaktion *(reward seeking)* und exekutiver Kontrolle entscheidet während der Adoleszenz, ob es beim gelegentlichen Experimentieren bleibt oder ob ein anhaltender Konsum (Progression) folgt. Zu den eher frontal gesteuerten exekutiven Kontrollfunktionen gehören Inhibitionsdefizite oder die Fähigkeit zum Belohnungsaufschub. Diese stehen lebenslang den mesolimbisch markierten Belohnungsreaktionen gegenüber, die während der Adoleszenz verstärkt gelernt werden. Das verstärkte Belohnungslernen ist möglicherweise eine Folge erhöhter Empfindlichkeit der Dopaminrezeptoren (Perreault et al. 2014).

In Deutschland wird seit einigen Jahrzehnten epidemiologisch eine kontinuierliche Abnahme des Drogenkonsums bei Erwachsenen und in der breiteren Jugendbevölkerung verzeichnet. Seit 2004 berichtet der Drogenaffinitätsbericht der BZgA für männliche Jugendliche (12–17 Jahre) eine unregelmäßige Abnahme für Lebens-, Jahres- und Monatsprävalenzen von 2004–2011, danach eine leichte Zunahme (Orth 2016). In der Risikogruppe der regelmäßigen Cannabiskonsumenten ist die Prävalenz nach einem Zwischenhoch von 2012–2014 wieder leicht zurückgegangen (von 2,2 auf 1,1 %), seit 1993 jedoch auf dem Niveau zwischen 1 und 2,6 % stabil. Für weibliche Jugendliche werden leicht steigende Tendenzen für Lebenszeit, Jahres- und Monatsprävalenzen berichtet (2011–2015). Regelmäßige Konsummuster sind seltener als bei Jungen (0,5 %) und gehen gegenüber einem Hoch in 2014 (1,5 %) ebenfalls zurück. Auch hier bleibt der Anteil der regelmäßigen Konsumentinnen über die letzten zwei Jahrzehnte eher konstant zwischen 0,5 und 2,5 % (Orth 2016). Die Auswirkungen der Corona-Pandemie und der entsprechenden Maßnahmen sind noch nicht abschließend zu beurteilen, dürften aber tendenziell vor allem über die Zunahme der Komorbidität Wirkung zeigen,

Eine abgegrenzte, in den letzten 15 Jahren erheblich gewachsene Problemgruppe bei Adoleszenten stellt die pathologische Internet- und Mediennutzung dar. Im Gegensatz zu anderen Süchten scheint die Computerspiel- und Internetsucht (noch) ein jugendlastiges Phänomen zu sein. Die bisherige Diagnosepraxis erlaubte eine Codierung unter den Impulskontrollstörungen. Während das pathologische Glücksspiel nach **ICD-10** in der Kategorie F63.0 codiert wurde, erfolgte die klassifikatorische Zuordnung einer Internet-/ Computerspielabhängigkeit in der Kategorie F63.8 (sonstige abnorme Gewohnheiten und Störungen der Impulskontrolle). Das DSM-5 hingegen führt seit 2013 die Kategorie der „non-substance related disorders“, worunter unter 312.31 die „gambling disorder“ aufgeführt wird, die der F63.8 entsprechen soll (www.dsm5.org). Die **ICD-11** ermöglicht nun ebenfalls neben der Glücksspielstörung (6C50) und der gaming disorder (6C51) auch die klassifikatorische Einordnung der anderen Verhaltenssüchte (6C5Y bzw. 6C5Z). Eine Codierung als Impulskontrollstörung ist somit obsolet.

25.2 Früherkennung von Suchtproblemen bei Jugendlichen

Die Entwicklung einer Suchtproblematik ist ein komplexes biopsychosoziales Geschehen, das die Konsumenten, ihre Umgebung und deren Interaktion betrifft. Darin spielen Risiken aufseiten des Individuums, der konsumierten Substanz und des sozialen Kontextes eine Rolle. Einige **Grundmuster** zeigen eine frühe Gefährdung und damit die Notwendigkeit einer frühen Intervention an:

- Früher Beginn des Konsums (vor dem 12. Lebensjahr, ggf. präpubertär)
- Schnelle Dosissteigerung
- Zunehmend sozial isolierter Konsum, außerhalb von Peergroups
- Einnahme von mehr als einer Substanz, wahllos oder gezielt
- Abrupte und nachhaltige Wechsel der Peergroup
- Teilnahme an drogenfokussierten Kulturen
- Gedankliche Fokussierung auf Suchtmittelkonsum
- Komorbide Problematiken, meist psychischer Natur
- Frühe Devianz
- Konsumierende Eltern
- Funktionalität des Konsums in der Bewältigung von Entwicklungsaufgaben

Das Konzept dieser Risikofaktoren (s. o.) ist für das Gesamtverständnis und die Diagnostik eines individuellen Drogenproblems hilfreich. Die Früherkennungskriterien beinhalten einige diagnostische Kriterien der späteren Suchterkrankung. **Temporärer Konsum** bei Jugendlichen meint, dass sie über mehrere Tage und intensiv Drogen gebrauchen, dann längere Pausen mit scheinbarer Drogenfreiheit zeigen, um angesichts auslösender Ereignisse oder beim Wechsel in eine riskante Peergroup wieder in Suchtverhaltensweisen zurückzufallen. Damit werden Beobachtungen über einen längeren Zeitraum, mehrfache Befragungen, die Einbeziehung verschiedener Bezugspersonen oder objektiver Maße (Laborwerte) notwendig.

Der Selbstdarstellung des Jugendlichen ist in dieser frühen Phase ebenfalls Bedeutung beizumessen, denn die Simulations- und Verschleierungstendenzen, die für den manifest Drogenabhängigen typisch sind, finden sich in dieser Phase klinisch weniger ausgeprägt. Den Angaben eines durchschnittlich behandlungsbedürftigen Jugendlichen über Menge, Art der Drogen und Konsummuster kommt eine recht hohe Glaubwürdigkeit zu. Im forensischen Kontext stellt sich dies zumeist anders dar.

Eltern sind ebenso wie bei anderen seelischen Störungen selten verlässliche Informationsquellen, denn vor ihnen wird der beginnende Drogenkonsum entweder sorgfältig versteckt oder sie sind aufgrund dysfunktionaler Beziehungsmuster ihren Kindern bereits zu fern, um gut über sie Auskunft geben zu können. Eher werden valide Beobachtungen zu Gefährdungen im nahen Umfeld der Jugendlichen gemacht, weshalb andere Quellen (Partner, Freunde, Lehrer, Hausärzte, Trainer), z. B. über Fragebogenverfahren aus der CBCL-Familie, einzubeziehen sind.

Die **individuelle Funktionalität des Konsums** ist für die Beurteilung der Suchtgefährdung, für die Diagnostik und für die Interventionsplanung von ausschlaggebender Bedeutung. So ist es ein relevanter Unterschied, ob ein sozial ängstlicher und schüchterner Pubertierender durch einen frühen Drogenkonsum Anschluss an Gleichaltrigengruppen oder an den „Partnermarkt“ sucht oder ob ein traumatisiertes Mädchen seine Flashbacks und Erinnerungen nur mit einem abendlichen Cannabis-Joint ertragen kann. Bei der Beurteilung ist zu beachten, dass die Jugendlichen selbst diese funktionalen Zusammenhänge oft nicht oder nur unzureichend erkennen oder reflektieren.

RESÜMEE

In der Früherkennung von Suchtproblemen soll geprüft werden, ob und in welchem Ausmaß einschlägig bekannte Risiken vorliegen. Hauptaugenmerk sollte auf die individuelle Funktionalität des Konsums gelegt werden.

25.3 Klinische Verlaufsformen und Komorbidität

Zumeist stellen sich Jugendliche wegen der unmittelbaren Folgen oder der komorbiden Symptome des Konsums beim Arzt vor. Die häufige Einbettung der Suchtentwicklung in Komorbidität erfordert eine gründliche Differenzialdiagnostik. Zu beachten sind vor allem Depressionen, Aufmerksamkeits- und Konzentrationsstörungen, soziale Ängstlichkeit oder Schizophrenie und Traumafolgestörungen. Körperliche Symptomatiken (z. B. Adipositas oder Diabetes) sollten ebenfalls beachtet werden, und auch (geistige wie körperliche) Behinderungen können eine Rolle spielen.

Die **psychischen Komorbiditäten** der Sucht sind vielfältig. Die Art der Assoziation von Suchterkrankung und komorbider Störung ist unterschiedlich. Erstens kann die komorbide Störung der Suchtentwicklung im Sinne der Selbstmedikationshypothese vorausgehen. Zweitens sind

Suchterkrankungen geeignet, selbst psychische Erkrankungen auszulösen. Beide Wege können als Entwicklungskontinuum verstanden werden, d. h. als verschiedene Stufen einer Erkrankung („heterotypische Kontinuität"). Drittens können Suchterkrankung und komorbide Störung eine gemeinsame Ursache haben. Neben den erwähnten komorbiden Störungen betrifft dies Angst- und Essstörungen, oppositionelles Trotzverhalten, Störungen des Sozialverhaltens und ADHS. Ein wesentlicher Mediator scheint zu sein, dass entweder die Suchterkrankung oder die komorbide Störung die Erfüllung einer oder mehrerer alterstypischer Entwicklungsaufgaben erschwert. Über diesen und andere Mechanismen verstärken Sucht und komorbide Störung einander und verringern die Erfolgswahrscheinlichkeit von Therapien.

Die chronifizierte Kernsymptomatik ähnelt der bei erwachsenen Patienten, mit einigen **jugendtypischen Besonderheiten,** die auch für Verhaltenssüchte gelten:

- Langfristiger und deutlicher schulischer und ausbildungsbezogener Interessensverlust
- Fokussierung auf Beschaffung und Benutzung von Suchtmitteln
- Nachlassende Wirkung bei gleicher Dosis
- Regelmäßige Dosissteigerung und teils wahllose Kombinationen
- Bei Absetzen oder längeren Pausen Entzugserscheinungen
- Regelmäßiges zwanghaftes Denken an das Suchtmittel und seine positive Wirkung und an die entsprechenden sozialen Situationen des Konsums

Sucht wirkt daneben auch kriminogen, weshalb derartige Folgen bedacht werden sollten. Reyes et al. (2012) beschreiben für Jugendliche, sobald sie konsumiert haben, ein erhöhtes Risiko, Opfer oder Täter in einer Sexualstraftat („dating aggression") zu werden. Insbesondere Alkohol ist als Risikodroge für beide Geschlechter bekannt. THC hat dagegen keine zeitnahen Effekte, allerdings zeitübergreifende: Konsumierende Mädchen waren häufiger Opfer. Harte Drogen wiederum sind mit „dating aggression" assoziiert, allerdings nur bei Jungen.

Die häufigste Folge des Gebrauchs illegaler Drogen jedoch sind Schul- und Ausbildungsprobleme. Viele dieser Probleme sind wiederum schlecht vom vorübergehenden „Umgang mit falschen Freunden" zu trennen.

RESÜMEE

Komorbide Problematiken sind für die Entstehung einer Sucht und ihre Chronifizierung sowie für die Therapierbarkeit und Rückfallprognose von hoher Bedeutung.

25.4 Diagnostik

Auch die Diagnosekriterien für Jugendliche orientieren sich an der ICD-11 oder am DSM-5. Anders als bei Erwachsenen bleiben die einzelnen Symptome weniger stabil, weshalb nicht Symptome zu addieren oder zu sammeln sind, sondern der Patient und seine Familie in ihrer dynamischen Gesamtsituation und Entwicklung verstanden werden sollten.

Grundlage jeder Intervention in der Kinder- und Jugendpsychiatrie ist eine sorgfältige **Mehrebenendiagnostik** (sog. MAS), die bislang nach ICD-10.

Mehrfache Anamnesegespräche und **Fragebögen, z. B. aus der CBCL-Reihe,** helfen, die Symptomatik einzugrenzen. Dabei sollte möglichst interdisziplinär vorgegangen werden, da weder biologisch-medizinische noch soziale Faktoren allein im Vordergrund stehen. Im Rahmen dieser ganzheitlichen Sicht ist die Entwicklungsbehinderung abzuschätzen, womit die eingeschränkte Fähigkeit des Patienten gemeint ist, seine alterstypischen Entwicklungsaufgaben angemessen zu bewältigen. Der adäquate Umgang mit Drogen selbst stellt eine Entwicklungsaufgabe dar, deren Bewältigung jedoch anderen nachgeordnet ist. Die Priorisierung von Entwicklungsaufgaben wie dem Abschluss einer Ausbildung, dem Aufbau tragfähiger Beziehungen zu Gleichaltrigen und Eltern oder dem Erhalt der Gesundheit ist daher oft Teil der Intervention. Die inadäquate Bewältigung von Entwicklungsaufgaben kann bereits bei geringen Drogenmengen und unregelmäßigem Konsum zu erheblichen sozialen Konsequenzen führen. Die oft erhobenen quantitativen Maße des „Wie viel" und „Wie stark" sind also zu ergänzen durch die Fragen des „Warum", „Wann", „Wo" und vor allem „Mit welcher Folge".

MERKE

Die mehrfache Erfassung der Symptomatik und die Eigen-, Familien- und genaue Drogenanamnese bilden die Basis der Diagnostik. Hinzu kommt die genaue Einschätzung der sozialen und biologischen Folgen des Suchtmittelkonsums. Hierfür haben sich standardisierte Fragebögen bewährt, sodass das persönliche Gespräch sich den interaktionellen, schulischen und Leistungsproblemen zuwenden kann und nicht technische Details von Drogenmengen, Beschaffung etc. in den Vordergrund stellt.

Urinkontrollen können die Diagnostik ergänzen, auch wenn sie eher der Überprüfung des Einhaltens von Abstinenz und anderen Therapiezielen dienen. Die **Haaranalyse** ist für gerichtliche Zwecke z. T. angezeigt, hat für den praktischen Alltag aber meist untergeordnete Bedeutung. Ergänzt werden Anamnese und Labordiagnostik durch eine **sorgfältige körperliche Untersuchung,** da Jugendliche körperliche Erkrankungen häufig verschweigen und nicht regelmäßig zum Kinder- oder Hausarzt gehen. Erst die Suchtproblematik verweist dann auf andere körperliche Auffälligkeiten. Darüber hinaus gibt es Empfindlichkeiten und Empfänglichkeiten für Komplikationen von Suchtmitteln, sodass hier weiterer

Diagnosebedarf besteht. Dabei ist an Allergien und Überempfindlichkeiten oder an verschleierte Erkrankungen (z. B. Urogenitalerkrankungen), sexuell übertragbare Krankheiten oder häufig an Asthma zu denken, z. B. im Zusammenhang mit Cannabiskonsum. **Bildgebende Verfahren** wie CT oder MRT, EEG- und andere apparative Untersuchungen sowie spezielle Labortests stehen im Hintergrund. Sie werden bei einer spezifischen Verdachtsdiagnose eingesetzt, etwa wenn es um die Diagnostik von Psychosen oder möglichen parallel bestehenden neurologischen Erkrankungen geht.

MERKE

Entscheidend für die Diagnostik bei Jugendlichen ist zunächst der Zugang zum Klienten selbst. Häufig liegt die Motivation für den Erstkontakt mit dem Helfersystem nicht bei den Jugendlichen selbst, sondern bei „signifikanten Anderen". Der Einbezug solcher Kontaktpersonen oder „Vermittler" ist noch wichtiger als in der Erwachsenenarbeit.

Tritt ein für suchtkranke Jugendliche typisches **Verschleierungs- und Dissimulationsverhalten** hinzu, entstehen ungünstige interaktionelle Schleifen und Therapieabbrüche. Diese resultieren häufig daraus, dass der Therapeut und Berater dem Jugendlichen aufgrund seiner scheinbaren sprachlichen und sozialen Kompetenz mehr Gestaltungsmöglichkeit und Motivation einräumt, als dieser aufgrund der Drogenproblematik realisieren kann.

Zur umfassenden multimodalen Diagnostik gehört neben der Abklärung der psychiatrischen Erkrankung, des Suchtstatus und körperlicher Erkrankungen auch die Berücksichtigung anderer Risiken, etwa von **Teilleistungsstörungen** wie Lese-Rechtschreib-Schwäche und Rechenschwäche und allgemeines Intelligenzprofil. Sowohl Teilleistungsstörungen als auch Intelligenzminderungen erhöhen die Wahrscheinlichkeit einer inadäquaten Bewältigung von Entwicklungsaufgaben. Hinsichtlich der allgemeinen Intelligenz sollte ein besonderes Augenmerk auf **diskrepante Intelligenzprofile** gelegt werden. Dies bedeutet für den Jugendlichen in seiner Interaktion z. B., dass sprachliche Auseinandersetzung und soziale Planung scheinbar gut gelingen, die praktische Umsetzung aber regelmäßig scheitert.

Dieses Prozedere entspricht den üblichen Vorgehensweisen bei psychischen Erkrankungen im Kindes- und Jugendalter im Sinne des **multiaxialen Klassifikationsschemas** (Remschmidt et al. 2012), dessen Anwendung auch und gerade für den Suchtbereich anzuraten ist (➤ Box 25.1).

BOX 25.1

Multiaxiales Klassifikationsschema (MAS) seelischer Erkrankungen im Kindes- und Jugendalter

- Achse 1: Psychiatrische Störung (Suchtdiagnose, komorbide Störung)
- Achse 2: Teilleistungsstörungen
- Achse 3: Intelligenzprofil
- Achse 4: Körperliche Erkrankungen
- Achse 5: Abnorme psychosoziale Umstände
- Achse 6: Schweregrad

Für jede Achse sollte dabei der funktionale oder ggf. kausale Zusammenhang mit einer Suchterkrankung herausgearbeitet werden. Häufig stehen bei suchtkranken Kindern und Jugendlichen akute soziale, schulische oder medizinische Probleme im Vordergrund, die einerseits bewältigt werden müssen, andererseits nicht von einer langfristigen Prozessdiagnostik ablenken sollten.

Des Weiteren interessieren vor allem im Hinblick auf schulische oder Ausbildungsfragen neuropsychologische Funktionen, auch hier in der Regel erst nach einem alkohol- bzw. drogenfreien Intervall.

Die **testpsychologische Diagnostik** unterstützt den klinischen Befund und hat besondere Bedeutung bei Komorbidität. Für das Screening auf psychiatrische Komorbiditäten kommen Standardfragebögen für Eltern/Lehrer zum Einsatz, wobei Anpassungen der Cut-Off Werte an das Jugendalter beachtet werden sollten. Ebenso Teil der MAS-Diagnostik ist die Bestimmung des Intelligenzniveaus; bei entsprechenden Hinweisen empfiehlt sich auch Testdiagnostik bezüglich Teilleistungsstörungen der Sprache und/oder der schulischen Fertigkeiten. Bei allen Testungen sollte der aktuelle Suchtstatus beachtet werden, da Einbußen in der Intelligenzleistung durch sowohl akuten als auch etwas zurückliegenden Gebrauch oder durch Entzugssymptome verursacht werden können.

RESÜMEE

Die Diagnostik einer Suchtstörung sollte strukturiert (MAS), möglichst längsschnittlich und unter Einbezug mehrerer Quellen durchgeführt werden.

25.5 Für das Jugendalter besonders relevante Suchtmittel und Verhaltenssüchte

Die legal erhältlichen Suchtmittel wie Nikotin und Alkohol (je nach Altersstufe) stellen neben Cannabis die relevantesten Suchtmittel bei Jugendlichen dar (Koalick et al. 2022; Wetterling 2021), gefolgt von Amphetaminen und anderen „Partydrogen". Mit den Spezifika der Substanzen und den jeweiligen therapeutischen Ansätzen befassen sich die substanzbezogenen Kapitel eingehend. Seit etwa 2005 ist zu den klassischen Abhängigkeitserkrankungen als jugendtypisches Phänomen die suchtartige Nutzung von internetbasierten Spielen, sozialen Medien und anderen elektronisch-interaktiv vermittelten Verhaltensweisen hinzugetreten (➤ Kap. 19). Dieses Gebiet entwickelt sich sehr dynamisch und bedarf deshalb verstärkter Aufmerksamkeit durch und Schulung von Therapeuten.

Im Rahmen einer grundsätzlichen inhaltlichen Konzeptualisierung werden folgende **Diagnosekriterien zur Erfassung einer Internetabhängigkeit** vorgeschlagen:

- Verlust der Kontrolle über Nutzungszeit und Nutzungsdauer des Internet bzw. Computerspiels

- Auftreten von Entzugserscheinungen, wenn das Medium nicht genutzt werden kann oder von relevanten Bezugspersonen reglementiert wird
- Toleranzentwicklung
- Aufrechterhaltung des Verhaltens trotz des Wissens um die schädlichen Konsequenzen

Im Gegensatz zu stoffgebundenen Süchten, bei denen z. B. Pharmakologie und Toxikologie der Substanzen bekannt sind, wurden für den Bereich der internetassoziierten Verhaltenssüchte derartige Kategoriensysteme erst nach und nach entwickelt. Diese beziehen sich u. a. auf Spieletypen, wie sie die Spieleindustrie selbst oder Landesmedienanstalten vorschlagen, und auf mediensoziologisch ermittelte Nutzertypen oder andere Parameter. Die folgende **Einteilung** hat sich in der Praxis bewährt (modifiziert nach Young 1999):

- Pathologisches Online-Sexverhalten und Online-Pornografie
- Pathologisches Chatten, E-Mail-/SMS-, MMS-Schicken, Benutzung von Messenger-Diensten („WhatsApp")
- Pathologisches Online-Rollenspiel (z. B. MMPORGs)
- Pathologisches Online-Glücksspiel
- Pathologisches Computerspielen mit Spielen hoch aggressiven und destruktiven Inhalts (sog. Ego-Shooter-Spiele)
- Pathologisches E-Mail-Checking und zwanghaftes Recherchieren im Internet
- Pathologisches Schauen von YouTube-Videos
- Pathologisches Kaufen und Ersteigern
- Multiple Medienabhängigkeit

Andere stoffungebundene oder Verhaltenssüchte, die in den letzten Jahren als eigenständige Suchtbereiche diskutiert wurden (Kauf-, Sport-, Arbeits-, Sexsucht), sind hinsichtlich der diagnostischen Kriterien und vor allem im Hinblick auf einen evidenzbasierten therapeutischen Zugang noch in der Entwicklung (s. hierzu Hill et al. 2023; Kleinert et al. 2020).

RESÜMEE

Neben Alkohol, Nikotin und Cannabis nehmen medienbezogene Süchte an Bedeutung zu. Auch in der Diagnostik der stoffungebundenen Süchte sollte zentral auf die Funktionalität abgehoben werden.

25.6 Therapieplanung

25.6.1 Grundsätzliches

Auf dem Boden der individuellen Risikokonstellation in der Vorgeschichte, des aktuellen Suchtverhaltens und der entlang des MAS diagnostizierten Auffälligkeiten und Erkrankungen ist insbesondere bei schweren Suchterkrankungen ein langfristiger, Rückschritte mit einbeziehender Therapieplan anhand der AWMF-Leitlinien unumgänglich.

Auch hierin ähnelt die Arbeit mit suchtkranken Kindern und Jugendlichen in weiten Teilen der mit Erwachsenen. Wie bei Letzteren beginnt der interventive Verlauf mit der Diagnostik und nicht selten mit einer Akutintervention. Daran schließt sich die spezifische Therapie der Sucht und der Begleiterkrankungen an. Im Gegensatz zu Erwachsenen ist bei Kindern und Jugendlichen stets der sogenannte **qualifizierte Entzug** indiziert (Thomasius et al. 2016).

MERKE

Qualifizierter Entzug

„Qualifizierter Entzug" meint, dass diese Interventionsphase komplexe, der Jugendlichkeit der Patienten angemessene Interventionen beinhalten soll, die über das Maß der Interventionen bei Erwachsenen hinausgehen. Dies betrifft den Einbezug sozial- und familientherapeutischer Maßnahmen, die Therapie von (oftmals) psychiatrischen Primärstörungen, die beständige Motivationsarbeit und die Lebensweltorientierung (Schule, Ausbildung, Freizeit). Die individuelle Funktionalität des Konsums ist zentral. Ohne eine integrierte klinische Sozialarbeit und Sozialpädagogik bleiben Entgiftungsmaßnahmen, rein psychiatrisch-medizinisch orientierte Kriseninterventionen und allgemeine Psychoedukation wirkungslos. In einer späteren Phase werden Jugendliche innerhalb langfristiger Maßnahmen in den Alltag reintegriert, was alle Umwelten (schulische, soziale Kontakte, Gesundheit, Familie etc.) betreffen kann.

Suchtmedizinische Interventionen bestehen daher zu einem großen Teil aus regionaler Netzwerkarbeit. In der Praxis haben sich enge Kooperationen mit dem Kinder- oder Hausarzt bewährt. Auch nichtmedizinische Partner wie „Drogenlehrer" oder Berater sind bedeutsam. Diese Partnerschaften sind in der Realität umso funktionaler, je stärker die kooperierenden Personen oder Einrichtungen dem Themenbereich gegenüber aufgeschlossen sind und/oder normative Vorgaben bestehen, etwa seitens der Schul- oder Gesundheitsbehörden.

Grundsätze der Behandlung von jugendlichen Patienten mit einer Substanzkonsumstörung sind (s. auch aktuelle AWMF-Leitlinien):

- Primäres Behandlungsziel bei psychisch kranken Jugendlichen ist das Erreichen von Abstinenz. Vertretbare Zwischenziele können im Einzelfall jedoch sein: Verringerung des Substanzkonsums und der sich daraus ergebenden negativen Folgen, Verringerung der Rückfallhäufigkeit und -schwere, Verbesserung des Funktionsniveaus des Jugendlichen.
- Die Festlegung von Zielen sollte in enger Abstimmung mit dem Patienten, aber auch anderen betroffenen Personen und Institutionen, etwa dem Jugendamt, erfolgen.
- Die Patienten sollen Problemeinsicht und die Motivation zu einer weiterführenden Behandlung erlangen.
- Hohe Eigenmotivation ist wünschenswert, aber keine Voraussetzung für die Effektivität einer Behandlung; auch Sanktionen durch wichtige Bezugspersonen oder institutionelle Auflagen können den Behandlungserfolg verbessern.

- Maßnahmen zur Verminderung der Abbruchwahrscheinlichkeit sollten eingeführt werden.
- Die Jugendlichen benötigen bei jedem Therapieschritt Klarheit über die weitere Entwicklung, verlässliche Zusagen und transparente Kommunikation der Hilfeanbieter.
- Verhaltensorientierte Interventionen sind unverzichtbare Komponenten jedes Behandlungsprogramms.
- Familientherapeutische Interventionen sind ein außerordentlich wichtiger Bestandteil der Behandlung von substanzabhängigen Patienten (➤ Kap. 25.6.2).
- Die Wirksamkeit der Behandlung muss wiederholt durch objektive Befunde, in der Regel mittels Urinkontrollen und Bestimmung der Medikamentenspiegel im Sinne eines therapeutischen Drug-Monitorings, überprüft werden. Im Vorfeld sind im Rahmen der Entwicklung des Behandlungsplans verbindliche Absprachen darüber zu treffen, welche Konsequenzen ein positiver Testbefund nach sich zieht.
- Die Zusammenarbeit mit sozialen Diensten, Schule und Jugendamt ist zur Entwicklung weiterer Lebensperspektiven für den Jugendlichen von hoher Bedeutung.
- Das Erreichen dauerhafter Abstinenz ist an den Aufbau eines substanzfreien Lebensstils mit Beziehungen zu prosozialen abstinenten Jugendlichen und der Entwicklung geeigneter alternativer Freizeitaktivitäten gebunden.
- Komorbide Störungen werden in ihrer Bedeutung für das Suchtgeschehen diagnostiziert und behandelt, nicht selten gleichzeitig mit der Sucht.
- Die Indikation von Anschluss- oder längerfristigen Maßnahmen ist zu überprüfen, ggf. werden diese dann eingeleitet.

Einmal erreichte Behandlungserfolge sollten durch **Nachbehandlungen** stabilisiert werden. Die Rückfallwahrscheinlichkeit ist innerhalb der ersten 3 Monate nach stationärer Behandlung am größten. Jugendliche mit komorbiden psychiatrischen Störungen, hoher psychosozialer Belastung, geringem Interesse an Schule bzw. Beruf, geringen sozialen Fertigkeiten und wenig aktiver Freizeitgestaltung und Jugendliche, die in einer devianten Freundesgruppe verbleiben oder bei denen keine Nachbehandlung erfolgt, sind am stärksten rückfallgefährdet. Deshalb sollte im Rahmen der Behandlung ein kontinuierlicher Übergang des Patienten in die multimodale Nachbehandlung sichergestellt werden.

MERKE

Der netzwerkorientierte Einbezug „signifikanter Anderer" in Nachsorge und Rückfallprophylaxe, seien es drogenfreie Freunde, Lehrer oder sorgeberechtigte Erwachsene, kann die Effektivität der Intervention verbessern.

25.6.2 Wahl des Settings

Grundsätzlich ist bei Suchterkrankungen Minderjähriger gemäß den wissenschaftlichen Leitlinien das am wenigsten einschränkende Setting im Sinne des „Stepped Care" zu wählen. Danach sind ambulante Therapien den teilstationären und stationären Maßnahmen vorzuziehen. In praxi werden Suchterkrankungen bei Kindern und Jugendlichen oft erst in einem späteren Verlaufsstadium entdeckt, sodass ambulante Maßnahmen nur bei hoher Frequenz und hoher Flexibilität zum Einsatz kommen können. Teilstationäre Ansätze bei dieser Patientengruppe sind zumindest in den deutschsprachigen Ländern wenig üblich und kaum erforscht (Ausnahme: UKE Hamburg), weshalb der Hauptteil der akuten Versorgung im stationären Bereich liegt.

Das (ambulante oder stationäre) Behandlungsteam sollte sich frühzeitig die Gesamtperspektive des Patienten bzw. Klienten vor Augen führen.

Geht es um das übergeordnete Therapieziel der **absoluten Abstinenz** wie bei jungen Heroinabhängigen, jungen schwer Kokainabhängigen, schizophren erkrankten Cannabisnutzern oder adoleszenten Alkoholkranken, so unterscheidet sich der Therapieplanungsprozess grundsätzlich von den Klienten, bei denen der abhängige Drogenkonsum als Teil einer psychiatrischen Gesamtthematik gesehen werden kann und daher vorübergehenden oder sekundären Charakter hat. Für diese zweite Patientengruppe sind Ansätze wie **„safer use"** oder **„harm reduction"** zu diskutieren. Dabei ist frühzeitig der Nikotinkonsum, der teilweise als Ersatzdroge fungiert, zu thematisieren. Hier empfiehlt es sich, Wichtigkeiten und Prioritäten der Abstinenzstufen sowohl für das Behandlungsteam als auch für den Klienten und seine Familie darzulegen.

Nach der Erfassung der schulischen Vorgeschichte und der aktuellen Leistungsfähigkeit sollte die Therapieplanung von Anfang an auf **schulische und berufliche Rehabilitation und Integration** abzielen. Sekundärziele wie etwa eine optimale Passung in eine Therapie-WG oder „aufarbeitende" familientherapeutische Gespräche sollten nicht zu scheinbaren Hauptzielen erklärt werden. Damit verlangt die Therapieplanung nach konstantem Abstimmungsbedarf und ggf. Korrekturen (➤ Box 25.2).

BOX 25.2

Spezifische Aufgaben des Therapeuten bei suchtkranken Kindern und Jugendlichen

- Lebensweltnahe Beratung (online und offline)
- Realistische Therapieplanung entlang pragmatischer Ziele
- Regionaler und virtueller Peergroup-Bezug
- Vorbildfunktion qua Alter und prosozialer Orientierung
- Salutogenetischer und ressourcenorientierter Grundansatz
- Kenntnis des gesellschaftlichen und schulischen Wandels
- Hilfe bei psychosozialen Übergängen und Transitionsphasen

Mögliche strafrechtliche Vorwürfe oder laufende Verfahren gegen Jugendliche oder Mitglieder der Peergroup sind ebenso zu berücksichtigen wie Schulden und finanzielle Abhängigkeitssituationen. Beides sind Themenbereiche, die bei der Diagnostik leicht vernachlässigt werden, aber später den Therapieverlauf erheblich beeinflussen.

Genau wie bei der Symptomerhebung und der Diagnostik hat sich also der Planer von Therapieprozessen mit einem pragmatischen „diagnostischen Misstrauen" stets selbst zu fragen, ob wirklich alle relevanten Einflussgrößen erfasst und bewertet worden sind. Suchtkranke Jugendliche überraschen die Therapeuten und Sozialpädagogen immer wieder, auch mit ungeahnten Ressourcen, die es dann gezielt zu fördern gilt.

Im Einzelfall ist die Therapieplanung im Sinne einer personalisierten Behandlung individuell vorzubereiten und abzustimmen. Dabei bedient sie sich typischer Bausteine aus anderen Therapieansätzen wie der Gruppentherapie, der Pharmakotherapie, der Familientherapie und anderer Methoden. Insbesondere **erlebnisorientierte Therapieformen,** in denen Jugendliche etwa zu naturnahem, kooperativem und selbstwertstärkendem Verhalten angeregt werden, finden zunehmend Beachtung und wurden als Therapieoption für die S3-Leitlinie „Alkohol" konsentiert (s. AWMF-Register Nr. 076-001). Familienzentrierte Interventionen werden, ob in der Therapie oder der Prävention, grundsätzlich empfohlen. In den letzten Jahren haben sich für die Therapie insbesondere schwerer Verlaufsformen Verfahren durchgesetzt, die neben der Familie auch andere Bereiche des Alltags umfassen. Beispielgebend sei hier die **mehrdimensionale Familientherapie (MDFT)** aufgeführt (Gantner 2016), in der sich die Interventionen nicht nur auf den Jugendlichen selbst, sondern auch auf seine unmittelbare Umgebung (Freunde, Schule) richten. Derartige Mehr-Ebenen-Verfahren sind kosten- und arbeitsintensiv und sollten vor allem in Fällen mit hohem Interventionsbedarf angewandt werden.

Eine zunehmende Rolle in Therapie und Prävention spielen digital gestützte Verfahren, die z. B. via App oder als sog. Digitale Gesundheitsanwendungen (DIGA) die Patienten beim Selbstmonitoring des Konsums, bei Achtsamkeitsübungen oder ihrer emotionalen Regulation und Partizipation unterstützen. Diese Entwicklung wird künftig weiter genau zu beobachten sein.

25.6.3 Pharmakotherapie

Grundsätzlich ähnelt die symptomorientierte Pharmakotherapie bei suchtkranken Jugendlichen der bei Erwachsenen. Akzeptanz und Kooperation sind ein wichtiges und problematisches Thema bei Jugendlichen. Die Erarbeitung einer langfristigen Compliance steht vor kurzfristigen Anfangserfolgen. Bei chronisch Cannabisabhängigen sind ggf. die neueren Antipsychotika erst nach Wochen der Behandlung optimal einzusetzen, wenn die dem THC eigene Wirkung abgeklungen ist.

In der Anfangsphase sind mehrere eingehende Gespräche über die Notwendigkeit einer Pharmakotherapie zu führen, ist die Dosis nach klinischem Bild anzupassen und eine häufige grundsätzliche Skepsis gegenüber „Chemie" abzubauen. Man muss stets bedenken, dass ein Teil der z. B. schizophren erkrankten Klienten oder auch der Patienten mit ADHS z. B. Cannabis als „Selbstmedikation" für sich gefunden hat und sich nur mühsam von dieser scheinbaren Lösung verabschiedet.

Auch beim drogenkonsumierenden Jugendlichen ist der primäre **Einsatz atypischer Antipsychotika** zur Behandlung psychotischer Symptome gemäß den aktuellen Leitlinien indiziert. In praxi kommen am häufigsten Substanzen wie Olanzapin, Risperidon und Quetiapin zum Einsatz, oft unterstützt durch die klassischen niederpotenten Neuroleptika wie Pipamperon oder Chlorprothixen. Aripiprazol hat Eingang in die Behandlung, besonders bei ausgeprägtem „amotivationalem Syndrom" und Minussymptomatik gefunden.

Die (Weiter-)Behandlung eines ADHS stellt im Kontext von Suchterkrankungen eine besondere Herausforderung dar. Hier ist die Kosten-Nutzen-Gefahren-Abwägung in mehreren Therapieschritten je nach Entwicklungsphase und Anforderung (Entzug – Entgiftung – Reintegration in die Arbeitswelt) mehrfach durchzuführen.

Eine signifikante Entzugssymptomatik im Jugendalter – die überwiegend beim Konsum illegaler Drogen, nur selten bei überhöhtem Alkoholkonsum auftritt – sollte in ähnlicher Weise wie bei Erwachsenen (➤ Kap. 10) behandelt werden. Eine medikamentöse Verminderung der Entzugssymptomatik stellt bei jugendlichen Patienten, insbesondere bei Psychotikern, keine Ultima Ratio, sondern eine Behandlung lege artis dar.

RESÜMEE

In der Behandlung von Suchterkrankungen bei Kindern und Jugendlichen finden auch Psychopharmaka ihre Anwendung.

25.7 Fazit für die Praxis

- Diagnostik, Therapie und Rehabilitation bei Suchterkrankung Jugendlicher sollen interdisziplinär organisiert werden.
- Dabei spielt die lokale und überregionale Vernetzung aller beteiligten Akteure (Psychiatrie, Pädiatrie, Familien, Jugendamt, Schule, Kommune etc.) sowie ihre gegenseitige Akzeptanz eine entscheidende Rolle für die Effektivität der Interventionen und Weiterbildungen.
- Zur suchtmedizinischen Betreuung Jugendlicher gehören neben der Therapie- und Beratungsplanung auch Aufgaben der (indizierten) Prävention, Rückfallprophylaxe

und Früherkennung seelischer und sozialer Störungen sowie deren Einbettung in einen entwicklungspsychiatrischen Kontext erfüllter oder nicht erfüllter Entwicklungsaufgaben.

LITERATUR

AACAP Official Action Practice parameter for the assessment and treatment of children and adolescents with substance use disorders. JAACAP. 2005; 44: 609–621.

AWMF -Leitlinien www.awmf.org/leitlinien.html.

Bilke, O.; Batra, A: Diagnose und Differenzialdiagnose. In: Batra A. Bilke-Hentsch O. Praxisbuch Sucht. 2023; Thieme. 3. Aufl. Stuttgart. 8–15.

Brière F. N., Fallu J. S., Morizot J., Janosz M. Adolescent illicit drug use and subsequent academic and psychosocial adjustment: an examination of socially-mediated pathways. Drug Alcohol Depend. 2014; 135: 45–51.

Deutsche Gesellschaft für Kinder- und Jugendpsychiatrie und Psychotherapie Leitlinien zu Diagnostik und Therapie von psychischen Störungen im Säuglings-, Kindes- und Jugendalter. 2006; Deutscher Ärzte-Verlag. Köln.

Groß C., Kraus L., Piontek D. et al. Prediction of long-term outcomes in young adults with a history of adolescent alcohol-related hospitalization. Alcohol Alcohol. 2016; 51: 1. 47–53.

Hill, A., Habermeyer, E., Briken, P. Süchtiges und zwanghaftes Sexualverhalten. Kohlhammer, Stuttgart, 2023.

Khurana A., Romer D., Betancourt L. M. et al. Experimentation versus progression in adolescent drug use: a test of an emerging neurobehavioral imbalance model. Dev Psychopathol. 2015; 27: 901–913.

Kleinert,J.; Zecck,A.; Ziemainz, H. Sportsucht und pathologisches Bewegungsverhalten. Kohlhammer, Stuttgart, 2020.

Koalick, S., Sigrist, T., Bilke-Hentsch, O. Nikotinabhängigkeit und Tabakprävention. Kohlhammer, Stuttgart, 2022.

Martins S. S., Gorelick D. A. Conditional substance abuse and dependence by diagnosis of mood or anxiety or schizophrenia in the U. S. population. Drug Alcohol Depend. 2011; 119: 28–36.

Orth B. Die Drogenaffinität Jugendlicher in der Bundesrepublik Deutschland 2015. Rauchen, Alkoholkonsum und Konsum illegaler Drogen: aktuelle Verbreitung und Trends. BZgA-Forschungsbericht. 2016; Bundeszentrale für gesundheitliche Aufklärung. Köln.

Perreault M. L., O'Dowd B. F., George S. R. Dopamine D_1-D_2 receptor heteromer regulates signaling cascades involved in addiction: potential relevance to adolescent drug susceptibility. Dev Neurosci-Basel. 2014; 36: 287–296.

Reis O. Offene Momente–Zur Effektivität und Individualisierung indizierter Suchtprävention. Forum für Kinder- und Jugendpsychiatrie. Psychosomatik und Psychotherapie. 2012; 4: 7–24.

Reis O. Risiko- und Schutzfaktoren der Suchtentwicklung, entwicklungsdynamische Aspekte. Batra A. Bilke-Hentsch O. Praxisbuch Sucht. 3. Aufl. Thieme. Stuttgart, 2023: 8–15.

Reis O., Pape M., Häßler F. Ergebnisse eines Projektes zur kombinierten Prävention jugendlichen Rauschtrinkens. Sucht. 2009; 55: 347–356.

Reis O., Wetzel B., Häßler F. Mild or borderline intellectual disability as a risk for alcohol consumption in adolescents–A matched-pair study. Res Dev Disabil. 2017; 63: 132–141.

Remschmidt H., Schmidt M., Poustka F. Multiaxiales Klassifikationsschema für psychische Störungen des Kinder- und Jugendalters nach ICD-10 der WHO – Mit einem synoptischen Vergleich von ICD-10 und DSM-IV. 2012; Huber. Bern.

Reyes H. L., Foshee V. A., Bauer D. J., Ennett S. T. Developmental associations between adolescent alcohol use and dating aggression. J Res Adolesc. 2012; 22: 526–541.

Schulte-Markwort M. burn out kids. 2015; Pattloch. München.

Thomasius R., Thoms E., Melchers P. et al. Anforderungen an die qualifizierte Entzugsbehandlung bei Kindern und Jugendlichen. Sucht. 2016; 62: 107–111.

Wetterling, T. Alkoholmissbrauch und -abhängigkeit. Kohlhammer, Stuttgart 2021.

Young K. S. Internet addiction: symptoms, evaluation and treatment. Vande-Creek L. Jackson T. Innovations in Clinical Practice: A source book. 1999; Professional Resource Press. Sarasota. 19–31.

KAPITEL

26 Sucht im Alter

Egemen Savaskan, Marc Walter

Kernaussagen

- Im Alter stellen vor allem Abhängigkeitserkrankungen von Benzodiazepinen und benzodiazepinanalogen Hypnotika sowie Alkohol ein besonderes Problem dar.
- Die Prävalenz der Abhängigkeit von Opioid-Analgetika nimmt stetig zu.
- Die Folgeschäden der Substanzabhängigkeit sind für ältere Personen gravierender.
- Die Prävention erfolgt durch indikationsgerechte, niedrig dosierte und zeitlich limitierte Verordnung dieser Substanzen.
- Ältere Menschen profitieren überdurchschnittlich von der Therapie der Abhängigkeitserkrankungen. Deswegen ist die Frühdiagnostik essenziell.

26.1 Einleitung

In Westeuropa hat sich die Lebenserwartung in den letzten 100 Jahren beinahe verdoppelt. Heute entfallen auf 100 Personen unter 64 Jahren 28 ältere Personen über 65 Jahren. Ältere Menschen ab 65 Jahren sind damit im Verlauf der letzten Jahrzehnte ein zentraler Bestandteil der Gesellschaft geworden. Diese Entwicklung wird sich in den nächsten Jahren weiter fortsetzen.

Allein aufgrund der zunehmenden Anzahl älterer Menschen steigt die Anzahl von Abhängigkeitserkrankungen in dieser Bevölkerungsgruppe. Alkohol- und Sedativa (Benzodiazepine und Benzodiazepin analoge Hypnotika)-Abhängigkeit nehmen im Alter sogar zu und stellen mit ihren gravierenden Folgen für diese multimorbide Patientengruppe ein besonderes Problem dar. Zwar stehen die „härteren" illegalen Drogen im Alter nicht im Vordergrund, aber die Spätfolgen einer langjährigen Abhängigkeitserkrankung mit möglichen hirnorganischen Veränderungen und entsprechenden kognitiven Störungen können in allen Substanzgruppen auftreten. Stürze oder Organschäden können die Selbstständigkeit und Lebensqualität der betroffenen älteren Menschen zusätzlich einschränken. Hinzu kommt, dass in den letzten Jahren die Abhängigkeit von Opioid-Analgetika stetig zunimmt, was die Belastung in dieser Altersgruppe erhöht.

Die Therapie der Abhängigkeitserkrankung im Alter gestaltet sich insgesamt schwieriger, vor allem wenn der Konsum über einen längeren Zeitraum besteht und hochdosiert erfolgt. Deswegen sind die Prävention und der zeitlich limitierte Einsatz von Substanzen wie Sedativa bei regelmäßiger Indikationsprüfung wichtig. Eine Entwöhnungsbehandlung ist im Alter oft nur stationär und nach langem Substanzkonsum auch oft nicht vollständig möglich. Die Schweizerische Gesellschaft für Alterspsychiatrie und -psychotherapie (SGAP) hat 2021 ihre interprofessionellen und interdisziplinären Empfehlungen in Kurzform (Savaskan et al. 2021) und als Manual (Savaskan und Laimbacher 2021) publiziert, um die Standards für die Diagnostik und Therapie festzulegen und für den klinischen Alltag die aktuellen Interventionsmöglichkeiten abzubilden. Diese Publikationen bilden die Grundlage dieses Buchbeitrags. Weitere deutschsprachige Literatur zu den Besonderheiten von Verhaltensstörungen durch psychotrope Substanzen und Abhängigkeitserkrankungen im Alter unterscheiden sich nicht wesentlich von den aktuellen Empfehlungen der SGAP (Klöppel und Jessen 2018; Kiefer et al. 2022; Batra und Havemann-Reinecke 2022).

26.2 Epidemiologie

26.2.1 Alkohol

Der Alkoholkonsum kann leicht oder moderat sein.

MERKE

Problematischer Alkoholkonsum bedeutet, dass ein Mann im Durchschnitt mehr als 40 g und eine Frau durchschnittlich mehr als 20 g reinen Alkohol täglich konsumiert. Das entspricht in etwa 4 bzw. 2 alkoholischen Standardgetränken pro Tag. Ein Standardgetränk entspricht 10–12 g reinem Alkohol bzw. 1 dl Wein oder 3 dl Bier.

Liegt ein psychisches Störungsbild im Zusammenhang mit Alkoholkonsum vor, wird gemäß ICD-10 und ICD-11 (WHO 2023) ein schädlicher Gebrauch von Alkohol oder eine Alkoholabhängigkeit und im DSM-5 eine Alkoholkonsumstörung (Alkoholmissbrauch und Alkoholabhängigkeit im DSM-IV) diagnostiziert. Das gilt auch für Alkoholkonsum im Alter ab 65 Jahren.

Die **Prävalenz** der Alkoholabhängigkeit bzw. der Alkoholkonsumstörung in den USA ist zwischen 18 und 29 Jahren am höchsten und nimmt in den älteren Altersgruppen ab (Grant et al. 2012). In der Altersgruppe der über 65-Jährigen wurde in den USA eine 12-Monats-Prävalenz einer Alkoholkonsumstörung (DSM-5) von 2,3 % festgestellt (Grant et al. 2015).

In der Schweiz konsumieren 5,5 % der über 65-Jährigen und 5,8 % der über 75-Jährigen mehr als einmal pro Tag Alkohol, und der chronisch risikoreiche Alkoholkonsum liegt bei den über 65-Jährigen mit 4,2 % deutlich höher als bei der Gesamtbevölkerung mit 3,4 % (Suchtmonitoring Schweiz 2018). Die gleichen Daten zeigen, dass der Alkoholkonsum bis zum 45. Lebensjahr ansteigt und danach auch im Alter stabil hoch bleibt (Suchtmonitoring Schweiz 2018).

Ähnliche Zahlen liegen für Australien vor: 7 % der Männer und 5 % der Frauen weisen den Studien zufolge einen problematischen Alkoholkonsum im Alter auf (McCaul et al. 2010).

26.2.2 Illegale Drogen und Opioidabhängigkeit

Im Alter werden sehr selten Cannabis, Heroin und Stimulanzien eingenommen (Lintzeris et al. 2015). Der Konsum nimmt ab dem 20. Lebensjahr für diese Substanzen konstant ab und erreicht bei den über 65-Jährigen den niedrigsten Wert. Laut Studienergebnissen nehmen 0,7 % der über 65-Jährigen in den USA illegale psychotrope Substanzen ein (Manchikanti und Singh 2008). Bei mehr als 2 % der stationären Alterspatienten in den USA ist Kokain im Urin nachgewiesen worden (Chait et al. 2010).

Der Medikamenten- und Drogenmissbrauch ist bei älteren Menschen in den letzten Jahren angestiegen und wird in den nächsten Jahren vermutlich noch weiter zunehmen. Bei Heroin stiegen die Zahlen zwischen 2002 und 2007 von 0,9 auf 1,5 % und bei Kokain von 0,5 auf 1 % (Levi-Minizi et al. 2013). Erschwerend kommt hinzu, dass die Patienten häufiger als früher mehrere psychotrope Substanzen gleichzeitig einnehmen. Die Hälfte aller Alterspatienten, die Opioide als Schmerzmedikation einnehmen, konsumiert zusätzlich illegale Substanzen, insbesondere Kokain (35 %), Marihuana (30 %) und Heroin (14 %) (Levi-Minizi et al. 2013).

Die Lebenszeitprävalenz für Heroingebrauch in der Schweiz liegt bei über 65-Jährigen bei 0,2 % und für Kokain bei 0,7 % (Suchtmonitoring Schweiz 2013). Der Anteil der Abhängigen wird in Zukunft voraussichtlich eher zunehmen. Ein Grund ist, dass die kommende ältere Generation in der Jugend deutlich mehr Drogenerfahrungen gemacht hat als die Gruppe der aktuell über 65-Jährigen (Wolter 2011). So wurde für die sog. Baby-Boomer-Generation für 2020 mit einer Verdoppelung der Prävalenz von Drogenproblemen bei den über 50-Jährigen gerechnet (Han et al. 2009). Andere Autoren schätzten den Anstieg der älteren Patienten für Suchtbehandlungen bis 2020 mit bis zu 70 % ein (Gfroerer et al. 2003). Im Jahr 2005 entfielen bereits 10 % aller stationär psychiatrischen Aufnahmen wegen Suchterkrankungen auf Patienten ab 50 Jahren – ein Anstieg, der insbesondere durch die höhere Rate an Patienten mit Opioid- und Kokainkonsum erklärt wurde (Lofwall et al. 2008). Derzeit bleibt unklar, ob sich diese Prognosen bestätigen werden. Eindeutige empirische Befunde fehlen bislang auf diesem Gebiet. In den kommenden Jahren muss aber vermutlich mit einer höheren Inanspruchnahme stationär-psychiatrischer Leistungen von älteren drogenabhängigen Menschen gerechnet werden.

Die **Opioidabhängigkeit** stellt ein zunehmendes Problem in den westlichen Ländern dar, wobei man zwischen Heroin- und Opioid-Analgetika unterscheiden muss. In der Schweiz befinden sich > 65 % der Personen mit einer Heroinabhängigkeit in einer Substitutionsbehandlung (Vogel et al. 2010). Insgesamt variiert die Häufigkeit der älteren Patienten über 55 Jahre in den Substitutionsprogrammen bei einer Heroinabhängigkeit stark (Strain und Stitzer 2006). Die Abhängigkeit von Opioidanalgetika, z. B. Tramadol, Fentanyl, Morphin und Oxycodon, hat dagegen in den letzten Jahren stark zugenommen (Savaskan et al. 2021; Savaskan und Laimbacher 2021). Elf Prozent der 55- bis 64-Jährigen in der Schweiz konsumieren regelmäßig opioidhaltige Schmerzmittel und diese Zahl steigt bei über 75-jährigen auf 13,5 %. Vor allem in den Heimen und bei Schmerzpatienten haben die Verordnungen stark zugenommen.

26.2.3 Benzodiazepine und Hypnotika

Der chronische Konsum von Benzodiazepinen und benzodiazepinanalogen (Z-Substanzen: Zopiclon, Zaleplon und Zolpidem) Beruhigungs- und Schlafmitteln stellt insbesondere in der älteren Bevölkerung ein großes Problem dar, weil die Abhängigkeitserkrankung von diesen Substanzen in dieser Altersgruppe oft mit schwerwiegenden Nebenwirkungen und Folgeschäden, z. B. Stürze und kognitiven Störungen, verbunden ist (Savaskan 2016; Savaskan et al. 2021; Savaskan und Laimbacher 2021). Die indikationsfremde Langzeitverordnung von Benzodiazepinen und ähnlichen Substanzen ist hauptsächlich für die Entstehung der Abhängigkeitserkrankung verantwortlich. Diese Medikamente sind zeitlich limitiert und in Akutsituationen indiziert.

Die Angaben pro Altersgruppe laut Suchtmonitoring Schweiz zeigen für 2017, dass der Anteil der Personen, die während der 30 Tage vor der Befragung Schlaf- oder Beruhigungsmittel genommen haben, mit zunehmendem Alter ansteigt, von 1,8 % bei den 15- bis 19-Jährigen auf 11,6 % bei über 65-Jährigen und 18,4 % bei Personen ab 75 Jahren. (Suchtmonitoring Schweiz 2018). Darunter nehmen 42,9 % der über 65-Jährigen und 55,5 % der über 75-Jährigen diese Substanzen (fast) täglich ein. Frauen sind überwiegend betroffen. Zwar haben sich die Prävalenzraten in den letzten 20 Jahren innerhalb dieser Altersgruppe kaum verändert, dennoch nimmt die Zahl der abhängigen Personen aufgrund der Zunahme der älteren Bevölkerung zu.

Der Konsum dieser Substanzen hat neben den schwerwiegenden Nebenwirkungen zwei weitere gravierende Folgen: Erstens hat die Zahl der Verkehrsunfälle in der Schweiz, die auf Medikamentenkonsum zurückzuführen sind, massiv zugenommen (Höchststand im Jahr 2013 mit mehr als 150 Unfalltoten. Zweitens ist die Einnahme dieser Medikamente die am meisten angewandte Suizidmethode in dieser Altersgruppe (Suchtmonitoring Schweiz 2018). Hinzu kommt, dass der regelmäßige Konsum dieser Substanzen im Alter das Risiko für Stürze und deren Folgen für die Betroffenen erhöht. Die Behandlung der Medikamentenabhängigkeit wird dadurch zu einem vordringlichen Problem der Suizid-, Sturz- und Unfallprävention.

RESÜMEE

Prävalenz von Substanzkonsumstörungen steigt

Obwohl insgesamt die Prävalenz der Abhängigkeitserkrankungen in der älteren Bevölkerung niedriger ist als bei jungen Erwachsenen, ist vor allem der Konsum von Alkohol und Sedativa wegen des hohen Risikos für Folgeschäden problematisch.

Bei den Prävalenzraten für Opioidanalgetika ist mit einem massiven Anstieg zu rechnen. Neben der Therapie der Abhängigkeitserkrankung sind vorbeugende Präventionsstrategien in dieser vulnerablen Patientengruppe unerlässlich.

26.3 Klinischer Verlauf

26.3.1 Alkohol

Die **Alkoholabhängigkeit (ICD-10)** bzw. die **Alkoholkonsumstörung (DSM-5)** kann remittieren oder über die Lebensspanne persistieren (zur Diagnostik der Alkoholabhängigkeit/Alkoholkonsumstörung ➤ Kap. 1). Von den remittierten Patienten werden im Langzeitverlauf nach 20 Jahren bis ins hohe Alter 12 % wieder rückfällig (Tuithof et al. 2014). Das Risiko, rückfällig zu werden oder an einer persistierenden Alkoholkonsumstörung zu leiden, erhöht sich mit der Anzahl der Risikofaktoren. Als relevante Risikofaktoren für eine persistierende oder neu auftretende Störung im klinischen Verlauf gelten hoher Konsum, kritische Lebensereignisse, soziodemografische Variablen (männlich, jüngeres Alter, alleinlebend) sowie komorbide psychische Störungen (Angst, Depression, Persönlichkeitsstörung) und Suchterkrankungen (Tuithof et al. 2013).

Alkoholkonsumstörungen sind mit hoher Mortalität assoziiert. Drei Prozent der Gesamtmortalität ist allein auf eine Alkoholkonsumstörung zurückzuführen (Rehm et al. 2014). Es konnte gezeigt werden, dass die Mortalität bei Männern und Frauen ab 65 Jahren mit leichtem und moderatem Alkoholkonsum (1–2 Standarddrinks pro Tag bei Frauen und bis zu 4 Standarddrinks pro Tag bei Männern) gegenüber Abstinenten reduziert ist, aber ein chronisch-problematischer Konsum und eine Alkoholkonsumstörung mit einer erhöhten Mortalität verbunden sind (McCaul et al. 2010). Bei älteren Männern und Frauen mit diesem Störungsbild besteht bei über 60-Jährigen ein doppelt so hohes Mortalitätsrisiko wie bei älteren Männern und Frauen ohne diese Diagnose (Roerecke und Rehm 2013).

MERKE

Für Personen über 65 Jahren wurden klinische **Leitlinien zu riskantem Alkoholkonsum** im Alter entwickelt. Mehr als ein Standardgetränk pro Tag oder mehr als sieben Standardgetränke pro Woche werden nicht empfohlen (Platt et al. 2010).

Insgesamt 9 % der älteren Bevölkerung trinkt mehr Alkohol als empfohlen (Merrick et al. 2008). Personen, die im Alter mehr Alkohol konsumierten, hatten in der Vergangenheit bereits Alkoholprobleme, waren häufiger männlich, alleinlebend und weniger religiös als die Mehrzahl der Personen, die den Konsum reduzierten (Platt et al. 2010). Zudem gibt es auch Ergebnisse, die auf eine generelle Abnahme des Suchtverlangens (Craving) im Alter hindeuten (Hintzen et al. 2011).

Bei den Patienten mit einer Störung durch Alkoholkonsum sind Studien zufolge diejenigen mit höherem Alter eher in der Lage, ihren Alkoholkonsum zu stoppen als jüngere alkoholabhängige Patienten; gerade Patienten über 65 Jahre haben Studien zufolge den größten Erfolg, auf Alkohol ganz zu verzichten (Dawson et al. 2013).

26.3.2 Illegale Drogen

Als wichtiger Prädiktor für den klinischen Verlauf der Drogenabhängigkeit gilt das **Einstiegsalter** in den Drogenkonsum (zur Diagnostik der Drogenabhängigkeit ➤ Kap. 1 und Diagnostik bei den unterschiedlichen Substanzen s. Teil II dieses Buches). Es konnte gezeigt werden, dass ein Beginn der Suchterkrankung im Jugend- und frühen Erwachsenenalter mit einem schlechteren Langzeitverlauf zusammenhängt als bei Beginn im späteren Erwachsenenalter (Evans et al. 2013). In dieser Zeit zeigen drogenabhängige Patienten im Unterschied zu Patienten im höheren Lebensalter häufiger einen multiplen Substanzgebrauch, ein erhöhtes Risikoverhalten und mehr Kriminalität (Rowe et al. 2016). Patienten im höheren Lebensalter haben ein geringeres Einkommen und weniger soziale Unterstützung als Jüngere, aber weniger Risikoverhalten und Kriminalität (Fleury et al. 2014).

Bei den illegalen Substanzen, bei denen eine Agonistensubstitution oder eine Pharmakotherapie nicht erfolgreich sind, ist die **Rückfälligkeit** im Verlauf sehr hoch (Walter und Soyka 2016). Für Kokain konnten in einer Langzeituntersuchung immerhin in 20 % der Fälle drogenfreie Urinproben festgestellt werden. Als günstige Faktoren für eine Kokainabstinenz nach 2 Jahren erwies sich neben weniger Kokain- und Alkoholkonsum zu Beginn u. a. das Alter der Patienten: Auch hier hatten ältere Patienten eine bessere Prognose als jüngere (McKay et al. 2013). Die meisten Studien zeigen zudem, dass ältere drogenabhängige Patienten weniger zusätzliche psychische Störungen und Belastungen aufweisen als jüngere Patienten. Allerdings haben ältere drogenabhängige Patienten auch mehr körperliche Beschwerden und Erkrankungen als jüngere. Insgesamt bleiben ältere Drogenabhängige aber länger in Therapie und können von einer suchtspezifischen Behandlung vermutlich eher profitieren als jüngere (Weiss und Petry 2013).

26.3.3 Benzodiazepine und Hypnotika

Das Risiko einer Abhängigkeit von Benzodiazepinen und Hypnotika steigt mit der Dosis und Einnahmedauer, mit der Komorbidität mit anderen Suchterkrankungen (z. B. Alkoholabhängigkeit) und mit dem Schweregrad der mit Benzodiazepinen behandelten Symptome (Lader 2011, 2012; Grohmann et al. 1994; Savaskan 2016; Savaskan et al. 2021; Savaskan und Laimbacher 2021; zur spezifischen Diagnostik bei Benzodiazepinen und Hypnotika vgl. ➤ Kap. 17). Den Verlauf der Erkrankung negativ beeinflussende Faktoren sind Stress, fehlende Arzt-Patient-Beziehung und falsche Erwartungen des Betroffenen an die Wirkung der Medikamente. Eine nicht indikationsgerechte und großzügige Verschreibung von Medikamenten durch behandelnde Ärzte kann die Erkrankung fördern und einen günstigen Verlauf erschweren. Bei Betroffenen mit einer Abhängigkeitserkrankung und komorbiden chronischen somatischen Erkrankungen ist das Mortalitätsrisiko um das Dreifache erhöht (Lader 2012).

Neben kognitiven **Folgeschäden** (➤ Kap. 26.4.3) verursacht der regelmäßige schädliche Konsum dieser Medikamente vor allem Sedierung (nicht nur bei chronischem Konsum, sondern schon nach einmaliger Einnahme), psychomotorische Störungen wie Gangunsicherheit, Koordinationsstörungen, Orientierungsstörungen sowie Verlangsamung (Lader 2011, 2012; Laux und König 1985). Stürze und Unfälle mit Verletzungen und Frakturen sind oft beobachtete Folgen dieser Nebenwirkungen. Symptome wie Angst, Agitation und Aggressivität können auftreten. Die Fahrtauglichkeit wird durch den Substanzgebrauch eingeschränkt und erfordert dringlich die Ab- und Aufklärung der Betroffenen. Die Langzeiteinnahme dieser Substanzen führt zum physischen und kognitiven Abbau (auch wenn der Zusammenhang mit der Entwicklung einer Demenzerkrankung nicht gänzlich geklärt ist), zu Schlafarchitekturveränderungen, Immunsystemstörungen und Blepharospasmen (Lader 2011, 2012; Grohmann et al. 1994). In einer Metaanalyse wurde ein eindeutig erhöhtes Mortalitätsrisiko bei Langzeiteinnahme von Benzodiazepinen nachgewiesen (Charlson et al. 2009).

RESÜMEE

Verlaufsmerkmale von Abhängigkeitserkrankungen

Abhängigkeitserkrankungen sind bei älteren Betroffenen mit einem erhöhten Mortalitätsrisiko verbunden. Jüngeres Einstiegsalter, Dosis und Dauer des Substanzkonsums, psychiatrische und somatische Komorbiditäten und psychosoziale Belastungssituationen sind entscheidende Risikofaktoren für die Persistenz der Abhängigkeitserkrankung.

26.4 Neurokognitive Folgeschäden

26.4.1 Alkohol

Alkohol wirkt bei **akuten Intoxikationen** neurotoxisch. Unklar bleibt derzeit noch, ob und wie Alkohol irreversible strukturelle Hirnläsionen hervorrufen kann. Bei etwa 50 % der alkoholabhängigen Patienten zeigen sich kognitive Einbußen und eine zerebrale Atrophie (Weiss et al. 2014). Gerade für die Sucht im höheren Alter ist es klinisch bedeutsam, dass sich strukturelle Substanzminderungen, die sich in der Bildgebung zeigen, unter langfristiger Abstinenz grundsätzlich auch wieder zurückbilden können (Cardenas et al. 2007). Schwerer und anhaltender Alkoholkonsum ist dagegen in der Regel mit **Alkoholfolgekrankheiten** und **alkoholassoziierten Funktionsstörungen** verbunden, die zu internistischen und neurologischen Folgeschäden führen können. Diese Folgeschäden können indirekt die kognitive Leistungsfähigkeit beeinträchtigen. Hierzu werden insbesondere gezählt (Wolter 2011):

- Metabolische Dysfunktion (hepatische Enzephalopathie)
- Ernährungsmangelzustände (Thiamin, Vitamin B_{12}, Folsäure)
- Schädel-Hirn-Traumata (durch Unfälle und Stürze bei Intoxikation)
- Vaskuläre Schädigungen (Ischämien und Blutungen)

Die Beziehung zwischen Lebenszeitalkoholmenge, Atrophie und kortikalen Hirnveränderungen ist noch nicht geklärt. **Chronischer Alkoholkonsum** kann eine diffuse Hirnatrophie mit kognitiven Funktionseinschränkungen herbeiführen, sodass alkoholabhängige Patienten einen um 10–20 Jahre verfrüht eintretenden kognitiven Leistungsabfall erleiden (Weiss et al. 2014). Besonders Defizite der exekutiven Funktionen, Fähigkeiten des Problemlösens der Abstraktion und des Planens sowie Beeinträchtigungen der Kontrollfähigkeit werden bei chronischem Alkoholkonsum beschrieben (Crews und Boettiger 2009).

Ein leichter oder moderater Alkoholkonsum ist dagegen mit keinem erhöhten Demenzrisiko verbunden. Bei den alkoholassoziierten Demenzformen wird die **Alkoholdemenz**, die auf die chronische alkoholtoxische Wirkung zurückgeführt wird, klinisch vom Korsakow-Syndrom unterschieden. Für das **Korsakow-Syndrom** werden ein eher schleichender Beginn und eine schlechtere Rückbildung unter Abstinenzbedingungen angenommen. Im Unterscheid zur Alzheimer-Demenz ist die Alkoholdemenz weniger schwer ausgeprägt, die Patienten stabilisieren sich häufig im Verlauf und erleben keine Progredienz ihrer kognitiven Einschränkungen, die für die Alzheimer-Demenz typisch ist (Wolter 2011).

26

26.4.2 Illegale Drogen

Auch Drogenabhängigkeit ist bei langjährigem Verlauf mit vielen negativen Konsequenzen verbunden. Drogenabhängige Patienten versterben Studien zufolge durchschnittlich 22,5 Jahre früher als Patienten ohne diese Diagnose (Neumark et al. 2000).

Bei langjähriger Drogenabhängigkeit wird von einer Abnahme der kognitiven Leistungsfähigkeit ausgegangen, obwohl in den meisten Studien der Gruppenmittelwert nicht im pathologischen Bereich liegt. Bei **heroinabhängigen Patienten** werden gestörte Impulskontrolle und Probleme mit Aufmerksamkeit, Lernen und Gedächtnis beschrieben (Dürsteler-MacFarland et al. 2014). In Bildgebungsstudien wurde bei heroinabhängigen und **opioidsubstituierten Patienten** eine Abnahme der grauen Hirnsubstanz insbesondere in präfrontalen Arealen sowie in subkortikalen Strukturen gezeigt (Seifert 2015; Walter et al. 2015a). Auch bei regelmäßiger Opioideinnahme wurden ähnliche Befunde beschrieben (Upadhyay et al. 2010). Es ist anzunehmen, dass diese drogenassoziierten Auffälligkeiten bei heroinabhängigen Patienten im Alter weiter zunehmen werden.

Bei der **Kokainabhängigkeit** konnte eine altersabhängige Verminderung der grauen Hirnsubstanz in präfrontalen und temporalen Bereichen im Vergleich zu Gesunden gezeigt werden, die als beschleunigter Alterungsprozess diskutiert wurde (Ersche et al. 2012). Bei **cannabisabhängigen** Personen konnten Volumenminderungen in subkortikalen Arealen wie Amygdala und Hippokampus festgestellt werden. Dies gilt für Studien, die schweren und anhaltenden Konsum über viele Jahre untersucht hatten (Yücel et al. 2008). Bei Patienten, die eine Abstinenz erreicht hatten, waren dagegen keine kognitiven Leistungseinbußen gegenüber Gesunden festzustellen (Schreiner und Dunn 2012).

26.4.3 Benzodiazepine und Hypnotika

Lern- und Gedächtnisstörungen sowie eine Verlangsamung der exekutiven Funktionen werden beim schädlichen chronischen Konsum dieser Substanzen oft beobachtet (Lader 2011, 2012; Laux und König 1985; Grohmann et al. 1994). Vor allem sind das Arbeits- und das episodische Gedächtnis betroffen. Bei Langzeiteinnahme kommt es zu kognitiven Beeinträchtigungen in mehreren Domänen.

Bei chronischem Konsum steigt das Risiko für eine Demenz um den Faktor 1,2–2,3 (Barker et al. 2004; Nielsen 2017). Die wichtigsten Risikofaktoren für eine spätere Demenzerkrankung sind längere Einnahmedauer, höhere Dosierungen und die längere Halbwertszeit der Benzodiazepine. Vor allem der Konsum von Benzodiazepinen über mehr als 3 Jahre ist mit dem höchsten Demenz-Risiko assoziiert, das auch nach dem Absetzen bestehen bleibt (Billioti de Gage et al. 2015).

RESÜMEE

Neurokognitive Folgen

Chronischer Substanzkonsum kann zu kognitiven Beeinträchtigungen führen. Ob und wie lange diese Störungen bei Abstinenz reversibel sind und ob langer Konsum bleibende strukturelle Hirnschäden verursachen kann, ist nicht abschließend geklärt. Schwerer chronischer Alkoholkonsum kann Demenz verursachen.

26.5 Therapie

26.5.1 Alkohol und illegale Drogen

In den spezialisierten Behandlungseinrichtungen für ältere Patienten ab 65 Jahren stehen vor allem Abhängigkeitserkrankungen von Alkohol und Sedativa im Vordergrund (Morse et al. 2015). Allerdings kann davon ausgegangen werden, dass die Sucht im Alter insgesamt wenig beachtet und diagnostiziert wird (Chait et al. 2010). Derzeit gibt es immer noch wenige auf ältere Suchtpatienten ausgerichtete spezifische Behandlungskonzepte. In den USA etwa konnten nur 7 % der Einrichtungen für Suchtbehandlungen eine spezialisierte Behandlung für Ältere vorweisen (Han et al. 2009).

Wie bereits beschrieben, zeichnet sich der Trend ab, dass im Vergleich zu früher mehr ältere Patienten ab 65 Jahren an Suchterkrankungen leiden werden, eine entsprechende spezialisierte Behandlung aufsuchen und diese auch in Anspruch nehmen.

In der deutschen Leitlinie der Arbeitsgemeinschaft der Wissenschaftlichen Medizinischen Fachgesellschaften e. V. (AWMF) zu alkoholbezogenen Störungen wurde erstmals auch ein Kapitel zur Behandlung älterer Menschen eingefügt. Darin heißt es: *„Bei jüngeren Erwachsenen empirisch begründete Behandlungen […] sollen auch älteren Personen mit alkoholbezogenen Störungen angeboten werden"* (AWMF 2020). Die Empfehlungen der SGAP für die Diagnose und Therapie der Abhängigkeitserkrankungen im Alter (Savaskan et al. 2021; Savaskan und Laimbacher 2021) halten fest: *„Bei einer chronischen Abhängigkeitserkrankung sollte die völlige Abstinenz nicht als absolutes Therapieziel im Vordergrund stehen, weil dieses Ziel oft nicht erreichbar ist und zu Frustration führt. Im Sinne von „harm reduction" soll die Sicherung des möglichst guten Überlebens durch Reduktion vom Konsum, Rückfallprophylaxe und die Gewinnung von Einsicht in die Grunderkrankung im Vordergrund stehen um die autonome Lebensgestaltung in Zufriedenheit zu fördern"* (Savaskan und Laimbacher 2021; S. 46).

Insgesamt ist aber festzustellen, dass es bislang nur wenige kontrollierte Studien gibt, die den Effekt pharmakologischer und psychosozialer Therapien bei älteren Alkohol- und Drogenpatienten untersuchen (Koechl et al. 2012). Grundsätzlich wird empfohlen, dass bei derzeit noch unzureichender Datenlage diejenigen pharmakologischen und psychosozialen

Therapiemethoden, die bei jüngeren Patienten als evidenzbasiert gelten, auch bei Alterspatienten eingesetzt werden sollten (AWMF 2020).

MERKE
Eine ausführliche Anamneseerhebung (inkl. Fremdanamnese), klinisch-körperliche Untersuchung (inkl. Neurostatus), Labor, Erfassung der kognitiven Leistungsfähigkeit und der Einsatz von Assessmentinstrumenten (z. B. der Alcohol Use Disorders Identification Test [AUDIT], der Alcohol Use Disorder Identification Test – Consumption [AUDIT-C] und das Short Michigan Alcohol Screening-Geriatric [SMAST-G]) bilden die Grundlage der Abklärung und Therapie (Savaskan et al. 2021; Savaskan und Laimbacher 2021). Schwere Entzüge können vor allem bei älteren Personen von einem Delir und epileptischen Anfällen begleitet sein. Deswegen sind Entzüge im Alter grundsätzlich lebensbedrohliche Zustände, die eine stationäre Behandlung und Überwachung notwendig machen. Die Therapie der Abhängigkeitserkrankungen im Alter sollte grundsätzlich die psychiatrischen und somatischen Komorbiditäten, soziale Ressourcen und Risiken berücksichtigen. Niederschwellige Angebote mit fließenden Übergängen zwischen stationärem, teilstationärem und ambulantem Setting haben sich bewährt.

Neben der pharmakologischen Behandlung von Suchterkrankungen haben sich zahlreiche nichtpharmakologische Therapieformen als hilfreich und effektiv erwiesen. Wie bei allen alterspsychiatrischen Erkrankungen werden nichtpharmakologische und psychotherapeutische Interventionsmöglichkeiten als Therapie der ersten Wahl empfohlen und diese sollen auch dann angeboten werden, wenn Psychopharmaka eingesetzt werden (Savaskan et al. 2021; Savaskan und Laimbacher 2021). Die **psychosozialen Behandlungen** beinhalten Selbsthilfegruppen, sozialarbeiterische Beratungsarbeit mit individuellem Case-Management, Milieutherapie und Familientherapie. Bei allen Suchterkrankungen konnten für suchtspezifische psychotherapeutische Interventionen geringe bis moderate Effektstärken erzielt werden (Dutra et al. 2008). Zu ihnen werden derzeit motivierende Gesprächsführung, Rückfallprävention, Community Reinforcement Approach (CRA; deutsch: gemeindenahes Verstärkermodell) und Kontingenzmanagement gezählt. Diese vier Psychotherapieformen weisen den höchsten Evidenzgrad auf. Auch für die kognitive Verhaltenstherapie, die allgemein auch als Basis für die suchtspezifischen Psychotherapieformen gilt, fanden sich positive Ergebnisse (Walter et al. 2015). Die suchtspezifischen Psychotherapieformen führen zu einem besseren Outcome. Sie beinhalten die Reduktion des Substanzkonsums bzw. eine Erhöhung der Abstinenzzeit oder -rate, die Reduktion der Dropout-Rate und die Reduktion begleitender psychischer Symptome.

Bei der Alkoholentzugsbehandlung im Alter sind neben einer symptombezogenen Pharmakotherapie in akuten Situationen die Überwachung der Vitalparameter und ausreichende Flüssigkeits- und Elektrolytzufuhr notwendig (Savaskan et al. 2021; Savaskan und Laimbacher 2021). Falls kognitive Störungen vorliegen und das Delirrisiko zu hoch ist, wird eine Substitutionsbehandlung mit Thiamin, Magnesium und Kalium notwendig. Zusätzliche Substitutionen mit den Vitaminen B1, B2, B3, B6, B12, C und Folsäure können empfohlen werden. In der Entzugsbehandlung werden bevorzugt kurzwirksame Benzodiazepine wie Lorazepam und Oxazepam eingesetzt, um Krampfanfällen vorzubeugen und eine ausreichende Sedierung zu erreichen. Der Einsatz von Antidepressiva und Antipsychotika kann bei entsprechender psychiatrischer Symptomatik erwogen werden.

Für die Reduktion des **Kokainkonsums** bei substituierten Patienten ist Kontingenzmanagement gegenüber einer Standardbehandlung besonders bei älteren Patienten effektiv (Weiss und Petry 2013). Kokainintoxikationen können mit Erregungszuständen und psychotischen Symptomen verlaufen und sind akute Notfälle, die psychiatrische behandelt werden müssen (Savaskan et al. 2021; Savaskan und Laimbacher 2021). In erster Linie kommen Benzodiazepine und Antipsychotika zum Einsatz. Bei anhaltenden depressiven Zustandsbildern können Antidepressiva (SSRI oder SNRI: keine trizyklischen Antidepressiva wegen den anticholinergen Wirkungen) gegeben werden.

Es ist möglich, dass entgegen den Erwartungen aufgrund des schlechteren somatischen Zustandsbildes und der meist geringeren sozialen Unterstützung ältere suchtkranke Patienten ähnlich, wenn nicht sogar besser von suchtspezifischen Behandlungen profitieren als jüngere Patienten.

Zur medikamentösen Rückfallprophylaxe bei Alkoholabhängigkeit stehen Acamprosat, Naltrexon und Disulfiram zur Verfügung (Walter und Wiesbeck 2009). Allerdings ist die Wirksamkeit dieser Substanzen bei älteren Personen nicht gut untersucht, und sie (vor allem Disulfiram) sind aufgrund ihres hohen Nebenwirkungspotenzials nicht zu empfehlen. Mit dem Medikament Nalmefen hat sich der Indikationsbereich für die Pharmakotherapie auf den Bereich der Trinkmengenreduktion erweitert (Mann et al. 2013). Für Alterspatienten wird vom Hersteller keine Dosisanpassung empfohlen.

MERKE
Bei der Therapie der Opioidabhängigkeit ist Opioidkarenz das langfristige Ziel und es wird eine „strukturierte Opioid-Therapie" empfohlen (Savaskan et al. 2021; Savaskan und Laimbacher 2021). Diese beinhaltet die schrittweise Reduktion, kurze Ausgabenintervalle, regelmäßiges Urin-Drogenscreening, Kontrolle der Tablettenzahl, Einsatz von retardierten Präparaten, Einbezug von Unterstützungspersonen aus dem sozialen Umfeld und psychosoziale Betreuungsangebote.

Orale Opioidsubstitution mit Methadon, Buprenorphin oder retardierten Morphinpräparaten ist bei schweren Abhängigkeitserkrankungen auch im höheren Lebensalter das Mittel der Wahl (Vogel et al. 2010). Substituierte und drogenabhängige Patienten zeigen in höherem Lebensalter eine bessere Therapieadhärenz, eine geringere Dropout-Rate sowie ein besseres Outcome nach Entzugsbehandlungen als in jüngerem Lebensalter (Specka et al. 2011; Brorson et al. 2013; Shen et al. 2016).

26.5.2 Benzodiazepine und Hypnotika

Eine vollständige Abstinenz ist nach Langzeiteinnahme in dieser Altersgruppe oft unrealistisch. Mindestens sollte aber eine **Dosisreduktion und Umstellung der Medikation** auf eine verträglichere Substanz angestrebt werden (Savaskan 2016; Savaskan et al. 2021; Savaskan und Laimbacher 2021). Ein zu rasches Absetzen der Medikamente ist oft mit Entzugssymptomen verbunden, die von einfachen Symptomen wie Muskelverspannung, Kopfschmerzen, Konzentrationsstörungen, Missempfindungen bis zu schweren Symptomen wie Delir, psychotischen Symptomen und epileptischen Anfällen reichen können (Tyrer 1993; Wolter 2011). Vor allem epileptische Anfälle und schwere Entzugsdelirien können den Verlauf erschweren und die Prognose verschlechtern.

Die **Entzugsbehandlung** von Benzodiazepinen oder Hypnotika kann mehrere Monate dauern (Lader et al. 2009; Wolter 2011). Bei der Hochdosisabhängigkeit ist eine stationäre Behandlung zu empfehlen. Ein fraktionierter Entzug mit systematischem Ausschleichen der Medikation über einen längeren Zeitraum ist bei älteren Personen vorteilhaft. Eine lineare oder semilogarithmische Reduktion ist möglich. Benzodiazepine mit längerer Halbwertzeit sind durch Substanzen mit mittlerer Halbwertzeit wie Lorazepam oder Oxazepam zu ersetzen. Eine Verteilung der Gesamttagesdosis auf 3–4 Einzeldosierungen hilft, die Symptome besser unter Kontrolle zu bringen, und schützt besser vor möglichen epileptischen Anfällen. Carbamazepin, das oft zur Prävention der epileptischen Anfälle eingesetzt wird und schwere Nebenwirkungen verursachen kann, wird dadurch vermieden. Schlafanstoßende Antidepressiva oder Hypnotika können bei persistierender Grundsymptomatik wie z. B. Schlafstörungen eingesetzt werden. Der Einsatz von Hypnotika sollte zeitlich begrenzt werden, da sie selber auch Abhängigkeitserkrankungen verursachen können. Bei Delir kann die Anwendung von Antipsychotika notwendig werden. Hier sind die diesbezüglichen Empfehlungen zum Einsatz dieser Substanzen zu beachten.

Psychotherapie erhöht die Erfolgschancen der Entzugsbehandlung (Lader et al. 2009; Wolter 2011). Kognitiv-verhaltenstherapeutische Interventionen sind gut untersucht und wirksam, gruppentherapeutische Angebote sind ebenfalls erfolgreich. Die kognitive Leistungsfähigkeit der betroffenen Person soll berücksichtigt werden. Im Fokus der Therapie stehen fördernde und strukturierende Maßnahmen sowie der Erhalt der Selbstständigkeit. Ressourcen müssen geklärt und gefördert werden. Information über die Abhängigkeitserkrankung und ihre Folgen, Entzugssymptome und Entzugsbehandlung sind für den Erfolg der Therapie förderlich. Angehörige und Betreuer sollen möglichst in die Therapie einbezogen werden, auch um die noch vorhandenen sozialen Netzwerke zu stärken. Psychosoziale unterstützende Maßnahmen und die Behandlung der Komorbiditäten ergänzen das Behandlungskonzept.

RESÜMEE

Kurzleitlinien zur Behandlung von Abhängigkeitserkrankungen

Die Abhängigkeitserkrankungen sind im Alter unterdiagnostiziert und oft nicht adäquat behandelt. Eine zeitlich limitierte und indikationsgerechte Verschreibung von Sedativa ist für die Prävention von Abhängigkeit unerlässlich.
Bei schweren Abhängigkeitserkrankungen ist meistens eine völlige Abstinenz unrealistisch und eine Entwöhnungstherapie nur stationär möglich. Neben pharmakologischen Interventionen müssen die psychotherapeutische Begleitung des Betroffenen und unterstützende psychosoziale Maßnahmen im Vordergrund stehen.

26.6 Prävention

Da Abhängigkeitserkrankungen im Alter oft unterdiagnostiziert sind, werden die Folgeschäden erst nach langjährigem Konsum entdeckt. Die Prävention der Konsumstörung ist deswegen essenziell und erspart den Betroffenen langes Leiden. Die Empfehlungen der SGAP gehen sehr ausführlich auf die Prävention ein (Savaskan et al. 2021; Savaskan und Laimbacher 2021):

Bei **Alkoholabhängigkeit** ist regelmäßiges Screening für die Früherkennung der Störung essenziell. Dabei können Instrumente wie der CAGE-Fragebogen (Cut down-Annoyed-Guilty-Eye Opener), der AUDIT-C und das SMAST-G erfolgreich eingesetzt werden. Gesundheitsberatung im Rahmen von Alkohol-Präventionsprogrammen mit ärztlicher Untersuchung ist wirksam, aber wenig erforscht. Die Wissensvermittlung über die Entstehung der Störung, klinische Symptome und Folgeschäden kann aber zur Prävention beitragen. Tragende soziale Beziehungen und ein gutes Arzt-Patienten-Verhältnis sind zusätzliche Faktoren, die präventiv wirken. Weitere Studien und spezifischere Interventionen sind notwendig, um Präventionsprogramme effizienter zu gestalten.

Basis der Prävention einer **Abhängigkeit von Benzodiazepinen** und analogen Substanzen ist eine indikationsgerechte (nicht als Schlafmittel) und zeitlich limitierte Verschreibung dieser Substanzen. Bei älteren Personen sollen zusätzlich folgende Empfehlungen zu beachten:

- Grundsätzlich ist bei einer Suchtanamnese die Verschreibung dieser Substanzen kontraindiziert.
- Die Betroffenen sollen über Abhängigkeitspotenzial, Toleranzentwicklung und Nebenwirkungen aufgeklärt werden.
- Bei Betroffenen mit einer Demenz-Erkrankung sollen sie nur in Ausnahmezuständen (Notfall) und niedrigdosiert eingesetzt werden, weil sie delirogen sind.
- Der Einsatz bei Schlafstörungen ist unverhältnismäßig.
- Langzeitverordnungen sind zu vermeiden. Diese Substanzen sollen zeitlich limitiert (max. 3–4 Wochen als Dauertherapie, weil dann die Toleranzentwicklung beginnt) oder noch besser nur als Bedarfsmedikation eingesetzt werden.
- Substanzen mit mittlerer Halbwertzeit (Lorazepam und Oxazepam) sind zu bevorzugen.
- Die Dosis soll dem Schweregrad der Symptomatik angepasst und möglichst niedrig gehalten werden.
- Die Indikation soll regelmäßig überprüft und Absetzversuche durchgeführt werden.
- In regelmäßigen (Psychotherapie-)Gesprächen soll die Erwartungshaltung (u. a. bezüglich Schlaf) angesprochen und korrigiert werden. Alternative Schlaf-Hygiene-Maßnahmen sind zu besprechen.

Für die Prävention einer **Abhängigkeit von Opioiden** sind folgende Maßnahmen einzuhalten:

- Aufklärung und Beratung des Betroffenen hinsichtlich Wirkung und Risiken
- Indikationsgerechte Verschreibung (Opioid-Analgetika sind für tumorbedingte Schmerzen zugelassen)
- Bei der Auswahl sind Komorbiditäten, Kontraindikationen und Nebenwirkungen zu beachten
- Vor Behandlungsbeginn Therapieziele und Absetzprozedere besprechen
- Präparate mit retardierter Galenik einsetzen
- Niedrigste effektive Dosierung (eine Dosis über 120 mg/d Morphinäquivalent nur in Ausnahmefällen)
- Bei chronischen Schmerzen bei Arthrose, diabetischer Neuropathie, Postzosterneuralgie und chronischen Rückenschmerzen nur als kurzfristige Therapie (4–12 Wochen)
- Reevaluation der Behandlung spätestens alle 3 Monate
- Antiemetische Begleitbehandlung
- Keine Ko-Medikation mit anderen Opiaten oder Benzodiazepinen

Da die Therapie der Abhängigkeitserkrankungen nach chronischem Konsum in dieser Altersgruppe sehr schwierig und mit Komplikationen verbunden ist, hat die Prävention Priorität. Eine indikationsgerechte Verschreibung und zeitlich limitierte Abgabe als Bedarfsmedikation und nicht als Dauertherapie sind die Basis von Prävention.

26.7 Ausblick

- Aufgrund der demografischen Entwicklung werden die Abhängigkeitserkrankungen in der älteren Bevölkerung in den nächsten Jahren zunehmen.
- Während die Abhängigkeit von Alkohol (vor allem bei älteren Männern) und von Benzodiazepinen und analogen Substanzen (vor allem bei Frauen) im Alter weiterhin am häufigsten sind, nehmen die Konsumstörungen von Opioiden deutlich zu.
- Der Zusammenhang von Schweregrad des Konsums einzelner Substanzen und den bleibenden kognitiven Folgeschäden aufgrund von strukturellen Hirnveränderungen wird noch zu klären sein.
- Die frühe Prävention ist für den späteren Verlauf entscheidend.
- Neben der Entwicklung spezifischer als heute wirkender Pharmakotherapie wird der Zugang zu unterstützenden psychotherapeutischen Interventionen und entlastenden psychosozialen Maßnahmen für den Therapieerfolg entscheidend sein.

LITERATUR

AWMF – Arbeitsgemeinschaft der Wissenschaftlichen Medizinischen Fachgesellschaften e. V. S3-Leitlinie. Screening, Diagnose und Behandlung alkoholbezogener Störungen. Registernummer 076–001. 2020.

Barker M. J., Greenwood K. M., Jackson M., Crowe S. F. Cognitive effects of long-term benzodiazepine use: A meta-analysis. CNS Drugs. 2004; 18: 37–48.

Batra A., Havemann-Reinecke U. (Hrsg.) S3-Leitlinie Medikamentenbezogene Störungen. 2022; Springer. Berlin, Heidelberg.

Billioti de Gage S., Pariente A., Begaud B. Is there really a link between benzodiazepine use and the risk of dementia?. Expert Opin Drug Saf. 2015; 14: 733–747.

Brorson H. H., Ajo Arnevik E., Rand-Hendriksen K., Duckert F. Drop-out from addiction treatment: a systematic review of risk factors. Clin Psychol Rev. 2013; 33: 1010–1024.

Cardenas V. A., Studholme C., Gazdzinski S. et al. Deformation-based morphometry of brain changes in alcohol dependence and abstinence. NeuroImage. 2007; 34: 879–887.

Chait R., Fahmy S., Caceres J. Cocaine abuse in older adults: an underscreened cohort. J Am Geriatr Soc. 2010; 58: 391–392.

Charlson F. L., Degenhardt L., McLaren J. et al. A systematic review of research examining benzodiazepine-related mortality. Pharmacoepidemiol Drug Saf. 2009; 18: 93–103.

Crews F. T., Boettiger C. A. Impulsivity, frontal lobes and risk for addiction. Pharmacol Biochem Behav. 2009; 93: 237–247.

Dawson D. A., Goldstein R. B., Grant B. F. Prospective correlates of drinking cessation: variation across the life-course. Addiction. 2013; 108: 712–722.

Dürsteler-MacFarland K. M., Vogel M., Wiesbeck G. A., Petitjean S. A. There is no age limit for methadone: a retrospective cohort study. Subst Abuse Treat Prev Policy. 2011; 6: 9.

Dürsteler-MacFarland K. M., Herdener M., Vogel M. Probleme älterer Patienten in Substitutionsbehandlung. Suchttherapie. 2014; 15: 113–117.

Dutra L., Stathopoulou G., Basden S. L. et al. A meta-analytic review of psychosocial interventions for substance use disorders. Am J Psychiatry. 2008; 165: 179–187.

Ersche K. D., Jones P. S., Williams G. B. et al. Cocaine dependence: a fast-track for brain ageing?. Mol Psychiatry. 2013; 18: 134–135.

Evans E., Li L., Grella C. et al. Developmental timing of first drug treatment and 10-year patterns of drug use. J Subst Abuse Treat. 2013; 44: 271–279.

Fleury M. J., Grenier G., Bamvita J. M., Perreault M., Caron J. Predictors of alcohol and drug dependence. Can J Psychiatry. 2014; 59: 203–212.

Gfroerer J., Penne M., Pemberton M., Folsom R. Substance abuse treatment need among older adults in 2020: the impact of the aging baby-boom cohort. Drug Alcohol Depend. 2003; 69: 127–135.

Grant J. D., Vergés A., Jackson K. M. et al. Age and ethnic differences in the onset, persistence and recurrence of alcohol use disorder. Addiction. 2012; 107: 756–765.

Grant B. F., Saha T. D., Ruan W. J. et al. Epidemiology of DSM-5 alcohol use disorder: results from the National Epidemiologic Survey on Alcohol and Related Conditions III. JAMA Psychiatry. 2015; 72: 757–766.

Grohmann R. Rüther E. Schmidt L. G. Unerwünschte Wirkungen von Psychopharmaka. 1994; Springer. Berlin, Heidelberg.

Han B., Gfroerer J. C., Colliver J. D., Penne M. A. Substance use disorder among older adults in the United States in 2020. Addiction. 2009; 104: 88–96.

Hintzen A. K., Cramer J., Karagülle D. et al. Does alcohol craving decrease with increasing age? Results from a cross-sectional study. J Stud Alcohol Drugs. 2011; 72: 158–162.

Kiefer F., Hoffmann S., Petersen K. U., Batra A. (Hrsg.) Screening, Diagnose und Behandlung alkoholbezogener Störungen. 2. Aufl. 2022; Springer. Berlin, Heidelberg.

Koechl B., Unger A., Fischer G. Age-related aspects of addiction. Gerontology. 2012; 58: 540–544.

Klöppel S, Jessen F. (Hrsg.) Praxishandbuch Gerontopsychiatrie und -psychotherapie. Elsevier, München 2018.

Lader M. Benzodiazepines revisited – Will we ever learn?. Addiction. 2011; 106: 2086–2109.

Lader M. Benzodiazepine harm: How can it be reduced?. Br J Clin Pharmacol. 2012; 77: 295–301.

Lader M., Tylee A., Donoghue J. Withdrawing benzodiazepines in primary care. CNS Drugs. 2009; 23: 19–34.

Laux G., König W. Benzodiazepine: Langzeiteinnahme oder Abusus?. Dtsch Med Wschr. 1985; 110: 1285–1290.

Levi-Minzi M. A., Surratt H. L., Kurtz S. P., Buttram M. E. Under treatment of pain: a prescription for opioid misuse among the elderly?. Pain Med. 2013; 14: 1719–1729.

Lintzeris N., Rivas C., Monds L. A. et al. Substance use, health status and service utilisation of older clients attending specialist drug and alcohol services. Drug Alcohol Rev. 2015; 35: 223–231.

Lofwall M. R., Schuster A., Strain E. C. Changing profile of abused substances by older persons entering treatment. J Nerv Ment Dis. 2008; 196: 898–905.

Mann K., Bladström A., Torup L. et al. Extending the treatment options in alcohol dependence: a randomized controlled study of as-needed nalmefene. Biol Psychiatry. 2013; 73: 706–713.

Manchikanti L., Singh A. Therapeutic opioids: a ten-year perspective on the complexities and complications of the escalating use, abuse, and nonmedical use of opioids. Pain Physician. 2008; 11: 2 Suppl. S63–88.

McCaul K. A., Almeida O. P., Hankey G. J. et al. Alcohol use and mortality in older men and women. Addiction. 2010; 105: 1391–1400.

McKay J. R., van Horn D., Rennert L. et al. Factors in sustained recovery from cocaine dependence. J Subst Abuse Treat. 2013; 45: 163–172.

Merrick E. L., Hodgkin D., Garnick D. W. et al. Unhealthy drinking patterns and receipt of preventive medical services by older adults. J Gen Intern Med. 2008; 23: 1741–1748.

Morse S. A., Watson C., MacMaster S. A., Bride B. E. Differences between older and younger adults in residential treatment for co-occurring disorders. J Dual Diagn. 2015; 11: 75–82.

Neumark Y. D., van Etten M. L., Anthony J. C. "Drug dependence" and death: survival analysis of the Baltimore ECA sample from 1981 to 1995. Subst Use Misuse. 2000; 35: 313–327.

Nielsen S. Benzodiazepines. Curr Top Behav Neurosci. 2017; 34: 141–159.

Parsons O. A. Neurocognitive deficits in alcoholics and social drinkers: a continuum?. Alcohol Clin Exp Res. 1998; 22: 954–961.

Platt A., Sloan F. A., Costanzo P. Alcohol-consumption trajectories and associated characteristics among adults older than age 50. J Stud Alcohol Drugs. 2010; 71: 169–179.

Rehm J., Dawson D., Frick U. et al. Burden of disease associated with alcohol use disorders in the United States. Alcohol Clin Exp Res. 2014; 38: 1068–1077.

Roerecke M., Rehm J. Alcohol use disorders and mortality: a systematic review and meta-analysis. Addiction. 2013; 108: 1562–1578.

Rowe C., Santos G. M., Behar E., Coffin P. O. Correlates of overdose risk perception among illicit opioid users. Drug Alcohol Depend. 2016; 159: 234–239.

Savaskan E., Laimbacher S. (Hrsg.). Abhängigkeitserkrankungen im Alter, Empfehlungen zur Prävention, Diagnostik und Therapie. Hogrefe. Göttingen 2021.

Savaskan E., Fuchs A., Hemmeter U., Ibach B., Indermaur E., Klöppel S., et al. Empfehlungen für die Prävention, Diagnostik und Therapie der Abhängigkeitserkrankungen im Alter. Praxis 2021; 110(2): 79–93. doi.org/10.1024/1661-8157/a003609.

Savaskan E. Benzodiazepin-Abhängigkeit im Alter: Wie geht man damit um? Praxis. 2016; 105: 637–641.

Schreiner A. M., Dunn M. E. Residual effects of cannabis use on neurocognitive performance after prolonged abstinence: a meta-analysis. Exp Clin Psychopharmacol. 2012; 20: 420–429.

Seifert C. L., Magon S., Sprenger T. et al. Reduced volume of the nucleus accumbens in heroin addiction. Eur Arch Psychiatry Clin Neurosci. 2015; 265: 637–645.

Shen J., Wang M., Wang X. et al. Predictors of poor adherence to methadone maintenance treatment in Yunnan province, China. J Addict Med. 2016; 10: 40–45.

Specka M., Buchholz A., Kuhlmann T. et al. Prediction of the outcome of inpatient opiate detoxification treatment: results from a multicenter study. Eur Addict Res. 2011; 17: 178–184.

Strain E. C., Stitzer M. L. The Treatment of Opioid Dependence. 2006; Johns Hopkins University Press. Baltimore.

Suchtmonitoring Schweiz: www.suchtmonitoring.ch 2018.

Tuithof M., ten Have M., van den Brink W. et al. Predicting persistency of DSM-5 alcohol use disorder and examining drinking patterns of recently remitted individuals: a prospective general population study. Addiction. 2013; 108: 2091–2099.

Tuithof M., ten Have M., van den Brink W. et al. Alcohol consumption and symptoms as predictors for relapse of DSM-5 alcohol use disorder. Drug Alcohol Depend. 2014; 140: 85–91.

Tyrer P. Benzodiazepine dependence: a shadowy diagnosis. Biochem Soc Symp. 1993; 59: 107–119.

Upadhyay J., Maleki N., Potter J. et al. Alterations in brain structure and functional connectivity in prescription opioid-dependent patients. Brain. 2010; 133: 2098–2114.

Vogel M., Petitjean S., Borgwardt S. et al. Therapie der Opioidabhängigkeit: ein Update. Schweizer Archiv für Neurologie und Psychiatrie. 2010; 161: 5–13.

Walter M., Soyka M. Abstinence or maintenance treatment in substance use disorders?. Addiction. 2016; 111: 775–776.
Walter M., Wiesbeck G. A. Pharmakotherapie von Abhängigkeits- und Entzugssyndromen. Therapeutische Umschau. 2009; 66: 449–457.
Walter M., Denier N., Gerber H. et al. Orbitofrontal response to drug-related stimuli after heroin administration. Addict Biol. 2015; 20: 570–579.
Walter M., Dürsteler K. M., Petitjean S. et al. Psychosoziale Behandlungen bei Suchterkrankungen–suchtspezifische Psychotherapieformen und ihre Wirksamkeit. Fortschr Neurol Psychiatr. 2015; 83: 201–210.
Wang X., Li B., Zhou X. et al. Changes in brain gray matter in abstinent heroin addicts. Drug Alcohol Depend. 2012; 126: 304–308.
Weiss L., Petry N. M. Older methadone patients achieve greater durations of cocaine abstinence with contingency management than younger patients. Am J Addict. 2013; 22: 119–126.
Weiss E., Singewald E. M., Ruepp B., Marksteiner J. Alkohol induzierte kognitive Dysfunktion. Wien Med Wochenschr. 2014; 164: 9–14.
World Health Organization (WHO). International Classification of Diseases 11th Revision. 2023; https://icd.who.int/en.
Wolter D. K. Sucht im Alter – Altern und Sucht. 1. A. 2011; Kohlhammer. Stuttgart.
Yücel M., Solowij N., Respondek C. et al. Regional brain abnormalities associated with longterm heavy cannabis use. Arch Gen Psychiatry. 2008; 65: 694–701.

KAPITEL

27

Anil Batra

Geschlechtsspezifische Aspekte der Sucht

Kernaussagen

- Geschlechtsspezifische Unterschiede substanzbezogener Störungen sind mit höheren Konsumprävalenzen und einer höheren Komorbidität und Mortalität bei Männern verbunden.
- Genderaspekte hängen mit biologischen (genetischen und hormonellen Unterschieden), biografischen Entwicklungsbedingungen sowie soziokulturellen Rahmenbedingen zusammen.
- Genderaspekte sollten sowohl in der Prävention als auch im Rahmen von Aufklärung, Motivation, Beratung und Therapie Berücksichtigung finden.

27.1 Epidemiologie

Die bereits in ➤ Kap. 2 beschriebenen epidemiologischen Daten zu Suchterkrankungen sollen an dieser Stelle unter geschlechtsspezifischen Aspekten beleuchtet werden.

27.1.1 Häufigkeiten des Konsums bei Männern und Frauen

Während die **30-Tage-Prävalenz des Alkoholkonsums und des Konsums riskanter Mengen** (mehr als 12 g Reinalkohol/d bei Frauen und 24 g/d bei Männern) im Jahr 2020 für Männer etwas höher als bei Frauen, aber in einer vergleichbaren Dimension lag (19,4 Mio. bzw. 16,6 Mio. für die Konsumprävalenz und 4,1 Mio. bzw. 3,8 Mio. für den Konsum riskanter Mengen), zeigt die Quote für ein episodisches Rauschtrinken deutlichere geschlechtsspezifische Unterschiede (Rauschert et al. 2022):

- 8,1 Mio. Männer und 3,9 Mio. Frauen konsumieren mindestens fünf oder mehr alkoholische Getränke an mindestens einem der letzten 30 Tage.
- Die Prävalenz alkoholbezogener Störungen nach DSM-IV lag 2017 bei Männern im Alter von 18–64 Jahren bei 4,0 % für die Kategorie „Missbrauch" und bei 4,5 % für die Kategorie „Abhängigkeit". Bei den Frauen lagen diese Zahlen mit 1,5 % (Missbrauch) bzw. 1,7 % (Abhängigkeit) deutlich niedriger (Atzendorf et al. 2019).
- Bei einem niedrigen Sozialstatus sind Differenzen im Konsumverhalten noch ausgeprägter (z. B. 37,3 % mit riskantem Alkoholkonsum gemäß Audit-C bei Männern im Vergleich zu 18,1 % bei Frauen). Bei einem hohen Sozialstatus lag die Problemhäufigkeit bei Männern mit 41,2 % gegenüber 30,5 % bei Frauen ebenfalls höher, wenngleich der Unterschied weniger ausgeprägt war. Der „riskante Alkoholkonsum" war bei Männern in der Altersgruppe der 18- bis 29-Jährigen mit hohem Sozialstatus am häufigsten, bei Frauen dagegen am höchsten im Alter zwischen 18 und 21 Jahren bei Personen mit einem mittleren Sozialstatus (41,2 %). Mindestens einmal im Monat zeigten 32,8 % der Männer mit mittlerem Sozialstatus ein Rauschtrinken, jedoch nur 11,3 % der Frauen in dieser Gruppe. Die geringste Häufigkeit eines Rauschtrinkens berichteten Frauen mit einem niedrigen Sozialstatus in der Altersgruppe der 33- bis 44-Jährigen (7,1 %) sowie in der Gruppe der 65- bis 79-Jährigen (6,3 %), Männer in der Gruppe mit hohem Sozialstatus (17,2 % bei den 65- bis 79-Jährigen bzw. 22,4 % in der Gruppe der 45- bis 64-Jährigen; WHO 2015; Bartsch 2017; Rühl 2017; Rummel et al. 2017).

Die **Prävalenz des Tabakrauchens** lag im Epidemiologischen Suchtsurvey 2021 in der Gruppe der 18- bis 64-jährigen Bevölkerung bei Frauen über alle untersuchten Altersgruppen hinweg mit 19,5 % um etwa 6 % niedriger als bei den Männern (25,7 %). Die Mikrozensuserhebung aus dem gleichen Jahr ermittelt für über 14-jährige Personen männlichen Geschlechts eine Prävalenz von 22,3 %, für die Mädchen/Frauen dagegen 15,7 %. Allerdings ist anzumerken, dass in den letzten Jahren laut Erhebungen der DEBRA-Studie (www.debra-study.info, zuletzt am 02.01.2024) die Prävalenz in den letzten beiden Jahren wieder angestiegen ist. Hier wurden 2022 für Personen männlichen Geschlechts ab 14 Jahren sogar 39,4 % und für Frauen/Mädchen gleichen Alters 31,6 % angegeben.

Für die Prävalenz der Tabakabhängigkeit nach DSM-IV bei Erwachsenen im Alter von 18–64 Jahren werden bei Männern 9,8 %, bei Frauen 7,3 % angegeben. Den höchsten Raucheranteil wiesen Männer im Alter zwischen 30 und 39 Jahren (30,1 %) auf, Frauen dagegen in der Altersgruppe zwischen 50 und 54 Jahren (21,6 %). Der Sozialstatus beeinflusst auch beim Rauchen die Konsumhäufigkeit, allerdings in anderer Weise als beim Alkoholkonsum: Die höchsten, aber vergleichbar hohen Raucherquoten fanden sich bei Frauen in der Gruppe der 18- bis 29-jährigen Personen mit niedrigem Sozialstatus (47,4 %) und in der Gruppe der 18- bis 29-jährigen Männer mit niedrigem sozialem Status (49,7 %). Bei Personen, die der oberen Bildungsgruppe angehören, liegen die höchsten Prävalenzen bei Männern in der Altersgruppe zwischen 30 und 44 Jahren vor, bei den Frauen in der Gruppe der 18- bis 29-Jährigen sowie in der Gruppe der 45- bis 64-Jährigen (18,8 %).

10,9 % der Männer sind mindestens einmal pro Woche, 5,9 % täglich einer **Passivrauchbelastung** ausgesetzt. Die komplementären Zahlen bei Frauen sind mit 5,3 % und 2,9 % deutlich niedriger. Im aktuellsten Report der WHO (2021) wird bei einem anhaltend rückläufigen Trend für 2020 ein eklatanter Geschlechtsunterschied von 36,7 % bei Männern und 7,8 % bei Frauen angegeben. Das Verhältnis von Männern zu Frauen sinkt von 3:1 auf ca. 5:1 – ein hervorragendes Beispiel für kulturspezifische Einflüsse bzw. für den Einfluss unterschiedlicher WHO-Regionen auf die Zahlen zum Suchtmittelkonsum: In vielen Ländern Afrikas und Asiens ist der

Tabakkonsum unter Frauen deutlich geringer ausgeprägt. Der rückläufige Tabakkonsum in den europäischen Ländern und der relativ hohe Konsum in Asien vergrößern den Einfluss der Prävalenz in diesen Staaten auf die Geschlechterproportionen. In Osteuropa und im Westpazifik ist das Rauchen unter Frauen kaum verbreitet.

Laut Drogenaffinitätsstudie 2015 zeigen Männer in der Altersgruppe der 12- bis 17-Jährigen eine höhere Wahrscheinlichkeit für den **Konsum irgendeiner illegalen Droge** (8,4 vs. 6,5 % der Frauen in dieser Altersgruppe). Dies wird im Wesentlichen durch die Konsumfrequenzen für Cannabis bestimmt (8,1 vs. 6,3 %). In der Gruppe der 18- bis 64-Jährigen liegen im Epidemiologischen Suchtsurvey 2015 die Daten in ähnlichen Größenordnungen: 7,4 % der Männer und 4,9 % der Frauen konsumierten im Verlauf der letzten 12 Monate Cannabis, 2,6 % der Männer und 2,0 % der Frauen nutzten irgendeine andere Droge, z. B. Amphetamine, Ecstasy, LSD, Opioide, Kokain oder neue psychoaktive Substanzen. Die 12-Monats-Prävalenz einer Cannabisabhängigkeit oder eines Cannabismissbrauchs liegt bei Männern bei etwa 0,8 % im Vergleich zu Frauen bei 0,2 % in der Altersgruppe der 18- bis 64-Jährigen. Damit sind in diesen Altersgruppen etwa 260.000 Männer und 58.000 Frauen betroffen.

Die **Verordnungshäufigkeit von Hypnotika** ist in der Altersgruppe der 65- bis 85-Jährigen bei Frauen deutlich höher (8 % vs. 5 % bei den über 85-jährigen Männern). Zwischen dem 65. und 85. Lebensjahr zeigt sich bei einer durchschnittlichen Quote von 3 % in den unteren Altersgruppen ein deutlicher kontinuierlicher Anstieg der Konsumbereitschaft mit dem Alter: In den älteren Gruppen verdoppelt sich der Anteil auf ca. 6 %.

Auch andere europäische Staaten berichten ähnliche Verteilungen der Konsumhäufigkeiten bei Männern und Frauen. So finden sich über verschiedene Industriestaaten hinweg Hinweise auf eine etwa 4-fach höhere Häufigkeit von Alkoholproblemen bei Männern, ein Überwiegen der Raucherquoten bei mittelalten bis älteren Männern, dagegen eine Angleichung der Konsumquoten im Bereich des Cannabiskonsums.

Die aktuellsten Daten der WHO zeigen indes, dass Geschlechtsunterschiede in den letzten Jahren etwas geringer geworden sind (WHO 2015; Minutillo et al. 2016).

27.1.2 Folgen des Konsums bei Männern und Frauen

Männer konsumieren Alkohol, Tabak oder illegale Drogen nicht nur häufiger in riskantem oder gefährlichem Umfang, sondern sterben auch häufiger an den Folgen des Alkoholkonsums, an tabakassoziierten Erkrankungen sowie an durch Drogenkonsum bedingten Infektionskrankheiten oder Überdosierungen. Einzig für den Konsum von verordneten Arzneimitteln mit psychotroper Wirkkomponente liegt ein umgekehrtes Geschlechterverhältnis mit Überwiegen des Frauenanteils vor.

Die globale drogenbedingte Sterblichkeitsrate pro 100.000 Einwohner stieg laut WHO-Bericht (2023) in den letzten zwanzig Jahren von 2,05 (95 % Konfidenzintervall 0,92–3,18) im Jahr 2001 auf 6,86 (95 % Konfidenzintervall 5,76–7,95) im Jahr 2019. Die Sterblichkeitsrate war bei Männern höher als bei Frauen, insbesondere in der Altersgruppe der 20- bis 50-Jährigen.

Geschlechtsunterschiede bilden sich auch in den Wahrnehmungsquoten von Behandlungsangeboten ab: Das Verhältnis von 3:7 bzw. 1:4 zeigt sich sowohl für stationäre als auch ambulante Behandlungsmaßnahmen. 99.111 Frauen und 222.301 Männer nahmen im Jahr 2021 ambulante Betreuungs- und Behandlungsangebote in Anspruch; 8.958 Frauen und 35.677 Männer waren 2021 in stationärer Behandlung (Schwarzkopf et al. 2023).

Wechselwirkungen zwischen Geschlecht und Substanzkonsum werden für somatische Folgekrankheiten, aber auch für soziale Faktoren wie Arbeitstätigkeit oder Delinquenz und Verfolgung durch die Strafjustiz festgestellt (Saraiya et al. 2020).

MERKE

Männer konsumieren häufiger Alkohol, Tabak sowie illegale Drogen, erleben mehr negative gesundheitliche und soziale Konsequenzen und sterben häufiger an den Folgen substanzbezogener Störungen.

27.2 Genderspezifische Entwicklungsbedingungen von Suchterkrankungen

27.2.1 Vorbemerkungen

Die Entwicklung einer Suchterkrankung ist von zahlreichen Faktoren abhängig. Die Forschungsliteratur zählt neben den substanzspezifischen Besonderheiten soziodemografische Aspekte, aber auch intraindividuelle Bedingungen wie psychiatrische Komorbiditäten oder biografische Entwicklungsbedingungen auf.

Lebensalter, Bildungshintergrund, aber auch kulturspezifische Merkmale nehmen mittelbar Einfluss auf die Prävalenz des Konsums, des Missbrauchs und der Abhängigkeit. Dahinter steht eine Beeinflussung einerseits der Entstehungsbedingungen, andererseits der gesundheitlichen und psychosozialen Folgen des Konsums psychotroper Substanzen, die auf eine Veränderungsmotivation einwirken können (Cotto et al. 2010).

Auch der Beitrag geschlechtsspezifischer Konsummerkmale wurde in zahlreichen Untersuchungen erörtert. Geschlechtsspezifische Faktoren sind sehr stark von individuellen Begleitumständen geprägt, interagieren aber auch mit zahlreichen anderen Faktoren. So sind geschlechtsspezifische Besonderheiten nicht ohne die Berücksichtigung des Lebensalters, geschlechtsspezifischer psychotroper Effekte der untersuchten Substanz, soziokultureller und religiöser Rahmenbedingungen, des Familienstands, psychischer Komorbiditäten und manchem mehr zu betrachten und vor diesem Hintergrund zu relativieren.

Einige Beispiele vorab: Die Häufigkeiten des regelmäßigen, starken und des abhängigen Rauchens sind bei Männern höher als bei Frauen. Dies gilt zwar im epidemiologischen Mittel, ist aber nicht über alle Altersgruppen in gleicher Weise gültig: So sind diese Unterschiede für mittlere und ältere Generationen beispielsweise viel deutlicher ausgeprägt als für weibliche und männliche Jugendliche. Hierbei sind kulturspezifische Besonderheiten zu berücksichtigen, die bei der Entwicklung des Rauchverhaltens vor 30–60 Jahren die weibliche Population viel mehr vor der Aufnahme eines regelmäßigen Tabakkonsums geschützt haben, als dies heute der Fall ist. Unter jungen Frauen war das Rauchen damals sehr viel weniger selbstverständlich. Daraus resultieren auch heute noch Unterschiede in der Prävalenz des Rauchens in mittleren bis höheren Altersgruppen, wenngleich heute bei den 12- bis 17-Jährigen keine signifikanten Unterschiede mehr zu finden sind. Zusätzlich bewirken biologische Bedingungen – die Motivation zu einer unbeschadeten Schwangerschaft – nach wie vor eine höhere Rauchstoppquote bei jungen Frauen im gebärfähigen Alter. Allerdings besteht nicht selten eine Intention zu einer vorübergehenden Tabakabstinenz mit der Option der Wiederaufnahme des gewohnten Konsums nach Beendigung der Schwangerschaft oder Stillzeit. In den hohen Altersgruppen wiederum werden die Prävalenzen durch unterschiedliche Überlebenszeiten von Männern und Frauen beeinflusst, was zu einer leichten Angleichung der Raucherquoten führt und damit entwicklungsbedingte geschlechtsassoziierte Unterschiede weniger augenscheinlich macht.

Kulturspezifische Einflüsse spielen in vermutlich fast allen Ländern der Welt nicht nur beim Tabak-, sondern auch beim Alkoholkonsum eine große Rolle: Eine schwere Alkoholintoxikation mit Verlust der Kontrolle über die Trinksituation war bei Frauen eher verpönt. Insbesondere der Zugang zu Alkohol ist in jüngeren Lebensdekaden durch Erwartungen an das Rollenbild der Frau, die zunächst in die reproduktive Phase eintritt und damit nicht nur Verantwortung für sich, sondern auch für die potenzielle Nachkommenschaft hat, für die Frau anders zu betrachten als für den Mann, der über viele Jahrzehnte hinweg in der Öffentlichkeit einen sehr viel leichteren Zugang zu Alkohol hatte bzw. sich in manchen Kulturen geradezu aufgefordert sah, soziale Interaktionen auch mithilfe eines (regulierten) Trinkverhaltens zu pflegen.

Psychopathologische Auffälligkeiten im Sinne einer depressiven Erkrankung oder Dysthymie, einer ängstlich-unsicheren Persönlichkeitsstörung, einer emotional-instabilen Persönlichkeitsstörung, einer Aufmerksamkeitsdefizit-/Hyperaktivitätsstörung (ADHS) oder einer Psychose gehen – so belegen zahlreiche Forschungsarbeiten – mit einem erhöhten Risiko für einen Substanzkonsum im Sinne einer Selbstmedikation einher – allerdings mit einigen geschlechtsspezifischen Unterschieden: Alkohol und Benzodiazepine haben beide ein Potenzial bei der vorübergehenden Dämpfung aversiver Emotionen, seien es nun depressive Gefühle, Angstsymptome oder Trauer. Unterschiedliche Möglichkeiten des direkten Zugangs (z. B. Alkohol am Arbeitsplatz), Verschreibungshäufigkeiten von Ärzten (häufigerer Einsatz von Antidepressiva bei Frauen), unterschiedliche Fähigkeiten im Ausdruck emotionaler Bedürftigkeit, Auftreten von psychosozialen Problemen in anderen Lebensaltern (beruflicher Ein-/Ausstieg, Auszug der Kinder) u. v. m. erklären jedoch unterschiedliche Prävalenzen für den Konsum von Benzodiazepinen bzw. Alkohol bei Männern und Frauen.

Psychosoziale Lebensbedingungen sind häufig mitentscheidend für den ersten Zugang zu illegalen Drogen. Auch hier sind geschlechtsspezifische Verankerungen in einem begünstigenden sozialen Bezugsrahmen, in einer Peergroup, mögliche Erklärungsfaktoren für die Häufung des Konsums von harten Drogen insbesondere bei jugendlichen und erwachsenen Männern.

Eine vollständige Berücksichtigung aller Einflussfaktoren ist kaum möglich. Eingangs soll nur auf die Komplexität der Zusammenhänge hingewiesen und betont werden, dass nicht allein geschlechtsspezifische biologische bzw. hormonelle Unterschiede als Ursache angesehen werden können.

MERKE

Die geschlechtsspezifische Betrachtung der Ursachen von Suchterkrankungen ist nur im Zusammenhang mit der biopsychosozialen Interaktion genderspezifischer Faktoren sinnvoll möglich.

27.2.2 Befunde zu genderspezifischen Merkmalen eines Substanzkonsums

Biologische Geschlechtsunterschiede, genetische, hormonelle und psychosoziale Faktoren beeinflussen die Gehirnstruktur und -funktion, endokrine Aktivitäten und vom Lebensalter abhängige Stoffwechselfunktionen (Anker et al. 2011, Saywer et al. 2017, Wiren 2013). Während medizinische, psychiatrische und funktionelle Folgen von substanzbezogenen Störungen bei Frauen dosisabhängig oft schwerwiegender sind als bei Männern, erleiden Männer bei höherem Konsum gravierendere Folgeschäden. Allerdings scheinen Männer und Frauen sich nicht wesentlich in Bezug auf die Therapieadhärenz und die Ergebnisse von suchtspezifischen Behandlungsangeboten zu unterscheiden (McHugh et al. 2018, Schwarzkopf et al. 2023).

Der unterschiedliche **Zugang zu psychotropen Substanzen in der Jugend und Adoleszenz** legt den Grundstein für die genderspezifischen Unterschiede. Nationale Daten (NSDUH) aus sämtlichen Bundesstaaten der USA, die in den Jahren 2002–2005 erhoben wurden, zeigten, dass vorwiegend männliche Kinder und Jugendliche im Alter zwischen 12 und 17 Jahren sowie Adoleszente im Alter zwischen 18 und 25 Jahren signifikant höhere Zugangs- und Konsumraten für sämtliche Drogen mit Ausnahme von Sedativa und Tranquilizern aufweisen (Cotto et al. 2010). Mädchen im Alter zwischen 12 und 17 Jahren greifen allerdings laut dieser Untersuchung inzwischen häufiger zu Alkohol und nehmen auch häufiger Schmerzmedikamente, Stimulanzien oder Beruhigungsmittel ein. Cannabis wird im Jugendalter häufiger von jungen Männern als von jungen Frauen konsumiert. In der Generation der Adoleszenten zeigt sich eine höhere Inanspruchnahme von Psychopharmaka bei Männern, allerdings eine höhere Abhängigkeitsquote bei Frauen. Die Kombinationen der Faktoren „Alter" und „Geschlecht" sowie die Art der Substanz bestimmen hier Konsumprävalenzen, Missbrauchshäufigkeit und die Abhängigkeitsentwicklung.

Geschlechtsspezifische Untersuchungen berücksichtigen mittlerweile mehr als die rein biologischen Unterschiede zwischen Männern und Frauen. Sie gehen vielmehr davon aus, dass Geschlechtseffekte auf dem Hintergrund soziokultureller und soziopolitischer Einflüsse gesehen werden müssen. In der englischsprachigen Literatur werden daher nicht „sex differences", sondern **Gendereffekte** untersucht. Hierbei werden emotionale, kognitive und andere psychologische Dimensionen im Zusammenhang mit abhängigem Verhalten untersucht (Davis und Fattore 2015).

Die Wirkung von Drogen, aber auch von Verhaltensweisen, denen man eine süchtig machende Wirkung zuschreibt, wird durch Persönlichkeitsdimensionen, genetisch determinierte Eigenschaften wie Neugierbereitschaft („novelty seeking" oder „sensation seeking"), Selbst(un)sicherheit sowie hormonell beeinflusste Aspekte dieser Persönlichkeitsvariablen beeinflusst (Davis und Loxton 2013).

Die **Motivationslagen für einen Drogenkonsum** sind bei Männern und Frauen sehr unterschiedlich. Während Männer Drogen eher im Zusammenhang mit sozialen Interaktionen nutzen, scheinen Frauen dies eher als Bewältigungsstrategie zur Überwindung negativer Stimmungszustände und emotionaler Unausgeglichenheit zu nutzen. Die intendierte positive Wirkung spielt bei Männern eine größere Rolle als bei Frauen, denen eher eine Motivation im Sinne einer Bekämpfung negativer Emotionen und Beseitigung von Stress etc., also ein Konsum im Sinne einer Selbstmedikation nachgesagt wird. Beobachtet werden darüber hinaus mehr soziopathische Symptome bei drogenkonsumierenden Männern, während Frauen im Zuge ihrer Selbstmedikation häufiger in Gefahr für einen abhängigen oder missbräuchlichen Konsum geraten, wenn eine affektive Störung zugrunde liegt (Fattore et al. 2014).

Stereotype geschlechtsassoziierte Vorstellungen von Männer- und Frauenwelten gehen davon aus, dass Frauen schwächer und hilfsbedürftiger sind, Männer dagegen in ihrer Männlichkeit mehr Risiko aufsuchen, im Rausch über ihre Grenzen hinausgehen können, die Männlichkeit ausleben. Wenngleich dies einer ethischen, moralischen und neurobiologischen Überprüfung nicht unbedingt standhält, so sind diese Schemata, so Vogt (2007), dennoch in den Köpfen der Betroffenen wie auch der Therapeuten verankert. Die Einnahme von Drogen ist häufig Ausdruck **ritualisierter, geschlechts- und kulturspezifisch akzeptierter Handlungsweisen:** So wird die Einnahme von Benzodiazepinen vielleicht als ein Ausdruck von männlicher Schwäche, die Einnahme von Alkohol und Drogen als Ausdruck männlicher Stärke verstanden. Frauen dagegen nutzen den Alkoholkonsum häufiger als Männer, um negative Emotionen abzubauen (Abulseoud et al. 2013; Bekman et al. 2013).

Tatsächlich können aber auch – und daran denkt der Leser vermutlich zuerst, wenn über Genderaspekte in der Suchtentwicklung gesprochen wird – neurobiologische und hormonelle Unterschiede für manche der berichteten geschlechtsspezifischen Unterschiede verantwortlich gemacht werden (Lancaster 1994; Hu et al. 2004). So wurde insbesondere die Bedeutung von **Hormonen** wie Östrogenen und Progesteron bezüglich der subjektiven Wahrnehmung(sfähigkeit) von belohnenden Aspekten untersucht (Anker und Carroll 2011). Die Wirkungen der konsumierten Substanzen auf das endogene Opiatsystem und die HPA-Achse sowie deren spezifische dopaminerge Belohnungsintensitäten (Jacobs und de'Esposito 2011) scheinen mit der hormonellen Situation zu interagieren. Hormonelle Zustände, die mit dem Menstruationszyklus zusammenhängen, regeln u. a. die Wahrnehmung der Entzugssymptomatik bzw. deren Intensität (Allen et al. 2010). Auch für Raucher wurde beschrieben, dass die Intensität des Rauchens in Abhängigkeit von depressiven Symptomen, die im Zusammenhang mit dem hormonellen Zyklus auftreten können, kompensatorisch von der Raucherin gesteuert wird. Insbesondere Estradiol scheint in der Entwicklung einer Abhängigkeit bei Frauen einzugreifen (Ramoa et al. 2013).

Metabolische und konstitutionelle Besonderheiten, Körpergröße, die Verteilung von Fett und Wasser im Körper oder Geschlechtsunterschiede in der Pharmakokinetik psychotroper Substanzen erklären die unterschiedliche Verfügbarkeit, aber auch Verträglichkeit des Substanzkonsums bei Männern und Frauen. Für Alkohol wurde beispielsweise beschrieben, dass die erhöhte metabolische Aktivität bei Männern sowie das höhere Verteilungsvolumen mit einer geringeren psychotropen Wirkung und weniger Intoxikationserscheinungen bei Männern einhergehen (Soldin und Mattison 2009; Moyer et al. 2019).

Die **Ausscheidungs-** (renale und biliäre Elimination) **und Abbaukinetik** ist bei Männern schneller als bei Frauen. Ursächlich hierfür sind unterschiedliche Durchblutungsraten der Niere, eine unterschiedliche glomeruläre Filtrationsrate, Unterschiede in der tubulären Sekretion oder

Rückresorption (Parlesak et al. 2002; Berg 2006). Männer weisen überdies einen höheren Energiebedarf und Grundumsatz auf, der zu einer beschleunigten Elimination von psychotropen Substanzen führen kann.

Letztlich können auch geschlechtsbezogene Unterschiede im zerebralen **Rezeptorbindungsverhalten** oder in den zerebralen Rezeptordichten eine unterschiedliche Wirkung von Opiaten erklären (Cepeda und Carr 2003). Frauen scheinen eine höhere Affinität zu belohnenden Aspekten einer Nahrungsaufnahme zu haben (Davis et al. 2013) und betreiben häufiger ein exzessives Sportverhalten, wobei unklar ist, ob dies evtl. einer zugrunde liegenden Essstörung zuzuordnen sein könnte (Mond und Calogero 2009). Andererseits scheinen die zerebralen bzw. psychotropen Auswirkungen des Alkoholkonsums bei Frauen ausgeprägter zu sein (Wiren 2013).

Bisher vernachlässigt wurden geschlechtsspezifische Unterschiede hinsichtlich einer pharmakologischen Behandlung: Sowohl Geschlecht als auch Gender wurden in der Forschung zur Entwicklung von Medikamenten zur Behandlung von Suchterkrankungen nicht ausreichend berücksichtigt. In einer Literaturanalyse von McKee und McRae-Clark (2022) wurde festgestellt, dass in den wenigen Studien, in denen Daten zu geschlechtsspezifischen Unterschieden erhoben wurden (z. B. in der Tabakentwöhnung), tatsächlich klinisch signifikante Unterschiede in der Reaktion von Frauen und Männern beobachtet werden konnten. Auch bei den anderen untersuchten Drogen deuten nach Ansicht der Autoren die Daten darauf hin, dass Geschlecht und Gender bei einigen Wirkstoffen das Ergebnis beeinflussen. Bei der Arzneimittelentwicklung sollte daher diesem Umstand mehr Rechnung getragen werden.

Gleichwohl unterliegt auch die Bereitschaft zur Aufnahme einer Behandlung unterschiedlichen Motiven: so zeigen qualitative Befragungen nicht nur andere Konsummotive, sondern auch divergente Behandlungsmotive: das Gefühl, ausgelaugt oder erschöpft zu sein, aber auch ein verändertes Selbstbild motivieren Frauen zu einer Therapie (Rhodes et al. 2018).

MERKE

Persönlichkeitseigenschaften, aber auch hormonelle, metabolische, konstitutionelle Besonderheiten sowie Merkmale der Pharmakogenetik und -kinetik und zerebralen Rezeptorbindung bestimmen genderspezifische Wirkungen psychotroper Substanzen.

27.2.3 Liegen genderspezifische Unterschiede auch bei nicht substanzgebundenen Abhängigkeiten vor?

Geschlechtsspezifische Unterschiede finden sich nicht nur bei psychotropen Substanzen, sondern auch bei anderen als belohnend erlebten Tätigkeiten mit Missbrauchs- und Abhängigkeitspotenzial: Verhaltensstörungen wie z. B. sexuelle Hyperaktivität, pathologisches Glückspiel, Internet- und Computerspielsucht, extreme sportliche Betätigung, „Kaufsucht" und andere ähnliche Aktivitäten, die noch zwischen der Einordnung in süchtiges Verhalten und Impulskontrollstörungen oder zwanghaften Verhaltensweisen stehen, sowie eine exzessive Nahrungsaufnahme im Sinne eines Binge-Eatings, aber auch von schnell verfügbaren Kohlenhydraten sind durch zahlreiche suchttypische Merkmale wie starkes Verlangen, Toleranzentwicklung oder das Auftreten von Entzugssymptomen charakterisiert und weisen geschlechtsspezifische Besonderheiten und Merkmale in der Auftretenswahrscheinlichkeit und Intensität auf (Fattore et al. 2014). So wiesen Frauen mit einem pathologischen Glücksspielverhalten eine höhere Impulsivität als Männer mit der gleichen Diagnose auf – eine hohe Impulsivität könnte bei Frauen ein größeres Risiko für die Entstehung darstellen als bei Männern oder einer Kontrolle des Spielverhaltens entgegenstehen (Lozano-Madrid et al. 2023).

Eigene Untersuchungen (Petersen et al. 2016) zeigten, dass zumindest das Inanspruchnahmeverhalten von Männern und Frauen bezüglich der Internetabhängigkeit bzw. Computerspielsucht im krassen Widerspruch zu den berichteten Prävalenzen dieser Verhaltensstörungen steht. Während davon ausgegangen werden kann, dass internetbezogene Abhängigkeiten bei Frauen und Männern in etwa gleichem Umfang zu beobachten sind, so sind 90 % der Personen, die spezifische Behandlungsangebote in Anspruch nehmen, männlichen Geschlechts. Gleiches ist aus der Jahresstatistik der professionellen Suchthilfe abzuleiten: die exzessive Mediennutzung oder das pathologische Glücksspiel sind häufiger bei Männern wie bei Frauen ein Grund für eine ambulante oder stationäre Behandlung. Hier beträgt das Geschlechterverhältnis 8:1 (pathologisches Glücksspiel) bzw. 7:1 (exzessive Mediennutzung) im Vergleich zu ca. 2–4:1 bei anderen, stoffgebundenen Abhängigkeiten (Schwarzkopf et al. 2023). Dies mag auch darin begründet liegen, dass Jungen bzw. Männer eher eine Affinität zu Computerrollenspielen zeigen, während die Abhängigkeitsentwicklung im Rahmen von internetbezogenen Störungen bei Mädchen und Frauen eher in der Nutzung von Kommunikationsportalen entsteht, was zu weniger sozialen Problemen führen dürfte oder sogar sozial stärker gefördert wird. Hier wird abermals deutlich, dass die Wahrnehmung von Verhaltensstörungen in Bezug auf abhängige Verhaltensweisen nicht nur von der Substanz, deren psychotroper bzw. belohnender Komponente, von persönlichen Vulnerabilitäten und dem sozialen Umfeld abhängig ist, sondern einmal mehr auch von den Bemühungen des Einzelnen, nach einer therapeutischen Unterstützung zu suchen, oder vom Druck der Lebensumgebung auf eine Änderung des Problemverhaltens beim Indexpatienten beeinflusst werden kann.

MERKE
Genderspezifische Unterschiede bzgl. der Entstehung und Inanspruchnahme von Behandlungsangeboten liegen auch bei nichtstoffgebundenen Abhängigkeitserkrankungen vor.

27.3 Fazit

- Männer haben ein deutlich höheres Risiko für die Entwicklung einer substanzbezogenen Störung als Frauen.
- Männer weisen im Vergleich zu Frauen höhere biologische, aber auch psychosozial, biografisch und kulturell bedingte Vulnerabilität für drogenspezifische Effekte und eine hierdurch bedingte Ausdifferenzierung eines Suchtproblems auf.
- Geschlechtsfaktoren beeinflussen sowohl die Entwicklungsbedingungen für einen riskanten, schädlichen oder abhängigen Substanzkonsum als auch dessen gesundheitliche und soziale Konsequenzen.
- Frauen nehmen Beratungs- und Behandlungsangebote aufgrund der geringeren Prävalenz substanzbezogener Störungen, aber auch aufgrund höherer Barrieren seltener in Anspruch.
- Der Wandel der sozialen Lebensbedingungen führt zu einer Angleichung der Konsumraten und der Abhängigkeitsentwicklung und bringt neue Herausforderungen in der Prävention, Frühintervention und Behandlung mit sich.

LITERATUR

Abulseoud O. A., Karpyak V. M., Schneekloth T. et al. A retrospective study of gender differences in depressive symptoms and risk of relapse in patients with alcohol dependence. Am J Addict. 2013; 22: 437–442.

Allen A. M., Allen S. S., Lunos S., Pomerleau C. S. Severity of withdrawal symptomatology in follicular versus luteal quitters: the combined effects of menstrual phase and withdrawal on smoking cessation outcome. Addict Behav. 2010; 35: 549–552.

Anker J. J., Carroll M. E. Females are more vulnerable to drug abuse than males: evidence from preclinical studies and the role of ovarian hormones. Curr Top Behav Neurosci. 2011; 8: 73–96.

Atzendorf J., Rauschert C., Seitz N. N., Lochbühler K., Kraus L. The Use of Alcohol, Tobacco, Illegal Drugs and Medicines: An Estimate of Consumption and Substance-Related Disorders in Germany. Dtsch Arztebl Int. 2019; 116(35–36):577–584.

Bartsch G. Versorgung abhängigkeitskranker Menschen in Deutschland. DHS Jahrbuch Sucht 17. 2017; Pabst. Lengerich. 161–176.

Bekman N. M., Winward J. L., Lau L. L. et al. The impact of adolescent binge drinking and sustained abstinence on affective state. Alcohol Clin Exper Res. 2013; 37: 1432–1439.

Berg U. B. Differences in decline in GFR with age between males and females. Reference data on clearances of inulin and PAH in potential kidney donors. Nephrol Dial Transplant. 2006; 21: 2577–2582.

Cepeda M. S., Carr D. B. Women experience more pain and require more morphine than men to achieve a similar degree of analgesia. Anesth Analg. 2003; 97: 1464–1468.

Cotto J. H., Davis E., Dowling G. J. et al. Gender effects on drug use, abuse, and dependence: a special analysis of results from the National Survey on Drug Use and Health. Gend Med. 2010; 7: 5. 402–413.

Davis C., Fattore L. Gender differences in cannabis addiction and dependence. Campolongo P. Fattore L. Cannabinoids and Modulation of Emotion, Memory, and Motivation. 2015; Springer. New York. 283–325.

Davis C., Loxton N. J. Addictive behaviors and addiction-prone personality traits: associations with a dopamine multilocus genetic profile. Addict Behav. 2013; 38: 2306–2312.

Davis C., Loxton N. J., Levitan R. D. et al. 'Food addiction' and its association with a dopaminergic multilocus genetic profile. Physiol Behav. 2013; 118: 63–69.

Fattore L., Melis M., Fadda P., Fratta W. Sex differences in addictive disorders. Front Neuroendocrinol. 2014; 35: 3. 272–284.

Hu M., Crombag H. S., Robinson T. E., Becker J. B. Biological basis of sex differences in the propensity to self-administer cocaine. Neuropsychopharmacology. 2004; 29: 81–85.

Jacobs E., D'Esposito M. Estrogen shapes dopamine-dependent cognitive processes: implications for women's health. J Neurosci. 2011; 31: 5286–5293.

Koyama T., Iinuma S., Yamamoto M., Niimura T., Osaki Y., Nishimura S., et al. International Trends in Adverse Drug Event-Related Mortality from 2001 to 2019: An Analysis of the World Health Organization Mortality Database from 54 Countries. Drug Saf. 2023. doi: 10.1007/s40264-023-01387-0.

Lancaster F. E. Gender differences in the brain: implications for the study of human alcoholism. Alcohol Clin Exp Res. 1994; 18: 740–746.

Lozano-Madrid M., Granero R., Lucas I., Sánchez I., Sánchez-González J., Gómez-Peña M., et al. Impulsivity and compulsivity in gambling disorder and bulimic spectrum eating disorders: Analysis of neuropsychological profiles and sex differences. Eur Psychiatry. 2023;66(1):e91.

McHugh R. K., Votaw V. R., Sugarman D. E., Greenfield S. F. Sex and gender differences in substance use disorders. Clin Psychol Rev. 2018;66:12–23. doi: 10.1016/j.cpr.2017.10.012.

McKee S. A., McRae-Clark A. L. Consideration of sex and gender differences in addiction medication response. Biol Sex Differ. 2022;13(1):34. doi: 10.1186/s13293-022-00441-3. Erratum in: Biol Sex Differ. 2022 Jul 13;13(1):38.

Minutillo A., Pacifici R., Scaravelli G. et al. Gender disparity in addiction: an Italian epidemiological sketch. Ann Ist Super Sanita. 2016; 52: 2. 176–183.

Mond J. M., Calogero R. M. Excessive exercise in eating disorders patients and in healthy women. Austr New Zeal J Psychiatry. 2009; 43: 227–234.

Moyer A. M., Matey E. T., Miller V. M. Individualized medicine: Sex, hormones, genetics, and adverse drug reactions. Pharmacol Res Perspect. 2019;7(6):e00541.

Parlesak A., Billinger M. H., Bode C., Bode J. C. Gastric alcohol dehydrogenase activity in man: influence of gender, age, alcohol consumption and smoking in a Caucasian population. Alcohol Alcohol. 2002; 37: 388–393.

Petersen K. U., Hanke S., Bieber B. et al. Angebote bei internetbasiertem Suchtverhalten (AbiS). 2016; Pabst. Lengerich.

Ramoa C. P., Doyle S. E., Naim D. W., Lynch W. J. Estradiol as a mechanism for sex differences in the development of an addicted phenotype following extended access cocaine self-administration. Neuropsychopharmacology. 2013; 38: 698–705.

Rauschert C., Möckl J., Seitz N. N., Wilms N., Olderbak S., Kraus L. The Use of Psychoactive Substances in Germany. Dtsch Arztebl Int. 2022; 119(31–32):527–534. doi: 10.3238/arztebl.m2022.0244.

Rhodes B. E., Gottfredson N. C., Hill L. M. Desistance and Treatment Seeking Among Women With Substance Use Disorders. Qual Health Res. 2018;28(8):1330–1341.

Rühl K. Rauschgiftlage 2015. DHS Jahrbuch Sucht 17. 2017; Pabst. Lengerich. 133–147.

Rummel C., Lehner B., Kepp J. Daten, Zahlen und Fakten. DHS Jahrbuch Sucht 17. 2017; Pabst. Lengerich. 9–33.

Saraiya T. C., Pavlicova M., Hu M. C., Nunes E. V., Hien D. A., Campbell A. N. C. Exploring gender differences among treatment-seekers who use opioids versus alcohol and other drugs. Women Health. 2020;60(7):821–838. doi: 10.1080/03630242.2020.1746952.

Sawyer K. S., Oscar-Berman M., Barthelemy O. J., Papadimitriou G. M., Harris G. J., Makris N. Gender dimorphism of brain reward system volumes in alcoholism. Psychiatry Res Neuroimaging. 2017;263:15–25.

Schwarzkopf L., Künzel J., Murawski M., Specht S. Jahresstatistik 2021 der professionellen Suchthilfe. In Deutsche Hauptstelle für Suchtfragen (DHS) e. V.: Jahrbuch Sucht, Pabst, Lengerich, 2023, S. 143–168.

Soldin O. P., Mattison D. R. Sex differences in pharmacokinetics and pharmacodynamics. Clin Pharmacokinet. 2009; 48: 143–157.

Vogt I. Doing Gender: Zum Diskurs um Geschlecht und Sucht. Dollinger B. Schmidt-Semisch H. Sozialwissenschaftliche Suchtforschung. 2007; Springer VS. Wiesbaden.

WHO – World Health Organization WHO global report on trends in prevalence of tobacco use 2000–2025, fourth edition, World Health Organization 2021, Geneva.

Wiren K. M. Males and females are just different: sexually dimorphic responses to chronic ethanol exposure in hippocampal slice cultures. Neurosci Lett. 2013; 550: 1–5.

KAPITEL

28

Anil Batra

Schwangerschaft und Sucht

Kernaussagen

- Der Suchtmittelkonsum einer Schwangeren geht mit dem Risiko für Entwicklungsverzögerungen, Fehlbildungen und psychische Auffälligkeiten der Kinder einher.
- Gesundheitsinformationen für betroffene Frauen und ihre Angehörigen, aber auch für Ärzte und andere Professionelle über die Gefahren des Rauchens, des Alkohol- oder Drogenkonsums, sowie die Entstigmatisierung der konsumierenden Schwangeren sind Voraussetzungen für eine bessere Beratung und Versorgung.
- Bei Verdacht auf einen Substanzmissbrauch oder einen abhängigen Konsum sollte die Schwangere Beratungsangebote erhalten sowie an geeignete Beratungsstellen und therapeutische Einrichtungen oder geeignete internetbasierte Beratungsportale verwiesen werden. Eine Einbeziehung des Partners oder der Partnerin ist in vielen Fällen hilfreich.

28.1 Einleitung

Alkohol- und tabakkonsumierende Schwangere sind – ebenso wie drogenabhängige Schwangere – einer Stigmatisierung ausgesetzt, die über den sonstigen Umfang der Stigmatisierung Suchtkranker hinausgeht. Hierbei spielen moralische Vorstellungen des Umfelds bezüglich einer mehr oder weniger „willentlich" und „bewusst" in Kauf genommenen unverantwortbaren Schädigung der Nachkommenschaft eine große Rolle. Die Bereitschaft, einen Suchtmittelkonsum auch als psychische Störung einzuordnen, tritt bei der Beurteilung der Situation Schwangerer offensichtlich in den Hintergrund. Gefühle von Scham und Schuld als Merkmale einer „Selbststigmatisierung" behindern die Schwangere darin, Beratungs- und Unterstützungsangebote in Anspruch zu nehmen.

28.2 Epidemiologie des Substanzkonsums in der Schwangerschaft

Schwangerschaften treten in einem Lebensalter auf, in dem auch die höchsten Konsumprävalenzen für Alkohol oder Tabak ermittelt werden. 11,1 % aller Frauen in Deutschland weisen einen riskanten Alkoholkonsum auf (Reinalkohol > 10 g/d). Bei 1,8 % aller Frauen in der Altersgruppe der 25- bis 29-Jährigen wird die Diagnose eines Alkoholmissbrauchs, bei 2,0 % die Diagnose einer Alkoholabhängigkeit nach DSM IV gestellt (Deutsches Krebsforschungszentrum 2022). Fast 18 % der Frauen in der Altersgruppe der 18- bis 25-Jährigen rauchen regelmäßig (Deutsches Krebsforschungszentrum 2020; Kuntz et al. 2018; Seitz et al. 2019). Zu beachten ist, dass der Anteil rauchender Personen in Deutschland in den letzten Jahren weiter angestiegen ist (DEBRA 2024). Der Anteil der regelmäßigen Tabakkonsumentinnen wird auf ca. 55 % geschätzt. 4,9 % der Frauen konsumieren Cannabis, 2,0 % aller Frauen im Alter zwischen 18 und 64 Jahren konsumieren andere illegale Drogen.

Zu einer der wesentlichen gesundheitlichen Konsequenzen des Substanzmittelkonsums bei Frauen gehören die negativen Auswirkungen auf Fertilität, Schwangerschaft und Geburt (Deutsches Krebsforschungszentrum 2020, 2022). Obgleich die Schwangerschaft einen häufigen Ausstiegsgrund aus dem riskanten Alkohol- und Tabakkonsum darstellt, setzen nicht wenige Frauen – insbesondere bei Vorliegen einer Abhängigkeit – den Konsum während der Schwangerschaft und Stillzeit fort. Es ist davon auszugehen, dass insbesondere für Alkohol eine hohe Dunkelziffer anzunehmen ist und ein zumindest gelegentlicher Konsum bei gesellschaftlichen Anlässen erfolgt.

MERKE

Tabak, Alkohol und der Konsum illegaler Drogen haben im Übrigen auch negative Auswirkungen auf die männliche Fertilität. Ein unerfüllter Kinderwunsch sollte daher mit der Beratung beider Partner hinsichtlich einer Abstinenz vom Konsum psychotroper Substanzen verbunden sein (Sansone et al. 2018).

Auch Benzodiazepine und andere sedierende Substanzen werden in niedriger Dosis möglicherweise häufiger als bekannt konsumiert, wenn die Schwangere hierbei kein Problembewusstsein entwickelt, sondern dies als adäquate Therapie von Schlafstörungen oder einer Angsterkrankung ansieht.

RESÜMEE

Tabak-, Alkohol-, Medikamenten- und Drogenkonsum während der Schwangerschaft bleiben häufig unerkannt.

28.3 Substanzkonsum und gesundheitliche Folgen in der Schwangerschaft

Im Folgenden sollen die gesundheitlichen Aspekte des Substanzmittelkonsums bei Schwangeren mit Bezug auf Alkohol, Tabak und andere illegale Drogen dargestellt werden.

28.3.1 Alkohol

In Deutschland konsumieren ca. 14,4–16,2 % der Mütter während der Schwangerschaft Alkohol (Schaller et al. 2017). Europäische Daten lassen den Schluss zu, dass innerhalb

Europas Prävalenzen zwischen 14,4–30 % für einen Alkoholkonsum nach Bekanntwerden der Schwangerschaft ermittelt werden können. Bei den Erhebungen werden in der Regel einmalige, geringe Konsummengen Alkohol nicht erfasst. Der exzessive Konsum auch im Sinne eines Sturztrinkens ist allerdings vergleichsweise selten – bestimmt wurden Häufigkeiten zwischen 1,2 und 3,5 %. Einschränkend sei angemerkt, dass die Qualität der Befragungen limitiert ist: Epidemiologische Daten gründen auf Befragungen der Bevölkerung und sind damit in diesem Fall – bei einer hohen Stigmatisierung des Alkoholkonsums durch die soziale Umgebung – einer Tendenz zur Beantwortung im Sinne sozialer Erwünschtheit unterworfen.

Der Alkoholkonsum in der Schwangerschaft tritt häufiger bei älteren Schwangeren auf und ist mit einem frühen Beginn des Alkoholkonsums bei der Mutter, einem intensiven Konsum vor der Schwangerschaft oder einer definierten Alkoholmissbrauchsdiagnose oder Alkoholabhängigkeit verbunden. Frauen, die gleichzeitig Drogen konsumieren oder rauchen, trinken häufiger auch während einer Schwangerschaft noch (zumindest gelegentlich) Alkohol. Auch ein hoher Koffeinkonsum scheint mit einer höheren Wahrscheinlichkeit für einen mütterlichen Alkoholkonsum assoziiert zu sein. Unverheiratet zu sein, eine fehlende soziale, emotionale oder finanzielle Unterstützung, eine höhere Bereitschaft zu risikobehaftetem Verhalten (Lesko et al. 2020) oder ein Alkoholkonsum des Partners, eine ungewollte Schwangerschaft, vorherige Schwangerschaftsabbrüche oder eine zuvor bestehende Infertilität werden als Risikofaktoren für einen Alkoholkonsum während der Schwangerschaft angesehen. Im Unterschied zum Tabakkonsum gilt – in bevölkerungsrepräsentativen Studien – ein höherer sozioökonomischer Status als Risikofaktor für einen Alkoholkonsum während der Schwangerschaft. Vorher stattgefundene körperliche Misshandlungen oder ein sexueller Missbrauch, emotionale Misshandlungen aber auch manifeste psychiatrische Komorbiditäten wie Angststörungen, Panikerkrankung oder eine Depression, aber auch sexuelle Funktionsstörungen sind bei alkoholkonsumierenden schwangeren Frauen gehäuft zu beobachten.

Auswirkungen auf den Feten

Alkohol wird über den mütterlichen Blutkreislauf dem fetalen Blutkreislauf zugeführt. Die fetale Blutalkoholkonzentration sinkt langsamer ab als die Blutalkoholkonzentration der Mutter; die Organe des ungeborenen Kindes sind somit der Alkoholwirkung länger ausgesetzt als die Organe der Mutter (Landgraf und Heinen 2015)!

Alkohol ist insbesondere infolge direkter toxischer Einwirkungen auf das Nervensystem für das ungeborene Kind bedrohlich, interagiert mit zahlreichen Neurotransmittern und Rezeptorfunktionen, dysreguliert Genexpressionen und bedingt Dysfunktionen der Zell-Zell-Interaktion und Reifungsstörungen von Gliazellen (Guerri et al. 2009; Ruffaner-Hanson et al. 2023).

Alkoholkonsum in der Schwangerschaft schädigt das ungeborene Kind in Abhängigkeit vom Expositionszeitpunkt und von der Konsummenge. Während in der Embryonalphase (Woche 1–8) Fehlgeburten und Schädigungen des zentralen Nervensystems (ZNS), der Organanlage von Herz und Sinnesorganen als Folge des Alkoholkonsums anzusehen sind, sind in der fetalen Phase ab der 12. SSW vor allem eine Reihe von Entwicklungsstörungen der inneren Organe, des ZNS, der Sinnesorgane, aber auch der Geschlechtsorgane zu erwarten. Kinder alkoholkranker Mütter weisen ein geringeres Geburtsgewicht, ein verzögertes Längenwachstum, Fehlbildungen im Bereich von Gesicht, Augen, Genitalien, Extremitäten, inneren Organen oder Skelettsystem auf. Folgen des Einwirkens auf das ZNS sind mentale Störungen, Intelligenzminderung, psychische Folgen, Verhaltensstörungen im Sinne von Hyperaktivität, Impulsivität, erhöhter Risikobereitschaft oder sozialen Störungen, aber auch neurologische Erkrankungen wie Epilepsie.

Die „fetalen Alkoholspektrum-Störungen“ unterscheiden zwischen alkoholbedingten Geburtsschäden (Fehlbildungen an Organen und Skelett), alkoholbedingten entwicklungsneurologischen Störungen (ARND) mit Störungen des ZNS ohne körperliche Defekte, einem partiellen fetalen Alkoholsyndrom (mit wenig sichtbaren und nicht in allen Bereichen auftretenden Anzeichen des fetalen Alkoholsyndroms), und einem ausgeprägten Alkoholsyndrom bzw. einer Alkoholembryopathie (FAS) mit Wachstumsstörung, Fehlbildung und Störungen des zentralen Nervensystems.

Folgen des fetalen Alkoholsyndroms sind Veränderungen des Wachstums, Schwierigkeiten bei der Nahrungsaufnahme, Reizbarkeit, Schlafstörungen, Fehlbildungen, epileptische Anfälle oder vermehrte Infektanfälligkeit bei Neugeborenen und Säuglingen; im Kleinkindalter treten Verhaltensstörungen wie Hyperaktivität, Impulsivität, Störungen der sprachlichen und psychomotorischen Entwicklung und Bindungsstörungen auf. In der Kindheit werden Lernschwierigkeiten, Impulsivität, geringe soziale Anpassung, Hyperaktivität und Aufmerksamkeitsstörungen beobachtet, in der Jugend sind immer noch Entwicklungsnachteile in der schulischen Entwicklung mit Verhaltensstörungen und Lernbehinderungen erkennbar. Bis in das Erwachsenenalter hinein sind die langfristigen Folgen des mütterlichen Alkoholkonsums nachweisbar: ein erhöhtes Risiko, Opfer physischer, sexueller oder psychischer Gewalt zu werden, Arbeitslosigkeit sowie eine erhöhte Delinquenz, psychiatrische Auffälligkeiten, aber auch eine höhere Wahrscheinlichkeit für das Auftreten von Alkohol- und Drogenabhängigkeit sowie Veränderungen im Bereich der sozialen Interaktion, ein gestörtes Sexualverhalten und eine geringe Selbstständigkeit werden als potenzielle Konsequenzen benannt (Deutsches Krebsforschungszentrum 2020).

Fetales Alkoholsyndrom (FAS)

Die Prävalenz des FAS wird mit einer Häufigkeit von 0,2–8,2 pro 1.000 Geburten berichtet. Aufgrund mangelhafter Erfassung und Berichterstattung wird allerdings eine hohe Dunkelziffer angenommen (Landgraf und Heinen 2016).

Die Auftretenswahrscheinlichkeit des fetalen Alkoholsyndroms ist abhängig von der Höhe und Dauer des mütterlichen Alkoholkonsums. Vor allem ein chronischer Alkoholkonsum, ein Konsum im ersten und zweiten Trimenon sowie ein höheres Alter der Mutter (möglicherweise infolge einer damit verbundenen geringeren Alkoholverträglichkeit bzw. eines reduzierten Alkoholabbaus) und Ernährungsfaktoren (Unter- oder Fehlernährung der Mutter) bedingen ein höheres Risiko für ein FAS. Stress und zusätzliche Schädigungen des Kindes infolge einer schlechten intrauterinen Versorgung, aber auch einer perinatalen Komplikation treten als weitere Faktoren in Erscheinung. Genetische Faktoren scheinen die Vulnerabilität für ein FAS beeinflussen zu können.

Diagnostische Kriterien eines FAS

Für die Diagnose eines FAS müssen Wachstumsauffälligkeiten, faziale Auffälligkeiten, ZNS-Auffälligkeiten und eine bestätigte oder nicht bestätigte intrauterine Alkoholexposition vorgelegen haben. Das Vollbild des fetalen Alkoholsyndroms umfasst Wachstumsstörungen, Fehlbildungen und Störungen des Zentralnervensystems:

- **Wachstumsauffälligkeiten** liegen vor, wenn das Geburts- oder Körpergewicht, die Geburts- bzw. Körperlänge oder der Body-Mass-Index unterhalb der 10. Perzentile liegen.
- Zu den **fazialen Auffälligkeiten** gehören kurze Lidspalten, ein verstrichenes Philtrum und eine schmale Oberlippe.
- Als **ZNS-Auffälligkeiten** gelten eine globale Intelligenzminderung mit mindestens zwei Standardabweichungen unter der Norm, eine signifikante kombinierte Entwicklungsverzögerung bei Kindern unter 2 Jahren, Leistungsdefizite im Bereich der Sprache, Einschränkungen der Feinmotorik, Lern- oder Merkfähigkeit, Störungen der Exekutivfunktionen, der Rechenfertigkeiten, der räumlich-visuellen Wahrnehmung oder räumlich-konstruktiven Fähigkeiten, der Aufmerksamkeitsleistung, der sozialen Fertigkeiten oder des sozialen Verhaltens. **Strukturelle ZNS-Auffälligkeiten** sind gegeben, wenn eine Mikrozephalie nicht anderweitig erklärt werden kann.

Unabhängig davon müssen selbstverständlich differenzialdiagnostische Überlegungen zur Genese von Wachstumsstörungen, den fazialen Auffälligkeiten oder ZNS-Störungen (sei es durch andere toxische Effekte, genetische Erkrankungen, Entwicklungsstörungen aufgrund einer gestörten intrauterinen Versorgung etc.) angestellt werden.

RESÜMEE

Das fetale Alkoholsyndrom (FAS) ist eine gravierende Folge des mütterlichen Alkoholkonsums, das Neugeborene und Kinder über viele Jahre behindern kann.

28.3.2 Tabak

Das Rauchen ist in der Altersgruppe der Frauen am stärksten verbreitet, in der auch die Wahrscheinlichkeit für eine Schwangerschaft am höchsten ist.

Eine Beendigung des Rauchens wird im Vorfeld einer Schwangerschaft manchmal bewusst erwogen, insbesondere dann, wenn der Kinderwunsch unerfüllt bleibt. Wenn eine bereits eingetretene Schwangerschaft zur Kenntnis gelangt, wächst die Bereitschaft, gesundheitsbewusster zu leben und gesundheitliche Risikofaktoren aufzugeben. Schwangere sind im Sinne eines „teachable moment“ mit gesundheitsbezogenen Informationen besonders erreichbar. Zu den Prädiktoren für eine erfolgreiche Beendigung des Tabakkonsums mit Einsetzen der Schwangerschaft gehören ein höherer Bildungsgrad, ein höherer sozioökonomischer Status, das Vorhandensein medizinischer Unterstützung, eine Alkoholabstinenz (Dominques et al. 2019), eine bestehende feste Partnerschaft, ein Zusammenleben mit Nichtrauchern und eine geringere Stärke der Abhängigkeit oder des Tabakkonsums (Riaz et al. 2018; Härkönen et al. 2018, Houston-Ludlam et al. 2019). Persönlichkeitsmerkmale wie eine erhöhte Risikobereitschaft (Leszko et al. 2020) reduzieren die Wahrscheinlichkeit für einen Rauchstopp.

Pathophysiologisch bedeutsame Faktoren für die Schädigung der Kinder regelmäßig rauchender Mütter sind einerseits in der direkten Folge einer erhöhten Kohlenmonoxid- bzw. einer reduzierten Sauerstoffversorgung des Kindes zu sehen, zum anderen auch in der indirekten und anhaltenden Minderversorgung, die sich durch rauchbedingte morphologische Änderungen der Placenta mit einer daraus resultierenden Reduktion der plazentaren Versorgung deutlich macht. Vasokonstriktion, vermehrte Plättchenaggregation und Mikrothromben führen zu einer reduzierten Nährstoffversorgung. Dem Nikotin, der abhängig machenden Substanz, ist nur eine verhältnismäßig geringe toxische Wirkung zuzuschreiben. Vor allem die Aufnahme weiterer, über 6.000 anderer im Tabakrauch enthaltener Substanzen, die zum Teil als karzinogen, teratogen und atherogen gelten, ist für die schädigende Wirkung des Rauchens auch bei den ungeborenen Kindern verantwortlich zu machen.

Tabakkonsumentinnen weisen häufiger eine Infertilität auf und erleben häufiger Frühaborte. Kinder von Raucherinnen haben eine erhöhte perinatale Mortalität. Der plötzliche Kindstod wird bei Raucherinnen (bzw. Exposition gegenüber Passivrauch) um den Faktor 2,6 häufiger beobachtet als bei Nichtraucherinnen (Polavarapu et al. 2023). 90 % der alkoholgeschädigten Kinder sind auch noch im Erwachsenenalter psychisch auffällig bzw. zeigen ein höheres Maß von Gesundheitsproblemen.

Rauchen verursacht – weniger aufgrund der Nikotinzufuhr als aufgrund des mit dem Tabakrauch aufgenommenen Kohlenmonoxids – unmittelbaren Stress beim ungeborenen Kind, was sich beispielsweise in einer Veränderung der Herzfrequenzvariabilität ableiten lässt. Unterschieden werden negative Folgen des Tabakkonsums mit Bezug auf die Schwangeren, auf die Neugeborenen und auf die postnatale Entwicklung von Kindern rauchender Mütter. Bereits der regelmäßige Konsum von nur 1–5 Zigaretten pro Tag geht mit einer Reduktion der Körperlänge und des Kopfumfangs einher. Während bei nicht rauchenden Schwangeren ein durchschnittliches Gewicht der neugeborenen Kinder von 3.408 g bei einer durchschnittlichen Körperlänge von 51,4 cm und einem Kopfumfang von 34,9 cm berichtet wird, gebären Raucherinnen mit einem regelmäßigen Zigarettenkonsum von mehr als 20 Zigaretten pro Tag Kinder mit einer Reduktion der Körperlänge auf durchschnittlich 49,9 cm, des Geburtsgewichts auf 3.060 g sowie des Kopfumfangs auf 34,6 cm (Deutsches Krebsforschungszentrum 2015). Laut Daten des Deutschen Krebsforschungszentrums werden etwa 12 % der Kinder in Deutschland von rauchenden Schwangeren geboren. Die ungeborenen Kinder werden den durch die Raucherin inkorporierten Substanzen aus dem Tabakrauch über die mütterliche plazentare Versorgung ausgesetzt bzw. erleben ungünstige Entwicklungsbedingungen aufgrund der reduzierten Sauerstoff- und Nährstoffversorgung über die insuffiziente Plazenta.

Schwangere erleiden häufiger einen Spontanabort, plazentare Komplikationen, einen vorzeitigen Blasensprung oder eine Frühgeburt. Zu den primären Folgen des elterlichen Rauchens für das Kind können Missbildungen wie Kiefer-Gaumen-Spalten, kardiale Fehlbildungen (z. B. Vorhofseptumdefekt) oder Missbildungen an den Gliedmaßen gehören. Ein Kleinwuchs, eine schlechtere Organreifung, aber auch postpartale Einschränkungen infolge einer verringerten Lungenfunktion oder im Zusammenhang mit Verhaltensauffälligkeiten gehören zu den sekundären Folgen. Auch noch im Kleinkindalter treten häufiger Erkrankung der unteren Atemwege, Verhaltens- und Konzentrationsstörungen im Sinne einer ADHS auf.

Eine kostenökonomische Analyse der Belastung des Gesundheitswesens durch Kinder rauchender Mütter durch Vaz et al. (2018) kam zu dem Ergebnis, dass Kinder rauchender Mütter in den ersten 5 Behandlungsjahren durchschnittlich 220 britische Pfund mehr Behandlungskosten verursachen als die Kinder nichtrauchender Mütter.

RESÜMEE

Das Rauchen der Mutter kann mit Entwicklungsverzögerungen, einem Risiko für Missbildungen und psychischen Auffälligkeiten der Kinder einhergehen. Immerhin ca. 50 % der Schwangeren setzen den Tabakkonsum (wenn auch reduziert) nach Bekanntwerden der Schwangerschaft fort (Zaganjor et al. 2023)!

28.3.3 Opioide und andere illegale Substanzen

Folgen des Konsums illegaler Drogen

Wesentliche Probleme des Konsums illegal erworbener **Opioide** sind – mehr noch als die direkten Folgen des Opioidkonsums – die mangelhafte und wechselnde Qualität der Drogen, Beimischungen anderer psychotroper Substanzen, Schwankungen der Wirkstoffkonzentration, das Risiko lebensbedrohlicher Überdosierungen bei oralem, intranasalem oder intravenösem Konsum und der gelegentlich auftretende Mischkonsum (bevorzugt mit weiteren sedierenden, auch atemdepressiv wirkenden Substanzen wie Gabapentinoiden oder Benzodiazepinen) sowie das mit dem intravenösen Konsum verbundene Infektionsrisiko für Mutter und Kind. Wie bei Alkohol und Tabak sind zahlreiche Folgen für das ungeborene Kind zu erwarten: Spontanaborte, vorzeitiger Blasensprung, Präeklampsie, Plazentaablösung und fetaler Tod. Zu den negativen Folgen für das Neugeborene gehören Frühgeburtlichkeit, geringeres Geburtsgewicht oder geringere Größe, ein kleinerer Kopfumfang und der plötzliche Kindstod, zudem sind postnatal Entzugssyndrome beim Neugeborenen zu erwarten (ElNahas et al. 2023). Charakteristische Entzugssymptome bei Neugeborenen sind im Fall einer Opioidabhängigkeit der Mutter Erbrechen, Diarrhö, epileptische Anfälle und Schlaflosigkeit.

Auch bei einem abrupten Konsumende sind bei einer stark ausgeprägten Entzugssymptomatik vitale Gefährdungen auch für das neugeborene Kind zu erwarten. Empfohlen wird daher – im Sinne einer Schadensbegrenzung – eine kontrollierte Substitution der drogenabhängigen Schwangeren mit ausreichenden Mengen. Allerdings liegen auch einige, wenn auch uneindeutige und nicht unwidersprochene Studienergebnisse vor, die einen negativen Einfluss einer Methadonexposition während der Schwangerschaft auf die Entwicklung des menschlichen Gehirns zeigen (Monnelly et al. 2017). Eine postpartale Entgiftungsbehandlung des neugeborenen Kindes ist statistisch gesehen dennoch schonender und ungefährlicher für das Kind.

Kokain und Opioide sind nach Alkohol und Tabak sowie Cannabis die vierhäufigsten Substanzen, die während der Schwangerschaft konsumiert werden (Prince et al. 2023). Sie sind während der gesamten Schwangerschaft schädlich für die Entwicklung des ungeborenen Kindes. Ein Kokainkonsum der Schwangeren erhöht – ebenso wie ein unkontrollierter Opioidkonsum – den Anteil frühgeborener Kinder. Entzugssymptome nach der Entbindung in Form von Unruhe, Schreien, Zittern, Trinkstörungen, vermehrter motorischer Unruhe und Reizempfindlichkeit, aber auch Fieber und epileptische Anfälle werden in der Literatur erwähnt (Plessinger et al. 1993; Kain et al. 1993). Lernstörungen und sprachliche Auffassungsstörungen scheinen mit der pränatalen Exposition in besonderer Weise einherzugehen (Powers et al. 2022). Aus

Untersuchungen an Kindern von Kokainkonsumentinnen wird ebenfalls beschrieben, dass die Kleinkinder häufiger am plötzlichen Kindstod versterben. Die Folgen des Kokainkonsums auf die kognitive Entwicklung des Kindes sind auch im Adoleszentenalter noch deutlich nachweisbar (Singer et al. 2023)

Auch Amphetamine beeinflussen die fetale Entwicklung und erhöhen das Risiko für Fehlbildungen, Frühgeburten und Entwicklungsstörungen einzelner Organe. Entzugssymptome der Neugeborenen sind charakterisiert durch erhöhte Schreckhaftigkeit und einen gestörten Tag-Nacht-Rhythmus.

Ergänzend sind – im Zusammenhang mit dem polyvalenten Konsum drogenabhängiger Schwangerer – aber auch im Rahmen eines indizierten Einsatzes die Gefahren einer Einnahme bzw. Verordnung von **Benzodiazepinen** und **Barbituraten** zu erwähnen. Die regelmäßige Einnahme ist bei Neugeborenen ebenfalls mit dem Auftreten gravierender Entzugssymptome, Schlafstörungen und Unruhe verbunden. Die Verabreichung von Benzodiazepinen im ersten Schwangerschaftsdrittel kann zudem zu frühen Missbildungen führen. Zu beachten ist auch, dass Benzodiazepine in die Muttermilch übergehen.

MERKE

Die Substitutionsbehandlung opioidabhängiger Mütter stellt für das ungeborene Kind in der Regel ein geringeres Risiko dar als der Versuch, eine Opioidabstinenz zu erreichen.

28.4 Therapeutische Maßnahmen

Therapeutische Maßnahmen erfordern zunächst eine Problemwahrnehmung durch die Mitglieder des Gesundheitswesens, insbesondere durch Frauenheilkundler und Hebammen. Dem Thema wird zwar Bedeutung beigemessen, ein einheitliches Vorgehen in der ärztlichen Praxis fehlt jedoch.

In eigenen Fokusgruppenanalysen mit Frauenärzten wurde allerdings deutlich, dass speziell niedergelassene Frauenärzte, die häufig als erste Gesundheitsexperten Kontakt zu Schwangeren haben, Barrieren im Umgang mit dem Alkohol- und Tabakkonsum schwangerer Patientinnen sehen und eine offene Ansprache des Konsums vermeiden (Stiegler et al. 2015). Neben allgemeinen Faktoren wie den starken Belastungen niedergelassener Ärzte im ärztlichen Arbeitsalltag sind das fehlende Vertrauen in die eigene fachliche Kompetenz und die Ambivalenz hinsichtlich der Frage der Zuständigkeit bei Suchtfragen **Hemmnisse in der Kontaktaufnahme und Thematisierung eines Substanzkonsums.** Bei den Befragungen wurde deutlich, dass der Substanzmittelkonsum als heikles Thema angesehen wird und peinliche Momente aufseiten des Befragenden wie auch aufseiten der Schwangeren befürchtet werden.

In der Annahme, dass das Problemfeld ohnehin verleugnet wird, vermeiden Ärzte es nachzuhaken. Ärztliche Routinen in der Anamneseerhebung werden weniger ausführlich verfolgt. Scham und ein schlechtes Gewissen in Interaktionen mit ärztlichem Personal können daher tatsächlich zu einer Verleugnung des Konsums führen. Zeitmangel und Stress führen in der Bilanz – bei einem nach Ansicht der Ärzte hohen erforderlichen Aufwand und geringem Ertrag der Bemühungen – zu einer oberflächlichen Abhandlung des Themas Substanzkonsum und damit zu einer mangelnden Identifikation des Suchtmittelkonsums. Nicht zuletzt stellt eine hohe Kompromissbereitschaft seitens der Ärzte hinsichtlich einer Substanzreduktion zugunsten einer Abstinenz eine Gefahr dar, da aus der fehlenden Problematisierung gesundheitsgefährdender Wirkung des Alkohol- oder Tabakkonsums auf eine Harmlosigkeit bzw. Tolerierbarkeit geschlossen wird.

Ein Training der niedergelassenen Ärzte, eine breitere Information und Sensibilisierung der Frauen sowie niederschwellige Zugangsmöglichkeiten zu Beratungsportalen können helfen, die Situation zu verbessern. Niedergelassene Ärztinnen und Ärzte, aber auch Hebammen, die in die Betreuung Schwangerer einbezogen sind, sollten den Alkohol- und Tabakkonsum in der Diagnostik, Beratung und Behandlung Schwangerer bedenken, insbesondere auch die Motivationslage für einen Rauchstopp bzw. Alkoholkonsumstopp überprüfen und **psychoedukativ** Hinweise auf substanzbezogene Risiken in die Beratung und Unterstützung schwangerer Frauen einfließen lassen. Dabei sollten nicht nur die aktuelle Alkohol- und Rauchanamnese, sondern auch Konsumgelegenheiten, Rückfallsituationen für einen Konsum, die Intensität und Regelmäßigkeit des Alkoholkonsums (z. B. mittels Alcohol Use Identification Tests (AUDIT); s. auch S3-Leitlinien Alkohol, DGPPN und DG-Sucht 2021)) oder der Grad der Nikotinabhängigkeit (Fagerström-Test für Nikotinabhängigkeit (FTND, Heatherton et al. 1992; s. auch S3-Leitlinien Tabak: Batra et al. 2015) erfasst werden. Der Einsatz der **motivierenden Gesprächsführung** nach Miller und Rollnick ist bei der Förderung einer Entscheidung zur Veränderung des Konsumverhaltens hilfreich. Wenngleich diese Gesprächstechnik bei der konkreten Umsetzung eines Abstinenzvorhabens nur marginal bedeutsam und für sich allein nicht wirksam ist, so kann sie doch den Einstieg in den Veränderungsprozess nachgewiesenermaßen wirksam unterstützen (DGPPN und DG-Sucht 2021). Hierbei sollten bedürftige Schwangere, die einen Abstinenzvorsatz von Alkohol oder Tabak nicht erfolgreich umsetzen konnten, in psychotherapeutisch orientierte Einzel- oder Gruppenangebote vermittelt werden, auch eine aufsuchende Beratung und Unterstützung durch verschiedene Berufsgruppen (Fachkräfte der sozialen Arbeit oder Pflegeberufe) kommt bei einer Alkoholabhängigkeit infrage. Speziell bei der Alkoholabhängigkeit ist eine stationäre Entzugsbehandlung, wenn erforderlich unter Einsatz von Benzodiazepinen, zu erwägen. Bei einem Alkoholkonsum in der Schwangerschaft soll der

Einsatz von Cholin (Vitamin B4) zur Prophylaxe neurologischer Probleme des Neugeborenen erwogen werden.

Speziell bei der Tabakentwöhnung stehen in Deutschland zahlreiche ambulante Therapieangebote, Beratungstelefone sowie internetbasierte Beratungsangebote zur Verfügung (s. auch www.anbieter-raucherberatung.de). Auch Selbsthilfemanuale können eine hilfreiche Unterstützung bieten (Naughton et al. 2017). Computergestützte Interventionsprogramme, die neben einer allgemeinen Information auch proaktive, regelmäßige Kontaktaufnahmen beinhalten, sind geeignet, die Wahrnehmung Betroffener für die negativen Konsequenzen eines Substanzmittelkonsums zu schärfen (Tzilos et al. 2018). Auch eine direkte Rückmeldung der Wirkung des Rauchens auf die Gesundheit des Kindes mithilfe eines fetalen EKGs könnte die Psychoedukation Schwangerer im Sinne einer eindrücklichen Demonstration negativer Tabakeffekte wirksam unterstützen (Péterfi et al. 2017).

RESÜMEE

Wichtige Faktoren für eine Verbesserung der Interventionsrate durch Mitglieder des Gesundheitswesens bei Schwangeren sind eine ausreichende Schulung von Ärzten über die Gefahren des Rauchens und des Alkoholkonsums in der Schwangerschaft, die Verbesserung der Fertigkeiten in der motivierenden Gesprächsführung und eine Entstigmatisierung des Substanzmittelkonsums bei der Ansprache von Schwangeren (Longman et al. 2018).

Niederschwellige Beratungsangebote

Beratungsstellen, Suchtspezialisten, Fachambulanzen und Fachkliniken sind Anlaufstellen für Schwangere mit einer Substanzabhängigkeit. Schwangeren mit einem problematischen Konsum, die sich zunächst informieren oder beraten lassen wollen, kann auch ein niederschwelliges Angebot vermittelt werden. Mit Beratungstelefonen (z. B. bei der Bundeszentrale für gesundheitliche Aufklärung, BzGA, www.bzga.de) oder Internetportalen besteht die Möglichkeit, auch Personenkreisen, die keinen unmittelbaren Zugang zum Hilfesystem haben, niederschwellig, orts- und zeitunabhängig Möglichkeiten zur Beratung und Unterstützung zukommen zu lassen. Ein Beispiel hierfür ist die IRIS-Plattform, die im Rahmen einer Studie zur „individualisierten, risikoadaptierten internetbasierten Intervention zur Verringerung des Alkohol- und Tabakkonsums bei Schwangeren“ (www.iris-plattform.de) entwickelt wurde. Dieser neue Beratungsansatz, der aktuell in der 3. Version (IRIS-III) verfügbar ist, überwindet Hemmnisse bei der direkten Ansprache Schwangerer und bietet zudem eine an das Risikoprofil der Konsumentinnen von Alkohol bzw. Tabak angepasste Intervention mit einem hohen Individualisierungsgrad, der zudem durch eine fachliche Unterstützung im Hintergrund aufgewertet wird. In einer Pilotstudie konnte gezeigt werden, dass dieses Behandlungsangebot angenommen wird. In einer Machbarkeitsstudie mit einem vergleichenden Design zwischen rein computergestützter Unterstützung und einer um eine fachliche Unterstützung durch eine anonyme Person im Hintergrund („e-Coach“) ergänzten Version zeigte sich, dass die individualisierte Vorgehensweise in Kombination mit einer fachlichen Unterstützung einer reinen Beratungsplattform überlegen ist.

28.5 Schwangerschaft, Substanzkonsum und psychiatrische Komorbidität

Auswertungen der Nutzerprofile einer niederschwelligen internetbasierten Beratungsplattform zeigen, dass hilfesuchende Schwangere mit einer Tabakabhängigkeit oder einem Alkoholkonsum häufig zusätzliche psychische Symptome oder Diagnosen berichten (Stiegler et al. 2016).

Ein Substanzkonsum in der Schwangerschaft sollte daher Anlass sein, auch begleitende psychiatrische Komorbiditäten zu evaluieren. So sind beispielsweise Depressivität, Ängstlichkeit oder auch Persönlichkeitsstörungen Faktoren, die eine Abstinenz oder eine stabile Substitution während der Schwangerschaft erschweren (Hensley et al. 2018).

RESÜMEE

Schwangerschaft und ein abhängiger Tabak-, insbesondere aber ein Alkohol-, Medikamenten- oder Drogenkonsum sollten Anlass sein, eine erweiterte psychiatrische Abklärung zu erwägen.

28.6 Fazit für die Praxis

- Zentrale Elemente in der Beratung von substanzabhängigen Schwangeren sind die konsequente Umsetzung einer ausführlichen substanzbezogenen Exploration und Diagnostik.
- Bei Verdacht auf einen Substanzmittelkonsum kann aufgrund der Scheu der Schwangeren, einen Konsum einzuräumen, die Erhebung objektiver Parameter (Drogenurinscreening, Ethylglucoronid (EtG), alkoholtypische Laborparameter) hilfreich und unverzichtbar zur Objektivierung der Angaben einer Schwangeren sein (Lamy et al. 2017).
- Bei Nachweis eines schwerwiegenden intermittierenden Substanzkonsums bzw. bei einem bestehenden regelmäßigen Substanzkonsum von Tabak, Alkohol oder illegalen Drogen sollten die folgenden Schritte durchlaufen werden:
  1. Beratung und Psychoedukation
  2. Motivationsbehandlung (motivierende Gesprächsführung)

28

3. Bei Verdacht auf abhängigen Konsum: Vermittlung an geeignete therapeutische Einrichtungen (Fachambulanzen und -kliniken), ansonsten Verweis an Beratungsstellen oder geeignete internetbasierte Beratungsportale
4. Einbeziehung der Partner
5. Anhaltendes Interesse für den Substanzkonsum der Schwangeren und Stabilisierung der Abstinenz auch post partum

Abstinenz oder Substitution?

Jeder Schwangeren soll zur Abstinenz geraten werden. Sollte diese auf der Basis einer alleinigen Vorsatzbildung nicht umgesetzt werden können, kommt beispielsweise bei rauchenden Schwangeren auch eine vorübergehende Nikotinsubstitution infrage. Hier sind im Sinne einer Schadensbegrenzung die negativen Effekte der Nikotinsubstitution bedeutend geringer einzuschätzen als die toxischen Effekte des Tabakrauchs aufgrund der damit aufgenommenen Substanzen.

Insbesondere bei der Behandlung opioidabhängiger schwangerer Frauen hat sich die Substitutionsbehandlung mit Buprenorphin oder Methadon bzw. Polamidon durchgesetzt. Auch aktuelle Übersichtsarbeiten (Gilfillan et al. 2018; Klaman et al. 2017) kommen zu dem Ergebnis, dass eine Methadonsubstitution bei Heroinabhängigen zu besseren langfristigen Ergebnissen führt und einem Entzug vorzuziehen ist. Eine pränatale Exposition mit Methadon oder Buprenorphin im Rahmen einer Substitutionsbehandlung hat keine gravierenden Konsequenzen für das Kind (Kaltenbach et al. 2018).

In der jüngeren Literatur werden leichte Vorteile, wenngleich nichtsignifikante Effekte für eine Substitutionsbehandlung mit Buprenorphin diskutiert (Nechanska et al. 2018).

RESÜMEE

Nur der vollständige Verzicht auf Suchtmittel führt zu einer deutlichen Risikominderung. Voraussetzungen sind Entstigmatisierung, Psychoedukation, Motivationsaufbau, (psycho-)therapeutische Unterstützung und anhaltende Nachfragen hinsichtlich einer Veränderung des Konsumverhaltens.

LITERATUR

Anderson M. E., Johnson D. C., Batal H. A. Sudden Infant Death Syndrome and prenatal maternal smoking: rising attributed risk in the Back to Sleep era. BMC Med. 2005; 3: 4.

Aveyard P., Lawrence T., Cheng K. K. et al. A randomized controlled trial of smoking cessation for pregnant women to test the effect of a transtheoretical model-based intervention on movement in stage and interaction with baseline stage. Br J Health Psychol. 2006; 11: 263–278.

Deutsches Krebsforschungszentrum. Tabakatlas 2020. Pabst Science Publishers, Lengerich 2020.

Deutsches Krebsforschungszentrum. Alkoholatlas 2022. Pabst Science Publishers, Lengerich 2022.

DGPPN und DG-Sucht (Deutsche Gesellschaft für Psychiatrie und Psychotherapie, Psychosomatik und Nervenheilkunde (DGPPN) Deutsche Gesellschaft für Suchtforschung und Suchttherapie e. V. (DG-SUCHT) „Screening, Diagnose und Behandlung alkoholbezogener Störungen" 2020. https://www.awmf.org/leitlinien/detail/ll/076-001.html Zugriff am 02.01.2024.

Domingues R. M. S. M., Figueiredo V. C., Leal, M. d. C. Prevalence of pre-gestational and gestational smoking and factors associated with smoking cessation during pregnancy, Brazil, 2011–2012. PLOS ONE 2019; 14(5), e0217397.

DEBRA-Studie (2024) www.debra-study.info, zuletzt abgerufen am 02.01.2024.

ElNahas G., Thibaut F. Perinatal Psychoactive Substances Use: A Rising Perinatal Mental Health Concern. J Clin Med. 2023;12(6):2175. doi: 10.3390/jcm12062175.

Gilfillan K. V., Dannatt L., Stein D. J., Vythilingum B. Heroin detoxification during pregnancy: a systematic review and retrospective study of the management of heroin addiction in pregnancy. S Afr Med J. 2018; 108: 2. 111–117.

Guerri C., Bazinet A., Riley E. P. Foetal alcohol spectrum disorders and alterations in brain and behaviour. Alcohol Alcohol. 2009; 44: 2. 108–114.

Härkönen J., Lindberg M., Karlsson L. et al. Education is the strongest socioeconomic predictor of smoking in pregnancy. Addiction. 2018; 113: 6. 1117–1126.

Heatherton T. F., Kozlowski L. T., Fecker R. C. et al. The Fagerström Test of Nicotine Dependence: a revision of the Fagerström Tolerance Questionnaire. Br J Addict. 1991; 86: 1119–1127.

Hensley L., Sulo S., Kozmic S., Parilla B. V. Opioid addiction in pregnancy: Does depression negatively impact adherence with prenatal care?. J Addict Med. 2018; 12: 1. 61–64.

Houston-Ludlam A. N., Bucholz K. K., Grant J. D., Waldron M., Madden P. A. F., Heath A. C. The interaction of sociodemographic risk factors and measures of nicotine dependence in predicting maternal smoking during pregnancy. Drug and Alcohol Dependence 2019; 198:168–175.

Kain Z. N., Rimar S., Barash P. G. Cocaine abuse in the parturient and effects on the fetus and neonate. Anesth Analg. 1993; 77: 4. 835–845.

Kaltenbach K., O'Grady K. E., Heil S. H. et al. Prenatal exposure to methadone or buprenorphine: early childhood developmental outcomes. Drug Alcohol Depend. 2018; 185: 40–49.

Klaman S. L., Isaacs K., Leopold A. et al. Treating women who are pregnant and parenting for opioid use disorder and the concurrent care of their infants and children: literature review to support national guidance. J Addict Med. 2017; 11: 3. 178–190.

Kuntz B., Zeiher J., Starker A., Prütz F., Lampert T. Rauchen in der Schwangerschaft – Querschnittergebnisse aus KiGGS Welle 2 und Trends. Robert Koch-Institut, Epidemiologie und Gesundheitsberichterstattung 2018.

Lamy S., Hennart B., Houivet E. et al. Assessment of tobacco, alcohol and cannabinoid metabolites in 645 meconium samples of newborns compared to maternal self-reports. J Psychiatr Res. 2017; 90: 86–93.

Landgraf M. N., Heinen F. Fetales Alkoholsyndrom. S3-Leitlinie zur Diagnostik. 2013; Kohlhammer. Stuttgart.

Leszko M., Keenan-Devlin L., Adam E. K., Buss C., Grobman W., Simhan H., et al. Are personality traits associated with smoking and alcohol use prior to and during pregnancy? PLOS ONE 2020 15(5), e0232668.

Longman J. M., Adams C. M., Johnston J. J., Passey M. E. Improving implementation of the smoking cessation guidelines with pregnant women: How to support clinicians?. Midwifery. 2018; 58: 137–144.

Monnelly V. J., Anblagan D., Quigley A. et al. Prenatal methadone exposure is associated with altered neonatal brain development. Neuroimage Clin. 2017; 18: 9–14.

Naughton F., Cooper S., Foster K. et al. Large multi-centre pilot randomized controlled trial testing a low-cost, tailored, self-help smoking cessation text message intervention for pregnant smokers (MiQuit). Addiction. 2017; 112: 7. 1238–1249.

Nechanská B., Mravčík V., Skurtveit S. et al. Neonatal outcomes after fetal exposure to methadone and buprenorphine: National Registry studies from the Czech Republic and Norway. Addiction 2018; Feb 14. 2018; 10.1111/add.14192.

Péterfi I., Kellényi L., Péterfi L., Szilágyi A. The short-term effect of smoking on fetal ECG. J Matern Fetal Neonatal Med. 2017; 26: 1–10.

Plessinger M. A., Woods Jr. J.R. Maternal, placental, and fetal pathophysiology of cocaine exposure during pregnancy. Clin Obstet Gynecol. 1993; 36: 2. 267–278.

Poelke T. Drogenkonsum und Schwangerschaft. Gölz J. Der drogenabhängige Patient. 1999; Urban & Fischer. München, Jena. 224–233.

Polavarapu M, Klonoff-Cohen H, Joshi D, Kumar P, An R, Rosenblatt K. Development of a Risk Score to Predict Sudden Infant Death Syndrome. Int J Environ Res Public Health. 2022;19(16):10270. doi: 10.3390/ijerph191610270.

Powers G., Lewis B., Min M. O., Minnes S., Kim J. Y., Kim S. K., Singer L. The association of prenatal cocaine exposure with expressive and receptive language skills, phonological processing and reading ability at age 17. Neurotoxicol Teratol. 2023;95:107135. doi: 10.1016/j.ntt.2022.107135.

Prince M. K., Daley S. F., Ayers D. Substance Use in Pregnancy. 2023 Jul 21. In: StatPearls [Internet]. Treasure Island (FL): StatPearls Publishing; 2023 Jan–.

Rasenack R., Zink M. Alkohol und Tabak in der Schwangerschaft. Singer M. V. Batra A. Mann K. Alkohol und Tabak. Grundlagen und Folgeerkrankungen. 2011; Thieme. Stuttgart. 427–432.

Riaz M., Lewis S., Naughton F., Ussher M. Predictors of smoking cessation during pregnancy: a systematic review and meta-analysis. Addiction. 2018; 113: 4. 610–622.

Ruffaner-Hanson C. D., Fernandez-Oropeza A. K., Sun M. S., Caldwell K. K., Allan A. M., Savage D. D., et al. Prenatal alcohol exposure alters mRNA expression for stress peptides, glucocorticoid receptor function and immune factors in acutely stressed neonatal brain. Front Neurosci. 2023;17:1203557. doi: 10.3389/fnins.2023.1203557.

Sansone A., Di Dato C., de Angelis C. et al. Smoke, alcohol and drug addiction and male fertility. Reprod Biol Endocrinol. 2018; 16: 1. 3.

Seitz N-N., John L., Atzendorf J., Rauschert C., Kraus L. Kurzbericht Epidemiologischer Suchtsurvey 2018. Tabellenband: Tabakkonsum und Hinweise auf Konsumabhängigkeit nach Geschlecht und Alter im Jahr 2018. München: IFT Institut für Therapieforschung 2019.

Singer L. T., Powers G., Kim J. Y., Minnes S., Min M. O. Cognitive and functional outcomes at age 21 after prenatal cocaine/polydrug exposure and foster/adoptive care. Neurotoxicol Teratol. 2023;96:107151. doi: 10.1016/j.ntt.2023.107151.

Stiegler A., Abele H., Batra A. IRIS – Ein internetbasiertes Angebot als geeigneter Weg der Suchtmittelprävention und -beratung in der Schwangerschaft? Nutzerinnenprofile und Anwenderzufriedenheit. Geburtsh Frauenheilk. 2016; 76: 1163–1171.

Stiegler A., Bieber L., Karacay K. et al. Barrieren in der Thematisierung des Tabak- und Alkoholkonsums Schwangerer in der gynäkologischen Praxis. Eine Fokusgruppenstudie mit Frauenärzten. Gesundheitswesen. 2016; 78: 12. 816–821.

Tzilos Wernette G., Plegue M., Kahler C. W. et al. A pilot randomized controlled trial of a computer-delivered brief intervention for substance use and risky sex during pregnancy. J Womens Health (Larchmt). 2018; 27: 1. 83–92.

Vaz L. R., Jones M. J., Szatkowski L. et al. Estimating the healthcare costs of children born to pregnant smokers in England: cohort study using primary and secondary healthcare data. Addiction 2018. 2018; 10.1111/add.14183.

Zaganjor I., Kramer R. D., Kofie J. N., Sawdey M. D., Cullen K. A. Trends in Smoking Before, During, and After Pregnancy in the United States from 2000 to 2020: Pregnancy Risk Assessment Monitoring System. J Womens Health (2023. doi: 10.1089/jwh.2023.0641. Epub ahead of print.

KAPITEL

29

Anja Neumann-Thiele, Sabine Kagerer-Volk

Fahrsicherheit und Fahreignung

Kernaussagen

- Aufgrund der hohen Anzahl von Verkehrstoten gibt es in fast allen Ländern Bestrebungen, die Verkehrsteilnahme unter Alkohol- und Drogeneinfluss zu senken.
- Die gesetzlichen Regelungen zu Substanzkonsum und Verkehrsteilnahme sind länderspezifisch sehr unterschiedlich.
- Therapeutische Maßnahmen können die Fahreignung bei Suchterkrankungen oder Substanzkonsumstörungen wiederherstellen.

29.1 Verkehrsteilnahme und Substanzkonsum im internationalen Kontext

Der Konsum von Suchtstoffen spielt bei Verkehrsunfällen mit Verletzten und Getöteten eine bedeutende Rolle. Unter dem akuten Einfluss von psychoaktiven Stoffen (Alkohol, Drogen, Medikamente) können für eine sichere Verkehrsteilnahme relevante Fähigkeiten teils schwer beeinträchtigt sein (Fahrsicherheit). Hier sind vor allem Wahrnehmung, Aufmerksamkeit, Konzentration, Reaktion, Orientierung und Belastbarkeit zu nennen. Gerade alkohol- oder drogenassoziierte Unfälle sind daher meist besonders schwere Unfälle. Durch den Suchtmittelkonsum können sich zudem langfristig Einschränkungen der grundsätzlichen Leistungsfähigkeit in diesen Bereichen auch ohne aktuellen Substanzeinfluss ergeben (Teilaspekt der Fahreignung).

In Anbetracht der seit 2007 nahezu unverändert hohen Zahl von jährlich ca. 1,3 Mio. Verkehrstoten weltweit riefen die Vereinten Nationen im Jahr 2020 erneut eine *Decade of Action for Road Safety (2021–2030)* mit verstärkten Bemühungen zur Erhöhung der Verkehrssicherheit aus (WHO 2021). Das Ziel des ersten derartigen Aktionszeitraums (2011–2020), die Zahl der Verkehrstoten zu halbieren, wurde deutlich verfehlt. Es konnte insgesamt lediglich eine Reduktion um 8 % erreicht werden, wobei es hier erhebliche Unterschiede zwischen verschiedenen Ländern gibt. Längerfristig verfolgen viele Staaten mit der „Vision Zero" das Ziel, die Zahl der Getöteten und Schwerverletzten bis zum Jahr 2050 auf nahezu Null zu reduzieren. Einen Überblick zum Thema Sicherheit im Verkehr und zu gesetzlichen Bestimmungen in den verschiedenen Ländern gibt der *Report on Road Safety der WHO* (2018).

Das von der EU unterstützte Projekt *Driving under the Influence of Drugs, Alcohol and Medicines* (DRUID; Druid Final Report 2012), das die Risiken einer Verletzung von Kraftfahrzeugführern unter Substanzeinfluss untersuchte, gibt einen guten Überblick über die Verbreitung von psychoaktiven Substanzen im Straßenverkehr. Dem DRUID-Projekt liegt eine Vielzahl von statistischen Auswertungen von Unfällen in 15 europäischen Ländern zugrunde.

Mehr als 50.000 Verkehrsteilnehmer wurden im Rahmen von Road-Surveys untersucht. Alkohol war mit Abstand die am häufigsten nachgewiesene Substanz, deren Gefährlichkeit anhand einer Rangliste eindrucksvoll unterstrichen wird (➤ Tab. 29.1). Ein Ausschnitt der Studie, der sich auf die Auswertung von Krankenhausdaten bezieht, weist bei einer Blutalkoholkonzentration (BAK) von ≥ 1,2 g/l ein 63-fach erhöhtes relatives Verletzungsrisiko und ein 500-fach erhöhtes Sterberisiko aus (DRUID Final Report 2012).

Vorsicht ist jedoch geboten beim direkten Vergleich der Unfallrisiken von Personen, die bestimmte Promillebereiche erreicht haben, und dem Risiko bei alleinigem Nachweis einer Substanz. Werden bestimmte Promillebereiche betrachtet, wird bereits eine ganz spezifische „Symptomatik" untersucht. Der Vergleich z. B. „BAK 0,5 g/l ≤ BAK < 0,8 g/l ist gefährlicher als Cannabis" liegt zwar nahe, ist aber nicht sicher ableitbar. Gerade wenn man die lange Nachweisdauer bei THC mit berücksichtigt, kommt in der Gruppe der Probanden unter Cannabiseinfluss eine Mischung von Konsumenten ohne akute Wirkung einerseits und Verkehrsteilnehmern unter hohem/akutem THC-Einfluss andererseits zusammen. Es ist also unklar, wie sich das Risiko bei Alkohol ohne Differenzierung der BAK-Werte im Vergleich z. B. zu Cannabis mit hohen THC-Werten darstellen würde.

Die gesetzlichen Regelungen zur Fahrtauglichkeit bei Suchterkrankung und vor allem auch die rechtlichen Konsequenzen einer Verkehrsteilnahme mit einem Kraftfahrzeug unter Alkohol oder anderen psychoaktiven Substanzen sind weltweit sehr unterschiedlich:

- So unterscheiden sich z. B. in den **USA** mit ihrer eher restriktiven Kultur hinsichtlich Alkohols und Drogen die gesetzlichen Vorgaben bereits in den einzelnen Bundes-

Tab. 29.1 Relatives Risiko einer schweren oder tödlichen Verletzung bei Unfällen unter Substanzeinfluss (in Anlehnung an DRUID Final Report 2012)

Risikostufe	Risikobereich	Substanzgruppe
Leicht erhöht	1–3	0,1 g/l ≤ BAK < 0,5 g/l
		Cannabis
Mäßig erhöht	2–10	0,5 g/l ≤ BAK < 0,8 g/l
		Kokain
		Illegale Opioide
		Benzodiazepine und Z-Drugs
		Opioidanalgetika
Hoch	5–30	0,8 g/l ≤ BAK < 1,2 g/l
		Amphetamine
		Mehrere Drogen
Extrem hoch	20–200	BAK ≥ 1,2 g/l
		Alkohol in Kombination mit Drogen

staaten signifikant. Die Konsequenzen für Alkohol- oder Drogenfahrten reichen von Geld- und Freiheitsstrafen bis zu gerichtlich angeordneten Entzugsbehandlungen oder der Auflage zur Installation eines Alkohol-Interlock (Wegfahrsperre im Wagen, die durch Atemalkoholmessung gesteuert wird). Grundsätzlich darf in allen Bundesstaaten an Jugendliche unter 21 Jahren kein Alkohol ausgeschenkt werden.

- In **China,** mit von der WHO (2018) hochgerechneten mehr als 250.000 Verkehrstoten, wird traditionell auf Erziehung durch Strafe und Abschreckung gesetzt. Dort gilt eine Grenze von < 0,2 ‰ Blutalkoholkonzentration (BAK) hinsichtlich einer Verkehrsteilnahme. 2011 erfolgte eine Gesetzesverschärfung, wonach bei Fahrten unter Alkoholeinfluss der Führerschein für 5 Jahre entzogen wird. Darüber hinaus drohen Geld- und mehrjährige Haftstrafen.
- **Norwegen** war weltweit das erste Land, das bereits 1936 einen Grenzwert von 50 mg/dl (≙ 0,5 ‰) BAK hinsichtlich der motorisierten Verkehrsteilnahme unter Alkoholeinfluss einführte. Bis 1988 wurden Fahrer, die gegen dieses Limit verstießen, für mindestens 3 Wochen inhaftiert.

MERKE

Inzwischen gelten in mehr als 30 Ländern der Welt die folgenden **Grenzwerte:**
- maximal 0,5 ‰ BAK bei der Teilnahme am motorisierten Straßenverkehr
- < 0,2 ‰ BAK für junge Fahrer oder Fahranfänger

In den letzten Jahrzehnten gelang es in den meisten EU-Staaten, so auch in Deutschland, Österreich und der Schweiz, die Zahl der im Straßenverkehr tödlich Verunglückten kontinuierlich zu senken. Bedingt durch das geringere Verkehrsaufkommen fiel der Rückgang in den Pandemiejahren 2020–21 überall noch deutlicher aus. Im Jahr 2022 stieg die Anzahl der im Verkehr Getöteten durch die Normalisierung des Verkehrs jedoch wieder an. Es starben in diesem Jahr EU-weit (plus Norwegen, Schweiz, Liechtenstein und Island) 20.600 Menschen im Verkehr. Insgesamt scheint der positive EU-Trend sich jedoch fortzusetzen: Im Jahr 2001 hatte es noch 51.400 tödlich Verunglückte gegeben, im Jahr 2015 noch 26.000 (Dekra Verkehrssicherheitsreport 2016, 2023). Diese langfristig positive Entwicklung ist allerdings im weltweiten Vergleich nicht überall zu beobachten. In den USA beispielsweise zeigt sich ein gegenteiliges Bild, hier ist die Zahl der Toten im Straßenverkehr in den letzten beiden Jahrzehnten deutlich gestiegen. Im Jahr 2021 verzeichneten die USA den höchsten Stand von Todesfällen seit 16 Jahren (Dekra Verkehrssicherheitsreport 2023).

MERKE

Die durch Straßenverkehrsunfälle verursachten volkswirtschaftlichen Kosten betrugen für das Jahr 2021 allein in Deutschland 32,54 Mrd. Euro (BASt 2022).

Trotz der über viele Jahre hinweg rückläufigen Entwicklung ereigneten sich 2021 in Deutschland immer noch 13.628 alkoholbedingte Unfälle mit Personenschaden; sie waren die Ursache für 6,4 % aller Verkehrstoten und 7,7 % der Schwerverletzten (Statistisches Bundesamt 2021; ➤ Tab. 29.2).

MERKE

Alkohol ist gegenüber anderen Drogen die Substanz mit dem höchsten Risikopotenzial im Straßenverkehr. Alkoholisierte Fahrer sind überproportional häufig in Unfälle mit Verletzten verwickelt; das Risiko eines tödlichen Unfalls ist nochmals signifikant erhöht. Der BAK-Wert der Fahrer bei Alkoholunfällen ist meist hoch.

Bei 70 % der alkoholisierten Pkw-Fahrer, die in Deutschland an einem Unfall mit Personenschaden beteiligt waren, lag die BAK bei mindestens 1,1 ‰; 22 % der alkoholisierten Fahrer hatten sogar mehr als 2 ‰ Alkohol im Blut (Statistisches Bundesamt 2022; ➤ Abb. 29.1).

Im Gegensatz zu Alkohol wird der Konsum von Drogen und anderen psychoaktiven Substanzen im Straßenverkehr in vielen Ländern der Welt nicht oder in nur geringem Umfang statistisch erfasst. Die Aufdeckung einer Fahrt unter dem Einfluss anderer psychoaktiver Substanzen als Alkohol ist aufgrund

Tab. 29.2 Unfälle unter Alkohol und anderen psychoaktiven Substanzen in Deutschland 2021 (Statistisches Bundesamt 2022)

		Davon Alkoholunfälle		Davon Unfälle unter dem Einfluss anderer berauschender Mittel	
		Anzahl	in %	Anzahl	in %
Polizeilich erfasste Unfälle 2021	2.314.938	32.453	1,4	4.429	0,2
davon mit Personenschaden	258.987	13.628	5,3	2.409	0,9
Zahl der Verunglückten	323.129	16.426	5,1	3.237	1,0
davon getötet	2.562	165	6,4	53	2,1
davon schwer verletzt	55.137	4.272	7,7	796	1,4
davon leicht verletzt	265.430	11.989	4,5	2.388	0,9

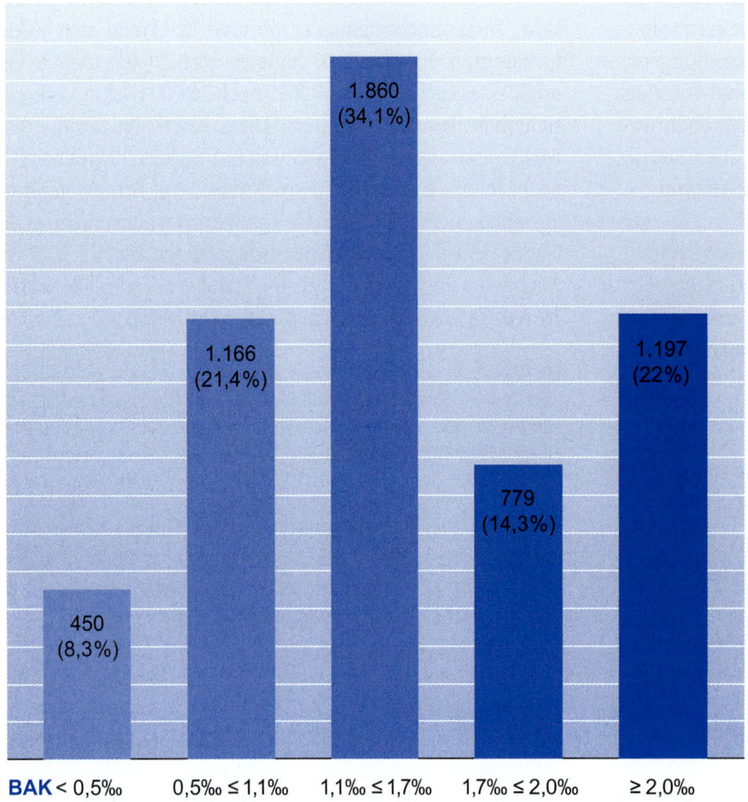

Abb. 29.1 An Unfällen mit Personenschaden beteiligte Pkw-Fahrer nach BAK-Wert 2021 (Daten: Statistisches Bundesamt 2022) [L231]

aufwendigerer Messmethoden und wegen der oft nur wenige Stunden nachweisbaren Metaboliten deutlich schwieriger.

Die Anzahl der Unfälle mit Personenschaden unter dem Einfluss illegaler Drogen oder anderer psychoaktiver Substanzen als Alkohol steigt in Deutschland seit Jahren kontinuierlich an und hat sich zwischen 1991 und 2021 mehr als verfünffacht, von 434 auf 2.409 Unfälle. Dabei wurden 53 Personen getötet und 796 schwer verletzt (Statistisches Bundesamt 2022).

RESÜMEE

- Zusammenfassend ergibt sich hinsichtlich der **Promillegrenzen und der Folgen einer Fahrt unter Drogen- oder Alkoholeinfluss** auch innerhalb der EU ein uneinheitliches Bild:
  - In vielen Ländern gilt eine BAK-Grenze von 0,5 ‰ für die motorisierte Verkehrsteilnahme, in einigen Ländern von 0,0 ‰.
  - Die Folgen reichen von (teils hohen) Geldstrafen bis zu mehrjährigen Haftstrafen, Führerscheinentzug, Entzug des Fahrzeugs und Verlust des Versicherungsschutzes.
  - Die Sanktionen sind in der Regel nach Anzahl der Trunkenheitsfahrten, Promillewert und Schwere der Folgen der Fahrt gestaffelt.
  - Für Fahranfänger gelten oft niedrigere Promillegrenzen, und in einigen Ländern werden nach einer Fahrt unter Alkohol- oder Drogeneinfluss Nachschulungen angeordnet.
- Die **Erfassung von Fahrten unter psychoaktiven Substanzen** erfolgt mit unterschiedlichen Messmethoden (Alkohol mittels Blut- oder Atemalkoholmessung, Drogen/Medikamente mittels Urin-, Blut-, Speichel- oder Haartests).

Im Folgenden wird auf die Regelungen hinsichtlich des Konsums von Alkohol und psychoaktiven Substanzen im Straßenverkehr im deutschsprachigen Raum detaillierter eingegangen, unter besonderer Berücksichtigung der seit vielen Jahrzehnten weiterentwickelten und in hohem Maße differenzierten Vorgehensweise in Deutschland.

29.2 Deutschland

29.2.1 Rechtliche Rahmenbedingungen

In Deutschland sind die rechtlichen Grundlagen zur Verkehrsteilnahme unter dem Konsum von psychotropen Substanzen und bei verkehrsrelevanten Erkrankungen im Strafgesetzbuch (StGB), im Straßenverkehrsgesetz (StVG) und in der Fahrerlaubnisverordnung (FeV) mit ihren Anlagen zu finden (Bundesministerium der Justiz 2023).

Nach dem Straßenverkehrsgesetz (§ 2 Abs. 4 StVG) ist zum Führen eines Kraftfahrzeugs derjenige geeignet, der die körperlichen und geistigen Anforderungen erfüllt und nicht erheblich oder nicht wiederholt gegen verkehrsrechtliche Vorschriften oder gegen Strafgesetze verstoßen hat. In der Fahrerlaubnisverordnung (FeV) und der Anlage 4 FeV wird näher auf die Voraussetzungen zur Erfüllung bzw.

Wiedererfüllung dieser Anforderungen eingegangen. Die Anforderungen sind insbesondere dann nicht erfüllt, wenn eine Erkrankung oder ein Mangel nach Anlage 4 oder 5 der FeV vorliegt, wodurch die Eignung oder die bedingte Eignung zum Führen von Kraftfahrzeugen für den Regelfall ausgeschlossen wird. Erweist sich der Inhaber einer Fahrerlaubnis – gemessen an diesen Grundsätzen – als ungeeignet zum Führen von Kraftfahrzeugen, droht ihm der Entzug der Fahrerlaubnis (§ 46 Abs. 1 Satz 1 FeV).

Bei **Missbrauch oder Abhängigkeit von Alkohol** liegt **keine Fahreignung** vor (Anlage 4 Ziff. 8.1 und 8.3 zu §§ 11, 13 und 14 FeV), ebenso wie bei **Einnahme von Betäubungsmitteln im Sinne des Betäubungsmittelgesetzes (BtMG), missbräuchlicher Einnahme von Cannabis oder Abhängigkeit von Betäubungsmitteln oder anderen psychoaktiv wirkenden Arzneimitteln oder Stoffen** (Anlage 4 FeV Ziff. 9.1–9.3). Auch wer regelmäßig übermäßigen Gebrauch von psychoaktiven Arzneimitteln oder anderen psychoaktiv wirkenden Stoffen, d. h. nicht bestimmungsgemäßen Gebrauch, betreibt, ist nicht geeignet, am Straßenverkehr teilzunehmen (Anlage 4 FeV Ziff. 9.4).

Begrifflich zu unterscheiden ist zwischen der Fahreignung als zeitlich weitgehend stabile geistige und körperliche Voraussetzung zum sicheren Führen eines Kraftfahrzeugs und einem aktuellen Zustand der Beeinträchtigung im Sinne einer Fahrunsicherheit, Fahruntauglichkeit oder Fahruntüchtigkeit, dessen Ursache vorübergehend oder dauerhaft sein kann (Patermann 2015).

Bei der Sanktionierung von Auffälligkeiten im Straßenverkehr wird unterschieden zwischen relativer und absoluter Fahruntüchtigkeit. Ab einer Blutalkoholkonzentration (BAK) von 0,3–1,09 ‰ wird von **relativer Fahruntüchtigkeit** ausgegangen. Kommen jedoch Ausfallerscheinungen hinzu, die die Fahruntüchtigkeit dokumentieren, kann dies zu einer Verurteilung nach dem Strafgesetz (§§ 315c oder 316 StGB) führen. Ohne Ausfallerscheinungen ist im Bereich ab 0,5 ‰ gem. § 24a StVG eine Ordnungswidrigkeit gegeben, die meist ein mehrmonatiges Fahrverbot und eine Geldstrafe nach sich zieht.

Bei einer BAK ab 1,1 ‰ wird von **absoluter Fahruntüchtigkeit** ausgegangen und nach strafrechtlichen Grundlagen (StGB) verurteilt. Trunkenheitsfahrten mit dem Kraftfahrzeug ohne schwerwiegende Folgen werden meist mit Führerscheinentzug und einer Geldstrafe geahndet, bei schwerwiegenden Folgen kann eine Haftstrafe von bis zu 5 Jahren verhängt werden.

Für Drogen oder andere psychoaktive Stoffe (z. B. Medikamente) gibt es derzeit keine festgelegten Grenzwerte, die bei der rechtlichen Beurteilung einer Verkehrsauffälligkeit herangezogen werden. Allerdings wird zumindest für Cannabis die Festlegung eines Grenzwertes diskutiert.

Es ist Aufgabe der Führerscheinbehörde am Wohnort des Betroffenen, bei Kenntnis einer Verkehrsauffälligkeit oder fahreignungsrelevanten Erkrankung unter Berücksichtigung der gesetzlichen Vorgaben über die Anordnung einer ärztlichen oder medizinisch-psychologischen Untersuchung (MPU) zu entscheiden. Das Gutachten wird dem Betroffenen ausgehändigt und dient der Führerscheinbehörde als Entscheidungshilfe über eine Belassung oder Neuerteilung der Fahrerlaubnis.

29.2.2 Fahreignungsbegutachtung

Ärztliche Begutachtungen werden angeordnet, wenn primär medizinische Fragen im Vordergrund stehen, die Zweifel an der körperlich-geistigen Eignung zum sicheren Führen eines Kraftfahrzeugs hervorgerufen haben. Fahreignungsrelevante Erkrankungen, die die Eignung einschränken oder ausschließen, sind in Anlage 4 zu den §§ 11, 13, 13a und 14 FeV aufgeführt (Bundesministerium der Justiz 2023).

Außerdem wird die Beibringung eines ärztlichen Gutachtens in der Regel angeordnet, wenn die Einnahme von Betäubungsmitteln im Sinne des Betäubungsmittelgesetzes (BtMG) vorliegt. Darüber hinaus kann ein ärztliches Gutachten angeordnet werden, wenn widerrechtlicher Besitz von Betäubungsmitteln im Sinne des BtMG vorliegt oder Tatsachen die Annahme einer Cannabisabhängigkeit begründen.

Der Gutachter bewertet vorhandene und aktuelle Befunde hinsichtlich ihrer Relevanz für das Führen eines Fahrzeugs. Er stellt das Vorliegen bzw. die Schwere der Erkrankung fest und prüft Kompensationsmöglichkeiten durch spezifische Behandlungen (z. B. Medikamententherapie, Rehabilitationsmaßnahmen) und persönliche Voraussetzungen (z. B. Adhärenz, besondere psychische Qualitäten). Dabei berücksichtigt er Ausprägung und Verlauf der Erkrankung und bewertet, ob die Eignung für bestimmte Fahrerlaubnisklassen ggf. eingeschränkt ist oder ob Auflagen und/oder Beschränkungen (z. B. regelmäßige Kontrolluntersuchungen) zum Erhalt der Fahreignung beitragen können (Gräcmann und Albrecht 2014). Auf den Einzelfall bezogen kann die Durchführung von psychofunktionalen Leistungstests angezeigt sein (Gräcmann und Albrecht 2022; DGVP und DGVM 2022).

Bei Hinweisen auf Suchtmittelkonsum oder -missbrauch erfolgt eine Konsumeinschätzung und Prüfung diagnostischer Kriterien für Missbrauch und Abhängigkeit sowie damit möglicherweise in Zusammenhang stehender körperlicher oder psychischer Störungen.

Im Gegensatz zu medizinisch-psychologischen Untersuchungen (MPU) unterliegen ärztliche Fahreignungsgutachten in Deutschland nicht der besonderen Überwachung und Kontrolle durch die Bundesanstalt für Straßenwesen (BASt) und die jeweiligen Landesministerien. Bisher werden ärztliche Fahreignungsgutachten hinsichtlich Anzahl, Anlass oder Ergebnis statistisch nicht einheitlich erfasst.

MERKE

Ärztliche Begutachtungen entfalten die gleichen Rechtsfolgen wie medizinisch-psychologische Untersuchungen. Für die Durchführung der Untersuchung und die Gutachtenerstellung (z. B. Anlassbezogenheit, Eingrenzung des Umfangs der Begutachtung durch die Fahrerlaubnisbehörde, Vorgaben an die Qualifikation der Gutachter) gelten die gleichen Grundsätze (s. dazu auch §§ 11, 13, 13a und 14 FeV).
Es obliegt der Führerscheinbehörde, je nach Ergebnis des ärztlichen Gutachtens und unter Berücksichtigung der gesetzlichen Grundlagen, im Nachgang zusätzlich eine MPU anzuordnen.
In manchen Fallkonstellationen (z. B. bei verschiedenen Erkrankungen) ist eine Mehrfachbegutachtung nicht zu vermeiden.

Als langjährig erprobtes Mittel in der Fahreignungsdiagnostik gibt es seit 1954 in Deutschland die **medizinisch-psychologische Untersuchung (MPU)** zur Überprüfung der Fahreignung. MPUs werden angeordnet, wenn Auffälligkeiten im Verkehr oder andere Tatsachen vorliegen, die Zweifel an der Fahreignung ausgelöst haben. Medizinisch-psychologische Fahreignungsgutachten unterliegen umfangreichen rechtlichen Vorgaben und strengen Qualitätsstandards. Die derzeit zugelassenen 12 Träger von Begutachtungsstellen für Fahreignung werden hinsichtlich der Qualifikation der ärztlichen und psychologischen Gutachter (z. B. obligatorischer Besuch von Fortbildungen), der Qualität der Gutachten (z. B. Nachvollziehbarkeit, Dokumentation, Einhaltung fachlicher Standards) und der Einhaltung der Vorgaben zur Mindestausstattung der Begutachtungsstellen regelmäßig überprüft.

Nachdem die Anzahl der medizinisch-psychologischen Begutachtungen in den letzten Jahrzehnten tendenziell rückläufig war, liegt sie derzeit relativ stabil bei ca. 87.000 Untersuchungen pro Jahr. Bislang bildeten dabei die Fragestellungen zu Alkohol jährlich die stärkste Anlassgruppe. Beispielsweise waren im Jahr 2015 Alkoholfragestellungen in 49 % der Fälle anlassgebend und Fragestellungen zu Drogen und Medikamenten in 23 % der Begutachtungen (BASt 2016). Inzwischen liegen Fragestellungen zu Alkohol- und Drogen-/Medikamenten mit jeweils 36 % gleichauf (BASt 2023). Der Rückgang der Begutachtungszahlen insgesamt ist hauptsächlich auf den Rückgang der Alkohol-Fragestellungen zurückzuführen.

MERKE

Ein **medizinisch-psychologisches Gutachten** ist gem. § 13 FeV bei folgenden Anlässen beizubringen:
a) bei Anzeichen für Alkoholmissbrauch,
b) bei wiederholten Zuwiderhandlungen im Straßenverkehr unter Alkohol,
c) wenn ein Fahrzeug mit einer BAK von mindestens 1,6 ‰ geführt wurde,
d) die Fahrerlaubnis entzogen war,
e) zu klären ist, ob Abhängigkeit oder Missbrauch nicht mehr besteht.

Weitere Anlässe für eine MPU (z. B. Verstöße gegen verkehrsrechtliche Vorschriften, erhöhtes Aggressionspotenzial, Straftaten, Auffälligkeiten bei der Fahrerlaubnisprüfung, körperlich-geistige Mängel oder Befreiung vom Mindestalter) ergeben sich gem. § 69 StGB und §§ 2a und 4 Abs. 10 StVG, §§ 10 und 11 FeV.

Die rechtliche Vorlage aus § 13 FeV wird derzeit von den verschiedenen Fahrerlaubnisbehörden unterschiedlich umgesetzt. In Einzelfällen wird eine MPU bereits bei erstmaliger Alkoholfahrt bei BAK-Werten zwischen 1,1 und 1,59 ‰ angeordnet. Es wird diskutiert, ob die Anordnung der MPU regelmäßig bereits ab 1,1 ‰ (analog der strafrechtlichen Bewertung) fachlich gerechtfertigt ist und auch im Fahrerlaubnisrecht angewandt werden sollte. Alkoholisierte Fahrradfahrer müssen sich in der Regel ab einer BAK von 1,6 ‰ einer MPU unterziehen.

Neben den gesetzlichen Vorgaben und den Begutachtungsleitlinien zur Kraftfahreignung (Gräcmann und Albrecht 2022) ist bei Durchführung einer Fahreignungsbegutachtung derzeit die 4. Auflage der Beurteilungskriterien (DGVP und DGVM 2022) als fachliche Vorgabe zu berücksichtigen. Hier werden neben fachlichen Standards zu MPUs auch Minimalstandards für ärztliche Untersuchungen im Rahmen der Fahreignungsbegutachtung definiert. Die Begutachtung erfolgt stets einzelfallbezogen unter Berücksichtigung des Anlasses der Untersuchung, der durch die Fragestellung der Behörde eingegrenzt ist. Ein besonderes Augenmerk liegt auf einer nachvollziehbaren Dokumentation der erhobenen Befunde sowie auf einer nachvollziehbaren Darstellung und schlüssigen Bewertung im Gutachten.

MERKE

Die MPU besteht aus drei Teilen: einer ärztlichen Untersuchung, einem psychologischen Untersuchungsgespräch und einer computergestützten Überprüfung der psychofunktionalen Leistungsfähigkeit (Belastbarkeit, Orientierung, Konzentration, Aufmerksamkeit und Reaktionsfähigkeit).

Besonderes Kennzeichen der MPU ist die Interdisziplinarität der Datensammlung, -integration und -bewertung für die zu stellende Verhaltensprognose hinsichtlich der Bewährung im Verkehr. Zunächst erfolgt eine hypothesengeleitete **Einstufung der Schwere** der Problematik. Die Gutachter unterscheiden zwischen Alkoholabhängigkeit, verzichtsbedürftiger Alkoholproblematik (Schädlicher Gebrauch nach ICD-10 oder leichte Substanzkonsumstörung nach DSM-5) und Alkoholgefährdung (unterhalb der Ausprägung von Abhängigkeit und verzichtsbedürftiger Alkoholproblematik) mit Prüfung der Kopplung von Alkoholkonsum und Führen eines Fahrzeugs (Trennverhalten). Analog dazu erfolgt bei einer Drogenproblematik die Einstufung in die Kategorien Drogenabhängigkeit, fortgeschrittene Drogenproblematik (Schädlicher Gebrauch nach ICD-10 oder leichte Substanzkonsumstörung nach DSM-5), Drogengefährdung (regelmäßiger Cannabiskonsum und/oder nur gelegentlicher Konsum anderer Drogen) und ausschließlich gelegentlicher Cannabiskonsum (DGVP und DGVM 2022).

MERKE

Bei Abhängigkeit ist der **Alkohol- oder Drogenverzicht** in der Regel für mindestens 1 Jahr nach Durchführung einer Entgiftungs- und Entwöhnungsbehandlung und vor dem Begutachtungszeitpunkt nachzuweisen. Analog dazu wird auch bei schwerem Alkohol- oder Drogenmissbrauch, d. h. unterhalb der Ausprägung einer Abhängigkeitserkrankung, der Alkohol- bzw. Drogenverzichtsnachweis über 1 Jahr hinweg gefordert. Die Abstinenznachweise sind gemäß den Vorgaben in der Fahreignungsdiagnostik durchzuführen, d. h. im Rahmen von forensisch gesicherten Kontrollprogrammen mittels Urin- oder Haaranalysen (s. Kriterien für chemisch-toxikologische Untersuchungen in DGVP und DGVM 2022).

Im **psychologischen Gespräch** hat der Betroffene Gelegenheit, die Entwicklung seines Substanzkonsums im Kontext der persönlichkeitsspezifischen und biografisch bedingten Hintergründe ausführlich darzulegen. Für eine positive Prognose ist es unabdingbar, dass er den Veränderungsprozess im Konsumverhalten nachvollziehbar darstellt und tragfähige Strategien zur Rückfallprophylaxe erarbeitet hat. Hilfreich ist in den meisten Fällen die Inanspruchnahme fachlicher Unterstützung bei der Bearbeitung der Problematik.

Zur **Prüfung der psychofunktionalen Leistungsfähigkeit** werden anerkannte computergestützte Testverfahren durchgeführt. Ausschlaggebend ist, ob die Mindestanforderungen erfüllt werden, zu deren Bewertung altersunabhängige Normwerte für die betreffende Fahrerlaubnisgruppe herangezogen werden (Prozentrang 16 für Gruppe 1, Prozentrang 33 für Gruppe 2). Bei Grenzwertunterschreitungen wird die Kompensationsfähigkeit von Leistungsdefiziten geprüft und in Zweifelsfällen eine **psychologische Fahrverhaltensbeobachtung** durchgeführt (s. dazu FeV [BMVI - Bundesministerium der Justiz 2023] und Begutachtungsleitlinien [Gräcmann und Albrecht 2022]).

Einen Sonderfall in der Begutachtung stellt die Substitution opioidabhängiger Patienten dar, eine anerkannte Methode zur Behandlung der **Opioidabhängigkeit** (Soyka et al. 2011). Zahlreiche Untersuchungen haben sich mit der Frage beschäftigt, ob sonst gesunde Opioidabhängige unter stabiler Substitution eine Beeinträchtigung relevanter kognitiver oder psychomotorischer Funktionen aufweisen bzw. fahruntüchtig sind. Die wissenschaftliche Literatur berücksichtigt zum einen Road-Surveys bzw. die Frage, ob Fahrer unter Opioiden vermehrt in Unfälle verwickelt sind, zum anderen neurokognitive Untersuchungen. Die Datenlage (Loeber et al. 2008, 2012; Soyka 2014; Strand et al. 2019, Strand et al. 2013; van Host und Schilt 2011) tendiert zusammenfassend dahin, dass die meisten Patienten unter stabiler Opioidsubstitution keine oder nur sehr geringe Einschränkungen der kognitiven und psychomotorischen Leistungsfähigkeit aufweisen.

Auf die Fahreignung im Sinne einer Würdigung der Gesamtpersönlichkeit und sich daraus ergebend auf das Verhalten im Verkehr haben außer der psychofunktionalen Leistungsfähigkeit weitere Parameter wie Beikonsum, psychiatrische Komorbidität, Distanzierung vom früheren Drogenkonsum und Persönlichkeitsdispositionen einen wesentlichen Einfluss. Diesen Erkenntnissen wird in der Begutachtungspraxis in Deutschland Rechnung getragen.

MERKE

Opioidabhängige sind zwar gemäß den gesetzlichen Vorgaben zum Führen eines Kraftfahrzeugs nicht geeignet. Bei Drogenabhängigkeit unter einer Substitutionsbehandlung (mit Levomethadon, Methadon, Buprenorphin oder retardiertem Morphin) ist eine positive Beurteilung der Fahreignung jedoch im Einzelfall möglich, wenn besondere Umstände dies rechtfertigen.

Voraussetzungen für eine positive Prognose sind eine leitliniengemäß nach § 5 Abs. 6 BtMVV von einem suchttherapeutisch qualifizierten Arzt/Ärztin durchgeführte mehr als einjährige Substitutionstherapie, eine stabile psychosoziale Integration, der Nachweis von Beigebrauchfreiheit hinsichtlich anderer psychoaktiver Substanzen inklusive Alkohol, der Nachweis von Eigenverantwortung und Therapiecompliance sowie das Fehlen einer Störung der Gesamtpersönlichkeit. Darüber hinaus wird bei der Begutachtung auf das Therapieziel (Suchtmittelfreiheit oder Erhaltungssubstitution) und auf die Dosierung des Substitutionsmittels eingegangen. Verlaufskontrollen mit Nachuntersuchungen, die auch bei Beendigung der Substitution vorgesehen sind, sind durchzuführen. Wichtig sind eine gute Vorbereitung und die Einbeziehung aller Beteiligten (ausführliche Bestätigung des behandelnden Arztes, der psychosozialen Beratungsstelle). Unabdingbar ist auch der Nachweis des Drogen- und Alkoholverzichts unter den in der Fahreignungsdiagnostik geltenden Bedingungen (s. dazu die ausführliche Darstellung in den Begutachtungsleitlinien [Gräcmann und Albrecht 2022] und den Beurteilungskriterien [DGVP und DGVM 2022]).

Das Ergebnis einer MPU ist eine **positive** oder **negative Verhaltensprognose.** Bei einer Alkohol- oder Drogenproblematik, die nicht den Schweregrad einer Abhängigkeit erreicht hat, können die Gutachter unter bestimmten Voraussetzungen auch eine Einstufung als **nachschulungsfähig** treffen. Dies bedeutet, dass der Betroffene die Fahrerlaubnis nach Teilnahme an einem Kurs zur Wiederherstellung der Fahreignung für alkohol- bzw. drogenauffällige Kraftfahrer (§ 70 FeV) und ohne erneute MPU wieder erhalten kann. Der Anteil aller positiv begutachteten Personen im MPU-Bereich lag im Jahr 2022 bei 57,3 %; 38,3 % wurden als ungeeignet und 4,4 % als nachschulungsfähig eingestuft (BASt 2023).

Die Wirksamkeit der MPU und ihr positiver Einfluss auf die Legalbewährung von Trunkenheitsfahrern wurden in mehreren Evaluationsstudien nachgewiesen, zuletzt 2012. Mithilfe von Daten aus dem Kraftfahrtbundesamt ermittelten Hilgert et al. (2012) Rückfallraten zwischen 6,5 % (erstauffällige Fahrer) und 8,3 % (wiederholt auffällige Fahrer) innerhalb von 3 Jahren nach einer MPU.

29.3 Österreich

29.3.1 Rechtliche Rahmenbedingungen

In Österreich enthält das Führerscheingesetz (FSG) und die Führerscheingesetz-Gesundheitsverordnung (FSG-GV) die gesetzlichen Regelungen zum Thema Führerschein und Fahrtauglichkeit (s. hier insbesondere FSG: § 7 Verkehrszuverlässigkeit, § 8 Gesundheitliche Eignung, § 14 Pflichten des Kraftfahrzeuglenkers) (Bundesministerium für Finanzen, Wien 2023).

Bei Abhängigkeitserkrankungen und Suchtmittelgebrauch ist gem. die Fahreignung nur unter bestimmten Voraussetzungen gegeben:
(1) Personen, die von Alkohol, einem Sucht- oder Arzneimittel abhängig sind oder den Konsum dieser Mittel nicht so weit einschränken können, dass sie beim Lenken eines Kraftfahrzeuges nicht beeinträchtigt sind, darf, soweit nicht Abs. 4 anzuwenden ist, eine Lenkberechtigung weder erteilt noch belassen werden. Personen, bei denen der Verdacht einer Alkohol-, Suchtmittel- oder Arzneimittelabhängigkeit besteht, haben eine fachärztliche psychiatrische Stellungnahme beizubringen.
(2) Lenker von Kraftfahrzeugen, bei denen ein Alkoholgehalt des Blutes von 1,6 g/l (1,6 ‰) oder mehr oder der Atemluft von 0,8 mg/l oder mehr festgestellt wurde, haben ihre psychologische Eignung zum Lenken von Kraftfahrzeugen durch eine verkehrspsychologische Stellungnahme nachzuweisen.
(3) Personen, die, ohne abhängig zu sein, in einem durch Sucht- oder Arzneimittel beeinträchtigten Zustand ein Kraftfahrzeug gelenkt haben, darf eine Lenkberechtigung weder erteilt noch belassen werden, es sei denn, sie haben ihre Eignung zum Lenken von Kraftfahrzeugen durch eine verkehrspsychologische und eine fachärztliche Stellungnahme nachgewiesen.
(4) Personen, die aus medizinischen Gründen Sucht- oder Arzneimittel erhalten, die geeignet sind, die Fahrtauglichkeit zu beeinträchtigen, darf nach einer befürwortenden fachärztlichen Stellungnahme eine Lenkberechtigung erteilt oder belassen werden.
(5) Personen, die alkohol-, suchtmittel- oder arzneimittelabhängig waren oder damit gehäuften Missbrauch begangen haben, ist nach einer befürwortenden fachärztlichen Stellungnahme und unter der Auflage ärztlicher Kontrolluntersuchungen eine Lenkberechtigung der Gruppe 1 zu erteilen oder wiederzuerteilen.

Für die Teilnahme am motorisierten Straßenverkehr ist eine Höchstgrenze von unter 0,5 ‰ Blutalkoholkonzentration (BAK) festgelegt. In bestimmten Fällen ist diese Grenze auf 0,1 ‰ herabgesetzt (z. B. Ausbildungsfahrten, Probeführerschein, Fahrer bis zur Vollendung des 20. Lebensjahrs, Fahrzeuge Klasse C [mit mehr als 7,5 t] oder Klasse D [Personenbeförderung]).

Hinsichtlich Drogen gibt es keine festen Grenzwerte. Ausschlaggebend für die Strafbarkeit sind hier ausschließlich die durch den dazu ermächtigten Arzt festgestellten Beeinträchtigungen des Fahrers. Bei Verdacht auf eine körperliche Beeinträchtigung kann ein Drogentest (klinische Untersuchung durch einen Arzt, Bluttest) vorgenommen werden. Verweigert der Beschuldigte den Bluttest, drohen Strafe und eine amtsärztliche, ärztliche und ggf. verkehrspsychologische Untersuchung (weitergehende Informationen s. Bundesministerium für Finanzen Wien 2023).

Abgestuft nach Alkoholisierungsgrad und Häufigkeit einer Fahrt unter Alkohol- oder Drogeneinfluss werden Sanktionen, Nachschulungen, amtsärztliche, ärztliche und verkehrpsychologische Untersuchungen angeordnet (➤ Box 29.1). Dabei wird unterschieden zwischen einem „**Vormerkdelikt**“ und einem „**Führerscheinentzugsdelikt**“, die jeweils verschiedene Maßnahmen nach sich ziehen. Auch unterhalb der gesetzlichen Grenzwerte können Strafen und zivilrechtliche Nachteile, z. B. Regressforderungen der Versicherungen drohen, wenn die Fahrtauglichkeit durch Alkohol oder Drogen beeinträchtigt ist (Bundesministerium für Finanzen Wien 2023). Im Rahmen einer Evaluationsstudie war es zwischen 2017 und 2022 möglich, bei Alkoholmissbrauch unter der Voraussetzung des Einbaus einer Alkohol-Wegfahrsperre die Lenkberechtigung nach einem Führerscheinentzug früher zurückzuerhalten (Bundesministerium für Klimaschutz, Umwelt, Energie, Mobilität, Innovation und Technologie Wien 2022). Inwieweit diese Option künftig Anwendung findet, ist aktuell unklar.

BOX 29.1
Alkoholgrenzwerte

(nach Bundesministerium für Finanzen: https://www.oesterreich.gv.at/themen/dokumente_und_recht/fuehrerschein.html2023)
- **0,1–0,49 ‰ BAK:** Verwaltungsstrafe für Lenker/-innen von Bussen und Lkw über 7,5 t höchstzulässiges Gesamtgewicht. Für Fahranfänger/-innen sind Nachschulung und Probezeitverlängerung vorgesehen.
- **0,5–0,79 ‰:** Verwaltungsstrafe (Strafrahmen 300–3.700 Euro), Vormerkung im Führerscheinregister.
- **0,8–1,19 ‰ oder nachgewiesene Beeinträchtigung der Fahrtauglichkeit durch Alkohol oder Drogen:** Verwaltungsstrafe (Strafrahmen 800–3.700 Euro), Führerschein-Entziehung (erstmalige Begehung) für 1 Monat, bei Verkehrsunfall mindestens 3 Monate, Anordnung eines Verkehrscoachings.
- **1,2–1,59 ‰:** Verwaltungsstrafe (Strafrahmen 1.200–4.400 Euro), Führerschein-Entziehung für mindestens 4 Monate, Nachschulung.
- **Ab 1,6 ‰ oder bei Verweigerung des Alkoholtests:** Verwaltungsstrafe (Strafrahmen 1.600–5.900 Euro), Führerscheinentziehung für mindestens 6 Monate, Anordnung einer Nachschulung, Einholen eines amtsärztlichen Gutachtens bzw. Anordnung einer verkehrspsychologischen Untersuchung.

Bei Wiederholungsdelikten verlängert sich die gesetzlich festgelegte Mindestdauer der Entziehung der Lenkberechtigung, je nach Grad der Alkoholisierung.

Die Sanktionen bei einer Beeinträchtigung der Fahrtüchtigkeit durch Drogen sind den Sanktionen bei einer Alkoholisierung mit Atemalkoholgehalt (AAK) von 0,4–0,59 mg/l gleichgestellt.

29.3.2 Fahreignungsbegutachtung

Bei bestimmten Anlässen werden von der Bezirksverwaltungsbehörde amtsärztliche, (fach-)ärztliche und verkehrspsychologische Untersuchungen angeordnet. Der Amtsarzt verfasst, ggf. unter Einbindung fachärztlicher und/oder verkehrspsychologischer Stellungnahmen, ein Gutachten, in dem alle Befunde zusammengeführt werden.

Amtsärztliche Untersuchungen werden verlangt von Personen, bei denen der Verdacht einer gesundheitlichen Einschränkung oder Alkohol-, Suchtmittel- oder Arzneimittelabhängigkeit besteht. Der Gutachter kann dabei auch Auflagen und Beschränkungen (z. B. Hilfsmittel, Fahrzeuge mit besonderen Merkmalen) bestimmen.

Die **verkehrspsychologische Untersuchung (VPU)** überprüft die kraftfahrspezifische Leistungsfähigkeit sowie die Bereitschaft zur Verkehrsanpassung. Sie wird angeordnet bei:

- Lenkern von Kraftfahrzeugen, bei denen eine BAK von ≥ 1,6 ‰ (oder AAK ab 0,8 mg/l) festgestellt wurde oder im Wiederholungsfall innerhalb von 5 Jahren auch bei geringeren festgelegten Alkoholwerten
- Lenkern von Kraftfahrzeugen, die in einem durch Sucht-/Arzneimittel beeinträchtigten Zustand gefahren sind
- Verweigerung von Alkomat-Testung, ärztlicher Untersuchung oder Blutabnahme
- Verdacht auf verminderte kraftfahrspezifische Leistungsfähigkeit
- Verdacht auf mangelnde Bereitschaft zur Verkehrsanpassung
- 3. Lenkberechtigungsentzug innerhalb von 5 Jahren
- Reifungsmängeln oder Leistungsabbau im Vergleich zur Altersgruppe
- Anordnung durch den Amtsarzt, wenn die praktische Führerscheinprüfung 4-mal nicht bestanden wurde

Eine verkehrspsychologische Untersuchung ist auch Voraussetzung, um bestimmte Berufe (z. B. Berufskraftfahrer, Klasse D) ausüben zu können (Bundesministerium für Klimaschutz, Umwelt, Energie, Mobilität, Innovation und Technologie 2022).

Zur Durchführung einer VPU sind nur speziell ausgebildete Verkehrspsychologen an verkehrspsychologischen Instituten zugelassen, die vom Bundesministerium für Klimaschutz, Umwelt, Energie, Mobilität, Innovation und Technologie dazu ermächtigt sind. Die Untersuchung erfolgt nach vorgegebenen Qualitätsstandards, um die Vergleichbarkeit zu gewährleisten. Zur Abfassung der Gutachten sind die Richtlinien zur Erstellung verkehrspsychologischer Stellungnahmen und die Gutachterrichtlinien des Bundesministeriums für Soziales, Gesundheit, Pflege und Konsumentenschutz (2020) zu berücksichtigen. Eine verkehrspsychologische Untersuchung dauert ca. 2–4 Stunden. Sie besteht aus einer computergestützten Testbatterie, die Leistungs- und Persönlichkeitstests beinhaltet, und einem ausführlichen psychologischen Untersuchungsgespräch. Es dürfen ausschließlich vom Bundesministerium für Klimaschutz, Umwelt, Energie, Mobilität, Innovation und Technologie approbierte Tests durchgeführt werden.

Die Testung der **psychofunktionalen Leistungsfähigkeit** erfolgt hinsichtlich der Dimensionen:

- Beobachtungsfähigkeit und Überblicksgewinnung
- Reaktionsverhalten (Reaktionsgeschwindigkeit und -sicherheit sowie Belastbarkeit des Reaktionsverhaltens)
- Konzentrationsvermögen
- Sensomotorik
- Intelligenz und Erinnerungsvermögen

Die computergestützte Testung der **Bereitschaft zur Verkehrsanpassung** umfasst die Dimensionen:

- Selbstkontrolle
- Psychische Stabilität
- Risikobereitschaft
- Tendenz zu aggressiver Interaktion im Straßenverkehr
- Normabweichung des Bezuges zum Autofahren
- Soziales Verantwortungsbewusstsein
- Weitere Bereiche je nach Fragestellung

Beim **psychologischen Gespräch** werden der Anlass der VPU, bisherige Erfahrungen und Probleme bei der Verkehrsteilnahme besprochen. Mit den erhobenen Befunden erstellt der Verkehrspsychologe eine verkehrspsychologische Stellungnahme. Eine erneute Untersuchung kann bei negativem Ergebnis nach Ablauf eines Jahres durchgeführt werden, der Amtsarzt kann jedoch einen früheren Untersuchungstermin genehmigen.

Ähnlich wie es bei Abhängigkeitserkrankungen in der Regel bereits durchgeführt wird, empfehlen Torner und Schützhofer (2015) in ihrer Studie die verpflichtende **verkehrspsychologische Stellungnahme auch bei Substitutionspatienten**: Demnach kann und wird in Österreich derzeit Substituierten nach gängiger Behördenpraxis die Lenkberechtigung nach einer befürwortenden fachärztlichen (psychiatrischen) Stellungnahme (wieder-)erteilt bzw. belassen werden. Zwar sind die Leistungsfunktionen „gegebenenfalls“ mit zu beurteilen, eine Verpflichtung zur Überprüfung der Leistungsfunktionen oder zur Einholung einer verkehrspsychologischen Stellungnahme besteht jedoch nicht.

In der Studie wurden 44 freiwillige Personen in Substitution bezüglich ihrer psychofunktionalen Leistungsfähigkeit und zusätzlich hinsichtlich ihres Persönlichkeitsbereichs aus verkehrspsychologischer Sicht analysiert. Das Studiendesign sah vor, aus vorhandenen Daten von Leistungstests und explorativ erhobenen Befunden von Substitutionspatienten retrospektiv eine verkehrspsychologische Stellungnahme gemäß den in der Fahreignungsdiagnostik in Österreich zu berücksichtigenden Kriterien zu erstellen und diese der bereits erfolgten fachärztlich-psychiatrischen Stellungnahme gegenüberzustellen.

Im Ergebnis waren aus verkehrspsychologischer Sicht (Leistungsfähigkeit und Bereitschaft zur Verkehrsanpassung) lediglich 2,3 % aller untersuchten Substituierten zum Führen eines Kraftfahrzeugs (ohne Befristung) geeignet, 75 % waren bedingt geeignet, und 22,7 % waren nicht geeignet. Im Vergleich dazu waren im Rahmen der fachärztlichen Stellungnahmen (inkl. Beurteilung der psychofunktionalen Leistungsfähigkeit) 97,7 % als bedingt geeignet und nur 2,3 % als nicht geeignet eingestuft worden. Bei einem Fünftel der Studienteilnehmer war keine ausreichende Bereitschaft zu verkehrsangepasstem Verhalten aufgrund der erhobenen Persönlichkeitsbefunde, der Drogenvorgeschichte, der aktuellen Behandlungssituation und der entsprechenden Einstellungen des Substituierten zu erheben (Torner und Schützhofer 2015).

2014 wurden in Österreich bei einer Einwohnerzahl von rund 8,5 Mio. insgesamt 10.819 verkehrspsychologische Untersuchungen durchgeführt, was in etwa dem prozentualen Jahresanteil an MPUs in Deutschland entspricht.

29.4 Schweiz

29.4.1 Rechtliche Rahmenbedingungen

In der Schweiz ordnet das Straßenverkehrsgesetz (SVG) den Verkehr auf öffentlichen Straßen sowie Haftung und Versicherung für Schäden, die durch Motorfahrzeuge, Fahrräder oder fahrzeugähnliche Geräte verursacht werden. Mit der Teilrevision des Straßenverkehrsgesetzes (SVG) vom 1.1.2005 erfolgte auch hier die Absenkung der Alkoholgrenze von BAK 0,8 auf 0,5 ‰. Relevant hinsichtlich des Konsums psychoaktiver Substanzen und Suchterkrankungen sind im SVG die Art. 14 (Fahreignung und Fahrkompetenz), Art. 15d (Abklärung der Fahreignung oder der Fahrkompetenz), Art. 16 (Entzug der Ausweise), Art. 31 (Beherrschen des Fahrzeugs) und Art. 91 (fahruntüchtiger Zustand) (Bundeskanzlei Bern 2023).

2012 wurde in der Schweiz das umfassende Handlungsprogramm **Via sicura** für mehr Sicherheit im Straßenverkehr beschlossen. Dieses Programm startete mit ersten Maßnahmen gegen Raser (Verbot von Radarwarnungen, Führerausweisentzug für mindestens 2 Jahre, im Wiederholungsfall längstens für immer, Einziehung von Fahrzeugen) und obligatorischen Fahreignungsuntersuchungen für bestimmte Tatbestände, z. B. bei Konsum von Betäubungsmitteln, bei bestimmten Alkoholdelikten oder bei gravierenden bzw. wiederholten Verkehrsverstößen. Einen ausführlichen Überblick dazu gibt die Evaluation von Via sicura (ASTRA 2016).

Seit 2014 gelten weitere differenzierte Maßnahmen für Alkohol- und Drogentatbestände:

- Alkoholverbot (≥ 0,10 ‰ BAK) für Neulenkende für 3 Jahre, für Fahrer von Lastwagen und Bussen, Fahrlehrer, Fahrschüler, Begleitpersonen von Lernfahrten
- Obligatorische Fahreignungsuntersuchung durch Verkehrsmediziner und/oder Verkehrspsychologen bei Fahrten mit ≥ 1,6 ‰ BAK und bei Fahrten unter Einfluss von Betäubungsmitteln

Seit Januar 2015 müssen Haftpflichtversicherungen bei Schäden, die in angetrunkenem oder fahrunfähigem Zustand oder durch ein Raserdelikt verursacht wurden, Rückgriff auf die Person nehmen, die den Unfall verursacht hat.

Der „Leitfaden Fahreignung“ definiert kantonübergreifend einheitliche Richtlinien für die Fahreignungsabklärung auf Grundlage des aktuellen Stands der Wissenschaft und Technik (ASTRA 2020). Zudem wird seit 2016 die Atem-Alkoholkontrolle auch bei Werten ab 0,8 ‰ BAK gerichtlich als beweissicher anerkannt und ersetzt in der Regel die Blutprobe.

Bei Fahrten in angetrunkenem Zustand (FiaZ) wird unterschieden zwischen der sog. **nichtqualifizierten Alkoholkonzentration** im BAK-Bereich von 0,5 bis 0,79 ‰ und der sog. **qualifizierten Alkoholkonzentration** ab 0,8 ‰. Eine erste Fahrt mit nichtqualifizierter Alkoholkonzentration gilt in der Regel nicht als schwerwiegende Zuwiderhandlung gegen das SVG und führt zu einer Verwarnung. Bei Einstufung als mittelschwere Zuwiderhandlung erfolgt ein Führerausweisentzug von mindestens 1 Monat. Eine Alkoholkonzentration von mindestens 0,8 ‰ stellt eine schwerwiegende Zuwiderhandlung dar. Die Folge ist in der Regel ein Führerausweisentzug von mindestens 3 Monaten, in sehr schweren Fällen von mehreren Jahren bis auf unbestimmte Zeit. Ab einer BAK von 1,6 ‰ wird eine Fahreignungsuntersuchung obligatorisch durchgeführt.

Abhängig von der Vorgeschichte kommt es bei begründeten Zweifeln an der Fahreignung zu einer **Fahreignungsuntersuchung** (SVG, Art. 15d; Bundeskanzlei Bern 2023):

- bei Fahren in angetrunkenem Zustand mit einer Blutalkoholkonzentration von 1,6 Gewichtspromille oder mehr oder mit einer Atemalkoholkonzentration von 0,8 mg Alkohol oder mehr pro Liter Atemluft
- bei Fahren unter dem Einfluss von Betäubungsmitteln oder bei Mitführen von Betäubungsmitteln, die die Fahrfähigkeit stark beeinträchtigen oder ein hohes Abhängigkeitspotenzial aufweisen
- bei Verkehrsregelverletzungen, die auf Rücksichtslosigkeit schließen lassen
- bei Meldung einer kantonalen IV-Stelle (Invalidenversicherungsstelle) nach Art. 66c des Bundesgesetzes vom 19.6.1959 über die Invalidenversicherung
- bei Meldung eines Arztes, dass eine Person wegen einer körperlichen oder psychischen Krankheit, wegen eines Gebrechens oder einer Sucht Motorfahrzeuge nicht sicher führen kann (dabei sind Ärzte vom Berufsgeheimnis entbunden, es besteht jedoch keine Meldepflicht)

Bei Vorliegen einer Suchterkrankung ist die Fahreignung gem. Art. 14 Abs. 2 SVG grundsätzlich nicht gegeben.

29.4.2 Fahreignungsbegutachtung

In der Schweiz wird von den Behörden eine sog. Fahreignungsabklärung angeordnet, sobald sich Hinweise auf die Nichteignung zur sicheren Teilnahme am Straßenverkehr infolge einer Suchtmittelproblematik ergeben.

Dabei handelt es sich um eine Begutachtung durch einen **verkehrsmedizinisch tätigen Spezialarzt (Verkehrsmediziner)**. Unter bestimmten Bedingungen (z. B. fehlende Problemeinsicht, weitere Verkehrsauffälligkeiten) kann zudem eine **verkehrspsychologische Untersuchung** angeordnet werden. Bei dieser werden die charakterliche Eignung und/oder die psychofunktionale Leistungsfähigkeit hinsichtlich Reaktionszeiten, Konzentrationsfähigkeit, Belastbarkeit und Aufmerksamkeit überprüft. Außerdem kann eine **ärztlich begleitete Kontrollfahrt** mit einem technischen Sachverständigen durchgeführt werden. Einen ausführlichen Überblick zur Begutachtungspraxis in der Schweiz geben Gerlach und Dittmann (2014).

Verkehrspsychologische Eignungsuntersuchungen werden im Auftrag kantonaler Administrativbehörden durchgeführt. Das Gutachten wird an die Behörde verschickt, wo es der Betroffene nach Anfrage einsehen kann.

Anlass für eine VPU sind neben Auffälligkeiten im Verkehr mit Alkohol oder Drogen z. B. auch das dreimalige Nichtbestehen der praktischen Fahrprüfung oder risikoreiches Fahrverhalten. Je nach Anlass wird zwischen Leistungs- und Charakteruntersuchung unterschieden. Bei der **Leistungsuntersuchung** erfolgen eine Erhebung der Anamnese, ein verkehrsspezifisches Interview und eine computergestützte Untersuchung der allgemeinen kognitiven Leistungsfähigkeit. Bei der **Charakteruntersuchung** werden zusätzlich zu den drei bereits genannten Bausteinen verkehrsrelevante Charaktereigenschaften computergestützt erfasst (Universität Zürich 2016).

In der Schweiz hat die Zahl der Fahreignungsuntersuchungen seit 2010 zugenommen, liegt aber absolut und in Relation zur Einwohnerzahl auf deutlich niedrigerem Niveau als in Deutschland oder Österreich. Im Jahr 2022 wurden bei einer Einwohnerzahl von ca. 9 Mio. lediglich 4.296 VPUs durchgeführt. Alkohol und Drogen stellen in der Schweiz wie auch in Deutschland einen wesentlichen Teil der Gründe für einen Führerscheinentzug dar (ADMAS-Dokumentation 2017–2022 in ASTRA 2023; Statistisches Bundesamt 2023).

29.5 Fazit für die Praxis

Hinsichtlich der Rechtsvorschriften und Maßnahmen im Zusammenhang von Verkehrstauglichkeit und Suchtmittelkonsum zeichnen sich im deutschsprachigen Raum Angleichungstendenzen ab. So hat sich hier neben rein straf- und verkehrsrechtlichen Sanktionen insbesondere der medizinische und psychologische Rehabilitations- und Präventionsgedanke etabliert. Bei tiefer gehender Betrachtung erkennt man jedoch auch in diesen Ländern signifikante Differenzen bei den gesetzlichen Vorgaben und in der Ausgestaltung der Durchführungsprozesse.

- Für die verkehrsmedizinische und verkehrspsychologische Beratung und Begutachtung ist eine genaue Kenntnis der spezifischen gesetzlichen Rahmenbedingungen und Durchführungsvorgaben notwendig.
- Behördliche Interventionsmaßnahmen und Sanktionen sind nach der Schwere der Problematik abgestuft. Deshalb ist eine fachlich fundierte Einstufung und Diagnose wichtig.
- Bei fahreignungsrelevanten Erkrankungen wie Abhängigkeit von Alkohol und/oder psychoaktiven Substanzen kann die Fahreignung durch entsprechende therapeutische Maßnahmen wiederhergestellt werden.
- Bei einer Begutachtung der Fahreignung ist darauf zu achten, dass entsprechende Nachweise der therapeutischen Maßnahmen und anerkennungsfähige Belege der Alkohol- und/oder Drogenabstinenz vorliegen.

LITERATUR

ASTRA – Bundesamt für Straßen, Schweizerische Eidgenossenschaft Bern 2020 & 2023. www.astra.admin.ch (Zugriff am 06.09.2023).

ASTRA – Bundesamt für Straßen, Schweizerische Eidgenossenschaft Bern, aktualisiert 5.1.2016, ADMAS Statistik 2010–2015 Bern. www.astra.admin.ch/dokumentation 2016.

BASt – Bundesanstalt für Straßenwesen Begutachtung der Fahreignung 2022. Pressemitteilung August 2023. https://www.bast.de/DE/Presse/Mitteilungen/2023/02-2023.html?nn=1497062 2023;.

Bundeskanzlei Bern (2023): https://www.fedlex.admin.ch/ (Zugriff am 06.09.2023).

Bundesministerium der Justiz (Hrsg.) Berlin (2023): www.gesetze-im-internet.de (FeV, StGB, StVG) (letzter Zugriff: 04.09.2023).

Bundesministerium für Klimaschutz, Umwelt, Energie, Mobilität, Innovation und Technologie (2022). Evaluierung Alternatives Bewährungssystem mittels Alkoholwegfahrsperre. Band 087. https://www.bmk.gv.at/themen/verkehr/strasse/verkehrssicherheit/vsf/forschungsarbeiten/87_alkoholwegfahrsperre.html.

Bundesministerium für Finanzen Wien: https://www.oesterreich.gv.at/themen/dokumente_und_recht/fuehrerschein.html (Zugriff am 04.09.2023).

Bundeskanzleramt Wien Rechtsinformationssystem: FSG (Führerscheingesetz). www.ris.bka.gv.at/2016;. www.help.gv.at.

Bundesministerium für Soziales, Gesundheit, Pflege und Konsumentenschutz (Hrsg.) Wien (2020):. Gutachterrichtlinie - Richtlinie für die Erstellung von klinisch-psychologischen und gesundheitspsychologischen Befunden und Gutachten, Juni 2020: https://www.sozialministerium.at/#q=Gutachterrichtlinie%20%20Richtlinie%20f%C3%BCr%20die%20Erstellung%20von%20klinisch-psychologischen%20und%20%20gesundheitspsychologischen%20Befunden%20und%20Gutachten&pg=1&t=simple&po=&mi= (letzter Zugriff 04.09.2023).

Dekra Verkehrssicherheitsreport Dekra Automobil GmbH. www.dekra-roadsafety.com2016, 2023.

DRUID Final Report Work performed, main results and recommendations, Revision 2.0 (1.8.2012). www.druid-project.eu/Druid/EN/Dissemination/downloads_and_links/Final_Report2012;.

DGVP (Deutsche Gesellschaft für Verkehrspsychologie), DGVM (Deutsche Gesellschaft für Verkehrsmedizin) Urteilsbildung in der Fahreignungsbegutachtung–Beurteilungskriterien. v. Brenner-Hartmann J., Fastenmeier W., Graw M. 4. A. 2022; Kirschbaum, Bonn.
Gerlach K., Dittmann V. Alkohol und Fahreignung. Alkohol als Risiko im Straßenverkehr. Schweiz Z Psychiatr Neurol. 2014; 1: 27–32.
Gräcmann N., Albrecht M. Begutachtungsleitlinien zur Kraftfahreignung, Berichte der Bundesanstalt für Straßenwesen, Mensch und Technik H eft M 115, Juni 2022. https://bast.opus.hbz-nrw.de/opus45-bast/frontdoor/deliver/index/docId/2664/file/Begutachtungsleitlinien+2022.pdf 2022.
Hilgert N., Ziegler H., Rudinger G. et al. EVA-MPU – Zur Legalbewährung alkoholauffälliger Kraftfahrer nach einer medizinisch-psychologischen Fahreignungsbegutachtung (MPU). Zeitschrift für Verkehrssicherheit. 58. Jg. Sonderdruck zum Verkehrsgerichtstag. 2012; 2012: www.vdtuev.de/mpa-evaluation/ZVS%20Sonderdruck.pdf.
Loeber S., Kniest A., Diehl A. et al. Neuropsychological functioning of opiate-dependent patients: a nonrandomized comparison of patients preferring either buprenorphine or methadone maintenance treatment. Am J Drug Alcohol Abuse. 2008; 34: 584–593.
Loeber S., Nakovics H., Kniest A. et al. Factors affecting cognitive function of opiate-dependent patients. Drug Alcohol Depend. 2012; 120: 81–87.
Patermann A. Grundlagen der Fahreignungsbegutachtung. Patermann A. Schubert W. Graw M. Handbuch des Fahrerlaubnisrechts–Leitfaden für Gutachter, Juristen und andere Rechtsanwender. 2015; Kirschbaum. Bonn. 45–52.
Soyka M. Opioids and traffic safety–focus on buprenorphine. Pharmacopsychiatry. 2014; 47: 7–17.
Soyka M., Kranzler H. R., van den Brink W. et al. The World Federation of Societies of Biological Psychiatry (WFSBP) guidelines for the biological treatment of substance use and related disorders. Part 2: Opioid dependence. World J Biol Psychiatry. 2011; 12: 160–187.
Statista Statista GmbH, Hamburg: www.statista.com 2023.
Statistisches Bundesamt Verkehrsunfälle – Unfälle unter dem Einfluss von Alkohol und anderen berauschenden Mitteln im Straßenverkehr 2021. Wiesbaden. https://www.destatis.de/DE/Themen/Gesellschaft-Umwelt/Verkehrsunfaelle/Publikationen/Downloads-Verkehrsunfaelle/unfaelle-alkohol-5462404217004-1_2021449.pdf?__blob=publicationFile 2022.
Strand M. C., Fjeld B., Amestad M., Morland J. Can patients receiving opioid maintenance therapy safely drive? A systematic review of epidemiological and experimental studies on driving ability with a focus on concomitant methadone or buprenorphine administration. Traffic Inj Prev. 2013; 14: 26–38.
Strand M. C., Vindenes V., Gjerde H., Mørland J. G., Ramaekers J. G. A clinical trial on the acute effects of methadone and buprenorphine on actual driving and cognitive function of healthy volunteers. Br J Clin Pharmacol. 2019; 85(2):442–53.
Torner F., Schützhofer B. Fahreignung bei Substitutionspatienten. Zeitschrift für Verkehrsrecht. 2015; 1: 6–14. www.sicherunterwegs.at/wp-content/uploads/ZVR_2015-01-6-Bettina-Schützhofer.pdf.
Universität Zürich www.psychologie.uzh.ch/de/fachrichtungen/neuropsy/fahreigung2016.
Van Holst R. J., Schilt T. Drug-related decrease in neuropsychological functions of abstinent drug users. Curr Drug Abuse Rev. 2011; 4: 42–56.
WHO – World Health Organisation Global Status Report on Road Safety 2018. https://apps.who.int/iris/bitstream/handle/10665/277370/WHO-NMH-NVI-18.20-eng.pdf 2018.

KAPITEL

Andreas G. Franke

30 Psychopharmaka zum pharmakologischen Neuroenhancement und ihr Missbrauchspotenzial

Kernaussagen

- Pharmakologisches Neuroenhancement (PN) beschreibt die Einnahme diverser Substanzen durch Gesunde mit dem Ziel, die eigene geistige Leistungsfähigkeit vor allem bezüglich Vigilanz, Aufmerksamkeit, Konzentration, Gedächtnis und Motivation zu verbessern.
- Die eingenommenen Substanzen lassen sich in Stimulanzien (Methylxanthin-Typ wie Koffein, Amphetamin-Typ wie Methylphenidat, Amphetamine und Modafinil) und Nichtstimulanzien (verschreibungspflichtige Medikamente wie Antidementiva, Antidepressiva sowie frei verkäufliche Präparate wie Phytopharmaka [z. B. Ginkgo biloba]) unterteilen.
- Die Einnahmeprävalenzen weisen je nach Studie große Unterschiede auf und bewegen sich, bezogen auf die Lebenszeit-, aber auch auf die 1-Jahres-Prävalenz, zwischen 1 und über 20 %.
- Das Missbrauchs- und Abhängigkeitsrisiko ist sehr unterschiedlich und bei Nichtstimulanzien (nahezu) zu vernachlässigen; auch bei Stimulanzien vom Methylxanthin-Typ scheint das Missbrauchs- und Abhängigkeitspotenzial gering zu sein, während es bei Stimulanzien vom Amphetamin-Typ nicht zu unterschätzen ist. Dies zeigt einen bislang unbekannten Zugangsweg in die Abhängigkeit von Amphetaminen.

30.1 Einleitung

Die Steigerung der eigenen Leistungsfähigkeit ist ein langgehegter Menschheitstraum. Bereits in der hellenischen Antike wurden die Olympischen Spiele begründet, und Athleten maßen ihre Leistungsfähigkeit an- und miteinander. Während die Einnahme von diversen Substanzen zur körperlichen Leistungssteigerung als „Doping“ bezeichnet und von der World Anti-Doping Agency im Spitzensport beständig und streng monitoriert wird (WADA 2023), gibt es im Breitensport kaum Kontrollen, wobei auch hier im Prinzip die gleichen Regularien gelten.

In Anlehnung an den Dopingbegriff im Sport wurde vor einigen Jahren der Begriff **„Hirndoping“** eingeführt, der die Einnahme von verschreibungspflichtigen Medikamenten und illegalen Drogen zur geistigen Leistungssteigerung durch Gesunde in Analogie zum Dopingbegriff im Sport beschreibt (Förstl 2009; Franke und Lieb 2010, 2013; Franke 2019; Simon et al. 2006; Striegel et al. 2010).

MERKE

Deutlich wertneutraler als der Begriff **„Hirndoping“** ist der Begriff **„pharmakologisches Neuroenhancement“** (PN). Er beschreibt die Einnahme diverser Substanzen durch Gesunde mit dem Ziel der geistigen Leistungssteigerung bezüglich Vigilanz, Aufmerksamkeit, Konzentration, Gedächtnis, Motivation, usw. über ein „normales Maß“ hinaus.

Zu den potenziellen Substanzen zählen sowohl verschreibungspflichtige Medikamente als auch illegale Drogen, aber auch frei verkäufliche, sog. Over-the-Counter (OTC)-Präparate (de Jongh et al. 2008; Förstl 2009; Franke und Lieb 2010, 2013; Franke 2019; Maher 2008; Mehlman 2004; Soyka 2009). Die Einnahme von OTC-Präparaten wurde in der HISBUS-Befragung als **„Soft Enhancement“** bezeichnet, das auch die Einnahme von homöopathischen Mitteln und Phytopharmaka sowie Vitaminpräparaten einschließt (Middendorf et al. 2012). Dieser Begriff wurde aber wissenschaftlich nur wenig Verwendung gefundenverwendet. Eine weitere Subdefinition stellt die des **„Mood Enhancement“** (ME) dar; der Begriff beschreibt die Einnahme von Substanzen, vor allem Antidepressiva, mit dem Ziel, die eigene Stimmung über das „normale“ Maß hinaus zu verbessern oder in Gesellschaft „gefälliger“ und selbstsicherer aufzutreten (de Jongh et al. 2008; Franke und Lieb 2013; Franke 2019; Kramer 1993). Mood Enhancement hat vor allem durch das Buch „Listening to Prozac: A Psychiatrist Explores Antidepressant Drugs and the Remaking of the Self“ des amerikanischen Psychiaters Peter D. Kramer an Bekanntheit gewonnen (Kramer 1993). Hinsichtlich des Mood Enhancements durch Antidepressiva darf nicht vergessen werden, dass auch die euphorisierenden Effekte von Amphetaminen durchaus zum ME gezählt werden dürften; die Definition des ME ist allerdings ebenfalls wenig verbreitet. Eine allgemein gültige und trennscharfe Übereinkunft über die Verwendung der Begriffe gibt es bislang nicht. Die Rolle von Amphetaminen zum ME wird kontrovers diskutiert, von manchen Autoren allerdings gar nicht thematisiert, da für viele die kognitive Komponente eindeutig im Vordergrund steht.

MERKE

Es gibt viele Begriffe, welche die Einnahme von diversen Substanzen (sog. Smart Drugs) zur geistigen Leistungssteigerung beschreiben, bislang aber noch keine eindeutige und unumstrittene Definition.

Bei den zum PN eingenommenen Substanzen lässt sich eine grundsätzliche Unterscheidung zwischen Stimulanzien und Nichtstimulanzien vornehmen (➤ Tab. 30.1), die bislang auf Kosten anderer Einteilungen nicht vorgenommen wurde und insbesondere unter Berücksichtigung des Missbrauchs- und Abhängigkeitsaspekts hoch relevant ist. Sie wurde für bzw. in einer Übersichtsarbeit für *Fortschritte Psychiatrie und Neurologie* entwickelt (Franke und Soyka 2015).

Tab. 30.1 Einteilung der Substanzen, die zum pharmakologischen Neuroenhancement (PN) eingenommen werden (Franke und Soyka 2015)

	Stimulanzien	Nichtstimulanzien
Frei verkäufliche (OTC-)Präparate	Methylxanthine (z. B. Koffein) und koffeinhaltige Getränke wie Kaffee, Energydrinks, Koffeintabletten	Phytopharmaka (z. B. Ginkgo biloba, Ginseng etc.)
		Lifestyle- und Vitaminpräparate (z. B. Vitasprint®, Dextro Energy® etc.)
		Homöopathische Substanzen und Präparate
Verschreibungspflichtige Substanzen	Verschreibungspflichtige Stimulanzien, dem BtMG unterliegend (verkehrsfähig): Methylphenidat (z. B. Ritalin®), Amphetamine (z. B. Attentin®)	Antidementiva, Antidepressiva, diverse Betablocker, Benzodiazepine
Illegale Substanzen	Illegale Stimulanzien, dem BtMG unterliegend (nicht verkehrsfähig): Amphetamine (z. B. „Speed", „Ecstasy" etc.)	

Zu den Stimulanzien gehören zum einen **Substanzen vom Methylxanthin-Typ** wie Koffein mit diversen koffeinhaltigen Produkten und Präparaten (Kaffee, „caffeinated drinks", im Speziellen Energydrinks, Koffeintabletten).

Zum anderen gehören **Substanzen vom Amphetamin-Typ** wie Methylphenidat (MPH; z. B. Ritalin®), Amphetamine (AMPH; z. B. Attentin®, Adderall®) und Modafinil (z. B. Vigil®) zur Gruppe der Stimulanzien (de Jongh et al. 2008; Förstl 2009; Franke uand Lieb 2010, 2013; Franke 2019; Mehlman 2004; Normann et al. 2010; Soyka 2009). Zu den Nichtstimulanzien gehören OTC-Präparate wie das Phytopharmakon Ginkgo biloba (z. B. Tebonin®), diverse Lifestyle- und Vitaminpräparate (z. B. Vita sprint® usw.) sowie verschreibungspflichtige Antidementiva und Antidepressiva (de Jongh et al. 2008; Förstl 2009; Franke und Lieb 2010, 2013; Franke 2019; Mehlman 2004; Normann et al. 2010; ➤ Tab. 30.1). Die Rolle von Betablockern und Beruhigungsmitteln wird kritisch diskutiert; sie dienen eher als „Downer" nach der stattgehabten Einnahme von AMPH-Stimulanzien (DAK 2009; Maher 2008; Middendorf et al. 2012). Somit treffen sie den Kern der Zielsetzung des PN nicht und werden auch nur in sehr seltenen Fällen zum PN gezählt.

In diesem Kapitel werden zunächst die am weitesten verbreiteten Stimulanzien und Nichtstimulanzien zum PN in ihren klinischen Effekten anhand systematischer und aktueller klinischer Studien und vor allem anhand klinischer Studien mit naturalistischen Designs dargestellt (➤ Kap. 30.2 und ➤ Kap. 30.3). Anschließend wird kurz auf die Verbreitung der PN-Substanzen eingegangen (➤ Kap. 30.4), und schließlich werden die Substanzen in suchtmedizinische Kategorien eingeordnet (➤ Kap. 30.5).

30.2 Stimulanzien zum pharmakologischen Neuroenhancement

MERKE

Die Gruppe der Stimulanzien zum PN umfasst Stimulanzien vom Amphetamin-Typ und Stimulanzien vom Methylxanthin-Typ. Zum Amphetamin-Typ gehören legale und illegale Stimulanzien wie Amphetamine und Amphetaminderivate (z. B. Ritalin® und „Speed"). Zum Methylxanthin-Typ werden koffeinhaltige Präparate und Getränke gerechnet. Stimulanzien vom Amphetamin-Typ spielen im Bereich Missbrauch und Abhängigkeit eine wesentliche Rolle.

30.2.1 MPH und AMPH

MPH (z. B. Ritalin®, Concerta® u. v. m.) und AMPH (z. B. Attentin®, Adderall® usw.) sind sowohl verkehrsfähig als auch verschreibungspflichtig und unterliegen dem BtMG. Gleichzeitig gehört die Gruppe der AMPH aber auch zu den illegalen Drogen; diese wiederum gelten als nicht verkehrsfähig (z. B. „Speed", „Ecstasy" usw.). Indiziert und zugelassen sind MPH-/AMPH-Präparate vor allem zur Behandlung der Aufmerksamkeitsdefizit-/Hyperaktivitätsstörung (ADHS). Mittlerweile ist teilweise auch eine Zulassung für die Behandlung von ADHS bei Erwachsenen erfolgt (je nach Antrag des jeweiligen Herstellers).

Nach zunächst „unretardierten" Präparaten sind mittlerweile die gängigen Präparate retardiert. Bereits dies mag einem gewissen Abhängigkeitspotenzial Rechnung tragen.

Die Wirkung verläuft über eine Blockade von präsynaptischen Noradrenalin- und Dopamintransportern, wobei sie durch eine fehlende negative Rückkopplung die monoaminerge Neurotransmission steigern. Im Gegensatz zu MPH haben AMPH einen zusätzlichen Wirkmechanismus: die direkte Freisetzung vesikulär gespeicherten Dopamins. Das Resultat ist eine aktivitätsunabhängige und somit deutlichere Steigerung der monoaminergen, insbesondere der dopaminergen Aktivität (Mariotti et al. 2013).

Bedingt durch die oben genannten Wirkmechanismen steigern **AMPH** gemäß einer älteren Übersichtsarbeit bei gesunden Personen Vigilanz, Aufmerksamkeit und Konzentration und verkürzen Reaktionszeiten in simplen Reiz-Reaktions-Tests; dabei fielen die Effekte bei Schlafmangel der Probanden in den vorliegenden Studien deutlicher aus (Franke et al. 2013, 2019).

Darüber hinaus wiesen Repantis et al. (2010) in einer Metaanalyse auf positive Effekte auf einzelne Domänen des Gedächtnisses hin. Bestätigen konnten sie dies in einer eigens durchgeführten randomisierten klinischen Studie allerdings kaum signifikant (Repantis et al. 2021). Die isolierten Verbesserungen sind vermutlich – wie auch bei Koffein – mittelbare Effekte, die durch eine Vigilanz- und somit Aufmerksamkeits- und Konzentrationssteigerung erklärbar sein könnten.

Im Tiermodell, das natürlich nicht einfach auf den Menschen übertragbar ist, führte eine Infusion von MPH in den präfrontalen Kortex von Ratten zu einer signifikanten Verbesserung des Arbeitsgedächtnisses (Spencer et al. 2012). Eine systematische Übersichtsarbeit von Linssen et al. (2014) über die Gabe von einzelnen Dosen von MPH bei Gesunden weist auf deutlich **prokognitive Effekte** von MPH hin. Diese konnten bei fehlenden Effekten auf visuelles Lernen und Gedächtnis vor allem in den Bereichen Arbeitsgedächtnis, Verarbeitungsgeschwindigkeit, verbales Lernen und Gedächtnis, Aufmerksamkeit und Vigilanz, schlussfolgerndes Denken und Problemlösekompetenzen verzeichnet werden.

Eine wichtige systematische Übersichtsarbeit über die Effektivität von MPH zum PN weist auf eine verbesserte kognitive Performance bei neuen und bei aufmerksamkeitsbedingten Aufgaben hin. Die gleiche Arbeit weist allerdings auch auf eine verbesserte Informationskonsolidierung unter AMPH hin (Bagot und Kaminer 2014).

Wood et al. (2014) berichten in ihrer Übersichtsarbeit über ein „cognitive enhancement and impairment" durch Stimulanzieneinnahme und beschreiben eine U-förmige Dosis-Wirkungs-Beziehung. Diese U-förmige Dosis-Wirkungs-Beziehung wird von mehreren Autoren postuliert (u. a. Lieb, Gründer) und lässt darauf schließen, dass bei geringem kognitivem Niveau eine Steigerung durchaus möglich ist, bei gutem Niveau allerdings keine Steigerung bzw. bei besonders gutem Niveau sogar eine Schwächung kognitiver Leistungen die Folge ist.

30.2.2 Modafinil

Modafinil wird unter den Präparatenamen Vigil® (Deutschland), Provigil® (USA) oder Alertec® (Kanada) vermarktet und unterliegt nicht dem BtMG. In Deutschland ist die einzige zugelassene Indikation die pharmakologische Behandlung der Narkolepsie.

Der Wirkmechanismus ist noch nicht vollends aufgeklärt. Modafinil wirkt neurochemisch auf das katecholaminerge, serotoninerge, glutamaterge, GABA-, Orexin- und histaminerge System. Viele dieser Effekte scheinen katecholaminerge Folgeeffekte zu sein (Minzenberg und Carter 2008).

Eine frühere Übersicht hat ergeben, dass Modafinil Vigilanz, Aufmerksamkeit sowie Konzentration, aber auch die Reaktionsgeschwindigkeit bei Gesunden verbessert (Franke und Lieb 2010). Darüber hinaus beschreiben Repantis et al. (2010, 2021), dass Modafinil auch positive Effekte auf einzelne Domänen des Gedächtnisses hat, ohne dass ein Schlafdefizit besteht, wobei bei prolongiertem Schlafdefizit auch durch die wiederholte Gabe von Modafinil der müdigkeitsbedingte Abfall kognitiver Leistungen nicht aufzuhalten war. Dies bezieht sich allerdings wie bei MPH auf isolierte Verbesserungen einzelner kognitiver Domänen (Repantis et al. 2010; 2021). Minzenberg und Carter (2008) haben neben anderen prokognitiven Effekten kognitiver Teilbereiche insbesondere prokognitive Aspekte in den Bereichen Arbeitsgedächtnis und episodisches Gedächtnis gezeigt.

Der Einsatz von 200 mg Modafinil bei unbeeinträchtigten Chirurgen führte bei Anwendung eines Teils der CANTAB-Testbatterie sowie unter Laparoskopiesimulation zu verbesserter Leistung in den Bereichen Arbeitsgedächtnis, planendes Denken/Verhalten, Problemlösekompetenzen und geistige Flexibilität. Psychomotorische Aspekte wurden dabei nicht beeinflusst (Sugden et al. 2012).

Eine aktuelle systematische Übersichtsarbeit über die Effektivität von Modafinil zum PN weist auf eine Verbesserung von Reaktionszeit, logischem Schlussfolgern und Problemlösekompetenzen hin (Bagot und Kaminer 2014).

30.2.3 Koffein

Koffein gehört nicht zum AMPH-Typ der Stimulanzien, sondern zum Methylxanthin-Typ. Eine Tasse Kaffee mit ca. 150 ml Inhalt enthält zwischen 50 und 150 mg Koffein. Als einziges Präparat ist Coffeinum® in Deutschland zugelassen; es enthält pro Tablette 200 mg Koffein. Indiziert ist es zur „kurzfristigen Beseitigung von Ermüdungserscheinungen"; die Tageshöchstdosis beträgt 400 mg/d. Es ist zwar apothekenpflichtig, nicht aber verschreibungspflichtig und somit ohne Rezept erhältlich.

Der wohl verbreitetste Energydrink ist Red Bull®. Eine Dose mit 250 ml enthält neben weiteren Bestandteilen 80 mg Koffein und 1.000 mg Taurin. Der Wirkmechanismus sowie die Effektivität von **Taurin** sind bis heute umstritten (z. B. Chen et al. 2019; Giles et al. 2012; McLellan und Lieberman 2012).

Die molekularbiologischen Wirkungen von Koffein auf das ZNS sind genau wie im Fall von Modafinil noch nicht restlos aufgeklärt, wobei ausreichende Evidenz für die drei folgenden Wirkmechanismen bestehen:

1. Inhibition des Abbaus von zyklischem Adenosinmonophosphat (cAMP) (vermittelt über Inhibition der zyklischen Nukleotidphosphodiesterase-Aktivität, die intrazellulär zur Akkumulierung von cAMP führt; daraus ergibt sich eine bessere Verfügbarkeit von cAMP mit

längerer Persistenz der über cAMP als Second-Messenger ausgelösten Adrenalinwirkung; Fisone et al. 2004; Nehlig et al. 1992)
2. Blockade von Adenosinrezeptoren (v. a. im Striatum; Ferre et al. 2008; Fisone et al. 2004)
3. Mobilisation von intrazellulärem Kalzium (Fisone et al. 2004; Franke und Soyka 2015)

Eine ältere Übersichtsarbeit über Koffeinmengen zwischen 50 und 600 mg Koffein (ein- bis mehrmalige Einnahme) bei Gesunden zeigte, dass einfache kognitive Domänen wie Vigilanz und Aufmerksamkeit durch Koffein signifikant gesteigert werden; die Reaktionszeit in einfachen Reiz-Reaktions-Tests scheint nur inkonsistent modifizierbar zu sein. Unter Schlafentzug sind die Effekte deutlicher (Franke 2009). Für Energydrinks sind die Studienergebnisse ähnlich. Eine Studie an *Drosophila melanogaster* unter Kombination von Koffein und Taurin zeigt deutlichere provigilante Effekte auf die Tiere (Lin et al. 2010).

In einer Cochrane-Metaanalyse wurden die Effekte von Koffein auf die Verletzungs- und Irrtumsgefahr von Schichtarbeitern untersucht. Während gezeigt werden konnte, dass Koffein über die Verbesserung von „concept formation", Urteilskraft, Aufmerksamkeit, Gedächtnis, Orientierung und Wahrnehmung die Anzahl von Fehlern insgesamt reduzierte, konnte auch gezeigt werden, dass Koffeinkonsum dem Kurzzeitschlaf (engl. naps) bei der Fehlerhäufigkeit überlegen war. Die Autoren konnten keine Studien einschließen, die Koffeineffekte auf Verletzungen bei Schichtarbeitern untersucht hatten (Franke und Soyka 2015; Ker et al. 2010).

Fußballspieler zeigten in Simulationen unter Koffeineinwirkung kognitiv verbessernde Effekte, z. B. präziseres Spielverhalten (Foskett et al. 2009). Dies schlägt die Brücke zum körperlichen Doping, wobei Koffein von der WADA lediglich monitoriert wird und nicht mehr auf der Liste der verbotenen Substanzen („prohibited substances") steht (WADA 2023).

Wesnes et al. (2013) zeigen in ihrer Studie zu Energydrinks unter Nutzung von kognitiven Testverfahren gering bis mittelgradig ausgeprägte prokognitive Effekte – dies allerdings nur unter der Vorbedingung des vorangegangenen Schlafentzugs.

Eine für dieses Buch im Suchtkontext viel wesentlichere Arbeit (Literaturübersicht) über die psychosozialen Effekte von Energydrinks weist neben weiteren Befunden auf die hochfrequente Nutzung von Energydrinks gepaart mit Alkohol hin. Dies führe zu risikofreudigerem Verhalten und zu exzessiver Tagesschläfrigkeit am Folgetag des Konsums, da die Energydrinks in Kombination mit Alkohol vorwiegend nachts getrunken würden (Ishak et al. 2012). Passend zu diesem Befund äußerte Wesensten (2014) im Hinblick auf den Koffein- und Energydrinkkonsum Bedenken bezüglich Substanzmischungen und Schlafstörungen, wobei Letztere am Folgetag des Konsums auftraten.

30.3 Nichtstimulanzien zum pharmakologischen Neuroenhancement

Die Nichtstimulanzien spielen im suchtmedizinischen Kontext kaum eine Rolle und werden daher hier deutlich verkürzt dargestellt.

30.3.1 Ginkgo biloba

Ginkgo biloba wird vornehmlich von älteren Menschen eingenommen, deren Ziel oftmals die Prävention etwaiger demenzieller Erkrankungen oder die erhoffte Besserung normaler kognitiver Funktionen ist. Der Anteil der Konsumenten in der Altersgruppe der über 60-Jährigen hochgebildeten Personen in Deutschland, die Ginkgo mit dem Ziel des PN einnehmen, betrug in einer Studie von Franke et al. (2014) immerhin 15 %. Daneben gibt es gemäß Arzneimittelfachinformation weitere Indikationen (z. B. periphere arterielle Verschlusskrankheit, Tinnitus). EGB 761, die Substanz des asiatischen Ginkgobaums, wird in der S3-Leitlinie zur Behandlung der Demenz mittlerweile empfohlen, wenn auch mit einem geringen Evidenzgrad. Die Effektivität wird durch Antioxidanzien (Flavonoide, Terpenoide) vermittelt; weitere Wirkmechanismen werden postuliert (Diamond und Bailey 2013).

Übersichtsarbeiten zur Wirkung von Ginkgo biloba zum PN vornehmlich unter jüngeren und gesunden Probanden zeigen keine prokognitiven Effekte bei Gesunden (Franke 2009; Solomon et al. 2002).

30.3.2 Antidementiva

Zur Gruppe der Antidementiva gehören zwei Substanzklassen mit unterschiedlichem Wirkmechanismus, die in Deutschland zur Behandlung der Alzheimer-Demenz zugelassen sind:

- **Acetylcholinesterase-Inhibitoren** (ACh-I), die zu einer ubiquitären Inhibition der Acetylcholinesterase und somit zu einer Erhöhung der Acetylcholinkonzentration im synaptischen Spalt führen; dazu gehören Donepezil, Galantamin und Rivastigmin (Indikation: milde bis mittelschwere Alzheimer-Demenz).
- **Partialagonisten am glutamatergen NMDA-Rezeptor,** zu denen Memantin gehört (Indikation: mittelgradige bis schwere Alzheimer-Demenz).

Eine ältere Übersichtsarbeit zeigt, dass von den verfügbaren Substanzklassen keine Steigerung der kognitiven Domänen Vigilanz, Aufmerksamkeit, Konzentration und Reaktionszeit bei Gesunden ausgeht. Bei verschiedenen neuropsychologischen Gedächtnistests zeigten sich allerdings widersprüchliche Testergebnisse (Franke 2009). Bei einer Untersuchung von Piloten in Flugsimulatoren nach einmonatiger Applikation von Donepezil schien dies die Performance bei komplexen Flugsimulatoraufgaben aufrechtzuerhalten (Yesavage et al. 2002).

30.3.3 Antidepressiva

Antidepressiva werden von manchen Personen zum „Mood Enhancement", nicht aber zum eigentlichen kognitiven Enhancement eingenommen. Darüber hinaus werden sie nicht nur zur Steigerung der Affektlage über ein „normales" Maß hinaus eingenommen, sondern auch, um in Gesellschaft selbstsicherer aufzutreten und die eigene „soziale Funktionsfähigkeit" zu verbessern.

Nachweise für die missbräuchliche Einnahme von Antidepressiva zum ME sind vor allem Kramer (1993) zu entnehmen. Eine ältere Übersichtsarbeit sowie neuere Befunde weisen allerdings auf fehlende ME-Effekte von Antidepressiva hin (Franke 2009; Daubner et al. 2021).

30.4 Prävalenzen des pharmakologischen Neuroenhancements

30

MERKE

Die Lebenszeitprävalenz des pharmakologischen Neuroenhancements liegt zwischen 1 und über 20 %; die wissenschaftliche und klinische Relevanz ist umstritten.

Die Angaben sind davon abhängig, welcher Befragungsstil verwendet, aber auch nach welchen Substanzen gefragt wurde. Zudem findet eine lebhafte Auseinandersetzung zwischen den Forschern auf diesem Feld statt, die auf der einen Seite die Relevanz von PN aufgrund der angenommenen Seltenheit fast negieren und auf der anderen Seite PN für ein zukünftiges großes Problem im Public-Health-Bereich ansehen (Clemow und Walker 2014).

Seit 2008 steigt die Anzahl von Publikationen zum PN rasant an, was als steigende Relevanz des Themas gedeutet werden mag. Eine der ersten Übersichten über den Missbrauch von Stimulanzien aus verschiedenen Gründen haben Wilens et al. (2008) vorgelegt. Sie zeigt eine 1-Jahres-Prävalenzrate für die Stimulanzieneinnahme von 5–9 % unter High-School-Schülern und von 5–35 % bei Collegestudenten. Jedoch bezieht sich diese Angabe keineswegs nur auf PN, sondern auf den generellen Missbrauch von AMPH.

Daten von Chirurgen lassen auf eine Lebenszeitprävalenz der **Koffein**zufuhr zum PN von 53 % für Kaffee, von 39 % für Energydrinks und von 11 % für Koffeintabletten schließen. Die Lebenszeitprävalenz der Einnahme von **verschreibungspflichtigen Stimulanzien** zum PN beträgt 1 %, die von **illegalen Stimulanzien** 3 % (Franke et al. 2011a, b). Gezeigt werden konnte auch, dass die Gründe für die Einnahme vor allem die Legalität/Illegalität und die Wirksamkeit bzw. die Nebenwirkungen sind und von nicht wenigen Personen eine Abhängigkeitsinduktion gefürchtet wird. Konsumenten von AMPH zum PN weisen darüber hinaus eine höhere Prävalenzrate von Missbrauch und Abhängigkeit anderer psychotroper Substanzen auf (Franke et al. 2012a, b). Das HISBUS-Panel zeigt eine Lebenszeitprävalenzrate von 5 % für „Hirndoping" und ebenfalls 5 % für „Soft-Enhancement" (Middendorf et al. 2012). Unter Verwendung von Anonymisierungstechniken ergeben sich generell höhere Prävalenzraten für illegale Substanzen. Dietz et al. (2013) zeigen unter Verwendung einer Anonymisierungstechnik eine 1-Jahres-Prävalenz von 20 % für die Einnahme von illegalen Drogen, verschreibungspflichtigen Medikamenten sowie Koffeintabletten. Burgard et al. (2013) haben anhand einer Abwasseranalyse von Studentenwohnheimen in den USA gezeigt, dass die Menge an AMPH/MPH-Abbauprodukten im Abwasser mit den Stress- bzw. Klausurphasen der Studierenden assoziiert war.

Studien an Berufstätigen sind noch rarer als unter Studierenden. Dennoch liegen erste Forschungsergebnisse vor: Eine Online-Befragung in „Nature" (Maher 2008) ergab eine Prävalenzrate von 20 % für die mindestens einmalige Einnahme von MPH, Modafinil oder Betablockern zum PN. Die postalische Befragung der DAK stellte 2009 und 2015 Prävalenzraten von 17 % für die Einnahme von Medikamenten zum PN oder zur Verbesserung der psychischen Befindlichkeit dar (DAK 2009, 2015). Eine Befragung von ca. 3.000 Chirurgen in Deutschland ergab eine Lebenszeitprävalenz für den Konsum verschreibungspflichtiger Medikamente und illegaler Drogen von 9 % und unter Verwendung einer Anonymisierungstechnik sogar von 20 % (Franke et al. 2013).

Insgesamt haben sich die Prävalanzraten in den letzten Jahren nicht wesentlich verändert; geblieben ist auch eine sehr große Streubreite der Prävalenzraten (Daubner et al. 2021).

30.5 Suchtmedizinische Aspekte

Die Gruppe der (Psycho-)Stimulanzien wird in der ICD-10 und im DSM-5 zu den psychotropen Substanzen gerechnet („mental and behavioural disorders due to psychoactive substance use"). Die ICD-10 benennt hier nach Kokain (F14.-) explizit *„psychische und Verhaltensstörungen durch andere Stimulanzien, einschließlich Koffein"*.

Ob die Einnahme von **Stimulanzien vom Methylxanthin-Typ** (v. a. Koffein) zu Missbrauch und Abhängigkeit führen kann, wurde bereits vielfach diskutiert. Man fand heraus, dass das abrupte Absetzen von Koffein zwar zu Entzugserscheinungen (z. B. Kopfschmerzen, Müdigkeit, Benommenheit) führen kann (nicht muss), der Konsum aber nicht als Missbrauch oder gar Abhängigkeit im eigentlichen Sinne bezeichnet werden sollte (Hughes et al. 1992; Satel 2006), weshalb hier therapeutische Überlegungen zu Entzugsbehandlungen entfallen. Allerdings wurde gezeigt, dass Energydrinks häufig in Kombination mit Alkohol konsumiert werden und als problematisch anzusehen sind, da der Gebrauch gerade bei Jugendlichen und jungen Erwachsenen stattzufinden scheint (Ishak et al. 2012; Kaminer 2010).

In Bezug auf **Stimulanzien vom AMPH-Typ** schätzen die Vereinten Nationen, dass weltweit etwa 34 Mio. Menschen regelmäßig AMPH-ähnliche Stimulanzien missbrauchen (Iversen 2009). Der Missbrauch von AMPH-Stimulanzien hat eine lange Tradition (Iversen 2009), vor allem in den USA kam es zu einem erheblichen Missbrauch von AMPH und Methamphetamin (Met-AMPH). Met-AMPH wurde zu einer der wichtigsten Drogen der „Armen auf dem Land", ist mittlerweile aber genauso in urbanen Zentren zu finden. Besonders wichtige Motive des AMPH-Konsums sind die **euphorisierenden und energiesteigernden Effekte,** die von bestimmten „Szenen" (insbesondere der Technoszene) besonders gern implementiert werden. Auch die **appetithemmende Wirkung** zur Gewichtsreduktion ist nicht zu unterschätzen. Hier sei insbesondere auf zugelassene Präparate von Met-AMPH zur Gewichtsreduktion in den USA verwiesen. Weitere ebenso wichtige Momente der Konsums sind die klassischen Effekte des „High"-Seins, Partyzwecke und Experimentierlust (Tossmann et al. 2001; Wilens et al. 2008). Gahr et al. (2014) haben allerdings gezeigt, dass die Mehrzahl der Fälle von missbräuchlich oral eingenommenem MPH zum **pharmakologischem Neuroenhancement** erfolgt.

Besorgniserregend ist die starke Zunahme der Einfuhr von Met-AMPH („Crystal Meth"), das zunächst den deutschen Drogenmarkt von Osten her überschwemmte (z. B. Tschechische Republik), mittlerweile aber auch aus den westlichen Nachbarländern stammt (z. B. Niederlande; Stempel 2014).

Folgeschäden des Konsums von AMPH-Stimulanzien sind als nicht gering einzuschätzen und größtenteils über die neurochemischen Effekte von AMPH herzuleiten (Fleckenstein et al. 2007; Gouzoulis-Mayfrank und Daumann 2009): Zu den psychiatrischen Risiken gehören u. a. die AMPH-induzierten Psychosen. Neben den neurotoxischen Wirkungen entstehen auch Beeinträchtigungen der Herz-/Kreislauffunktionen. Häufig geht mit AMPH-Konsum gewalttätiges und kriminelles Verhalten einher, aber auch neurokognitive Störungen und selbstverletzendes Verhalten kommen vor. Nicht selten kommt es unter AMPH-Einfluss auch zu zwanghaftem und dauerhaftem Kratzen, in der Folge zu Hautgeschwüren und -abszessen. Hinzu kommt bei i. v.-Konsum das Infektionsrisiko. Psychische Abhängigkeitsmerkmale stehen bei Stimulanzien dabei im Vordergrund (Iversen 2009).

Beim Absetzen/Entzug von Stimulanzien vom AMPH-Typ ist eine mehr oder weniger lange Episode von depressiven Verstimmungen oder Dysphorie, begleitet von starkem Craving, zu beachten. Dies wird oft, wie beim Alkohol und anderen psychotropen Substanzen auch, durch bestimmte Umgebungs- oder Schlüsselreize angestoßen.

In einer Cochrane-Analyse zur Wirksamkeit von medikamentösen Therapien des AMPH-Entzugs konnten kaum aussagefähige Studien identifiziert werden; eine Standardtherapie existiert nicht (Srisurapanont et al. 2001). Bei Persistenz depressiver Symptome können Antidepressiva versucht werden. Sonst gibt es bislang keine evidenzbasierten pharmakologischen Strategien zur Entzugsbehandlung von Stimulanzien.

Kokain und verwandte Stimulanzien sind psychoaktive Substanzen mit einem besonders hohen psychischen Abhängigkeitspotenzial. Für die Kokainabhängigkeit wurden zahlreiche Medikamente (u. a. auch Modafinil) untersucht, ohne klaren Wirksamkeitsnachweis (Ling et al. 2006; Shoptaw et al. 2009; Vocci und Ling 2005).

Analog zur Substitutionsbehandlung bei Opiatabhängigkeit wird die Substitution bei chronischen AMPH-Konsumenten diskutiert. Pilotuntersuchungen hatten relativ gute Ergebnisse gezeigt, eine Pilot-RCT an einer kleinen Stichprobe ergab jedoch keine signifikanten Effekte der Substitution mit Dexamphetamin (Lingford-Hughes et al. 2004; Shearer et al. 2001).

Während über das Missbrauchsrisiko derzeit viel diskutiert wird, findet sich kaum bzw. keine Literatur zum etwaigen Missbrauchs- oder Abhängigkeitsrisiko von Modafinil. Letzteres scheint aber ein geringeres Missbrauchspotenzial zu haben, während ein Abhängigkeitspotenzial bislang nicht beschrieben ist (Minzenberg und Carter 2008).

30.6 Fazit für die Praxis

- Die Verbreitung des Konsums pharmakologischer Neuroenhancer als auch ihre klinische Effektivität werden kontrovers diskutiert. Daten, die auf eine recht hohe Verbreitung und Lebenszeitprävalenz und teilweise sogar 1-Jahres-Prävalenz im zweistelligen Prozentbereich hinweisen, mehren sich allerdings. Dies gilt insbesondere für die verschreibungspflichtigen und illegalen Neuroenhancer der AMPH-Gruppe.
- Soft-Enhancer wie koffeinhaltige Substanzen und Getränke sind bezüglich ihrer Verbreitung bislang weniger untersucht, scheinen aber deutlich verbreiteter zu sein.
- Studien zur Effektivität der PN-Substanzen sind widersprüchlich, weisen aber mehrheitlich auf die Steigerung einfacher kognitiver Domänen hin. Vor allem bei Müdigkeit bzw. Schlafmangel/-entzug sind sie besonders effektiv. Insgesamt sind bei Müdigkeit/Schlafmangel die kognitiven Funktionen beeinträchtigt; unter der Einnahme von Neuroenhancern werden allerdings simple kognitive Domänen wie Aufmerksamkeits- und Konzentrationsfähigkeit gesteigert, sodass darüber auch bessere

Testergebnisse für höhere kognitive Funktionen entstehen.

- Suchtmedizinisch sind Soft-Enhancer kaum relevant.
- Die verschreibungspflichtigen und illegalen Neuroenhancer (v. a. AMPH-Typ) scheinen allerdings ein nicht zu unterschätzendes Missbrauchs- und Abhängigkeitspotenzial zu haben, dem in der klinischen Medizin im Sinne von therapeutischen Bestrebungen unbedingt Rechnung zu tragen ist.

LITERATUR

Bagot K. S., Kaminer Y. Efficacy of stimulants for cognitive enhancement in non-attention deficit hyperactivity disorder youth: a systematic review. Addiction. 2014; 109: 547–557.

Burgard D.A., Fuller R., Becker B. et al. Potential trends in attention deficit hyperactivity disorder (ADHD) drug use on a college campus: wastewater analysis of amphetamine and ritalinic acid. Sci Total Environ. 2013; 450–451: 242–249.

Chen Ch., Xia S., He J., Lu G., Xie Z., Han H. Roles of taurine in cognitive function of physiology, pathologies and toxication. Life Sci. 2019; 231:116584. doi: 10.1016/j.lfs.2019.116584

Clemow D. B., Walker D. J. The potential for misuse and abuse of medications in ADHD: a review. Postgrad Med. 2014; 126: 64–81.

DAK – Deutsche Angestelltenkrankenkasse Gesundheitsreport 2009. Analyse der Arbeitsunfähigkeitsdaten. Schwerpunktthema Doping am Arbeitsplatz. 2009; DAK Forschung, IGES Institut GmbH. Berlin/Hamburg.

DAK – Deutsche Angestelltenkrankenkasse Gesundheitsreport 2015. 2015; DAK Forschung, IGES Institut GmbH. Berlin/Hamburg.

Daubner J., Arshaad M. I., Henseler Ch., Hescheler J., Ehringer D., Broich K., et al. Pharmacological Neuroenhancement: Current Aspects of Categorization, Epidemiology, Pharmacology, Drug Development, Ethics, and Future Perspectives. Neural Plast. 2021; 2021: 8823383. doi: 10.1155/2021/8823383.

de Jongh R., Bolt I., Schermer M., Olivier B. Botox for the brain: enhancement of cognition, mood and pro-social behavior and blunting of unwanted memories. Neurosci Biobehav Rev. 2008; 32: 760–776.

Diamond B. J., Bailey M. R. Ginkgo biloba: indications, mechanisms, and safety. Psychiatr Clin North Am. 2013; 36: 73–83.

Dietz P., Striegel H., Franke A. G. et al. Randomized response estimates for the 12-month prevalence of cognitive-enhancing drug use in university students. Pharmacotherapy. 2013; 33: 44–50.

Ferre S., Ciruela F., Borycz J. et al. Adenosine A1-A2A receptor heteromers: new targets for caffeine in the brain. Front Biosci. 2008; 13: 2391–2399.

Fisone G., Borgkvist A., Usiello A. Caffeine as a psychomotor stimulant: mechanism of action. Cell Mol Life Sci. 2004; 61: 857–872.

Fleckenstein A. E., Volz T. J., Riddle E. L. et al. New insights into the mechanism of action of amphetamines. Annu Rev Pharmacol Toxicol. 2007; 47: 681–698.

Förstl H. Neuro-Enhancement. Gehirndoping. Nervenarzt. 2009; 80: 840–846.

Foskett A., Ali A., Gant N. Caffeine enhances cognitive function and skill performance during simulated soccer activity. Int J Sport Nutr Exerc Metab. 2009; 19: 410–423.

Franke A. G. Hirndoping & Co. Die optimierte Gesellschaft. Springer. Heidelberg 2019.

Franke A. G., Lieb K. Missbrauch von Psychopharmaka zum „Cognitive Enhancement. InFo Neur Psych. 2009; 11: 7–8. 42–50.

Franke A. G., Lieb K. Pharmakologisches Neuroenhancement und Hirndoping – Chancen und Risiken. Bundesgesundheitsbl Gesundheitsforsch Gesundheitsschutz. 2010; 53: 853–859.

Franke A. G., Lieb K. Pharmacological neuroenhancement: substances and epidemiology. Hildt E. Franke A. G. Cognitive Enhancement – An Interdisciplinary Perspective. 2013; Springer. Heidelberg. 17–27.

Franke A. G., Soyka M. Pharmakologisches Neuroenhancement aus Sicht der Suchtmedizin. Fortschr Neurol Psychiatr. 2015; 83: 83–90.

Franke A. G., Bonertz C., Christmann M. et al. Non-medical use of prescription stimulants and illicit use of stimulants for cognitive enhancement in pupils and students in Germany. Pharmacopsychiatry. 2011; 44: 60–66.

Franke A. G., Christmann M., Bonertz C. et al. Use of coffee, caffeinated drinks and caffeine tablets for cognitive enhancement in pupils and students in Germany. Pharmacopsychiatry. 2011; 44: 331–338.

Franke A. G., Lieb K., Hildt E. What users think about the differences between caffeine and illicit/prescription stimulants for cognitive enhancement. PLoS One. 2012; 7: e40047

Franke A. G., Schwarze C. E., Christmann M. et al. Charakteristika von Studierenden, die pharmakologisches Neuroenhancement mit Stimulanzien betreiben: eine Pilotstudie. Psychiatr Prax. 2012; 39: 174–180.

Franke A. G., Bagusat C., Dietz P. et al. Use of illicit and prescription drugs for cognitive or mood enhancement among surgeons. BMC Med. 2013; 11: 102

Franke A. G., Heinrich I., Lieb K., Fellgiebel A. The use of Ginkgo biloba in healthy elderly. Age (Dordr). 2014; 36: 435–444.

Gahr M., Freudenmann R.W., Hiemke C. et al. Abuse of methylphenidate in Germany: Data from spontaneous reports of adverse drug reactions. Psychiatry Res. 2014; 215: 252–254.

Giles G. E., Mahoney C. R., Brunye T. T. et al. Differential cognitive effects of energy drink ingredients: caffeine, taurine, and glucose. Pharmacol Biochem Behav. 2012; 102: 569–577.

Gouzoulis-Mayfrank E., Daumann J. Neurotoxicity of drugs of abuse – the case of methylenedioxyamphetamines (MDMA, ecstasy), and amphetamines. Dialogues Clin Neurosci. 2009; 11: 305–317.

Hughes J. R., Oliveto A. H., Helzer J. E. et al. Should caffeine abuse, dependence, or withdrawal be added to DSM-IV and ICD-10?. Am J Psychiatry. 1992; 149: 33–40.

Ishak W.W., Ugochukwu C., Bagot K. et al. Energy drinks: psychological effects and impact on well-being and quality of life – a literature review. Innov Clin Neurosci. 2012; 9: 25–34.

Iversen L. Speed, Ecstasy, Ritalin. Amphetamine – Theorie und Praxis. 2009; Huber. Bern.

Kaminer Y. Problematic use of energy drinks by adolescents. Child Adolesc Psychiatr Clin N Am. 2010; 19: 643–650.

Ker K., Edwards P. J., Felix L. M. et al. Caffeine for the prevention of injuries and errors in shift workers. Cochrane Database Syst Rev. 2010; 5: CD008508.

Kramer P. D. Listening to Prozac. 1993; Viking. New York.

Lin F. J., Pierce M. M., Sehgal A. et al. Effect of taurine and caffeine on sleep-wake activity in Drosophila melanogaster. Nat Sci Sleep. 2010; 2: 221–231.

Ling W., Rawson R., Shoptaw S., Ling W. Management of methamphetamine abuse and dependence. Curr Psychiatry Rep. 2006; 8: 345–354.

Lingford-Hughes A. R., Welch S., Nutt D. J., British Association for Psychopharmacology Evidence-based guidelines for the pharmacological management of substance misuse, addiction and comorbidity: recommendations from the British Association for Psychopharmacology. J Psychopharmacol. 2004; 18: 293–335.

Linssen A. M., Sambeth A., Vuurman E. F., Riedel W. J. Cognitive effects of methylphenidate in healthy volunteers: a review of single dose studies. Int J Neuropsychopharmacol. 2014; 17: 961–977.

Maher B. Poll results: Look who's doping. Nature. 2008; 452: 674–675.

Mariotti K.C., Rossato L.G., Froehlich P.E., Limberger R.P. Amphetamine-type medicines: a review of pharmacokinetics, pharmacodynamics, and toxicological aspects. Curr Clin Pharmacol. 2013; 8: 350–357.

McLellan T.M., Lieberman H.R. Do energy drinks contain active components other than caffeine?. Nutr Rev. 2012; 70: 730–744.

Mehlman M.J. Cognition-enhancing drugs. Milbank Q. 2004; 82: 483–506.

Middendorf E., Poskowsky J., Isserstedt W. Formen der Stresskompensation und Leistungssteigerung bei Studierenden. HISBUS-Befragung zur Verbreitung und zu Mustern von Hirndoping und Medikamentenmissbrauch. 2012; HIS Hochschul-Informations-System GmbH. Hannover.

Minzenberg M.J., Carter C.S. Modafinil: a review of neurochemical actions and effects on cognition. Neuropsychopharmacology. 2008; 33: 1477–1502.

Nehlig A., Daval J.L., Debry G. Caffeine and the central nervous system: mechanisms of action, biochemical, metabolic and psychostimulant effects. Brain Res Brain Res Rev. 1992; 17: 139–170.

Normann C., Boldt J., Maio G., Berger M. Möglichkeiten und Grenzen des pharmakologischen Neuroenhancements. Nervenarzt. 2010; 81: 66–74.

Repantis D., Bovy L., Ohla K., Kühn S., Dresler M. Cognitive enhancement effects of stimulants: a randomized controlled trial testing methylphenidate, modafinil, and caffeine. Psychopharmacology. 2021; 238:441–451

Repantis D., Schlattmann P., Laisney O., Heuser I. Modafinil and methylphenidate for neuroenhancement in healthy individuals: a systematic review. Pharmacol Res. 2010; 62: 187–206.

Satel S. Is caffeine addictive? A review of the literature. Am J Drug Alcohol Abuse. 2006; 32: 493–502.

Shearer J., Wodak A., Mattick R.P. et al. Pilot randomized controlled study of dexamphetamine substitution for amphetamine dependence. Addiction. 2011; 96: 1289–1296.

Shoptaw S.J., Kao U., Heinzerling K., Ling W. Treatment for amphetamine withdrawal. Cochrane Database Syst Rev. 2009; 2: CD003021.

Simon P., Striegel H., Aust F. et al. Doping in fitness sports: estimated number of unreported cases and individual probability of doping. Addiction. 2006; 101: 1640–1644.

Solomon P.R., Adams F., Silver A. et al. Ginkgo for memory enhancement: a randomized controlled trial. JAMA. 2002; 288: 835–840.

Soyka M. Neuro-Enhancement aus suchtmedizinischer Sicht. Nervenarzt. 2009; 80: 837–839.

Spencer R.C., Klein R.M., Berridge C.W. Psychostimulants act within the prefrontal cortex to improve cognitive function. Biol Psychiatry. 2012; 72: 221–227.

Srisurapanont M., Jarusuraisin N., Kittirattanapaiboon P. Treatment for amphetamine dependence and abuse. Cochrane Database Syst Rev. 2001; 4: CD003022

Stempel K. Rauschgiftlage 2012. DHS Jahrbuch Sucht 2014. 2014; Pabst. Lengerich. 141–153.

Striegel H., Ulrich R., Simon P. Randomized response estimates for doping and illicit drug use in elite athletes. Drug Alcohol Depend. 2010; 106: 230–232.

Sugden C., Housden C.R., Aggarwal R. et al. Effect of pharmacological enhancement on the cognitive and clinical psychomotor performance of sleep-deprived doctors: a randomized controlled trial. Ann Surg. 2012; 255: 222–227.

Tossmann P., Boldt S., Tensil M.D. The use of drugs within the techno party scene in European metropolitan cities. Eur Addict Res. 2001; 7: 2–23.

Vocci F., Ling W. Medications development: successes and challenges. Pharmacol Ther. 2005; 108: 94–108.

WADA – World Anti-Doping Agency Prohibited List (2023). https://www.wada-ama.org/en/prohibited-list#search-anchor. Accessed: Februar 2023.

Wesensten N.J. Legitimacy of concerns about caffeine and energy drink consumption. Nutr Rev. 2014; 72: Suppl 1. 78–86.

Wesnes K.A., Barrett M.L., Udani J.K. An evaluation of the cognitive and mood effects of an energy shot over a 6 h period in volunteers: a randomized, double-blind, placebo controlled, cross-over study. Appetite. 2013; 67: 105–113.

Wilens T.E., Adler L.A., Adams J. et al. Misuse and diversion of stimulants prescribed for ADHD: a systematic review of the literature. J Am Acad Child Adolesc Psychiatry. 2008; 47: 21–31.

Wood S., Sage J.R., Shuman T., Anagnostaras S.G. Psychostimulants and cognition: a continuum of behavioral and cognitive activation. Pharmacol Rev. 2014; 66: 193–221.

Yesavage J.A., Mumenthaler M.S., Taylor J.L. et al. Donepezil and flight simulator performance: effects on retention of complex skills. Neurology. 2002; 59: 1. 123–125.

KAPITEL

31

Kolja Schiltz, Kai Fischer

Sucht und Forensische Psychiatrie

Kernaussagen

- „Forensische Psychiatrie" befasst sich mit Belangen psychiatrischer Erkrankungen, die den rechtlichen Bereich betreffen oder beschäftigen. Insbesondere im strafrechtlichen, aber auch im zivilrechtlichen und öffentlich-rechtlichen Bereich spielen Suchterkrankungen (im weiteren Sinne auch: „Substanzkonsumstörungen") häufig eine Rolle.
- In der Allgemeinbevölkerung ist bereits ein nennenswerter Substanzkonsum bis hin zum Substanzmissbrauch und zur Abhängigkeit zu verzeichnen. Bei verurteilten Straftätern oder Personen, die rechtswidrige Handlungen im schuldunfähigen Zustand oder im Zustand erheblich verminderter Schuldfähigkeit durchgeführt haben, ist demgegenüber ein nochmals deutlich erhöhter Anteil von Personen festzustellen, die Substanzkonsum betrieben haben. Hierbei ist insbesondere das Zusammenspiel von Substanzkonsum mit anderen psychiatrischen Erkrankungen bedeutsam. In Studien zeigt sich, dass bei einer Person, die an einer psychiatrischen Erkrankung leidet, das Risiko, eine Straftat zu begehen, durch einen komorbid vorliegenden Substanzkonsum massiv erhöht wird.
- Eine stark ausgeprägte akute Berauschung oder eine schwerst ausgeprägte Substanzabhängigkeit kann unter bestimmten Umständen zu einer erheblich verminderten Schuldfähigkeit oder Schuldunfähigkeit im Sinne der §§ 20 und 21 StGB führen.
- Rechtsbrecher, die eine Straftat hauptsächlich aufgrund einer Suchterkrankung/Substanzkonsumstörung begangen haben, können bei konkreter Aussicht auf Erfolg zur Entziehungsbehandlung in eine Entziehungsanstalt gemäß § 64 StGB eingewiesen werden, wobei diese Behandlung teilweise eine Gefängnisstrafe ersetzen kann.
- Im zivilrechtlichen Bereich kann bei Berauschung eine Geschäfts- oder Testierunfähigkeit gegeben sein und eine chronische Abhängigkeitserkrankung kann zum Erfordernis einer rechtlichen Betreuung führen.
- Im Bereich des öffentlichen Rechts kann es im Rahmen von Rauschzuständen dazu kommen, dass eine Unterbringung in einem psychiatrischen Krankenhaus zur Abwendung einer unmittelbaren Eigen- oder Fremdgefährdung im Sinne der Psychisch-Kranken-Hilfe-Gesetze/Unterbringungsgesetze der Länder erforderlich wird.

31.1 Allgemeine Einführung

Der Begriff „Forensik" stammt vom Lateinischen „forensis" und kann mit „zum Forum, Marktplatz gehörig" übersetzt werden. Der geschichtliche Hintergrund des Begriffs geht auf das antike Rom zurück, in dem die Abhaltung von Gerichtsprozessen, Urteilsverkündigungen und auch die Urteilsvollstreckung auf öffentlichen Marktplätzen stattfand. Im heutigen Sprachgebrauch beschreibt die Forensik einen Überbegriff für Arbeitsgebiete aus dem Bereich der Wissenschaft, die sich mit kriminellen Handlungen beschäftigen. Die **wesentlichen Aufgaben** der Forensischen Psychiatrie lassen sich mit der Untersuchung und Behandlung sowie mit der Begutachtung und der Unterbringung psychisch kranker Rechtsbrecher zusammenfassen. An dieser Stelle ist wichtig darauf hinzuweisen, dass die deutliche Mehrheit der Menschen mit psychischen Problemen niemals rechtswidrige Taten begeht und dass Straftaten, die von Menschen mit psychischen Problemen begangen werden, nicht zwingend etwas mit einer zufällig zum Deliktzeitpunkt vorliegenden psychiatrischen Erkrankung zu tun hat. Dennoch gibt es zahlreiche psychiatrische Erkrankungen, die mit einem erhöhten Risiko assoziiert sind, rechtswidrige Taten zu begehen (Caqueo-Urízar et al. 2016; Witt et al. 2013). Unter diesen Erkrankungsbildern spielen die Suchterkrankungen eine gewichtige Rolle. Die in diesem Zusammenhang relevanten Rechtsgebiete betreffen das Sozial- und Zivilrecht, vor allem aber auch das Strafrecht. In Letzterem machen Schuldfähigkeitsbegutachten für den psychiatrischen Gutachter einen Großteil der zu beantwortenden Fragestellungen aus, da die Frage nach der Schuldfähigkeit bereits bei geringen Rauschzuständen gestellt werden kann und zahlreiche Straftaten im intoxikierten Zustand begangen werden.

Auf Grund der Komplexität und der Anzahl der unterschiedlichen psychiatrischen Fragestellungen, aber auch aufgrund der Komplexität des Rechtssystems in Deutschland, dessen tiefergehende Kenntnis Voraussetzung für die gutachterlicher Tätigkeit ist, kann dieses Kapitel lediglich einen groben Überblick über das Thema Sucht und Forensik bieten. Für detaillierte Fragen und Einzelheiten ist an dieser Stelle an einschlägige Fachbücher der forensischen Psychiatrie und der Rechtswissenschaften zu verweisen. Das Hauptanliegen dieses Kapitels besteht in der Vermittlung von grundlegenden forensischen Begrifflichkeiten und einigen besonders relevanten Abschnitten der Gesetzestexte, die auch in der klinischen – nicht forensischen – Praxis eine Rolle spielen können.

31.2 Bedeutung von Substanzkonsum und Substanzmissbrauch

Die Bedeutung des Substanzkonsums für die Begehung von Straftaten ist seit jeher bekannt und in der Literatur seit Langem vielfach beschrieben worden. Dies ist in der abendländischen Kultur für den Alkohol ein bekanntes kulturelles Phänomen, wurde mittlerweile aber auch für vielfältige andere Substanzen beschrieben, mit denen Missbrauch betrieben wird. Die Einflüsse erstrecken sich nicht nur auf den süchtigen Konsum, sondern sind auch für den gelegentlichen Konsum beschrieben. Darüber hinaus kann der Konsum berauschender Mittel auch beim einzelnen Rausch, der noch nicht einmal im Rahmen einer süchtigen oder gewohnheitsmäßigen Missbrauchssituation auftreten muss, dazu führen, dass hierdurch Verhaltensweisen zustande kommen, die strafrechtlich oder zivilrechtlich, d. h. forensisch relevant sind. Insbesondere von Bedeutung ist hier in der Vergangenheit und auch heute noch der Konsum von Alkohol gewesen, wenn auch in den letzten Jahren zunehmend der Missbrauch von Aufputschmitteln und damit enthemmenden Drogen hinzutritt. In diesem Zusammenhang sind Amphetamine und ähnlich wirkende Substanzen zu nennen.

Die allgemeine Bedeutung von Substanzmissbrauch für die Wahrscheinlichkeit, dass eine Straftat begangen wird, wurde in epidemiologischen Studien belegt. Eine retrospektive Auswertung von 254 psychiatrischen Gutachten ergab, dass knapp zwei Drittel (64,6 %) der Straftäter zum Zeitpunkt des Delikts alkoholisiert waren und dass ein Viertel der Probanden (25,6 %) eine Alkoholabhängigkeit aufwies (Pillmann et al. 2000).

In einer Studie mit psychiatrischen Patienten, die aus psychiatrischen Kliniken entlassen worden sind, wurde nachgewiesen, dass diejenigen, die Substanzmissbrauch betrieben, signifikant häufiger **gewalttätig** geworden sind (Steadman et al. 1998). Interessanterweise wurde in dieser Studie der gleiche Befund auch in einer Gruppe von Kontrollprobanden aus der Bevölkerung erhoben, sodass sich aus dieser Studie nicht ergab, dass entlassene Patienten häufiger gewalttätig waren als gesunde Kontrollpersonen, sondern vielmehr sowohl bei den Patienten als auch bei den gesunden Kontrollprobanden diejenigen mit Substanzmissbrauch vermehrt Gewalt ausübten. In einer Studie an der schwedischen Bevölkerung, die alle von 1988 bis 2000 begangenen Gewaltverbrechen umfasste, zeigten Grann und Fazel (2004), dass 16 % aller Gewaltverbrechen durch Personen begangen worden waren, die nach einer Entlassung aus dem psychiatrischen Krankenhaus die Diagnose eines **Alkoholmissbrauchs** erhalten hatten. Darüber hinaus waren in dieser großen und wichtigen Studie mehr als ein Zehntel aller Täter bei Gewaltverbrechen in der Vergangenheit als **Drogenmissbrauch** betreibend diagnostiziert worden.

Untersuchungen zur Prävalenz von Substanzmissbrauch in Populationen von Inhaftierten ergaben teilweise weit divergierende Prävalenzraten. Laut einem Übersichtsartikel, in dem eine Metaanalyse von solchen Studien an Gefängnisinsassen durchgeführt wurde, reichten die festgestellten Prävalenzraten bei männlichen Insassen für Alkoholmissbrauch von 18–30 % sowie für Drogenmissbrauch von 10–48 % und bei weiblichen Inhaftierten von 10–24 % bzw. 30–60,4 % (Fazel et al. 2006). In diesem Zusammenhang ist es auch sehr wichtig darauf hinzuweisen, dass der Substanzmissbrauch nicht nur allein eine Rolle spielt, sondern insbesondere im Zusammenhang mit anderen psychischen Erkrankungen das Risiko erhöht, Gewaltdelikte zu begehen. So ist z. B. das insgesamt erhöhte Risiko von Patienten mit Schizophrenie, eine Gewalttat zu begehen, das in zahlreichen Studien festgestellt wurde, wesentlich mit auf den mit dieser Erkrankung häufig assoziierten Substanzmissbrauch zurückzuführen, wie eine Studie an dem die gesamte Bevölkerung umfassenden schwedischen Krankenregister ergab, welche die Jahre 1973–2006 umfasste (Fazel et al. 2009). Es ist davon auszugehen, dass sich die Wahrscheinlichkeit, dass eine Gewalttat begangen wird, durch die Tatsache eines bestehenden Alkohol- oder Drogenmissbrauchs bei Männern um etwa den Faktor 9–15 und bei Frauen um den Faktor 15–55 erhöht.

MERKE

Die neurobiologischen Mechanismen, die der Erhöhung der Wahrscheinlichkeit für die Begehung einer Gewalttat durch Drogen- oder Alkoholkonsum zugrunde liegen, sind substanzspezifisch und damit je nach konsumiertem Stoff unterschiedlich.

Beim Alkoholkonsum spielen in erster Linie neuronale Enthemmungsphänomene eine Rolle, die dadurch zustande kommen, dass durch eine vermehrte GABAerge Wirkung kognitive Kontrollprozesse verlangsamt und unterdrückt werden, die normalerweise für die Abschätzung und situationsadäquate Modulation von Handlungsimpulsen verantwortlich sind. So kommt es zum ungehinderten Ausagieren von Handlungsimpulsen, die im nicht berauschten Zustand unterdrückt worden wären. Bei der Intoxikation mit Stimulanzien (Amphetamine und Derivate) spielt hingegen eher die Verstärkung von Handlungsimpulsen eine Rolle. Es kommt zu einer vermehrten katecholaminergen Neurotransmission mit vermehrter Lokomotion, Antriebssteigerung und Zunahme von Impulsivität.

MERKE

Eine direkte Auslösung delinquenten Verhaltens durch den Konsum von Drogen oder Alkohol ist nicht anzunehmen

Hiervon wurde in der Vergangenheit gelegentlich ausgegangen, jedoch ließ sich ein solcher direkter Zusammenhang nicht bestätigen. Vielmehr ist davon auszugehen, dass durch den Konsum lediglich ohnehin vorhandene Handlungsimpulse entweder verstärkt neuronal repräsentiert werden und dadurch eine höhere Handlungswahrscheinlich-

31

keit zustande kommt, oder dass hemmende neuronale Einflüsse im Sinne kognitiver Kontrolle vermindert wirksam sind und auf diesem Wege die Wahrscheinlichkeit einer entsprechenden Handlung steigt.

31.3 Relevante Rechtsgebiete

Grundsätzlich spielt der Alkohol- und Substanzmissbrauch genauso wie im alltäglichen Leben in allen Rechtsgebieten eine Rolle, in denen Psychiater involviert sind. Der forensische Psychiater wird allerdings in der Regel mit dem Problem des Alkohol- und Substanzmissbrauchs konfrontiert, wenn es um die strafrechtliche Begutachtung von Straftätern geht, bei denen zum Tatzeitpunkt eine akute Intoxikation vermutet wird. In diesem Zusammenhang unterstützt er das Gericht, indem er sowohl das Bestehen als auch das Ausmaß der Intoxikation im Sinne der Rauschausprägung dem Gericht erläutert.. Zum einen ist in solchen Fällen zu beurteilen, ob qualitativ ein Zustand vorliegt, der vom Gesetz als dazu geeignet definiert ist, die Schuldfähigkeit zu beeinträchtigen. Zum zweiten muss im Einzelfall die quantitative Beeinträchtigung des Betroffenen eingeschätzt werden. Auf der Basis dieser zweischrittigen Einschätzung kann dann eine mögliche Beeinträchtigung der Schuldfähigkeit vom Gericht abgeschätzt werden.

Im Bereich des Zivilrechts geht es darum festzustellen, ob eine Person in der Lage ist, ihre Rechtsgeschäfte durchzuführen bzw. „zu besorgen", wie es in der deutschen Terminologie heißt. Hier ist es von psychiatrischer Seite einzuschätzen, ob durch den Substanz-/Alkoholmissbrauch Zustände eingetreten sind, die eine „freie Willensbildung" bei der betroffenen Person unmöglich machen.

Im Bereich des Sozialrechts kommen suchtmedizinische Fragestellungen hauptsächlich im Zusammenhang mit Rehabilitationsbehandlungsanträgen und deren Begutachtung vor. Derartige Begutachtungen werden in der Regel von suchtmedizinisch ausgewiesenen Psychiatern im Rahmen spezialisierter Einrichtungen, häufig auch durch die Rentenversicherung getragen, durchgeführt und sind seltener im Bereich der forensischen Psychiatrie anzutreffen.

31.3.1 Strafrechtliche Aspekte

Das gesellschaftliche Zusammenleben ist in vielen Lebensbereichen implizit geregelt und unterscheidet sich hinsichtlich gemeinsamer Wertvorstellungen und Normen je nach Kulturkreis. Individuelles dauerhaftes und unflexibles Verhalten, das von diesen Merkmalen abweicht, fällt im psychiatrischen Sinne in den Bereich der Persönlichkeitsstörungen. Verhaltensmuster, die außerhalb dieser sozialen und kulturellen Erwartungen, jedoch innerhalb der rechtsstaatlichen Ordnung auftreten, können als „Devianz" zusammengefasst werden. Demgegenüber abzugrenzen ist der Begriff der **Delinquenz.** Delinquentes (syn. kriminelles) Verhalten tritt dann auf, wenn besonders schützenswerte Rechtsgüter, zum Beispiel das Leben, die körperliche Unversehrtheit oder die individuelle Freiheit, durch das abweichende Verhalten verletzt werden. Durch die Legislative (Parlament) werden die entsprechenden Verletzungen gesellschaftlicher Regeln als Straftaten in einem Strafgesetzbuch definiert und spezifische Sanktionen (Strafen) für die einzelnen Regelverletzungen festgelegt. Werden Regeln übertreten, so wird durch die Judikative (Gerichtsbarkeit) festgestellt, inwiefern eine Regelverletzung vorliegt und welche Sanktion in welcher Schärfe gemäß der Gesetzeslage anzuwenden ist. Letztlich werden die durch die Gerichte ausgesprochenen Sanktionen von der Exekutive (Polizei, Strafvollzug/Justizbehörden) gemäß Anordnung umgesetzt.

Im Zusammenhang mit Suchterkrankungen lassen sich im Wesentlichen **drei Bereiche** abgrenzen, in denen delinquentes Verhalten auftritt:

- Erwerb, Anbau, Herstellung und Inverkehrbringen von Betäubungsmitteln, was vom Betäubungsmittelgesetz (§ 29 BtMG) unter Strafe gestellt wird.
- Straftaten, um den Konsum suchterzeugender Substanzen zu gewährleisten. Diese als sogenannte „Beschaffungskriminalität" bezeichneten Handlungen umfassen einerseits den illegalen Erwerb der Konsummittel (bspw. Rezeptfälschung, Einbrüche in Apotheken) und andererseits Straftaten, um den Substanzkonsum zu finanzieren (Diebstähle, Raubüberfälle, Verkauf von suchterzeugenden Substanzen).
- Besonders bedeutsam für die forensische Psychiatrie sind Straftaten, die im Rahmen akuter Rauschzustände begangen werden, und solche, die im Kontext einer „Zerrüttung des Persönlichkeitsgefüges" bei langjähriger Abhängigkeit erfolgen.

In der psychiatrischen Beurteilung spielt es vor allem bei dem zuletzt genannten Punkt zunächst eine Rolle, ob durch Alkohol-/Substanzmissbrauch eine Aufhebung oder Verminderung der Schuldfähigkeit festzustellen ist. Hierbei ist eine psychiatrische Begutachtung für die Entscheidungsfindung des Gerichts wesentlich. Zur Beantwortung dieser ersten Frage muss zudem geklärt werden, ob eine Maßregel zur Besserung und Sicherung gemäß Strafgesetzbuch durch das Gericht angeordnet werden soll. Hierzu muss ebenfalls durch den sachverständigen Psychiater das Gericht dahingehend beraten werden, inwiefern ein Betroffener entweder, wenn seine Schuldfähigkeit mindestens vermindert war, weiterhin aufgrund der Erkrankung gefährlich ist und damit in einem psychiatrischen Krankenhaus untergebracht werden muss (gem. § 63 StGB) oder die Straftaten ursächlich auf den Alkohol-/Substanzmissbrauch zurückzuführen sind und hierdurch eine fortdauernde Gefährlichkeit besteht und damit eine Unterbringung in einer Entziehungsanstalt (gem. § 64 StGB) anzuordnen ist.

Schuldfähigkeit

Grundlage der psychiatrischen Begutachtung zur Schuldfähigkeit sind die §§ 20/21 StGB:

§ 20 Schuldunfähigkeit wegen seelischer Störungen

Ohne Schuld handelt, wer bei Begehung der Tat wegen einer krankhaften seelischen Störung, wegen einer tiefgreifenden Bewusstseinsstörung, wegen einer Intelligenzminderung oder einer schweren anderen seelischen Störung unfähig ist, das Unrecht der Tat einzusehen oder nach dieser Einsicht zu handeln.

§ 21 Verminderte Schuldfähigkeit

Ist die Fähigkeit des Täters, das Unrecht der Tat einzusehen oder nach dieser Einsicht zu handeln, aus einem der in § 20 bezeichneten Gründe bei Begehung der Tat erheblich vermindert, so kann die Strafe nach § 49 Abs. 1 gemildert werden.

Um die Frage der Schuldfähigkeit fundiert beantworten zu können, besteht eine essentielle Aufgabe der Gutachtenserstellung darin, die Persönlichkeit und die subjektive Realität des Probanden zum Zeitpunkt des Anlassdelikts im Rahmen einer Tatanalyse nachzuvollziehen.

Dabei gilt es sowohl akute neuropsychiatrische Ausfallerscheinungen durch die Intoxikation als auch durch chronischen Substanzkonsum bedingte Störungen der Primärpersönlichkeit oder bereits eingetretene organische Veränderung zerebraler Strukturen zu berücksichtigen. Entsprechend des vorliegenden psychopathologischen Syndroms erfolgt dann die Zuordnung zu einem der in § 20 StGB genannten Eingangsmerkmale.

- Das **Merkmal „krankhafte seelische Störung"** umfasst psychische Störungen, für die eine wesentliche somatische Genese angenommen wird. Dies betrifft die schizophrenen und affektiven Psychosen, organische psychische Störungen einschließlich der Anfallsleiden, Autismus-Spektrum-Störungen und die hyperkinetischen Störungen. Zudem werden unter diesem Merkmal psychiatrische Störungen subsummiert, die auf die Einwirkung von Alkohol und anderen psychotropen Substanzen zurückgehen. Entsprechend der juristischen Systematik des § 20 StGB sind somit Intoxikationszustände aber auch organische Persönlichkeitsveränderungen nach chronischem Substanzkonsum als „krankhafte seelische Störung" zu klassifizieren.
- Das Merkmal **„tiefgreifende Bewusstseinsstörung"** meint psychische Ausnahmezustände außerhalb umschriebener psychiatrischer Störungsbilder, die mit einer Trübung bzw. einer teilweisen Ausschaltung des Selbst- oder Außenweltbewusstseins einhergehen und zu einer erheblichen Einschränkung der psychischen Funktionsfähigkeit führen. Insbesondere betrifft dies Zustände, die mit einer deutlichen affektiven Erregung (z. B. Angst, Panik, Wut, Erregung) einhergehen oder Folge psychischer und körperlicher Erschöpfung sind (z. B. nach Schlafentzug, Übermüdung).
- Unter dem **Merkmal „Intelligenzminderung"** sind diejenigen intelligenzgeminderten Menschen einzuordnen, bei denen keine organische Ursache der intellektuellen Minderbegabung postuliert wird oder nachweisbar ist.
- Das **Merkmal „schwere andere seelische Störung"** bezieht sich im juristischen Sinne auf psychiatrische Erkrankungen, die auf nicht nachweisbaren oder vermuteten organischen Defekten beruhen. Dies betrifft Persönlichkeitsstörungen, traumaassoziierte Störungen, Störungen der Impulskontrolle und paraphile Störungen. Nicht zuletzt werden hier auch die Abhängigkeitserkrankungen eingeordnet, insbesondere wenn noch keine organische Persönlichkeitsveränderung nach chronischem Substanzkonsum eingetreten ist. Hinsichtlich der Zuordnung einer psychiatrischen Erkrankung oder eines psychopathologischen Syndroms zu einem Eingangsmerkmal des § 20 StGB ist es wichtig anzumerken, dass es dabei entgegen dem üblichen Vorgehen in der klinischen Praxis weniger um das alleinige Bejahen bestimmter Symptome geht. Für die Beurteilung, ob im juristischen Sinne ein Eingangsmerkmal vorliegt, müssen die psychiatrischen Auffälligkeiten einen solchen Ausprägungsgrad erreichen, dass es zu relevanten Funktionseinschränkungen kommt, die sich im Alltag und Leben des Betroffenen belegbar wesentlich auswirken und sich in der Durchführung oder der Ausgestaltung der Tat niederschlagen.

Hinsichtlich der Bedeutung des Alkohol-/Substanzkonsums spielen hier zum einen akute Intoxikationen eine wichtige Rolle. Zum anderen ist aber auch eine chronische Abhängigkeit zu berücksichtigen, die wie ausgeführt ebenfalls im Rahmen der Schuldfähigkeit wichtig sein kann.

Akute Intoxikation

Bei einer akuten Intoxikation mit Alkohol ist zunächst davon auszugehen, dass es sich um einen vorübergehenden Zustand handelt. Da es sich um eine exogen verursachte Veränderung der neuronalen Aktivität (Hirntätigkeit) handelt, ist definitionsgemäß das Eingangskriterium „krankhafte seelische Störung" gemäß § 20 StGB anzuwenden. Analog sind akute Intoxikationen durch andere Substanzen einzuordnen. Wenn im ersten Schritt der gutachterlichen Einschätzung diese qualitative Festlegung des Eingangskriteriums erfolgt ist, muss im zweiten Schritt gutachterlich eingeschätzt werden, inwiefern die vorliegende Symptomatik quantitativ zu Beeinträchtigungen führt. Dazu muss anhand der beobachteten und aktenkundigen Symptomatik der Schweregrad der Intoxikation eingeschätzt werden.

Bei der **Beurteilung des Schweregrades einer Alkoholintoxikation** hat sich die Einschätzung der Ausfallerscheinungen anhand der vier Achsensyndrome nach Kröber (2001) in der gutachterlichen Praxis bewährt:

- Körperlich-neurologische Symptome: Beeinträchtigung der Koordination und der Motorik wie Vergröberung

von Bewegungsabläufen, Störungen der Feinmotorik, undeutliche, verwaschene Sprache, unsicheres Gangbild, Übelkeit, Erbrechen und Schwindel
- Kognitive Symptome: Quantitative Abnahme der Bewusstseinslage, Störungen der Konzentration und des Gedächtnisses, des formalen und inhaltlichen Denkens (Größenideen, Selbstüberschätzung) und Abnahme der Kritikfähigkeit
- Affektive Symptome: euphorische Stimmungslage oder dysphore Gereiztheit, Stimmungsschwankungen und Affektlabilität.
- Verhaltensauffälligkeiten: Störungen des Antriebs in positiver als auch in negativer Richtung, Distanzlosigkeit, erhöhte Impulsivität, ungerichteter Handlungsdrang, erhöhte Streit- oder Kampfbereitschaft

Auf Basis dieser Achsensyndrome lässt sich eine Einstufung des Schweregrades des Rauschs durchführen. Im klinischen Gebrauch hat sich die Einteilung in den leichten, mittelschweren und schweren Rausch etabliert. Hierbei ist jedoch darauf hinzuweisen, dass keine harten Kriterien für die Abgrenzung der unterschiedlichen Stadien existieren.

- Als Anhaltspunkte für einen **leichten Rausch** gelten eine wahrnehmbare Euphorisierung des Betroffenen, eine Zunahme der Aktivität und der Erregung, vermehrt impulshaftes Handeln ohne genaue Prüfung der Konsequenzen. Körperlich sind leichte Koordinationsstörungen und recht früh bei genauer Untersuchung eine Störung der Augenbewegungen festzustellen (v. a. horizontaler Endstellungsnystagmus).
- Vom **mittelschweren Rausch** spricht man, wenn das Handeln ziellos wird, eine starke Enthemmung vorliegt, massive Impulsivität besteht und eine auffällige Perforationsneigung auftritt. Im neurologisch-körperlichen Bereich sind in diesem Stadium ausgeprägte Koordinationsschwierigkeiten durch eine Beeinträchtigung der Kleinhirnfunktion im Sinne von Ataxie sowie ausgeprägten Augenbewegungsstörungen (Nystagmus) festzustellen.
- Beim **schweren Rausch** treten Bewusstseinsstörungen bis hin zur Somnolenz auf; die Betroffenen können die Situation nicht mehr einschätzen und verkennen diese. Die Sprache ist deutlich beeinträchtigt bis unverständlich, und inhaltlich werden inadäquate Äußerungen gemacht. Körperlich-neurologisch ist die Stand- und Gangfähigkeit deutlich beeinträchtigt bis zur Stand- und Gangunfähigkeit.

MERKE

Sonderfall: „pathologischer Rausch"?

Der Begriff „pathologischer Rausch" wurde in der forensischen Literatur über lange Zeit verwendet. Darunter verstand man Verhaltensauffälligkeiten wie verbale Aggressivität und körperliche Gewalttätigkeit, die für eine davon betroffene Person vollkommen untypisch sind und die innerhalb weniger Minuten nach einem Alkoholkonsum auftreten, wobei es sich um geringe Mengen konsumierten Alkohols handelt, sodass niedrige Blutalkoholkonzentrationen vorliegen. Obwohl dieser Begriff in die ICD-10 aufgenommen wurde, existieren keine konsentierten diagnostischen Kriterien für die Feststellung dieser Diagnose. Daher ist die Verwendung dieser diagnostischen Kategorie zweifelhaft.

Bei der Einschätzung der **Schuldfähigkeit** ist, wie stets in der forensischen Begutachtung, in einem mehrschrittigen Verfahren vorzugehen. In einem ersten Schritt wird zunächst qualitativ festgestellt, ob eine psychiatrische Diagnose, in diesem Fall eine Intoxikation bzw. ein Rauschzustand, vorgelegen hat. Ist dies zu bejahen, und damit aus forensisch-psychiatrischer Sicht eine Erkrankung bzw. ein Zustand gegeben, der die Zuordnung zur Kategorie der „krankhaften seelischen Störung" gemäß § 20 StGB erlaubt, so ist im zweiten Schritt zu prüfen, ob und inwiefern aufgrund dieser Störung die Einsichts- oder Schuldfähigkeit des Betroffenen eingeschränkt war. Auf dieser zweiten Stufe der genauen Einschätzungen der Auswirkungen der Intoxikation auf die Einsichts- und Steuerungsfähigkeit müssen erneut Merkmale herangezogen werden, die oben bereits bei der Kategorisierung der Rauschzustände aufgezählt wurden. Darüber hinaus sollte der forensisch-psychiatrische Gutachter ebenfalls die vom Gericht gelieferten Anknüpfungstatsachen mit einbeziehen, die Auskunft über den Tathergang und das Verhalten des Probanden geben, dessen Intoxikation und Beeinträchtigung zu beurteilen sind.

Die Diskussion der Einsichts- und Steuerungsfähigkeit im zweiten Schritt der Schuldfähigkeitsbegutachtung erfolgt getrennt voneinander. Bei einer fehlenden Einsichtsfähigkeit erübrigt sich jedoch die Diskussion über das Vorliegen der Steuerungsfähigkeit, da der Rahmen der Beurteilung der Steuerungsfähigkeit aufgrund der fehlenden Einsicht in das Unrecht der Tat nicht mehr gegeben ist. Die Einsichtsfähigkeit ist im Rahmen von Rauschzuständen nur in Ausnahmefällen aufgehoben und in der Regel nur dann, wenn es durch die Intoxikation zu einer hochgradigen Störung der Kognition mit Orientierungsstörungen und Störungen der Bewusstseinslage kommt. Somit ist in den meisten Fällen eine dezidierte Diskussion der Auswirkungen der Intoxikation auf die Steuerungsfähigkeit anzeigt.

Bei der Einschätzung der **Verminderung der Steuerungsfähigkeit** durch einen Rauschzustand hat der Sachverständige ebenfalls in Betracht zu ziehen, welches Rechtsgut bei der rechtswidrigen Handlung betroffen ist. Handelt es sich hier um ein Bagatelldelikt, so ist eine andere, deutlich niedrigere Schwelle für die Aufhebung oder erhebliche Verminderung der Steuerungsfähigkeit anzusetzen als bei schweren Delikten, z. B. Tötungsdelikten.

Die für die Alkoholintoxikation ausgeführten forensischen Überlegungen hinsichtlich der Schuldfähigkeit gelten sinngemäß ebenfalls für die illegalen Drogen. Dabei sind die Symptome selbstverständlich entsprechend den jeweiligen Wirkprofilen unterschiedlich und führen auch zu anders gearteten Ausfällen bei den Betroffenen. Für die Relevanz der Drogenintoxikation im forensischen Sinne kommt es darauf an, ob eine „Erschütterung der Persönlichkeit" durch den Intoxikationszustand entstanden ist. Erst dann kann angenommen werden, dass eine „krankhafte seelische Störung" im Sinne des § 20 StGB vorliegt. Im Anschluss wiederum ist in einem zweiten Schritt, wie oben ausgeführt, zu prüfen, ob die Intoxikation zu einer Beeinträchtigung der Einsichts- oder Steuerungsfähigkeit geführt hat. Dies erfordert eine große Sorgfalt des Gutachters, der sich insbesondere der Tatanalyse widmen muss, um die weniger typischen Zeichen der Intoxikation nicht zu übersehen. Zeugen fällt es in der Regel leichter, alkoholintoxikierte Personen zu identifizieren als Personen, die mit illegalen Drogen intoxikiert sind.

§ 323a StGB: Vollrausch

„Wer sich vorsätzlich oder fahrlässig durch alkoholische Getränke oder andere berauschende Mittel in einen Rausch versetzt, wird mit Freiheitsstrafe bis zu fünf Jahren oder mit Geldstrafe bestraft, wenn er in diesem Zustand eine rechtswidrige Tat begeht und ihretwegen nicht bestraft werden kann, weil er infolge des Rausches schuldunfähig war oder weil dies nicht auszuschließen ist. […]"

Hinzuweisen ist an dieser Stelle auf die juristische Konstruktion der „vorverlegten Schuld", die nämlich dann anzunehmen ist, wenn eine Person wissentlich oder fahrlässig einen Rausch herbeiführt und dabei weiß, dass sie später im Rauschzustand eine Rechtsverletzung begehen oder wahrscheinlich begehen wird (in der Regel Teilnahme am Straßenverkehr). Für diese Situation wird auch der Begriff „actio libera in causa" verwendet, und es existiert ein spezifischer Paragraf, der für diese Fälle herangezogen wird (§ 323a StGB). Darin ist geregelt, dass bei einem objektiv schuldhaft oder fahrlässig herbeigeführten Rausch eine durch den Rausch im Zustand der erheblich verminderten oder aufgehobenen Schuldfähigkeit begangene Tat nicht nach der für diese Tat bestimmten Vorschrift bestraft wird, sondern der Vollrausch an sich gemäß § 323a StGB als Straftat gilt.

Chronischer Missbrauch und Abhängigkeit

Im Kontext der forensischen Psychiatrie haben chronischer Missbrauch und Abhängigkeit von Substanzen eine wichtige Bedeutung. Vielfältige Delikte werden durch Täter verübt, die chronischen Substanzmissbrauch betreiben, sei es auf dem Boden einer Abhängigkeit oder sei es nur im Rahmen eines schädlichen Gebrauchs. Zum einen liegt es natürlich auf der Hand, dass Personen, die chronischen Missbrauch betreiben oder abhängig von Substanzen sind, häufiger in Intoxikationszustände geraten und dadurch die Wahrscheinlichkeit von Straftaten erhöht ist. Zum anderen kommt es aber durch chronische oder suchtbedingte Einnahme vieler Substanzen zu Schädigungen, die wiederum selbst zu herabgesetzter oder aufgehobener Schuldfähigkeit führen können. In diesem Kontext ist das Phänomen der „Depravation" zu nennen. Darunter versteht man eine Veränderung und einen Zerfall des Persönlichkeitsgefüges, der dazu führt, dass den betroffenen Personen Ideale, Werte und ethische Maßstäbe verloren gehen und ihre Bestrebungen hauptsächlich auf Belange des Substanzkonsums, insbesondere auf die Beschaffung der Substanzen ausgerichtet sind. Es wird davon ausgegangen, dass hierbei auch hirnorganische Veränderungen durch die langfristige Einwirkung von Substanzen eine Rolle spielen. Dies ist insbesondere bei Alkoholikern vielfältig beschrieben. Sind organische Veränderungen nachweisbar, so erfolgt die Zuordnung des psychopathologischen Bildes zum Eingangsmerkmal der „krankhaften seelischen Störung". Sind diese jedoch nicht nachweisbar und sind lediglich Verhaltens- und Wesensänderungen mit relevanten Funktionseinschränkungen der Primärpersönlichkeit feststellbar, so ist das Abhängigkeitssyndrom dem Eingangsmerkmal der „schweren anderen seelischen Störung" zuzuordnen.

Werden Substanzen über lange Zeit in ausreichend hoher Dosis zugeführt, so entstehen Abhängigkeitssyndrome (Mechanismen s. die entsprechenden Kapitel in diesem Buch). Bei Substanzabhängigkeit führt eine Reduktion der Dosis zum Entzugssyndrom. Bei illegalen Drogen ist im Unterschied zu Alkohol auch häufiger der Drogenentzug anstelle der akuten Intoxikation im Rahmen von Delinquenz zu beurteilen, vor allem, wenn es sich um Beschaffungskriminalität handelt. Im Drogenentzug muss eingeschätzt werden, ob eine psychische oder körperliche Entzugssymptomatik vorliegt, die ebenfalls, analog zur Intoxikation, zu einer entsprechenden „Erschütterung der Persönlichkeit" führt. Ist dies aus Sachverständigensicht zu bejahen, dann ist ebenfalls von den Voraussetzungen für die Annahme einer „krankhaften seelischen Störung" gemäß § 20 StGB auszugehen. Bei ausgeprägter Entzugssymptomatik ist in der Regel davon auszugehen, dass eine erheblich verminderte Steuerungsfähigkeit gemäß § 21 StGB vorliegt, während die Einsichtsfähigkeit in der Regel als gegeben zu betrachten ist – wobei auch hier schwerste Entzugssymptome als Ausnahme zu nennen sind.

Maßregeln zur Besserung und Sicherung

Im deutschen Strafgesetzbuch sind verschiedene Maßregeln zur Besserung und Sicherung vorgesehen. Davon kommen im forensisch-psychiatrischen Kontext des Substanzmissbrauchs und der Abhängigkeit im Wesentlichen die §§ 63, 64 StGB zur Anwendung.

§ 63: Unterbringung in einem psychiatrischen Krankenhaus

„Hat jemand eine rechtswidrige Tat im Zustand der Schuldunfähigkeit (§ 20) oder der verminderten Schuldfähigkeit (§ 21) begangen, so ordnet das Gericht die Unterbringung in einem psychiatrischen Krankenhaus an, wenn die Gesamtwürdigung des Täters und seiner Tat ergibt, dass von ihm infolge seines Zustandes erhebliche rechtswidrige Taten, durch welche die Opfer seelisch oder körperlich erheblich geschädigt oder erheblich gefährdet werden oder schwerer wirtschaftlicher Schaden angerichtet wird, zu erwarten sind und er deshalb für die Allgemeinheit gefährlich ist. Handelt es sich bei der begangenen rechtswidrigen Tat nicht um eine im Sinne von Satz 1 erhebliche Tat, so trifft das Gericht eine solche Anordnung nur, wenn besondere Umstände die Erwartung rechtfertigen, dass der Täter infolge seines Zustandes derartige erhebliche rechtswidrige Taten begehen wird."

Gemäß § 63 StGB hat das Gericht eine Unterbringung in einem psychiatrischen Krankenhaus anzuordnen, wenn eine Person eine Tat verübt hat und dabei gem. § 20 StGB oder § 21 StGB schuldunfähig oder erheblich vermindert schuldfähig war. Allerdings müssen auch noch die Voraussetzungen erfüllt sein, dass von dieser Person weitere „erhebliche rechtswidrige Taten“ zu erwarten sind. Aufgrund dieser Vorbedingung, dass nämlich auf dem Boden der Erkrankung, die zur Anwendung der §§ 20, 21 StGB geführt hat, eine weitere Gefährlichkeit fortbesteht, kommen akute Intoxikationen, die dem Wesen nach vorübergehender Natur sind, als Einweisungsgrund hier nicht in Betracht. Wichtig ist in diesem Zusammenhang hervorzuheben, dass die häufige Konstellation psychiatrischer Komorbidität mit Substanzmissbrauch selbstverständlich anders zu bewerten ist: Wenn eine psychiatrische Erkrankung vorliegt, die im Zusammenspiel mit Substanzmissbrauch, der durch sie begünstigt wird, zu der verminderten oder aufgehobenen Schuldfähigkeit geführt hat, dann liegt wiederum eine überdauernde Erkrankung vor, die eine Einweisung in ein psychiatrisches Krankenhaus gem. § 63 StGB zulässt.

§ 64: Unterbringung in einer Entziehungsanstalt

„Hat eine Person den Hang, alkoholische Getränke oder andere berauschende Mittel im Übermaß zu sich zu nehmen, und wird sie wegen einer rechtswidrigen Tat, die überwiegend auf ihren Hang zurückgeht, verurteilt oder nur deshalb nicht verurteilt, weil ihre Schuldunfähigkeit erwiesen oder nicht auszuschließen ist, so soll das Gericht die Unterbringung in einer Entziehungsanstalt anordnen, wenn die Gefahr besteht, dass sie infolge ihres Hanges erhebliche rechtswidrige Taten begehen wird; der Hang erfordert eine Substanzkonsumstörung, infolge derer eine dauernde und schwerwiegende Beeinträchtigung der Lebensgestaltung, der Gesundheit, der Arbeits- oder der Leistungsfähigkeit eingetreten ist und fortdauert. Die Anordnung ergeht nur, wenn aufgrund tatsächlicher Anhaltspunkte zu erwarten ist, die Person durch die Behandlung in einer Entziehungsanstalt innerhalb der Frist nach § 67d Absatz 1 Satz 1 oder 3 zu heilen oder über eine erhebliche Zeit vor dem Rückfall in den Hang zu bewahren und von der Begehung erheblicher rechtswidriger Taten abzuhalten, die auf ihren Hang zurückgehen.“

Gemäß § 64 StGB sind Täter, die aufgrund eines „Hanges“ berauschende Mittel „im Übermaß“ nehmen und deshalb Delikte begehen, in eine Entziehungsanstalt einzuweisen. Es ist darauf hinzuweisen, dass Voraussetzung für eine solche Einweisung gem. § 64 StGB keineswegs ist, dass eine Tat im Zustand der verminderten Schuldfähigkeit oder Schuldunfähigkeit gem. §§ 20, 21 StGB begangen worden ist, wenn auch wiederum dieses eine Unterbringung gem. § 64 StGB in einer Entziehungsanstalt nicht ausschließt. Von kritischer Bedeutung ist bei der Anwendung des § 64 StGB der Rechtsbegriff **„Hang“.** Darunter ist zu verstehen, dass ein Betroffener durch eine bestimmte Disposition dazu neigt, im Übermaß Rauschmittel zu nehmen. Voraussetzung für die Anwendung ist ebenfalls, dass dieser Hang zur Berauschung im Übermaß ursächlich für die Begehung der Straftaten ist, dass diese also direkt auf das Übermaß zurückzuführen sind bzw. ohne den Rausch durch die Einnahme der Substanzen im Übermaß oder den Drang zu dessen Herbeiführung (Beschaffungskriminalität!) nicht zustande gekommen wären („Symptomatizität“).

Mit der Neuregelung des § 64 StGB im Jahr 2023 wurde der Rechtsbegriff des „Hangs“ weiter spezifiziert. Seitdem ist ein Hang entsprechend des § 64 StGB nur dann zu bejahen, wenn dieser mit einer „Substanzkonsumstörung“ einhergeht. Letzte stellt ebenfalls einen Rechtsbegriff dar, dem kein direktes Korrelat der gängigen Diagnosemanuale entgegengestellt werden kann. Neben dem alleinigen „Hang“ zum Konsum berauschender Mittel und daraus resultierender Kriminalität sind nun auch aus dem Konsum resultierende Funktionseinschränkungen in mehreren Lebensbereichen nachzuweisen, um die medizinischen Voraussetzungen zur Anwendung des § 64 StGB zu erfüllen.

Des Weiteren ist in der Vorschrift eine **negative Legalprognose** Voraussetzung für die Anordnung der Unterbringung, da dort gesagt wird, dass weitere erhebliche Taten zu erwarten sein müssen. Letzte und wichtige Voraussetzung ist eine **positive Behandlungsprognose,** da gefordert wird, dass der Betroffene mindestens für eine „erhebliche“ Zeit vor einem Rückfall zu bewahren sein muss. Darüberhinaus ist in der Neufassung des § 64 StGB explizit gefordert, dass „tatsächliche Anhaltspunkte“ erwarten lassen, dass diese Behandlung erfolgreich sein wird – und dieser Erfolg eben über erhebliche Zeit anhält. Die Interpretation dieser Zeit ist in der Rechtsprechung durchaus so gehandhabt worden, dass bereits ein Zeitraum von mehreren Wochen im Falle von schwer Drogenabhängigen und schwer Alkoholabhängigen als eine solche Zeit betrachtet wird. Nur in solchen Zeitfenstern ist es bei entsprechenden Patienten überhaupt möglich, eine Abstinenzmotivation für weitere Behandlungen herauszubilden, die für die zukünftige Therapie von elementarer Bedeutung ist. Häufig kommt es zu Verwirrung, wenn vor Gericht über Täter verhandelt wird, die eine nicht substanzgebundene Abhängigkeit aufweisen, da auch hier eine Unterbringung in einer Behandlungseinrichtung sinnvoll erscheint. Allerdings ist § 64 StGB hierfür nicht anwendbar, da explizit von einem Hang zur Einnahme von berauschenden Substanzen die Rede ist, also die Substanz unabdingbar ist. Im Gegensatz zum § 63 StGB ist die Unterbringung in einer Entziehungsanstalt zeitlich nicht unbegrenzt, sondern wird im Rahmen des Urteilsspruch zeitlich befristet. Die maximale Dauer der Unterbringung nach § 64 StGB ist auf zwei Jahre begrenzt.

§ 35 BtMG: Zurückstellung der Strafvollstreckung

„Ist jemand wegen einer Straftat zu einer Freiheitsstrafe von nicht mehr als zwei Jahren verurteilt worden und ergibt sich aus den Urteilsgründen oder steht sonst fest, dass er die Tat auf Grund einer Betäubungsmittelabhängigkeit begangen hat, so kann die Vollstreckungsbehörde mit Zustimmung des Gerichts des ersten Rechtszuges die Vollstreckung der Strafe, eines Strafrestes oder der Maßregel der Unterbringung in einer Entziehungsanstalt für längstens zwei Jahre zurückstellen, wenn der Verurteilte sich wegen seiner Abhängigkeit in einer seiner Rehabilitation dienenden Behandlung befindet oder zusagt, sich einer solchen zu unterziehen, und deren Beginn gewährleistet ist. Als Behandlung gilt auch der Aufenthalt in einer staatlich anerkannten Einrichtung, die dazu dient, die Abhängigkeit zu beheben oder einer erneuten Abhängigkeit entgegenzuwirken […]"

In dieser Vorschrift ist festgelegt, dass eine Strafe unter bestimmten Voraussetzungen bei Delikten zurückgestellt werden kann, die aufgrund einer Betäubungsmittelabhängigkeit begangen worden sind. Eine der genannten Voraussetzung ist, dass ein Betroffener sich in Therapie befindet oder zusagt, sich in eine solche zu begeben. Hierbei muss eine staatlich anerkannte Einrichtung aufgesucht werden. Voraussetzung ist weiterhin, dass die Strafe bzw. ein noch zu verbüßender Strafrest zwei Jahre nicht übersteigt. Wiederum hat die Vorschrift nicht zur Voraussetzung, dass eine erheblich verminderte oder aufgehobene Schuldfähigkeit vorliegt. Sie ist vielmehr darauf gerichtet, Täter mit einer nicht zu hohen Strafe, d. h. nicht allzu schweren Delikten, in eine Behandlung zu bringen, die primär einer Resozialisierung dient. Darüber hinaus ist bei dieser Vorschrift explizit die Betäubungsmittelabhängigkeit Voraussetzung für die Anwendung. Sie richtet sich also speziell an solche Täter, bei denen ein starker Faktor für die Tatbegehung die Abhängigkeit ist und weniger der allgemeine Hang zur Delinquenz. Auch hat sie im Vergleich zur Unterbringung in einer Entziehungsanstalt gem. § 64 StGB weniger Sicherungscharakter als resozialisierenden und heilenden Charakter. Auch bei dieser Vorschrift ist auf die spezifische Formulierung hinzuweisen, die nur Betäubungsmittelabhängigkeit als Eingangskriterium nennt und damit Alkoholabhängigkeit und andere Abhängigkeit ausschließt.

31.3.2 Therapie im Maßregelvollzug – Konzeptualisierung von Entziehungsanstalten

Die Ausgestaltung der therapeutischen Inhalte für suchtkranke Menschen in Entziehungsanstalten ähnelt in weiten Teilen der Struktur einer Suchtbehandlung außerhalb des Maßregelvollzugs. Ein besonderes Augenmerk liegt bei der Therapieplanung vor allem auf der Nachsorge der Patienten, die zuvor über einen längeren Zeitraum in einer Entziehungsanstalt behandelt wurden. Insbesondere die teils lange Behandlungsdauer von maximal zwei Jahren mit vorheriger Inhaftierung birgt das große Risiko für die Entstehung von Hospitalisierungstendenzen und damit einhergehenden Einbußen des strukturellen und persönlichen sozialen Funktionsniveaus, die nach Entlassung wieder zu einem erhöhten Risiko für einen Rückfall mit psychotropen Substanzen beitragen. Neben der eigentlichen suchtspezifischen Behandlung spielen daher die Entlassplanung, die Reintegration in das poststationäre Leben und der Aufbau ambulanter Nachsorgestrukturen eine bedeutende Rolle für sowohl die Legal- als auch die Krankheitsprognose.

Die Therapie im Maßregelvollzug gestaltet sich analog zu den etablierten Konzepten der Suchtbehandlung und gliedert sich in **Motivation, Entgiftung, Entwöhnung und Rehabilitation.** In der alltäglichen strukturellen Ausgestaltung gilt der Aufbau von gut organisierten therapeutischen Gemeinschaften mit einer hohen Alltagsverantwortung der Patienten, sinngebender Arbeitstätigkeit und aktiver Freizeitgestaltung mit Sport- und Kulturangeboten entsprechend der Leitlinien der Arbeitsgemeinschaften der Wissenschaftlichen Medizinischen Fachgesellschaften als kunstgerecht (AWMF) (Havemann-Reinecke et al. 2004). Die gängigen Inhalte der vorzugsweise im Gruppensetting anzubietenden suchtspezifischen Psychotherapie werden in Entziehungsanstalten um den Punkt der Deliktbearbeitung ergänzt (Müller et al. 2017).

Neben der Vermittlung allgemeiner psychoedukativer Inhalte zum Thema Sucht und Kriminalität ist die Entwicklung einer individuellen Delinquenzhypothese zentral, die durch die Erarbeitung von Risikofaktoren und protektiven Faktoren ergänzt wird. Der Ansatz eines individualisierten Vorgehens ist insbesondere vor dem Hintergrund eines fehlenden deterministischen Zusammenhangs zwischen konsumierter Substanz und Deliktart wichtig.

Wie aus der klinischen Praxis bekannt, liegen Suchterkrankungen oftmals gemeinsam mit anderen komorbiden psychiatrischen Erkrankungen vor. Neben der reinen Behandlung der Abhängigkeitserkrankung ist daher auch eine suffiziente **Therapie der Komorbiditäten** im Maßregelvollzug geboten. Für die Behandlung der häufig begleitend vorliegenden Persönlichkeitsstörung vom emotional-instabilen Typus hat sich die auch sonst als sehr wirksam nachgewiesene dialektisch-behaviorale Therapie (DBT) bei Patienten im Maßregelvollzug in einer spezifisch für forensisches Klientel entwickelten Variante (DBT-F) als erfolgreich erwiesen (Oermann 2013). Aber auch die bei anderen Persönlichkeitsstörungen wirksamen Verfahren wie die Schematherapie, die mentalisierungsbasierte Therapie oder psychodynamische Verfahren wie die übertragungsfokussierte Psychotherapie werden nach vorheriger Anpassung auf das forensische Setting erfolgreich im Maßregelvollzug angewandt (Endrass und Bessler 2012).

Die darüber hinaus zahlreich vorliegenden psychiatrischen Komorbiditäten gilt es genauso leitliniengerecht zu behandeln wie die somatischen Folgen von Alkohol- oder

Drogenkonsum. Auch auf kostenintensive Behandlungen wie antiretrovirale Medikamente zur Therapie einer Infektion mit dem HI-Virus oder die Pharmakotherapie einer Hepatitis-C-Infektion haben Menschen im Maßregelvollzug Anspruch.

Trotz des intensiven therapeutischen Angebots in den Entziehungsanstalten und trotz der explizit als Voraussetzung zur Anwendung des § 64 StGB festgehaltenen, notwendigen Aussicht auf Behandlungserfolg, brechen in etwa die Hälfte aller nach § 64 StGB untergebrachten Menschen die Behandlung vorzeitig ab. Dies bedeutet zwar eine geringere **Abbruchquote** als außerhalb des Maßregelvollzugs (50 % vs. 57 %), dennoch ist diese vor allem vor dem Hintergrund der damit im Zusammenhang stehenden Delinquenz als sehr hoch einzustufen (Zurhold und Reimer 2013). Auch eine Verschärfung der inhaltlichen Voraussetzungen zur Anwendung des § 64 StGB im Jahr 2007 sowie die Maßgabe, die Entzugsbehandlung regelhaft ans Ende des Vollzugs und nach dem Strafvollzug zu setzen, änderte bisher wenig an den hohen Abbruchquoten. Entsprechend der aktuellen Studienlage gibt es weiterhin keine verlässlichen aussagekräftigen Prädiktoren, die eine erfolgreiche suchtspezifische Behandlung im Maßregelvollzug voraussagen können (Querengässer et al. 2018b, 2018a). Möglicherweise mitbedingt durch die hohen Abbruchquoten und einer Wiederaufnahme des Substanzkonsums weisen Menschen, die aus einer Entziehungsanstalt entlassen oder deren Behandlung als erledigt erklärt worden ist, vergleichsweise hohe **Rückfallraten** hinsichtlich delinquenter Verhaltensweisen auf. Gut 48 % der Verurteilten, auf die der § 64 StGB angewendet wurde, werden nach Erledigung des Straf- und Maßregelvollzugs wieder mit rechtswidrigem Verhalten straffällig (Jehle et al. 2016).

31

31.3.3 Zivilrechtliche Aspekte

Bei zivilrechtlichen Begutachtungen sieht sich der medizinische Sachverständige in einigen Teilbereichen der Herausforderung gegenüber, zum Vorhandensein der Fähigkeit zur freien Willensbildung Stellung zu nehmen. Bei der Begutachtung der Geschäftsunfähigkeit und deren Unterformen ist die fehlende Fähigkeit zur freien Willensbildung durch einen dauerhaften Zustand krankhafter Störung der Geistestätigkeit als Voraussetzung für deren Vorliegen im Bürgerlichen Gesetzbuch festgehalten.

§ 104 Ziff. 2 BGB Geschäftsunfähigkeit

Geschäftsunfähig ist:
1. wer nicht das siebente Lebensjahr vollendet hat,
2. wer sich in einem die freie Willensbestimmung ausschließenden Zustand krankhafter Störung der Geistestätigkeit befindet, sofern nicht der Zustand seiner Natur nach ein vorübergehender ist.

Liegt ein Zustand vor, der die Umsetzung persönlicher Wertvorstellungen verhindert, so ist die **Fähigkeit zur freien Willensbildung** ausgeschlossen. Ein solcher Zustand kann im Rahmen zahlreicher psychiatrischer Störungsbilder auftreten, typischerweise betrifft dies schizophrene und affektive Psychosen sowie demenzielle Erkrankungen. Analog zur Beurteilung hinsichtlich des Vorliegens eines Eingangsmerkmals nach § 20 StGB geht es bei der Entscheidungsfindung hinsichtlich der Voraussetzungen zur freien Willensbildung vorrangig nicht um das Stellen einer Diagnose, sondern um die Beurteilung des Schweregrades der psychiatrischen Ausfallerscheinungen durch das zugrunde liegende psychopathologisches Syndrom. Gestaltet sich letzteres derart, dass die neuronalen Prozesse zu Intentionsbildung und Umsetzung gestört sind oder gerät das persönliche Wertegefüge durch das Syndrom ins Wanken, so ist nicht mehr von der Fähigkeit zur freien Willensbildung auszugehen.

In der konkreten Beurteilung der Geschäfts-, Prozess- und Testierfähigkeit gilt es in der Umsetzung zu beachten, dass die Psychopathologie, die zur Aufhebung der freien Willensbildung führt, mit an Sicherheit grenzender Wahrscheinlichkeit bewiesen werden muss. Da sich die an den Gutachter gestellten Fragen oftmals auf Zeitpunkte in der Vergangenheit beziehen, ist der Sachverständige an dieser Stelle im besonderen Maße auf ärztliche Dokumentation angewiesen. Auch eine zum Zeitpunkt der Gutachtenserstellung erfolgte psychiatrische Untersuchung lässt regelhaft keine sicheren Schlüsse auf die Ausgestaltung vergangener psychischer Zustände zu.

Bei der Beurteilung der Geschäftsfähigkeit ist dann von einer Geschäftsunfähigkeit auszugehen, wenn ein Betroffener aufgrund einer vorliegenden psychischen Erkrankung durch die Symptomatik so schwer beeinträchtigt ist, dass er nicht mehr in der Lage ist, die Bedeutung seiner Willenserklärung zu verstehen und nach dieser Bedeutung zu handeln. Gleiches gilt, wenn er seine Entscheidungen nicht mehr von vernünftigen Überlegungen abhängig machen kann.

Prozessunfähig ist eine Person erst dann, wenn sie nicht mehr in der Lage ist, Verträge abzuschließen. Insofern handelt es sich bei der Prozessunfähigkeit um eine Unterform der Geschäftsunfähigkeit. Von der Prozessfähigkeit klar abzugrenzen ist die Verhandlungsfähigkeit, die ein Begriff aus dem Strafrecht ist. Bei der Begutachtung der Verhandlungsfähigkeit im Strafrecht muss demgegenüber geprüft werden, ob ein Betroffener aufgrund einer psychischen Erkrankung so schwer beeinträchtigt ist, dass er in einem Prozess/einer Verhandlung nicht mehr in der Lage ist, sich selbst adäquat zu vertreten. Dazu ist es erforderlich, dass er Anträge der Parteien in ihrer Auswirkung auf den Fortgang der Verhandlung erfasst und entsprechend hierzu Stellung nehmen kann.

Ausführungen zur Testierunfähigkeit werden in § 2229 BGB gemacht.

§ 2229 BGB: Testierunfähigkeit

…

(4) Wer wegen krankhafter Störung der Geistestätigkeit, wegen Geistesschwäche oder wegen Bewusstseinsstörung nicht in der Lage ist, die Bedeutung einer von ihm abgegebenen Willenserklärung einzusehen und nach dieser Einsicht zu handeln, kann ein Testament nicht errichten."

Die Testierunfähigkeit wird gemeinhin als Spezialfall der Geschäftsunfähigkeit beschrieben. Es handelt sich hier um die Unfähigkeit, den Sinn einer Willenserklärung zu erfassen. An dieser Stelle ist es wichtig, darauf hinzuweisen, dass auch Personen, die unter rechtlicher Betreuung stehen, weiterhin zunächst Testierfähigkeit haben. Hinsichtlich einer Einschränkung der Testierfähigkeit durch Substanzmissbrauch ist das Szenario denkbar, dass eine akute Intoxikation bei der Erstellung eines Testaments vorlag. Diesbezüglich wäre dann mit allen verfügbaren Informationsquellen zu überprüfen, ob durch die Intoxikation die Fähigkeit des Testamentserrichters beeinträchtigt war, den Sinn der Willenserklärung zu erfassen. Entsprechend ist auch die Situation bei einer durch chronischen Substanzmissbrauch hervorgerufenen Depravation. Hier muss ebenfalls erarbeitet werden, inwiefern der Betroffene durch die Defizite daran gehindert war, den Sinn seiner Willenserklärung zu erfassen.

Bei der Begutachtung in diesen Bereichen im Zusammenhang mit Substanzmissbrauch gelten hinsichtlich der Feststellung von Intoxikationen oder Abhängigkeit ähnliche Grundsätze wie vorgenannt für die Schuldfähigkeitsbegutachtung: Zunächst muss festgestellt werden, ob eine Intoxikation oder substanzinduzierte psychische Veränderung vorlag. In einem zweiten Schritt muss dann geprüft werden, ob die konkret positiv festzustellenden psychopathologischen Symptome zu einer juristisch relevanten Beeinträchtigung der verfahrensgegenständlichen Fähigkeiten geführt haben. Gerade bei lange zurückliegenden strittigen Ereignissen können sich hieraus extrem schwierige Begutachtungssituationen ergeben. So fällt es häufig nicht leicht, die Testierfähigkeit einer bereits verstorbenen Person zu rekonstruieren, da hierfür gelegentlich nur spärliche oder gar keine Zeugenaussagen oder Dokumente vorliegen.

Die Errichtung einer Betreuung

Allein aufgrund von Erkrankungen aus dem Bereich des Substanzmissbrauchs wird nur selten eine rechtliche Betreuung errichtet. Dennoch ist es zweifellos sinnvoll, bei schwersten Formen der Abhängigkeit, bei denen die Betroffenen regelhaft außerstande sind, sich um ihre Belange in einer adäquaten Weise zu kümmern, dieses Mittel der Fürsorge zum Einsatz zu bringen – zumal weil bekannt ist, dass der Verlust der sozialen Einbindung und der Teilhabe in der Gemeinschaft wichtige Faktoren sind, welche die Spirale aus sozialem Abstieg, Hoffnungslosigkeit und Substanzmissbrauch vorantreiben und beschleunigen. Häufig bestehen jedoch Konflikte mit den zu Betreuenden, die solche Maßnahmen als bevormundend empfinden und sie ablehnen. Daher ist es sinnvoll, entsprechende Hilfsangebote im Rahmen therapeutischer Interventionen mit anzubieten und auf diese Weise Motivation zu erzeugen. Die Einsetzung eines Betreuers gegen den Willen eines Betroffenen ist nur selten sinnvoll, kann jedoch in Fällen mit einem katastrophalen Verlauf und schwerer Depravation angezeigt sein, um eine Verschlimmerung bis hin zum Tod des Suchtkranken zu vermeiden.

31.4 Fazit

- Suchterkrankungen und Substanzkonsum spielen bei der Begehung von rechtswidrigen Handlungen eine wesentliche Rolle und erhöhen die Wahrscheinlichkeit, dass eine solche begangen wird. Dies trifft insbesondere auf psychiatrisch erkrankte Personen zu, bei denen neben die eigentliche psychiatrische Grunderkrankung ein Substanzkonsum tritt.
- Eine Beeinträchtigung der Einsichts- oder Steuerungsfähigkeit durch akuten Substanzkonsum oder eine Suchterkrankung kann zu einer verminderten Schuldfähigkeit oder Schuldunfähigkeit bei der Begehung einer Tat führen. Dies wiederum führt zu einer Reduktion des Strafmaßes oder zu einem Freispruch. Alternativ kann aufgrund der Erkrankung aber eine Unterbringung in einer Entziehungsanstalt angeordnet werden.
- Im Zivilrecht kann es zu einer Aufhebung der Geschäftsfähigkeit oder der Testierfähigkeit kommen. Bei chronischer Suchterkrankung kann eine rechtliche Betreuung erforderlich werden.
- Insgesamt ist festzuhalten, dass der Bereich der Suchterkrankungen eine der größten Berührungsflächen der Psychiatrie und auch der Medizin insgesamt mit dem Rechtswesen darstellt.

LITERATUR UND QUELLEN

Caqueo-Urízar A., Fond G., Urzúa A., Boyer L., Williams D.R. Violent behavior and aggression in schizophrenia: Prevalence and risk factors. A multicentric study from three Latin-America countries. Schizophrenia Research 2016; 178(1–3), 23–28. https://doi.org/10.1016/j.schres.2016.09.005

Endrass J., Bessler C. (Hrsg.). Interventionen bei Gewalt- und Sexualstraftätern: Risk-Management, Methoden und Konzepte der forensischen Therapie. Med.-Wiss. Verl.-Ges. 2012.

Fazel S., Bains P., Doll H. Substance abuse and dependence in prisoners: a systematic review. Addiction. 2006; 101: 181–191.

Fazel S., Långström N., Hjern A. et al. Schizophrenia, substance abuse, and violent crime. JAMA. 2009; 301: 2016–2023.

Grann M., Fazel S. Substance misuse and violent crime: Swedish population study. BMJ. 2004; 328: 1233–1234.

Havemann-Reinecke U., Küfner H., Schneider U., Günthner A., Schalast N., Vollmer, H.C. AWMF-Leitlinien: Postakutbehandlung bei Störungen durch Opioide. SUCHT 2004;50(4), 226–257. https://doi.org/10.1024/2004.04.02
Jehle J.-M., Albrecht H.-J., Hohmann-Fricke S., Tetal, C. Legalbewährung nach strafrechtlichen Sanktionen: Eine bundesweite Rückfalluntersuchung 2010 bis 2013 und 2004 bis 2013 (1. Aufl.). Forum Verlag Godesberg, 2016.
Kröber H.L. Die Beeinflussung der Schuldfähigkeit durch Alkoholkonsum. Sucht 2001; 47(5), 341–349.
Modestin J., Ammann R. Mental disorders and criminal behaviour. Br J Psychiatry. 1995; 166: 5. 667–675.
Müller J.L., Saimeh N., Briken P., Eucker S., Hoffmann K., Koller M., et al. Standards for treatment in forensic committment according to § 63 and § 64 of the German criminal code: Interdisciplinary task force of the DGPPN. Der Nervenarzt 2017; 88(Suppl 1), 1–29. https://doi.org/10.1007/s00115-017-0382-3
Oermann A. Dialektisch-Behaviorale Therapie im forensischen Setting. Psychotherapie 2013;18(1).
Pillmann F., Ullrich S., Draba S., Sannemüller U., Marneros, A. Akute Alkoholwirkung und chronische Alkoholabhängigkeit als Determinanten von Gewaltdelinquenz. Der Nervenarzt 2000; 71(9), 715–721. https://doi.org/10.1007/s001150050655
Querengässer J., Bulla J., Hoffmann K., Ross T. Predictors of re-offending in German substance-abusers in legal detention: A prospective population-based cohort study. The Journal of Forensic Psychiatry & Psychology 2018a; 29(2), 337–350. https://doi.org/10.1080/14789949.2017.1387926
Querengässer J., Bulla J., Hoffmann K., Ross T. Therapieabbruch als Prädiktor erneuter Straftaten: Legalbewährung von Patienten nach Unterbringungen gemäß § 64 StGB. Der Nervenarzt 2018b; 89(1), 71–77. https://doi.org/10.1007/s00115-017-0386-z
Steadman H.J., Mulvey E.P., Monahan J. et al. Violence by people discharged from acute psychiatric inpatient facilities and by others in the same neighborhoods. Arch Gen Psychiatry. 1998; 55: 393–401.
Witt K., Van Dorn R., Fazel S. Risk Factors for Violence in Psychosis: Systematic Review and Meta-Regression Analysis of 110 Studies. PLoS ONE 2013; 8(2), e55942. https://doi.org/10.1371/journal.pone.0055942
Zurhold D.H., Reimer D.J. „Medizinische Rehabilitation Drogenkranker gemäß § 35 BtMG („Therapie statt Strafe"): Wirksamkeit und Trends". 2013; https://www.bundesgesundheitsministerium.de/fileadmin/Dateien/5_Publikationen/Drogen_und_Sucht/Berichte/Abschlussbericht/Abschlussbericht_Forschungsstudie____35_BtMG.pdf

INTERNETLINKS/DATENBANKEN

Gesetzessammlung der Bundesrepublik Deutschland
Bundesministerium der Justiz und für Verbraucherschutz Bundesrepublik Deutschland. www.gesetze-im-internet.de.

Register